临床综合护理学

（上）

徐金凤等◎主编

吉林科学技术出版社

图书在版编目（CIP）数据

临床综合护理学 / 徐金凤等主编. -- 长春 : 吉林
科学技术出版社，2017.5
ISBN 978-7-5578-2507-2

Ⅰ．①临… Ⅱ．①徐… Ⅲ．①护理学 Ⅳ．①R47

中国版本图书馆CIP数据核字(2017)第109421号

临床综合护理学
LINCHUANG ZONGHE HULIXUE

主　　编	徐金凤等
出 版 人	李　梁
责任编辑	许晶刚　陈绘新
封面设计	长春创意广告图文制作有限责任公司
制　　版	长春创意广告图文制作有限责任公司
开　　本	787mm×1092mm　1/16
字　　数	540千字
印　　张	42.5
印　　数	1—1000册
版　　次	2017年5月第1版
印　　次	2018年3月第1版第2次印刷

出　　版	吉林科学技术出版社
发　　行	吉林科学技术出版社
地　　址	长春市人民大街4646号
邮　　编	130021
发行部电话/传真	0431-85635177　85651759　85651628
	85652585　85635176
储运部电话	0431-86059116
编辑部电话	0431-86037565
网　　址	www.jlstp.net
印　　刷	永清县晔盛亚胶印有限公司

书　　号	ISBN 978-7-5578-2507-2
定　　价	168.00元（全二册）

编 委 会

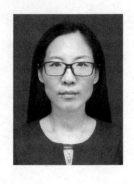

徐金凤,女,1977.10.16出生。单位:山东省东营市人民医院。职称:主管护师。毕业院校:1996年毕业于山东省中医药学校护理专业,后取得潍坊医学院本科学历、一直从事临床护理专业、注重学习,专业素质过硬,特别擅长五官科各病种的专业技术及管理方法,勇于探索具有创新意识,参与完成科研成果1项、获国家专利1项、发表论文3篇、完成著作1部。

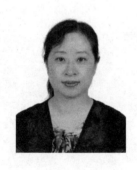

张莉,女,1971年11月出生,1990年7月毕业于青岛卫生学校,青岛市市立医院东院神经内一科护士长,本科学历,主管护师,从事临床护理工作26年,期间取得了潍坊医学院本科学历,擅长神经内科常见病、危重症护理和康复指导及病房管理。任青岛市护理学会神经内科分会副主任委员兼秘书。第一作者发表论文9篇、实用新型专利3项、参编专著1部。

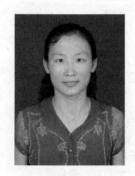

张芹芹,女,1979出生,单位:滕州市中心人民医院,主管护师,于1997年毕业于山东医科大学卫生学校,从事重症医学护理专业10余年,完成科研课题1项,发表文章2篇,参编著作1部。

前　言

护理是一门研究如何诊断和处理人类对存在的或潜在的健康问题反应的科学。随着医学科技的进步与发展,生活水平的提高,人民对医护服务的要求也不断提升,对护理学科的发展而言,正是机遇与挑战并存的时刻。护理学的相关理论基础以及更多人性化的护理方法技术层出不穷,目的则是为了更好地服务患者。本编委会鉴于护理学近年来的进展,为了更好地提高临床医护人员的护理水平,特编写此书,为广大临床医护人员提供参考。

本书共十五章内容,涉及临床各系统常见疾病的护理,包括:神经内科疾病护理、心血管外科疾病围术期护理、呼吸系统疾病护理、普通外科疾病护理、内分泌疾病护理、泌尿系统疾病护理、血液疾病护理、骨科疾病护理、眼科疾病护理、耳鼻喉疾病护理、小儿疾病护理、老年病护理、临床常见急危重症护理、消毒供应中心护理以及腔镜中心护理。

针对每个涉及的疾病都进行了详细叙述,包括疾病的介绍、护理评估、护理要点、护理目标、护理问题、护理措施、操作规范、注意事项以及对患者的健康教育等,内容丰富,重点强调临床实用价值。

为了进一步提高临床护理人员的护理水平,本编委会人员在多年临床护理经验基础上,参考诸多书籍资料,认真编写了此书,望谨以此书为广大医护人员提供微薄帮助。

本书在编写过程中,借鉴了诸多护理相关临床书籍与资料文献,在此表示衷心的感谢。由于本编委会人员均身负一线护理临床工作,故编写时间仓促,难免有错误及不足之处,恳请广大读者见谅,并给予批评指正,以更好地总结经验,以起到共同进步、提高临床护理水平的目的。

《临床综合护理学》编委会

2017 年 5 月

目　　录

第一章 神经内科疾病护理

第一节 短暂性脑缺血发作的护理

一、概述

短暂性脑缺血发作(transient ischemic attack, TIA)是由于供应脑的动脉(主要为颈内—中动脉系统或椎—基底动脉系统两个脑供血系统)一过性供血不足,引起相应动脉分布脑组织暂时性功能障碍。

临床特点:突然发病,数分钟达高峰持续数分钟或十余分钟缓解,24h 内可完全恢复,不留后遗症。反复发作,每次发作症状基本一致。TIA 后 48h 内发生卒中风险最高,应快速诊断、尽早启动抗血小板治疗。

二、病因及发病机制

病因及发病机制主要有以下几方面,其病因尚不完全清楚。

1.微栓塞 颈部或颅内大动脉,尤其是分叉处的动脉粥样硬化斑块,附壁血栓或心脏的微栓子脱落。

2.脑血管痉挛、狭窄或受压 动脉硬化导致血管腔狭窄,或脑血管受各种刺激出现痉挛。

3.血流动力学改变 在脑血管壁动脉粥样硬化或管腔狭窄的基础上,出现低血压或血压波动时,引起血流减少。

4.其他 颅内血管炎和脑盗血综合征。

三、诊断要点

1.临床表现 TIA 发作表现形式主要与脑缺血的部位有关。

颈内动脉系统 TIA,典型症状为同侧失明、对侧偏瘫与感觉异常,主侧半球(通常为左侧)颈动脉缺血时可表现失语伴对侧轻偏瘫,偏盲亦是常见症状。特征性症状可有眼动脉交叉瘫和 Horner 征交叉瘫。

可能出现偏身麻木、感觉减退、对侧同向性偏盲。

椎—基底动脉系统 TIA,其表现为头晕、眼花、走路不稳、眩晕耳鸣,严重时意识模糊、双目失明或复视、单侧或双侧肢体无力与感觉异常、倾倒发作、构音障碍等。可能出现吞咽困难、构音不清、共济失调、意识障碍伴或不伴瞳孔缩小、交叉性瘫。

2.辅助检查

(1)血常规及生化检查是必要的。

(2)CT 和 MRI 检查多数正常;发作时间超过 20min MRI 弥散加权检查可显示颅内小缺血灶。

（3）数字减影血管造影（DSA）检查可见颈内动脉粥样硬化斑块、狭窄。

（4）彩色经颅多普勒（TCD）脑血流检查可显示血管狭窄、动脉粥样硬化斑。

（5）单光子发射计算机断层扫描（SPECT）可见局部脑灌流量减少程度及缺血部位。

（6）正电子发射断层扫描（PET）可见局灶性代谢障碍。

四、治疗

TIA 治疗目的是消除病因、减少复发、保护脑功能。

1.病因治疗　控制卒中危险因素；及时治疗高血压、高血脂、动脉粥样硬化、糖尿病、冠心病；戒烟，坚持体育锻炼。

2.药物治疗　首选抗血小板聚集药物：阿司匹林、氯吡格雷。TIA 后 24h 内阿司匹林联合氯吡格雷治疗在最初的 90 日内预防脑卒中的效果优于单独应用阿司匹林，但要注意颅内出血风险。抗凝治疗不应作为 TIA 患者的常规治疗，对于有心源性栓子或心房颤动患者建议采用抗凝治疗。

3.手术治疗　颈动脉内膜切除术可减少颈内动脉 TIA 或发生卒中的风险，血管成形术和血管内支架植入术对颈内动脉狭窄的疗效尚不明确。

五、护理

1.健康教育　TIA 发作快，持续时间短，往往到医院时症状已消失，已无阳性体征存在。所以健康教育是 TIA 护理的重点。

（1）病情观察：认识和了解 TIA 的各种发作表现。日常生活中发现类似症状时应注意每次发病的持续时间和间隔时间的长短变化，并及时就医。

（2）日常生活活动：根据天气变化及时增减衣物，注意保暖；按时进餐，避免暴饮暴食，清淡饮食；体胖者，适当减少体重；频繁发作期间，减少工作量，避免劳累，稳定情绪。适当体育锻炼，增强体质。

2.良好的支持系统　家庭是 TIA 患者重要的支持系统，为患者创造一个温馨舒适的家庭环境，鼓励患者积极配合治疗，协助患者进行康复锻炼等，这对患者有着不可估量的积极作用。并且以科学的态度正视疾病，家人紧张情绪也会影响患者的情绪，甚至影响治疗效果。

3.心理护理　绝大多数患者有焦虑、恐惧、易激惹、或抑郁、萎靡等不良情绪及心理，这时心理护理显得尤为重要。理解、同情患者，耐心倾听患者诉说，对患者提出的问题要给予明确的回答，医护态度和蔼，言语亲切，动作轻柔，建立良好的护患关系，用恰当的语言介绍病情，帮他们树立战胜疾病的信心（表 1—1）。

表 1－1　心理护理

	心理护理
治疗环境对心理护理影响	病房空间设置要和谐,物品干净,摆放整齐
	医护人员态度和蔼,语言亲切,动作轻柔
家属配合对心理护理的影响	责任护士应和家属紧密配合,做好患者的思想工作
	杜绝在患者面前谈论与病情有关的刺激性言论
青年患者的心理护理	把青年人安排在同一病室
	循循善诱、耐心疏导
	调动起其积极性,使其主动配合治疗及护理
中年患者的心理护理	导真正接纳疾病并认真对待疾病
	动员其家庭和工作单位妥善安排患者所牵挂的人和事
	鼓励他们充分发挥主观能动性
老年患者的心理护理	对他们的称呼须有尊敬之意
	听他们说话时要专心,回答询问要慢,声音要大些
	尽量照顾他们的习惯
	有意识地告诉家人多来看望

（张莉）

第二节　脑血栓形成的护理

脑血栓形成（cerebral thrombosis）即动脉粥样硬化性血栓性脑梗死（atherosclerotic thrombotic cerebral infarction），是脑梗死常见的类型,约占全部脑梗死的 60%。是各种原因引起的血管壁病变,以脑动脉粥样硬化多见,导致脑动脉主干或分支动脉管腔狭窄、闭塞或形成血栓,引起该动脉供血区局部脑组织血流减少或中断,使脑组织缺血、缺氧性坏死,从而出现相应的神经系统症状和体征,如偏瘫、失语等。

一、病因

1.脑动脉粥样硬化　是脑血栓形成的基本病因,常伴有高血压,二者相互影响,糖尿病和高脂血症可加速动脉粥样硬化的进程。脑动脉粥样硬化好发于管径 $500\mu m$ 以上的动脉,其斑块导致管腔狭窄或血栓形成。

2.脑动脉炎　结缔组织病、抗磷脂抗体综合征,细菌、病毒以及钩端螺旋体感染均可导致动脉炎症,使管腔狭窄或闭塞。

3.其他　血液系统疾病,如红细胞增多症、血小板增多症、弥散性血管内凝血等;脑淀粉样血管病、夹层动脉瘤等;尚有极少数病因不明者。

二、发病机制

在颅内血管病变致血管腔狭窄的基础上,因动脉壁粥样斑块内新生的血管破裂形成血肿,使斑块进一步隆起甚至完全闭塞管腔,导致脑组织急性供血中断;或斑块表面纤维帽破裂,粥样物逸入血流,形成溃疡,逸入血流的坏死组织和脂质形成栓子,引起动脉管腔闭塞;动脉粥样硬化斑块脱落、各种原因所致的动脉炎等引起血管内皮损伤,血小板及纤维素等血液中的有形成分黏附、聚集、沉着,形成血栓,导致动脉管腔闭塞。睡眠状态、心律失常、心力衰竭和失水等使心排血量减少、血压下降、血流缓慢,均可促进血栓形成。血栓形成后,动脉供血减少或完全中断,若侧支循环不能有效代偿,病变动脉供血区的脑组织缺血、水肿、坏死、软化,3～4周后液化坏死的脑组织被清除,脑组织萎缩,小病灶形成胶质瘢痕,大病灶形成中风囊。

急性脑梗死病灶由中心坏死区及周围的缺血半暗带组成。坏死区中的脑细胞死亡,但缺血半暗带由于存在侧支循环,尚有大量的神经元存活,如果在短时间内,快速恢复缺血半暗带血流,该区脑组织损伤是可逆的,神经细胞可恢复功能。缺血半暗带脑组织损伤的可逆性是有时间限制的,即治疗时间窗。研究证实,脑缺血超早期治疗时间窗一般不超过6小时,进展性卒中可以相应延长。

三、临床表现

脑梗死的临床表现取决于梗死灶的大小和部位,以及受损区侧支循环等情况。

1.临床特点

(1)好发于中老年人,多见于50岁以上有动脉粥样硬化、高血压、高血脂、糖尿病者;动脉炎性脑梗死以中青年多见;男性稍多于女性;

(2)安静或睡眠中发病,部分患者有TIA前驱症状如肢体麻木、无力、头晕、头痛等;

(3)起病缓慢,局灶性体征多在发病后数小时或数天内发展至高峰;

(4)患者一般意识清楚,以偏瘫、失语、偏身感觉障碍和共济失调等症状为主;

(5)当发生基底动脉血栓或大面积脑梗死时,可有意识障碍、头痛、呕吐,甚至危及生命。

2.不同类型的主要表现

(1)完全型:多见于血栓栓塞,起病后6小时内病情达到高峰,病情重,表现为一侧肢体完全瘫痪甚至昏迷;

(2)进展型:发病后症状在48小时内逐渐进展,阶梯式加重,表现为对侧的偏瘫、偏深感觉障碍、失语等,严重者可昏迷、死亡;

(3)缓慢进展型:症状在起病2周后仍逐渐进展。多见于颈内动脉颅外段血栓形成,与全身或局部因素所致的脑血流灌注减少有关,注意与颅内肿瘤、硬膜下血肿鉴别;

(4)可逆性缺血性神经功能缺失:症状和体征持续时间超过24小时,1～3周内可完全恢复,不留任何后遗症,与缺血未造成不可逆的神经细胞损害,侧支循环代偿迅速且充分,发生的血栓不牢固,伴发的血管痉挛及时解除等有关。

四、辅助检查

1.血液检查 血常规、血糖、血脂、肾功能、血液流变学、凝血功能和同型半胱氨酸检查是否正常。以上检查有助于发现危险因素并对病因进行鉴别。

2.影像学检查

(1)头颅CT:是最常用的检查。发病24小时内一般无影像学改变,但有助于与脑出血相鉴别,24小时后梗死区呈低密度影像(图1—1)。脑干和小脑梗死CT显像不佳。

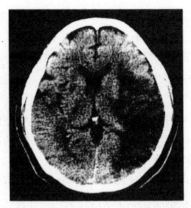

图1-1　CT左侧颞顶叶大片状低密度梗死灶

（2）MRI检查：与CT相比，可以发现脑干、小脑梗死以及小灶梗死（图1-2）。早期（发病2小时以内）显示缺血组织的部位、大小，甚至可以显示皮质下、脑干和小脑的小梗死灶，诊断早期梗死的敏感性为88%～100%，特异性达95%～100%。

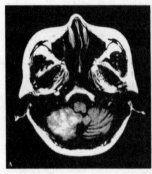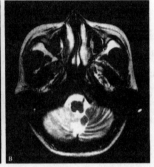

图1-2　MRI显示小脑梗死

（3）血管造影：DSA和MRA显示是否有血管狭窄、闭塞、动脉瘤和动静脉畸形等。DSA是脑血管病变检查的金标准，因属于创伤性检查，故不作为临床常规检查项目。

3.经颅多普勒（TCD）　可判断有无血管狭窄、闭塞、痉挛和侧支循环建立情况。用于溶栓治疗检测和判断预后。

五、诊断与鉴别诊断

1.诊断

（1）中、老年患者，存在动脉粥样硬化、高血压等危险因素；

（2）静息状态下或睡眠中起病，病前有反复发作的TIA病史；

（3）偏瘫、失语感觉障碍等局灶性神经功能缺损的症状和体征在数小时或数日内达到高峰，多无意识障碍；

（4）结合CT或MRI可明确诊断。

2.鉴别诊断　主要与以下疾病相鉴别。

（1）脑出血：脑出血常表现为活动中起病，病情进展迅速，发病时血压明显升高，CT检查发现出血病灶即可明确诊断。

（2）脑栓塞：起病急骤，局灶性体征在数秒至数分钟达到高峰，常有栓子来源的基础疾病，如心房颤动、风湿性心脏病、心肌梗死、颅内外动脉粥样硬化斑块脱落等。

（3）颅内占位病变：颅内肿瘤、硬膜下血肿和脑脓肿可呈卒中样发病，颅内压增高征象不明显时易与脑梗死混淆，CT或MRI有助诊断。

六、治疗原则及要点

脑梗死患者应在卒中单元（stroke unit，SU）中接受治疗，由多科医师、护士和治疗师参与，实施治疗、护理和康复一体化，最大程度地恢复卒中患者的受损功能。遵循超早期、个体化、整体化的原则。重点是急性期治疗。

（一）急性期治疗

1. 早期溶栓治疗　指发病 6 小时内进行溶栓治疗使血管再通，尽快恢复梗死区的血流灌注，减轻神经元损伤，挽救缺血半暗带，避免梗死范围扩大。

常用药物有：

（1）重组组织型纤溶酶原激活剂（recombinant tissue type plasminogen activator，rt－PA）：一次剂量 0.9mg/kg，最大剂量小于 90mg，其中 10% 的剂量先用于静脉推注，其余剂量在 1 小时内持续静脉滴注；

（2）尿激酶（urokinase，UK）：常用剂量 100 万～150 万 IU，溶于 0.9% 氯化钠注射液 100～200ml 中，持续静脉滴注 30 分钟。溶栓后最常见的并发症是梗死灶继发性出血或身体其他部位出血，因此应严格掌握溶栓的指征和用药的剂量，同时需要患者签署知情同意书。

2. 降纤治疗　目前临床上发病时间超过溶栓时间窗的患者，一般采用积极的降纤治疗，其用药指征与溶栓药物相近，主要并发症也是出血，因此，用药前也要监测凝血功能，同时患者签署知情同意书。

常用药物有：

（1）巴曲酶：剂量 5～10BU，溶于 0.9% 氯化钠注射液 100～200ml 中，静脉滴注；

（2）其他：降纤酶和安克洛酶等。

3. 防治脑水肿　发病 3～5 天是脑水肿的高峰期，多见于大面积脑梗死。严重的脑水肿导致颅内压增高而诱发脑疝，是脑梗死常见的并发症和死亡原因。

临床常用药物有：

（1）20% 甘露醇注射液：125～250ml 静脉滴注，1 次/6～8 小时；

（2）呋塞米：20～40mg 静脉注射，1 次/6～8 小时；

（3）甘油果糖注射液：250ml 静脉滴注，1～2 次/日。上述药物亦可交替使用，还可使用白蛋白等辅助治疗。

4. 调整血压　急性期为保证脑组织的血流灌注，防止梗死面积扩大，通常对于血压增高不做降压处理，除非血压过高（收缩压大于 220mmHg 或舒张压大于 120mmHg 及平均动脉压大于 130mmHg）。如出现持续性低血压，应补充血容量或增加心排血量，必要时应用升压药物，如多巴胺、间羟胺等。

5. 抗凝治疗　出血性梗死或高血压（收缩压大于 180mmHg，舒张压大于 100mmHg）者，应禁用抗凝治疗，一般梗死急性期不推荐使用抗凝药。该药主要副作用是出血，使用前也需要监测凝血功能和签署知情同意书。

常用药物有：

（1）肝素：剂量 50～100mg，加入 0.9％氯化钠注射液 250～500ml 中，静脉滴注；

（2）低分子肝素：剂量 0.4～0.60ml，1～2 次／日，皮下注射；

（3）华法林：口服用药，一般用于伴有房颤的患者，具体用药剂量应根据患者的体重以及凝血功能的监测结果来调整。

6. 血管扩张药治疗 扩张血管，松弛血管平滑肌，增加脑血流量。不良反应有头部胀痛、颜面发红、血压降低等。常用药物有钙通道阻滞药，如尼莫地平。

7. 脑保护治疗 通过降低脑代谢，干预缺血引发的细胞毒性机制，从而减轻缺血性脑损伤。常用药物有依达拉奉、纳洛酮、胞磷胆碱等。

8. 防治上消化道出血 重症脑梗死患者急性期易发生应激性溃疡，可常规应用静脉抗溃疡药，常用药物有奥美拉唑钠 40mg，溶于 0.9％氯化钠注射液 100ml 或 5％葡萄糖注射液 100ml 中，1～2 次／天，静脉滴注，滴注时间不少于 20 分钟；已发生应激性溃疡的患者，除常规静脉用药外，还可以使用去甲肾上腺素 4～8mg，加入冰盐水（即 0.9％氯化钠注射液 100ml 冰箱内冷藏后使用）100ml 中，1 次／6～8 小时，口服或鼻饲。

9. 中医药治疗 可降低血小板聚集、降低血液黏稠度、抗凝、改善脑血液循环。常用药物有银杏叶制剂、川芎嗪、丹参、葛根素等。

10. 早期康复治疗 患者病情不再进展，生命体征稳定，即可进行早期康复治疗，目的是减少并发症和纠正功能障碍，降低致残率，调整心理状态，提高生活质量，早日重返社会。

（二）恢复期治疗

稳定病情，继续控制危险因素。恢复期患者的患侧肢体由弛缓性瘫痪逐渐进入痉挛性瘫痪，以康复治疗为主。

（三）外科手术治疗

大面积脑梗死伴有严重脑水肿或有脑疝形成征象的患者，可行去骨瓣减压术或部分脑组织切除术。颈动脉支架放置术是近年来的新技术，应慎重选择。

七、护理评估

1. 健康史

（1）起病情况：了解起病的时间、方式，有无明显的前驱症状和伴随症状。多数脑梗死患者在安静休息或睡眠状态下发病，部分病例有 TIA 前驱症状。

（2）病因与危险因素：了解患者的年龄、性别、有无颈动脉狭窄、高血压、糖尿病、高脂血症及 TIA 病史，有无脑血管病的家族史，有无长期高盐、高脂饮食和烟酒嗜好。详细询问 TIA 发作的频率与表现形式，是否进行过正规、系统的治疗，是否遵医嘱正确服用降压、降糖、降脂、抗凝及抗血小板聚集药物，治疗效果如何，目前用药情况。

（3）既往病史：询问是否有除危险因素外的其他病史，如外伤史、手术史、肿瘤、感染病史、颈椎病、腰椎管狭窄、过敏或中毒等。

（4）其他：了解患者的一般情况，包括饮食、二便、睡眠、体重、精神状态、营养和发育情况等。

2. 身体状况

（1）生命体征：监测血压、脉搏、呼吸、体温情况。大脑半球大面积脑梗死患者因脑组织缺血、水肿而导致颅内压增高，可出现血压和体温升高、脉搏和呼吸减慢等异常体征。

（2）意识状态：评估患者有无意识障碍、其类型和严重程度。脑血栓形成患者多无意识障碍，椎－基底动脉系统脑梗死以及大脑半球大面积脑梗死患者，由于影响到间脑、脑干的功能，起病不久即出现意识障碍。临床上昏迷患者可根据病情采用格拉斯哥昏迷评分量表来评定患者的昏迷程度。

（3）头颈部检查：观察双侧瞳孔是否等大、同圆，对光反射是否正常；视野有无缺损；有无眼球震颤、活动受限及眼睑闭合不全；有无口角歪斜、鼻唇沟变浅和表情异常；有无耳鸣和听力下降；有无吞咽困难、饮水呛咳或咀嚼无力（临床上常采用洼田饮水试验评定）；有无语言障碍；颈动脉搏动是否减弱或消失，有无杂音。不同的异常体征常有助于对疾病的定位判断，如优势半球病变时常出现不同程度的失语，大脑后动脉梗死可出现对侧同向偏盲，椎－基底动脉系统梗死可出现眩晕、复视、眼球震颤、眼肌麻痹、发音不清、吞咽困难等。

（4）四肢脊柱检查：检查有无肢体运动和感觉障碍；有无步态不稳和肢体不自主运动；四肢的肌力、肌张力，有无肌萎缩或关节活动受限；皮肤有无水肿、多汗、脱屑或破损；有无括约肌功能障碍。如大脑前动脉梗死可引起对侧下肢瘫痪，颈动脉系统梗死主要表现为病变对侧肢体瘫痪或感觉障碍，如为大脑中动脉梗死，瘫痪和感觉障碍限于面部和上肢，后循环梗死可表现为小脑功能障碍。

3. 辅助检查　评估头部 CT 和 MRI 检查是否显现缺血性病灶；DSA、TCD 检查是否可见颅内外动脉的狭窄，血流情况如何；实验室检查结果是否异常，如血糖、血脂、凝血功能、同型半胱氨酸、血流变等。

4. 心理－社会评估　评估患者和家属对疾病相关知识的了解程度，如致病的危险因素、治疗和护理方法、预后、预防复发；患者是否因难以接受病情而产生自卑、焦虑、恐惧、绝望的心理；患者的家庭条件与经济状况，社区的就医环境，家属对患者的关心程度和对治疗的支持情况等。

八、护理诊断/问题

1. 躯体活动障碍　与肢体瘫痪或平衡能力降低有关。
2. 语言沟通障碍　与语言中枢功能受损有关。
3. 吞咽障碍　与意识障碍或延髓麻痹有关。
4. 有失用综合征的危险　与意识障碍、偏瘫所致长期卧床有关。
5. 焦虑　与偏瘫、失语或缺少社会支持和担心预后有关。
6. 知识缺乏　缺乏疾病相关知识。

九、护理目标

1. 患者能适应卧床或生活自理能力降低的状态，掌握肢体功能锻炼的方法，主动配合康复训练，持之以恒，安全无外伤发生，躯体活动能力逐渐恢复。

2. 能采取有效的沟通方式表达自己的需求，生活需要得到满足，情绪稳定，掌握语言康复训练的方法，语言表达能力逐渐增强。

3. 掌握恰当的进食方法，主动配合吞咽功能训练，保证正常的营养需要，吞咽功能逐渐恢复。

4. 患者未出现失用综合征。

5.患者心理状态良好,积极配合治疗与护理,对康复充满信心。

6.患者掌握疾病相关知识。

十、护理措施

(一)重症患者的病情观察与护理

1.病情监测　对于重症患者,护士应严格加强病情观察,临床上通常采用六联观察,即观察患者的意识、瞳孔、血压、脉搏、呼吸和体温,掌握脑疝前期的表现,及时协助医生给予处理,防止脑疝发生。为保证重症患者输液,必须选择粗大静脉,根据血管条件尽量选择大型号静脉留置针,同时注意输液管道的维护,保证输液及时、通畅。

2.呼吸道的管理　重症患者采取侧卧位或头偏向一侧,根据病情使用口咽通气道防止舌后坠阻塞呼吸道,床旁备吸引器,增加翻身叩背的次数,及时清理呼吸道的分泌物,如伴有潮式呼吸、下颌式呼吸,应在医生陪同下为患者吸痰,做好抢救准备。密切观察患者呼吸的频率、节律、型态,异常的呼吸提示病情变化,如果患者出现呼吸困难、喘憋、发绀、呼吸间停等现象时,应立即报告医生,必要时给予气管插管或气管切开。

3.管道的维护　重症患者身体上一般带有多个管道,同时连接监护仪器,如鼻饲管、尿管、吸氧管、负压吸引器、静脉留置针、输液管、心电线、血压袖带、血氧饱和度监测夹等,过多的管道和线路,需要护士精心的维护,首先摆放要整齐有序,避免杂乱缠绕,保证安全、固定、通畅、在有效期内,防止牵拉、打折、脱落、过期留置等不良情况发生,尤其协助患者更换体位时,要先妥善安置各个管道,再为患者翻身。静脉留置针尽量不要和血压袖带放在同一肢体,避免因监测血压而影响留置针的留置时间。

(二)吞咽障碍的护理

1.评定患者的吞咽功能(洼田饮水试验)和营养状态,了解患者进食的类型,是固体、流食或半流食,进食的量和进食速度,饮水是否呛咳。

2.进食要点　吞咽功能正常的患者,鼓励进食,少量多餐,保证营养充足。

(1)食物的选择:柔软、密度和性状统一;不易松散,有一定黏度;能够变形,不易黏在黏膜上;便于在口腔内移送和吞咽;可将食物调成糊状或通过烹调使食物易于形成食团便于吞咽,如软饭、米糊、烂面条、蛋羹等,避免粗糙、干硬、辛辣等刺激性食物;

(2)体位的选择:能坐起的患者取坐位进食,不能坐起的患者取仰卧位将床头摇起 30°,头下垫枕使头部前屈。此种体位利于食团向舌根部运送,如需喂食,则应将食物送至口腔健侧近舌根处,不易漏出,减少向鼻腔逆流和误吸的危险;

(3)吞咽方法的选择:吞咽时,头前屈,下颌内收,偏向健侧肩部,健侧咀嚼并吞咽,防止食物进入气管和残留在患侧;

(4)洼田饮水试验 3 分以上的患者,给予鼻饲饮食,指导照顾者鼻饲的方法和注意事项,一般鼻饲量以 2000~2500ml/d 为宜,也可以根据病情适当加减,加强留置胃管的护理和口腔护理,防止口腔感染。躁动患者适当约束,防止拔管。

3.防止窒息　进餐环境安静、舒适,进餐前注意休息;告知患者进餐时不要讲话,减少分散注意力的干扰因素,如关闭电视机、收音机,避免探视、停止护理活动等;吞咽困难的患者不可用吸管喝水及饮料,因为吸管饮水需要比较复杂的口腔肌肉功能,用杯子饮水时,杯中的水应装至半杯以上,防止因水少而低头饮水增加误吸的危险;床旁备吸引器,患者一旦发生呕吐、呛咳或误吸,应立即协助其取头侧位,及时清理口鼻分泌物和呕吐物,保持呼吸道通畅,防止窒息和吸入性肺炎。

4. 营养支持 吞咽障碍不能进食,但胃肠功能尚良好的患者,首选鼻饲法,有消化道出血的患者或其他原因不能鼻饲者,可考虑胃肠外营养。原则是保持机体充足的营养供给,防止因入量不足而导致相对的脱水状态或离子紊乱,影响疾病的治疗。

5. 用药护理 护士应掌握患者用药的时间、剂量、用法、注意事项、不良反应、观察要点以及基本的药理作用,严格遵医嘱用药。

(1)溶栓用药的护理:用药前监测凝血功能;用药时监测患者的意识状态和生命体征,尤其是血压的变化,收缩压应小于 180mmHg,舒张压小于 100mmHg,如原有症状或体征加重,或出现严重的头痛、血压增高、脉搏缓慢、恶心、呕吐等,应考虑是否有继发的颅内出血,立即停药,行头颅 CT 检查;保证输液速度,过慢会影响溶栓效果,过快易加重出血的风险;用药后观察患者原有症状是否减轻或好转,有无血尿、黑便、皮肤瘀点瘀斑、牙龈出血、眼底出血等出血表现,观察有无栓子脱落所致其他部位栓塞的表现,如下肢静脉栓塞引起的皮肤肿胀、发红、疼痛或功能障碍,发现异常及时报告医生处理。

(2)脱水利尿剂的护理:甘露醇应无结晶,选择粗大静脉穿刺并快速输注,250ml 药液在 15~30 分钟内滴完,注意观察患者用药后是否有静脉炎,尿液的颜色、量及性质,保证水分摄入,准确记录 24 小时液体出入量,定期复查尿常规、肝肾功能和离子情况,有无少尿、血尿、蛋白尿等肾衰竭和离子紊乱的表现;观察有无脱水过度引起的低颅压性头痛、呕吐、意识障碍等表现,注意与高颅压的鉴别。

(3)调整血压的用药护理:调整血压期间,护士应严密观察患者的意识状态和血压变化,向患者解释急性期应慎重降压,避免脑组织灌注不足,指导患者遵医嘱合理用药,减少钠盐摄入,减轻焦虑、紧张等易引起血压增高的危险因素。使用静脉滴注的降压药物时注意控制滴速,避免速度过快引起血压骤降。血压过低的患者使用多巴胺等血管活性药物时注意防止输液渗漏导致组织受损。鼻饲的患者应慎重应用缓释口服降压药。

(4)抗凝用药的护理:护士在使用肝素时,应注意观察患者的血压变化和调节输液速度,不能过快,一般控制在每分钟 10~15 滴;使用低分子肝素前,向患者和家属解释如果注射部位出现皮肤青紫,属于用药所致,适当延长针刺点的按压时间,避免局部皮肤的揉捏,可减少皮肤青紫的发生。用药后观察患者原有症状是否减轻或好转,有无血尿、黑便、皮肤瘀点瘀斑、牙龈出血、眼底出血等出血表现。

(5)血管扩张药的护理:常用药物如尼莫地平,护士应监测患者的血压变化,控制滴速,一般小于每分钟 30 滴,指导患者和家属不要自行调节输液速度,出现不良反应及时报告医护人员。

(6)中药的用药护理:护士在应用此类药物时,应注意中西药间的配伍禁忌,合理安排,防止药物间相互作用导致药效降低,甚至出现输液反应。

6. 心理护理 患者常因偏瘫、失语、生活不能自理而产生悲观、恐惧、抑郁的心理,影响了患者的有效治疗和康复,降低了生活质量,因此,护士应经常巡视病房,与之交谈,了解患者心理状态,耐心解释,给予安慰,帮助患者认识疾病,树立信心,配合治疗和护理。同时还要关注家属的心理护理,由于患者病情危重,家属多有紧张情绪,加之陪护工作很辛苦,导致身心疲惫,故在患者面前易表现出烦躁、焦虑、易怒,引起患者情绪波动,可能加重病情。

7.外科手术治疗的护理　大面积脑梗死伴有严重脑水肿或有脑疝形成征象的患者,可行去骨瓣减压术或部分脑组织切除术。

十一、健康指导

1.疾病知识指导　指导患者和家属疾病发生的基本病因和危险因素、早期主要症状和就诊的指征,使患者和家属认识到预防比治疗更重要。合理降低血压、血糖、血脂,健康的饮食和运动,规律的生活方式是预防疾病的基础。发病后及时就医,积极治疗是促进健康的保证。

2.康复指导　康复的开始时间一般在患者意识清楚、生命体征平稳、病情不再发展后48小时即可进行。康复训练所需时间较长,需要循序渐进、树立信心、持之以恒,不要急功近利和半途而废。家属要关心体贴患者,给予生活照顾和精神支持,鼓励患者坚持锻炼。康复过程中加强安全防范,防止意外发生。对于康复过程中的疑问请询问医生或康复师。

3.饮食指导

(1)合理进食:选择高蛋白、低盐、低脂、低热的清淡食物,改变不良的饮食习惯,如油炸食品、烧烤等,多食新鲜蔬菜水果,避免粗糙、干硬、辛辣等刺激性食物,避免过多食用动物内脏、动物油类,每日食盐量不超过6克;

(2)洼田饮水试验2~3分者,可头偏向一侧,喂食速度慢,避免交谈,防呛咳、窒息的发生;洼田饮水试验4~5分者,遵医嘱给予鼻饲饮食,密切防止食物反流引起窒息;

(3)增加粗纤维食物的摄入,如芹菜、韭菜,适量增加进水量,顺时针按摩腹部,减少便秘发生。患者数天未排便或排便不畅,可使用缓泄剂,诱导排便。

4.用药指导

(1)指导患者应用溶栓抗凝降纤类药物时,有出血倾向的表现,为保障用药安全,患者应积极配合监测凝血功能;

(2)口服药按时服用,不要根据自己感受减药、加药,忘记服药或在下次服药时补上忘记的药量会导致病情波动;不能擅自停药,需按照医生医嘱(口服药手册)进行减量或停药;

(3)静脉输液的过程中不要随意调节滴速,如有疑惑需询问护士。

5.日常生活指导

(1)患者需要安静、舒适的环境,保持平和、稳定的情绪,避免各种不良情绪影响。改变不良的生活方式,如熬夜、赌博等,适当运动,合理休息和娱乐,多参加有益的社会活动,做力所能及的工作及家务;

(2)患者起床、起坐、低头等体位变化时动作要缓慢,转头不宜过猛过急,洗澡时间不能过长,外出时有人陪伴,防止意外发生;

(3)气候变化时注意保暖,防止感冒;

(4)戒烟、限酒。

6.预防复发

(1)遵医嘱正确用药,如降压、降脂、降糖、抗凝药物等;

(2)出现头晕、头痛、一侧肢体麻木无力、口齿不清或进食呛咳、发热、外伤等症状时及时就诊;

(3)定期复诊,动态了解血压、血脂、血糖和心脏功能,预防并发症和复发。

十二、护理评价

通过治疗与护理,患者是否:

1.能掌握正确的肢体功能锻炼的方法,在医护人员和家属的指导和协助下,主动锻炼,肢体的运动功能逐渐恢复,认识到长期坚持锻炼的重要性,安全无外伤发生,无压疮和坠积性肺炎等并发症。

2.能通过除语言外的其他方法与他人沟通,从而满足自己的需求,主动进行语言康复训练,语言功能逐渐恢复。

3.能掌握正确的进食或鼻饲方法,吞咽功能逐渐恢复,营养充足,无误吸、窒息等不良情况发生。

4.出现失用综合征。

5.心理状态良好,积极配合治疗与护理,对康复充满信心。

6.掌握疾病相关知识。

(张莉)

第三节 脑出血的护理

脑出血是指原发性非外伤性脑实质内的出血。占急性脑血管疾病的 20%～30%。高血压并发动脉硬化是自发性脑出血的主要病因,高血压患者约有 1/3 的机会发生脑出血,而 93.91% 的脑出血患者都有高血压病史。脑出血常发生于男性 50～70 岁,冬春季易发,发病前常无预感,多在情绪紧张、兴奋、排便用力时发病,可出现头痛、头晕、肢体麻木等先驱症状,也可在原有基础上突然加重。

一、专科护理

(一)护理要点

脑出血患者在临床护理中最重要的是绝对卧床休息、保持大便通畅和情绪稳定;根据出血量多少、部位不同决定绝对卧床时间;加强病情观察;高血压患者调整血压;观察患者应用脱水剂后的情况。

(二)主要护理问题

1.急性意识障碍 与脑出血产生脑水肿所致的大脑功能受损有关。

2.潜在并发症 脑疝、上消化道出血。

3.清理呼吸道无效 与分泌物过多、咳嗽无力、意识障碍有关。

4.有误吸的危险 与吞咽神经受损、意识障碍有关。

5.有皮肤完整性受损的危险 与瘫痪、长期卧床、年老消瘦、营养低下、感知改变、大小便失禁有关。

6.躯体活动障碍 与偏瘫、意识障碍有关。

7.语言沟通障碍 与失语有关。

8.进食、如厕自理缺陷 与偏瘫有关。

9.有废用综合征的危险 与脑出血所致运动障碍或长期卧床有关。

（三）护理措施

1. 一般护理

（1）休息与安全：急性期患者绝对卧床 2～4 周，头部抬高 15°～30°减轻脑水肿，烦躁患者加护床挡，必要时给予约束带适当约束；病室保持清洁、安静、舒适，室内空气新鲜，室温保持在 18～22℃，相对湿度 50％～70％。

（2）日常生活护理：以高蛋白、高维生素、易消化的清淡饮食为主，发病 24 小时后仍有意识障碍、不能经口进食者，应给予鼻饲饮食，同时做好口腔护理。协助更换体位，加强皮肤护理，防止压疮；保持二便通畅，尤其二便失禁患者注意保护会阴部皮肤清洁干燥，早期康复介入，保持肢体功能位置。

（3）心理护理：评估患者心理状况，实施健康宣教，在治疗期间，鼓励患者保持情绪稳定。告知本病治疗及预后的有关知识，帮助患者消除焦虑、恐惧心理。

2. 病情观察及护理

（1）密切观察意识、瞳孔、生命体征变化。掌握脑疝的前驱症状头痛剧烈、喷射状呕吐、血压升高、脉搏洪大、呼吸深大伴鼾声、意识障碍加重等。发现异常情况，及时报告医生。

（2）保持呼吸道通畅，患者取平卧位，将头偏向一侧，及时清除呕吐物及咽部分泌物，防止呕吐物及分泌物误入气管引起窒息。

（3）建立静脉通道，遵医嘱用药，颅内压增高者遵医嘱给予脱水药。维持血压稳定，患者的血压保持在 150～160/90～100mmHg 之间为宜，过高易引起再出血，过低则可使脑组织灌注量不足。

（4）定时更换体位，翻身时注意保护头部，转头时要轻、慢、稳呼吸不规则者，不宜频繁更换体位。

（5）如患者痰液较少或呼吸伴有痰鸣音，鼓励患者咳嗽，指导患者有效排痰的方法，痰液较多、部位较深或咳痰无力时给予吸痰，吸痰前协助患者翻身、轻叩背，叩背顺序要由下向上，由外向内，力度适宜。

（6）密切观察上消化道出血的症状和体征。如呕吐的胃内容物呈咖啡色，则应考虑是否发生应激性溃疡，留取标本做潜血试验。急性消化道出血期间应禁食，恢复期应避免食用刺激性食物及含粗纤维多的食物。观察患者有无头晕、黑便、呕血等失血性休克表现。

（7）保持良好肢体位置，做好早期康复护理。对于脑出血软瘫期的患者，加强良好姿位摆放，避免一些异常反射的出现，例如牵张反射。

3. 用药护理　使用脱水降颅压药物时，如 20％甘露醇注射液、呋塞米注射液、甘油果糖、托拉塞米注射液等，注意监测尿量与水电解质的变化，防止低钾血症和肾功能受损。应用抗生素，防止肺感染、泌尿系感染等并发症。

4. 心理护理　患者常因偏瘫、失语、生活不能自理而产生悲观恐惧的心理，护士应经常巡视病房，与之交谈，了解患者心理状态，耐心解释，给予安慰，帮助患者认识疾病，树立信心，配合治疗和护理。同时还要关注家属的心理护理，由于患者病情危重，家属多有紧张情绪，加之陪护工作很辛苦，导致身心疲惫，故在患者面前易表现出烦躁、焦虑、易怒，引起患者情绪波动，可能加重病情。

二、健康指导

（一）疾病知识指导

1. 脑出血指原发性（非外伤性）脑实质内的出血，占全部脑卒中的 20％～30％。

2.脑出血的病因

(1)高血压并发细小动脉硬化;

(2)颅内肿瘤;

(3)动静脉畸形;

(4)其他:脑动脉炎、血液病、脑底异常血管网症、抗凝或溶栓治疗、淀粉样血管病。

3.脑出血的诱因 寒冷气候、精神刺激、过度劳累、不良生活习惯(吸烟、酗酒、暴饮暴食、食后沐浴等)。

4.脑出血的治疗 脑出血急性期治疗的主要原则:防止再出血、控制脑水肿、维持生命功能和防治并发症。

(1)一般治疗:绝对卧床休息,保持呼吸道通畅,预防感染等;

(2)调控血压;

(3)控制脑水肿;

(4)应用止血药和凝血药;

(5)手术治疗(大脑半球出血量>30ml和小脑出血量>10ml);

(6)早期康复治疗。

(二)康复指导

1.急性期应绝对卧床休息2～4周,抬高床头15°～30°减轻脑水肿。发病后24～48小时尽量减少头部的摆动幅度,以防加重出血。四肢可在床上进行小幅度翻动,每2小时一次,有条件可使用气垫床预防压疮。

2.生命体征平稳后应开始在床上进行主动训练,时间从5～10分钟/次开始,渐至30～45分钟/次,如无不适,可作2～3次/日,不可过度用力憋气。

3.康复训练需要请专业的医师,可以为患者进行系统的康复训练。

(三)饮食指导

选择营养丰富、低盐低脂饮食,如鸡蛋、豆制品等。避免食用动物内脏,动物油类,每日食盐量不超过6g,多吃蔬菜、水果,尤其要增加粗纤维食物,如芹菜、韭菜,适量增加进水量,预防便秘的发生。洼田饮水试验2～3分者,可头偏向一侧,喂食速度慢,避免交谈,尽量选用糊状食物,防呛咳、窒息,洼田饮水试验4～5分者,遵医嘱给予静脉营养支持或鼻饲饮食。

(四)用药指导

1.口服药按时服用,不要根据自己感受减药、加药,忘记服药或在下次服药时补上忘记的药量会导致病情波动;不能擅自停药,需按照医生医嘱(口服药手册)进行减或停药。

2.静脉输液过程中不要随意调节滴速,如有疑惑请询问护士。

(五)日常生活指导

1.患者需要一个安静、舒适的环境,特别是发病2周内,应尽量减少探望,保持稳定的情绪,避免各种不良情绪影响。

2.脑出血急性期,请不必过分紧张。大小便需在床上进行,不可自行下床如厕,以防再次出血发生;保持大便通畅,可食用香蕉、火龙果、蜂蜜,多进水,适度翻身,顺时针按摩腹部,减少便秘发生;若患者3天未排便,可使用缓泻剂,诱导排便,禁忌用力屏气排便,诱发二次脑出血。

3.病程中还会出现不同程度的头痛,向患者解释这是本病常见的症状,随着病情的好转,头痛症状会逐渐消失。

4.部分患者有躁动、不安的表现,为防止自伤(如拔出各种管道、坠床等)或伤及他人,应在家属同意并签字的情况下酌情使用约束带,使用约束带期间应注意松紧适宜,定时松放,密切观察局部皮肤血运情况,防止皮肤破溃;放置床挡可防止患者发生坠床,尤其是使用气垫床的患者,使用时要防止皮肤与铁制床挡摩擦,发生刮伤。

5.长期卧床易导致肺部感染,痰多不易咳出,加强翻身、叩背,促使痰液松动咳出,减轻肺部感染。咳痰无力者,可给予吸痰。

（六）预防复发

1.遵医嘱正确用药。

2.定期复诊,监测血压、血脂等,保持情绪稳定,避免生气、激动、紧张。适当体育活动,如散步、太极拳等。预防并发症和脑出血的复发。

三、循证护理

研究表明由于人们生活方式、饮食结构、工作压力水平等因素的不断变化,脑出血作为临床常见疾病,近年来发病率已呈现出上升趋势。该病发病急骤、病情复杂多变,给救治带来了极大的困难,致使患者的死亡率和致残率均较高,给患者及其家属带来沉重的负担。大部分脑出血患者发病后的死因是由并发症引起的,系统而有计划的护理措施,往往对患者的治疗效果和预后转归起到不可估量的作用。

脑出血所致神经症状主要是出血和水肿引起脑组织受损而不是破坏,故神经功能可有相当程度的恢复,在病情稳定后仅进行肢体运动功能的康复,恢复时间长,易发生并发症;急性期后,实施综合性康复护理能在一定程度上预防残疾的发生,能帮助和加快受损功能的恢复。

（张莉）

第四节　蛛网膜下腔出血的护理

蛛网膜下腔出血（SAH）指脑底部或脑表面的病变血管破裂,血液直接流入蛛网膜下腔引起的一种临床综合征,占急性脑卒中的10%左右。其最常见的病因为颅内动脉瘤。SAH以中青年常见,女性多于男性;起病突然,最典型的表现是异常剧烈的全头痛,个别重症患者很快进入昏迷,因脑疝而迅速死亡,此类患者最主要的急性并发症是再出血。

一、专科护理

（一）护理要点

急性期绝对卧床4～6周,谢绝探视,加强病情观察,根据出血的部位和量考虑是否外科手术治疗,头痛剧烈可遵医嘱给予脱水药和止痛药;保持情绪稳定和二便通畅,恢复期的活动应循序渐进,不能操之过急,防止再次出血。

（二）主要护理问题

1.急性疼痛　头痛与脑水肿、颅内压高、血液刺激脑膜或继发性脑血管痉挛有关。

2.潜在并发症　再出血。

（三）护理措施

1.心理护理　指导患者了解疾病的过程与预后,头痛是因为出血、脑水肿致颅内压增高,血液刺激脑膜或脑血管痉挛所致,随着出血停止、血肿吸收,头痛会慢慢缓解。必要时给予止痛和脱水降颅压药物。

2.用药护理　遵医嘱使用甘露醇时应快速静脉滴注,必要时记录 24 小时尿量,定期查肾功能;使用排钾利尿药时要注意防止离子紊乱,可静脉补钾或口服补钾;使用尼莫地平等缓解脑血管痉挛的药物时可能出现皮肤发红、多汗、心动过缓或过速、胃肠不适等反应,应适当控制输液速度,密切观察是否有不良反应发生。

3.活动与休息　绝对卧床休息 4~6 周,向患者和家属讲解绝对卧床的重要性,为患者提供安静、安全、舒适的休养环境,控制探视,避免不良的声、光刺激,治疗护理活动也应集中进行。如经一个月左右治疗,患者症状好转,经头部 CT 检查证实血液基本吸收,可遵医嘱逐渐抬高床头、床上坐位、下床站立和适当活动。

4.避免再出血诱因　告诉患者和家属容易诱发再出血的各种因素,指导患者与医护人员密切配合,避免精神紧张情绪波动、用力排便、屏气、剧烈咳嗽及血压过高等。

5.病情监测　蛛网膜下腔出血再发率较高,以 5~11 天为高峰,81% 发生在首次出血后 1 个月内。表现为:首次出血后病情好转的情况下,突然再次出现剧烈头痛、恶心、呕吐、意识障碍加重、原有症状和体征重新出现等。

二、健康指导

(一)疾病知识指导

1.概念　指脑底部或脑表面的病变血管破裂,血液直接流入蛛网膜下腔引起的一种临床综合征,约占急性脑卒中的 10%。

2.形成的主要原因　其最常见的病因为颅内动脉瘤,占 50%~80%,其次是动静脉畸形和高血压性动脉粥样硬化,还可见于烟雾病、颅内肿瘤、血液系统疾病、颅内静脉系统血栓和抗凝治疗并发症等。

3.主要症状　出现异常剧烈的全头痛,伴一过性意识障碍和恶心、呕吐;发病数小时后出现脑膜刺激征(颈项强直、Kernig 征和 Brudzinski 征);25% 的患者可出现精神症状。

4.常用检查项目　首选 CT 检查,其次脑脊液检查、脑血管影像学检查、TCD 检查。

5.治疗　一般治疗与高血压性脑出血相同;安静休息;脱水降颅压,防止再出血常用氨甲苯酸注射液;预防血管痉挛常用尼莫地平注射液;放脑脊液疗法,外科手术治疗。

6.预后　与病因、出血部位、出血量、有无并发症及是否得到适当的治疗有关。动脉瘤性 SAH 死亡率高,未经外科治疗者约 20% 死于再出血;90% 的颅内 AVM 破裂患者可以恢复,再出血风险较小。

(二)饮食指导

给予高蛋白、高维生素、清淡、易消化、营养丰富的流食或半流食,指导患者多进食新鲜的水果和蔬菜,如米粥、蛋羹、面条、芹菜、韭菜、香蕉等,保证水分摄入,少量多餐,防止便秘。

(三)避免诱因

向患者和家属普及保健知识,提高其自我管理理念,定期体检,及时发现颅内血管异常,立即就医;已发病的患者应控制血压在理想范围,避免情绪激动,保持大便通畅,必要时遵医嘱使用镇静剂和缓泻剂等药物。

(四)检查指导

SAH 患者一般在首次出血 3 周后进行 DSA 检查,应告知脑血管造影的相关知识,指导患者积极配合,以明确病因,尽早手术,解除隐患和危险。

（五）照顾者指导

家属应关心、体贴患者，为其创造良好的休养环境，督促其尽早检查和手术，发现再出血征象及时就诊。

三、循证护理

SAH 最常见的病因为颅内动脉瘤，多项研究中指出动脉瘤性 SAH 患者发生再出血的原因是由于血压波动引起颅内压增高，如剧烈活动、用力排便、咳嗽、情绪激动等，对动脉瘤产生刺激，从而诱发动脉瘤再次破裂。多表现为突然发病，头痛难忍，心理负担较重，易产生惊恐心理，使患者焦虑不安。这些因素如不及时控制，会导致恶性循环，不利于疾病的治疗和机体的康复。有研究指出 SAH 患者的典型症状是剧烈头痛，给予脱水和降颅压治疗，减轻脑水肿，这是治疗的关键。患者必须绝对卧床休息 4 周，过早下床活动可引发再次出血。对于再出血的患者来说，发生脑血管痉挛的时间越长、发作次数越多，预后就会越差，因此，应该采取综合性的预防和护理方法，进行及时的观察和治疗。

近年来，临床上对于 SAH 的治疗有很多新进展，研究显示持续腰池外引流是一种安全、有效、微创治疗 SAH 的方法，能不断将有害物质排出体外，减小蛛网膜粘连和脑水肿反应，从而减轻对脑血管的不良刺激，而新分泌出来的 CSF 又起着稀释和冲洗的作用，阻止了恶性循环。通过持续的腰池外引流并给予护理配合后，可明显缩短头痛时间、减轻头痛程度、减少脑疝及再出血的发生。该方法治愈率高，创伤小，充分体现了临床应用的价值。

（张莉）

第五节 三叉神经痛的护理

一、概述

三叉神经痛（trigeminal neuralgia）系指三叉神经分布区的一种反复发作的、短暂的、难以忍受的阵发性剧痛。三叉神经痛归属于神经病理性疼痛。

二、病因

三叉神经痛分原发性和继发性两种类型。原发性三叉神经痛尚无确切病因；继发性三叉神经痛有明确病因，多为脑桥小脑角占位病变压迫三叉神经及多发性硬化等所致。

三、发病机制及病理

三叉神经感觉根切断术活检可见：神经节细胞消失，神经纤维脱髓鞘或髓鞘增厚，轴索变细或消失。部分患者后颅窝有异常小血管团，压迫三叉神经根或延髓外侧。

四、诊断要点

1. 临床表现

（1）年龄性别：70%～80%发生于 40 岁以上中老年，女性略多，男女比例约为 3：2。

（2）疼痛部位：严格限于三叉神经分布区内，以第二、三支受累最为常见，95%以上为单侧发病。

（3）疼痛发作：多为突发性剧痛，发作持续时间数秒到 2min 不等，间歇期完全正常。发作可数日一次至每日数百次。大多有随病程延长而发作频率增加的趋势，很少自愈。

（4）疼痛性质：常为电灼样、刀割样、撕裂样或针刺样，严重者可伴同侧面肌反射性抽搐，称为痛性抽搐。

（5）症状表现：发作时患者表情痛苦，可伴有面部潮红、皮温增高、球结膜充血、流泪等，常用手掌或毛巾紧按或揉搓疼痛部位。患者多出现面部皮肤粗糙、色素沉着、眉毛脱落等现象。

（6）扳机点：在疼痛发作的范围内常有一些特别敏感的区域，稍受触动即引起发作，成为"扳机点"，多分布于口角、鼻翼、颊部或舌面，致使患者不敢进食、说话、洗脸、刷牙，故面部和口腔卫生差，情绪低落，面色憔悴，言谈举止小心翼翼。

（7）原发性三叉神经痛患者神经系统检查常无阳性体征，继发性则多伴有其他脑神经及脑干受损的症状和体征。

2.辅助检查

（1）头颅 CT 或 MRI。

（2）必要时行脑脊液检查，寻找病因。

五、治疗

原发性三叉神经痛迅速有效止痛是关键，抗癫痫药物治疗有效。继发性者则主要针对病因治疗。

1.药物治疗

（1）卡马西平：首选药物。初始剂量为 0.1g，2～3 次/日，以后每次增加 0.1g，疼痛停止后逐渐减量，最小有效维持剂量常为 0.6～0.8g/d，有效率约 70%，孕妇忌用。常见不良反应有头晕、嗜睡、口干、恶心、行走欠稳，数日后消失。若出现皮疹、白细胞下降，须停药。若出现共济失调、复视、再障和肝功能障碍，须立即停药。

（2）其次可选用苯妥英钠、氯硝西泮、氯丙嗪、氟哌啶醇，轻者可服用解热镇痛药物。

2.封闭治疗 将无水乙醇或其他药物，如维生素 B_{12}、泼尼松龙等，注射到三叉神经分支或半月神经节内，可达到止痛目的。疗效可持续 6～12 个月。

3.经皮半月神经节射频电凝疗法 采用射频电凝治疗对大多数患者有效，可缓解疼痛数月至数年，但可能有面部感觉异常、角膜炎、复视、咀嚼无力等并发症。

4.手术治疗 原发者手术方式：

（1）三叉神经感觉根部分切断术；

（2）三叉神经脊髓束切断术；

（3）三叉神经显微血管减压术。近年较多进行显微血管减压术，止痛同时不产生感觉及运动障碍，并发症有面部感觉减退，滑车神经、展神经或面神经损伤等。

5.γ刀或 X 线刀治疗 靶点是三叉神经感觉根，定位要求特别精确。

六、主要护理问题

1.疼痛 与三叉神经病变有关。

2.营养失调 低于机体需要量。

3.焦虑 与疼痛困扰、担心疾病预后有关。

4.知识缺乏　缺乏疾病、药物及护理等相关知识。

5.家庭运作异常　与调整的需要、角色紊乱,以及不确定的愈合有关。

七、护理目标

1.疼痛缓解或消失。

2.营养平衡。

3.情绪稳定,配合治疗。

4.患者及家属了解疾病相关知识。

5.人际关系良好,家庭和谐。

八、护理措施

常规护理内容见表1-2。

表1-2　常规护理内容

	常规护理内容
标准化的床旁评估	应包括以下组成部分:对触、压、针刺、冷、热、振动刺激的反应及时间总和效应,并以正常、释低、增高记录
心理护理	向患者介绍与本病有关的知识,帮助患者认清疾病的本质。尤其对那些久治不愈的患者,应使其认识到目前对他所患疾病还没有一种特定的最好方法,只能试用各种疗法。使患者心中既充满希望,又不至于对某种治疗期望过高 安排患者到有相似病种并恢复较好的患者病室,促进患者之间的交流使其得到良好的影响 指导家属如何照顾、关心患者,使其感到家庭的支持
心理护理	主动接近因害怕疼痛而不愿讲话的患者,理解、承认患者的痛苦,鼓励患者表达自身感受 转移注意力,引导患者将注意力放在工作上,培养兴趣爱好,让其忘记病痛,在工作成绩和兴趣爱好上找到安慰和满足 针对个体情况进行针对性心理护理
饮食	在间歇期鼓励患者进食,给予营养丰富的流质或半流质等,防止营养不良。饮食勿辛辣、油腻、避免用力咀嚼诱发疼痛 对食欲不佳的患者,尽量调整食物的色、香、味,以增进食欲 对担心进食会引起疼痛的患者,要耐心讲解饮食的重要性,鼓励进食
休息	保证休息和睡眠对疼痛患者来说至关重要。应合理安排镇痛药和镇静剂的服用时间,为患者提供安静、舒适的睡眠环境,必要时提供单间
基础护理	不能洗脸和刷牙的患者应给予口腔护理,1~2次/日,保持口腔清洁,预防感染
健康宣教	向患者及家属讲解疾病相关知识,介绍一些缓解疼痛的方法
药物指导	合理使用缓解疼痛的药物,注意用药时间、剂量,以及药物的不良反应,防止药物依赖或毒麻药成瘾 做好患者的疼痛评估,了解患者疼痛程度 在饮水、吃饭、剃须、洗脸、漱口等动作时不要触及患者的"触发区"而加重疼痛
疼痛发作时的护理	指导患者用盐水漱口或湿毛巾轻轻擦拭面部,切记避开"疼痛触发区" 当疼痛发作或加剧时,可暂停各种活动,置患者于舒适位置 提供各种起居方面的方便 疼痛缓解时可使用吸管饮水,减少唾液分泌,帮助吞咽 疼痛无法缓解的患者必要时到疼痛科由专科医生给予外周神经阻滞治疗缓解疼痛。效果不佳的极个别患者可在CT引导下做三叉神经单支毁损术

九、并发症的处理及护理

三叉神经痛最常出现的并发症是微血管减压术后头晕、恶心、口角疱疹、脑脊液漏、面瘫、肺部感染等。具体护理措施如下。

1. 头晕、头痛、恶心、呕吐　予以止痛、止吐、护胃等药物对症护理，提高口腔卫生，以免引起呼吸困难和口腔感染，保证病房环境卫生，提高舒适度。头痛和呕吐严重者要及时通知医生，行 CT 检查。

2. 口角疱疹　予以抗生素药物治疗，并做好口腔护理。

3. 脑脊液漏　术后体征检测若发现脑脊液漏应及时通知医生，行切口二次缝合处理，对切口处进行加压包扎，腰穿排空脑脊液，避免二次感染。

4. 面瘫、面部麻木、耳鸣、听力下降　密切关注患者面部五官对称性及面部颜色，眼睛闭合不严注意保护患者眼角膜，予以解痉药物治疗，保证机体健康。

5. 高热　予以激素药物治疗，辅助冰敷等物理降温，降温护理可持续 3 日左右。

6. 肺部感染　给予抗生素药物治疗，感染严重的患者行体位引流，可配合拍背、支纤镜下吸痰等方法。

7. 后颅窝硬膜下血肿　及时清除血肿，给予抗生素治疗，加强常规护理，提高并发症中的舒适度。

十、预防

对不同发作程度的患者选用合适的治疗方法。指导患者生活规律，保持情绪稳定和愉快心情，培养多种兴趣爱好，适当分散注意力，保持正常作息和睡眠，洗脸、刷牙动作宜轻柔，食物宜软，忌生硬、油炸食物。

十一、特别关注

1. 三叉神经痛的疼痛部位、性质、特点。
2. 三叉神经痛的心理护理、饮食护理、疼痛发作时的护理。
3. 三叉神经痛的用药观察和用药指导。

（张莉）

第六节　特发性面神经麻痹的护理

一、概述

特发性面神经麻痹(idiopathic facial palsy)是茎乳孔（面神经管）内面神经的非特异性炎症引起的周围性面肌瘫痪，又称为面神经炎或 Bell 麻痹（图 1—3）。

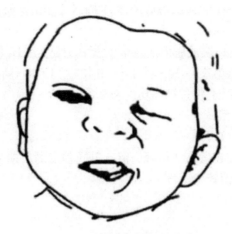

图1-3　患侧面部表情肌瘫痪

二、病因

病因尚不完全清楚，多数认为是病毒感染、风寒、自主神经功能障碍，导致面神经局部的营养血管痉挛、缺血、水肿，压迫面神经而发病。近些年的研究结果证实了受损面神经存在单纯疱疹病毒感染。

三、发病机制及病理

发病机制尚未完全阐明，病理变化主要是神经水肿，严重者并发髓鞘脱失、轴索变性。

四、诊断要点

1. 临床表现

(1)任何年龄和季节均可发病，男性略多于女性。

(2)发病前多有受凉史，发病前后患病一侧的耳后乳突区可有轻度疼痛。

(3)起病迅速，症状在数小时或1～3日内达到高峰。

(4)典型表现：一侧面部表情肌瘫痪。病侧面部额纹消失，不能皱额蹙眉，睑裂变大，眼睑闭合无力或闭合不全，鼻唇沟变浅。示齿时口角歪向健侧，鼓腮和吹口哨动作时，患侧漏气。颊肌瘫痪使食物常滞留于齿颊之间。下眼睑松弛、外翻，使泪点外转，泪液不能正常引流而表现出流泪。

(5)Bell征：通常闭目时眼球向上外方转动，患侧因无法闭目而露出巩膜。

(6)面神经病变在中耳鼓室段者可出现说话时回响过度和病侧舌前2/3味觉缺失。影响膝状神经节者，除上述表现外，还出现病侧乳突部疼痛，耳郭与外耳道感觉减退，外耳道或鼓膜出现疱疹，称为Hunt综合征。

2. 辅助检查　部分患者需做头颅CT或头颅MRI检查，以排除其他疾病。

五、治疗

1. 急性期治疗　治疗原则：减轻面神经水肿，改善局部血液循环与防止并发症。

(1)肾上腺皮质激素治疗：泼尼松30～60mg，每日一次，连用5日，7～10日以后逐渐减量。也可以用地塞米松 10～15mg/d,静脉滴注,1 周后改用泼尼松 30mg,每日一次,1 周后逐渐减量。

(2)B 族维生素的补充:口服或肌内注射维生素 B_1、维生素 B_{12} 等。

(3)抗病毒治疗:阿昔洛韦 10～20mg/(kg·d),3 次/日静脉滴注,连续用 2 周。

2.恢复期治疗 治疗原则:促进神经功能恢复。

(1)继续使用 B 族维生素。

(2)针灸、按摩等治疗方法。

3.后遗症期治疗 少数在发病 2 年后仍留有不同程度的后遗症,严重者可以做面－副神经、面－舌下神经吻合术。但疗效不肯定。

六、主要护理问题

1.焦虑/恐惧 与突然起病、担心预后有关。

2.自我形象紊乱 与面部表情肌瘫痪有关。

3.营养失调:低于机体需要 与颊肌瘫痪、咀嚼困难有关。

4.舒适的改变 与口角歪斜、眼睑闭合不全等有关。

七、护理目标

1.患者焦虑/恐惧程度减轻,情绪稳定,治疗信心提高。

2.患者及家属能接受其形象改变。

3.患者营养状况得到维持。

4.患者主诉不适感减轻或消失。

八、护理措施

1.一般护理措施见表 1－3。

表 1－3 常规护理内容

	常规护理内容
心理护理	向患者介绍与本病有关的知识,使其了解其病程及预后 安排患者到有相似病种并恢复较好的患者房间,促进患者间的交流,以获得对治疗的信心 指导家属对患者照顾,使患者能感到来自家庭的支持 鼓励患者表达自身感受 针对个体情况进行针对性心理护理
饮食	给予营养丰富的半流质或普食,以增强机体抵抗力
休息	保证充足睡眠,以增强机体抵抗力,利于疾病恢复
基础护理	协助患者做好口腔护理、保持口腔清洁
健康宣教	向患者及家属讲解相关疾病知识,并行用药指导

2.特别指导

(1)注意保暖,防受风寒;温水洗脸,刷牙。

(2)进食时食物放在患侧颊部,细嚼慢咽,促进患侧肌群被动训练。

(3)注意保护角膜、结膜,预防感染。必要时使用眼药水和眼罩。

3.康复指导 面瘫后自我锻炼、按摩、理疗非常重要,主要为防止麻痹肌的萎缩及促进康复。具体做法是指导患者注意面部保暖,耳后部及病侧面部行温热敷。因面肌瘫痪后常松弛无力,而且面肌非常薄,故病后即应进行局部按摩,按摩用力应柔软适度,持续稳重。方法:对镜用手紧贴于瘫痪侧面肌上做环形按摩,每日 3 次,每次 10~15min,以促进血液循环,并可减轻瘫痪肌受健侧的过度牵引。当神经功能开始恢复后,鼓励患者练习瘫痪侧面肌的随意运动。

面瘫主要累及额肌、眼轮匝肌、提上唇肌、颧肌、提口角肌、下唇方肌和口轮匝肌。每日应针对这些肌肉进行功能训练,每个动作 20 次,每日 1~2 次。

(1)抬眉训练:让患者尽力上抬双侧眉目。

(2)皱眉训练:让患者双侧同时皱眉。

(3)闭眼训练:让患者双眼同时闭合。

(4)耸鼻训练:让患者往鼻梁方向用力耸鼻。

(5)努嘴训练:让患者用力收缩口唇并向前方努嘴。

(6)示齿训练:让患者的口角向两侧同时用力示齿。

(7)张嘴训练:让患者用力张大口。

(8)鼓腮训练:让患者鼓腮,漏气时让其用手上下扶住口轮匝肌进行训练。

康复训练有利于改善面部表情肌的运动功能,使患者面部表情肌对称协调。增强患者自信心,早日恢复健康。

九、特别关注

1.特发性面瘫和中枢性面瘫的鉴别。

2.面瘫的治疗方法。

3.面瘫的心理护理。

4.面瘫的康复护理。

(张莉)

第七节　急性炎症性脱髓鞘性多发性神经病的护理

一、概述

急性炎症性脱髓鞘性多发性神经病(acute inflammatory demyelinating polyneuropathy,AIDP)又称吉兰-巴雷综合征(Guillain-Barre syndrome,GBS),是一组急性或亚急性起病,由自身免疫介导的周围神经病,常累及脑神经。病理改变为周围神经广泛炎症性节段性脱髓鞘和小血管周围淋巴细胞及巨噬细胞的炎性反应。临床表现为迅速出现双下肢或四肢弛缓性瘫痪,急性严重病例可很快出现四肢瘫痪及呼吸肌麻痹,继而危及生命。

二、病因

病因尚未确定,大多数认为是多因素的,包括内外两方面。

外因:大于 2/3 的患者发病前 4 周内有呼吸道或消化道感染症状。临床及流行病学资料示可能与空肠弯曲菌感染有关。此外,文献报道还与单纯疱疹病毒、带状疱疹病毒、流感 A 和

B病毒、流行性腮腺炎、麻疹、柯萨奇病毒、甲型和乙型肝炎病毒、天花和人类免疫缺陷病毒等感染有关。

内因:免疫遗传学因素,与不同个体对疾病的易患性有差别。但目前尚无公认的GBS易感基因被发现。

三、发病机制及病理

发病机制仍不是很明确,但是多数认为是由细胞免疫和体液免疫共同介导的自身免疫性疾病。

AIDP:周围神经组织中小血管周围淋巴细胞与巨噬细胞浸润及神经纤维的节段性脱髓鞘,严重病例出现继发轴突变性(图1-4)。

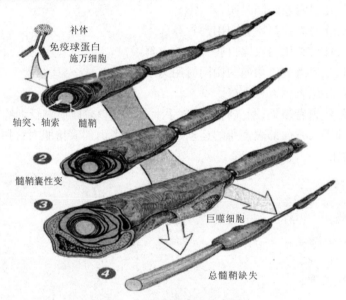

图1-4 AIDP的病理改变图片

急性运动轴索型神经病(acute motor axonal neuropathy,AMAN)型GBS:脊神经前根和周围神经运动纤维的轴突变性及继发的髓鞘崩解(图1-5)。

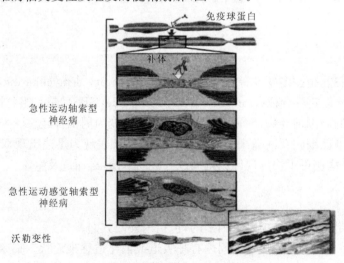

图1-5 轴索型GBS病理改变图片

急性运动感觉轴索型神经病(acute motor sensory axonal neuropathy,AMSAN)型GBS:病理特点与AMAN相似,脊神经前、后根及周围神经纤维的轴突均可受累(图1-4)。

四、诊断要点

1.临床表现

(1)各组年龄均可发病,男性略多于女性,一年四季均可发病。

(2)发病前4周内有呼吸道、消化道感染症状,少数有疫苗接种史。

(3)急性或亚急性起病,3～15日达高峰。

(4)运动障碍:肢体对称性无力,多为首发症状。可自远端向近端发展或相反,亦可远、近端同时受累,并可累及躯干,严重病例可因累及肋间肌及膈肌而致呼吸麻痹。瘫痪特征为弛缓性瘫痪,腱反射减低或消失,病理反射阴性。常伴脑神经损害。

(5)感觉障碍:多数有肢体远端感觉异常,如刺痛、麻木、烧灼感,特征性的感觉障碍为感觉缺失或减退呈手套袜子样分布。1/3的患者还有颈后部或四肢肌肉疼痛。

(6)自主神经症状:常见皮肤潮红、出汗多,窦性心动过速,暂时性尿潴留。

(7)主要危险:呼吸肌麻痹是其主要危险,其次为肺部感染。严重心律失常及心力衰竭等并发症也是致死的重要因素。

2.辅助检查

(1)脑脊液:发病第2周出现蛋白细胞分离现象,即蛋白含量增高而白细胞数正常。蛋白增高常在起病后第3周末达高峰。蛋白细胞分离现象是本病的重要特点。

(2)神经传导速度和肌电图检查,根据神经电生理的理论,神经传导速度与髓鞘关系密切,波幅则主要代表轴突的功能。

(3)心电图:严重病例可有心电图改变,以窦性心动过速和ST-T改变最为常见。

五、治疗

1.病因治疗 抑制免疫反应,清除致病因子,阻止病情发展。

(1)静脉注射用免疫球蛋白(intravenous immunoglobulin,IVIG):是重型GBS患者的一线用药,有效率为50%～70%。病情严重或进展者,应尽早使用。推荐用量:成人0.4g/(kg·d),静脉滴注,连续使用5日;不良反应轻微且发生率低,发热、面红等,可通过减慢滴速预防和消除。有过敏者或存在IgA型抗体者,肾功能不全、心力衰竭的患者禁用。

(2)血浆置换疗法(plasma exchange,PE):适用于体质情况较好的成人及大龄儿童。周围神经脱髓鞘时,由子体液免疫系统的作用,患者血液中存在与发病有关的抗体、补体和细胞因子,发病2周内采用PE疗法,可缩短临床症状,缩短需要呼吸机的时间,降低并发症发生率,并迅速降低抵抗周围神经髓鞘抗体滴度。可能出现的不良反应:枸橼酸盐中毒,一过性低血压,心律失常等。

(3)皮质激素(corticosteroids):曾经是治疗GBS的主要药物,近年来发现其效果未优于一般治疗,且可能发生并发症,现多已不主张应用,但慢性GBS对激素仍有良好的反应。

2.对症治疗

(1)呼吸肌麻痹的处理:呼吸肌麻痹是此病最主要的危险,应密切观察呼吸困难的程度,必要时行气管插管或气管切开术,给予机械通气。呼吸麻痹抢救成功与否是增加本病的治愈率、降低病死率的关键,呼吸机的正确使用则是成功抢救呼吸麻痹的保证。

(2)使用水溶性维生素,尤其增加维生素 B_1 和维生素 B_{12}(甲钴胺、氰钴胺)的补充,使用神经生长因子等促进神经修复。

(3)各种并发症(如肺炎、静脉栓塞、便秘、尿潴留)的处理。

(4)康复治疗:进行针灸、理疗,加强被动、主动训练。

六、主要护理问题

1.低效型呼吸形态　与周围神经损害、呼吸肌麻痹有关。

2.清理呼吸道低效或无效

3.不舒适　与感觉异常有关。

4.营养失衡　摄入量低于机体需要量。

5.自理能力缺陷　与肢体瘫痪有关。

6.躯体活动障碍　与四肢肌肉进行性瘫痪有关。

7.潜在并发症　肺部感染、深静脉血栓形成、便秘、尿潴留等。

8.焦虑/恐惧　与呼吸困难、濒死感,害怕气管切开、担心疾病的进展及预后相关。

9.知识缺乏　缺乏疾病、药物及护理等相关知识。

10.家庭运作异常　与调整的需要、角色紊乱及不确定的预后有关。

七、护理目标

1.患者恢复正常的呼吸形态,患者无缺氧体征,血氧饱和度正常。

2.保证有效清除呼吸道分泌物,保持呼吸道通畅。

3.患者主诉不适感减轻或消失。

4.营养供给保证疾病需求,营养指标符合要求。

5.患者卧床期间感到清洁舒适,生活需要得到满足。

6.能在外界帮助下活动,无压疮发生。

7.并发症得到有效预防或及时妥当的处理。

8.患者焦虑/恐惧程度减轻,配合治疗及护理。

9.患者及家属对疾病相关知识行较好的了解。

10.患者及家属能配合采取预防并发症的措施,并发症的发生率降到最低。

八、护理措施

1.一般护理　详见表1-4。

表1-4　常规护理内容

	常规护理内容
心理护理	向患者介绍与本病有关的知识,使其了解其病程及预后 鼓励患者表达自身感受,激发患者的能动性 指导家属对患者照顾,使患者感到来自家庭的支持 针对个体情况进行针对性心理护理
饮食	供给高蛋白、高维生素及高热量饮食,以增强机体抵抗力 观察患者有无吞咽困难,必要时安置胃管,管喂流质饮食
休息	卧床休息,保证充足的睡眠,适时进行床上活动,参与主动、被动训练
各管道的观察及护理	输液管保持通畅,留置针妥善固定,注意观察穿刺部位皮肤 胃管按照胃管护理常规进行(表1-5) 尿管按照尿管护理常规进行(表1-6) 气管切开按照气管切开护理常规进行(表1-7)
基础护理	做好口腔护理、胃管护理、尿管护理,定时翻身,向患者及家属讲明翻身的重要性,使患者能保证2~3h翻身一次,保持床单平整、干燥,帮助患者建立舒适卧位

2. 病情观察　密切观察生命体征变化,特别注意呼吸情况,如呼吸的频率节律、呼吸动度,有无缺氧表现,血气分析 SaO_2 等,并做好记录。如患者出现呼吸无力、吞咽困难应及时通知医生,做好相应处理。

3. 保持呼吸道通畅　是抢救呼吸肌麻痹的关键,应抬高床头,吸氧时氧流量根据病情的需要给予。鼓励患者咳嗽、深呼吸,帮助患者翻身、拍背或体位引流,及时排出呼吸道分泌物,必要时吸痰。

4. 辅助呼吸　如患者出现明显的呼吸困难、烦躁、出汗、指(趾)甲及口唇发绀,肺活量降至每千克体重20~25ml以下,血氧饱和度降低,动脉血氧分压低于9.3kPa等,应立即准备抢救用物并协助气管插管或气管切开术,安置人工呼吸机辅助呼吸,根据患者的临床情况及血气分析资料,适当调节呼吸机的通气量、压力等参数。做好气管切开术后护理和气道护理。

5. 用药护理　护士应熟悉患者所用的药物,药物的使用时间、方法及不良反应应向患者解释清楚。根据患者的血、痰培养结果合理使用抗生素。

表1-5　胃管护理内容

	胃管护理内容
通畅	定时捏管道,使之保持通畅 勿折叠、扭曲、压迫管道 每次管喂流质后注射温开水冲管
固定	每班检查尿管安置的长度 每日更换固定胃管的胶布 胶布注意正确粘贴,确保牢固 告知患者胃管重要性,切勿自行拔除 若胃管不慎脱出,切勿自行安置胃管,应立即通知医护人员,由医护人员重新安置
观察并记录	每次管喂前先检查胃管是否在胃内,回抽胃液,观察是否有出血、潴留 观察安置胃管处鼻黏膜情况,调整胃管角度,避免鼻黏膜受压 观察患者腹部体征,有无腹胀 观察患者鼻饲后的营养状况,是否有便秘、腹泻
拔管	吞咽功能恢复,自行进食后即可拔管

表1-6 尿管护理内容

	尿管护理内容
安置	严格无菌操作
通畅	定时挤捏管道,使之保持通畅勿折叠、扭曲、压迫管道
固定	每班检查尿管安置的长度
	告知患者尿管重要性,切勿自行拔出
	若尿管不慎脱出,切勿自行安置,应立即通知医护人员
	尿袋勿高于尿道口平面
清洁	保持外阴清洁
	每日用艾力克洗液清洁消毒外阴
密闭引流	全封闭式尿液引流
	定时放尿
	鼓励患者多饮水,至少2000~3000ml/d
观察并记录	尿液的颜色、量及性状
	定期做小便常规检查,必要时做尿培养
拔管	出现排尿功能恢复时,应及时拔除留置尿管并观察

表1-7 气管切开护理内容

	气管切开护理内容
清洁	保持局部清洁干燥
	每日行气管切开护理,有内导管的需消毒处理
通畅	必要时吸痰,保持呼吸道通畅
	注意气道的温化、湿化、防止痰栓堵管
观察并记录	切开周围的观察:有无出血、红肿,有无脓性分泌物等
	观察导管固定的系带是否过松、过紧,应定期更换。固定的系带与颈部皮肤接触部分是否干燥、有无破损
	做好观察记录,注意交接班
拔管	试堵管72h后,患者可以从口腔主动排出分泌物,可请耳鼻喉科会诊,考虑拔管
	拔管后用蝶形胶布固定,并观察局部情况

6.康复指导

(1)预防肢体畸形:四肢弛缓性瘫痪是本病特征,因此早期肢体远端的固定对后期的康复训练和生活质量有着重要的影响。一般足部放硬枕或穿直角夹板鞋使足背和小腿呈90°,防止足下垂。早期对瘫痪肢体做被动运动,每日2~3次,每次10~20min,Ⅲ级以上肌力鼓励患者做主动运动,运动量和运动方式应根据患者的具体情况和康复医生的要求调整,如下肢的抗阻力训练等,促进肌力恢复,预防肌肉萎缩和关节挛缩。

(2)肢体功能恢复训练:急性期,尽早进行肢体功能训练,从卧位逐步改为半卧位和坐位,开始由他人扶持,后背有支架,逐渐变为自己坐起,端坐时间延长。能独立坐稳后,患者可以在他人协助下下地站立,开始扶床、桌等站立,以后扶拐靠墙站立、扶双拐站立至最后能独自站立。独自站稳后,再进行行走训练,开始由他人扶或用习步车,先练习迈步,然后逐渐至扶拐走。运动量逐渐加大,注意安全,在训练时必须有人保护。

7.保护性隔离 由于GBS患者活动受限,应用激素类药物,易感染,应减少探视,严格执行消毒、隔离措施,医护人员治疗前要洗手,病室用紫外线或消毒机照射1~2次/日,注意保暖,防止受凉。

8.健康宣教

(1)指导患者正确使用药物,勿私自停药或滥用药物,合理膳食,加强营养。

(2)指导患者及家属了解本病相关知识及自我护理方法。

(3)告知患者功能锻炼的重要性,指导、鼓励患者加强肢体功能锻炼,避免感冒、感染等诱发因素。

九、特别关注

1.脑脊液蛋白细胞分离现象。

2.呼吸肌麻痹的处理。

3.典型的临床特征。

(张莉)

第八节　多发性硬化的护理

一、概述

多发性硬化(multiple sclerosis,MS)是以中枢神经系统白质炎性脱髓鞘病变为主要特点的自身免疫疾病,常累及脑室周围白质、视神经、脊髓、脑干和小脑。主要临床特点是中枢神经系统白质散在的多灶性与病程呈现的缓解复发,症状和体征的空间多发性和时间多发性。

二、病因

MS的病因仍不明确,但目前认为该病是一种由遗传和环境因素共同作用所引起的自身免疫性复杂性疾病。部分弱作用基因相互作用决定了MS的发病风险。

1.病毒感染　MS与儿童期接触的某种环境因素如病毒感染有关,曾高度怀疑嗜神经病毒,但从未在MS患者脑组织证实或分离出病毒。推测病毒感染后体内T细胞激活生成抗病毒抗体可与结构相同或相似的神经髓鞘多肽片段发生交叉反应,从而引起脱髓鞘病理改变。

2.自身免疫反应　目前资料支持MS是自身免疫性疾病。MS的组织损伤及神经系统症状被认为是直接针对自身髓鞘抗原的免疫反应所致,如针对自身髓鞘碱性蛋白产生的免疫攻击,导致中枢神经系统白质髓鞘的脱失,临床上出现各种神经功能的障碍。

3.遗传因素　MS有明显的家族倾向。MS遗传易患性可能由多数弱作用基因相互作用决定MS发病风险。家族中两同胞可同时患病,约15%的MS患者有一个患病的亲属。患者的一级亲属患病风险较一般人群大12~15倍。

4.环境因素　MS发病率随纬度增高而呈增加趋势,离赤道愈远发病率愈高,高危地区患病率可达40/10万或更高。我国为低发病区,中国MS患病率的大规模研究较少,目前上海一项研究得出的MS患病率为1.39/10万。

三、发病机制及病理

迄今发病机制仍不明确。多发性硬化的特征性病理改变是中枢神经系统白质内多发性脱髓鞘斑块，多位于侧脑室的周围，伴反应性神经胶质增生，也可有轴突损伤。病变可累及大脑白质、脊髓、脑干、小脑和视神经。镜下可见急性期髓鞘崩解和脱失，轴突相对完好，少突胶质细胞轻度变性和增生，可见小静脉周围炎性细胞浸润。病变晚期轴突崩解，神经细胞减少，代之以神经胶质形成的硬化斑。

四、诊断

1. 临床表现

(1)肢体无力：最常见的症状之一，多为不对称痉挛性轻截瘫，约50%的患者首发症状为一个或多个肢体无力。

(2)感觉异常：往往由脊髓后柱或脊髓丘脑束病损引起。病灶多见于颈髓，或见皮质型感觉障碍。最常见的主诉为麻刺感、麻木感，也可有束带感、烧灼感、寒冷感或痛性感觉异常。

(3)精神异常：多表现为抑郁、易怒和脾气暴躁，部分患者出现兴奋，也可表现为强哭强笑。

(4)言语障碍：多因小脑病损和(或)假性延髓性麻痹，引起构音肌共济失调或痉挛，而致构音不清、语音轻重不一。严重时可有声带瘫痪。

(5)眼部症状：常表现为急性视神经炎或球后视神经炎，多为急性起病的单眼视力下降或双眼视力同时受累。

(6)运动功能障碍：手部动作笨拙和意向性震颤及下肢易于绊跌都是常见的早期症状。也见言语呐吃与痛性强直性肌痉挛。

(7)其他病症：少数患者起病时即有尿频、尿急，后常打尿潴留或失禁。部分男性患者有阳痿与性欲减退。

2. 辅助检查

(1)脑脊液(CSF)检查：脑脊液单个核细胞数轻度增高或正常，一般在$15\times10^6/L$以内，通常不超过$50\times10^6/L$。约40%MS病例脑脊液蛋白轻度增高。

(2)磁共振(MRI)检查：可见大小不一类圆形的T_1低信号，T_2高信号，常见于侧脑室前脚与后脚周围，半卵圆中心及胼胝体，或为融合斑，多见于侧脑室体部；脑干、小脑和脊髓可见斑点状不规则T_1低信号及T_2高信号斑块(图1-6)；病程长的多数患者可伴脑室系统扩张，脑沟增宽等脑白质萎缩征象。

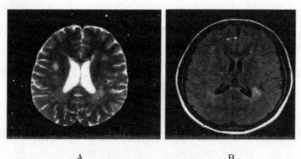

A   B

图1-6 多发性硬化患者头部MRI典型的T_2WI和Flair图像

双侧大脑白质区见长T_1长T_2信号，Flair呈高信号；

A. T_2WI图像；B. Flair图像

(3)诱发电位：50%～90%的MS患者视觉诱发电位、脑干听觉诱发电位和体感诱发电位中可有一项或多项异常。

(4)电子计算机 X 线断层扫描(CT):可见病损部位有斑块异常信号。

3.诊断标准 多年来习惯采用的诊断标准完全基于临床资料。①从病史和神经系统检查,表明中枢神经系统白质内同时存在着两处以上的病灶。②起病年龄在 10～50 岁之间。③有缓解与复发交替的病史,两次发作的间隔至少 1 个月,每次持续 24h 以上;或呈缓解进展方式而病程至少 6 个月以上。④可排除其他疾病。如符合以上 4 项,可诊断为"临床确诊的多发性硬化";如仅为一个发病部位,首次发作,诊断为"临床可疑的多发性硬化"。

MRI 已成为协助诊断 MS 的一项重要手段,主要采用 McDonald 诊断标准。该标准于 2001 年由 MS 诊断国际专家组制定,并在 2005 年进行首次修订。2010 年 5 月,国际专家组在爱尔兰再次开会讨论修订该标准,即 2010 版 McDonald 诊断标准(表 1-8)。将近年来的新证据和共识整合入新的诊断标准,简化了诊断空间和时间多发性的 MRI 标准。同时关注了新标准在儿童、亚洲和拉丁美洲人群中的应用,以简化 MS 诊断流程。

表 1-8 2010 版多发性硬化 McDonald 诊断标准

临床表现	必需的附加证据
2 次或 2 次以上发作(复发)临床证据提示 2 个以上不同部位病灶或 1 个病灶的客观临床证据并有 1 次先前发作的合理证据	不需要附加证据
2 次或 2 次以上发作(复发)临床证据提示 1 个病灶	有证据支持空间上的多发性(具备其中 1 项) MS 4 个 CNS 典型病灶区域(脑室旁、近皮质、幕下和脊髓)中至少 2 个区域有≥1 个 T_2 病灶 等待累及 CNS 不同部位的再次临床发作
1 次发作临床证据提示 2 个以上不同部位病灶	有证据支持时间上的多发性(具备其中 1 项) 任何时间 MRI 检查同时存在无症状的钆增强和非增强病灶 随访 MRI 发现有新发 T_2 病灶和(或)钆增强病灶,不管与基线 MRI 扫描的间隔时间长短 等待再次临床发作
1 次发作临床证据提示 1 个病灶(单症状临床表现;临床孤立综合征)	有证据支持空间上的多发性(具备其中 1 项) MS 4 个 CNS 典型病灶区域(脑室旁、近皮质、幕下和脊髓)中至少 2 个区域有≥1 个 T_2 病灶 等待累及 CNS 不同部位的再次临床发作 同时有证据支持时间上多发性 任何时间 MRI 检查同时存在无症状的钆增强和非增强病灶 随访 MRI 发现有新发 T_2 病灶和(或)钆增强病灶,不管与基线 MRI 扫描的间隔时间长短 等待再次临床发作
原发进展型多发性硬化	疾病进展 1 年(回顾性或前瞻性证实) 并且具备以下 2 项 MS 典型病灶区域(脑室旁、近皮质或幕下)中至少 1 个 T_2 病灶以证明脑内病灶的空间多发性 脊髓内至少 2 个 T_2 病灶以证明脊髓病灶的空间多发性 CSF 阳性结果(寡克隆 IgG 带或 IgG 指数升高或两者兼有)

五、治疗

MS 治疗的主要目的是抑制炎性脱髓鞘病变进展,包括急性发作期的治疗和缓解期的治疗,晚期采取对症和支持疗法。临床常用的有以下几种疗法。

1.肾上腺皮质激素治疗 常用的是大剂量甲泼尼龙短程疗法和口服泼尼松治疗 MS 的急性发作。激素治疗的方法:从 1g/d 开始,共 3 日;然后剂量减半并改用口服,每 3 日减半量,每个剂量用 3 日,直到减完,一般 28 日减完。激素具有抗炎和免疫调节作用,是 MS 急性发作和复发的主要治疗药物,可加速急性复发的恢复和缩短复发期病程,但不能改善恢复程度。目前对激素的短期疗效基本认可,但对于它的长期疗效,还缺乏肯定的结论,但不良反应较多,因此一般不主张对 MS 患者长期应用激素治疗。

2.免疫球蛋白疗法 大剂量免疫球蛋白静脉滴注(intravenous immunoglobulin,IVIg):0.4g/(kg·d),连续 3～5 日。对降低 R－R 型患者复发率有肯定疗效,但最好在复发早期使用。

3.β－干扰素疗法 具有免疫调节作用,可抑制细胞免疫。常用的有 IFNβ－1a 和 IFNβ－1b 两类重组制剂。常见不良反应为流感样症状,持续 24～48h,2～3 月后通常不再发生。IFNβ－1a 可引起注射部位红肿及疼痛、肝功能损害及严重变态反应如呼吸困难等。1FNβ－1b 可引起注射部位红肿、触痛,偶引起局部坏死、血清转氨酶轻度增高、白细胞减少或贫血。妊娠时应立即停药。

4.环磷酰胺疗法 环磷酰胺用于治疗此病可能有助于终止继发进展型 MS 病情进展,但尚无定论,宜用于快速进展型 MS。

5.血浆置换疗法 包括特异性淋巴细胞去除、淋巴细胞去除、免疫活性物质去除等。血浆置换对 MS 的疗效不肯定,通常不作为急性期的首选治疗,仅作为一种可以选择的治疗手段。

六、主要护理问题

1.焦虑 与患者对疾病的恐惧、担心预后有关。
2.躯体移动障碍 与肢体无力有关。
3.视力障碍 与病变引起急性视神经炎或球后视神经炎有关。
4.排尿异常 与膀胱功能障碍有关。

七、护理目标

1.患者焦虑程度减轻,配合治疗及护理。
2.患者能使用辅助器械进行适当活动,在允许范围内保持最佳活动能力。
3.患者能使用适当工具弥补视觉损害。
4.患者排尿形态正常,未发生尿路感染,

八、护理措施

1.一般护理见表 1—9。

表1—9 一般护理措施

休息	保持病室安静、整洁,常通风,条件允许下每日用紫外线灯对病区进行消毒,空气新鲜、减少环境中的不良刺激,保持病区的环境卫生,床单位清洁、舒适 指导患者及家属掌握有关疾病知识及自我护理方法 重症患者应绝对卧床;病情好转后,可适当活动
瘫痪护理	应给予皮肤护理,每2h翻身一次,预防压疮 小便失禁:应保持床铺干燥、清洁,及时更换床单 注意皮肤护理,保持会阴部清洁
尿潴留护理	应在无菌条件下给予保留导尿 按医嘱给予膀胱冲洗,防止泌尿系感染
病情观察	定时测T、P、R、BP并记录,注意心率、心律、心电图变化密切观察病情变化,以便尽早进行处置 全面了解病情,掌握复发病的特点及容易引起复发的因素
心理护理	向患者及家属介绍本病的性质及发展,取得家属的最大配合,稳定患者的情绪(MS患者情绪易于激动,或强哭、强笑,抑郁反应也不少见) 个体化心理指导,用科学的语言进行耐心细致的宣教 介绍以往成功病例,增强对疾病的治疗信心。尤其是复发病例 主动与患者交流,解除患者思想顾虑,积极配合治疗
饮食护理	给予低脂、高蛋白、营养丰富、富含纤维素的食物,补足身体的营养需要量。蛋白质在患者3餐食物中配比:早餐应占患者摄取总热能的30%,午餐占40%~50%,晚餐占20% 教会患者和家属按顺时针方向即肠蠕动方向按摩腹部,养成定时排便习惯,防止便秘 有吞咽困难者:予以留置胃管,按时鼻饲流质饮食 由于MS患者多应用大剂量激素冲击治疗,易损伤消化道黏膜,应指导患者注意保护胃黏膜,避免进食辛辣、过凉、过热、过硬等刺激性食物,不可饮用浓茶、咖啡等刺激性饮料
用药护理	密切观察药物的不良反应,如发现不良反应,应及时通知医师并协助予以处理 将诊疗期间观察药物不良反应的方法教会患者,由其自我掌握 遵医行为教育:嘱患者不要擅自更改剂量或突然停药,以防止病情变化

2.专科护理 见表1—10。

表1—10 专科护理措施

眼部护理	视野障碍时须留陪护,眼睑不能闭合时,遵医嘱用药和予以护理 劳逸结合,避免过度用眼,严密观察有无异常 伴有视力减退时,避免强光照射、阅读小字和长时间读书写作,整理环境,排除障碍物,使其行动方便 失明的时候,将物品放置清楚,固定位置,以便患者拿取
体像障碍的护理	若患者心理恐惧,予以安慰、关心和精神鼓励,及时向医生汇报,给予及时处理 经常检查有无感觉障碍,防止意外损伤,保证患者安全
语言功能障碍的护理	正确把握语言障碍的种类与症状,确定治疗方法 要求患者慢慢地一句一句地诉说,利用笔谈、文字或单词来沟通,用确定是或不是的表现法,循序渐进,进行语言功能训练
运动、感觉障碍的护理急性发作期	保证患者安全,保持麻痹肢体处于最佳位置,以防止挛缩及变形 对于感觉障碍严重的患者,注意避免烧(烫)伤;同时注意预防压疮,感觉障碍伴有疼痛时,轻者,给予按摩、体位变换及交谈等;重者,遵医嘱给予药物治疗
慢性期	与康复科协作,制订计划,进行主动运动和被动运动,以保持和提高残存功能,根据麻痹的程度,考虑使用步行器、轮椅等工具 患者自己能做的事情尽量让其自己完成,不能做的事情,给予帮助,并给予一些基本动作的指导
恢复期	鼓励患者适当的体育锻炼,但不应剧烈运动

3.康复功能训练　包括肢体运动功能训练和膀胱功能训练。

(1)肢体无力常导致患者行走困难或卧床不起,故早期的功能训练尤为重要。采取被动运动和主动运动相结合的原则。对瘫痪肢体,早期注意肢位的摆放,行被动按摩及屈伸运动,鼓励和指导患者坚持生活自理能力的训练,如穿脱衣服及进餐等。条件许可则尽早下床活动,遵循扶杆、扶拐站立、移动、步行等循序渐进的原则,做到劳逸结合,从而使肢体功能恢复,防止肌肉萎缩、关节强直发生残障。

(2)膀胱功能训练:也是康复功能训练的一项重要内容。MS患者常因排尿障碍需留置尿管,应加强尿道口护理,防止尿路感染,同时指导患者膀胱训练的方法和步骤,教会其排尿方法,达到自行排尿的目的。

九、并发症的处理及护理

1.排尿异常的护理　留置尿管者每日进行尿道口清洁、消毒,鼓励患者多饮水,2000～3000ml/d,注意观察尿液颜色、量、性质,必要时每日给予膀胱冲洗。

2.排便异常的护理　便秘患者指导其多食用粗纤维食物,以促进肠蠕动,指导其按摩下腹部,并养成定时排便的习惯,严重便秘者给予保留灌肠。

3.保持皮肤的完整性　加强翻身,每1～2h 1次,运用掌部大小鱼际按摩受压部位,必要时应用气垫床,以防压疮。

4.预防坠积性肺炎　长期卧床患者会出现肺纤毛运动减少,翻身的同时给予叩背,叩背时五指并拢呈腕状,借助腕关节的力量由下而上、由外向内依次震动叩击背部。

十、预防

1.一级预防　目前MS的病因和发病机制迄今不明,一般人群尚无明确方法预防此病。

2.防止复发　告知患者及家属MS容易在疲劳、感染、感冒、体温升高及手术创伤后复发,应注意避免。避免热疗,沐浴时水温不宜过高。女性首次发病后2年内应避孕。

十一、特别关注

部分患者因为脑部病变的因素及精神压力而出现抑郁症,严重者可导致自杀。因此有必要注意观察患者的精神状态,以防自杀。

(张莉)

第九节　急性播散性脑脊髓炎的护理

一、概述

急性播散性脑脊髓炎(acute disseminated encephalomyelitis,ADEM)是一种免疫介导、临床表现多样、广泛累及中枢神经系统白质的特发性炎症脱髓鞘疾病,通常发生于感染或疫苗接种后,部分无前驱事件,但临床表现相似,且组织学、微生物学或血清学相同,故统称为

ADEM。临床主要分为脑型、脊髓型、脑脊髓型。其病理特点为广泛累及中枢神经系统小静脉周围的炎性脱髓鞘。

二、病因及流行病学

ADEM 的病因迄今未明确，目前较多研究认为与病毒感染、疫苗接种有关，但仍未明确。ADEM 发病率为每年(0.2~0.8)/10 万，好发于儿童及青壮年。儿童发病存季节性，春冬季为高峰，可能与上呼吸道感染高发有关。约 2/3 儿童和 1/2 成人有前驱感染或疫苗接种的临床证据，其后数日或数周出现神经系统症状，潜伏期为 4~13 天。

三、发病机制及病理

目前有研究认为可能有两种发病机制：①分子模拟理论；②炎症瀑布反应理论。ADEM 主要的病理改变为大脑、脑干、小脑、脊髓播散性的脱髓鞘改变，以脑室周围由质、颞叶、视神经最为显著，脱髓鞘改变多以小静脉为中心，其外层有以单个核细胞为主的围管性浸润，即血管"袖套"，静脉周围白质髓鞘脱失，并有散在胶质细胞增生。

四、诊断

1.临床表现

(1)本病好发于儿童和青壮年，在感染或疫苗接种后 1~2 周急性起病，多为散发，无季节性，病情严重，有些病例病情凶险。

(2)脑炎型首发症状为头痛发热及意识模糊，严重者迅速昏迷和去大脑强直发作，可有痫性发作，脑膜受累出现头痛、呕吐和脑膜刺激征等。脊髓炎型常见部分或完全性弛缓性截瘫或四肢瘫、传导束型或下肢感觉障碍、病理征和尿潴留等。可见视神经、大脑半球、脑干或小脑受累的神经体征。发病时背部中线疼痛可为突出症状。

(3)急性坏死性出血性脑脊髓炎(acute necrotizing hemorrhagic encephalomyelitis)又称为急性出血性白质脑炎，认为是 ADEM 暴发型。起病急骤，病情凶险，病死率高。表现高热、意识模糊或昏迷进行性加深、烦躁不安、痫性发作、偏瘫或四肢瘫；CSF 压力增高、细胞数增多，EEG 弥漫活动，CT 见大脑、脑干和小脑白质不规则低密度区。

2.辅助检查

(1)脑电图检查(EEG)：常见弥漫的 θ 和 δ 波，亦可见棘波和棘慢复合波。

(2)CT 检查：显示白质内弥散性多灶性大片或斑片状低密度区，急性期呈明显增强效应。

(3)MRI 检查：可见脑和脊髓白质内散在多发的 T_1 低信号、T_2 高信号病灶。

(4)外周血：白细胞增多，血沉加快。

(5)脑脊液检查：脑脊液压力增高或正常，CSF、MNC 增多，急性坏死性出血性脑脊髓炎则以多核细胞为主，红细胞常见，蛋白轻度至中度增高，以 IgG 增高为主，可发现寡克隆带。

3.诊断标准　由于缺乏特异性生物学标志物，急性播散性脑脊髓炎的诊断主要依赖临床表现和影像学特点。临床主要表现为双侧视神经受累、皮质症状与体征、周围神经受累、意识改变、认知功能障碍，脑脊液白细胞计数增加、寡克隆区带阴性或阳性后迅速转阴，均支持急性播散性脑脊髓炎的诊断。国际儿童多发性硬化研究组于 2007 年制定新的诊断标准如下。

(1)临床表现:首次发生的急性或亚急性发病的多灶性受累的脱髓鞘疾病,表现为多种症状并伴脑病表现(行为异常或意识改变),糖皮质激素治疗后症状可好转,亦可遗留残留症状;之前无脱髓鞘特征的临床事件发生,并排除其他原因,发病后 3 个月内出现的新症状或原有症状波动应列为本次发病的一部分。

(2)神经影像学表现:以局灶性或多灶性累及脑白质为主,且未提示陈旧性白质损害。头部 MRI 扫描表现为大的(1～2cm)、多灶性位于幕上或幕下白质、灰质,尤其是基底核和丘脑的病灶,少数患者表现为单发孤立大病灶,可见弥漫性脊髓内异常信号伴不同程度强化。

五、治疗

1.目前糖皮质激素被认为是一线治疗药物,但药物种类、剂量和减量方法至今尚未统一。现主张静脉滴注甲泼尼 500～1000mg/d 或地塞米松 20mg/d 冲击治疗,后逐渐减量。若不能耐受糖皮质激素治疗、存在禁忌证或治疗效果欠佳,可选择静脉注射丙种球蛋白(IVIG),为二线治疗药物,2g/kg(总剂量)分 2～5 日静脉滴注。血浆置换疗法主要用于对糖皮质激素治疗无反应的急性爆发性中枢神经系统脱髓鞘疾病,隔日行血浆置换疗法,共 5～7 次。

2.对症治疗　给予脱水降颅内压、抗感染、营养脑细胞等治疗。

六、主要护理问题

1.焦虑与恐惧　与患者与家属对疾病的恐惧、担心预后有关。

2.排尿异常　与膀胱功能障碍有关。

3.潜在并发症－压疮、坠积性肺炎　与长时间卧床、免疫力差有关。

4.躯体移动障碍　与肢体无力有关。

七、护理目标

1.患者焦虑和恐惧程度减轻,配合治疗及护理。

2.患者排尿形态正常,未发生尿路感染。

3.患者未出现相关并发症。

4.患者能使用辅助器械进行适当活动,在允许范围内保持最佳活动能力。

八、护理措施

1.一般护理　见表 1－11。

表1-11　一般护理措施

心理护理	与患者共同讨论病情：使患者了解本病的病因、病程、常出现的症状、体征、治疗目的、方法及预后
	指导患者掌握自我护理技巧：循序渐进，不要勉强患者，避免增加其痛苦和心理压力
	鼓励家属多陪伴患者，以获得更多的社会支持
	介绍一些恢复较好的病例，使患者处于最佳身心状态，积极接受治疗，提高患者治愈率和生活质量
癫痫发作的护理	进行各项护理操作时应轻柔，限制探视，使患者处于安静环境
	用床档保护，床上不放边角尖锐的玩具，床边备压舌板、开口器等抢救物品
膀胱功能训练	尿潴留者：在无菌条件下行导尿术，予以留置导尿管，每日会阴护理2次
	保持会阴部的清洁、干燥
	鼓励患者做提臀运动及会阴部肌肉收缩和放松交替运动训练：每次20~30min，3次/日，促进膀胱功能的恢复
吞咽困难护理	呈半坐卧位或坐位：患者进食时应抬高床头
	进食速度：宜慢，以防发生呛咳和误咽
	以流质或半流质为主，注意进食情况
	不能吞咽的患者予以插鼻饲管，按时给予鼻饲流质
	做好口腔护理
高压氧治疗护理	告知患者该治疗的优势，能促进受损神经细胞的恢复，利于患者康复
	做好保暖，避免受凉
	密切观察病情：如出现高热、抽搐及局灶性癫痫发作等高压氧治疗的相对禁忌证，应及时告知医生，暂停高压氧治疗
加强肢体	告知患者早期功能锻炼的重要性
功能锻炼	鼓励患者下床活动
	不能下床活动者：指导患者进行被动运动，具体方法是每日在床上做各关节伸、屈被动运动，并进行轻柔而有节奏的按摩；指导患者在床上进行主动运动，一般在肢体肌力有一定恢复时进行，具体方法是做各关节的主动屈曲和伸展；时间由短到长，循序渐进

2.用药护理　大剂量激素冲击和大剂量丙种球蛋白（IVIG）治疗，是本病的治疗重点，也是本节的重要护理内容（表1-12）。

表1-12　激素及丙种球蛋白治疗的护理措施

不良反应	告知患者及家属在治疗过程中可能出现的不良反应
	激素冲击疗法可致满月脸、向心性肥胖，但停药后可自行恢复
	易加重感染，导致消化道出血、低钾、骨质疏松、心律不齐
饮食	多进食高热量、高蛋白、富含维生素及高钾、高韩、低糖饮食少食生冷和难消化的食物
大便观察	注意大便的颜色，及时发现有无上消化道出血
	出现柏油样便时，立即报告医生，做好生活护理，保持患者床单位清洁、卫生，降低感染发生率
安全护理	加强病房的巡视工作
	有专人陪伴：告知患者及家属激素治疗易引起骨质疏松，发生骨折
	活动时注意安全，防止引起外伤
静脉滴注护理	严格控制滴注速度：使用IVIG治疗时易出现皮疹、寒战、发热等变态反应
	首次使用IVIG时滴速：控制在20滴/分，输入30min后，无不良反应，可调至40~60滴/分
	生理盐水冲管：在输注前后使用，一般用生理盐水100mL冲管，禁止与任何其他液体混合输入

3.健康宣教

（1）指导患者严格按照医嘱服药，尤其在服用激素期间，不得随意更改药量和停药。

（2）告知患者肢体功能锻炼的重要性及方法，指导患者坚持肢体功能锻炼。

（3）指导患者保持良好生活习惯，合理饮食，注意保暖，避免感染等诱因。

（4）指导患者按要求时间定期复诊。

九、并发症的处理及护理

1.预防压疮发生　因患者需要长期卧床，需要勤翻身，条件许可可使用气垫床，保持床单位清洁、干燥。

2.预防坠积性肺炎的发生　平卧时头偏向一侧，利于分泌物流出，侧卧时勤拍背，必要时给予吸痰。遵医嘱应用消炎药，并做好口腔、会阴护理，预防感染。

十、预防

进一步改进疫苗制备工艺，使之既保存较好的抗原性，又减少激起或诱导预防接种性脑脊髓炎的作用，改变预防方法等均能减少预防接种后脑脊髓炎的发生。

（张莉）

第十节　视神经脊髓炎的护理

一、概述

视神经脊髓炎（neuromyelitis optica，NMO）是免疫介导的主要累及视神经和脊髓的原发性中枢神经系统炎性脱髓鞘疾病。NMO 现被认为是一种不同于多发性硬化症（multiple sclerosis，MS）的自身免疫性中枢神经系统疾病。Devic 于 1894 年首次描述了单向病程的 NMO，回顾了 16 例患者和他本人诊治的 1 例死亡患者，描述 NMO 的临床特征为急性或亚急性起病的单眼或双眼失明，在其前或其后数日至数周伴发横贯性或上升性脊髓炎，后来本病又被称为 Devic 病或 Devic 综合征。

二、病因及流行病学

NMO 病因不明，既往认为 NMO 是 MS 的一个临床亚型，但今年来研究表明 NMO 可能是一种独立的疾病。NMO 患者血清常可检出一个或多个自身抗体如抗核抗体、抗双链 DNA 抗体、可提取核性抗原抗体（ENA）和抗甲状腺抗体，因此认为与自身免疫有关。研究发现针对水通道蛋白（aquaporin－4）的新型血清自身抗体可用于鉴别 NMO 和典型的 MS，此方法具有高敏感性和特异性。

流行病学研究表明，不同民族 NMO 的患病率不同，NMO 在中国、日本等亚洲人群的中枢神经系统脱髓鞘疾病中较多见，而在欧美西方人群中较少见。日本的发病率约为 2.8/10 万，多种族的古巴人约为 0.52/10 万，黑色人种患病年龄偏大，并且更易复发和产生运动障碍。NMO 在白色人种中每年的发病率约为 0.4/10 万，但比以前更加多见。NMO 好发于女性（占 80%），男女比例为 1∶2.8。平均发病年龄为 35.6 岁。

三、发病机制及病理

NMO 的发病机制复杂,认为一种新型血清自身抗体 NMO 免疫球蛋白 G(neuromyelitis potica-immunoglobulin G,NMO-IgG)的产生在发病中起了重要作用,而这有别于典型的 MS,因此可资鉴别 NMO 和典型 MS,此检查方法被认为具有高敏感性和高特异性,这对 NMO 的诊断标准是一个突破。

四、诊断要点

1.临床表现　　NMO 典型的临床表现为视力障碍及由于视神经炎导致的在眼球运动时伴随眼周疼痛,和(或)由于脊髓炎导致的对称性截瘫或四肢瘫痪伴随感觉、大小便和自主神经功能障碍。其发病时临床症状严重,且恢复差,很多患者遗留明显的视力障碍甚至失明,以及双下肢功能障碍。

(1)发病年龄 5～60 岁,21～41 岁最多。

(2)急性横贯性或播散性脊髓炎,以及双侧同时或相继发生的视神经炎(optic neuritis,ON)是本病特征性表现。

(3)ON 急性起病者在数小时或数日内单眼视力部分或全部丧失,某些患者在视力丧失前 1～2 日出现眶内疼痛,眼球运动或按压时明显,眼底可见视乳头炎或球后视神经炎。亚急性起病者 1～2 月内症状达到高峰。少数呈慢性起病,视力丧失在数月内稳定进展,进行性加重。

(4)脊髓损害常为不完全横贯性损害,似 MS 的表现,呈单相型或慢性多相型复发。临床常见上升型或播散性脊髓炎,可表现为快速(数小时或数日)进展的截瘫,查体可见双侧 Babinski 征、躯干感觉障碍平面和括约肌功能障碍等脊髓损害的体征,但症状和体征呈不对称和不完全性。约 1/3 的复发型患者可见 Lhermitte 和痛性痉挛发作,但单相病程患者通常很少发生。

(5)多数 NMO 为单相病程,少数患者为复发型病程。临床事件间隔时间为数月至半年,以后的 3 年内可多次复发孤立的 ON 和脊髓炎。

2.辅助检查　　包括如下几点。

(1)CSF(cerebrospinal fluid,CSF)检查:CSF 单核细胞数增多较 MS 显著,73% 的单相病程型和 82% 的复发型患者 $MNC>5\times10^6/L$,约 1/3 的单相型及复发型患者 $MNC>5\times10^6/L$,CSF 蛋白增高在复发型较平相病程型明显。

(2)脊髓 MRI 检查:NMO 患者脊髓 MRI 的特征性表现为脊髓长节段炎性脱髓鞘病灶,连续长度一般≥3 个椎体节段,通常为 6～10 个节段,脊髓肿胀和增强病灶较常见(图 1-7)。轴位像上的病灶多位于脊髓中央,累及大部分灰质和部分白质。病灶主要见于颈、胸段,急性期病灶处脊髓肿胀,严重者见空洞样改变,增强扫描后病灶可强化;颈段病灶可向上延伸至延髓下部。恢复期病变处脊髓可萎缩,视神经 MRI 提示受累视神经肿胀增粗,T_2 加权像呈"轨道样"高信号;增强扫描可见受累视神经有小条状强化表现。超过半数患者最初脑 MRI 检查正常,随病程的进展,复查 MRI 可发现脑内脱髓鞘病灶,多位于皮质下区、下丘脑、丘脑,三脑室、四脑室周围及大脑脚等部位,这些病灶不符合 MS 的影像诊断标准。

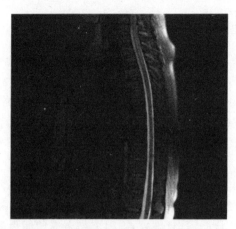

图 1-7　视神经脊髓炎患者颈段 MRI

3. NMO 的诊断标准　目前国内外普遍采用 2006 年 Wingerchuk 等修订的 NMO 诊断标准。

（1）必要条件：视神经炎；急性脊髓炎。

（2）支持条件：①脊髓 MRI 异常病灶≥3 个椎体节段；②头颅 MRI 不符合 MS 诊断标准；③血清 NMO-IgG 检测阳性。

具备全部必要条件和支持条件中的 2 条，即可诊断 NMO。

4. 鉴别诊断　NMO 主要与 MS 相鉴别，根据两者不同的临床表现、影像学特征、血清 NMO-IgG 及相应的临床诊断标准进行鉴别（表 1-13）。此外，NMO 还应与亚急性联合变性、重症肌无力及某些结缔组织病，如系统性红斑狼疮、干燥综合征等伴发的脊髓损伤相鉴别。

表 1-13　NMO 与 MS 的鉴别诊断

项目	NMO	MS
发病年龄	任何年龄，壮年多发	儿童和>50 岁的人群少见，青年多发
性别（女：男）	（5~10）：1	2：1
种族	亚洲人多发	西方人多发
前驱感染或预防接种史	多无	多有，可诱发
临床病程	>85% 为复发型，较少发展为继发进展型，少数为单时象型	85% 为复发-缓解型，最后大多发展成继发进展型，15% 为原发进展型
血清 NMO-IgG	通常阳性	通常阴性
脑脊液细胞	约 4/5 患者白细胞>5×10^6/L，中性粒细胞较常见，甚至可见嗜酸细胞	多数正常，白细胞一般<50×10^6/L，以淋巴细胞为主
脑脊液寡克隆区带阳性	约 20%	约 85%
IgG 指数	多正常	多增高
脊髓 MRI	脊髓病灶>3 个椎体节段，轴位像多位于脊髓中央，可强化	脊髓病灶<2 个椎体节段，多位于白质，可强化
脑 MRI	多无异常，或病灶呈点片状，位于皮质下、下丘脑、丘脑及导水管周围，无明显强化	病灶位于侧脑室旁白质、皮质下白质、小脑及脑干，可强化
发病严重程度	中重度多见	轻、中度多见
发病遗留障碍	可致盲或严重视力障碍	不致盲

五、治疗

NMO 治疗的关键是尽早地进行治疗以避免新的复发和远期残疾。

NMO 的治疗目标：①在急性发作期控制炎性损伤；②在缓解期治疗以降低复发率。急性期主要大剂量静脉滴注皮质类固醇激素和血浆置换，缓解期主要是低剂量口服糖皮质激素和免疫抑制剂。大剂量静脉滴注甲泼尼龙是急性加重期的一线治疗方案，如果皮质类固醇激素无效，应尽快行血浆置换。

1. 糖皮质激素　泼尼龙大剂量冲击疗法可加速 ON 等发作性症状恢复，终止或缩短 NMO 恶化，近期有效率可达 80%，但不良反应较大，对远期预后改善不明显，也不能减少复发率。一般予 1000mg/d 静脉滴注，连续用 3～5 日，疗程结束后改为泼尼松 60mg/d 口服，并逐渐减量直至停药。应注意单独口服泼尼松可能增加 ON 新的发作风险。

2. 血浆置换　血浆置换可有效清除血浆中的自身抗体、免疫复合物及炎性介质。激素难以控制时，应尽早采取血浆置换疗法，一般建议置换 3～5 个疗程，每个疗程血浆置换 2～3L，多数置换 1～2 次后见效。临床试验表明，约半数皮质类固醇治疗无效的患者经血浆置换可以改善症状。

缓解期治疗是预防复发、减少永久性功能障碍的关键。一线治疗通常推荐泼尼松[1mg/(kg·d)]及硫唑嘌呤[2.5～3.0mg/(kg·d)]口服维持，2～3 个月后可开始逐渐减少泼尼松的剂量。

部分 NMO 患者对激素有一定依赖性，在减量过程中病情可再次加重甚至复发。对这部分患者，激素减量要慢，可每周减 5mg，直至维持量 15～20mg/d。2010 年欧洲神经病学联盟对 NMO 的诊断与治疗指南中提出：可以考虑与治疗重症肌无力相似，需持续服用硫唑嘌呤 5 年。利妥昔单抗也是 NMO 维持治疗的一线药物之一，应用该药治疗 NMO 的临床试验结果显示 B 细胞消减，治疗有显著疗效，静脉滴注，每周 1 次，连用 4 周。丙种球蛋白大剂量静脉滴注对很多自身免疫性疾病治疗有效，研究者认为每月 1 次的丙种球蛋白治疗对 NMO 复发有明显的保护作用，但也有研究报道其对 NMO 急性发作和激素耐受者无效。

六、主要护理问题

1. 视力障碍　与病变引起视神经炎有关。
2. 躯体移动障碍　与脊髓不完全性横贯性损伤有关。
3. 焦虑　与患者对疾病的恐惧、担心预后有关。

七、护理目标

1. 患者能使用适当的工具弥补视觉损害。
2. 患者能使用适当的辅助器械进行适当活动，在允许范围内保持最佳活动能力。
3. 患者焦虑程度减轻，配合治疗及护理。

八、护理措施

1. 一般护理措施　见表 1—14。

表 1—14　一般护理措施

心理护理	初入院时护理人员做好患者的心理护理
	主动关心体贴患者,尽量满足患者生活需求,与患者建立良好的护患关系
	细致耐心地对患者及家属讲解疾病相关知识及治疗
饮食护理	指导患者注意饮食调整,保护胃黏膜,避免粗纤维、坚硬食物,刺激性食物
饮食护理	在治疗初期,激素能引起水、钠潴留,加重水肿,必要时记录 24h 出入量,应同时使用利尿剂,给予低盐饮食
	治疗后期激素可引起利尿作用,应观察是否出现低钾血症症状,应指导患者进食含钾丰富的食物,或合用保钾利尿药,如仍出现低血钾,可适当口服或静脉补钾;激素能增加钙、磷排泄,减少钙的吸收,应予注意酌情口服补钙
安全护理	进行各项临床操作时应轻柔,限制探视,使患者处于安静环境中
	告知患者由于大剂量糖皮质激素可能引起缺钙、腿脚酸软、容易跌倒等问题,指导患者补充钙质
	卧床时注意床档保护,在下床活动、如厕时须有护士或家属陪伴
	夜间注意预防跌倒或意外伤
视力观察及护理	协助医生观察患者病情,尤其注意观察患者视力的变化
	要保持病室内照明良好,日常生活用品摆放于固定位置,移去环境中的障碍物,保持通道通畅,把呼叫器放于床头,加床档,降低床的高度,保障患者安全。为避免频繁查视力刺激患者情绪,可以通过观察患者日常生活中的一些细微动作变化了解视力情况,及时向医生反馈

2.出院指导

(1)饮食及休息:选择进食高蛋白、新鲜蔬果等丰富维生素食物,以利于眼部营养。保持环境安静舒适,温度、湿度适宜,室内空气新鲜;适当参加锻炼活动和较轻家务劳动,增强自信心,保持良好的心态;尽量避免诱发因素,如感冒、发热、感染、寒冷、过劳和精神紧张,有利于疾病的康复。

(2)用药指导:视神经脊髓炎病程长,易复发,让患者和家属充分了解疾病的预后及转归。护士应告诉患者服药的重要性,提高患者出院后用药的依从性,叮嘱患者严格遵医嘱用药,不得擅自减药、停药,以免造成剧烈的病情的反弹和肾上腺皮质功能减退症。

(3)定期复查:出院后遵医嘱按时复诊。并交代患者及家属注意观察视力情况,如出现视力下降、视物模糊、肢体麻木、痛性痉挛等症状时应及时就医。

九、并发症的处理及护理

1.精神症状　皮质类固醇激素大剂量使用有中枢神经系统的兴奋作用,患者情绪可能发生变化。严密观察患者有无头痛、头晕、恶心、剧烈眼痛、视力下降等高血压症状,进行血压、眼压监测。为患者营造安静良好的休息环境,嘱患者保持心情平静,对于部分入睡困难的患者,及时告知医生,必要时给予镇静药物。

2.继发感染　大剂量使用皮质类固醇激素后,患者免疫功能降低,可能继发感染。需做好病房及物品的清洁消毒,定期开窗通风透气、监测血常规,加强口腔护理、皮肤护理,预防口腔感染及其他并发症。

3.消化道症状　使用甲泼尼龙可能导致患者胃黏膜损伤,因此治疗过程中需给予保护胃黏膜药物。观察患者大便颜色及性状,询问有无腹部不适等症状,记期检查大便隐血试验。如果患者出现呕吐、排泄物异常等,应及时通知医生处理,并做好急救准备。

4.尿路感染的预防　对于尿潴留患者可以给予留置导尿。导尿时严格无菌操作;留置尿管期间保持会阴部清洁,每日用 0.5％聚维酮碘棉球消毒尿道 1∶4,鼓励患者多饮水。观察尿液的颜色或性状、尿量,发现异常及时报告医师。

5. 便秘的预防 由于脊髓损伤,瘫痪卧床,肠蠕动减弱,排便无力,易导致便秘。可鼓励患者多食富含膳食纤维的食物,多吃水果蔬菜,养成定时排便习惯。可行腹部顺时针按摩,必要时给予开塞露塞肛,肥皂水清洁灌肠以助排便。

6. 压疮的预防 肢体瘫痪较重,卧床者易并发压疮,避免局部皮肤长期受压,协助患者 1～2h 更换一次体位,保持皮肤清洁、干燥,如果条件许可,可使用气垫床。加强营养,增强机体的抵抗力。进行各项护理操作时,动作应轻巧,禁止拖、拉、拽,防止皮肤损伤。

7. 深静脉血栓形成的预防 加强四肢的主动及被动运动,鼓励患者经常更换体位。指导家属作肢体按摩,促进血液循环。

十、预防

NMO 应积极治疗,控制急性期炎性反应损伤;在缓解期注意维持治疗,预防复发。

十一、特别关注

由于视神经脊髓炎病程长,多迁延,易复发,因此护士应告诉患者服药的重要性,认识到不遵医嘱、擅自减药、停药带来的危害,提高患者出院后用药的依从性,尽量避免诱发因素。如感冒、发热、感染、精神紧张、劳累,尽量少到公共场所,注意保暖休息,加强肢体功能锻炼,保持心情舒畅,定期检查。

(张莉)

第十一节 帕金森病的护理

帕金森病(Parkinson's disease,PD)又称震颤麻痹(paralysis agitans),是一种常见于中老年人的神经系统变性疾病。临床主要表现为静止性震颤、肌强直、运动迟缓和姿势步态异常。65 岁以上人群的患病率高达 1％,随年龄增加而升高,男性略高于女性。良好的生活管理及正确的服药对延缓疾病的发展具有重要的意义。

一、病因与发病机制

1. 年龄老化 本病多发生于 60 岁以上的中老年人,40 岁以前发病少见,提示衰老与发病有关。研究表明自 30 岁以后,随着年龄的增长,黑质多巴胺能神经元呈退行性变,多巴胺能神经元进行性减少。按照正常老化速度,60 岁时,黑质多巴胺能神经元丢失总量少于 30％,纹状体内多巴胺递质含量减少不超过 50％。而只有当黑质多巴胺能神经元减少 50％以上,纹状体多巴胺递质减少 80％以上时,可出现帕金森病的相关症状,因此年龄老化仅是帕金森病的一个促成因素。

2. 环境因素 流行病学调查显示,长期接触杀虫剂、除草剂或某些化学品可能是本病的危险因素。研究发现,海洛因毒品中含有一种副产品 1－甲基－4－苯基－1,2,3,6－四氢吡啶(MPTP),MPTP 可诱发人类及其他灵长类动物出现帕金森病的病理改变及临床表现。MPTP 在化学结构上与某些杀虫剂、除草剂相似,因此,有学者认为环境中与该神经毒结构类似的化学物质可能是帕金森病的病因之一。

3. 遗传因素　绝大多数患者为散发病例,约 10% 左右的 PD 患者有家族史,多具有常染色体显性遗传或隐性遗传特征。遗传因素在年轻患者(小于 40 岁)发病中起着较为重要的作用。基因易感性如细胞色素 $P450_2D_6$ 基因可能是 PD 的易感基因之一。

目前普遍认为帕金森病并非单一因素所致,而是多种因素共同参与的结果。遗传因素使患病易感性增加,但不一定发病,只有与环境因素和衰老的共同作用下,导致黑质多巴胺能神经元大量变性、丢失而发病。

二、病理生理

1. 病理　主要病理改变有两大特征,其一为黑质多巴胺能神经元和其他含色素的神经元大量变性丢失。黑质致密部多巴胺能神经元丢失最为严重,当出现临床症状时,多巴胺能神经元至少丢失达到 50% 以上,丢失越严重症状越明显。其二是在残留的神经元胞质中出现嗜酸性包涵体,即路易小体(Lewy body)。

2. 生化病理　通过黑质—纹状体通路,黑质多巴胺能神经元将多巴胺输送到纹状体,参与基底核的运动调节。PD 患者的黑质多巴胺能神经元大量变性丢失,纹状体多巴胺递质浓度大幅降低,一般出现临床症状时纹状体多巴胺浓度降低达 80% 以上。患者症状严重程度与多巴胺递质降低的程度相一致。

多巴胺(DA)和乙酰胆碱(Ach)为纹状体的两种重要神经递质,两者功能相互拮抗,保持两者平衡对基底核环路活动起重要的调节作用。PD 患者由于纹状体多巴胺含量显著降低,导致乙酰胆碱功能相对亢进,产生震颤、肌强直、运动减少等症状。多巴胺替代药物和抗胆碱药物对 PD 的治疗可纠正递质失衡。

三、临床表现

1. 静止性震颤(statir tremor)常为首发症状,多始于一侧上肢远端。震颤的特点为静止时明显,精神紧张时加重,随意运动时减轻,睡眠后消失,故称为静止性震颤,典型表现是拇指与屈曲的示指间呈"搓丸样"(pill—rolling)动作,频率为 4~6Hz。

2. 肌强直(rigidity)　表现为被动运动关节时伸肌和屈肌张力同时增高,检查者感受到均匀一致增高的阻力,类似弯曲软铅管的感觉,称之为"铅管样强直"(lead pipe rigidity)。肌强直同时伴有静止性震颤的患者,在屈伸关节时,检查者感觉到在均匀的阻力中存在断续的停顿,如同转动齿轮感,称为"齿轮样强直"(cogwheel rigidity)。

3. 运动迟缓(bradykinesia)　表现为随意运动减少,动作缓慢。早期表现为手指的精细动作缓慢,例如:解扣、系鞋带困难;随着疾病的发展,出现全面性随意运动减少、缓慢;晚期合并肌张力增高,出现起床、翻身困难。表现为动作开始困难和缓慢,如行走时起步、变换方向、停止困难。出现面容呆板,瞬目减少,常出现双眼凝视,称为"面具脸"(masked face)。书写时字体越写越小,呈现出"写字过小征"(micrographia)。

4. 姿势步态异常　是疾病进展的重要标志,同时也是致残的重要原因。主要指由于平衡功能减退,姿势反射消失而引起的姿势、步态不稳。疾病的早期表现为患侧下肢拖曳,上肢自动摆臂动作减少或消失。随着疾病的进展,步伐变小变慢,启动、转弯或遇障碍物时步态障碍表现明显。有时行走过程中突然全身僵直,双脚不能抬起,称为"冻结(freezing)"现象。步伐小且越走越快,不能立刻停止,为帕金森病的特有体征,称为"慌张步态"(festinating gait)。

5.其他 口、咽、腭肌运动障碍导致语速慢、流涎;吞咽活动减少导致口水过多,吞咽障碍;自主神经症状较为常见,如便秘、出汗异常、性功能减退等。

四、辅助检查

1.生化检测 放免法检测脑脊液生长抑素含量降低。高效液相色谱和高效液相色谱一电化学法能够检测出脑脊液和尿液中高香草酸含量降低。

2.功能影像学检测 PET 或 SPECT 利用特定放射性核素进行检测,疾病早期可显示患者脑内多巴胺转运体功能明显降低,D_2 型多巴胺受体的活性早期为超敏,后期低敏,多巴胺递质合成减少,对帕金森病早期诊断、病情进展检测和鉴别诊断具有一定的价值。

3.基因诊断 部分有家族史患者,可采用 DNA 印迹技术、DNA 序列分析、PCR、全基因组扫描等,可能发现基因突变。

4.血液、脑脊液常规化验均无异常,CT、MRI 检查无特征性改变,但可作为临床鉴别诊断依据。

五、诊断与鉴别诊断

1.诊断 中老年发病且疾病进展缓慢;必备运动迟缓,同时具备静止性震颤、肌强直、姿势步态障碍中的一项;多巴胺治疗有效;患者无小脑体征、眼外肌麻痹、锥体系损害和肌萎缩等。

2.鉴别诊断 需与其他原因所引起的帕金森综合征进行鉴别。在所有帕金森综合征中,约 75% 为原发性帕金森病,约 25% 为其他原因所引起的帕金森综合征。

(1)继发性帕金森综合征:病因较明确。①药物或中毒:神经安定剂(酚噻嗪类及丁酰苯类)、甲氧氯普胺、利血平、锂、氟桂嗪等导致可逆性帕金森综合征,一氧化碳、MPTP 及其结构类似的杀虫剂和除草剂、锰、汞、二硫化碳等亦可引起继发性帕金森综合征;②血管性:多发性脑梗死病史、假性延髓性麻痹、腱反射亢进等可提供证据;③外伤:频繁脑震荡患者;④感染:病毒性脑炎患者病愈期也可出现帕金森综合征的表现,但症状一般都轻微、短暂。

(2)遗传性(变性)帕金森综合征:①以痴呆、幻觉、帕金森综合征运动障碍为临床特征的弥散性路易体病,痴呆较早出现,进展速度快,可出现肌痉挛,对左旋多巴的反应不佳,但对其副作用敏感。②肝豆状核变性可引起帕金森综合征,青少年发病,可有一侧或两侧上肢粗大震颤,随意运动时即加重,静止时减轻,以及肌强直、不自主运动、动作缓慢等。但患者有肝损害及角膜色素环,血清铜、铜蓝蛋白、铜氧化酶活性降低,尿铜增加等。③亨廷顿病如运动障碍以运动减少、肌强直为主,则易被认为是帕金森病,此时可根据家族史或伴痴呆进行鉴别,遗传学检查可确诊。

(3)帕金森叠加综合征:多系统萎缩、进行性核上性麻痹、皮质基底核变性均可导致出现帕金森叠加综合征。①多系统萎缩:累及基底核、脑桥、橄榄、小脑和自主神经系统,可有帕金森病症状,但多数患者对左旋多巴不敏感;②可有肌强直及运动迟缓,震颤不明显,早期有姿势步态不稳和跌倒,核上性眼肌麻痹,常伴有额颞痴呆、假性延髓性麻痹、锥体束症及构音障碍,对左旋多巴反应差;③除有肌强直、姿势不稳、运动迟缓、肌张力障碍和肌阵挛等表现,亦可有皮质复合感觉缺失、一侧肢体忽略、失语、失用及痴呆等皮质损害症状,体检见眼球活动障碍和病理征,左旋多巴治疗无效。

六、治疗原则及要点

药物治疗的原则为小剂量开始,逐渐增加,以较小剂量达到最为满意疗效。

1. 抗胆碱能药　主要有苯海索,适用于震颤明显且年轻患者,老年患者慎用,前列腺肥大和闭角型青光眼患者禁用。

2. 金刚烷胺　对少动、强直、震颤有改善作用,对伴异动症患者有一定治疗作用。肾功能不全和癫痫患者慎用,哺乳期妇女禁用。

3. 复方左旋多巴　为目前治疗帕金森病最基本、最有效的药物,对震颤、强直、运动迟缓等有较好疗效。初始服用剂量为 62.5~125mg,每日 2~3 次,根据病情逐渐增加剂量直至疗效满意和不出现不良反应。

(1)复方左旋多巴分为标准剂、控释剂、水溶剂等不同剂型。①标准剂:多巴丝肼和卡左双多巴控释片,为常规选用治疗剂型;②控释剂:血药浓度较稳定,药效作用时间长,有利于控制症状波动,缺点为生物利用度低,起效缓慢,适用于伴症状波动或早期患病者;③水溶剂:易在水中溶解、便于口服、吸收迅速、起效较快,适用于晨僵、吞咽困难、餐后"关闭"者。

(2)长期服用左旋多巴制剂的患者,可出现症状波动和异动症。症状波动有两种形式:①疗效减退亦称为剂末恶化:指药物的有效作用时间逐渐缩短,症状随血药浓度发生规律波动。②开—关现象:指症状在突然缓解(开期)与加重(关期)之间波动,"开期"常伴有异动症。异动症表现为不自主的舞蹈样、肌张力障碍样动作,可累及头面部、四肢和躯干,常表现为摇头、怪相以及双臂、双腿和躯干的各种异常运动。

4. 多巴胺受体激动药　目前大多推荐多巴胺受体激动药为首选药物,尤其用于年轻患者或疾病初期。此类药物可避免纹状体突触后膜多巴胺受体产生"脉冲"样刺激,从而减少或延迟运动并发症的发生。多巴胺受体激动药分为麦角类和非麦角类。

(1)麦角类:常用药物包括溴隐亭、培高利特等,麦角类多巴胺受体激动药可导致心脏瓣膜病变及肺胸膜纤维化,现已不主张使用;

(2)非麦角类:无麦角类不良反应,可安全使用。

七、护理评估

1. 健康史

(1)起病情况:评估患者是否以静止性震颤为首发症状,是否始于一侧上肢远端。评估患者是否隐匿起病,缓慢进展。

(2)病因与危险因素:评估患者的年龄,评估患者的职业、工作及生活环境,评估患者是否接触杀虫剂、除草剂等。

(3)既往病史:评估患者是否有家族史、药物过敏史。

(4)生活方式与饮食习惯:评估患者进食情况及营养状况,评估患者的生活方式是否健康。

2. 身体状况　评估患者是否出现静止性震颤、肌强直、运动迟缓及姿势步态异常等症状。评估震颤的特点,是否具有静止时震颤明显、活动时减轻,紧张或激动时加剧,入睡后消失。患者的肌强直是否表现为屈肌和伸肌肌张力均增高;患者是否出现随意运动减少、减慢,面部表情呆板;评估患者是否出现走路拖步。评估患者是否有外伤发生;评估患者有无自主神经症状,如便秘、性功能减退、出汗异常、流涎、口水过多、吞咽困难等;评估患者是否伴有抑郁、睡眠障碍和痴呆。

3.辅助检查

(1)评估脑脊液生长抑素含量是否降低,评估高效液相色谱和高效液相色谱－电化学检测脊液和尿液中高香草酸含量是否降低。

(2)通过 PET 或 SPECT 评估患者脑内多巴胺转运体功能是否降低,D_2 型多巴胺受体的活性是否正常。

(3)通过基因诊断评估是否有突变的基因。

八、护理诊断/问题

1.躯体活动障碍　与疾病所致震颤、肌强直、运动迟缓、姿势步态异常有关。

2.有受伤的危险　与疾病所致震颤、肌强直、运动迟缓、姿势步态异常有关。

3.营养失调:低于机体需要　与疾病所致吞咽困难及震颤所致机体消耗量增加有关。

4.便秘　与活动量减少和(或)胃肠功能减退有关。

5.长期自尊低下　与流涎、震颤、肌强直等形象改变,言语障碍及生活需依赖他人有关。

6.知识缺乏　缺乏疾病相关知识及药物治疗相关知识。

7.有皮肤完整性受损的危险　与疾病所致躯体活动障碍有关。

九、护理目标

1.患者日常生活需要能够得到满足。

2.患者安全,无外伤发生。

3.患者营养摄入能够满足机体需要。

4.患者无便秘发生或便秘得到缓解。

5.患者无自尊低下。

6.患者了解疾病及相关知识。

7.患者无皮肤破损。

十、护理措施

1.一般护理

(1)因部分患者手部震颤,不能进行手部精细活动,因此应避免选择系扣衣物,可选粘贴式或拉链式衣服。患者生活区域内如病室、卫生间、走廊等可增加扶手并调整室内座椅、病床和卫生间设施的高度,以方便患者使用。日常用品放置于患者易于取拿的位置,床旁设置呼叫器。

(2)为患者提供辅助行走的工具,下床活动前做好准备工作,先给予双下肢肌肉按摩,但应避免过度用力,以免造成患者疼痛或骨折。

(3)指导患者规律排便,根据个人排便习惯,选择舒适体位进行尝试性排便。便秘患者可遵医嘱给予口服缓泻剂或灌肠。

(4)卧床患者应保持床单位清洁无渣屑,给予患者翻身叩背,防止出现压疮及坠积性肺炎。将肢体置于功能位,在骨隆突处垫软枕。

2.病情观察　观察疾病晚期患者是否出现吞咽困难和饮水呛咳,观察药物疗效及是否出现开-关现象和剂末恶化。

3.用药物护理

(1)药物不良反应及应对方法

1)抗胆碱能药:副作用有口干、视物模糊、排尿困难、便秘,甚至出现幻觉、妄想。

2)金刚烷胺:副作用有失眠、头晕、头痛、恶心、下肢网状青斑、踝部水肿等。

3)复方左旋多巴:服用早期可出现恶心、呕吐、直立性低血压等不良反应,可减少药物剂量或调整服药时间,以缓解症状。当出现严重的精神症状如幻觉、欣快、意识模糊、精神错乱时,需将患者置于无易碎品、危险品的单人病房内,专人看护。若患者极度烦躁不安,有自伤的危险时,可经家属同意并签署知情同意书后给予保护性约束,并定时给予松解。

长期服用左旋多巴制剂出现剂末恶化时,可增加每日服药次数或增加每次服药剂量,或改用缓释剂,或加用其他辅助药物。食物中的蛋白质对左旋多巴的吸收有一定的影响,因此,宜在餐前1小时或餐后1.5小时服药,出现开-关现象时可加用多巴胺受体激动药。

4)多巴胺受体激动药:副作用与复方左旋多巴相近,差别在于直立性低血压和精神症状的发生率稍高,症状波动和异动症的发生率低。

(2)药效观察:观察用药后患者震颤、运动迟缓、肌强直、语言功能是否有改善,改善程度如何,通过观察患者行走姿势、讲话的流利程度、系纽扣、书写等动作完成程度,确认药物疗效。

4.安全护理

(1)病室内避免摆放易碎物品,保持地面防湿、防滑,去除门槛,方便患者出入。

(2)对于震颤、动作弛缓患者,给予使用不易碎钢制碗盘和大手柄的汤匙,指导患者勿独自倒热水和使用刀具等,以免发生烫伤、割伤。

(3)对有抑郁、意识模糊、幻觉、精神错乱或智能障碍的患者,专人进行看护,防止发生碰伤、摔伤等。

(4)严格查对患者服药情况,药物专人管理,专人按时发放,以确保患者无错服、漏服发生。

5.饮食护理

(1)鼓励患者每日摄入足够的营养及水分,以满足患者机体消耗。指导患者进食高热量、高纤维、高维生素、易咀嚼、易消化、无刺激性的食物,亦可选择进食适量的优质蛋白及营养素,补充机体需要。鼓励患者进食粗纤维食物,指导患者多饮水,预防便秘的发生。

(2)为患者创造良好的进餐环境及选择舒适的体位,可取坐位或半坐位进食和饮水。给予患者充足的进餐时间,不打扰、不催促,若患者进食时间过长,导致食物变凉,可将食物再次加热后食用。

(3)部分患者胃肠功能、咀嚼及吞咽功能会有所减退,常导致机体营养摄入不足,加之肢体震颤消耗能量,因此,可鼓励少食多餐。咀嚼功能减退患者进食时,可将食物切成小块状或选择软食或半流食,便于咀嚼及吞咽。如吞咽障碍、进食量少无法满足机体需要时,可遵医嘱给予鼻饲置管。

(4)评估患者营养摄入情况,评估患者饮食情况,调整进食量及种类,观察患者的体重和精神状态。

6.心理护理　帕金森患者早期可完成自我照顾，但外在形象的改变，如流涎、肢体震颤、动作迟钝等，可使患者可产生自卑心理，寡言，逐渐远离人际交往。随着疾病的发生发展，患者逐渐需要依靠他人生活，产生焦虑、抑郁甚至绝望。护士应密切观察患者的心理变化，诚恳、和善地与患者沟通，耐心倾听，充分了解患者心理及生活需要。

7.康复护理

(1)疾病初期，鼓励患者参加社交活动和体育锻炼，使身体各关节及肌肉适当活动。

(2)疾病中期，生活仍可基本自理，可通过日常活动进行功能训练，如穿脱衣服、洗漱、拖地等。鼓励患者进行大踏步训练，踏步时应专心且目视前方，双臂自然摆动，避免突然加速或转弯，转弯时应以弧线形前移，勿原地转弯。如出现突然僵直，不宜强行拉拽患者前行，应指导患者放松，先向后退一步，再前行。疾病中期常出现运动障碍或某些特定动作困难，可针对特定动作进行功能锻炼。如患者坐起困难，可在患者进行功能锻炼后，进行反复起坐练习。

(3)疾病晚期，卧床患者不能进行主动功能锻炼，需给予被动功能锻炼，可选择被动关节活动、按摩四肢肌肉，以保持关节灵活度及防止肌肉萎缩。

(4)言语及吞咽功能障碍的患者，可进行伸舌、龇牙、鼓腮、吹吸、紧闭口唇等动作锻炼面部肌肉功能。言语障碍者，可指导患者读单字、词汇、短句，进行循序渐进的练习，以锻炼患者协调发音。

十一、健康指导

1.药物指导　帕金森病主要的治疗方法为药物治疗，患者需长期服药或终身服药，向患者讲解常用药物的种类、服用方法、服用时间、疗效和用药后不良反应的观察。督促患者需严格遵守医嘱服药，不可随意增减或擅自停药，以免加速病情进展。

2.生活指导　汗液分泌较多或卧床患者的皮肤抵抗力较差，易发生压疮，应及时给予清洁皮肤，更换干净、柔软的衣物，定时翻身，以改善局部皮肤血液循环，预防压疮。指导患者养成良好的生活习惯，保证充足睡眠，避免过度劳累。鼓励患者培养兴趣爱好，坚持适量运动，进行自我照顾。生活需依靠家人者，鼓励患者树立信心，进行力所能及的自我照顾，通过日常生活进行功能锻炼。避免从事高危、紧张工作，如攀高、操控精密仪器等工作。日常生活中勿独自进行有危险的活动，如使用热水器、燃气、锐器等。避免接触危险物品，如暖水瓶、瓷碗等。患者需随身携带填有患者姓名、家庭住址、家人联系方式、疾病诊断等的个人信息卡。

3.饮食指导　合理膳食，少食多餐，多饮水，防止便秘发生。

4.康复指导　疾病初期，鼓励患者参加社交活动和体育锻炼。疾病中期，鼓励患者进行自我照顾。疾病晚期，指导家属为患者进行被动功能锻炼。

十二、护理评价

通过治疗和护理，患者是否：①学会使用辅助器具，在他人协助下生活需要得到满足；②安全，无外伤发生；③营养摄入能够满足机体需要；④有便秘发生；⑤自信；⑥了解疾病及相关知识；⑦皮肤无破损。

（张莉）

第十二节　肝豆状核变性的护理

肝豆状核变性(hepatolenticular degeneration,HLD)是一种常染色体隐性遗传的铜代谢障碍导致肝功能损害和基底核变性的疾病,又称 Wilson 病,是 Wilson 在 1912 年首先报道的。主要临床表现为进行性加重的锥体外系症状、角膜色素环(Kayser－Fleischer ring,K－F环)、肝硬化、精神症状、肾功能损害等。患病率为(0.5～3)/10 万。本病为铜代谢障碍疾病,因此控制铜摄入、完善的饮食护理对疾病的治疗起重要作用。

一、病因与发病机制

本病为常染色体隐性遗传的铜代谢障碍性疾病,阳性家族史可达 25％～50％,多见同胞一代发病或隔代遗传,罕见连续两代发病,人群中的杂合子频率为 1/200～1/100。肝豆状核变性的致病基因定位于染色体 13q14.3 区,编码一种由 1411 个氨基酸组成的 P 型铜转运ATP 酶,此酶含有金属离子结合区、ATP 酶功能区、跨膜区三个功能区,目前已发现本病的基因突变点位于 ATP 酶功能区,且存在多种突变型。

正常人摄入的铜从肠道吸收入血,铜先与白蛋白疏松结合,然后进入肝细胞,与 α_{1-} 球蛋白牢固结合成铜蓝蛋白,分泌到血液中。铜蓝蛋白具有氧化酶活性,因呈深蓝色而得名。循环中约 90％～95％的铜与铜蓝蛋白结合,铜作为辅基参与多种重要酶的合成。约 70％的铜蓝蛋白存在血浆中,其余部分存在组织中。多余的铜则以铜蓝蛋白的形式通过胆汁、尿和汗液排出体外。病态时,血清中过多的游离铜大量沉积在肝细胞内,造成肝细胞坏死。当肝细胞无法容纳时,铜通过血液向各个器官散布、沉积,沉积在脑、肾、肝外组织及角膜等而致病。

二、病理

本病病理改变主要累及脑、肝、肾和角膜等,肝脏表面及切面均可见大小不等的假小叶或结节,逐渐发展为肝硬化。脑部的损害主要以壳核最明显,其次是苍白球和尾状核,大脑皮质也可受累,显示软化、萎缩、色素沉着甚至形成空洞。光镜下可见神经元明显减少或完全缺失及星形胶质细胞增生。角膜边缘后弹力层和内皮细胞浆内有棕黄色细小铜颗粒沉积。

三、临床表现

本病多发生于儿童期或青少年期,以肝脏症状起病者平均年龄约为 11 岁,以神经症状起病者平均年龄约为 19 岁。如未经治疗最终会出现肝脏损害及神经系统损害。

1.神经及精神症状　患者出现锥体外系症状,表现为手足徐动、舞蹈样动作、肌张力障碍、怪异表情、肌强直、运动迟缓、震颤、构音障碍、吞咽困难、屈曲姿势及慌张步态等。20 岁前起病者多以肌张力障碍或帕金森综合征为主,也可有广泛的神经损害,皮质损害表现为注意力不集中、记忆力减退、反应迟钝、智能障碍、行为或情感异常、对周围环境缺乏兴趣等,晚期可出现幻觉等器质性精神病症状;下丘脑损害可产生肥胖、高血压、持续高热等,少数患者出现癫痫发作;小脑损害导致语言障碍和共济失调;锥体系损害可出现腱反射亢进、病理征及延髓性麻痹等。症状常发展缓慢,可阶段性加重或缓解,也存在进展迅速者,特别是年轻患者。

2.肝脏症状　约 80％患者出现肝脏症状,多数表现为慢性肝病症状,表现为无力、倦怠、食欲不振、肝大或缩小、肝区疼痛、蝴蝶痣、脾大及脾功能亢进、黄疸、腹水、食管静脉曲张破裂出血等。肝功能损害可导致体内激素代谢异常,致内分泌紊乱,出现月经不调或闭经、青春期延迟等。脾大可出现血小板减少症和溶血性贫血。极少数患者以急性肝衰竭和急性溶血性贫血起病,多在短期内死亡。

3.眼部症状 角膜色素环(K-F环)为本病的重要体征,约95%~98%患者会出现K-F环,个别见于单眼,多数见于双眼。K-F环位于角膜与巩膜交界处,在角膜内表面上,呈暗棕色或绿褐色,宽约1.3mm,当光线斜照时观察得较清楚,早期需用裂隙灯检查才能观察到,典型者肉眼也可以看到,是铜沉积于后弹力膜所致。

4.其他 部分患者出现皮肤色素沉着,面部及双小腿尤为明显。亦可出现肾损害,表现为肾性糖尿、蛋白尿、氨基酸尿等,少数患者出现肾小管性酸中毒。钙、磷代谢障碍导致骨质疏松、骨和软骨变性等。

四、辅助检查

1.血清铜蓝蛋白、血清铜、尿铜及肝铜

(1)铜蓝蛋白正常值为0.26~0.36g/L,本病明显降低,甚至为零,<0.08g/L是诊断本病的重要证据,但血清铜蓝蛋白值与病情、病程及治疗效果无关。

(2)正常入血清铜含量为14.7~20.5μmol/L,本病患者约90%血清铜含量降低。血清铜与病情及治疗效果无关,诊断意义比铜蓝蛋白低。

(3)正常人24小时尿铜排泄量少于50μg,本病患者24小时尿铜排泄量明显增加,多为200~400μg。

(4)肝铜量为诊断本病的金标准之一,正常肝铜含量为50μg/g干重,大部分患者肝铜量大于250μg/g干重。

2.血、尿常规

(1)血常规:肝硬化伴脾功能亢进者,血常规可见血小板、白细胞和(或)红细胞减少。

(2)尿常规:镜下可见微量蛋白尿、血尿等。

3.肝、肾功能检查

(1)肝功能:以锥体外系症状为主要临床表现的患者,早期可无肝功能异常。以肝功能损害为主要表现者可出现不同程度的肝功能异常,例如球蛋白增高、血清总蛋白降低,晚期发生肝硬化。肝活检显示大量铜过剩。

(2)肾功能:肾功能损害者可出现尿素氮、肌酐增高及尿蛋白等。

4.影像学检查 CT显示双侧豆状核区低密度影、大脑皮质萎缩;MRI显示T_1低信号、T_2高信号。骨关节X线平片可见骨关节炎、骨质疏松或骨软化。

5.裂隙灯检查 可见K-F环。

6.基因诊断 本病具有高度的遗传异质性,利用常规手段无法确诊的病例,或对症状前期患者或基因携带者筛查时,可应用基因检测。

五、诊断与鉴别诊断

1.诊断

(1)肝病史或肝病征/锥体外系病症;

（2）血清铜蓝蛋白显著降低和（或）肝铜增高；

（3）角膜色素环；

（4）阳性家族史。

符合（1）（2）（3）或（1）（2）（4）可确诊为 Wilson 病；符合（1）（3）（4）很可能为典型 Wilson 病；符合（2）（3）（4）很可能为症状前的 Wilson 病；符合 4 条中 2 条者可能为 Wilson 病。

2.鉴别诊断　由于本病临床表现复杂多样，鉴别应从肝脏系统及神经系统症状和体征进行考虑，重点鉴别急、慢性肝炎，肝硬化、小舞蹈病、亨廷顿病、帕金森病、扭转痉挛及精神病。

六、治疗原则及要点

治疗原则为低铜饮食、用药物减少对铜的吸收和增加铜的排出。治愈越早越好，对症状前期患者也需尽早治疗。

1.低铜饮食　降低或限制饮食中的铜含量，同时选择高蛋白、高氨基酸食物，促进铜排泄。

2.抑制铜吸收药物　锌剂在早期治疗效果较好，通过竞争机制抑制铜在肠道内的吸收，增加尿铜和粪铜的排泄。锌剂也可增加肠细胞与肝细胞合成金属硫蛋白，从而减弱游离铜的毒性。

3.促进铜排泄药物

（1）D-青霉胺，是治疗本病的首选药物，可促使铜排出，同时能与铜在肝脏中形成无毒的复合物而清除铜在游离状态下的毒性。应用此药前应先进行青霉素过敏试验，皮试阴性者方可用药。成人服用量为每日 1～1.5g，儿童服用量为每日 20mg/kg，分 3 次口服。此药口服容易吸收，起效慢，有时数月方起效，需终生用药。可通过动态观察血清铜代谢指标及检查 K-F 环监测效果。长期服用 D-青霉胺患者，医生建议同时服用维生素 B_6，防止继发视神经炎；

（2）三乙基四胺，是一种络合剂，疗效及药理作用与 D-青霉胺基本相同，成人服用量为每日 1.2g，其副作用小，可用于青霉胺出现毒性反应的患者；

（3）二巯基丁二钠以竞争机制抑制铜在肠道的吸收；

（4）二巯基丁二钠为含双巯基的低毒高效重金属络合剂，可与血中游离铜、组织中与酶结合的铜离子相结合，形成低毒性硫醇化合物从尿液中排出。可将 1g 二巯基丁二钠溶于 10% 葡萄糖溶液 40ml 中缓慢静注，每日 1～2 次，5～7 日为一个疗程，可间断应用多个疗程。

七、护理评估

1.健康史

（1）起病情况：评估患者发病的年龄，是否在青少年期或儿童期发病，评估患者是否起病缓慢。评估患者起病症状，是否以肝脏症状、神经或精神系统症状起病。

（2）病因与危险因素：评估患者是否有家族遗传史。

（3）生活方式与饮食习惯：评估患者的饮食习惯，是否经常进食含铜量较高的食物。

（4）其他：评估患者有无青霉素过敏史。

2.身体状况　评估患者是否有锥体外系症状，如手足徐动、舞蹈样动作、肌张力障碍、怪异表情、肌强直、运动迟缓；评估患者是否出现肝脏症状；评估患者的言语能力、行走能力及肢体活动度等；评估患者是否有注意力不集中、反应迟钝、智能障碍等；评估患者是否出现肝损害症状及眼部 K-F 环;评估患者体表是否出现色素沉着;评估患者是否出现蛋白尿、肾性糖尿病或氨基酸尿。

3.辅助检查

(1)评估病入血清铜蓝蛋白、血清铜、尿铜及肝铜含量是否正常。

(2)血尿常规:评估病入血常规中血小板、白细胞和(或)红细胞是否减少;评估患者尿液中是否可见微量蛋白尿、血尿等。

(3)肝、肾功能检查:评估有无肝、肾功能异常。

(4)CT 评估是否双侧豆状核区异常、大脑皮质萎缩;评估 MRI 是否显示异常信号。骨关节 X 线平片评估是否出现骨关节炎、骨质疏松等。

(5)裂隙灯检查:评估是否出现 K-F 环。

4.心理-社会评估 评估患者职业、家庭经济状况及家族中是否出现其他发病成员;评估患者对疾病的了解程度及是否出现心理问题。

八、护理诊断/问题

1.有受伤的危险 与肢体活动障碍,精神、智能障碍有关。

2.营养失调:低于机体需要 与食欲减退或吞咽困难导致摄入不足有关。

3.长期自尊低下 与疾病所致个人形象改变有关。

4.潜在并发症 肝衰竭。

5.知识缺乏 与缺乏疾病知识有关。

九、护理目标

1.患者无外伤发生。

2.患者营养摄入充足,满足机体需要。

3.患者无自尊低下。

4.患者无并发症发生。

5.患者了解疾病相关知识。

十、护理措施

1.一般护理 嘱患者卧床休息,勿进行有危险性的活动。

2.病情观察 观察患者肝功能损害症状有无加重,黄疸是否加深,有无肝区疼痛、肝脾大及水肿,有无皮下、牙龈、鼻及消化道出血。监测患者的血清电解质与尿铜的变化,及早发现急性肝衰竭或肝性脑病。

3.用药护理

指导患者严格遵照医嘱长期服药,同时告知患者服药的注意事项及观察用药后是否出现不良反应。

(1)锌剂不良反应较轻,偶可有恶心、呕吐等消化道症状。

(2)促进铜排泄药物:①D-青霉胺副作用有发热、皮疹、肌无力、震颤、白细胞减少,极少数发生骨髓抑制、狼疮综合征、肾病综合征等严重副作用;②三乙基四胺副作用小;③二巯基丁二钠不良反应较轻,可出现鼻腔或牙龈出血,服药期间应观察患者是否有鼻腔或牙龈出血,是否有头痛、乏力、恶心、四肢酸痛等不适症状。

4.饮食护理

(1)指导患者避免使用铜制的餐具和锅具,选择低铜或无铜食物,减少铜的摄入,可选择进食面条、牛奶、西红柿等,避免进食含铜量高的食物,如牡蛎、贝壳类、坚果类、巧克力、玉米、香菇、蜜糖、动物肝和血、蚕豆等。食管静脉曲张患者宜选择少渣食物,避免进食油腻、油炸、粗纤维食物,进食时应细嚼慢咽。

(2)饮食原则:低铜、低脂、高热量、高蛋白、高维生素、易消化食物。多进食含氨基酸和蛋白质食物,可促进肝细胞修复和尿铜的排出。规范饮食可减少铜在肝脏内的积聚,减慢或减轻对肝细胞的损害程度。

(3)食欲减退患者,可鼓励少食多餐,选择平日喜爱的低铜食物,增加患者食欲。

5.心理护理 由于本病多为家族遗传疾病,在一个家庭中可有多个成员患病,因此给患者带来较大的心理压力。精神症状起病的患者由于反应迟钝、注意力不集中而导致自我照顾能力下降,也会对患者的心理产生一定的影响,轻则自卑,不愿与人沟通,重则会产生绝望的心理。护士应关心患者,耐心倾听患者所表达的意愿,不应厌烦或歧视患者,避免使用伤害患者自尊的语言。针对患者存在的心理问题,给予适当的心理疏导。

6.肝衰竭的护理

(1)指导患者卧床休息,保持病室安静。

(2)向患者及家属讲解饮食的原则及重要性,给予患者低铜或无铜饮食。

(3)严密观察患者疾病进展,有无腹水、意识改变与出血征象等,监测患者的尿铜及电解质的变化,尽早发现并发症。

十一、健康指导

1.疾病知识指导 向患者讲解本病为基因隐性遗传病,是铜代谢障碍所导致的肝功能损害和脑部病变的疾病。告知患者疾病知识及治疗方案,让患者对疾病及自身治疗有所了解。告知患者和家属选择低铜或无铜饮食的原则和重要性。患者婚前应进行检查,基因携带者之间应禁忌结婚;长期服药的妇女应避孕,未婚妇女在病情稳定的情况下,可以在妇产科和神经科医生共同监测和指导下选择生育。

2.用药指导 指导患者按照医嘱连续服药,如有不适,及时告知医护人员。指导患者服药期间监测血清铜。

3.饮食指导 指导患者及家属出院后仍需继续选择低铜或无铜食物,如牛奶、鸡鸭肉、瘦猪肉等。

4.日常生活指导 早睡早起,保证充足睡眠,避免过度劳累及情绪激动。鼓励患者多与他人沟通,主动表达内心想法。

十二、护理评价

通过治疗和护理,患者是否:①安全,无外伤发生;②营养摄入满足机体需要;③无自尊低下;④未发生并发症;⑤了解疾病相关知识。

(张莉)

第十三节 癫痫

一、概述

癫痫(epilepsy)是指发生至少一次以上由于大脑神经元异常和过度的超同步化放电所造成的短暂的临床现象。临床上将一次发作过程称为痫性发作(seizure),每名患者的痫性发作形式可有一种或数种。癫痫是一种大脑疾患,发作性、短暂性、重复性和刻板性是其临床表现特点,持续存在能产生痫性发作的易患性,并出现相应的神经生物学、认知、心理学和社会功能等方面的后果。癫痫是神经系统疾病中第二大疾病,仅次于脑血管疾病,流行病学资料显示普通人群癫痫的年发病率为(50~122)/10万,患病率为0.5%~0.8%,其病死率是普通人群的2~3倍,为(1.3~3.6)/10万。我国的癫痫患者约在900万以上,每年有65万~70万新发癫痫患者,难治性癫痫约为25%,数量至少在150万以上。

二、病因

1.特发性癫痫(idiopathic epilepsy) 也称原发性癫痫,这类患者脑部并未发现足以解释症状的器质性改变或代谢功能异常,多数患者在某一特定年龄段起病,首次发病常见于儿童或青少年期,与遗传因素关系密切,脑电图和临床表现具有特征性。

2.症状性癫痫(symptomatic epilepsy) 由各种明确的脑部器质性改变或代谢功能异常所致,大多数癫痫为此种,发病无年龄特异性。

(1)脑部疾病

1)先天性疾病:各种脑部畸形、遗传代谢性脑病、脑积水、皮质发育障碍。

2)颅脑外伤:母亲生产时导致的产伤多为新生儿及婴儿癫痫的常见原因。成人颅脑外伤引起的癫痫发生率闭合性损伤为0.5%~5%,开放性损伤为20%~50%,多发生在伤后2年内,各种脑组织软化或瘢痕的形成是其原因。

3)脑血管疾病:各种脑血管疾病引起的出血或栓塞都可导致癫痫的发生。

4)中枢神经系统感染:颅内感染导致的脑组织充血、水肿及产生的各种毒素都是引起癫痫发作的原因,而愈后产生的瘢痕和粘连也可导致癫痫的发作。脑内寄生虫引起的感染也是癫痫发作的病因之一。

5)脑肿瘤:各种原发或继发于脑部的肿瘤都可引起癫痫的发作,多在成年期开始。有研究表明,少突胶质细胞瘤最易引起癫痫发作,脑膜瘤和星形细胞瘤次之。

(2)全身性疾病

1)各种原因导致的脑组织缺氧。

2)药物或毒物导致的中毒。

3)内科疾病导致的神经系统并发症如肝性脑病。

3.隐源性癫痫(cryptogenic epilepsy) 临床表现提示为症状性癫痫但没有找到明确病因者。无特定的临床和脑电图特征,此类患者占全部癫痫的60%~70%。

4.状态关联性癫痫发作(situation related epileptic seizure) 这类发作与特殊状态有关,如内分泌改变、高热、过度饮水等,一旦去除有关状态即不发作,常人也可发作。发作的性质为癫痫发作,但一般不诊断为癫痫。

三、影响因素

1.遗传因素 癫痫患者近亲的易患性高于普通人群,特发性癫痫患者近亲发病率为 1‰～6‰,症状性癫痫患者近亲发病率为 1.5‰,均高于普通人群。有研究表示,癫痫的发作与特定染色体上特定基因的突变有关。

2.环境因素

(1)内环境的改变:内环境的改变可影响神经元放电的阈值,如月经期癫痫和妊娠期癫痫,疲劳、过饥、过饱、便秘、饮酒、感情冲动、各种代谢紊乱和一过性的变态反应等都可导致癫痫。

(2)闪光、噪声、运动等特定条件下发作的癫痫统称为反射性癫痫。

3.年龄 特发性癫痫与年龄有较密切的关系。

4.睡眠 癫痫发作与睡眠-觉醒周期密切相关,如婴儿痉挛症多在醒后和睡前发作;全面强直-阵挛发作常在觉醒时发作;而某些癫痫则常在睡眠中发作等。

四、发病机制

癫痫的发病机制非常复杂,目前尚未完全阐明,主要与以下环节有关。

1.放电的起始 离子通道结构和功能异常导致离子异常跨膜运动,致使神经元异常放电。

2.放电的传播 异常高频放电反复诱发周边和远处的神经元同步放电,使得异常电位连续传播。

3.放电的终止 迄今为止机制尚未完全阐明,可能过度同步放电产生的巨大突触后电位激活负反馈机制,以致脑内各层组织主动抑制异常放电扩散,同时减少癫痫灶的传入性冲动。

五、病理

具有代表性的是海马硬化(hippocampal,HS)又称阿蒙角硬化(ammon horn sclerosis,AHS)或颞叶中央硬化(mesial temporal sclerosis,MTS)。肉眼观察为海马萎缩、坚硬;镜下典型表现为癫痫易损区神经元脱失及胶质细胞增生;组织学表现为双侧海马硬化病变多不对称,常为一侧海马硬化明显,而另一侧轻度神经元脱失,海马旁回、杏仁核、钩回等也可波及。苔藓纤维出芽、齿状回结构异常(颗粒细胞弥散增宽)也是海马硬化患者的病理表现。

六、诊断要点

1.临床表现 发作性、短暂性、重复性、刻板性。癫痫的特征性临床表现为痫性发作,其分类是根据癫痫发作时的临床表现和脑电图特征进行分类表 1—15。

表 1—15　国际抗癫痫联盟(ILAE,1981)癫痫发作分类

癫痫发作分类
部分性发作
单纯部分性发作:运动性发作(局灶性运动性、旋转性、Jackson、姿势性、发音性)、感觉性发作(特殊感觉、躯体感觉、眩晕)、自主神经性发作(心慌、烦渴、排尿感等)、精神症状性发作(语言障碍、记忆障碍、认知障碍、感情变化、错觉、结构性幻觉)
复杂部分性发作:单纯部分性发作后出现意识障碍或开始即有意识障碍、自动症
部分性发作继发全身发作:单纯或复杂部分性发作继发全面发作
全面性发作
失神发作:典型、不典型
强直性发作续表癫痫发作分类
阵挛性发作
强直阵挛性发作
肌阵挛发作
失张力发作
不能分类的发作
部分性发作:痫性发作最常见类型发作起始症状及脑电图特点均提示一侧大脑半球局部神经元异常放电
单纯部分性发作:突发突止,多不超过 1min,无意识障碍
部分运动性发作:表现为身体局部抽动,且为不自主性,多为一侧眼睑、口角、手指或足趾抽动,也可表现为整个一侧面部或肢体远端的抽动。病灶多位于中央前回及附近。如果异常运动自一局部开始后,沿大脑皮质运动区的分布顺序逐渐移动,可表现为抽搐自一侧手指－腕部－肘部－肩部－口角缓慢扩展,则称为 Jackson 癫痫或 Jackson 发作;如果出现发作后 30min～36h 内消除的短暂性肢体瘫痪,称为 Todd 麻痹。若双眼突然向一侧凝视,而后出现头部不自主同向转动,并伴身体扭转,为旋转性发作,多不超过 180°
复杂部分性发作:主要特征有意识障碍,于发作期始出现各种精神症状或特殊感觉,随后出现意识障碍或自动症和遗忘症,有时一开始就有意识障碍,常称为精神运动性发作。若先兆之后没有其他发作性症状,则归为单纯部分性发作;复杂部分性发作是在先兆之后,患者出现部分性或完全性对环境接触不良,做出一些似乎有目的的动作,称为自动症
全身性发作
失神发作:意识丧失短暂 3～15s,无局部或先兆症状,突发突止,每日发作数十次或上百次不等
肌阵挛发作:突然短暂快速的肌肉收缩,可累及全身,也可局限于身体某一部位,如面部、躯干、肢体等
阵挛性发作:全身重复性阵挛发作,恢复多较强直阵挛发作快
强直性发作:全身性的肌肉痉挛,肢体伸直,头偏向一侧,常伴自主神经症状
强直－阵挛发作:以意识丧失和全身性对称性抽搐为特征
强直期:所有骨骼肌表现为持续性收缩,双眼上翻,神志不清,喉癫痫发作分类肌痉挛,发出尖叫,先强张后突闭,有时咬破癫痫发作分类舌尖,颈部和躯干先屈曲后反张。上肢自上举、外旋,变为内收、前旋,下肢自屈曲转为强直。10～20s 后转为阵挛期。部分患者发作后进入深睡状态,醒后常感到头晕、头痛和疲乏无力
阵挛期:不同肌群强直和松弛交替,由肢端累及全身。之后松弛期延长阵挛频率减慢,持续 30s～1min。最后一次强烈痉挛后,发作突然停止,所有肌肉松弛。以上两期均会发生自主神经症状
惊厥后期:从发作至意识恢复历时 5～10min,少数在完全清醒前有自动症和意识模糊
无张力性发作:部分或全身肌肉的张力突然降低,造成张口、颈垂、肢体下垂和跌倒。脑电图多示棘慢波或低电位活动
癫痫持续状态:指癫痫连续发作之间意识丧失尚未完全恢复又频繁再发,或癫痫发作持续 30min 以上不能自行停止

2.辅助检查

(1)脑电图(EEG):最重要的辅助检查方法,通常可见到特异性 EEG 的改变,约 80％患者

能记录到异常(痫性)EEG,在癫痫发作期间可见棘波、尖波、尖慢复合波等癫痫样放点,但约有15%的正常人EEG表现不正常,故不能仅依据EEG来确诊是否为癫痫。

(2)视频EEG(VEEG):对癫痫的诊断及痫性灶的定位最有价值。

(3)神经影像学检查:头颅CT、MRI检查,可确定脑部器质性病变,也可做出病因诊断。

(4)生化检查:血常规、血糖、血寄生虫等。

(5)DSA检查:了解是否有脑血管病变。

七、治疗

癫痫的治疗目标逐渐由对发作的控制转为关注患者的生活质量,包括病因治疗、药物治疗和手术治疗。

1.病因治疗　病因明确者,给予对因治疗,去除病因。

2.药物治疗

(1)常见抗癫痫药物(AEDs):传统AEDs临床上广泛应用。新型AEDs主要用于传统抗癫痫药物不能控制的难治性癫痫及一些特殊群体的癫痫患者,如儿童、老年及育龄妇女等,不足之处是价格较贵(表1-16)。

表1-16　常见AEDs

传统AEDs	新型AEDs
苯妥英(phenytoin,PHT)	托吡酯(妥泰)(topiramate,TPM)
卡马西平(carbamazepine,CBZ)	加巴喷丁(neurontin)(gabapentin,GBP)
苯巴比妥(phenobarbital,PB)	
扑米酮(PRM)	氨己烯酸(喜保宁)(vigabatrin,VGB)
丙戊酸钠(valproate,VPA)	拉莫三嗪(利必通)(lamotrigine,LTG)
乙琥胺(ethosuximide,ESM)	
苯二氮䓬类(benzodiazepines,BZD)	非尔氨酯(felbamate,FBM)
	奥卡西平(oxcarbazepine,OXZ)
	替加宾(tiagabine,TGB)
	唑尼沙胺(zonisamide,ZNS)
	左乙拉西坦(开浦兰)(levetiracetam,LEV)

(2)药物治疗一般原则

1)首次发作,癫痫专科医生根据患者易患性确定是否用药。易患性包括癫痫家族史/脑电图示癫痫样波/影像学证据。一般说来,半年内发作两次以上,结合辅助检查诊断明确者,需用药治疗。

2)根据发作类型选药。针对不同的癫痫发作类型选用不同的抗癫痫药,是癫痫治疗成功的关键。如部分性发作首选卡马西平;全身强直阵挛性发作(generalized tonic-clonic seizures,GTCS)首选丙戊酸钠;典型失神发作首选丙戊酸钠等;而选药不当,非但不能控制发作,还有可能加重发作,如卡马西平或苯妥英等可导致青少年肌阵挛癫痫发作加剧。

3)小剂量开始,体现个体化原则,监测血药浓度。剂量不足的"亚治疗状态"致使血中药物浓度不足影响疗效。而不同的患者对抗癫痫药物的治疗反应差异较大,坚持合理的个体化治疗,是取得癫痫治疗成功的关键。

4)单药治疗为主。对大多数癫痫患者坚持单一药物治疗,是国际上公认的治疗原则。新诊断的癫痫患者首选单药治疗。80%癫痫患者单药治疗有效。根据发作类型选择广谱和不良反应小的药物(表1-17,表1-18)。

表1-17　新诊断癫痫患者初始药物的选择

发作类型	首选药物	一线药物
部分性癫痫发作	卡马西平或拉莫三嗪	奥卡西平、丙戊酸钠
全面强直阵挛发作	丙戊酸钠	拉莫三嗪、奥卡西平、卡马西平
失神发作	丙戊酸钠或乙琥胺	拉莫三嗪
肌阵挛发作	丙戊酸钠	左乙拉西坦、托吡酯
强直发作或失张力性发作	丙戊酸钠	拉莫三嗪

表1-18　常用抗癫痫药物的不良反应

药物	不良反应
苯妥英钠(PHT)	胃肠道症状、毛发增多、齿龈增生、小脑征、粒细胞减少、肝损害
卡马西平(CBZ)	胃肠道症状、小脑征、嗜睡、体重增加、骨髓与肝损害、皮疹
苯巴比妥(PB)	嗜睡、小脑征、复视、认知与行为异常
丙戊酸钠(VPA)	肥胖、毛发减少、嗜睡、震颤、骨髓与肝损害、胰腺炎
托吡酯(TPM)	震颤、头痛、头晕、小脑征、胃肠道症状、体重减轻、肾结石
拉莫三嗪(LTG)	头晕、嗜睡、恶心、皮疹
加巴喷丁	嗜睡、头晕、复视、健忘、感觉异常

特殊情况或难治性癫痫采用联合用药。失神或肌阵挛发作单药难控制者,可用乙琥胺+丙戊酸钠,或其一加用苯二氮䓬类。尽量避免作用机制类似的AEDs联用导致不良反应增加。

难治性癫痫:即20%~30%复杂部分发作患者用各种AEDs正规治疗2年以上,血药浓度在正常范围内,每月仍有4次以上发作。

难治性癫痫治疗包括:新型抗癫痫药物应用、联合用药、外科手术、物理疗法、中西医结合治疗。

5)坚持治疗的长期性及规律性。确诊为癫痫并需药物治疗者,应在癫痫专科医师指导下长期规律用药、增减剂量、停药或更换药物。

增减药物、停药、更换药的原则:增药可适当加快,减药一定要慢,必须逐一增减;一般GTCS应完全控制发作3~5年后,才能考虑酌情逐渐减量,减量1年左右无发作者方可考虑停药。停药后复发的因素见表1-19。更换药时需第二种药血药浓度达到稳态,直至控制发作,第一种药再逐渐减量,并监控血药浓度。

表1-19　停药后是否复发的重要因素

因素分类	可能复发	复发可能性小
癫痫类型	症状性	特发性
发作类型	复杂部分性、强直性、非典型失神或多种发作类型	典型失神、典型强直阵挛性
发作已控制年数	1~2	>4
发作被控制前的治疗年数	>5	1~2
停药后脑电图	恶化	正常

6)注意服药时间及观察药物的不良作用。

根据药物性质、半衰期及患者癫痫发作特点选择服药时间和次数,严格遵医嘱服药。

传统AEDs在临床上广泛应用,但不良反应较突出,如卡马西平,可致骨髓抑制、再生障碍性贫血、过敏,应注意观察脱发、皮疹,定时复查血常规;丙戊酸钠,可致体重增加,月经紊乱,肝损害,应告知患者多加注意月经周期、及时称体重、定时查肝功等;苯妥英钠,主要引起神经毒性,毛发增多、皮肤粗糙、齿龈增生等。

新型 AEDs 在疗效相当的前提下,药代动力学特性更好,耐受性更佳,不良反应较少,儿童、老年人、肝肾功能不全者更适合服用,但费用较贵。

(3)癫痫患者治疗失败的常见原因

1)用药不当:最多,表现为选药不当、中断服药、剂量不准、频繁换药、联合用药不当、疗程不足、骤然停药等。

2)病因未除:只对症控制发作,未从根本上去除病因。

3)诱因未除:未避免诱因(诱因详见前述)。

(4)癫痫持续状态治疗:见表1—20。

癫痫持续状态的治疗目的为尽快终止呈持续状态的癫痫发作,以减少对脑部神经元的损害;保持稳定生命体征及进行心肺功能支持;寻找病因和诱因并尽可能根除及并发症的处理。

表1—20 癫痫持续状态治疗

	常规治疗内容
从速控制发作	劳拉西泮或地西泮:首选,劳拉西半 4~8mg,0.1mg/kg(1~2mg/min)静脉注射;或地西泮 10~20mg,3~5mg/min 缓慢静脉注射,10min 后复发可重复给药;100~200mg＋5％葡萄糖静脉滴注,维持 12h;注意:偶可引起呼吸抑制,需停药,儿童用量 0.3~0.5mg/kg
	德巴金:根据病情遵医嘱用药
	苯妥英钠:部分患者可用;起效慢,可迅速通过血—脑屏障,无呼吸抑制,作用时间长;成人 15~18mg/kg,儿童 18mg/kg,溶入生理盐水缓慢静脉注射
	10％水合氯醛:20~30ml,加等量植物油保留灌肠;适合于肝功能不全或不适合用苯巴比妥类药者
	副醛:8~10ml,植物油稀释后保留灌肠
	利多卡因:新生儿癫痫持续状态,对苯巴比妥无效时用
	难治性癫痫持续状态,可用异戊巴比妥,也可在气管插管、机械通气前提下用咪达唑仑、丙泊酚
	氯硝西泮:药效是地西泮的 5 倍,成人首次剂量 3mg 静脉注射,对各型癫痫状态疗效俱佳,对心脏及呼吸抑制较强
	其他:咪达唑仑、氯氨酮、硫喷妥钠等麻醉剂
对症处理	防护:防跌伤、坠床,防舌咬伤,防肌肉关节损伤、脱臼、骨折
	保持呼吸道通畅,防窒息,鼻导管或面罩吸氧,必要时行气管插管或切开、使用人工呼吸机
	生命体征密切监测,保持静脉通路
	血糖、血常规、动脉血气、血生化检查
	血、尿、药物等筛查,查找诱因并治疗
	给予营养支持治疗:经胃管或静脉补足水分和营养
	并发症处理
	防治脑水肿:20％甘露醇 125~250ml 静脉快速滴注,＜30mm,地塞米松 10~20mg 静脉滴注
	控制感染:预防性应用抗生素
	高热
	物理降温:冰敷、温水擦浴
	药物降温:10％~25％安乃近 2~3 滴每侧滴鼻;复方氨基比林 2ml/柴胡 2~4ml/安痛定 100mg,肌内注射;口服阿司匹林,即复方阿司匹林/对乙酰氨基酚(扑热息痛),药物降温禁用氯丙嗪,因氯丙嗪可引起癫痫患者刺激阈降低诱发癫痫发作
	纠正代谢紊乱和酸中毒,维持水及电解质平衡
维持治疗	苯巴比妥 0.1~0.2g,肌内注射,每 8h 或 12h 一次,连续 3~4 日;同时,管喂卡马西平或苯妥英钠,待口服药血药浓度达到稳态后逐渐停用苯巴比妥

3.手术治疗　部分难治性癫痫,经正规 AEDs 治疗无效者,可考虑手术治疗。

八、主要护理问题

1.有受伤的危险　与突然意识丧失、抽搐、惊厥、癫痫持续状态,癫痫发作时跌倒、坠床、下颌关节抽动、保护措施不当等有关。

2.有窒息的危险　与喉头痉挛、舌根后坠、呼吸道分泌物滞留有关。

3.清理呼吸道无效　与喉头痉挛、口腔或呼吸道分泌物增多、癫痫持续状态有关。

4.气体交换受损　与癫痫持续状态、肺部感染、喉头痉挛所致呼吸困难有关。

5.脑组织灌注异常－脑水肿　与癫痫持续状态时脑组织缺氧缺血、脑血管通透性增高有关。

6.体温异常－发热　与癫痫持续状态时脱水高渗状态或感染有关。

7.营养摄入困难　与癫痫持续状态有关。

8.生活自理缺陷　与癫痫持续状态而关。

9.有皮肤完整性受损的危险　与癫痫持续状态有关。

10.知识缺乏　缺乏疾病、用药及防护等相关知识。

11.自我形象紊乱　与癫痫发作及药物不良反应有关。

12.焦虑或恐惧　对预后不良的焦虑及癫痫发作的恐惧。

13.潜在并发症　酸中毒、水电解质紊乱。

九、护理目标

1.癫痫发作时,患者及其家属能采取正确的防护措施,患者未发生受伤。

2.患者未发生窒息、误吸及吸入性肺炎。

3.患者呼吸道通畅,清理呼吸道有效。

4.患者保持或恢复正常的气体交换功能,呼吸平稳,无发绀。

5.患者未发生脑水肿,或有脑水肿先兆时得到及时处置。

6.患者体温异常得到控制。

7.癫痫持续状态期间患者生活需要得到满足,不发生压疮,营养供给正常。

8.患者及家属能够了解癫痫发作、治疗与预后的关系,能够采取有关安全防护措施,患者能有效避免诱因,预防发作,主动配合治疗。

9.患者能够正确对待疾病,正确认识自我形象。

10.患者的焦虑或恐惧心理减轻或消除。

11.未发生相关并发症,或并发症发生后能得到及时治疗与处理。

十、护理措施

1.发作期护理见表 1－21。

表1-21　发作期护理

	常规护理内容
防受伤	防摔伤、擦伤或碰伤：嘱患者有先兆时立即平卧，无先兆者床旁陪伴或医护人员应扶助患者卧倒，摘下眼镜。保护患者抽动的关节和肢体，在关节处垫软物，24h床挡保护
	防止肌肉关节的损伤、骨折或脱臼：勿强行按压试图制止患者的抽搐动作或抽动的肢体
	防颈椎压缩性骨折或下颌关节脱臼：对强直期头颅过度后仰、下颌过张或阵挛期下颌关节抽动的患者，应一手用力托住患者后枕，另一手扶托下颌
	防舌咬伤：将折叠成条状的毛巾或缠以纱布的压舌板，迅速于抽搐之前、或强直期张口时置于其上下臼齿间，或放牙垫，切忌在阵挛时强行放入
	防自伤或伤人：对情绪激动、精神症状明显，有自伤自残、伤人等潜在危险的患者，要严格控制其行为，必要时保护性约束肢体或躯干，移除可能造成伤害的所有物品如小刀等
	遵医嘱使用抗惊厥药物，从速控制发作
	癫痫频繁发作、癫痫持续状态者切忌测量口温和肛温
	检测患者肝功能、肾功能、电解质及血糖等
	发作后及恢复期患者应有专人24h陪伴
防窒息	解除任何限制活动的束带（如松解衣领及腰带等）
	有义齿者及时取出防抽动时脱落掉入呼吸道
	舌后坠者用包有纱布的压舌板及舌钳将舌拉出
	让患者侧卧位或头偏向一侧，以利口鼻分泌物流出
	床旁备好负压吸引装置，及时负压吸出口腔和呼吸道分泌物
观察	发作的真体情况及持续时间，如头身转动方向、眼球凝视方向等，对病灶定位有帮助
	呼唤患者的姓名，或间简单问题以判断患者发作时的意识
	眼神、面色、瞳孔、生命体征特别是血样饱和度的变化
	运动性症状、自动症及发作演变过程
	发作时有无大小便失禁
	发作后意识恢复情况
	发作后有无头痛、乏力或肌肉酸痛
	意识恢复后检查有无肢体瘫痪
	发作结束，意识恢复后让患者复述发作时的情况或感受

2.发作间歇期的健康教育见表1-22。

表1-22 发作间歇期的健康教育

	常规护理内容
药物治疗原则	详见治疗部分
治疗注意事项	愈早治疗效果愈好 根据发作类型选药 单药治疗是共识 服药应从小剂量开始 用药时间、停药、换药严格遵医嘱,牢记随访观察
知识宣教	告知患者和家属癫痫发作时防止受伤、窒息及其他意外的措施 告知家属注意观察患者癫痫发作有无诱因、发作先兆、发作时间及表现等 告知及时找医生诊治、定期癫痫门诊随诊的重要性 告知坚持药物治疗原则的重要性 告知定期查肝功肾功、血常规的原因
生活指导	外出时携带卡片,卡片上注明姓名、诊断、用药名称、家庭住址、电话、联系人等 劳逸结合、避免过度劳累、忌烟酒 睡眠充足、规律作息、避免强光及高分贝噪声刺激 指导患者注意安全,出现癫痫前驱症状时立即平卧,发作前无先兆者外出需陪行
饮食指导	保持良好的饮食习惯 饮食宜清淡,防过饥过饱和饮水过多 忌辛辣刺激性强的食物
工作指导	患者不宜长期休息,应有适当脑力活动、体育锻炼等 不从事带危险性的工作和活动,如电工、矿工、游泳、登高、驾驶、导游、火炉旁工作
个别指导	根据患者的年龄、身心或特定时期,给予相应的指导 学生:只要不是频繁发作,或未合并其他严重疾病,应边学习边治疗,但应将所患疾病告诉同学和老师,以便在突然癫痫发作时得到及时的帮助和救治 青年:面临恋爱婚姻生育问题,可结合遗传学知识给予相应指导。癫痫患者都可恋爱结婚,过正常的夫妻生活,身心愉悦有利于疾病康复。遗传性癫痫者不宜生育。夫妻双方都患癫痫,下一代罹患癫痫的概率为15%,而夫妻中一方患有癫痫,下一代罹患癫痫的概率为5% 妊娠期和哺乳期,慎重服用AEDs。有的药物有致畸形的不良反应,如传统的AEDs,尤其是丙戊酸。癫痫妇女胎儿的致畸率为5%~6%,服用AEDs在两种或两种以上的妇女的胎儿致畸率更高。新型AEDs致畸率低于传统AEDs。新型AEDs推荐使用TPM/LTG/TGB/LEV。妊娠妇女服用AEDs总原则:单药、低剂量、非致畸性。妊娠期,GTCS反复发作者,应终止妊娠,否则,由于反复发作而缺氧,可引起胎盘营养不良,影响胎儿发育,严重者胎死宫内
心理护理	帮助患者和家属端正对待疾病的态度,建立健康的心理,达到心理平衡,从而稳定患者的情绪和行为 告知疾病的相关知识,使其正确认识疾病发作的原因、诱因,耐心解释病情、治疗与预后的关系 多关心询问患者的自觉症状,告知其坚持药物治疗原则能减少发作的次数 鼓励患者要勇于表达自己的感受,多与家属及医护人员之间进行沟通,给予情感支持,消除患者及家属的孤独、焦虑或恐惧心理,减轻或消除自卑感、羞耻感和悲观、抑郁、急躁情绪,树立战胜疾病信心,正确对待疾病,避免精神刺激和大喜大悲,保持平静乐观心境,积极配合治疗

3.癫痫持续状态期间的护理 见表1-23。

表 1-23　癫痫持续状态期间的护理

	常规护理内容
发作时防护观察	同发作期护理
从速控制发作	遵医嘱用药,详见癫痫持续状态治疗 创造有利于控制发作的环境:保持环境安静,放下窗帘,开地灯形成暗室,治疗护理操作集中、轻柔,防声光动作及高分贝噪声刺激
呼吸道护理	患者平卧位、头偏向一侧或侧卧利于口鼻腔分泌物流出 置口咽通气道,必要时气管插管或气管切开,安置人工呼吸机,及时负压吸痰等 如经反复吸痰呼吸道确保通畅、持续吸氧后,仍有面唇发绀、血氧饱和度(SpO$_2$)低于 90%、呼吸频率大于 35 次/分,应考虑机械通气(详见相关内容)
颅内高压护理	详见颅内高压护理 观察神志、瞳孔,安置心电监护,注意心率、血氧饱和度、血压 躁动不安者,床挡保护、约束带约束肢体 快速静脉滴注 20%甘露醇 125~250ml<30min 吸氧,氧流量视血氧饱和度而定 观察药效,记录 24h 尿量
发热护理	详见发热护理,药物降温时不宜用氯丙嗪,因其可降低患者刺激阈。保证充足的水分摄入,每日 2000ml 以上
营养摄入	鼻饲:牛奶、肉末、蒸鸡蛋、果汁及米粉、蛋白粉、安素、蔬菜汁等 静脉滴注:脂肪乳、氨基酸、卡文、丙种球蛋白、人血白蛋白等
基础护理	如角膜炎预防、晨晚间护理、大小便处理等,详见昏迷患者护理

十一、特别关注

1.抗癫痫药物治疗原则。

2.癫痫发作时的防护。

3.癫痫持续状态的护理。

4.癫痫患者的健康教育。

（张莉）

第二章　心血管外科疾病围术期护理

第一节　冠心病

一、术前护理

（一）一般准备

1.完成各项检查　各项血标本的化验包括：全血常规、血型、凝血象、生化系列、血气分析、尿常规，如近期有心肌梗死者，加做血清酶学检查。辅助检查包括：18导联心电图、胸部X线片、超声心动图、核素心肌显像和冠状动脉选择性造影。

2.呼吸道准备　患者入院3天后，可教会患者练习深呼吸和有效咳嗽，每日进行训练直到手术。病情较平稳的患者（重度左主干狭窄和药物不能控制心绞痛的患者可先不参与此项训练），可进行吹气球训练。患者取卧位或坐位，吸氧氧流量4～5L/min，深吸气后平稳呼气，吹鼓气球。吹的时间尽量长，但以不感憋气为度，以免诱发心绞痛，每次5～10分钟，每天6～8次。训练期间，应鼓励患者做腹式呼吸。吹气球训练是一种深呼吸运动操，在吸氧的情况下进行，可增加肺活量和肺部功能残气量，提高血氧饱和度，改善心肌缺氧。

3.术前功能训练　冠状动脉搭桥术常取用大隐静脉作为移植用材料，因此，术前必须保证其完好无损。患者入院后，向其健康宣教，了解保护好大隐静脉的重要性。同时指导患者切勿用手抓挠下肢，以免造成表面皮肤的损伤。如有下肢损伤、局部炎症等情况，需制订相应的护理方案。术前进行静脉注射时，为保证手术安全，禁忌选用双下肢血管进行静脉穿刺。对于长时间站立工作的患者，嘱咐其穿长筒弹力袜，休息时双下肢适当抬高，以预防下肢静脉曲张。对已发生下肢静脉曲张的患者，应及早治疗。对于长期卧床的患者，应适当协助其进行床上运动、按摩，经常用温水泡脚，以促进血液循环。

4.常规准备　向患者介绍病情及注意事项，讲清楚避免情绪激动的重要性，向家属讲清手术的必要性及手术中、手术后可能发生的危险情况，术前请家属签字备同种血型。术野备皮，取下肢静脉，包括颈部以下所有部位均需准备，术前晚常规清洁灌肠。保证术前良好睡眠，必要时遵医嘱口服用药。

（二）其他疾病的治疗

患者如合并其他疾病，应内科治疗，做好如下准备。择期手术患者术前应停用抗血小板药5天，防止术后出血，糖尿病的患者术前应控制血糖在6～8mmol/L。高血压是冠心病的诱发原因之一，尤其是舒张压与冠心病的发作呈因果关系，故保持血压稳定至关重要，理想血压控制在120/75mmHg。药物控制血压同时，避免紧张、激动。不宜用力咳嗽、排便，注意卧床休息。

有心绞痛发作的患者，应将硝酸甘油片放置于患者易拿取的地方，并指导患者硝酸甘油的正确保存方法和重要性。硝酸甘油片长期暴露于空气中易见光分解，导致化学成分改变以及药物失效，由于患者对硝酸甘油保存方法及有效期限知识的欠缺所致硝酸甘油作用降低或完全失效，使部分患者心绞痛发作时服用此药无效，影响治疗效果，延缓治疗进程，甚至出现严重并发症威胁生命。吸烟患者,术前 3 周戒烟。呼吸功能不全者或出现呼吸道感染的患者,给予相应的治疗,控制感染、改善呼吸功能后方可手术。

对于急诊入院患者,应即给予吸氧 2~3L/min,限制活动,绝对卧床休息。床边心电监测,维持静脉通道,按医嘱使用硝酸甘油 0.5~2μg/(kg·min)持续微量注射泵泵入,使用时需用避光注射器、避光延长管及避光头皮针,定时巡视。严格控制液体的入量,避免加重心脏负荷。保持环境安静舒适,减少对患者的不良刺激,以免诱发心绞痛发作。紧急做好配血及备皮准备。

(三)术前心理准备

现代医学模式认为,冠心病是一种心身疾病,其发病、转归均与心理社会因素有关。美国心血管病研究机构根据前瞻性研究提出,抑郁症是美国冠心病和死亡的危险因素之一。冠心病患者患抑郁症占 18%~60%,我国报道的冠心病患者抑郁发生率约 24%。分析冠心病患者的性格特点,A 型行为是公认的冠心病独立危险因素,亦是影响冠心病病程进展、治疗、康复、生活质量的重要原因。自 1959 年 Friedman 等提出 A 型性格的概念至今已有近 50 年时间,大多数学者认为,A 型行为在冠状动脉痉挛的发生中起重要作用,冠心病心绞痛的患者中,A 型行为者占 83.5%。A 型行为的主要特征是:思想负担重、固执、缺乏耐心、急躁、富含敌意、具有攻击性、求胜心切。患者的人格、心理特征对疾病的发生、发展和预后有重要的影响。因此,充分认识冠心病性格、心理特点,在冠心病的围术期过程中加强心理护理,对促进冠心病患者的康复有着重要意义。我们需要做到以下几个方面:

1. 热情接待新入院的患者 及时快速安排床位,做好各项治疗准备工作,使患者及家属感到治疗护理上的安全感。首先让患者卧床休息,保持病房环境安静,减少探视,避免情绪波动,精神紧张。严密观察病情及生命体征的变化,每小时定时测量体温、脉搏、呼吸、血压,并做好护理记录。

2. 关心体贴患者 经常和患者谈心,了解患者忧虑的所在,收集患者的心理信息。通过语言开导、解释,帮助患者正确对待疾病,使患者认识到冠心病虽然是慢性病,但只要能掌握疾病的规律,在日常生活中加以注意,虽然不能彻底痊愈,但能够恢复和维持一定的健康水平,参加力所能及的工作。对有些因工作或家庭问题形成不良心理因素的患者,我们应尽力说服开导,加强和有关方面联系,取得单位和家庭的支持和配合,以消除有害的心理因素,使患者早日康复。

3. 帮助患者 满足患者的需要,遵医嘱,坚持治疗,树立恢复健康的信心,增加应变能力。帮助患者合理使用健康的适应行为,制止不良的适应行为例如:自我防卫、借酒浇愁、不思茶饭等。

4. 防止消极情绪 解除紧张情绪,避免因过度焦虑,恐惧而引起疾病的变化。通过耐心解释,正确疏导,平定情绪,帮助患者正确对待,协助患者,逐步适应,保持心理平衡,加强自我护理的教育。在临床实践中,充分理解患者的心理,时时体贴关心他们,使他们感到像在自己家里一样,激励患者战胜疾病的信心。

5. 重视语言修养 生硬不当的语言可引起病情的加剧,温和、开导性的语言可能减轻病情。在护理工作中,一是对患者如亲人,使患者一入院就有亲切感,二是以礼相待,尊重患者,同情患者,使患者感到安慰,三是关心体贴患者,对患者热心、耐心,取得患者的信任,使患者树立了康复的信心,增强与疾病斗争的勇气,调动患者积极的心理因素,提高内在自身康复能力,使患者早日恢复健康。

(四)术前访视

冠心病旁路移植术后的患者都需要进入ICU进行监护,待生命体征等各项指标平稳,符合转出标准时再返回普通病房。研究表明,不少患者进入ICU后,难以适应这个陌生、密闭、而且与外界隔绝的环境,往往容易产生恐惧、焦虑甚至谵妄等一系列精神障碍现象,这种现象在医学界被称为"ICU综合征"。ICU综合征即监护室综合征,是指患者在ICU监护期间出现的以精神障碍为主、兼具其他一系列表现,如谵妄状态、思维紊乱、情感障碍、行为和动作异常等的一组临床综合征。国内相关文献报道其发生率为20%~30%,而机械通气患者的发生率高达60%~80%。对ICU患者进行研究表明,发生谵妄的机械通气患者病死率较其他患者明显增高。ICU综合征的出现不似影响患者的康复治疗,也会影响医护人员的工作效率和诊疗工作的开展。有关资料显示,加强术前访视的力度,应用人文护理可避免或减轻ICU综合征的发生。ICU护士可于术前1天前往心外病房访视,尽量避开患者进餐、治疗、休息的时候。首先,阅读病历,了解患者的一般情况。对患者的身体状况、个人性格、文化程度、经济条件有所掌握,对患者作出评估诊断。接下来再到床旁向患者做自我介绍,发放自制卡片,标明术前应注意的相关事项,具体为术前禁食水、防止着凉感冒并戒烟、术晨更换清洁病号服、义齿需在术前取下、贵重物品如首饰、手机、钱、物勿带入手术室,可在术前交家属妥善保管,术前一夜保证充足的睡眠,可遵医嘱适当应用艾司唑仑等药物。晨起排空大、小便等,待手术室的护理员来接等内容。

请患者及家属翻阅ICU自制宣传画报,与患者逐条讲解,让患者充分理解术前准备的必要性,解除思想顾虑,轻松等待手术。由于冠心病患者以中老年患者为主,可交由患者自己阅读,记住照办。如果年纪很大,可让家人阅读解释、逐条落实。另外,画报可采用通俗易懂的少量文字,配以颜色鲜艳、生动的图片,可提高患者的阅读兴趣,使患者及家属了解ICU的工作流程,术后可能出现的不舒服、不适应症状,心理有所准备。同时,在宣传册中可加入针对患者家属的宣教内容,包括:指导患者家属在患者入住ICU期间需要准备的物品和询问病情的方式,知道应该如何配合医护人员的工作等。另外,还可以集中患者和家属观看ICU自制宣传片,以消除对ICU环境的陌生和恐惧。有需要时,可带领患者更换隔离服进入ICU病房内,熟悉各种监护仪器设备,包括监护仪、呼吸机的报警声音,以免在术后导致患者恐惧。

耐心询问了解患者对手术的认知和顾虑,评估患者的心理状态,并根据评估内容针对患者的职业特点、文化程度、心理素质以及对健康和疾病的不同认识对症下药,有的放矢地进行心理疏导。介绍病房中的成功病例,树立患者的信心。详细解答患者提出的各种问题以提高术前访视的效果,可使患者准备充分积极主动应对手术。

随着医疗改革和医保的普及,患者对医院收费问题很敏感和很重视,所以术前应向患者及患者家属交代有关自费项目,让患者准备好这一部分费用,做到收费合理、实事求是、一视同仁,减少不必要的费用,避免经济纠纷的发生。

术前访视的工作是至关重要的,ICU的术前访视已开展了很多年。并且,ICU护士会不定时的对术前术后患者进行问卷调查,以便随时了解患者及家属关心和感兴趣的内容。根据内容随时调整和扩充访视所用的卡片和宣传手册。通过对患者的术前访视并进行护理干预,我们发现该方法可有效地减轻患者的焦虑和恐惧情绪,让患者主动配合医护人员并平稳度过在ICU的监护阶段,增强了患者对医护人员的依从性和配合程度,同时也提高了患者及家属的满意度,有利于构建和谐的医患、护患关系。

二、术中配合

提前将手术室温度调至 24℃,等待患者进入手术室,防止术中低温引起心室颤动,备好各种抢救器材、药品。用亲切的语言缓解患者紧张情绪,取得其信任与支持,尽量避免患者由于过分紧张出现亢进症状,如心悸、出汗、烦躁不安、呼吸困难等,以免增加心肌耗氧量,诱发心绞痛甚至心肌梗死。患者入室后建立有效静脉通路,协助患者取仰卧位,胸骨正中对应的背部用小方软垫抬高 15°～20°,双腿微屈,膝关节外展,臀下贴好电极板。安全、合理、舒适的体位是手术成功的保障。术中严密观察手术进展,及时提供手术所需物品,调节无影灯及手术床角度,并保证吸引器及血液回收机管道通畅。随时调节压力大小,及时、准确地调整电凝输出功率,取乳内动脉时调至 30W/s,开胸和取大隐静脉时调至 50W/s。备好 30～35℃生理盐水冲洗吻合口,术中采取有效保暖措施,使患者体温维持在 36℃以上,避免由于患者体温过低引起心室颤动。

器械护士配合:

1. 常规开胸 经胸正中切口劈开胸骨,递乳内动脉牵开器,同时升高手术台并左倾,充分暴露乳内动脉。乳内侧放一块治疗巾,防止污染切口周围。递精细镊子、电刀游离乳内动脉,随时递钛夹止血。在游离乳内动脉前,适时进行全身肝素化,局部喷罂粟碱水,防止乳内动脉痉挛,并准备浸有罂粟碱的温生理盐水纱布包裹乳内动脉备用。

2. 获取大隐静脉 注意检查大隐静脉有无渗漏,冲洗大隐静脉内积血并适度扩张大隐静脉,然后将大隐静脉浸泡于保养液中,盖无菌巾备用。

3. 吻合近心端 依次传递易扣(主动脉穿刺针、打孔器、稳定器),小毡片,阻断管,蚊式饼,棱锥,小圆刀,打孔器,笔式持针器,Prolene 线等。

4. 显露待吻合靶血管 心脏下垫纱布,递心脏固定器。一般按照前降支－对角支－回旋支－后降支的顺序为吻合血管做好准备。依次传递给助手镊、小圆刀、一次性冠脉刀、冠脉剪等,备好冠脉探针及 Prolene 线。

5. 缝合结束 缝合结束后,所有缝针及时放入磁性盒,供术后清点数量;根据情况,缝合临时起搏导线;心功能较差者,根据需要安置主动脉球囊反搏导管。

6. 关胸 医生再次检查吻合口通畅度及有无渗漏,安置引流管,彻底止血后,清点物品,关胸。

手术室护士应熟练掌握冠状动脉旁路移植术手术特殊器械的性能、用途及使用方法,熟悉冠状动脉解剖及手术程序,术中主动积极配合医生操作,使手术迅速、顺利完成。术中注意妥善保管血管桥,轻拿轻放,保持湿润,防止牵拉及锐器伤,静脉瓣方向应做好标记,剩余血管桥应保留至手术结束。术中搭桥器械精细、尖锐、昂贵,应注意防止损坏或误伤手术人员。积极的护理配合是手术顺利进行的保障,有利于促进患者康复。

三、术后护理

(一)术后常规处理

ICU 近年有了重大的发展,已成为临床医学的一门新兴学科,专业技术队伍不断壮大,仪器设备不断更新,监测项目更加完善。冠状动脉搭桥术后患者均被安置在心外监护室内进行严密监护。术后监护的目的是让患者尽快恢复到正常的生理状态,可转至普通病房开展治疗护理,并尽可能避免术后并发症的发生。

1.术后早期处理

(1)术后患者入 ICU 前:应做好准备工作。包括:清洁防压疮床垫的床单位,准备妥当;运行正常的治疗和监测设备,如呼吸机(按照公斤体重已完成初调,并试用无误)、监护仪、负压吸引器、人工呼吸器、氧气装置、吸痰管等,使患者及时地处于监测条件下,一旦出现意外时,能及时发现和得到处理;配备控制升压药或血管扩张剂的微量输液泵、急救复苏的电除颤等装置、急救或常规必用的药物、常用的输液及冲洗管道的肝素液、主动脉球囊反搏机,各种观察记录表格。

(2)术终回室:患者手术结束后会由手术室送至 ICU。回室后,由平车搬到病床之前,要注意血压是否平稳,各管道是否连接牢固。搬动患者时要分工明确,专人托住患者头部,轻抬轻放,避免管道脱落。抬到病床上后,马上连接呼吸机、心电导线、动脉血压、血氧饱和度,听诊双肺呼吸音以确定呼吸机送气正常。待血压处于平稳状态后,更换术中带回药物至 ICU 输液泵上,理清并保持每条输液管道的通畅。选择中心置管较粗的分支监测中心静脉压,三通连接口处应标示该路输注液体。标示引流刻度,记录各项指标。回室 30 分钟后采集血气分析,根据化验回报再次调节呼吸机。

(3)与术中工作人员的交接班:向麻醉师与外科医生了解手术过程是否平稳,术中所见冠状动脉病变程度、分布,冠状动脉血运重建的满意度以及是否经过体外循环。同时需要交接术中血压、心功能情况、尿量、电解质和酸碱,以及用药的反应及其用量,手术过程的特殊情况,目前正在使用的药物剂量及配制方法。与手术室护士交接患者的衣物,带回的血制品和药品,交接患者的皮肤情况,各管路是否通畅等内容,并共同填写交接记录单。冠心病患者在 ICU 的监护项目(表 2-1)。

表 2-1 冠心病患者在 ICU 的监护项目

生命体征	血流动力学	特殊检查	化验检查	出入量	其他
体温	动脉压	心电图	血尿常规	尿量	血氧饱和度
脉搏	中心静脉压	床旁胸片	电解质	胸腔引流量	呼气末二氧化碳
呼吸	肺动脉嵌压/左心房压	床旁心脏超声	血气		
神志	心排血量/心排血指数		血尿素氮/肌酐		
	外周血管阻力		心肌酶/肌钙蛋白		

2.冠状动脉旁路移植术后处理 与一般心脏手术后的处理原则相同,即维持生命体征的平稳,其特殊性是必须保持心脏血氧供需平衡、水与电解质平衡及酸碱平衡。针对左心功能状态不同的患者,术后处理侧重点有所不同。左心功能良好的患者,术后生命体征大多平稳,处理的重点是保持心脏血氧供需平衡,减慢心率和放宽负性肌力药物的运用。左心功能不全的患者,如缺血性心肌病,合并大的室壁瘤及严重的瓣膜病变,术后着重维护和提高心功能,通过维持适当的血压水平及保证心脏供血来实现心脏血氧供需平衡,减慢心率。

(1)保持心脏血氧供需平衡,补充血容量:冠心病的病理基础是由于冠状动脉发生严重粥样硬化性狭窄或阻塞而引起的心脏氧供需不平衡,术后保证心脏氧供,减少氧的消耗非常重要。导致心脏供氧量减少的原因通常包括:血容量不足、低心排综合征、心包填塞、循环负荷过重、呼吸道阻塞、胸腔积液等。而血压高、心率快、躁动、高热等原因导致了搭桥术后患者的氧耗量增多。针对上述原因,冠状动脉搭桥术后早期应控制收缩压在 90~120mmHg,观察患者引流量的多少,如无出血倾向,可控制收缩压至 150mmHg 以下。由于冠心病患者术前多有高血压病史,术后可静脉应用硝酸甘油、亚宁定、硝普钠等药物控制血压。维持 CVP 在 6～12cmH$_2$O,保持容量平衡,纠正低心排,保持呼吸道通畅,给予患者充分的镇静、镇痛,必要时可应用肌松剂。持续监测体温,如体温过高时,给予物理降温,若降温效果不佳时,可遵医嘱用药退热。

保持电解质和酸碱平衡:冠状动脉搭桥术后,维持电解质平衡对于预防心律失常非常重要。通常每 4 小时查血钾 1 次,如果有异常,应 1～2 小时复查 1 次。血清钾的浓度应控制在4.0～5.0mmol/L 之间。低血钾症应在短时间内纠正,可在中心静脉处持续泵入 6％氯化钾溶液,在肾功能不良和尿量较少时,应适当减速。成人患者,每补给 2mmol 氯化钾可提高血钾 0.1mmol/L。当血钾高于 6.0mmol/L 时,则有心脏骤停的危险,应给予利尿剂、高渗葡萄糖加胰岛素、钙剂、碱性药物,使血钾迅速降至正常水平。临床上一般容易忽视对镁剂的补充,它对室性心律失常有抑制作用,并能扩张冠状动脉。血清镁应维持在 1.3～2.1mmol/L范围,在 2～4 小时内可补充硫酸镁 5g。

(2)呼吸系统的管理:搭桥术后患者,通常给予呼吸模式的设置为容量控制。术后早期,如果患者病情稳定,清醒并配合治疗的患者,可应用间歇通气,潮气量设置为 8～12ml/kg,频率 10 次/分,呼气末正压(PEEP)5～8cmH$_2$O,以防止肺不张。使用呼吸机期间必须加强气道湿化,湿化液须使用蒸馏水,有利于肺部气体交换,防止纤毛干燥而不利于痰液的排除。若湿化使用生理盐水,会导致氯化钠颗粒沉积在气管壁上,影响纤毛活动。湿化吸入温度要求控制在 28～32℃,相对湿度<70％。调整呼吸机参数后,应定时复查血气分析。冠状动脉搭桥术后的患者,患者清醒,循环稳定时,应使患者尽早拔除气管插管,脱离呼吸机,脱机过程太长是最常见的错误。搭桥术后早期拔管可改善静脉回流,降低右心负荷,并增加左心室充盈,从而增加心排血量。可促进患者更早咳痰,排出痰液,减少肺部并发症,缩短住 ICU 时间,最终节省医疗开支。拔除气管插管的指标,应根据患者的具体临床表现及各项监测指标决定,当患者神志清醒,可完全配合治疗,肌力正常后,即可考虑拔除气管插管。另外,需要血流动力学稳定、无出血并发症、无酸中毒及电解质紊乱,具体拔管指征见表 2-2。

表 2-2　拔管指征

	拔管指征
神经系统	意识清醒
	服从命令
	没有脑卒中并发症
血流动力学	稳定
	无出血并发症或胸腔引流量<200ml/h
	平均动脉压 70～100mmHg
	适量肌松药物或主动内球囊反搏并非禁忌证
呼吸系统	pH≥7.32
	PaO$_2$>80mmHg[FiO$_2$=50％]
	自主呼吸时 PaCO$_2$<55mmHg
	潮气量>5ml/kg
	吸气负压>-25cmH$_2$O
放射影像学	无大量积液、积气
	无大面积肺不张
生化指标	血清钾浓度 4.0～4.5mmol/L

据文献报道,冠状动脉搭桥术后患者常于术后 16～18 小时拔管。对于非体外循环下心

脏不停跳搭桥患者,由于没有体温循环的打击,机体生理影响不大,平均拔管时间可缩短至术后4~6小时。拔除气管插管后,可给予鼻导管吸氧或储氧面罩吸氧。每日给予雾化吸入2~3次,每次15分钟。在不影响患者休息的情况下,间断给予体疗。对于术前患有慢性阻塞性肺病患者,由于痰液多且,黏稠,往往较难咳出,可遵医嘱静脉应用大剂量氨溴索化痰。拔除气管插管的患者,早期要严密观察生命体征。注意呼吸形态,观察是否存在鼻翼扇动,呼吸浅快、呼吸困难,三凹征、发绀、烦躁不安等缺氧现象。对于呼吸状态不佳的患者,可考虑使用序贯通气。序贯通气时,患者感觉舒适,可以经口进食,避免了气管插管带来的相关损伤,保护了气道的防御功能,降低了院内肺部感染的发生率。

(3)血流动力学的监测:冠状动脉搭桥术后患者常需植入 Swan-Ganz 导管监测血流动力学和持续监测心排量。对于血流动力学改变和处理见表2-3。

表2-3 血流动力学改变和处理

血流动力学				处理	
MAP	CO	PCWP	SVR	首先	其次
↓	↓	↓	↓↑	补充容量	
↓	↓	↓	↑	补充容量	扩血管药
↓↑	↓	↑	↑	扩血管药	正性肌力药/IABP
↓	↓	↑	N/↓	正性肌力药	
↓	N/↑	N	↓	缩血管药	
N	N	↑	↑↓	利尿剂	

(二)术后并发症的观察与处理

1. 低心排血量综合征 冠状动脉搭桥术后出现 LOS 是非常危险的,它会引起血管收缩或移植血管的痉挛,加之血管移植物内血流量的减少,从而加重心肌缺血,进一步导致心排血量的减少,最后造成难以扭转的低血压状态。低心排可增加手术死亡率和术后并发症发生率,如呼吸衰竭、肾衰竭、神经系统并发症等。冠状动脉搭桥术后,发生 LOCS 的最常见原因为低血容量,可由过度利尿、失血、外周血管过度扩张、心肌收缩功能不良、外周循环阻力增强等原因造成。其他常见原因还包括心包压塞、心律失常和张力性气胸。

临床表现:烦躁或精神不振、四肢湿冷发绀、甲床毛细血管在充盈减慢、呼吸急促、血压下降、心率加快、尿量减少<0.5ml/(kg·h)、血气分析提示代谢性酸中毒。

预防和处理:术后早期应用正性肌力药物(如多巴胺、多巴酚丁胺)等扩血管药,补足血容量,纠正酸中毒,预防 LOCS 的发生。一旦临床表现提示出现低心排血量综合征,应立即报告医生,详细分析,找出原因,尽早作出相应处理。补充血容量,纠正酸中毒、减轻组织水肿、保持容量平衡。每隔30~60分钟复查血气,观察分析器发展趋势,给予相应治疗。若药物治疗无效,要及时应用 IABP,改善冠状动脉灌注,保护左心功能。

2. 心律失常

(1)心房颤动和扑动:心房颤动是冠状动脉搭桥术后最常见的心律失常。美国胸外科学会(STS)报道,房颤发生率约为20%~30%。一般发生在术后2~3天,通常为阵发性,但可反复发作。多数心脏外科医生认为,冠状动脉搭桥术后房颤是一个较严重的问题,它对血流动力学有一定的影响。心房颤动通常由以下几个方面引起:外科损伤;手术引起的交感神经兴奋;术后电解质和体液失平衡;缺血性损伤;体外循环时间过长等。

预防和处理：

1）心律的监测：术后心律、心率的变化，对高龄、术前有心功能不良或房颤病史等的高危患者进行重点监护。

2）术后尽早应用 β 肾上腺素能受体拮抗剂，预防性给予镁剂。若患者已出现房颤，治疗的首要任务是控制心室率，然后再进行复律治疗，尽量恢复并维持室性心律。

（2）室性心律失常：冠状动脉搭桥术后的偶发室性期前收缩，其通常不需要治疗。而出现室性心律失常如室性心动过速、心室颤动，术后并不常见，一般发生在术后 1～3 天。产生的主要原因如下：围术期心肌缺血和心肌梗死；电解质紊乱，如低血钾和低血镁症；血肾上腺素浓度过高；术前已有左心室室壁瘤和严重的收缩功能减退。对大多数患者来说，术后室性心律失常及其诱发因素是能被纠正的。

预防和处理：

1）维持水、电解质及酸碱平衡：术后早期常规每 4 小时检查血气离子一次，根据化验回报补充离子、调整内环境。常规应用镁剂，即使血镁正常，应用镁剂不仅可有效控制室性心律失常，还可以扩张冠状动脉，增加冠状动脉血流。

2）给予患者充分镇静，由于强心药物，并应用利多卡因等抗心律失常药物。

3.急性心肌梗死由于手术技术和心肌保护技术的改善，冠状动脉搭桥术后的心肌梗死已不常见。不稳定性心绞痛患者其术后心肌梗死发生率高于稳定性心绞痛患者。发生的原因可能与以下因素有关：心肌血管重建不彻底；术后血流动力学不稳定；移植血管病变。

预防和处理：

减少心肌氧耗，保证循环平稳。血流动力学支持、标准的药物治疗、纠正电解质紊乱和心律失常。术后早期，给予患者保暖有利于改善末梢循环并稳定循环，继而保护心肌供血，能有效防止心绞痛及降低心肌梗死再发生。对于心肌梗死继发低心排血量的患者，应尽早放置主动脉内球囊反搏或心室辅助装置，提供血流动力学支持，减轻心脏负荷。

4.出血　冠状动脉搭桥术后的出血发生率约为 1％～5％，主要原因为外科手术因素和患者凝血机制障碍、长时间体外循环、高血压和低温等。患者引流量大于每小时 200ml，持续 3～4 小时，临床上即认为有出血并发症。

预防和处理：术前对于稳定性心绞痛患者，提前一周停用抗血小板药物。对于不稳定性心绞痛患者，可改为低分子肝素抗凝。术后严格控制收缩压在 90～1000mmHg。定时挤压引流，观察引流的色、质、量，静脉采血检查 ACT（活化凝血酶原时间），使其达到基础值范围，确认肝素已完全中和。若出现大量快速出血，血压下降，应立即床旁紧急开胸止血。

5.急性肾衰竭　患者行冠状动脉搭桥术之前，若存在肾功能不全、高龄、瓣膜手术、糖尿病、严重左心室功能不全等情况，术后极易出现急性肾衰竭的并发症。它在术前血清肌酐正常的患者的发生率为 1.1％，而术前血清肌酐升高患者的发生率为 16％，其中 20％ 的患者需行 CRRT 治疗。急性肾衰竭增加手术死亡率，可高达 40％ 左右，并延长住院时间，增加患者负担。

预防和处理：对于有肾衰竭危险因素的患者，术前应避免使用肾毒性的药物。若术前出现血清肌酐升高者，在病情允许的情况下，可适当延迟手术时间，待血清肌酐值控制在较合适的范围内时，再行手术治疗。术前需合理限制液体入量以减少肾脏损害。术后小剂量的应用多巴胺 2～3μg/(kg·min)，可扩张肾动脉，增加肾灌注。若患者出现严重的急性肾衰竭症状时,应及早给予 CRRT 支持,不能等到出现血流动力学紊乱、多脏器功能衰竭时才开始应用,宜早不宜迟。

6.脑卒中　脑卒中是造成冠状动脉搭桥术后并发症和死亡的主要原因之一。据 Puskas 多中心调查研究,脑卒中发生率为 6%～13%。临床上将脑损害分为Ⅰ型和Ⅱ型。Ⅰ型为严重的永久的神经系统损伤,发生率 3%,死亡率可达到 21%。Ⅱ型为轻度脑卒中,患者出院时可恢复神经系统和肢体功能,发生率为 3%,死亡率为 10%。

预防和处理:争期的脑卒中治疗只是支持疗法,预防才是关键。造成术后脑卒中的原因有:升主动脉粥样硬化;房颤;术前近期心肌梗死和脑血管意外;颈动脉狭窄;体外循环等。术后需每小时观察并记录瞳孔及对光反射,麻醉清醒患者,观察其四肢活动情况。出现脑卒中的患者中,需给予头部冰帽降温,降低氧耗;防止或减轻脑水肿;使用甘露醇、激素、利尿剂、白蛋白;神经细胞营养剂和全身营养支持。若患者出现抽搐时,应立即给予镇静剂和肌松剂抑制抽搐。定时给予患者翻身、叩背,促进痰液排除防止肺部感染。

(刘彤)

第二节　慢性缩窄性心包炎

一、术前护理

缩窄性心包炎由于心肌损伤严重,心肌收缩力弱,全身情况较差,妥善全面的术前准备尤为重要。

(一)一般准备

1.全身支持疗法　注意增强营养,对于血浆蛋白降低、腹水患者应给予高蛋白、高热量、低盐、清淡易消化饮食,同时注意维生素的补充。少食多餐,避免进食过硬的食物,以免引起消化道出血。根据病情酌情增加入血白蛋白、血浆的输注,还可多次少量输注新鲜血,以纠正低蛋白血症、贫血、营养不良等情况。

2.抗生素　结核或化脓性感染引起的患者,术前应用抗结核治疗或使用抗生素治疗。抗结核治疗要长期坚持,不能擅自停药,治疗时间不少于 6 周,最好为 3 个月,同时跟踪肝功能的检测结果。

3.水电解质平衡　肝大、腹水和周围水肿明显者,适当给予利尿剂,排出体内过多的水分。注意监测电解质,防止出现低钾、低钠血症,维持水电解质的平衡。

4.改善心脏功能　严密观察心率、心律、血压的变化,避免出现心功能不全的发生。心率快或心律不齐患者可小剂量应用洋地黄类药物。同时要严密观察是否有洋地黄中毒的症状和体征,一旦发现洋地黄中毒立即报告医生及时处理。

5.有胸水、腹水患者的护理　护士要定时测量患者的腹围、体重,并及时准确记录 24 小时尿量。经过治疗患者的胸水及腹水量仍较多时,术前 1～2 日可施行胸腹腔穿刺放水,腹部加压包扎,可以增加肺活量,有利于呼吸并减轻了腹压。降低了因心包剥脱后回心液体多造成的急性心衰的可能。

6.完善相关术前检查　完善血常规、尿常规、肝肾功能、凝血象、心电图、心脏彩超、X 线片等检查。

（二）术前心理护理

护士应加强对患者的巡视，并主动关心患者，了解患者的合理要求。鼓励患者表达自身感受和需要。讲解手术的目的、手术方法，需要配合重点，术后的注意事项，进行有针对性的心理护理。此外，手术前尽量达到以下要求：

1.患者呼吸功能，循环功能均转好。呼吸困难、水肿、端坐呼吸、胸水及腹水明显改善或减轻。

2.饮食状况有所进步。

3.心率低于120次/分，实验室检查结果基本在正常范围内，体温正常及活动能力有所提高。

4.每日出量（尿量）保持稳定。

二、术中护理

（一）常用手术径路

1.胸骨正中切口　目前应用较多，此种手术入路能够充分显露心脏各个部位及上下腔静脉，此种切口对术后呼吸功能影响小。一般呼吸功能较差或术前合并肺内病变的病例，多采用此切口。其缺点是，对左心尖与膈面的暴露较差。

2.左胸前外侧切口　经第四肋间隙开胸，右侧需切断结扎胸廓内的动脉，切断胸骨，左侧须达到腋中线。此种切口的优点是良好的显露心前区，尤其是左心，而且单侧开胸，对术后呼吸功能的影响小。缺点是对上、下腔静脉显露较差。

3.双侧胸前横切口　这种切优点是手术视野暴露良好，心脏左右两侧均可显露，更便于彻底切除心包，同时有利于术中及时处理意外。但是明显的缺点是切口较长、创伤较大，对术后呼吸功能的影响较大。

经胸部正中切口心包剥脱术：采用气管插管行全身麻醉。患者取仰卧位，背部及肩胛骨区垫高使胸部挺起，沿胸骨正中劈开胸骨。如遇胸骨后有粘连患者，可以一边分离粘连，一边用开胸器撑开两侧胸骨。暴露心包后，探查心包各处增厚的情况。增厚的心包纤维板和心外膜之间的间隙，这正是剥离心包的分界面。剥离心包时先自心尖部位开始剥离，顺序应是左、右心室前面、两侧面、心脏膈面，左、右心房及右室流出道。如粘连较轻时，可用手指套纱布或花生米钳予以钝性分离，不要过分牵拉或压迫心脏，更不要压迫冠状动脉血管，影响心脏供血。如粘连呈条索状或条带状改变时，可使用手术刀片或剪刀进行锐性分离。如粘连十分严重，不要强行剥离，可在其他位置重新切开、剥离心包，以先易后难为原则。根据术中患者心脏功能情况和心包粘连的程度决定剥离的范围，对于心包的剥离应力求彻底。

在心包剥离的过程中要严密观察心脏情况，如心脏过分膨胀并伴有收缩乏力时，则应将左、右心室前面大部分心包剥离即可。如术中出现心动过缓，多发室性期前收缩，循环不稳定或心肌发白，应暂停操作，查找原因处理恢复后，再继续剥离。左、右心室大部松解后，回心血量剧增，应及时给予强心利尿剂，避免心脏负荷过重。

慢性缩窄性心包炎术后的疗效与心包剥离彻底与否、心肌受损程度有密切关系。心包剥离彻底及心肌受损较轻的患者，术后胸、腹水消失，体内淤积的水分大量排出，体重明显减轻，心功能显著改善且远期效果良好。影响术后效果的因素一般是由于心包不能彻底切除，影响术后心功能的恢复，如上述症状再次出现，可考虑再次手术。慢性缩窄性心包炎引起的纤维性心外膜炎(fibrous epicarditis)如未剥离可引起残余心包缩窄,影响术后效果。而心肌由于长期受压,导致心肌淀粉样改变,引发心肌炎或心肌萎缩,影响心功能恢复。

（二）物品器械的准备

备好胸骨锯、高频电刀、除颤仪、负压吸引器、输液加温器、各种测压装置、各种急救物品等并保证性能良好,均能正常使用。准备心包剥离器械、骨蜡、明胶海绵、温生理盐水等。常规准备升血压药、强心利尿药、抗心律失常等各种急救药品,协助麻醉医师准备气管插管的用物及麻醉药物等。

（三）术中护士配合

1.呼吸循环管理　确保输液通路的通畅,麻醉前于患者上肢留置浅静脉留置针以供麻醉诱导用。麻醉后应配合麻醉医师于颈内静脉或股静脉置入中心静脉插管,连接中心静脉压监测设备。配合麻醉医师行桡动脉穿刺,穿刺后及时连接各种测压装置,建立连续动脉血压监测。同时,持续监测心率、血氧饱和度,间断行血气分析监测。严密观察心率、心律、血压、血氧、中心静脉压的变化。稳妥固定各种管道,保持通畅和有效的监测。静脉输液管路(3条或以上)必须保持通畅,其中一条管路为血管活性药物专用管路;另一条输液体,以晶体为主;第三条以输注全血、血浆等胶体为主。留置尿管并连接集尿器,保持尿管通畅,观察尿色、尿量。胸腔积液量的观察,以吸引瓶内液体量和纱布的失血量为主。准确记录入量和出量,保持各管路通畅压力正常,及时发现问题及时解决,避免意外发生。

2.用药管理　患者术中病情变化快、血管活性药种类较多。术前准备好各种急救药品,要用标签明确,放置合适以便取用。术中用药必须经过两名医护人员“三查八对”,执行口头医嘱时必须清晰、准确的重复一遍确认无误后,方可执行。使用过的药瓶、输液瓶、血袋等要保留至手术结束,并准确做好记录。血管活性药物要现配现用,剂量严谨准确。严禁在血管活性药通路推注药物,测中心静脉压或输血输液,以免影响血管活性药物进入体内的速度和量,影响患者循环稳定。

3.体温的维护　手术室的室温在22～24℃,患者身下铺电热毯,手术范围以外的部位加盖保温毯,将电热毯、充气保温毯的温度调至38.5～39.5℃;输注的药物可经输液加温仪加温输注的,将加温仪调至38～39℃后再输注。手术过程注意观察患者体温,及时调整和更改保暖措施,调整保温毯的温度,保持体温在正常范围内。

4.严格无菌操作,预防术中感染　手术器械及物品要严格消毒灭菌,手术开始前半小时常规使用抗生素。手术开始后则要控制人员的流动,包括工作人员都尽量减少出入手术间的频率,限制非手术参观人员进入。严格执行无菌操作技术,避免污染无菌物品。

三、术后护理

慢性缩窄性心包炎导致心脏束缚或受压,严重影响心脏舒张和收缩功能,一旦解除心脏的束缚,心脏即发生变化:一是术后心脏扩大,心肌收缩乏力,易发生低心排和心力衰竭,因此严密观察循环变化,血压、中心静脉压、心率和心律、呼吸、尿量、末梢温度、血气分析等;二是下腔静脉缩窄环消除后,肝脏淤血及组织水肿大量吸收,使回心血量剧增,心脏容量负荷加重,易出现急性心力衰竭。

（一）术后常规护理

1.严格控制液体入量　缩窄性心包炎术后解除了心包的束缚,大量组织间液回流入血循环,增加了心脏的前负荷,导致急性心力衰竭。因此,要严格控制液体量和输注速度,防止短时间内输入过量液体。同时给予强心、利尿等药物,防止急性肺水肿。严格控制液体量,使患者处于容量稍欠,轻度脱水状态。如患者出现心率快、血压低、中心静脉压低,提示可能为容量不足,可加快输血、输液速度,补充血容量。如患者出现心率快、血压高、中心静脉压升高时,则可使用扩血管药,减慢输血、输液速度及量,同时使用利尿剂,加快排除多余水分。

2.生命体征的监测　观察意识、心率、心律、血压、血氧饱和度、中心静脉压、四肢末梢温度及颜色、肢端的血管充盈度,足背动脉搏动情况。监测电解质情况,血清钾浓度的监测尤为重要,预防出现低钾血症。由于长期低盐饮食,并使用利尿剂,还要注意预防低钠血症。术后常规静脉应用洋地黄药物,常用毛花苷丙静脉推注,根据病情调整药物用量达到洋地黄化,控制急性心力衰竭,防止发生急性肺水肿。对心功能差的患者,更要严密监测有无洋地黄中毒的症状和体征。而对于心肌收缩乏力的患者,常用多巴胺及多巴酚丁胺持续泵入,增加心肌收缩力。

3.呼吸道的护理　保持呼吸道通畅,注意呼吸道的温化、湿化,定时吸痰,严格执行无菌技术操作,监测血气分析,防止低氧血症。患者病情平稳后,方可脱机,坚持给予胸部物理治疗,鼓励患者自行咳嗽、排痰,做深呼吸运动,注意听诊双肺呼吸音,痰液黏稠患者可遵医嘱给予雾化吸入治疗,化痰药物治疗等。

4.各种管路的护理　保持各种管路的通畅,妥善固定防止打折、扭曲、脱出。深静脉穿刺口处敷料,需每日进行更换,注意观察穿刺处皮肤颜色、状态,如有红肿、红疹、渗液,肿大时,应立即拔出,可更换其他部位重新穿刺。各种血管活性药物应标示明确,并标注好配制时间,避免搁置太久,在进药端与深静脉连接处,将标有药品名称的输液贴,贴于此处,以便护士换药、快推、停药时准确、及时、便捷操作,以免影响患者循环稳定。严密观察胸腔及纵隔引流情况,注意引流液的颜色、性质、量,如发现异常及时报告医生,引流液量、性质均正常患者每日更换引流瓶。留置尿管护理同尿管护理常规,注意观察患者尿的颜色、量。患者拔除留置尿管后,仍需注意患者的尿量变化。

5.疼痛的护理　保持病房内整洁、安静、舒适,温度、湿度适宜,减少探视人员,保证患者正常休息。教患者学会自我放松的方法,以及转移注意力的办法,适当给予心理暗示。术后可遵医嘱给予止痛药物。

6.心理护理　创伤性大手术后患者容易出现焦虑、恐惧,甚至出现创伤性精神障碍,因此心理护理尤为重要。首先,护士要积极主动关心患者,注意患者心理变化,各项操作前须向患者阐明操作的目的,注意事项并取得患者同意和配合,操作中注意观察患者的反映,安慰、鼓励患者,争取主动配合,操作后安抚患者对于他(她)的配合给予肯定。操作动作要求娴熟敏捷,尽量减少患者不必要的痛苦。护士能对仪器设备的功能、调试,准确、熟练的完成。注意与患者之间的交流方式。

7.其他护理　肝脏功能的保护。如术后24~48小时内出现黄疸,多数由于心包缩窄剥离后血液循环的改善引发,一般术后1周左右症状能自行消失。术后如患者有贫血或渗血症状,应给予适当的输血、血浆白,蛋白较低的患者,应及时补充人血白蛋白或血浆。对于结核性心包炎患者要继续抗结核治疗3~6个月。

8.基础护理　给予患者口腔护理、会阴护理及皮肤护理,定时翻身,经常受压部位给予按摩,防止褥疮的发生。

（二）术后并发症的观察与护理

1.心律失常　患者出现心律失常如心房纤颤、心动过缓、心动过速、室性期前收缩等异常心电。常规备用临时起搏器。出现心律失常时立即报告医生，根据心律失常的类型应用抗心律失常的药物，使用抗心律失常的药物时注意用药后药效及不良反应的观察。找出心律失常的原因，对应治疗。

2.低钾血症　患者血清钾浓度低于3.5mmol/L，出现腹胀、恶心、四肢无力等症状，也可无明显症状。密切监测患者的尿量，根据城量及时补钾，同时注意患者相关的症状和体征，发现异常及时报告医生及时处理。能口服补钾患者首选口服补钾，如需通过静脉补钾，补钾时注意心电图的变化。

（三）术后康复护理

心外科手术治疗护理常规包括术后的康复护理，严密观察患者生命体征的变化，给予心电、血压、血氧综合监护，观察各个引流管的通畅情况和引流液颜色、性质、量等，做好详细记录。注意观察尿量、尿色，准确记录。

患者转入普通病房就开始进行床边的康复护理，包括：定时翻身拍背、协助排痰，当患者咳嗽时，用双手护住刀口两侧肋骨，在患者用力咳嗽时给予加力，能够减轻刀口疼痛，痰液易咳出。痰多伴黏稠不易咳出时，采用经鼻腔吸痰法将痰液吸出。必要时加强雾化后进行吸痰，每次吸痰不超过15秒。鼓励并协助患者尽早床旁活动，活动适度以休息状态心率为基础值，运动强度保持在比基础值心率加20次/分，无心慌、气促等不适症状为宜。

（刘彤）

第三节　心脏移植

一、心脏移植的术前准备

心脏移植患者由于心功能减退，术前大多数患者存在有充血性心力衰竭，体内其他重要器官如肾、肺、脑等功能严重受损，这样就给手术及麻醉带来更大的危险性，充分地做好术前准备是心脏移植成功的关键之一。

（一）患者的心理准备

心脏移植患者绝大多数是经内科系统治疗无效，外科手术方法不能救治的终末期心脏病或极端复杂的先天畸形，只能采用心脏移植方法来医治。此种患者住院时间很久，严重充血性心力衰竭、心律失常困扰患者，对采用非手术治疗失去信心。对心脏移植有顾虑和不同程度的恐惧心理是可以理解的。患者的顾虑是多方面的，包括手术的安全性、效果、今后的生活、工作、婚姻、生育、经济和社会关系等问题。有些患者因思虑过度，精神过分紧张，产生失眠、心动过速或心律失常，甚至术后产生创伤性精神病。少数患者在手术前夜、术日清晨或进入手术室之前，因过度紧张造成心动过速、心室纤颤、心搏骤停。

为了消除患者的各种思想顾虑，要求医护人员耐心做思想工作，了解患者的心理状态，与患者多接触，详细解释患者提出的有关问题。也可请心理医生与患者交谈。必要时请进行过心脏移植的患者与其谈心，介绍术前自己的想法，术前心衰和心律失常造成不能正常生活和工作的痛苦心情，术后心功能好转，能正常生活及工作的喜悦心理，有时能起到意想不到的效果。让患者了解心脏移植可以治愈以前认为不能治疗的疾病,如:扩张型心肌病、肥厚型心肌病、晚期克山病,内科治疗无效的缺血性心肌病,用外科手术不能医治的复杂先天畸形等。鼓励患者树立对心脏移植的信心,调动患者主观能动性,积极配合治疗,有利术后顺利康复。并且要同患者交代术后进入 ICU 后可能出现的种种不适,例如:使用气管插管呼吸机辅助通气时出现口渴、排尿感、约束感等。同时,教会患者在出现不适时,应如何配合治疗,如何应对不适感。通过与患者的交流和沟通,树立患者长期存活的坚定信念。

(二)患者心脏移植术前准备及护理

当患者拟定进行心脏移植后,药物治疗的主要目的是保证躯体足够血液灌注,直到找到相配的供体。只有调整好心功能,才能保证心脏移植的顺利开展。由于心脏移植患者术前往往心功能Ⅲ、Ⅳ级,因此对心力衰竭应当给予积极治疗,采用强心、利尿剂、血管扩张剂、正性肌力药、抗心律失常药、免疫抑制剂及抗凝药物,必要时使用主动脉内球囊反搏、CRRT 等措施以纠正心衰,使心脏移植患者处于最佳状态,这样才能使移植工作效果良好。

为了预防心脏移植患者术前出现感染,应减少仪器设备的使用,缩短住院的时间以降低感染的风险。并且住院期间应采取必要的隔离措施和严格的无菌操作技术,治疗药物尽可能采用口服给药,如尚静脉输液的药物,应尽可能减少静脉通路,防止造成感染。治疗体内潜在的感染灶,改善患者营养,高蛋白饮食,保证有足够的热量,适当限制钠盐的摄入,纠正贫血和低蛋白血症。

术前一天应当给予进食易消化的食物,并且给患者洗澡,清洁皮肤。备皮范围包括:前胸、颈部、上腹部、两侧腋下及会阴部,备皮时应避免造成皮肤损伤引起感染,不利于术后护理。

术前一天晚遵医嘱使用镇静药,口服唑仑或肌注地西泮,使患者睡眠充足,提高手术成功率。术晨给予患者灌肠,并在心内科医生的护送下进入手术室,接受心脏移植手术。

(三)ICU 环境、护理人员和物品的准备

1. 环境的准备 感染是造成心脏移植术后近期死亡的重要原因之一,因此术后患者所处的环境有着严格的要求。美国斯坦福大学医疗中心要求移植术后的监护房间具正压气流系统,有高效空气过滤装置,滤过 $0.09\mu m$ 的微粒可达 99.9%。若病房无此设备,可采取控制感染的护理措施。首先,隔离室内开窗通风,清除杂物,将准备使用的各种仪器设备、药品、物品提前放置于隔离室内。用含氯清毒剂溶液(1000mg/L)擦拭隔离室内墙、地面、窗、玻璃、物体表面等。空气消毒的传统方法是用甲醛溶液 $2ml/m^3$ +高锰酸钾 $2g/m^3$ 熏蒸 12 小时,连续 4天。由于此种方法导致隔离室内空气刺鼻,使患者及医护人员出现不适,因此,自 2003 年以来我们使用 0.2% 过氧化氢溶液对房间进行喷雾消毒,然后关闭门窗,应用紫外线灯照射消毒 2 小时,臭氧空气消毒机每日 3 次,每次 15 分钟进行空气消毒。

2. 物品的准备 心脏移植的物品准备种类繁多,包括患者用物、治疗物品、常备药品等。在接到心脏移植的通知后,需立即建立护理小组,护理小组每名成员均由经验丰富的 ICU 护士担任。在进行物品准备时,需分工明确,每项内容均由专人负责,认真核对每项物品的备用情况,心脏移植的前两天准备好,放置于隔离间内备用。

3. 药物的准备 常备基础用药:肾上腺素 50 支、异丙肾上腺素 50 支、多巴胺 100 支、多巴酚丁胺 100 支、硝普钠 10 支、硝酸甘油 50 支、米力农 20 支、苯肾 10 支、利多卡因 20 支、乙胺碘呋酮(可达龙)12 支、门冬氨酸钾镁 20 支、沐舒坦 50 支、洛赛克 6 支、阿拓莫兰 10 支、

10％葡萄糖酸钙 30 支、10％KCl 50 支、毛花苷丙 20 支、呋塞米 50 支、特苏尼 30 支、喘定 20 支、力月西 10 支、20％甘露醇、5％碳酸氢钠、甘油灌肠剂 10 盒、25％$MgSO_4$、维生素 $K_1$10 支、速宁 30 支、鱼精蛋白 5 支、哌替啶 5 支、吗啡 5 支、巴曲酶 10 支。

营养类药物：卡文 4 袋、水乐维他 4 支、安达美 4 支、格利福斯 4 支、维他利匹特、百普力、力太。

抗生素、抗病毒药物：舒普深、泰能、氟康唑、威凡注射液、特治星、更昔洛韦。

需冰箱内恒温保存药物：凯纷 5 支、白蛋白、凝血酶原复合物、凯时针、垂体后叶素、丙泊酚、金双歧 10 盒、制霉菌素 1 盒、舒莱、纤维蛋白原、第Ⅷ因子。

口服药：泼尼松 5 盒、骁悉 2 盒、威凡 2 盒、环孢素 A 4 盒、雅施达 2 盒、叶酸 1 盒、吗啉 2 盒、硫酸亚铁 1 盒、钙尔奇 D 2 盒、多维元素片 5 盒、口泰 5 盒、华法林 1 盒、西地那非 5 盒（每片 100mg）。

备用液体：10％葡萄糖注射液 500ml、5％葡萄糖注射液 100ml、0.9％氯化钠注射药 100ml、灭菌注射用水 500ml。

4.医务人员的准备　移植患者的监护人员应相对固定，至少由 8 个具有丰富护理经验的人员组成。每个班 2 名护士（治疗班和护理班），每班 12 个小时。治疗班负责患者的所有治疗方案，执行医嘱、给药、观察病情并记录。护理班负责患者的各种基础护理项目，肢体功能锻炼，饮食护理。护理班同时负责布类、仪器、用物消毒及用物的传递，陪伴人员及外来人员的管理。待患者病情平稳、各管道拔除后，可改为每班 1 名护士。

二、心脏移植的术中护理

心脏移植可分为原位心脏移植术（orthotopic heart transplantation）和异位心脏移植术（heterotopic heart transplantation），前者是取出病心，再在病心原有位置上移植一颗健康心脏；后者是保留患者自身有病变的心脏，而将供心与之并列缝接，供心成为患者的子心脏。由于此方法较复杂并发症亦多，目前只占心脏移植的 1％左右。而原位心脏移植又分为标准法（图 2—1）和双腔静脉法（图 2—2）。双腔静脉法可保持较正常的三尖瓣功能和完整的窦房结功能，术后并发症少。因此，自 20 世纪 80 年代末期逐渐采用此法。

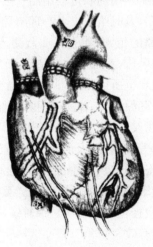

图 2—1　标准法

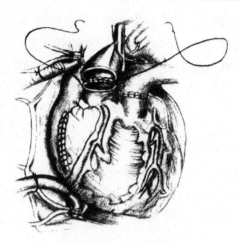

图 2-2 双腔静脉法

（一）手术环境准备

手术室感染管理对手术的一次成功、伤口的Ⅰ期愈合、患者的早日康复起着十分重要的作用，严格的清洁灭菌制度是控制感染的基础，因此，术前一天对室内物品进行清洁，凡手术用物、器械、仪器、设备等在术前一天移入手术间，用 500mg/L 消佳净擦抹仪器、设备表面，开启层流 24 小时，室温 20~24℃，全麻后调节室温在 20℃，开始复温后调节室温在 24℃，湿度 40%~60%。

（二）手术配合

心脏移植手术与常规心脏手术有所不同，对人员的要求也格外严格。因此，为更好地配合手术，确保手术成功，需选派经验丰富、身体素质好、责任心强、反应敏捷的主管护师参加，配备器械护士 2 名，巡回护士 2 名。

术前做好手术护士的培训工作，学习心脏移植相关知识及术前病例讨论，参加动物实验手术配合，熟悉手术方案及配合步骤，掌握手术中特殊器械的使用，熟悉术中用药的药理性能、使用方法及其配制，以便术中积极主动配合。参加术前病例讨论时做好仔细分工，熟悉分工的相应内容，熟悉手术方法、手术步骤及解剖位置，了解术者的习惯。

1.巡回护士提前按要求配制术中用药和抢救用品　接到通知后推车接患者入手术室，协助患者取舒适体位，建立静脉通路，及时给予患者心理疏导，缓解紧张情绪。协助麻醉医师进行麻醉诱导、气管插管和各种管路的植入，建立各项监测，留置尿管监测尿量，放置肛温和鼻咽温探头并妥当固定。患者取仰卧位，背部用软枕垫高 15°，使胸骨向前突出，便于手术暴露。巡回护士根据手术进展及时供应台上所需物品，调节室温在 22~24℃，体外循环常温期调节变温毯在 38℃，以免低温引起心室颤动、心律不齐、酸中毒等不良反应。术中按时静注抗生素，严格无菌操作，控制室内参观人员，防止感染。密切观察心电图、中心静脉压、平均动脉压、血氧饱和度、血压、体温、尿量等的变化，及时记录。开放主动脉时有可能出现心室颤动、循环不稳定等意外，做好应急准备。转流前、中、后抽取血标本进行生化血气分析，调节酸碱平衡和血液稀释度，补充电解质，维护机体内环境稳定。及时间输机器余血，提高血浆胶体渗透压，促进心脏功能恢复。随时检查各输注管路是否通畅，防止管路脱出造成不必要的失血，同时管路的通畅可确保用药安全有效。

2.器械护士配合　按常规与巡回护士清点器械及敷料。胸骨正中劈开进胸后，常规建立体外循环,备一大盆生理盐水冰泥,以能浸没供心为宜。确认供心可用后,切除病心,将修剪好的供心用冰纱垫双手托送到台上,吻合时术者再做精细的修剪,然后移供心于心包腔内按正常位置摆好,置冰泥于心包腔内,先用 0/4 Prolene 线依次吻合供受体左心房、房间隔、右心房。再用 4-0 Prolene 线完成供心与受者的主动脉吻合,在吻合过程中定时向供心表面置冰泥,然后开放循环,除颤复跳后再用 15-0 Prolene 线吻合供受体的肺动脉。检查各吻合口无漏血后中和肝素止血,房室各置 2 根起搏导线,彻底止血后分别在心包腔深部及胸骨后各置一根引流管,清点物品无误后关胸。器械护士要充分备好各类器械、缝线、体外循环管道、止血用品、大量无菌冰泥。熟练掌握手术步骤,提前备好手术器械及缝线,确保传递准确无误,目的在于争取手术时间,缩短移植心脏缺血时间。对术中所用缝针要及时收回,以免遗漏,注意保持术野干净,敷料浸湿及时更换。

3. 术中感染的控制 感染是心脏移植术后早期最常见的并发症之一,是主要的致死原因。由于接受器官移植患者术后需用大量的免疫抑制剂,最容易发生感染,故参加手术人员要自觉执行各项无菌技术操作,并严格控制出入手术间的人数。手术中严格执行无菌操作,督促手术人员共同遵守,避免通过空气、手术器械、手术人员的手增加患者感染的可能。

三、心脏移植的术后护理

(一)术后常规处理

心脏移植术后的处理,基本同体外循环下心脏手术的常规处理。但移植术后有以下特点:心脏无神经支配,供心缺血损害明显,而受体一般肺血管阻力较高,故容易引致右心衰,须用免疫抑制剂,易感染,需要无菌隔离治疗。

1. 血流动力学支持 基于供心的特殊性,心脏移植后的患者的血流动力学系统需要予以支持,异丙肾上腺素能直接作用于 β 受体而产生正性肌力及增加心率作用,同时还可增加心室舒张期充盈提高每搏输出量。通常使用量在 $0.05 \sim 0.5 \mu g/(kg \cdot min)$。另外,多巴胺、多巴酚丁胺及米力农等强心药也可考虑使用。术后早期维持血流动力学指标达到:中心静脉压 $8 \sim 12 mmHg$,血压 $100 \sim 110 mmHg$,心率 $100 \sim 120$ 次/分。心脏移植为终末期心脏病患者,由于长期心衰,左房压增高,慢性肺淤血,肺血管痉挛,故至发生器质性改变,导致肺动脉高压,肺血管阻力增高,心脏移植术后早期容易出现右心衰竭。临床上若出现中心静脉压急剧增加、静脉怒张、肝脏肿大、右室舒张设大于 $10 mmHg$,即可诊断急性右心功能不全,其发生是心脏移植早期死亡的最重要原因。

急性右心功能不全处理如下:

(1)应用正性肌力药物:如多巴胺、多巴酚丁胺。

(2)对于中重度的急性右心衰可考虑使用 PGE_1:初始量 $25 ng/(kg \cdot min)$,以后逐渐增至 $100 \sim 200 ng/(kg \cdot min)$。但是凯时效果比 PGE_1 效果好,初始量 20ng/h,以后可逐渐减量。

(3)磷酸二酯酶抑制剂-米力农:初始量以 $2.5 \mu g/(kg \cdot h)$ 静点 20 分钟后,以 $0.5 \mu g/(kg \cdot h)$ 维持,最多可用 5 天。

(4)利尿剂的合理使用:首选呋塞米,在呋塞米效果不理想的情况下,如能口服可与螺内酯和氢氯噻嗪联合应用,或使用利尿合剂。

2. 预防感染 心脏移植后由于早期使用了大剂量免疫抑制剂,患者极易发生感染,术后一年内行 10% 的严重感染,使感染所致的病死率和由排斥反应所致的病死率相似。为了有效

地避免感染,必须严格执行消毒隔离制度,具体措施如下:

(1)患者周围的空气环境要清洁,进入隔离病房的工作人员要减少达最低限度。工作人员入室前,首先用含氯制剂溶液(1000mg/L)泡手 3 分钟以上,更换口罩、帽子、衣裤、鞋后方可进入。所有掉在地板上的用品一般不再拾起重用。患者的护理和医疗操作遵循从最干净的区域着手,最后在最不干净处完成。

(2)接触患者及床单位前、后均应用手消揉搓双手 3 分钟以上。尽量减少不必要的穿刺部位,如动脉穿刺测压。各保留穿刺部位、胸腔引流部位、连接导线部位,每 8 小时用聚维酮碘消毒一次。

(3)低阻力细菌过滤器、密闭式吸痰管需每天消毒更换,如有痰液污染,立即更换。呼吸机管路可一周更换一次,若出现患者咳嗽导致痰液反流污染管道,需立即更换。

(4)每日用臭氧机空气消毒,每次 15 分钟,每天三次。每班使用 1:600 特效消毒净擦拭地板、物体表面一次。

(5)每日更换床单、被罩、枕套一次,若沾染血迹,则需随时更换。工作人员工作服消毒后每日更换,每班浸泡工作人员拖鞋一次。

(6)一次性用品每日更换,需反复使用品,如听诊器等,经环氧乙烷消毒密封后固定室内专用。

(7)患者餐具:尽量使用一次性用品,瓷器或金属类餐具用 1:800 特效消毒净浸泡,每餐后消毒一次。

(8)外来物品均用 1:50 高效灭菌灵擦拭后进入,禁止带皮水果入内。

(9)遵医嘱做好各种培养,以检测可能的早期感染。

(10)每班更换酒精、聚维酮碘、纱布罐、治疗盘、无菌持物钳。

(11)患者的清洁要求:术后 3 周之内为避免牙周组织损害而易导致口腔感染,应避免刷牙,只用蒸馏水或含碘的消毒水或氯己定漱口,每日多次或每餐后 1 次,3 周之后可开始刷牙;每日清洁会阴一次,大便后随时清洗;每日多次用消毒水清洗双手。饭前便后特别是看了报纸杂志之后,均须用消毒水清洗双手;男患者用电剃须刀剃须。

3.实验室检查常规

(1)血气分析,每 4 小时一次;血常规、离子每日两次。

(2)血小板、凝血酶原时间、尿常规、尿比重、血清钙离子、镁离子,每日一次。

(3)环孢霉素 A(CsA)血浓度:每周一次,改用剂量三天后可查。

(4)肌酐清除率,每周二次。

(5)咽喉、痰细菌培养每日一次;血、尿细菌培养每周一次,必要时可连续监测。

4.特殊检查

(1)心电、胸片、心脏彩超,术后即刻、术后第一周内每日一次。

(2)心肌活检如无明确排斥反应表现,术后第一周可不作心肌活检,但在术后十日内尽可能完成第一次心肌活检,以后每 1~2 周一次,如怀疑排斥反应存在可随时进行心肌活检,以明确排斥反应程度,确定治疗方案。

(二)心脏移植患者管道的护理

心脏移植术后患者由于管路繁多,护理起来难免手忙脚乱。如果能够正确、合理地进行管道护理,护理工作自然就会井然有序。临床管道的共同特点是:通过特殊的导管器械,直接进入人体内部,达到诊断和治疗疾病的目的。绝大多数管道的置入是有创的,易造成感染,从而导致患者死亡。在进行各项护理操作时,在遵循一般护理常规的基础上必须严格认真地执行无菌操作和隔离技术,这是预防感染的重要保证。缩短各种导管在体内停留的时间,根据病情尽早拔除,减少因管道留置时间过长引起的感染机会。每个治疗管道拔除时,导管尖端需送检做细菌培养。

1. 气管插管的护理　要根据患者血氧饱和度、听诊、气道压等情况适时吸痰,按气管插管的型号选用密闭式吸痰管,它能降低呼吸道感染发生率、减少吸痰过程中 SpO_2 下降。吸痰时动作轻柔,每次吸痰时间不超过 15 秒,观察痰液颜色、性质、量。痰液黏稠者,可通过雾化吸入,稀释痰液以促进排痰。气管插管期间每日做痰细菌培养。气管内插管时间＞24 小时者,每日两次口腔冲洗,冲洗液可用生理盐水或口泰漱口液。呼吸机管道及湿化瓶每日更换。翻身或有较大体位变动时应断开呼吸机,采用人工呼吸器,避免管道牵拉使患者产生不适或造成管道脱出。

2. 动脉置管的护理　每日更换透明敷料,如有血迹或渗出随时更换。因为血液是最好的细菌培养基,所以必须保证管道、换能器、三通及三通连接口处无血迹。每次用动脉管道采血结束时,应消毒通口处,再盖三通帽,可避免血迹滞留,造成感染。三通连接处及换能器处用大块开腹纱布(共六层纱布)或四足无菌纱布包裹。如病情稳定,尽早拔除改为无创袖带式血压监测。

3. 静脉置管的护理　心脏移植患者多采用三腔深静脉留置针和 1～2 个浅静脉通路。通路的选择上,可利用浅静脉泵入扩血管药物,如硝普钠,因为该药可以和其他药物发生反应,降低药效或发生毒性反应,应单独一路泵入。也可利用浅静脉输注血制品。若在术后一周内拔除浅静脉置管,应每 4 小时消毒针眼处一次并更换敷料直到 24 小时。深静脉置管的三个通路可作如下安排:中间一路,管径最粗、留置最深的,可用作 CVP 的测量,同时输血、补钾或补液,临时静脉推注的药物均可从此路给药;另外两路,分别泵入利尿脱水剂和血管活性药,血管活性药如多巴胺、肾上腺素、米力农、硝酸甘油等。每路输注的药品注意配伍禁忌,并且均应在管道前端清晰、醒目标记输注的药品名称,抢救时才能做到快速、准确给药,为成功抢救争取时间。所有输液管路要连接紧密,三通连接处用四层无菌纱布包裹,如有血迹及时更换。每班检查并记录三腔静脉导管外露的长度是否一致,避免置管脱出造成药液无法进入患者体内的严重后果。穿刺口处每日消毒一次,并更换透明敷料和输液、输血管道。每班检查穿刺口处是否红、肿、有渗出,若出现皮肤异常,疑似感染,应立即留取分泌物做细菌培养,并更换留置位置。拔除导管后压迫止血,穿刺口处 24 小时内处理同浅静脉拔针,24 小时后每日消毒,每日更换透明贴一次直至伤口干燥结痂、自然脱落。

4. 漂浮导管即 Swan-Ganz 导管的护理　Swan-Ganz 导管有多个分支,黄色接口管路置管于肺动脉处,因此我们用此路泵入前列腺素,降低肺动脉压效果显著。选用蓝色接口管路监测 LAP,此通路必须标志清楚,绝对严禁进气。拔除导管,处理方法同上述深静脉置管。

5. 心包纵隔引流管护理　观察引流的颜色、性质、量,每日更换引流瓶及连接管,严格无菌操作,并留取引流口处分泌物做细菌培养。

6. 胃管的护理　术后早期给予持续胃肠减压护理,观察胃液颜色、性质、量,及时发现因应激性溃疡导致的消化道出血的征象。若无出血征象,可在术后第二天,从少量开始给予胃肠内营养,每次鼻饲前,抽吸胃液,若量＞150ml 暂缓鼻饲。每班次观察置管深度,若有脱出应及时更换,避免误吸。

7.尿管的护理 采用密闭式尿瓶装置,减少尿路与外环境的接触,避免感染的发生。

8.CRRT 管路的护理 管路每日更换一次,置换液不可过早配制,提前 30 分钟即可。补镁和补钙不可加入置换液及管路中,避免镁离子、钙离子遇碳酸氢根产生沉淀,阻塞滤器。保持各部位连接紧密。穿刺口处消毒、处理同深静脉置管。

9.体外膜肺氧和管路的护理 体外膜肺氧和(extracorporeal membrane oxygenation,ECMO)是将血液从体内引到体外,经膜肺氧合后再用血泵或体外循环机将血液泵入体内,目前临床尚未广泛开展。导管通常选用股静脉和股动脉放置,要求单侧下肢制动,注意末梢皮肤护理和保暖,翻身时可采用轴向翻身,防止管道脱出。观察出血征象,密切监测 ACT(200~250 秒)和血小板计数。拔除导管处需局部缝合,6 小时内给予沙袋压迫止血,拔管早期需密切监测生命体征,观察置管处局部是否出现血肿,坚持每日消毒、更换敷料一次。

除了上述治疗用管道外,监护用的管道也很多。我们通常将监测线长度调整适宜(以不影响正常活动、翻身为宜),多余的导线缠好固定在吊塔上。仪器的摆放也是有学问的,呼吸机、监护仪、临时起搏器、动脉压力换能器、引流瓶、尿瓶置于患者左侧便于监测、观察。胃管、负压吸引置于患者头部上方以节省空间。注射泵、输液泵置于患者头部右侧上方便于给药。若心 CRRT 可放置于患者右侧肩部水平位置,ECMO 机器放置于患者右侧小腿水平处即可。整齐的环境既方便医护人员进行各种操作,又使患者感到舒适,增强了康复的信心。

(三)心脏移植排斥反应的观察与处理

排斥反应(graft rejection)本质上也是一种免疫反应,是由组织表面的同种异型抗原诱导的。在不同个体之间进行异体组织器官移植时往往会产生排斥反应,这是供体与受体组织不相容的一种表现,主要是因为不同个体的组织细胞的细胞膜上包含有不同的抗原成分所致。按排斥反应发生的时间快、慢,把排斥反应分为三种。

1.排斥反应的分类

(1)超急性排斥反应:这是一种发生在心脏移植术后早期的排斥反应。供心恢复血液循环后,立即出现供心复跳困难,表面呈现发绀、花斑,任何药物、辅助循环均不能起到作用最终导致心肌广泛性缺血和坏死。此情况临床上较少见。

(2)急性排斥反应:超过 80% 的急性排斥反应会发生于术后 3 个月内。最高的危险因子包括女性、人类白细胞抗原不合及器官源自年轻或女性捐心者。即使应用了环孢霉素 A 等强力免疫抑制药,但临床上并不能够完全控制急性排斥反应的发生。

(3)慢性排斥反应:慢性排斥反应多发生在心脏移植 1 年以后,往往是由于供心冠状动脉增殖性病变而导致冠状动脉狭窄和闭塞,最终患者可能因心肌梗死或心力衰竭而死亡。

2.排斥反应的监测和护理要点 心脏移植能否成功,很大程度上取决于对排斥反应的控制情况,目前,最可靠的急性排斥反应监测指标为心肌活体组织病理形态学,但由于心内膜心肌活检创伤较大,给患者带来了一定程度的痛苦和危险,因此,临床上通常根据其他的无创性监测指标来衡量患者是否出现了排斥反应,包括临床表现、影像学检查、免疫学检查。

(1)症状:术后一个月内,患者病情趋于稳定,正逐渐恢复因手术创伤所造成的不适感觉。此时,若又重新出现了低热、乏力、厌食,周身不适、活动后心悸、气短,应高度怀疑出现了急性排斥反应,应立即进行一些相关检查或心内膜心肌活检。

(2)体征:急性排斥反应出现后,通常伴有心脏扩大、心率增快、心音低弱或奔马律、血压下降、心律失常以及心功能不全的征象。

（3）X 线检查：心影增大、心包积液、肺水肿、心力衰竭。

（4）心电图：心率突然加快或新近出现一些心律失常也提示存在急性排斥反应。

（5）超声心动图：对诊断排斥反应有一定的临床意义。心功能在稳定之后又出现功能障碍，可提示出现排斥反应。

（6）心内膜心肌活检：是目前诊断心脏移植后排斥反应唯一可靠并可以连续观察的方法，该方法在国内、外应用已相当普及。由于操作时需使用活检钳进入上腔静脉至心内膜到提取心内膜组织，为避免穿刺口局部出血，穿刺处时放置无菌沙袋迫止血，患者至少需平卧 2 小时。活检术后 24 小时严密观察患者的临床表现，监测心电图及血压，注意有无严重的心律失常和心包填塞；注意观察穿刺部位有无出血和血肿，加压包扎处不可过紧，以防造成肢体缺血坏死，如出现穿刺处止血困难，可酌情应用鱼精蛋白中和。第一次心内膜活检一般在心脏移植术后 7～9 天；半年后每 3～4 周活检 1 次；2 年后每 4～6 个月活检 1 次。

（刘彤）

第三章　呼吸系统疾病护理

第一节　急性气管－支气管炎

急性气管－支气管炎(acute tracheobronchitis)是由生物、物理、化学刺激或过敏等因素引起的急性气管－支气管黏膜炎症,临床表现主要为咳嗽和咳痰,以小儿、老年人等体弱者多见,由细菌、病毒感染引起,受凉为主要诱因,多发生于寒冷季节或气候突变时。

一、病因与发病机制

1.微生物　常见病毒为腺病毒、流感病毒、单纯疱疹病毒、呼吸道合胞病毒和副流感病毒等,常见细菌为流感嗜血杆菌、肺炎链球菌、卡他莫拉菌等,近年来支原体和衣原体感染明显增加,在病毒感染后继发细菌感染亦较多见。

2.物理、化学因素　冷空气、粉尘、刺激性气体或烟雾的吸入均可刺激气管－支气管黏膜,引起急性损伤和炎症反应。

3.过敏反应　常见的吸入性过敏原如花粉、有机粉尘、真菌孢子、动物毛皮及排泄物等,对细菌蛋白质过敏、寄生虫(如蛔虫、钩虫的幼虫)在肺内移行,也均可致病。

二、临床表现

1.症状　起病较急,全身症状较轻,可有发热,多于3~5天后消退,持续发热提示可能并发肺炎。初为干咳或有少量黏液性痰液,随后可转为黏液脓痰,痰量增多,咳嗽加剧,偶伴血痰。患者在深呼吸和咳嗽时可感胸骨后疼痛,伴支气管痉挛时可出现程度不等的气促、胸闷。

2.体征　呼吸音可正常,也可听到散在干、湿性啰音,支气管痉挛时可闻及哮鸣音。

三、实验室及其他检查

病毒感染时,周围血白细胞计数多正常。细菌感染时,可伴白细胞计数和中性粒细胞升高,血沉加快。痰涂片或培养可发现致病菌。X线胸片检查多有肺纹理增粗。

四、诊断要点

根据病史、咳嗽、咳痰等呼吸道症状,肺部散在啰音等体征,结合血常规和胸部X线检查,可做出临床诊断。病毒和细菌检查有利于病因诊断,需与流行性感冒、急性上呼吸道感染、支气管肺炎等相鉴别。

五、治疗要点

1.一般治疗　休息,避免劳累,多饮水,保暖,防止受凉。

2.对症治疗　咳嗽无痰或少痰时,可用喷托维林镇咳;有痰不易咳出时,可用盐酸氨溴索(沐舒坦)、桃金娘油提取物(吉若通)等化痰,或雾化吸入;也可口服复方甘草合剂等中成药。发热、疼痛时,可用解热镇痛药对症处理。

3.抗菌治疗 首选大环内酯类、青霉素类,也可选头孢菌素类或喹诺酮类药物,感染严重时应根据药敏试验选择药物。

六、常见护理诊断/问题

1.清理呼吸道无效 与呼吸道分泌物多、痰液黏稠有关。
2.体温过高 与气管-支气管炎症有关。
3.舒适受限 与气道炎症所致的全身症状有关。

七、护理措施

1.环境与体位 保持室内空气洁净、流通,温度为 23～25℃,湿度为 50%～60%;协助患者取舒适体位,多休息。

2.饮食与活动 指导患者摄入高蛋白、高维生素、高热量、清淡易消化的饮食,避免辛辣刺激性食品。多饮水,每天 1500ml 以上,有利于稀释痰液。指导患者活动以不感到疲劳为宜,如散步等。

3.病情观察 观察咳嗽、咳痰情况,记录痰的颜色、量及性状等,正确收集痰标本送检。监测生命体征。

4.发热护理 可选用温水拭浴、冰袋等物理降温方式,指导患者多饮水。

5.用药护理 遵医嘱使用抗生素及止咳、祛痰、止痛等药物,用药过程中注意观察药物疗效及副作用,及时处理不良反应。

6.促进有效排痰

(1)深呼吸和有效咳嗽:指导患者采取有效咳嗽排痰的方法。咳嗽时取坐位,头稍前倾、肩膀放松、稍屈膝,如病情允许可使双足着地,利于胸腔扩张。咳嗽前先缓慢深吸气,吸气后屏气片刻再快速咳嗽,咳嗽时腹肌收缩,腹壁内陷,加强有效咳嗽,排出痰液,再缓慢吸气或平静呼吸片刻,准备再次咳嗽。排痰后用温水漱口保持口腔清洁。

(2)吸入疗法:痰液黏稠、排痰困难者可遵医嘱雾化吸入治疗。

(3)胸背部叩击:禁用于未经引流的气胸、肋骨骨折或有骨折史、咯血、低血压、肺水肿等患者。叩击方法:患者侧卧或坐位,胸背部覆盖单层薄布,叩击者双手手指弯曲并拢,掌侧呈杯状,用手腕的力量,从肺底自下而上、从外到内,迅速、有节律地叩击胸背部,叩击频率和力量以患者能接受为宜。每次叩 5～15 分钟,每天 3～4 次,在餐后 2 小时至餐前 30 分钟内进行。叩击时密切观察患者反应,如有不适立即停止。排痰后协助患者口腔护理,观察痰液性状。

(4)机械吸痰:适用于痰液黏稠、咳嗽无力、意识不清者。按需适时吸痰,每次吸痰少于 15 秒钟。吸痰前、后适当提高氧气吸入浓度,防止引起低氧血症。

7.心理护理 向患者及家属介绍疾病相关知识,避免产生焦虑等情绪。如患者感疼痛,应采取各种方法帮助患者缓解疼痛,如听音乐等,必要时遵医嘱使用药物缓解,观察用药反应。

八、健康指导

1.增强体质 鼓励患者积极参加体育锻炼,增强体质及免疫力,选择合适的体育活动,如太极、散步、慢跑等有氧运动。

2.避免复发　避免吸入环境中的有害气体、化学物质等刺激物,戒烟并避免被动吸烟。

(吴薇)

第二节　慢性阻塞性肺疾病

慢性阻塞性肺疾病(chronic obstructive pulmonary disease,COPD)简称慢阻肺,是一种以气流受限为特征的肺部疾病,气流受限不完全可逆,呈进行性发展。

COPD是呼吸系统常见病和多发病,患病率和死亡率高,其死亡率居疾病死因的第4位。近年对我国7个地区20245名成人的调查显示,40岁以上人群COPD患病率为8.2%。因患者肺功能进行性减退,严重影响劳动力和生活质量,据世界卫生组织的研究,至2020年,COPD疾病的经济负担将上升为世界第5位。

一、病因与发病机制

病因尚不清楚,目前认为COPD与气道、肺实质和肺血管的慢性炎症密切相关。

1.吸烟　吸烟者慢性支气管炎的患病率比不吸烟者高2~8倍,烟龄越长、吸烟量越大,COPD患病率越高。烟草中的尼古丁、焦油、氢氰酸等化学物质可损伤气道上皮细胞,使巨噬细胞吞噬功能降低,纤毛运动减退,黏液分泌增加,气道净化能力减弱而引起感染。慢性炎症和吸烟刺激可使支气管平滑肌收缩,气流受限,还使氧自由基增多,诱导中性粒细胞释放蛋白酶,抑制抗蛋白酶系统,使肺弹力纤维受到破坏,诱发肺气肿。

2.职业性粉尘和化学物质　如烟雾、工业废气、过敏原、室内空气污染等,高浓度或长时间吸入,均可导致COPD。

3.空气污染　大气中的有害气体,如SO_2、NO_2、Cl_2可损伤气道黏膜,使纤毛清除功能下降,黏液分泌增多,诱发细菌感染。

4.感染　病毒和细菌感染是COPD发生和急性加重的重要因素,长期、反复感染可破坏气道黏膜正常防御功能,损伤细支气管和肺泡,导致COPD发生。

5.蛋白酶-抗蛋白酶失衡　蛋白酶对组织有损伤和破坏作用,抗蛋白酶对弹性蛋白酶等多种蛋白酶有抑制作用,蛋白酶增多或抗蛋白酶不足均能导致组织结构破坏产生肺气肿。

6.氧化应激　氧化物可直接作用并破坏蛋白质、脂质、核酸等生物大分子,导致细胞功能衰竭或死亡,也可引起蛋白酶-抗蛋白酶失衡,促进炎症反应。

7.炎症机制　COPD的特征性改变是气道、肺实质、肺血管的慢性炎症,中性粒细胞的活化和聚集是重要环节,通过释放中性粒细胞的多种蛋白酶引起慢性黏液高分泌状态并破坏肺实质。

8.其他　多种机体内在因素(如自主神经功能失调、呼吸道防御和免疫功能降低、营养不良以及气温变化等)都可能参与COPD的发生、发展。

二、病理

COPD主要为慢性支气管炎和肺气肿的病理改变,各级支气管均有以中性粒细胞、淋巴细胞为主的炎症细胞浸润,支气管黏膜上皮细胞变性、坏死,形成溃疡。慢性炎症导致气道壁损伤和修复过程反复循环发生,导致气道壁结构重塑,胶原含量增加及瘢痕组织形成,进而造成气腔狭窄,引起固定性气道阻塞。肺气肿病理改变可见肺过度膨胀,弹性减退,出现多个大小不一的大疱。

在早期,COPD 对呼吸功能的影响局限于细小气道,表现为闭合容积增大,反映肺组织弹性阻力和小气道阻力的动态肺顺应性降低;当病变累及大气道时,肺通气功能障碍,最大通气量降低。随着肺气肿加重,可导致肺泡周围的大量毛细血管受膨胀的肺泡挤压而退化,毛细血管大量减少,肺泡间血流量减少,致使通气/血流比例失调,也有部分肺区存在肺泡通气不良,导致换气功能障碍。通气、换气功能障碍引起缺氧、二氧化碳潴留,发生低氧血症和高碳酸血症,最终发展为呼吸衰竭。

三、临床表现

(一)症状

1.慢性咳嗽、咳痰　多为晨起咳嗽,咳痰明显,白天较轻,夜间有阵咳或排痰,多为白色黏液或浆液性泡沫痰,偶带血丝。急性发作伴细菌感染时痰量增多,可排脓痰。随病情发展可终身不愈。

2.气短或呼吸困难　早期仅在体力劳动时出现,随着病情进行性加重,甚至休息时也感到呼吸困难,这是 COPD 的标志性症状。

3.喘息和胸闷　重症患者或急性加重期出现喘息。

4.其他　晚期患者有体重下降、食欲减退等全身症状。

(二)体征

早期可无异常,随着病情进展出现以下体征:①视诊:胸廓前后径增大,肋间隙增宽,胸骨下角增大,称为桶状胸;②听诊:双肺呼吸音减弱,呼气延长,部分患者可闻及干性和(或)湿性啰音;③叩诊:肺部叩诊过清音,心浊音界缩小,肺下界和肝浊音界下降;④触诊:两侧语颤减弱或消失。

(三)COPD 严重程度分级

根据第 1 秒用力呼气容积占用力肺活量的百分比(FEV_1/FVC)、第 1 秒用力呼气容积占预计值百分比($FEV_1\%$预计值)和症状可对 COPD 严重程度分级(表 3-1)。

表 3-1　慢性阻塞性肺疾病的严重程度分级

级别	程度	分级际准
0 级	高危期	有慢性咳嗽、咳痰,肺功能正常
Ⅰ 级	轻度	轻度通气受限($FEV_1/FVC<70\%$,$FEV_1 \geqslant 80\%$预计值),伴或不伴咳嗽、咳痰
Ⅱ 级	中度	通气受限加重($FEV_1/FVC<70\%$,50%预计值$\leqslant FEV_1<80\%$预计值),伴或不伴慢性咳嗽、咳痰
Ⅲ 级	重度	通气受限加重($FEV_1/FVC<70\%$,30%预计值$\leqslant FEV_1<50\%$预计值),症状加重,活动时多有呼吸急促
Ⅳ 级	极重度	通气受限($FEV_1/FVC<70\%$,$FEV_1<30\%$预计值;或当 $FEV_1<50\%$预计值合并出现呼吸衰竭或右心衰竭等并发症,仍属于Ⅳ级),患者生活质量降低,若进一步恶化可危及生命

(四)COPD 病程分期

1.急性加重期　在短期内咳嗽、咳痰、气短和(或)喘息加重,痰量增多,呈脓性或黏液脓性,可伴发热。

2. 稳定期　咳嗽、咳痰、气短等症状稳定或较轻。

（五）并发症

自发性气胸、慢性肺源性心脏病、呼吸衰竭等。

四、实验室及其他检查

1. 肺功能检查　肺功能检查是判断气流受限最主要的客观指标，对 COPD 诊断、严重程度分级以及疾病进展、预后及治疗反应等有重要意义。第一秒用力呼气量占用力肺活量的百分比（FEV_1/FVC）是评价气流受限的敏感指标；第一秒用力呼气量占预计值百分比（$FEV_1\%$预计值）是评估 COPD 严重程度的良好指标。吸入支气管扩张剂后 $FEV_1/FVC<70\%$ 及 $FEV_1<80\%$ 预计值者，可确定为不能完全可逆的气流受阻。

2. 影像学检查　早期胸片检查可无变化，以后可出现肺纹理增粗、紊乱等非特异性改变，也可出现肺气肿改变或有肺大疱征象。

3. 血气分析　对确定低氧血症、高碳酸血症、酸碱平衡失调以及判断呼吸衰竭类型有重要意义。

4. 其他　并发细菌感染时，外周血白细胞计数增高，核左移；痰培养可检出病原菌。

五、诊断要点

根据吸烟等高危因素史、临床症状、体征、肺功能检查等综合分析确定。不完全可逆的气流受限是诊断 COPD 的必备条件。

六、治疗要点

（一）急性加重期治疗

1. 支气管舒张剂　可缓解患者呼吸困难症状。①β_2-受体激动剂：沙丁胺醇气雾剂，每次 $100\sim200\mu g$（$1\sim2$ 喷），疗效持续 $4\sim5$ 小时；特布他林气雾剂亦有同样效果；沙美特罗、福莫特罗等长效制剂每日吸入 2 次。②抗胆碱能药：异丙托溴铵气雾剂，起效较沙丁胺醇慢，每次 $40\sim80\mu g$（$2\sim4$ 喷），每天 $3\sim4$ 次；长效制剂噻托溴铵每次吸入 $18\mu g$，每天 1 次。③茶碱类：茶碱缓释或控释片 0.2g，每天 2 次；氨茶碱 0.1g，每天 3 次。有严重喘息症状者可给予雾化吸入治疗以缓解症状。

2. 低流量吸氧　发生低氧血症者可持续低流量鼻导管吸氧或文丘（Venturi）面罩吸氧，一般给氧浓度为 $25\%\sim29\%$。

3. 抗生素　根据病原菌种类和药敏试验结果选用抗生素治疗，如 β-内酰胺类或 β-内酰胺酶抑制剂、第 2 代头孢菌素、大环内酯类或喹诺酮类。

4. 糖皮质激素　选用糖皮质激素口服或静脉滴注。对急性加重期患者可考虑口服泼尼松龙每天 $30\sim40mg$，或静脉给予甲泼尼龙 $40\sim80mg$。

5. 祛痰剂　溴己新 $8\sim16mg$，每日 3 次；盐酸氨溴索 30mg，每日 3 次。

6. 机械通气　根据病情选择无创或有创机械通气。

（三）稳定期治疗

1. 避免诱发因素，戒烟，避免接触有害气体、粉尘及烟雾，避免受凉等。

2. 支气管舒张剂的应用以沙美特罗、福莫特罗等长效制剂为主。

3. 对痰液不易咳出者使用祛痰剂，常用盐酸氨溴索 30mg，每天 3 次。

4.对重度和极重度、反复加重的患者,长期吸入糖皮质激素和 β_2 一受体激动剂联合制剂,能增加运动耐量、减少急性加重发作频率、提高生活质量,甚至改善肺功能。临床上最常用的是沙美特罗加氟替卡松、福莫特罗加布地奈德。

5.长期家庭氧疗(long−term oxygen therapy,LTOT) 持续鼻导管吸氧 1～2L/min,每天 15 小时以上,以提升患者 PaO_2 和 SaO_2。LTOT 指针:①$PaO_2 \leqslant 7.33kPa(55mmHg)$ 或 $SaO_2 \leqslant 88\%$,伴或不伴高碳酸血症;②$PaO_2 7.33～8kPa(55～60mmHg)$ 或 $SaO_2 \leqslant 88\%$,伴有肺动脉高压、心力衰竭所致的水肿或红细胞增多症。

七、常见护理诊断/问题

1.气体交换受损 与小气道阻塞、呼吸面积减少、通气/血流比值失调等有关。

2.清理呼吸道无效 与呼吸道炎症、阻塞,痰液过多而黏稠,咳痰无力等有关。

3.活动无耐力 与供氧不足、疲劳、呼吸困难有关。

4.营养失调:低于机体需要 与疾病迁延、呼吸困难、疲劳等引起食欲下降、摄入不足、能量需求增加有关。

5.焦虑 与呼吸困难影响生活、工作和经济状况不良等因素有关。

6.睡眠型态紊乱 与呼吸困难、不能平卧、环境刺激有关。

7.潜在并发症 自发性气胸、肺心病、呼吸衰竭、肺性脑病、心律失常等。

八、护理措施

1.环境和休息 保持室内环境舒适,空气洁净。戒烟。患者采取舒适体位,如半卧位,护理操作集中完成。

2.饮食与活动 根据患者的喜好,选择高蛋白、高维生素、高热量、易消化的食物,清淡为主,避免辛辣食品,避免摄入容易引起腹胀及便秘的食物,少食多餐,必要时可静脉输入营养物质。适量饮水,稀释痰液。根据病情制订有效的运动计划,方式多种多样,如散步、练太极拳等。病情较重者鼓励床上活动,活动以不感到疲劳为宜。

3.病情观察 观察患者咳嗽、咳痰的情况,包括痰液的颜色、量及性状,咳痰是否顺畅,以及呼吸困难程度等;监测动脉血气分析和水、电解质、酸碱平衡状况;监测生命体征,重点观察患者的神志,如出现表情淡漠、神志恍惚等肺性脑病征象时应立即通知医师积极处理,做好抢救记录。

4.用药护理 遵医嘱应用抗感染、止咳、祛痰、平喘等药物,注意观察疗效和副作用。

(1)抗生素:可能导致过敏,甚至过敏性休克,产生耐药性或二重感染。

(2)止咳药:可待因具有麻醉性中枢镇咳作用,可致恶心、呕吐,甚至成瘾、抑制咳嗽而加重呼吸道阻塞。

(3)祛痰药:盐酸氨溴索副作用较轻;痰热清有清热、解毒、化痰功效,可能出现皮疹、高热、喉头水肿、胸闷气促等。

(4)平喘药:茶碱滴速过快、药量过大可引起茶碱毒副作用,表现为胃肠道症状、心血管症状等,偶可兴奋呼吸中枢,严重者引起抽搐或死亡。

(5)糖皮质激素:可能引起口咽部念珠菌感染、声音嘶哑、向心性肥胖、骨质疏松、消化性溃疡等,宜在餐后服用,并遵医嘱服用,不能自行减药或停药。

5.保持呼吸道通畅 遵医嘱每日行雾化吸入治疗。指导患者有效咳嗽排痰,胸部叩击、振动排痰仪或咳痰机有利于分泌物排出，必要时机械吸痰。

6. 口腔护理　做好口腔护理，尤其每次咳痰后用温水漱口，有口咽部念珠菌感染者可给予制霉菌素液漱口，一天 3 次。

7. 氧疗的护理　给予鼻导管持续低流量（$1\sim2L/min$）、低浓度（$25\%\sim29\%$）氧气吸入，鼓励每天吸氧 15 小时以上。

8. 呼吸肌功能锻炼　目的是使浅而快的呼吸转变为深而慢的有效呼吸，加强胸、膈呼吸肌肌力和耐力，改善呼吸功能。呼吸功能锻炼包括腹式呼吸、缩唇呼吸等。

（1）腹式呼吸：指导患者取立位、坐位或平卧位，平卧位者两膝半屈（或膝下垫一软枕），使腹肌放松。两手掌分别放于前胸部与上腹部，用鼻缓慢吸气时，膈肌最大程度下降，腹肌松弛，感腹部手掌向上抬起，胸部手掌原位不动，抑制胸廓运动；呼气时，腹肌收缩，腹部手掌下降，帮助膈肌松弛，膈肌随胸腔内压增加而上抬，增加呼气量。同时可配合缩唇呼吸。因腹式呼吸增加能量消耗，指导患者只能在疾病恢复期进行。

（2）缩唇呼吸：指导患者闭嘴用鼻吸气，将口唇缩小（呈吹口哨样）缓慢呼气，呼气时腹部内陷，胸部前倾，尽量将气呼出，以延长呼气时间，同时口腔压力增加，传至末梢气道，避免小气道过早关闭，提高肺泡有效通气量。吸气与呼气时间比为 1∶2 或 1∶3，尽量深吸慢呼，每分钟 $7\sim8$ 次，每次 $10\sim20$ 分钟，每天 2 次。

9. 心理护理　患者因长期患病、社交活动减少，易产生焦虑等情绪，应多与患者沟通，了解患者心理、性格，增强患者战胜疾病的信心。调动家庭支持系统，与患者和家属一起制订并实施康复计划，避免诱因，进行呼吸肌功能锻炼，有规律合理用药，教会患者缓解焦虑的方法。

九、健康指导

1. 康复锻炼　使患者理解康复锻炼的意义，发挥其主观能动性，制订个体锻炼计划，加强体育锻炼，提高机体免疫能力。指导患者进行呼吸功能锻炼（缩唇、腹式呼吸等），以利于肺功能的恢复。教会患者及家属判断呼吸困难的严重程度，合理安排工作、生活。

2. 坚持长期家庭氧疗　指导患者和家属了解氧疗的目的和注意事项，且夜间应持续吸氧；宣传教育用氧安全：防火、防热、防油、防震；指导正确清洁、消毒氧疗设备。

3. 生活指导　劝导患者戒烟，避免粉尘和刺激性气体吸入，避免与呼吸道感染者接触，减少去公共场所的次数。关注气候变化，及时增减衣物，避免受凉、感冒及劳累等诱发因素。

4. 饮食指导　合理膳食，避免进食刺激性食物和产气食物，如辣椒、洋葱、油炸食品、豆类、甜食、汽水、啤酒等。

5. 使用免疫调节剂及疫苗　免疫能力低下、无过敏史的患者，可接种流感疫苗〔每年 $1\sim2$ 次（春秋）〕和（或）肺炎疫苗（每 $3\sim5$ 年 1 次）；遵医嘱口服细菌溶解产物（泛福舒），皮下注射胸腺肽或迈普新等免疫调节剂。

6. 定期随访复查。

（吴薇）

第三节　支气管哮喘

支气管哮喘（bronchial asthma）简称哮喘，是由多种细胞（嗜酸性粒细胞、肥大细胞、T 淋巴细胞、中性粒细胞、气道上皮细胞等）和细胞组分参与的气道慢性炎症性疾病。这种慢性炎症导致呼吸道反应性增加,通常出现广泛、多变的可逆性气流受限,并引起反复发作性的喘息、气急、胸闷或咳嗽等症状,常在夜间和(或)清晨发作、加剧,多数患者可自行缓解或经治疗缓解。

全球约有 1.6 亿哮喘患者,各国患病率 1%～30% 不等,我国患病率为 0.5%～5%。一般认为儿童患病率高于青壮年,老年人群的患病率有增高的趋势,成人男女患病率大致相同,发达国家高于发展中国家,城市高于农村。约 40% 的患者有家族史。近 20 年来,许多国家哮喘的患病率和病死率均呈上升趋势,引起了世界卫生组织和各国政府的重视,世界各国的哮喘防治专家共同起草并不断更新的全球哮喘防治倡议(global initiative for asthma,GINA)成为哮喘防治的重要指南。

一、病因与发病机制

(一)病因

哮喘的病因尚未完全清楚,患者个体变应性体质及环境因素的影响是发病的危险因素。常见的环境因素:①吸入物:如尘螨、花粉、真菌、动物毛屑、二氧化硫、氨气等;②感染:如细菌、病毒、原虫、寄生虫等;③食物:如鱼、虾、蟹、蛋类、牛奶等;④药物:如普萘洛尔、阿司匹林等;⑤其他:如气候变化、运动、妊娠等。

(二)发病机制

哮喘的发病机制不完全清楚,变态反应(Ⅰ型最多,其次是Ⅳ型等)、呼吸道炎症、气道高反应性及神经等因素及其相互作用被认为与哮喘的发病关系密切。

1. 免疫学机制　当外源性变应原进入机体,激活 T 淋巴细胞,产生白细胞介素(IL－4等)进一步激活 B 淋巴细胞,后者合成特异性 IgE,并结合于肥大细胞和嗜碱性粒细胞等表面的 IgE 受体,使机体处于致敏状态。当相应变应原再次进入体内时,可与结合在细胞表面的IgE 交联,使该细胞合成并释放多种活性介质,导致气道平滑肌收缩、血管通透性增加、炎症细胞浸润和腺体分泌亢进等,引起哮喘发作。

根据变应原吸入后哮喘发生的时间,可分为速发型哮喘反应、迟发型哮喘反应和双相型哮喘反应。速发型哮喘反应几乎在吸入变应原的同时立即发生反应,15～30 分钟达高峰,2小时后逐渐恢复正常;迟发型哮喘反应约在吸入变应原后 6 小时发病,持续时间长,可达数天,且临床症状重,常呈持续性哮喘表现,肺功能损害严重而持久,迟发型哮喘反应是呼吸道慢性炎症反应的结果。

2. 气道炎症　气道慢性炎症被认为是哮喘的本质,是由多种炎症细胞、炎症介质和细胞因子相互作用,导致气道反应性增高,平滑肌收缩,黏液分泌增加,血管通透性增加、渗出增多,气道重塑并进一步加重气道炎症过程。

3. 气道高反应性(airway hyperresponsiveness,AHR)　表现为气道对各种刺激因子出现过强或过早的收缩反应,是哮喘发生、发展的另一个重要因素。目前普遍认为气道炎症是导致 AHR 的重要机制之一。AHR 常有家族倾向,受遗传因素影响。AHR 为支气管哮喘患者的共同病理生理特征。长期吸烟、接触臭氧、病毒性上呼吸道感染、慢性阻塞性肺疾病等患者也可出现 AHR。

4. 神经机制　也被认为是哮喘发病的重要环节。支气管受自主神经支配,哮喘与 β－肾上腺素受体功能低下和迷走神经张力亢进有关,并可能存在有 α－肾上腺素能神经的反应性增加。当舒张支气管平滑肌的神经递质(如血管活性肠肽、一氧化氮)与收缩支气管平滑肌的递质(如 P 物质、神经激肽)两者平衡失调时,则可引起支气管平滑肌收缩。

二、临床表现

(一)症状

哮喘的症状为发作性伴有哮鸣音的呼气性呼吸困难或发作性胸闷和咳嗽;严重者被迫采取坐位或端坐呼吸,干咳或咳大量白色泡沫痰,甚至出现发绀等。哮喘症状可在数分钟内发作,经数小时至数天,用支气管舒张剂后缓解或自行缓解。常在夜间及凌晨发作和加重。若咳嗽为唯一症状称之为咳嗽变异性哮喘;有些青少年在运动时出现胸闷、咳嗽和呼吸困难则为运动性哮喘。

(二)体征

哮喘发作时胸部呈过度充气状态,有广泛哮鸣音,呼气音延长;在轻度哮喘或非常严重哮喘发作时,哮鸣音可不出现,称为寂静胸(silent chest)。严重哮喘患者可出现心率增快、奇脉、胸腹反常运动和发绀。非发作期体检可无异常。

(三)分期及控制水平分级

支气管哮喘可分为急性发作期和非急性发作期。

1.急性发作期　指气促、咳嗽、胸闷等症状突然发生或加剧,常有呼吸困难,以呼气流量降低为其特征,常因接触变应原等刺激物或治疗不当所致。哮喘急性发作时其程度轻重不一,病情加重可在数小时或数天内出现,偶尔数分钟内即可危及生命,应及时对病情做出正确评估,予以有效的紧急治疗。哮喘急性发作时严重程度评估见表3-2。

表3-2　哮喘急性发作的病情严重度的分级

临床特点	轻度	中度	重度	危重
气短	步行、上楼时	稍事活动	休息时	
体位	可平卧	喜坐位	端坐呼吸	
讲话方式	连续成句	常有中断	单字	不能讲话
精神状态	可有焦虑/尚安静	时有焦虑或烦躁	常有焦虑、烦躁	嗜睡、意识模糊
出汗	无	有	大汗淋漓	
呼吸频率	轻度增加	增加	常>30次/分钟	
辅助呼吸肌活动及三凹征	常无	可有	常有	胸腹反常运动
哮鸣音	散在,呼吸末期	响亮、弥散	响亮、弥散	减弱、乃至无
脉率(次/分)	<100	100~120	>120	>120 或脉率变慢或不规则
奇脉(收缩压下降)	无[1.33kPa (10mmHg)]	可有[1.33~3.33kPa (10~25mmHg)]	常有[>3.33kPa(>25mmHg)]	无
使用 β_2-受体激动剂后 PEF 预计值或个人最佳值	>80%	60%~80%	<60% 或<100L/min 或作用时间<2 小时	
PaO_2(吸空气)	正常	8~10.7kPa (60~80mmHg)	<8kPa(60mmHg)	
$PaCO_2$	<C6kPa(45mmHg)	≤6kPa(45mmHg)	>6kPa(45mmHg)	
SaO_2(吸空气)	>95%	91%~95%	<90%	
pH	—	—	降低	降低

2.非急性发作期　亦称慢性持续期,指许多哮喘患者即使没有急性发作,但在相当长的时间内仍有不同频度和不同程度的喘息、气急、胸闷、咳嗽等症状,可伴有肺通气功能下降。可根据白天、夜间哮喘症状出现的频率和肺功能检查结果,将慢性持续期哮喘病情严重程度分为间歇性、轻度持续、中度持续和重度持续 4 级,但这种分级方法在日常工作中已少采用,主要用于临床研究。目前应用最为广泛的非急性发作期哮喘严重性评估方法为哮喘控制水平,这种评估方法包括了目前临床控制评估和未来风险评估,临床控制又可分为控制、部分控制和未控制 3 个等级,具体指标见表 3-3。

表 3-3　非急性发作期哮喘控制水平的分级

A. 目前临床控制评估(最好 4 周岁以上)			
临床特征	控制(满足以下所有情况)	部分控制(任何 1 周出现以下 1 种表现)	未控制
白天症状	无(或≤2 次/周)	>2 次/周	
活动受限	无	有	
夜间症状/憋醒	无	有	
需使用缓解药或急救治疗	无(或≤2 次/周)	>2 次/周	出现≥3 项哮喘部分控制的表现*
肺功能(PEF 或 FEV$_1$)$^\#$	正常	<正常预计值或个人最佳值的 80%	
B. 未来风险评估(急性发作风险,病情不稳定,肺功能迅速下降,药物不良反应)			
与未来不良事件风险增加的相关包括:			
临床控制不佳;过去一年频繁急性发作;曾因严重哮喘而住院治疗;FEV$_1$ 低;烟草暴露;高剂量药物治疗			

注:PEF:峰流速值;FEV$_1$:第一秒用力呼吸量。

*患者出现急性发作后都必须对维持治疗方案进行分析、回顾,以确保治疗方案的合理性

⇕依照定义,任何 1 周出现 1 次哮喘急性发作,表明这周的哮喘没得到控制

♯肺功能结果对 5 岁以下儿童的可靠性差

（四）并发症

哮喘发作时可并发气胸、纵隔气肿、肺不张,重症患者可出现水、电解质及酸碱平衡紊乱等并发症,长期反复发作和感染可并发 COPD、肺源性心脏病等。

三、实验室及其他检查

（一）血常规检查

哮喘急性发作时血嗜酸性粒细胞升高,合并感染时白细胞总数及中性粒细胞比例增高。

（二）痰液检查

涂片在显微镜下可见较多嗜酸性粒细胞(如患者无痰,可通过高渗盐水雾化吸入诱导咳痰的方法留取标本)。

（三）呼吸功能检查

1.通气功能检测　哮喘发作时呈阻塞性通气功能障碍,呼气流速指标显著下降,如第一秒用力呼气量(FEV$_1$)、第一秒用力呼气量占用力肺活量的比值(FEV$_1$/FVC%)、呼气峰流速值(PEF)等均显著减少;肺容量指标见用力肺活量减少、残气量增加、功能残气量和肺总量增

加、残气量占肺总量百分比增高。症状缓解后,上述指标可逐渐恢复。

2.支气管舒张试验 用以测定气道气流受限的可逆性,常用吸入型的支气管舒张剂有沙丁胺醇、特布他林等。如 FEV_1 较用药前增加$>15\%$,且其绝对值增加$>200ml$,可诊断为舒张试验阳性。

3.支气管激发试验 通过吸入乙酰甲胆碱、组胺等激发剂,测定气道反应性。由于此试验可诱发哮喘和全身反应,故只适用于 FEV_1 在正常预计值 70% 以上的患者。在设定的激发剂量范围内,如 FEV_1 下降$>20\%$,可诊断为激发试验阳性。通过剂量反应曲线,计算使 FEV_1 下降$>20\%$ 的吸入药物累积剂量($PD_{20}-FEV_1$),可对气道反应性增高的程度做出定量判断。

4.最大呼气流量(PEF)及其变异率测定 PEF 可反映气道通气功能的变化。哮喘发作时 PEF 下降,若昼夜 PEF 变异率$\geqslant 20\%$,则符合气道气流受限可逆性改变的特点,对诊断有意义。

(四)胸部 X 线检查

哮喘发作时双肺透亮度增高,呈过度充气状态,缓解期多无明显异常。合并肺部感染时,可见肺纹理增粗及炎症的浸润阴影。

(五)血气分析

哮喘发作时可有不同程度低氧血症,由于过度通气导致 $PaCO_2$ 下降,pH 上升,出现呼吸性碱中毒;若 PaO_2 下降的同时伴有二氧化碳潴留,则提示呼吸道阻塞严重,病情危重;重症哮喘可出现呼吸性酸中毒或合并代谢性酸中毒。

(六)特异性变应原检测

1.体外检测 通过特异性放射变应原吸附试验可直接测定血清特异性 IgE,变应性哮喘患者的血清 IgE 较正常人明显升高,常升高 $2\sim6$ 倍。

2.在体试验 包括皮肤变应原测试及吸入变应原测试,应尽量防止患者发生过敏反应。

四、诊断要点

1.反复发作喘息、气急、胸闷或咳嗽,多与接触变应原、冷空气、物理或化学性刺激、病毒性上呼吸道感染、运动等有关。

2.发作时双肺可闻及散在或弥散性、以呼气相为主的哮鸣音,呼气相延长。

3.上述症状可经治疗缓解或自行缓解。

4.除外其他疾病所引起的喘息、气急、胸闷和咳嗽。

5.临床表现不典型者(如无明显喘息或体征)至少应有下列 3 项中的 1 项:①支气管激发试验或运动试验阳性;②支气管舒张试验阳性,FEV_1 增加$\geqslant 15\%$,且 FEV_1 增加绝对值$\geqslant 200ml$;③昼夜 PEF 变异率$\geqslant 20\%$。

符合 $1\sim4$ 条或 4、5 条者,可以诊断为支气管哮喘。

目前哮喘尚无特效的治疗方法。治疗目标为控制和消除症状,防止病情恶化,改善肺功能至最佳水平,维持正常活动能力,避免药物不良反应。

(一)脱离变应原

脱离变应原是防治哮喘最有效的方法,部分患者能找出引起哮喘发作的变应原或其他非特异性刺激因素,应立即使患者脱离变应原。

(二)药物治疗

哮喘治疗药物可分为控制性药物和缓解性药物。各类药物介绍见表3—4。

表 3－4　哮喘治疗药物分类

缓解性药物	控制性药物
短效 β₂－受体激动剂（SABA）	吸入型糖皮质激素（ICS）
短效吸入型抗胆碱能药物（SAMA）	白三烯调节剂
短效茶碱	长效 β₂－受体激动剂（LABA，不单独使用）
全身用糖皮质激素	缓释茶碱
	色甘酸钠
	抗 IgE 抗体
	联合药物（如 ICS/LABA）

1.糖皮质激素　主要通过多环节阻止气道炎症的发展及降低气道高反应性,是当前控制哮喘发作最有效的抗炎药物,可采用吸入、口服和静脉用药。

(1)吸入:常用吸入药物有倍氯米松、布地奈德、氟替卡松、莫米松等,局部有较强的抗炎作用,常需连续、规律吸入 1 周以上才能生效,由于吸入药物剂量较小,作用于呼吸道局部,进入血液后在肝脏迅速灭活,全身不良反应少,是目前长期甚至终身抗炎治疗哮喘的最常用药。哮喘急性发作时只吸入糖皮质激素难以控制,需首先使用 β₂－受体激动剂,待症状稍缓解后或同时吸入糖皮质激素;为增强治疗效果,同时减少吸入大剂量糖皮质激素导致的肾上腺皮质功能抑制、骨质疏松等不良反应,可与长效 β₂－受体激动剂、控释茶碱或白三烯受体拮抗剂等联合使用。

(2)口服给药:当吸入糖皮质激素无效或需短期加强治疗时,可用短疗程、大剂量泼尼松或甲泼尼龙,症状缓解后,可逐渐减量直至停用,或改用吸入剂。

(3)静脉用药:重度或严重哮喘发作时,应及早静脉给药,如琥珀酸氢化可的松或甲泼尼龙,症状缓解后逐渐减量,并改口服和吸入维持。

2.β₂－受体激动剂　主要通过舒张支气管平滑肌改善气道阻塞,是控制哮喘急性发作的首选药物。常用短效 β₂－受体激动剂有沙丁胺醇、特布他林和非诺特罗,作用时间为 4～6 小时;长效 β₂－受体激动剂有丙卡特罗、沙美特罗和福莫特罗,作用时间为 10～12 小时。β₂－受体激动剂的缓释型和控释型制剂疗效维持时间较长,适用于防治反复发作性哮喘和夜间哮喘。长效 β₂－受体激动剂尚有一定的抗气道炎症作用。用药方法有定量气雾剂(metered dose inhaler,MDI)吸入、干粉吸入、雾化吸入、口服或静脉注射,多用吸入法,因高浓度药物直接进入气道,全身不良反应少。目前短效 β₂－受体激动剂常用吸入剂型为 MDI,可治疗哮喘急性发作,也可用于维持治疗。使用时需手控和吸入同步,儿童和重症患者不易掌握,可在定量气雾器与含口器中接一储雾罐,通过重复呼吸,可吸入大部分药物。目前常用沙丁胺醇或特布他林 MDI,每次 1～2 喷,每天 3～4 次,5～10 分钟起效。对重症哮喘、儿童哮喘亦可用雾化吸入法给药,如沙丁胺醇 5mg 稀释于 5～20ml 溶液中雾化吸入。因 β₂－受体激动剂的口服或静脉剂型用药量及副作用较吸入法大,现临床已较少使用。

3.茶碱类　为黄嘌呤类生物碱,可通过抑制磷酸二酯酶提高平滑肌细胞内 cAMP 浓度,拮抗腺苷受体,刺激肾上腺素分泌,扩张支气管,增强呼吸肌收缩,增强气道纤毛清除功能等,是目前治疗哮喘的有效药物。茶碱与糖皮质激素合用具有协同增强的作用,轻、中度哮喘患者一般口服剂量每日 6～10mg/kg,茶碱缓释片和控释片适用于控制夜间哮喘。静脉给药主要适用于重、危重症哮喘,静脉注射首次剂量为 4～6mg/kg,维持量为每小时 0.6～0.8mg/kg,每天注射量一般不超过 1.0g。

4.抗胆碱药　为 M 胆碱受体拮抗剂。异丙托溴铵雾化吸入约 10 分钟起效,维持 4～6 小时,吸入后阻断节后迷走神经通路,降低迷走神经兴奋性而使支气管扩张,并有减少痰液分泌的作用。与 β_2 －受体激动剂联合协同作用,尤其适用于夜间哮喘和痰多者。

5. 色甘酸钠及尼多酸钠　属于非糖皮质激素抗炎药,主要通过抑制炎症细胞(尤其是肥大细胞)释放多种炎症介质,能预防变应原引起速发和迟发反应以及过度通气、运动引起的气道收缩。因口服本药胃肠道不易吸收,宜采取干粉吸入或雾化吸入。孕妇慎用。

6. 白三烯(leukotrienes,LT)调节剂　通过调节 LT 的生物活性而发挥抗炎作用,同时也有舒张支气管平滑肌的作用,常用半胱氨酰 LT 受体拮抗剂,如扎鲁司特、孟鲁司特。

7. 其他药物　酮替芬和新一代 H_1 －受体拮抗剂(阿司咪唑、曲尼斯特等)对季节性哮喘和轻症哮喘有效,也适用于对 β_2 －受体兴奋剂有不良反应者或联合用药的情况。

(三)急性发作期的治疗

治疗的目的是尽快缓解气道阻塞,及时纠正缺氧和恢复肺功能,预防哮喘进一步恶化或再次发作,防止并发症发生。临床一般根据病情严重度的分级进行综合性治疗。

1. 轻度　定时吸入糖皮质激素(每天 $200\sim500\mu g$);出现症状时吸入短效 β_2 －受体激动剂,可间断吸入;如症状无改善可加服 β_2 －受体激动剂控释片或小量茶碱控释片(每天200mg),或加用抗胆碱药(如异丙托溴铵)气雾剂吸入。

2. 中度　糖皮质激素吸入剂量增大(每天 $500\sim1000\mu g$),常规吸入 β_2 －受体激动剂或口服其长效药;症状不缓解者加用抗胆碱药气雾剂吸入,或加服 LT 拮抗剂,或口服糖皮质激素每天小于 60mg,必要时可用氨茶碱静脉滴注。

3. 重度至危重度　β_2 －受体激动剂持续雾化吸入,或合用抗胆碱药;或沙丁胺醇或氨茶碱静脉滴注,加用口服 LT 拮抗剂。糖皮质激素(琥珀酸氢化可的松或甲泼尼龙)静脉滴注,病情好转,逐渐减量,改为口服。适当补液,维持水、电解质、酸碱平衡。如氧疗不能纠正缺氧,可行机械通气。目前预防下呼吸道感染等综合治疗是危重症哮喘的有效治疗措施。

(四)哮喘的长期治疗

一般哮喘经急性发作期治疗症状可得到控制,但其慢性炎症病理生理改变仍存在,为此,必须制订长期治疗方案,以防止和减少哮喘再次急性发作。根据病情评估,制订合适的治疗方案,注意个体化,以最小的剂量、最简单的联合应用、最少的不良反应和最佳控制症状为原则(表3－5)。

表3－5　哮喘的长期治疗方案

降级←治疗级别→升级				
第1级	第2级	第3级	第4级	第5级
哮喘教育、环境控制				
按需使用短效 β_2 －受体激动剂	按需使用短效 β_2 －受体激动剂			
控制性药物	选用 1 种 ①低剂量的 ICS ②缓释茶碱	选用 1 种 ①低剂量的 ICS＋缓释茶碱 ②低剂量的 ICS＋LABA ③中、高剂量的 ICS ④低剂量的 ICS 加白三烯调节剂	中、高剂量的 ICS 加用以下 1 种或以上 ①缓释茶碱 ②LABA ③白三烯调节剂	在第 4 级的基础上口服最小剂量的糖皮质激素

注:LABA:长效的 β_2－受体激动剂,首选吸入制剂;ICS:吸入糖皮质激素;白三烯调节剂:临床常用孟鲁司特片(商品名:顺尔宁)

（五）免疫疗法

1.特异性免疫疗法(脱敏疗法或减敏疗法)　采用特异性变应原(如尘螨、花粉等制剂)定期反复皮下注射,剂量由低至高,以产生免疫耐受性,使患者脱(减)敏。

2.非特异性免疫疗法　如注射卡介苗、转移因子等生物制品抑制变应原反应的过程,有一定辅助疗效,目前采用基因工程制备的人重组抗 IgE 单克隆抗体治疗中、重度变应性哮喘已取得较好疗效。

五、常见护理诊断/问题

1.低效性呼吸型态　与支气管炎症和气道平滑肌痉挛有关。

2.清理呼吸道无效　与过度通气、水分丢失过多致痰液黏稠有关。

3.焦虑、恐惧　与哮喘发作、极度呼吸困难伴濒死感有关。

4.知识缺乏　缺乏疾病诱发因素及防治方法等知识。

5.潜在并发症　水、电解质、酸碱平衡紊乱,自发性气胸,呼吸衰竭等。

六、护理措施

1.一般护理　有明确过敏原者,应尽快脱离变应原。提供安静、舒适的休息环境,保持室内空气流通,避免放置花草、地毯、皮毛,整理床铺时避免尘埃飞扬等。根据病情提供舒适体位,如为端坐呼吸者提供跨床小桌以作支撑,减少体力消耗。提供清淡、易消化、足够热量的饮食,避免进食硬、冷、油煎食物,不宜食用鱼、虾、蟹、蛋类、牛奶等易过敏食物。哮喘急性发作时,患者呼吸增快、出汗,常伴脱水、痰液黏稠,易形成痰栓阻塞小支气管,加重呼吸困难,应鼓励患者每天饮水 2500~3000ml,以补充丢失的水分,稀释痰液,改善呼吸功能。病情危重时,应协助患者进行生活护理。

2.心理护理　哮喘反复发作易致患者出现各种心理问题,尤其是重度哮喘患者可有极度烦躁、焦虑或恐惧,医护人员应多陪伴患者,解释避免不良情绪的重要性,通过语言和非语言沟通安慰患者,使其保持情绪稳定。

3.用药护理　按医嘱准确给予支气管舒张剂、糖皮质激素、静脉补液等,注意观察药物疗效及不良反应。

（1）β_2－受体激动剂:主要不良反应为偶有头痛、头晕、心悸、手指震颤等,停药或坚持用药一段时间后症状可消失;药物用量过大可引起严重心律失常,甚至发生猝死。应注意:①指导患者按需用药,不宜长期规律使用,因为长期应用可引起 β_2－受体功能下降和气道反应性增高,出现耐受性;②指导患者正确使用各种吸入装置,以保证有效吸入药物治疗剂量;③β_2－受体激动剂缓释片内含控释材料,指导患者须整片吞服。

（2）茶碱类:静脉注射浓度不宜过高,注射速度不超过每分钟 0.25mg/kg,以防中毒反应。主要不良反应有恶心、呕吐等胃肠道症状,心动过速、心律失常、血压下降等心血管症状,偶有呼吸中枢兴奋作用,甚至引起抽搐直至死亡。慎用于妊娠、发热、小儿或老年及心、肝、肾功能障碍或甲状腺功能亢进者。与西咪替丁、大环内酯类、喹诺酮类药物等合用时可影响茶碱代谢而排泄减慢,应减少用量。茶碱缓释片和控释片须整片吞服。

（3）糖皮质激素：①部分患者吸入后可出现声音嘶哑、口咽部念珠菌感染等并发症，应指导患者吸药后用清水充分漱口，减轻局部反应，减少胃肠吸收；如长期吸入剂量大于 1mg/d，应注意观察有无发生肾上腺皮质功能抑制、骨质疏松等全身不良反应。②全身用药应注意肥胖、糖尿病、高血压、骨质疏松、消化性溃疡等不良反应，宜在饭后服用，以减少对消化道的刺激。激素的用量应严格遵医嘱进行阶梯式逐渐减量，嘱患者不得擅自停药或减量。

（4）色甘酸钠：吸入后在体内无积蓄作用，一般 4 周内见效，如 8 周无效者应停用。少数患者吸入后有咽喉不适、胸部紧迫感，偶见皮疹，甚至诱发哮喘。必要时可同时吸入 β_2 一受体激动剂，防止哮喘发生。

（5）其他：抗胆碱药吸入时，少数患者可有口苦或口干感。酮替芬有镇静、头晕、口干、嗜睡等不良反应，持续服药数天可自行减轻，慎用于高空作业人员、驾驶员、操作精密仪器者。LT 调节剂的主要不良反应是较轻微的胃肠道症状，少数有皮疹、血管性水肿、转氨酶增高，停药后可恢复。在发作及缓解期，患者禁用阿司匹林、β_2 一肾上腺素受体拮抗剂（普萘洛尔等）和其他能诱发哮喘的药物，以免诱发或加重哮喘。免疫治疗过程中有可能发生严重哮喘发作和全身过敏反应，因而治疗需在有急救条件的医院进行，并严密观察患者反应。

4. 病情观察　观察患者生命体征、意识、面容、出汗、发绀、呼吸困难程度、咳嗽、咳痰等，注意痰液黏稠度和量。监测呼吸音、哮鸣音变化，了解病情和治疗效果。加强对急性发作患者的监护，尤其是夜间和凌晨哮喘易发作时段，及时发现危重症状或并发症。如出现呼吸窘迫或无力、发绀明显、说话不连贯、大汗淋漓、心率增快、奇脉、哮鸣音减少、呼吸音减弱或消失等，提示病情严重或出现并发症，应及时通知医师并立即抢救。监测动脉血气分析，血电解质、酸碱平衡状况，对严重哮喘发作者，应准确记录液体出入量。

5. 对症护理　注意保持呼吸道通畅，遵医嘱给予鼻导管或面罩吸氧，改善呼吸功能。一般吸氧流量为每分钟 2～4L，应根据动脉血气分析结果和患者的临床表现及时调整吸氧流量或浓度，吸入的氧气应加温、加湿，避免气道干燥和寒冷气流的刺激而加重气道痉挛。严重发作经一般药物治疗无效，缺氧不能纠正时，应协助医师进行无创机械通气，做好建立人工气道、有创机械通气的准备工作。如有气胸、纵隔气肿等严重并发症时，应立即协助医师进行排气减压。

七、健康指导

哮喘是一种气道慢性炎症性疾病，健康教育对疾病的预防和控制起着不容忽视的作用，应从帮助患者及家属获得哮喘有关的基本知识做起，通过教育使哮喘患者提高自我管理技能，以达到控制哮喘发作、改善生活质量、降低发病率和病死率的目的。

1. 正确认识哮喘　强调长期防治哮喘的重要性，哮喘虽不能彻底治愈，但通过长期、适当的治疗可有效控制哮喘发作，使患者及家属树立战胜疾病的信心。

2. 避免诱发因素　指导患者及家属了解诱发哮喘的各种因素，帮助患者识别个体的过敏原和刺激因素，以及避免诱因的方法，如减少和避免过敏原的吸入、戒烟及避免被动吸烟、避免摄入易过敏的食物、预防呼吸道感染、避免剧烈运动、忌用可诱发哮喘的药物等。

3. 自我监测、预防和控制哮喘发作　帮助患者及家属了解哮喘发病机制及其本质以及发作先兆、症状等。指导患者自我监测病情，包括哮喘控制测试（asthma control test，ACT）、使用峰速仪监测和记录 PEFR 值及记录哮喘日记等；识别哮喘发作或加重的先兆，知晓哮喘急性发作的紧急处理方法；嘱患者随身携带止喘气雾剂，如速效 β_2 一肾上腺素受体拮抗剂"万托林"等以有效预防和控制发作。

4. 用药指导　指导患者及家属按医嘱正确用药，积极配合治疗，不擅自减药或停药。帮助患者了解每一种药物的药名、用法、剂量、疗效、主要不良反应及如何减少或避免不良反应的发生，尤其是糖皮质激素吸入制剂的重要性及不良反应，使患者坚持用药。

5. 指导正确使用各种吸入装置　目前临床上使用的吸入装置种类较多，使用方法略有不同，在指导患者使用之前，应与患者一起仔细阅读说明书，然后演示正确使用方法，关键步骤为吸药后屏气 5～10 秒，使较小的雾粒在更远的外周气道沉降，然后再缓慢呼气。如需要 2 喷，最好休息 3 分钟后再喷第 2 次，指导患者反复练习直至正确掌握。一般先用支气管扩张剂，再用糖皮质激素等抗炎吸入剂，以更好发挥疗效。

6. 心理指导　指导患者保持有规律的生活和积极、乐观的情绪，特别向患者说明发病与精神因素和生活压力的关系。指导患者自我放松技术，鼓励患者积极参加适当的体育锻炼和娱乐活动，以调整情绪，提高机体抗病能力。动员与患者关系密切的人员如家人或朋友，参与对哮喘患者的管理，为其身心健康提供各方面的支持，并充分利用社会支持系统。

7. 定期门诊与急诊指导　指导患者坚持长期定期门诊随访，根据病情 1～6 个月门诊复诊 1 次；如出现哮喘加重、恶化的征象，在紧急处理的同时，应立即到医院就诊。

（孔俊）

第四节　支气管扩张症

支气管扩张症（bronchiectasis）指直径大于 2mm 中等大小的近端支气管由于管壁肌肉和弹性组织破坏引起的异常扩张，临床表现为慢性咳嗽、咳大量脓性痰液和（或）反复咯血。随着免疫接种和抗生素的应用，本病的发病率已明显降低。

一、病因与表病机制

支气管扩张的病因有先天性和继发性，由先天性发育缺陷和遗传性疾病引起者较少见，更多为继发性，重要的发病因素是支气管-肺组织感染和支气管阻塞。

1. 支气管-肺组织感染和阻塞　婴幼儿麻疹、支气管肺炎、百日咳等感染是最常见病因，反复感染对支气管管壁各层组织的破坏，削弱了平滑肌和弹性纤维对管壁的支撑作用，在咳嗽时支气管管腔内压增高，以及呼吸时胸腔负压的牵引，逐渐形成支气管扩张。支气管内膜结核引起管腔狭窄、阻塞可导致支气管扩张，肺结核纤维组织增生和收缩牵拉也可导致支气管变形扩张，由于多发于肺上叶，引流较好，痰量不多或无痰，故称之为"干性"支气管扩张。另外，肿瘤、异物吸入或因管外肿大淋巴结压迫引起支气管阻塞导致肺不张，由于失去肺泡弹性组织的缓冲，胸腔负压直接牵拉支气管管壁，也可导致支气管扩张。总之，感染引起支气管阻塞，阻塞又加重感染，两者互为因果，促使支气管扩张的发生与发展。

2. 支气管先天性发育缺损和遗传因素　此类支气管扩张症较少见，如支气管先天性发育障碍、肺囊性纤维化、Kartagener 综合征等患者所发生的支气管扩张。

3. 机体免疫功能失调　部分支气管扩张患者有不同程度的体液免疫和（或）细胞免疫功能异常，提示支气管扩张可能与机体免疫功能失调有关，如类风湿关节炎、系统性红斑狼疮、溃疡性结肠炎、克罗恩病、支气管哮喘等疾病可伴有支气管扩张。

二、临床表现

多数患者幼年、童年或青年期发病,呈慢性过程。典型症状如下:

（一）症状

1.慢性咳嗽伴大量脓痰　约90％的患者有此症状,晨起或入夜卧床时,由于体位变化,气道分泌物刺激支气管黏膜引起咳嗽、痰量增多。可根据痰量估计疾病严重程度:轻度<10ml/d;中度 10～150ml/d;重度>150ml/d。呼吸道感染急性发作时,黄绿色脓痰每天可达数百毫升;伴有厌氧菌混合感染时痰有恶臭。痰液静置后可分 3 层:上层为泡沫,中层为混浊黏液,下层为脓性物和坏死组织。

2.反复咯血　从痰中带血到大量咯血,常由呼吸道感染诱发。若患者仅有反复咯血,平时无咳嗽、脓痰等呼吸道症状称之为"干性支气管扩张",其支气管扩张多发生于引流良好的部位,且不易感染。

3.反复肺部感染　由于支气管扩张,清除气道分泌物的功能降低或丧失,导致支气管引流不畅,可发生同一肺段反复感染的症状,一旦大量脓痰排出后,症状随即减轻。

4.慢性感染中毒症状　消瘦、贫血,儿童生长发育迟缓。

（二）体征

早期或干性支气管扩张可无异常肺部体征。典型变化为病变部位持续存在湿性啰音,部分患者有杵状指(趾)、贫血。如合并肺炎、肺脓肿、肺气肿等则出现相应体征。

三、实验室及其他检查

1.痰涂片或细菌培养　可发现致病菌,继发急性感染时白细胞计数和中性粒细胞可增多。

2.X 线检查　早期轻症患者胸部 X 线检查常无特殊变化,或仅有一侧或双侧下肺肺纹理增多或增粗。支气管柱状扩张典型表现为轨道征;囊状扩张见多个不规则的蜂窝状透亮阴影或沿支气管的卷发状阴影,感染时阴影内可有液平面。

3.CT 检查　显示管壁增厚的柱状扩张和成串成簇的囊样改变。高分辨 CT 较常规 CT 具有更高的空间和密度分辨力,能够显示次级肺小叶为基本单位的肺内细微结构,已基本取代支气管造影。

4.纤维支气管镜检查　有助于鉴别肿瘤、管腔内异物或其他阻塞性因素引起的支气管扩张,还可进行局部灌洗、活检等。

四、诊断要点

根据反复发作的慢性咳嗽、咳大量脓性痰、反复咯血的典型临床表现,及支气管炎迁延不愈或幼年时患麻疹、百日咳的病史;听诊有性质恒定、持久存在、部位固定的湿性啰音;胸部 X 线或 CT 检查,支气管造影,纤维支气管镜检查,临床可做出诊断。注意与慢性支气管炎、肺脓肿、肺结核、先天性肺囊肿及弥漫性泛细支气管炎鉴别。

五、治疗要点

治疗原则是防治呼吸道反复感染,保持呼吸道引流通畅,必要时手术治疗。

（一）内科治疗

戒烟,避免受凉,加强营养,纠正贫血,增强体质及预防呼吸道感染。

1.保持呼吸道通畅　用祛痰剂和支气管舒张剂稀释痰液,促进排痰,保持呼吸道引流通畅。再通过体位引流或纤维支气管镜吸痰,促进脓痰引流,控制继发感染和减轻全身中毒症状。

（1）祛痰药:口服溴己新 8～16mg、氨溴索 30mg 或复方甘草合剂 10ml,每天 3 次。

（2）支气管舒张药:对于支气管反应性增高或炎性刺激而导致支气管痉挛影响痰液排出的患者,可使用 β_2－受体激动剂或异丙托溴铵雾化吸入,或口服氨茶碱解除支气管痉挛。

（3）体位引流:有助于排出痰液,减少继发感染和全身中毒症状。对痰多、黏稠而不易咳出者,有时其作用强于抗生素治疗。

2.控制感染　急性感染时根据病情、痰培养及药物敏感试验选用合适抗生素控制感染。一般轻症者常口服阿莫西林或氨苄西林,第一、二代头孢菌素,氟喹诺酮类或磺胺类抗生素;重症者常需第三代头孢菌素加氨基糖苷类联合静脉用药;如有厌氧菌感染者加用甲硝唑或替硝唑。

（二）手术治疗

病灶较局限且内科治疗无效者,应考虑手术治疗;若病变较广泛,或心肺功能严重障碍者不宜手术。

（三）营养支持治疗

对营养状态差者适当予以静脉营养药,如复方氨基酸、脂肪乳等。

六、常见护理诊断/问题

1.清理呼吸道无效　与痰多黏稠、咳嗽无力、咳嗽方式有效性差有关。

2.有窒息的危险　与痰液黏稠、大咯血有关。

3.焦虑　与反复咯血及担心预后差有关。

4.营养失调:低于机体需要　与慢性感染导致机体消耗增多、咯血有关。

七、护理措施

1.休息　急性感染或病情严重者应卧床休息。

2.饮食护理　保证患者每天饮水 1500ml 以上,充足的水分有利于稀释痰液,使痰液易于咳出。提供高热量、高蛋白质、富含维生素饮食,以改善机体营养状况,提高抵抗力。大咯血时应暂禁食。

3.心理护理　大咯血时,医护人员应陪伴床边,使患者身心放松,防止喉头痉挛和屏气。如果患者过度紧张,可遵医嘱给予镇静剂。

4.病情观察　观察痰液的量、颜色、气味和黏稠度,咳嗽、咳痰与体位的关系,有无咯血以及咯血的量、性质,有无胸闷、气急、烦躁不安、面色苍白、神色紧张、出冷汗等异常表现,并密切观察体温、呼吸、心率、血压,做好记录。

5.用药护理　根据药敏或痰培养结果选择抗生素,并规范抗生素的使用时间;痰液黏稠者可给予 0.45% 氯化钠溶液或 2%～3% 碳酸氢钠溶液雾化吸入,达到湿化气道、稀释痰液、促进痰液排出的目的。

6.保持呼吸道通畅 患者取舒适体位,按指导进行有效咳嗽。痰液黏稠无力咳出者,可吸痰保持呼吸道通畅。重症患者在吸痰前后应提高吸氧浓度,以防吸痰引起低氧血症。

7.体位引流

(1)引流前准备:向患者说明体位引流的目的及操作过程,消除其顾虑,取得患者配合。

(2)引流宜安排在饭后2小时至饭前30分钟进行,以免引起呕吐、误吸及影响食欲。

(3)根据病变部位不同,采取相应的体位,使病变部位处于高处,引流支气管开口向下,借助重力作用促使痰液排出。必要时,对痰液黏稠者可先进行雾化吸入或用祛痰药(溴己新、氨溴索等)稀释痰液,以提高引流效果。

(4)引流过程中应注意观察病情变化,如出现咯血、呼吸困难、头晕、发绀、出汗、疲劳等情况应及时停止。

(5)每次15~20分钟,每天2~3次。

(6)引流完毕,擦净口周,漱口,并记录排出的痰量和性质,必要时送检。体位引流不适用于生命体征不稳定、大咯血及肺功能极其低下不能耐受体位变化的患者。

八、健康指导

1.对疾病相关知识的宣教 支气管扩张为不可逆病变,患者对此要有充分认识;说服患者戒烟;指导患者和家属学会监测病情,掌握体位引流的方法。

2.避免诱发因素 积极防治麻疹、百日咳、支气管肺炎、肺结核,预防呼吸道感染,注意保暖,对预防支气管扩张有重要意义。

3.休息与活动的指导 积极参加体育锻炼,增强机体免疫力和抗病能力。生活起居要有规律,注意劳逸结合,保证适当休息,防止情绪激动和过度活动诱发咯血。

4.饮食指导 患者由于反复感染、大量排痰和反复咯血,体能消耗较大,应说明营养的补充对机体康复的重要性,使之能主动摄取必须的营养素,如高热量、高蛋白及富含维生素的饮食,增强机体的抗病能力。

(吴薇)

第五节 肺癌

肺癌(lung caner)是支气管、肺的癌,亦称支气管肺癌(bronchogenic carcinoma),绝大多数源于支气管黏膜上皮或腺体,是最常见的肺部原发性恶性肿瘤。常有区域性淋巴转移和血行播散。

一、病因

1.吸烟 吸烟与肺癌的关系已经通过大量研究证明。据调查,80%~90%的肺癌与吸烟有关,肺癌患者中75%有重度吸烟,且发病率和死亡率与吸烟的年限和剂量呈依赖关系,每日吸烟40支以上者,发病率比不吸烟者高4~10倍。吸烟量越多,吸烟年限越长,肺癌死亡率越高。烟叶中的苯并芘等多种致癌物质和烟雾中所含的二氧化碳、烟碱、亚硝胺及微量的砷等可导致支气管上皮细胞纤毛脱落、上皮细胞增生、鳞状上皮化生、核异形变等病理改变。国外的研究结果表明:家庭及办公室内若有人吸烟,则不吸烟者每日从空气中所吸入的有害物质并不少于吸烟者,而且不吸烟者对烟草中有害物质的刺激反应大于吸烟者。

2.空气污染 肺癌发病率在发达国家比不发达国家高,城市高于农村,表明环境污染与肺癌有关。污染主要来自汽车废气、工业废气、公路沥青等,这与空气中或物质中含有苯并法等致癌物质有关。女性肺癌的发病与室内空气污染有关,如烹调时的油烟(菜油和豆油高温加热后产生的油烟凝聚物)、焦油、煤油、接触煤烟或其不完全燃烧物等,为肺癌的危险因素。

3.职业因素 从事石棉、烟尘、无机砷化合物、氯甲醚、铬、镍、氡、芥子体、氯乙烯、煤烟和沥青、接触大量电离辐射的人,肺癌发病率高,且与吸烟有协同致癌作用。

4.不良饮食习惯 维生素 A 及其衍生物 β 胡萝卜素能抑制化学致癌物诱发的肿瘤。缺乏或减少食物中维生素 A 的摄入或血清维生素 A 含量低时,患肺癌的危险性增高。

5.慢性肺部疾病 肺部慢性炎症、结核瘢痕等与肺癌有显著的关系。

6.遗传因素 myc、ras、c—erbB 等已对确定为与肺癌相关的基因。基因 p53、Rb 及第 3对染色体短臂基因上部分区域的缺失也可能促进肺癌的发生。

二、病理分类及临床分期

肺癌的生长速度和转移扩散的情况与癌肿的组织学类型、分化程度等生物特征有关。肺癌发病部位以右肺为多见,上叶多于下叶。癌肿可分布于主支气管到细支气管。

(一)按解剖学分类

1.中央型肺癌 按癌肿位置接近肺门称之为中央型肺癌,肿瘤发生在段支气管以上至主支气管,约占肺癌的 3/4,多为鳞状上皮癌和小细胞未分化癌。

2.周围型肺癌 位于肺的周围部分者称为周围型肺癌,肿瘤多发生在段支气管以下的小支气管和细支气管,以腺癌为多见。

(二)按组织病理学分类 2010 年版的《中国肺癌指南》一书中采用了 2004 年 WHO 公布的《肺及胸膜肿瘤组织分类修订方案》,将肺癌分为两大类即小细胞肺癌和非小细胞肺癌。

1.非小细胞肺癌 占所有肺癌的 85% 以上,主要包括鳞状细胞癌(鳞癌)、腺癌、大细胞癌等。其中,以鳞癌为最常见,在原发性肺癌中约占 50%,男性多见,与吸烟的关系最密切,患者的年龄多在 50 岁以上,以中央型癌为多见。鳞癌细胞生长缓慢、转移较晚,通常先经淋巴转移,手术切除效果较好,但对放疗和化疗的效果不如小细胞癌敏感。腺癌是美国最为常见的肺癌,以女性为多见,也是非吸烟者中发生率最高的类型。腺癌多数起源于较小的支气管上皮,以周边型为主,易侵犯胸膜。腺癌富有血管,早期即可发生血行转移至肝、脑和骨。对化疗、放疗敏感性较差。大细胞癌较少见,恶性程度较高,多为中央型。癌细胞分化程度低,常常在发生脑转移后才被发现,预后很差。细胞呈双向分化或间变,约 80% 腺样分化,10% 鳞状分化,因此与腺癌或鳞癌难以区分。

2.小细胞肺癌(small cell lung caner,SCLC,又称小细胞未分化癌) 肺癌中其恶性程度最高,多见于男性,患者患病年龄较轻,对化疗、放疗较敏感。近年来,小细胞肺癌的发病率有明显增高趋势,已占肺癌的 25%。小细胞肺癌好发于肺门附近的主支气管,倾向于黏膜下生长,引起管腔狭窄,多为中央型;局部外侵较早,生长快,远处转移多见,以淋巴转移为主,常转移至脑、肝、肾、肾上腺等。早期侵犯肺门、纵隔淋巴结及血管。因此,在初次确诊时 60%~88% 的患者已全身转移。

近年来发现肺癌细胞均来自呼吸道黏膜的干细胞,35%~60% 或更多肺癌并非为单一分化的细胞,往往由2种或3种不同分化细胞构成。

(三)肺癌分期　肺癌分期对确定治疗方案和预后判断很重要。采用2009年国际抗癌联盟(UICC)和国际肺癌研究会(IASLC)公布的第7版肺癌国际TNM分期见表3-6所示。

表3-6　肺癌国际分期标准(2009年第7版)

分期		T	N	M
隐匿性癌		T_x	N_0	M_0
0期		T_{is}	N_0	M_0
Ⅰ期	Ⅰa	$T_{1a、1b}$	N_0	M_0
	Ⅰb	T_{2a}	N_0	M_0
Ⅱ期	Ⅱa	$T_{1a、1b}$	N_1	M_0
		T_{2a}	N_1	M_0
	Ⅱb	T_{2b}	N_1	M_0
		T_3	N_0	M_0
Ⅲ期	Ⅲa	$T_{1a、1b}；T_{2a、2b}$	N_2	M_0
		T_3	$N_{1,2}$	M_0
		T_4	$N_{0,1}$	M_0
	Ⅲb	T_4	N_2	M_0
		任何T	任何N	M_1
Ⅳ期		任何T	任何N	M_1

T—原发肿瘤

T_x　原发肿瘤不能评价;或痰、支气管分泌物中找到有诊断意义的癌细胞,但X线和纤维支气管镜检查未见到肿瘤。

T_0　无原发肿瘤证据。

T_{is}　原位癌。

T_1　肿瘤最大直径≤3cm,周围被肺组织或脏层胸膜包裹,支气管镜检查未累及叶支气管以上(即没有累及主支气管)。

T_{1a}≤2cm;T_{1b}>2cm,但≤3cm。

T_2　肿瘤最大直径>3cm但≤7cm,或符合以下任何一点:累及主支气管,但距隆突>2cm;累及脏层胸膜;扩展到肺门或有阻塞性肺炎或肺不张,未累及一侧全肺叶。

T_{2a}>3cm但≤5cm;T_{2b}>5cm但≤7cm。

T_3　肿瘤最大直径>7cm或任何大小的肿瘤直接侵犯了下列结构之一者:胸壁(包括肺上沟肿瘤)、膈肌、纵隔胸膜、膈神经或心包,肿瘤位于距离隆突2cm之内的主支气管但未累及隆突;全肺的肺不张或阻塞性炎症;原发肿瘤同一叶内出现单个或多个卫星结节。

T_4　任何大小的肿瘤直接侵犯下列结构之一者:纵隔、心脏、大血管、气管、食管、椎体、隆突同侧非原发肿瘤所在叶的其他肺叶出现单个或多个卫星结节。

N—区域性淋巴结的侵犯

N_x　局部淋巴结侵犯不能评价。

N_0　未发现局部淋巴结侵犯。

N_1　同侧支气管周围的和(或)同侧肺门淋巴结转移,包括原发肿瘤直接侵及肺内淋巴结。

N_2　同侧纵隔淋巴结和(或)隆突下淋巴结转移。

N_3　对侧纵隔淋巴结,对侧肺门淋巴结,同侧或对侧斜角肌淋巴结或锁骨上淋巴结转移。

M—远处转移

M_0　没有远处转移。

M_1　有远处转移。

M_{1a}　对侧肺叶出现的肿瘤结节、胸膜结节、恶性胸腔积液或恶性心包积液。

M_{1b}　远处器官转移。

三、临床表现

肺癌的临床表现与肺癌的部位、大小、类型、是否压迫和侵犯邻近器官以及是否伴有转移等有密切关系。多数肺癌患者在就诊时已有症状,仅5%无症状。早期肺癌特别是周围型肺癌往往没有任何症状,中晚期肺癌除了有食欲减退、癌症引起的恶病质之外,可出现癌肿的压迫、侵犯邻近器官、组织或远处转移时的征象。咳嗽、血痰、胸痛、发热、气促为肺癌常见的五大症状,其中以咳嗽最为常见,而最有诊断意义的症状则为血痰。其常见的症状和体征如下。

(一)由原发肿瘤引起的症状和体征

1.咳嗽　为肺癌最常见的早期症状,由于癌肿刺激支气管黏膜而出现阵发性干咳、刺激性呛咳。部分患者往往认为咳嗽乃吸烟所致而忽视了它。肿瘤增大导致支气管狭窄时,咳嗽可带高音调金属音。

2.咯血　以中央型肺癌多见。肿瘤组织本身血管丰富,常引起持续性痰中带血,侵犯血管可引起断续地少量咯血,然而大量咯血则少见。

3.胸闷、气促　多与癌肿阻塞气管及并发肺炎、肺不张或胸腔积液等有关。肿瘤压迫大气管时,出现吸气性呼吸困难。弥漫性细支气管癌(腺癌)病变广泛,气促进行性加重,发绀严重。

4.发热　多为低热,亦可发生高热,早期为肿瘤引起阻塞性肺炎,晚期由继发感染、肿瘤坏死所致,抗生素治疗效果多不明显。

5.体重下降　为肺癌晚期的常见症状。由于肿瘤毒素和慢性消耗的原因,加之感染、疼痛等所致的食欲下降,患者出现消瘦或恶病质。

(二)肺癌局部扩展引起的症状和体征

1.胸痛　病变累及胸膜或纵隔时,患者出现持续、不规则的胸部钝痛或隐痛。肿瘤侵犯胸壁或肋骨时,呈现部位较固定和持续性的胸痛。

2.胸腔积液　病变侵犯胸膜可引起胸腔积液,常为血性。大量胸腔积液可导致患者气促。

3.声音嘶哑　为肿瘤压迫或转移至纵隔淋巴结及主动脉弓下淋巴结,压迫喉返神经所致。

4.上腔静脉压迫综合征　肿瘤侵犯纵隔、压迫上腔静脉时,头部和上腔静脉回流受阻,导致头面部、颈部和上肢水肿及前胸部淤血、静脉曲张,引起头痛、头晕或眩晕。

5.Homer综合征　见于肺尖部肿瘤,亦称Pancoast肿瘤,压迫位于胸廓上口的器官或组织而引起同侧上眼睑下垂、同侧瞳孔缩小、眼球凹陷、额部少汗等交感神经病变的症状。压迫亦会导致胸肩剧烈火灼样疼痛、上肢水肿、上肢静脉怒张和运动障碍等。

6.臂丛神经压迫综合征　癌肿侵犯臂丛神经下支第 8 颈神经,第 1、第 2 胸神经时,引起上肢无力和感觉障碍。

7.吞咽困难　因肿瘤或淋巴结转移压迫食管、侵入纵隔所致。亦可引起支气管－食管瘘。

(三)癌肿远处转移引起的症状和体征

1.淋巴结和皮肤转移　最常见的部位为锁骨上淋巴结转移,可有皮下结节。

2.肝转移　可有畏食、肝区疼痛、肝大、黄疸和腹水等。

3.骨转移　可有转移局部的疼痛和压痛,常转移至肋骨、脊柱骨、骨盆等。

4.脑转移　可表现为头痛、呕吐、眩晕、复视、共济失调、偏瘫、颅内压增高等。

(四)肺癌的肺外表现　又称副癌综合征,包括内分泌、神经、肌肉或代谢异常的综合征。往往出现在肺部肿瘤出现之前,肿瘤切除后症状可减轻或消失,肿瘤复发又可出现。

1.杵状指和肥大性骨关节病　多侵犯上、下肢长骨远端。

2.异位内分泌综合征

(1)异位促肾上腺皮质激素分泌:引起库欣综合征,表现为肌力减弱、浮肿、高血压、尿糖增高等。小细胞肺癌多见。

(2)异位抗利尿激素分泌:引起稀释性低钠血症,有全身水肿、嗜睡、定向障碍、水中毒症状。多见于小细胞肺癌。

(3)异位甲状旁腺分泌:引起高血韩、低血磷、精神紊乱等,有多尿、烦渴、便秘、心律失常。见于肺鳞癌。

(4)异位促性腺激素:引起男性乳房发育等。

(5)神经肌肉综合征:重症肌无力、小脑性运动失调、眼球震颤及精神改变等。见于小细胞肺癌。

四、诊断

(一)体格检查

肺癌早期可无阳性体征。癌肿致部分支气管阻塞时,体检可发现单侧局限性哮鸣音和湿啰音。随着病情的进展患者可出现消瘦,应仔细检查有无气管移位、肺不张、肺炎及胸腔积液等体征。肺癌晚期压迫侵犯邻近器官,可有声音嘶哑、前胸浅静脉怒张、锁骨上及腋下淋巴结肿大,部分患者有杵状指(趾)、库欣综合征等体征。

(二)影像学检查

1.X 线检查　是诊断肺癌最基本和常用的检查手段。中央型肺癌肺门处可见不规则的半圆形阴影,外围可有阻塞型肺炎和肺不张,并呈现横 S 型的 X 线征象。周围型肺癌显示肺野中有结节或肿块阴影,边缘不规则或毛刺,个别可见癌性空洞。若有支气管梗阻,可见肺不张。从早期发现可提高治愈率着手,对那些由于职业、遗传背景或有吸烟史的高危人群,应每年一次进行 X 线检查。

2.胸部 CT 和 MRI 检查　胸部 CT 可发现更小和特殊部位的病灶,了解病灶对周围脏器、组织侵犯程度,显示纵隔、肺门淋巴结的肿大,有利于肺癌的临床分期。MRI 检查能明确肿瘤与淋巴结或大血管之间的关系,但它对肺内病灶分辨率不如 CT 扫描高。螺旋 CT 连续性扫描速度快,可更好地进行图像三维重建,显示直径小于5mm的小结节。还可显示中央气管内病变和第6～7级支气管和小血管。明确病灶和周围气管、血管关系。正电子发射计算机断层显像(PET)有助于肺癌及淋巴结与身体其他部位转移的定性诊断。

3.放射性核素扫描、支气管或血管造影等检查　了解肿瘤的部位、大小、淋巴结肿大等情况。

(三)脱落细胞学检查

包括痰脱落细胞及胸腔积液肿瘤细胞学检查,是目前诊断肺癌简单方便的非创伤性诊断方法之一。痰脱落细胞学检查阳性率可达70％～80％,中央型肺癌阳性率2/3,周围型肺癌1/3。为提高痰阳性率,必须是深部咳出的新鲜痰,标本送检一般应连续3次以上,晨起所咳的痰或带血的痰液涂片阳性较高。

(四)支气管镜检查

是诊断肺癌最重要的手段,可直接观察到肿瘤大小、部位及范围,如可观察位于气管和主、叶、段或亚段支气管腔、管壁的病变,并可活检或吸取分泌物进行病理诊断,同时估计手术的范围和方式,近端支气管肿瘤诊断的阳性率可达90％～93％。

(五)经皮肺穿刺活检

经胸壁肺穿刺检查,主要用于周围型肺癌。在胸部X线、CT或B超监视下穿刺容易确定病灶的位置。

(六)其他

有淋巴结活检、经支气管细针穿刺活检、胸腔镜检查、纵隔镜检查、肿瘤标记物检查、开胸肺活检等。

五、治疗

肺癌的治疗应根据患者全身的状况、肿瘤的病理类型和侵犯范围、发展趋势,结合细胞分子生物学的改变,综合考虑,有计划地制订治疗方案,以最适当的经济费用取得最好的治疗效果,以最大限度提高治愈率和改善生活质量。肺癌的合理治疗是采取以手术切除为基础的综合治疗方法,即包含手术、放疗或中医药物疗法。小细胞肺癌多选用化疗＋放疗＋手术;非小细胞肺癌(鳞癌、腺癌、大细胞癌的总称)则先手术,然后放疗和化疗。

(一)外科治疗

手术是治疗肺癌的首选方法。适应于Ⅲa期前的非小细胞肺癌。目的是彻底切除肺部原发癌肿病灶、局部和纵隔淋巴结,尽可能保留健康的肺组织。若出现膈肌麻痹、声音嘶哑、上腔静脉阻塞征、对侧淋巴结(纵隔、肺门)或锁骨上淋巴结转移或其他远处转移、严重心肺功能不全者则丧失了手术的机会。

1.手术方式　肺切除手术方式的选择决定于肿瘤部位、大小和肺功能。目前我国肺癌手术切除率为85％～97％,总的5年生存率为30％～40％。

(1)肺叶切除:为肺癌手术的首选手术方式。病灶仅累及一叶肺或叶支气管应考虑肺叶切除术。对周围型肺癌,一般采用肺叶切除同时加淋巴结切除。

(2)单侧全肺切除:肿瘤直接侵犯到肺叶之外,超过肺叶切除的范围时才考虑一侧全肺切除。对中央型肺癌可施行一侧全肺切除加淋巴结切除术。全肺切除对心肺功能的损伤大,术后并发症大大高于肺叶切除术,应严格掌握手术指征。

（3）袖式肺叶切除术：适应于肿瘤已侵及主支气管或中间支气管、为避免支气管切端被肿瘤累及而不能实行单纯肺叶切除术者。即为保留正常的邻近肺叶，可切除病变的肺叶并环形切除一段受累及的主支气管，再吻合支气管上下切端。

（4）肺段或肺楔形切除：是指切除范围小于一个肺叶的术式，属于局部切除术。采用肺段切除治疗肺癌的指征如下：①心、肺功能差，病灶为周围型，小于 3cm 者。②对侧已行肺叶切除的肺癌患者，其新病灶为小于 4cm 的周围型。③有角化的高度分化的肺癌无淋巴结转移者。与肺叶切除相比，行肺段切除术的复发率高，长期年生存率减少 5%～10%。

肺癌手术治疗对肺功能的要求：最大通气量（MBC）占预计值应$\geq 50\%$；时间肺活量（FEV_1/FVC）$\geq 50\%$；第 1 秒用力呼气量（FEV_1）$\geq 1000ml$；动脉血氧分压（PaO_2）$\geq 60mmHg$；动脉血二氧化碳分压（$PaCO_2$）$\leq 50mmHg$。做全肺切除术的肺功能要求更高些：MBC 占预计值应$\geq 70\%$，没有明显的阻塞性肺气肿；FEV_1 在正常范围；$PaO_2 \geq 80mmHg$；$PaCO_2 \leq 40mmHg$。

手术禁忌证：胸外淋巴结转移，脑、肾等远处转移，广泛肺门、纵隔淋巴结转移，胸膜广泛转移或心包腔内转移，上腔静脉阻塞综合征，喉返神经麻痹等。

2. 微创外科在肺癌治疗中的应用 电视辅助胸腔镜下（VATS）肺癌的切除术，对老年心肺功能不良的 $T_1N_0M_0$ 的非小细胞肺癌在胸腔镜下做肺楔形切除，既切除了病灶，又具有对肺功能的损伤小等优点。

（二）放射治疗

放疗是肺癌治疗的一种重要手段，主要用于手术后残留病灶的处理和联合化疗的综合疗法。对于不能手术的晚期癌肿患者采用姑息性放疗对控制骨转移性疼痛、脊髓压迫、上腔静脉综合征、支气管阻塞及脑转移引起的症状有较为肯定的疗效。为提高手术切除率，通过放疗可使肿瘤缩小，从而有可能缩小手术范围，故有些患者可行术前放疗。对于部分非小细胞肺癌有学者提出术中放疗的报道，然而一般认为术中放疗应该和术后放疗相结合。

根据治疗的目的，肺癌的放疗可分为根治性放疗、姑息性放疗、术前放疗、术后放疗以及近距离放疗等。放疗对小细胞肺癌效果较好，鳞癌次之，腺癌和细支气管肺泡癌效果最差。放疗的剂量一般为 40～60Gy，疗程 4～6 周，一般在患者术后 1 个月左右，全身情况改善能耐受后开始放疗。

放疗的不良反应包括疲乏、食欲减退、骨髓造血功能抑制、低热、放射性肺炎、肺纤维化和放射性食管炎等。放射性肺炎可用肾上腺糖皮质激素治疗。

（三）化学治疗

化疗是肺癌的一种全身性治疗方法，它对局部肺内病灶及经血道和淋巴道的微转移病灶均有作用。可分为根治性化疗、姑息性化疗、新辅助化疗、辅助化疗、局部化疗和增敏化疗。小细胞癌对化疗最敏感，最佳联合化疗方案的总缓解率可达 80%～90%；鳞癌次之，腺癌效果最差。化疗不可能完全清除癌细胞，可单独用于晚期肺癌以缓解症状，或与手术、放疗综合应用，推迟手术或放疗后的局部复发和远处转移的出现，提高疗效。化疗是小细胞肺癌首选及主要的治疗，也可与手术治疗和放疗合并使用，防止肿瘤转移和复发。与手术、放疗并列作为非小细胞肺癌治疗的三大手段之一。

小细胞癌一线化疗的标准方案为 EP 方案，即依托泊苷＋顺铂。其他常用的联合化疗方案包括 IP 方案（伊立替康＋顺铂）；CAV 方案（环磷酰胺＋多柔比星＋长春新碱）等。二线化疗方案可选药物有托泊替康单药或联合用药,如异环磷酰胺、紫杉醇等紫杉类药物、多西他赛、吉西他滨、伊立替康、环磷酰胺、多柔比星、长春新碱、口服依托泊苷等。

非小细胞肺癌的化疗仍以铂类为基础的方案。鳞癌可选用 GP 方案(吉西他滨+顺铂或卡铂)、DP 方案(多西他赛+顺铂或卡铂)、NP 方案(长春瑞滨+顺铂)、TP 方案(紫杉醇+顺铂或卡铂)、氮芥、甲氨蝶呤、洛莫司汀、顺铂、依托泊苷等;非鳞癌可选用 PP 方案(培美曲塞+顺铂或卡铂)、EP 方案(依卡泊苷+顺铂)、环磷酰胺、甲氨蝶呤、氟尿嘧啶、多柔比星等。

目前采用 2～3 个化学治疗药物的联合方案为多,每 3～4 周为一周期。应注重个体化化疗,用药后应观察压迫或转移症状有否减轻,病灶的影像有无缩小。大多数化疗药物在杀伤肿瘤细胞的同时,可引起正常细胞的损害,尤其对生长旺盛的正常细胞。

(四)其他治疗方法

1.局部治疗方法 经支气管动脉和肋间动脉灌注加栓塞治疗,经纤维支气管镜行激光或电刀切割肿瘤治疗,经纤维支气管镜内植入放疗源做近距离照射,经纤维支气管镜内置气管内支架等,对缓解症状有较好的效果。

2.免疫治疗 与化疗联合应用可以明显延长患者生存时间。卡介苗、短小棒状菌、干扰素、白介素-1、白介素-2、胸腺素、集落刺激因子等生物制品,或左旋咪唑等药物可激发和增强人体免疫功能。

3.生物靶向治疗 吉非替尼是肺癌生物靶点治疗中较为成熟的药物,它是一种表皮生长因子受体酪氨酸激酶抑制剂。主要用于接受过化疗的晚期或转移性非小细胞肺癌的治疗。其他靶向治疗的药物,如盐酸厄洛替尼、贝伐单抗、西妥昔单抗、重组人血管内皮抑制素(恩度)等与化疗联合应用可以提高晚期肺癌的生存率。

4.中医药治疗 按患者临床症状、脉象和舌苔等辨证论治,部分患者的症状可得以缓解并延长生存期。中医药对增强机体抵抗力、减少化疗和放疗的不良反应亦有一定作用。

5.肺癌并发症治疗

(1)恶性胸腔积液的治疗:目的是减轻症状,提高生活质量和延长生存期。恶性胸腔积液者,可给予胸穿抽液、注入化疗药物、免疫功能调节药物或胸腔封闭治疗。但在注入药物前,应尽可能抽尽胸腔内液体。有中等量和大量积液时,为避免纵隔摆动和复张后肺水肿,应先经皮置细硅胶管在 24h 内缓慢放净胸腔内液体,然后注入胸腔后夹管。除博来霉素外,其他药物可 2 种联合应用,但剂量必须减少 1/3。为减少毒副作用,可同时应用 5mg 地塞米松胸腔内注射。每 1～2h 变动体位,使药物分布均匀,24～48h 后拔管。

(2)颅脑转移:有颅脑转移者,如果原发灶已控制,脑内转移只是单个病灶者,可考虑手术治疗后全颅放疗或全颅放疗后结合 γ 刀治疗。对于多发或弥漫性转移者,可采用全颅放疗。如果脑转移合并其他部位转移或肺原发灶未控制者,可考虑全颅放疗结合化疗。

(3)骨转移:外放疗是治疗肺癌骨转移的有效方法。根据影像学转移灶部位,姑息放疗可对有可能危及生命和影响生活质量的骨转移灶以及癫痫症状产生较好疗效。此外,也可以选择双磷酸盐或密钙息等阻止骨溶解的药物,并产生止痛效果。

(4)其他:合并气管或主支气管阻塞者,可经支气管镜局部治疗,或放置内支架后外放疗和(或)后装内放疗。出现上腔静脉阻塞综合征时,可给予脱水药物、糖皮质激素、放疗和化疗,也可考虑放置上腔静脉内支架治疗。肝转移可选用介入治疗、放疗或其他局部(如乙醇和射频)处理。

6.对症治疗　包括止痛、止血和平喘等缓解症状的治疗。

六、护理

(一)心理社会支持

患者一般在肺部肿瘤未确诊前往往会有猜疑;患者得知自己患肺癌后,会面临巨大的身心应激,有的精神于崩溃,充满恐惧或绝望;有许多中晚期肺癌治疗效果不理想,生活能力衰退,情绪可转向抑郁、绝望。家庭主要成员对疾病的认识,对患者的态度,家庭经济情况,亦直接影响和加重不良心理反应。

(二)围手术期护理

围手术期护理包括手术前、后护理,并发症的观察和预防,同时注重手术后的功能锻炼,以期改善和提高患者的生活质量。

1.术前护理　常规术前护理基本上与一般术前护理相近。应做好手术前指导,包括指导患者腹式呼吸、有效咳嗽和咳痰、戒烟等。

(1)戒烟:指导并劝告患者停止吸烟。因为吸烟会刺激支气管、肺,使支气管分泌物增加,妨碍纤毛的清洁功能,导致支气管上皮活动减少或丧失活力。

(2)教会患者有效的咳嗽与咳痰、做深呼吸、翻身、坐起、在床旁活动的方法,指导患者使用深呼吸训练器,并说明这些活动对促进肺扩张和预防肺部并发症的重要意义。

(3)指导患者练习腿部运功,防止下肢深静脉血栓的形成。指导患者进行手术侧手臂和肩膀运动练习,以便术后维持正常的关节全范围的运动和正常姿势。告知患者术后24h内会经常被叫醒,做深呼吸、咳痰和改变体位,要有一定的心理准备,尽量利用短暂的时间进行休息。介绍胸腔引流的设备及术后留置胸腔引流管的重要性和注意事项。

2.手术后护理

(1)一般护理:生命体征观察、排尿、伤口局部的护理及疼痛等情况的观察与一般术后护理要求相似。

(2)术后合适的体位:肺切除术后麻醉未清醒时取平卧位,头侧向一边,以免导致吸入性肺炎;清醒后如血压平稳,可采用半坐位(床头抬高 30°～45°),这种体位有利于膈肌下降,促进肺扩张和胸腔积液的排出;肺叶切除的患者可允许平卧或侧卧位,并可转向任一侧,但病情较重,呼吸功能较差应尽量避免健侧卧位,以免压迫正常的肺,限制其通气;肺段或楔形切除术者,应避免手术侧卧位,尽量选择健侧卧位,以促进患侧肺组织扩张。全肺切除术者,应避免过度侧卧,可采取 1/4 侧卧位(小幅度的侧卧),以避免纵隔移位和压迫健侧肺组织而导致呼吸循环功能衰竭。若有明显的血痰或支气管胸膜瘘管者,应取患侧卧位。尽量避免头低足高仰卧位,以防止横膈上升而妨碍通气。每 1～2h 定时给患者翻身一次,加强皮肤护理,预防褥疮的发生,同时可避免肺不张或深静脉血栓的形成。协助患者坐起时,要从健侧扶患者正常的手臂和头背部,并注意保护术后患者的体位和各种引流管。

(3)术后呼吸道护理

1)呼吸的观察:应密切观察患者呼吸情况,即呼吸频率、幅度和节律,胸廓运动是否对称,双肺呼吸音;有无气促、发绀等缺氧征象以及动脉血氧饱和度等。

2)给氧和呼吸支持的护理:肺切除术后,按医嘱给予氧气吸入,一般给予鼻导管吸氧,流量 2～4L/min,多数患者术后 2～3 日能适应肺容量的减少,若缺氧症状改善后可间断吸氧。

对呼吸功能不全，术后需用机械通气治疗，带气管插管者，有条件时常将这些患者安排在重症监护室。患者返回病房时，护士应密切观察导管的位置，防止气管导管的滑脱或移向一侧支气管，防止意外。

3) 协助并鼓励患者有效的咳嗽、咳痰、深呼吸：咳嗽和深呼吸是简单而有效的呼吸治疗方法，有助于清除肺内分泌物，预防肺不张，促使肺扩张，改善肺部循环；有助于胸膜腔内液体的排出。术前应充分强调其重要性，详细评估患者的咳嗽咳痰的能力和有效性。术后每隔1～2h 1次。定时给患者叩击背部。叩击时患者取侧卧位，叩击者双手手指并拢，手背隆起，指关节微屈，从肺底由下向上、由外向内轻叩拍胸壁，促使肺叶、肺段处的分泌物松动流至支气管。边叩击边鼓励患者咳嗽。患者咳嗽时，固定胸部伤口，以减轻疼痛。术后最初几日内护士协助固定患者胸部，协助咳嗽和排痰，逐步过渡到可教会患者自己或教会家属固定胸部。实施时先协助患者坐起，支持其胸背部伤口，可采用以下方法：①护士站在患者健侧，伸开双手，双手从胸部前后紧托胸部伤口部位以固定。固定胸部时各指靠拢，压紧伤口又不得限制胸部膨胀。可采用指按患者胸骨切迹上方气管刺激患者咳嗽；也可同时嘱患者慢慢轻咳，再深吸一口气，然后用力将痰咳出。患者咳嗽时略施压力按压胸部，有助于患者将痰咳出。②护士站在手术侧，一手放在手术侧肩膀上并用力向下压，另一手置于伤口下支托胸部，深呼吸数次后咳嗽。正确的固定方法不应按压胸骨及限制膈肌的正常活动。当患者咳嗽时，护士的头应在患者身后，可保护自己避免被咳出的分泌物溅到。有效咳嗽的声音为音调低、深沉且在控制下进行。有些患者做深呼吸时出现一时晕厥，这是由于深呼吸增加胸内压力，阻止静脉血流回心脏，减少心排血量，血压降低导致脑供血不足所致；也由于过度换气时呼出大量二氧化碳，而使血中二氧化碳突然减少，呼吸减慢造成缺氧。一般数分钟后症状可自行缓解，护士要注意保护患者防止摔倒撞伤。

4) 稀释痰液、清除呼吸道分泌物：若术后呼吸道分泌物黏稠而不易咳出者，可通过超声雾化吸入或气源启动的高频射流雾化吸入，以达到稀释痰液、解痉、抗感染的目的。常用药物有糜蛋白酶、地塞米松、β_2 受体兴奋剂、抗生素等。雾化吸入稀释痰液时应鼓励患者配合深呼吸，药液量不宜过多，一般雾化时间以 10～20min 为宜，避免患者的过度劳累。

5) 机械吸痰：吸痰可帮助术后患者排出呼吸道分泌物并刺激咳嗽。护士需掌握肺部听诊，以评估患者有无吸痰的需要。应采用适时的吸痰技术和频率，即根据痰液情况决定吸痰的时机。应预防吸痰导致的低氧血症，可在吸痰前后提高吸氧浓度，充分给氧，每次吸痰时间不得超过 15s，两次间隔应让患者休息 1～2min。吸痰后护士要评估吸痰效果并记录痰量和性质。

(4) 胸腔闭式引流管的护理：肺切除后常规放置胸腔闭式引流管。胸腔闭式引流管护理是肺癌术后的重要部分，应保持有效的胸腔引流，即做到引流管的通畅、密闭和合理的固定等。术后的胸腔引流一般在手术室置管。通常放置两根引流管，分别从锁骨中线第2肋间和腋中线第6～8肋间放入，前者引流管较细，主要以引流胸腔内气体为主；而后者引流管较粗，主要以引流胸腔内的液体和血液为主。

1) 引流装置的位置：胸腔闭式引流主要是靠重力引流，水封瓶应置于患者胸部水平下 60～100cm，并应放在专门的架子上，防止被踢倒或抬高。搬运患者时，先用两把止血钳双重夹住胸腔引流管。

2) 患者的体位：术后患者通常为半卧位，如果患者躺向插管侧，注意防止压迫胸腔引流管。

3)引流管的长度与固定:引流管的长度以能将引流管固定在床缘,且能使它垂直降到引流瓶为宜。过长时易扭曲,还会增大无效腔,影响通气。过短时患者翻身或坐起时易牵拉到引流管。

4)维持引流系统的密闭:为避免空气进入胸膜腔,所有接头应连接紧密。目前多使用一次性的塑料引流瓶,不易打破,但注意引流伤口周围用纱布包盖严密。

5)密切观察引流管是否通畅,防止受压、扭曲、堵塞和滑脱。检查引流管是否通畅的方法,是观察是否引气体排出和长管内水柱的波动。正常的水柱上下波动4～6cm。若波动停止,表明该系统被堵塞或肺已完全膨胀,如发现气胸或张力性气胸的早期症状,应怀疑引流管被血块堵塞,设法挤压引流管。当发现引流液较多时,可按需挤压引流管的堵塞局部,通过挤压引流管可使堵塞管子的血块移动,保持引流管通畅。挤压引流管的方法,可用一只手固定引流管,另一只手握紧引流管朝引流瓶方向滑动。由于胸腔引流术是个痛苦的经历,尤其是挤压时产生的负压,让患者感到异常疼痛,故不可将挤压引流管作为常规操作,应通过评估,当证实存在有血块堵塞时,再进行挤压。

6)密切观察引流液色、质、量:术后第一个24h内引流液约500ml,为正常引流量。若引流量突然增多(每小时100～200ml)且为血性时,应考虑出血的可能,应立即通知医生。引流量过少,密切巡视引流管是否通畅。

7)胸腔引流管置管期间的各项操作应遵守无菌原则,预防感染。胸腔引流瓶中的液体应装蒸馏水或生理盐水。

8)并发症的观察与预防:全肺切除术后的胸腔引流管一般呈钳闭状态,以保证术后患侧胸腔内有一定量的渗液,以减轻纵隔移位。一般酌情放出适量的气体或引流液,以维持气管、纵隔位于中间位置。每次所放液体速度宜慢,液量每次不宜超过100ml,以避免快速多量放液体引起纵隔突然移位,甚至导致心脏骤停。应密切观察有无皮下气肿、气管移位等并发症。

9)胸腔引流管拔管的注意事项:肺癌手术患者的胸腔引流管一般安置48～72h后,如查体及胸片证实肺已完全复张,8h内引流量少于50ml,无气体排出,患者无呼吸困难,可拔出胸腔引流管。拔管时患者应取半卧位或坐在床沿,鼓励患者咳嗽。挤压引流管后夹闭。嘱患者深吸一口气后屏住。患者屏气时拔管,拔管后立即用凡士林纱布覆盖伤口。拔管后,要观察患者有无呼吸困难、气胸和皮下气肿。检查引流口覆盖情况,是否继续渗液等。

(5)疼痛护理

1)术后常规给予自控式硬膜外持续止痛,并向患者详细介绍自控镇痛给药方法。

2)观察硬膜外持续止痛管的位置及连接是否完好,嘱患者活动时动作宜缓慢,不宜过猛,防止硬膜外止痛管的滑脱。

3)定时评估患者疼痛的部位、性质和程度,寻找疼痛原因。如腹带包扎时使胸管受压上翘紧贴患者胸壁引起疼痛,胸液引流不畅引起胸痛,往往在去除上述诱因后,患者疼痛得以缓解。

4)协助患者咳嗽、咳痰时应用双手压住固定伤口以减轻疼痛。

5)如疼痛严重影响患者的休息和活动,患者因疼痛影响有效咳嗽应给予不影响呼吸和咳嗽的止痛药或止痛贴剂。

(6)术后的活动与锻炼

1)鼓励患者早期下床活动,并制定合适的个体化活动方案:其目的是预防肺不张,改善呼吸循环功能,增进食欲,振奋精神。术后第1日,患者生命体征平稳无禁忌证,应鼓励和协助患者下床或在床旁站立移步。若带有引流管应妥善固定保护;应严密观察患者病情变化,在活动期间尤其是刚开始活动初期,若患者出现头晕、心悸、出冷汗、气促等症状时应立即停止活动。术后第2日起,可扶持患者围绕病床在室内走动3～5min,以后根据病情可逐步增加活动量。

2)手臂与肩关节的运动:目的是预防手术侧胸壁肌肉粘连、肩关节强直以及废用性萎缩。先进行被动运动,逐步过渡到主动运动。即患者麻醉清醒后,可协助患者进行臂部、躯干和四肢的轻微活动。术后第1日开始左肩、臂的主动运动。如抬高肩膀,肩膀向前向后运动;抬举肘部,使肘部尽量靠近耳朵,然后固定肩关节将手臂伸直;将手臂高举到肩膀高度,将手肘弯成90°,然后旋转肩膀而将手臂向前、向后划弧线等。锻炼时患者可先躺着进行,然后可改为坐姿、站姿。可以在患者进行锻炼前,给予适量的镇痛药,协助患者咳出痰液,以便患者能更好地配合,运动量以患者不感到疲乏和疼痛为宜,逐步适应肺切除后余肺的呼吸容量。

(7)术后并发症预防与护理

1)出血:可能因手术时胸膜粘连紧密,止血不彻底或血管结扎线脱落;胸腔内大量毛细血管充血以及胸腔内负压等因素而导致胸腔内出血。应严密观察生命体征,定时检查伤口敷料以及引流管旁的渗血或出血情况,严密观察胸腔引流液的色、质、量并记录。若术后3h内胸腔引流液量超过100ml/h,且呈色鲜红,伴有血凝块,有失血性休克征象,疑为活动性出血,应及时报告医生,在中心静脉压监测下加快输液输血速度,遵医嘱给予止血药,同时保持胸腔引流管通畅,定时挤压胸管。必要时考虑剖胸止血。

2)肺不张:采用保留肋骨的剖胸术,尤其是中断肋骨剖胸方法,术后6h患者即能恢复有效的咳嗽,也使得肺不张发生率大大下降。肺不张可能与手术采用全麻方式导致患者膈肌受抑制,术后软弱无力或胸部包扎过紧等,从而限制呼吸运动,使患者咳嗽无力。术后患者不能有效排痰,易导致分泌物潴留堵塞支气管,引起肺不张。术后肺不张主要应注重预防,如采用双腔气管插管防止术中呼吸道分泌物流入对侧呼吸道,手术结束时拔除气管插管前充分吸痰,术后必要时协助医生行纤维支气管镜下吸痰,病情严重者可行气管切开,以保证呼吸道通畅。

3)支气管胸膜瘘:是肺切除术后严重的并发症之一。可能与下列因素有关:支气管缝合不严密;支气管残端血供不良;支气管缝合处感染、破裂;余肺的表面肺泡或小支气管撕裂;术前放射治疗等。目前肺切除术后早期支气管残端瘘已少见。多发生在术后1周内。术后2周内仍持续有大量气体从胸腔引流管排出,患者出现发热、刺激性咳嗽、痰中带血或咳血痰、呼吸音减低、呼吸困难。考虑存在支气管胸膜瘘时,可用亚甲蓝注入胸膜腔,患者咳出带有亚甲蓝的痰液即可诊断。支气管胸膜瘘时,支气管分泌物流入胸腔,继发感染可引起脓胸;空气经瘘管进入胸膜腔,可造成张力性气胸、皮下气肿,甚至大量的胸腔积液经瘘孔流入支气管内,导致窒息。一旦发生窒息先兆,应及时报告医生,将患者置于患者卧位,以防瘘出液流向健侧,并配合抢救,必要时再次剖胸修补瘘孔。

4)术后早期肺功能不全:多发生于术前肺功能不良或切除肺超过术前估计范围者。对肺功能不良的患者,应用呼吸机支持辅助呼吸,帮助患者渡过手术,一般术后第5～7日即可停用呼吸机。随着无创机械通气的广泛应用,术前先用面罩加压机械通气辅助呼吸,同时帮助患者有效的咳嗽、咳痰有利于防止术后早期肺功能不全。

（三）化学治疗的护理

肺癌化疗护理的特点如下：化疗作为肺癌治疗的主要综合措施之一，应根据患者全身情况、评估静脉情况、熟悉所用药物的毒副作用和所采用的化疗途径等给予个体化疗护理。肺癌的外周静脉途径化疗的总有效率为40％左右。介入化疗如支气管动脉灌注（BAI）化疗、支气管动脉与肺动脉双重灌注（DAI）化疗、经皮动脉导管药盒系统（PSC）途径的近期总疗效率在80％以上，故为许多有适应证肺癌的化疗手段之一。

1.铂类药物是肺癌联合化疗的基础药物，如顺铂的催吐作用强，应充分做好水化、按医嘱给予对症支持治疗。注意监测24h尿量，观察有无耳鸣、头晕、听力下降等不良反应。

2.肺癌化疗药物中应用紫杉醇类等抗代谢类药物者居多，该类药物血管毒性强，局部外渗易导致局部组织坏死。另外该类药物可出现过敏反应，应详细询问过敏史，密切观察患者的脉搏、呼吸、血压的变化，严格掌握剂量和用药时间，尤其在开始用药的第1小时内应每15min测量1次脉搏、呼吸、血压的变化，对有可能过敏反应者最初30min内应控制滴速，若出现明显的过敏反应终止用药，配合抢救。对化疗前常用的辅助药物如激素等解毒拮抗剂，注意用药的剂量、时间应准确。

3.肺癌患者化疗次数较多，应合理选择血管。一般化疗不宜选择下肢静脉。然而对出现上腔静脉压迫综合征者应避免患侧上肢静脉的注射，宜选择下肢静脉化疗为宜，因为如用上肢静脉注射化疗药物，其静脉血液回流心脏受阻致使药物在局部较长时间滞流而加重局部的刺激作用，此外大量液体可加重上腔静脉压迫综合征症状。

4.肺癌化疗结合放疗应用，可能导致两者的不良反应会更早出现，不良反应的严重程度加剧，应密切观察，及时处理。

5.对于老年肺癌患者，尤其是大于70岁者，化疗的争议较大。由于老年患者代谢慢、机体功能衰退、全身合并症多、化疗对机体损伤大，根据患者的全身耐受情况，多主张单药化疗为好，应紧密观察其不良反应，用最小的剂量达到最大的缓解率，提高老年患者的生活质量为治疗目的。

（四）放射治疗的护理

以放射性肺炎为例介绍肺癌患者的放疗护理。

急性放射性肺炎是肺癌放射治疗中较多见且危害较大的并发症。肺癌患者正常肺组织接受常规放疗20Gy后即会产生永久性损伤，照射30～40Gy 3～4周后，所照射的肺即呈现急性渗出性炎症，但多不产生症状，若伴发感染，即出现急性放射性肺炎的表现；照射后6个月左右出现肺纤维化改变，到1年左右达到最严重地步。

放射性肺炎的形成与受照射面积的关系最大，与剂量及分割也有关，面积、剂量越大发生放射性肺炎的概率越高。放射性肺损伤发生的另一个重要因素是应用化疗，化疗可加重放疗造成的肺损伤，某些药物本身就会引起药物性肺炎及肺纤维化，更易引起肺损伤。

重症阻塞性肺气肿患者更易并发放射性肺炎。对全身情况很差，伴有严重心、肝、肾功能不全者禁用放疗。

放射性肺炎的主要临床表现为咳嗽、咳大量的黏液痰、气促、白细胞升高，可出现体温升高，严重者可出现呼吸困难，听诊可闻及干湿啰音。X线摄片显示病变范围与照射野一致的肺炎。应密切观察患者的体温变化，密切观察放疗期间和放疗后血象中白细胞的情况；观察呼吸情况,有无咳嗽、咳痰加重。放疗中应每周检查血象,如血白细胞明显下降,要暂停放疗。应卧床休息,给予高热量、高蛋白质、易消化饮食;高热者给予物理降温或药物降温;按医嘱给予抗炎、止咳、化痰、平喘等症处理;一旦急性放射性肺炎诊断明确应按医嘱及时给予大剂量肾上腺皮质激素治疗,维持数周后逐渐减量停止使用激素;根据呼吸困难的严重程度,必要时给予氧疗。

放射性肺炎一旦发生,治疗难度很大,故重在预防。对肺癌患者应精确设野,使正常肺组织受量减至最少,照射容积降至最低;合并应用化疗应选择适当药物,并与放疗间隔适当时间,以利于正常肺组织恢复;对有长期大量吸烟史及慢性肺病者更应注意,以降低肺损伤的发生率,减轻损伤程度,减少放疗相关死亡。

(五)生物靶向治疗的护理

皮疹、腹泻、厌食、口腔溃疡等为吉非替尼和厄洛替尼常见的不良反应,因而在服用这些药物时应密切观察头面部和躯干的皮肤是否异常,注意保持清洁,用温水轻轻清洗皮肤,勿搔抓、勿使用刺激性清洁剂,注意防日光暴晒。应密切观腹泻患者的大便次数、量和性状,注意保持肛周皮肤的清洁、完整。腹泻频繁者,必要时按照医嘱使用止泻药物并酌情减量治疗。

厄洛替尼最为严重的不良反应为间质性肺炎,故用药期间应密切观察患者有无咳嗽、胸闷、气促、发绀、发热等症状。应注意休息,适当活动,加强营养,防止受凉感冒,必要时按医嘱给药和氧疗。

(六)营养和液体平衡的护理

提供高热量、高蛋白质、丰富维生素、易消化吸收、多样化、营养丰富的食物,鼓励进食。一般蛋白质100~150g/d,总热量20900~25080kJ/d(5000~6000kcal/d)。对伴有营养不良者,经肠内或肠外途径补充营养,改善患者的营养状况。

放疗或化疗期间引起患者食欲下降,恶心、呕吐者应注重配制患者喜爱的食物,以适口、清淡为原则,少量多餐。注意调整食物的色、香、味,刺激提高患者的食欲。必要时给予静脉高营养。

肺癌术后严格掌握输液的量和速度,防止左心衰竭、水肿的发生。全肺切除术后应适当控制钠盐的摄入量,24h补液量控制在2000ml以内为宜,以维持的液体平衡。同时应注意营养的补充,一般患者意识恢复后且未出现恶心现象,拔除气管插管4~6h后,如无禁忌证即可开始饮水,逐步过渡到进食流质、半流质,直至普食。术后饮食护理应遵循上述提供丰富营养的食物外,还应以维持水、电解质平衡,改善负氮平衡,提高机体抵抗力,促进伤口愈合为原则。

(杜敏)

第四章　普通外科疾病护理

第一节　损伤

一、清创术与更换敷料

（一）清创术

1.定义　清创术又称扩创术，是一种处理创口的基本方法，主要方法是对新鲜开放性污染创口进行清洗去污、清除血块和异物、切除失去生机的组织、缝合伤口，使之尽量减少污染，甚至变成清洁伤口，达到一期愈合的措施，有利受伤部位的功能和形态的恢复。

2.清创术前准备

（1）清创前须对伤员进行全面评估，如有休克，应先抢救，待休克好转后争取时间进行清创。

（2）如颅脑、胸部、腹部有严重损伤，应先予处理。如四肢有开放性损伤，应注意是否同时合并骨折，拍X线片协助诊断。

（3）协助患者采取适当的体位；疼痛严重者，遵医嘱给予镇痛剂，以减轻疼痛。

（4）如伤口较大，污染严重，应预防性应用抗生素，在术前1h、术毕分别用一定量的抗生素。

（5）注射破伤风抗毒素，轻者用1500U，重者用3000U。

（6）准备清创所用器械和物品，并按急诊手术做好皮肤准备、交叉配血、药物过敏试验、麻醉前用药，遵医嘱插胃管、导尿管等。

3.操作步骤

（1）麻醉：上肢清创可用臂丛神经或腕部神经阻滞麻醉，下肢可用硬膜外麻醉，较小、较浅的伤口可使用局麻，较大及复杂、严重的则可选用全麻。

（2）清洗去污：分清洗皮肤和清洗伤口两步。

1）清洗皮肤：用无菌纱布覆盖伤口，再用汽油或乙醚擦去伤口周围皮肤的油污。术者常规戴口罩、帽子，洗手，戴手套，更换覆盖伤口的纱布，用软毛刷蘸消毒肥皂水刷洗皮肤，并用生理盐水冲净。然后换另一个毛刷再刷洗一遍，用消毒纱布擦干皮肤。两遍刷洗共约10min。

2）清洗伤口：去掉覆盖伤口的纱布，以生理盐水冲洗伤口，用消毒镊子或纱布球轻轻除去伤口内的污物、血凝块和异物。

（3）清理伤口：清创步骤见图4—1。

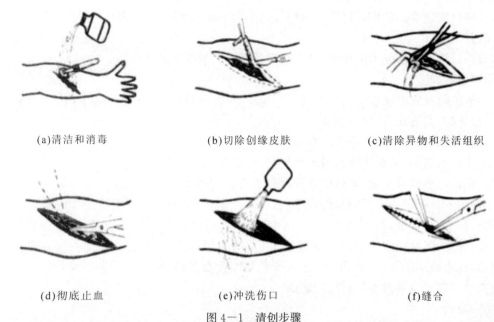

<table>
<tr><td>(a)清洁和消毒</td><td>(b)切除创缘皮肤</td><td>(c)清除异物和失活组织</td></tr>
<tr><td>(d)彻底止血</td><td>(e)冲洗伤口</td><td>(f)缝合</td></tr>
</table>

图 4-1 清创步骤

1)施行麻醉,擦干皮肤,用碘酊、酒精消毒皮肤,铺盖消毒手术巾准备手术。术者重新用酒精或新洁尔灭液泡手,穿手术衣、戴手套后即可清理伤口。

2)对浅层伤口,可将伤口周围不整皮肤缘切除 0.2~0.5cm,切面止血,消除血凝块和异物。切除失活组织和明显挫伤的创缘组织(包括皮肤和皮下组织等),并随时用无菌生理盐水冲洗。

3)对深层伤口,应彻底切除失活的筋膜和肌肉(肌肉切面不出血,或用镊子夹镊不收缩者表示已坏死),但不应将有活力的肌肉切除。有时可适当扩大切口和切开筋膜,处理较深部伤口,直至伤口比较清洁,并显露血液循环较好的组织。

4)如同时有粉碎性骨折,应尽量保留骨折片。已与骨膜分离的小骨片应予以清除。

5)与浅部贯通伤的出入口较近者,可切开组织桥,变两个切口为一个。如伤道过深,不应从入口处清理深部,而应从侧面切开处清理伤道。

6)伤口有活动性出血,在清创前可先用止血钳钳夹,或临时结扎止血。待清理伤口时重新结扎,除去污染线头。渗血可用温生理盐水纱布压迫止血,或用凝血酶等局部止血剂。

(4)修复伤口

1)清创后再次用生理盐水清洗伤口。再根据伤口污染程度、大小和深度决定是开放还是缝合,是一期缝合还是延期缝合。未超过 12h 的清洁伤口可一期缝合;大而深的伤口,在一期缝合时应置引流条;污染重的或特殊部位不能彻底清创的伤口,应延期缝合,即在清创后先于伤口内放置凡士林纱布引流条,待 4~7 日后,如伤口组织红润,无感染或水肿时,再缝合。

2)头、面部血运丰富,愈合力强,损伤时间虽长,只要无明显感染,仍应争取一期缝合。

3)缝合时,不应留有死腔,张力不能太大;对重要血管损伤应修补或吻合;对断裂的肌腱和神经干应修整缝合;暴露的神经和肌腱应以皮肤覆盖;开放性关节腔损伤应彻底清洁后再缝合;胸、腹腔的开放性损伤应彻底清创后,放置引流管或引流条。

4.注意事项

(1)伤后 8h 以内的开放性伤口应行清创术,8h 以上而无明显感染的伤口,如伤员一般情况好,亦应行清创术。如伤口已有明显感染,则不清创,仅将伤口周围皮肤擦净,消毒周围皮肤后,敞开引流。

(2)伤口清洗是清创术的重要步骤,必须反复用大量生理盐水冲洗。选择局麻时,只能在清洗伤口后麻醉。

(3)清创时既要彻底切除已失去活力的组织,又要尽量保护和保留存活的组织,这样才能避免伤口感染,促进愈合,保存功能。

(4)避免张力太大,以免造成缺血或坏死。

(5)伤口引流条,一般应根据引流物情况,在术后 24~48h 内拔除。

(6)伤口出血或发生感染时,应立即拆除缝线,检查原因,进行处理。

5.清创术后护理 术后做好伤口换药,并观察有无感染征象;术后 24~48h 拔除伤口内引流物;对二期缝合者,若伤口无感染,在术后 2~3 日做好伤口缝合准备;对有骨与关节损伤,血管、神经、肌腱损伤修复术后和植皮术后,均应用石膏固定肢体;肢体受伤者应抬高患肢,制动,观察肢端感觉、运动、肿胀、皮肤颜色和温度及动脉搏动情况,若有异常应及时协助处理;病情稳定后指导患者进行功能锻炼。

(二)换药

各种损伤形成的伤口经过处理后还需要定期换药,也就是更换敷料。给伤口换药,目的是清洁伤口和保护创伤面,促进伤口愈合。通过换药,又可以观察伤口的情况,以便采取相应的治疗措施,促进伤口更快、更好的愈合。

1.换药室的设备及管理

(1)换药室的设备:外科门诊及住院病区均设有专门的换药室。换药室除供患者换药外,还可进行简单的治疗操作,亦称处置室。室内配备有换药台、换药车、诊疗台、无菌物品柜、肢体扶托架、污物桶、污染器械浸泡消毒桶、消毒锅、洗手设施、紫外线灯、臭氧消毒机、换药碗(盘)、换药器械、各种敷料及引流用物、外用药物(表 4-1)等。

表 4-1　换药常用药品溶液及适应证

适应证	常用药品、溶液
皮肤消毒	70%乙醇、2.5%碘酊、0.5%碘伏
一般创面	生理盐水、凡士林纱布
脓腔及创面冲洗	生理盐水、3%过氧化氢、0.1%氯己定
水肿肉芽	3%~5%氯化钠、30%硫酸镁
铜绿假单胞菌感染	1%苯氧乙醇、0.5%乙酸、1%~2%磺胺嘧啶银
厌氧菌感染	3%过氧化氢、0.05%高锰酸钾、优琐儿
慢性溃疡	碘伏、20%鞣酸
真菌感染	碘甘油、克霉唑
局部炎症早期	10%~20%鱼石脂软膏、止痛消炎膏

(2)换药室的管理

1)换药室的要求:换药室应宽敞明亮,通风、照明良好,空气清洁,温度适宜,应有洗手和清洁洗刷设备。室内布局合理,紫外线灯每天定时照射消毒,地面、墙壁应便于清洗。对需要在病房内换药的患者,换药前半个小可内不可铺床和扫地。

2)换药室的位置:换药室和病房之间的距离不能太远或太近,一般设在病房的一端,既便于患者到达,又不与病房紧密相连,防止交叉感染。

3)换药室的管理:换药室必须有专人负责管理,严格执行清洁、消毒制度,按时消毒用品。保证器械、药品、敷料等物品的齐全和供应。一般换药应集中在每天的固定时间进行。

4)换药台或换药车上的物品通常分三排摆放。

①后排:放置体积较大的瓶罐类,如无菌持物钳浸泡容器、无菌纱布储槽等。

②中排:放置体积较小的有盖容器,如各类消毒棉球罐、各类引流条罐等。

③前排:放置三个有盖方盘。第一盘用作器械浸泡消毒,用过的器械洗涤擦干后浸泡于其中;第二盘用作器械储存,消毒后的器械从第一盘移至此盘中储存备用;第三盘用作器械清洗,将器械从第二盘取出在此盘中清洗后使用。

2.换药的原则

(1)无菌原则:凡接触伤口的器械、敷料及物品均应灭菌,换药操作过程应严格执行无菌操作规程,避免发生医院内感染。

(2)换药顺序:先对清洁伤口换药,再对污染伤口换药,最后对感染伤口换药。特异性感染伤口,应由专人换药,用过的器械要经专门处理后再灭菌,换下的敷料等应焚烧。

(3)换药次数:依具体情况而定,过于频繁地换药,可能损伤肉芽组织或增加伤口感染的机会。一般缝合切口术后第3日换药,若无感染或敷料潮湿、脱落等情况,直至拆线时再换药。分泌物不多,肉芽生长良好的伤口,可隔日换药;感染严重、分泌物较多的伤口,应每日1次或数次换药,必要时可行湿敷。

(4)局部用药和引流:对无感染的浅表创面可不使用药物,只在其表面用凡士林纱布保护;对感染重、脓性分泌物多、水肿等创面,可采用适宜的药液纱条湿敷;对脓腔伤口应采用药液纱条引流。伤口内放置的预防性引流物如橡皮片,一般在手术后24~48h无明显引流液时即可拔除;用于深部的引流管,应根据引流需要,在引流液明显减少或感染基本控制时拔除;用于深部感染的烟卷引流,在每次换药时应转动并外拔和剪去少许,逐渐拔除。

3.换药前准备

(1)操作人员准备:了解伤口的情况(伤口类型、有无引流等),换药操作人员应着装整洁,戴口罩和帽子,洗手。

(2)用物准备:一般准备无菌换药盒1个,内装镊子2把,酒精棉球、生理盐水棉球、药液纱条、纱布块等若干,必要时准备探针、缝针、手术刀、手术剪、止血钳等。若使用换药碗,应准备2个,一个内装换药用物品,另一个扣盖其上。此外,还要准备胶布、绷带等其他物品。

(3)环境准备:清晨,避开进食及家陪,原则上在换药室进行,室内应空气清洁、光线充足、温度适宜。若在病房换药,应准备屏风;换药时及换药前半小时不可扫地、铺床,不要在患者吃饭、睡觉、会客等时间换药。

(4)患者准备:通知患者并做好解释工作,以消除其紧张情绪,取得信任和配合,能行走者原则上在换药室内进行换药。向患者解释换药的目的、程序及需要配合的方法,帮助采取既舒适又能充分显露伤口的体位。

4.操作步骤

(1)揭开创面敷料:洗净双手,由外向里揭胶布,要轻柔;先用手揭去外层敷料,再用镊子夹去内层敷料;如果内层已粘贴在伤口上,应用生理盐水或3%过氧化氢溶液浸湿纱布,再轻轻揭开。切勿强制拉开,以免损伤伤口,引起出血。内层敷料揭除方法见图4—2。

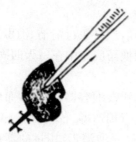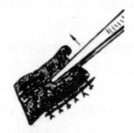

(a)正确(平行于切口方向)　　　(b)错误(垂直于切口方向)

图4-2　内层敷料揭除方法

(2)换药实施:应用"双镊法"或"双血管钳法",一脏一净,两手各执一把镊子,一把镊子接触伤口,另一把镊子专夹清洁棉球及敷料。伤口周围皮肤用碘伏以切口为中心由内向外擦拭两遍。可用生理盐水棉球轻擦创面,检查伤口有无感染。

清洁时由内向外,棉球的一面用过后,可翻过来用另一而,然后弃去。双手执镊法,左手持镊自换药碗中取酒精棉球,递至右手镊子中,两把镊子不可接触。

(3)固定敷料:应用无菌纱布将伤口盖上,分泌物多时加棉垫,用胶布固定。也可根据伤口情况,敷以药物纱条或适当安放引流物。

(4)胶布粘贴法:适当的宽度、长度,方向与肢体或躯体的长轴垂直,根据情况使用绷带或胸腹带。

5.注意事项

(1)向患者说明开始换药,使患者有思想准备。换药时请家属离开病室,勿让家属围观。冬天时关好门窗,注意保暖。

(2)严格遵守无菌操作的原则,着装符合要求,每次换药前需洗手。

(3)从换药车上按无菌操作规范正确取出换药器械和敷料。各种无菌棉球、敷料从容器中取出后不得放回原容器内。

(4)用手揭除最外层敷料,用镊子按无菌操作揭去内层敷料。

(5)严格按"双镊法"操作,无污染无菌敷料的动作。每次只用一只棉球擦洗伤口深部(不是几只一起)。

(6)正确选用外用药品种(指生理盐水、凡士林、抗生素或优琐儿溶液等)。

(7)正确填塞纱布条(到伤口底部,不紧塞,器械不交叉),注意取出伤口内的异物如线头、死骨、弹片、腐肉等,并核对引流物的数目是否正确。

(8)正确覆盖敷料(纱布覆盖面边缘至少超过伤口3cm),胶布固定牢靠。

(9)换药后按规定正确处理污物。

(10)注意换药顺序:先换无菌伤口,后换有菌伤口;先换感染轻的伤口,后换感染重的伤口;先换一般感染伤口,后换特殊感染伤口。

(11)态度和蔼、动作轻巧、迅速敏捷,注意保护健康组织。

(12)高度污染的伤口(气性坏疽、破伤风等)必须进行床旁隔离,包括:穿隔离衣,物品尽量简单,污物焚毁,器械加倍消毒,消毒液洗手,避免交叉感染。

6.换药后护理　换药完毕,了解患者感受,给予安慰鼓励。帮助患者采取舒适的体位,整理好床单元,若衣被污染应及时更换。换下敷料倒入污物桶内;所用器械清洗后放到指定地点,准备打包、灭菌,锐利器械按要求放入消毒盘中浸泡消毒;破伤风、铜绿假单胞菌感染患者换下的敷料应随即焚烧,使用后的器械用 1‰过氧乙酸溶液浸泡 30min,清洗后再高压蒸汽灭菌。

二、烧伤患者的护理

(一)概念

烧伤(burn)是由热力、化学物品、电流、放射线等因素作用于人体所引起的损伤。狭义的烧伤,是指单纯由高温造成的热力烧伤,临床上最为多见,约占烧伤的 80%。

(二)护理评估

1.健康史 了解引起烧伤的原因,热力的大小、作用的时间,烧伤后的现场急救情况。

2.身体状况

(1)烧伤面积的计算

中国新九分法(表 4-2):适用于大面积烧伤计算。

表 4-2 中国新九分法各部位体表面积的估计

部位/(%)	占成人体表面积/(%)		占儿童体表面积/(%)
头颈部 9(9×1)	发部	3	9+(12-年龄)
	面部	3	
	颈部	3	
双上肢 18(9×2)	双手	5	(9×2)
	双前臂	6	
	双上臂	7	
躯干 27(9×3)	躯干前	13	(9×3)
	躯干后	13	
	会阴	1	
双下肢 46(5×9+1)	臀部	5	46-(12-年龄)
	双足	7	
	双小腿	13	
	双大腿	21	
合计	100		100

(2)深度的估计:采用三度四分法(表 4-3,图 4-3)。

表 4-3 烧伤深度的估计

深度分类	临床表现	局部感觉
Ⅰ度	红斑,轻度红、肿,干燥,无水疱	灼痛感
浅Ⅱ度	剧痛,水疱较大,去疱皮后创面潮湿、鲜红、水肿明显	剧痛、感觉过敏
深Ⅱ度	小水疱,基底苍白、水肿,干燥后可见网状栓塞血管	痛觉迟钝
Ⅲ度	无水疱,蜡白、焦黄或炭化,干后可见树枝状栓塞血管	痛觉消失

(3)烧伤严重程度分类见表 4-4。

表 4-4 烧伤严重程度分类

烧伤	轻度	中度	重度	特重度
Ⅱ~Ⅲ度总面积	<10%	10%~29%	30%~50%	>50%
Ⅲ度面积	散在	5%~9%	10%~20%	>20%

注:如伴有休克、严重创伤、化学中毒、呼吸道烧伤等并发症者,虽然面积未达30%也应作为重度烧伤处理。

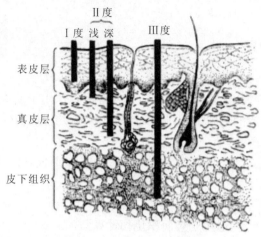

图4-3 深度烧伤示意图

(4)病程分期

1)休克期:烧伤后迅速出现毛细血管扩张,血浆样液渗出。小面积浅度烧伤,渗液量不多,主要表现为局部水肿和水疱。大面积深度烧伤,由于渗液量较大,可引起急性等渗性脱水,严重者可发生低血容量性休克。烧伤后的体液渗出,自伤后数分钟开始,2~3h加快,8h达到高峰,12~36h减缓,48h后趋于稳定并开始回吸收。因此,烧伤后48h内最容易出现低血容量性休克,临床上称其为休克期。

2)感染期:烧伤后第3天进入感染期,皮肤因烧伤而失去防御功能,细菌侵入并在创面及坏死组织中生长繁殖。烧伤感染期有如下三个高峰。①烧伤后3~7天,创面由渗出转为吸收,将细菌毒素和坏死组织分解产物吸收入血,引起中毒症状,出现高热、脉速、谵妄、神志不清等,但血细菌培养阴性,称创面脓毒症。②烧伤后2~3周,焦痂开始脱落,创面细菌侵入血液循环引起败血症。血细菌培养阳性。③烧伤后1个月,与创面长期不愈合、机体抵抗力极度低下有关。感染细菌以葡萄球菌和铜绿假单胞菌为最常见。感染是烧伤患者死亡的主要原因。

3)修复期:烧伤创面的修复始于伤后5~8天。Ⅰ度烧伤3~7天痊愈,不留痕迹;浅Ⅱ度烧伤2周左右痊愈,留有色素沉着,不留瘢痕;深Ⅱ度烧伤3~4周痊愈,留有瘢痕;Ⅲ度烧伤,小面积可通过瘢痕愈合,大面积必须靠植皮愈合,可形成严重瘢痕,瘢痕挛缩可引起畸形和功能障碍。

(三)护理诊断及合作性问题

1.疼痛 与皮肤感觉神经末梢受到热力刺激及局部炎症反应有关。

2.皮肤完整性受损 与烧伤所致组织破坏及烧伤深度有关。

3.营养失调:低于机体需要 与烧伤后机体处于高分解状态、能量摄入不足有关。

4.有窒息的危险 与呼吸道烧伤引起黏膜脱落有关。

5.焦虑、恐惧 与疼痛、意外事故打击及顾虑预后有关。

6.潜在并发症 低血容量性休克、全身性感染、急性肾功能衰竭、急性呼吸窘迫综合征、应激性溃疡等。

(四)护理目标

患者疼痛逐渐消失;创面得到妥善处理;能维持较好的营养状况;未发生窒息;焦虑、恐惧程度减轻;潜在并发症得到预防或得到有效处理。

(五)护理措施

1. 现场急救　及时恰当的现场急救处理是关系到烧伤患者生命安危及后期治疗成败的重要因素。现场救护的目的:立即消除致伤原因,抢救生命,正确处理复合伤,保护受伤部位,重症患者及时正确转送,为后续治疗奠定基础。

(1)消除致伤原因:将伤员迅速救离火场,扑灭身上的火焰,切忌奔跑或用手扑灭。如为烫伤,衣服被开水浸透时,可用剪刀剪开或撕开脱去,切勿强行拉扯,以免剥脱烫伤的皮肤。中、小面积的烧伤可将肢体浸入冷水中或以凉水持续冲洗,以减轻疼痛和热力对组织的损害。

(2)保护创面:创面不做特殊处理,不涂任何带颜色的药液(如红汞、中紫等)和其他油类,以免影响烧伤面积和深度的判断。可用消毒敷料或干净的被单包裹覆盖,以减少污染,并尽早应用抗生素及破伤风抗毒素,然后送医院进行清创处理。

(3)预防休克:如没有合并内脏损伤,疼痛剧烈者给予止痛药物,对合并呼吸道烧伤、颅脑损伤或小儿烧伤者禁用吗啡,以免影响呼吸功能。迅速补充液体,能口服者尽量口服含盐饮料,不能口服者静脉补液。有大出血、骨折者采取相应处理。

(4)保持呼吸道通畅:注意患者有无呼吸道烧伤,如有呼吸困难,应及时行气管切开,保持呼吸道通畅。

(5)迅速转运:对大面积烧伤伤员,应先就地抢救抗休克,待休克已基本平稳后再送,转送途中应维持输液,减少颠簸,稳定患者的情绪。

2. 补液的护理　轻度烧伤,可口服烧伤饮料;大面积烧伤患者,由于创面渗出较快,必须及时、快速、足量地补充血容量,以保证患者平稳度过休克期。①伤后第 1 个 24h 补液量的计算最为重要,成人每千克体重每 1% Ⅱ～Ⅲ度烧伤面积,应补给电解质液和胶体液 1.5mL(儿童 1.8mL,婴儿 2.0mL)。晶体液与胶体液之比为 1:0.5,大面积、严重烧伤者其比例为 0.75:0.75,成人另外加上每日需要量 2000～2500mL。其补液公式:补液量=烧伤面积(%)×体重(kg)×1.5mL+(2000～2500)mL。②第 2 个 24h 补液量:胶体液与电解质液均为第 1 个 24h 的半量,基础水量不变。电解质液以平衡盐溶液为主,不要集中在一段时间内大量输入水分,以防引起水中毒。③烧伤后第 1 个 8h 渗出最快,故当日输入的胶体液和电解质液,其总量的 1/2 要在前 8h 内输完,其余在后 16h 内输入。④严重烧伤患者输液量往往很大,为保证输液通畅,多需做静脉切开。⑤胶体液补充以血浆为佳,若来源困难,可用一部分全血或葡萄糖酐替代。但Ⅲ度烧伤面积过大时,因红细胞破坏过多,则应以补全血为主。⑥观察指标:肾功能正常者,尿量是判断血容量是否充足的简便、可靠的指标。可根据尿量的多少来调整补液量,成人尿量要维持在 30mL/h(小儿 15mL/h,婴幼儿 10mL/h),有血红蛋白尿者 50mL/h。也可根据脉搏、血压、肢端末梢的血液循环及中心静脉压等进行判断。

3. 创面护理　烧伤创面处理是贯穿于整个治疗过程中的重要环节,正确处理创面和做好创面护理,是预防和控制感染、促进创面愈合、防止创面脓毒症的关键。处理方法如下。

(1)早期清创:争取尽早在无菌和止痛情况下进行,其目的是尽量清除创面沾染。①患者入院时,如全身情况许可应立即清创,如有休克应先进行抗休克治疗,待休克好转后方可实行。②清创顺序一般按头部、四肢、胸腹部、背部和会阴部顺序进行。③剃净创面周围毛发,剪除过长的指(趾)甲。④在良好的止痛及无菌条件下,先用清水或肥皂水清洗正常皮肤,去除油污,再用碘伏或 0.1%苯扎溴铵溶液消毒周围皮肤,用无菌生理盐水或消毒液冲洗创面,去除异物。⑤对浅Ⅱ度烧伤的水疱,小的可不处理,大的可在其低位剪开引流,如已破损、污染者应剪除,以防感染。⑥深Ⅱ度烧伤的水疱感染机会大,应全部剪除;⑦Ⅲ度烧伤创面焦痂上面的坏死组织亦应剪除,然后根据情况,采用包扎或暴露疗法。

(2)包扎疗法的护理:适用于四肢烧伤、小面积烧伤及病房保暖条件差的患者。方法为:清创后在创面上先敷以单层凡士林油纱布,外加厚3~5cm的脱脂纱布,然后以绷带由远端至近端均匀加压包扎。指(趾)外露,以观察血运情况。指(趾)间以油纱布隔开,避免创面粘连形成并指(趾)畸形。包扎后抬高患肢并处于功能位置。注意经常检查敷料松紧度,有无渗出、异味及指(趾)端血液循环情况。一般可在伤后5~7天更换敷料,如患者体温正常、无疼痛,则不需换药,待1~2周后再打开,创面往往自愈。换药时如内层敷料与创面紧贴可不必强行揭去更换,以免增加皮肤损伤。如创面渗出多,有恶臭,且伴有高热、创面跳痛者,需及时换药检查或改用暴露疗法。

(3)暴露疗法的护理:暴露疗法是将创面直接暴露于空气中,为创面提供一个凉爽、干燥、不利于细菌生长的环境。多用于头颈部、会阴部烧伤及严重感染和大面积烧伤患者。烧伤病房的隔离和无菌条件要求较高,室内定时紫外线灯消毒,并需保持恒温(28~32℃)。方法:将患者安放在铺有灭菌床单和纱布垫的翻身床上,使创面直接暴露在空气中,可结合使用电热吹风机或远红外线照射,促使结痂,定时翻身或用气垫床。若发现有痂下感染,应立即去痂引流,每日更换床单。

(4)切痂植皮手术前后护理:Ⅲ度烧伤的焦痂(即坏死组织)对机体是一种异物。早期切痂至健康组织并立即植皮是对这种异物积极处理的一种方法。①手术前护理:除术前一般准备外,应重点做好供皮区的皮肤准备;若移植异体或异种皮,应备好皮源;必要时交叉配血。②手术后护理:除手术后一般护理措施外,应重点做好受皮区和供皮区护理。

4. 创面脓毒症的护理　烧伤创面脓毒症是大面积深度烧伤患者死亡的主要原因,其死亡率高达70%~80%。感染途径主要来自创面,致病菌为金黄色葡萄球菌、铜绿假单胞菌及大肠杆菌。

(1)正确处理创面:经常变换体位,勿使受压,使创面充分暴露,并保持干燥。

(2)合理应用抗生素:宜选用强效、广谱抗生素。感染早期即应用二联或三联组合,大剂量静脉滴注,感染得到控制后立即停药,或根据细菌培养和药物敏感试验指导抗生素应用。

(3)提高机体免疫力:加强营养,不能口服者应静脉输入血浆或全血、人血白蛋白等。注意纠正水、电解质平衡紊乱。

(4)严格消毒隔离制度:换药护士应注意无菌操作,所有进入烧伤病房人员均应按手术室的无菌要求执行。

5. 心理护理　应根据患者不同的心理状态采取相应的措施,耐心解释,热情劝慰。说明换药的必要性和意义,争取患者配合。必要时使用镇静、止痛药物。对伤残或面容受损者,应注意交流的方法,避免对患者的自尊心造成伤害。

6. 特殊部位烧伤护理

(1)头面部烧伤:烧伤后水肿明显,多采用暴露疗法。眼部经常用棉签拭去分泌物,滴入抗生素滴眼液;保持鼻腔清洁、通畅;耳廓保持干燥,避免长期受压;口腔定时用生理盐水湿润,进食后做好口腔护理。

(2)呼吸道烧伤:有呼吸道烧伤者,在伤后3~5天,气管壁坏死组织开始发生溶解并脱落或出血,易造成窒息。应严密观察,及时吸引。注意保持呼吸道通畅,床边常规放置气管切开包,病房配备抢救用品备用。

(3)会阴部烧伤:将双下肢外展,使创面充分暴露,勿使粘连。患者床上排便时,注意防止大小便污染创面,每次便后要清洁肛门,整个会阴部每晚清洁一次。

(六)健康教育

普及防火、灭火、自救、救护常识,预防烧伤事件的发生;在火灾现场,切记不要喊叫,应以湿毛巾掩口鼻快速离开,以防呼吸道烧伤和过多吸入有害气体;指导患者保护皮肤,防止紫外线、红外线的过多照射,避免对瘢痕组织的机械刺激;对于严重痉挛畸形患者,要告知应予以行矫形手术恢复形体和功能。

三、咬伤

咬伤是指通过致伤动物的牙齿或身体自带的毒针对人体造成的损伤。咬人致伤的动物有犬、猫、猪、蛇、蜂、蝎、蜈蚣、毛虫、毒蜘蛛等,最常见的是蛇咬伤和犬咬伤。

(一)蛇咬伤

蛇咬伤多发生于夏季和秋季。我国蛇类有160余种,其中毒蛇50余种,以眼镜蛇、五步蛇、金环蛇、银环蛇、蝰蛇、蝮蛇等比较多见,多分布于长江以南地区,东南沿海地区还有海蛇。毒蛇头部多呈三角形,色彩斑纹鲜明,有一对毒牙与毒腺排毒管相通。人体被咬后咬伤处往往留有一对大而深的牙痕。无毒蛇头部呈椭圆形,无毒牙,咬痕呈锯齿状。人被毒蛇咬伤后,蛇的毒液通过其毒牙灌注进入皮下或肌肉组织内,再通过淋巴吸收进入血液循环,引起局部及全身中毒症状。蛇毒是一种黏性蛋白质混合物,主要有毒成分为神经毒、血液毒和二者兼有的混合毒三类。①神经毒:以金环蛇、银环蛇及海蛇等为代表,毒素作用于神经系统,抑制神经肌肉的传导功能,使呼吸肌麻痹和其他肌肉瘫痪。②血液毒:以竹叶青、五步蛇、蝰蛇等为代表,毒素主要影响血液及循环系统,对血细胞、血管内皮细胞及心肌、肾组织有严重破坏作用,引起出血、溶血、休克,甚至心力衰竭和肾功能衰竭等。③混合毒:以眼镜蛇、蝮蛇、眼镜王蛇等为代表,毒素兼有神经毒、血液毒的作用,但常以一种毒素为主,如眼镜蛇以神经毒为主,蝮蛇以血液毒为主。

1.护理评估

(1)健康史:了解蛇的外观和形态及蛇咬伤处的牙痕,来判断是否为毒蛇咬伤,一般即可明确。

(2)身体状况

1)局部创面:①毒蛇咬伤后,牙痕是可靠依据,无毒蛇咬伤为一排或两排细牙痕;毒蛇咬伤则仅有一对或两对较大而深的牙痕,从两牙痕之间的距离尚可推断蛇的大小;②咬伤部位还可出现皮肤红肿、青紫斑及水疱、渗血、疼痛或麻木感、局部淋巴结肿痛等情况;③严重者局部组织可坏死或溃烂。

2)全身反应:①咬伤后1~3h神经毒类即可出现神经肌肉瘫痪症状,如软弱无力、四肢麻木、感觉迟钝、全身瘫痪、视力模糊、言语不清、吞咽不利、眼睑下垂、头晕头痛、嗜睡或昏迷、胸闷、呼吸困难甚至呼吸停止。有时出现血压下降和循环功能不全的表现。但如能度过危险期(一般为1~2天),症状一经好转,就能很快痊愈,少有后遗症。②血液毒类可发生全身出血现象,如广泛皮下淤斑、眼结膜下出血、咯血、呕血、便血、尿血等,还可出现高热、黄疸、尿少等症状。常因休克、急性肾功能衰竭、心力衰竭或肝昏迷等很快死亡。③混合毒类兼有上述两型表现,局部和全身中毒表现都较明显,病情进展快,患者常因呼吸麻痹和循环衰竭而死亡。

3)心理反应:患者受伤后心理反应强烈,常恐慌、惧怕、焦躁不安,不知所措。有的奔跑求救,反而加重伤情。

(3)辅助检查:了解尿常规、肝功能和凝血功能检查等有无异常结果。

2.护理诊断及合作性问题

(1)皮肤完整性受损:与毒蛇咬伤、组织结构破坏有关。

(2)疼痛:与局部咬伤及炎症反应有关。

(3)恐惧:与毒蛇咬伤、生命受到威胁有关。

(4)潜在的并发症:可出现呼吸衰竭、循环衰竭、急性肾功能衰竭、各种感染等。

3.护理目标

(1)咬伤创面处理得当。

(2)中毒症状得到控制,局部和全身表现趋于缓解。

(3)患者情绪逐渐稳定,能配合治疗。

(4)未发生全身性感染和其他严重并发症。

4.护理措施

(1)现场急救:目的是阻止蛇毒继续吸收和促使蛇毒排出。由于蛇毒3～5min内即被吸收,因此要争分夺秒进行急救,使毒液迅速排出,防止吸收与扩散。伤者切勿奔跑,以免毒素加快吸收和扩散。如一时不能辨别是否毒蛇咬伤,首先按蛇毒处理,并密切观察病情变化。

1)一般处理:①咬伤后保持镇静,切忌奔跑,应休息或搀扶缓行;②将伤肢制动后平放运送,不宜抬高伤肢;③用镇静药物使患者安静,但不宜用吗啡等抑制呼吸或神经中枢的药物。

2)绑扎:①被毒蛇咬伤后,立即就近取材在肢体咬伤部位的近心端5～10cm处用绳带、止血带或手帕等较软的物体绑扎,以减少蛇毒吸收,其松紧度以能阻止淋巴和浅静脉回流,不妨碍动脉供血为宜;②一般在急救处理结束或服用有效蛇药半小时后即可除去绑扎;③注意不要反复绑扎和松放。

3)排毒:①用肥皂和清水清洗伤口及周围皮肤,再用等渗盐水、1:5000的高锰酸钾溶液或过氧化氢溶液反复冲洗伤口;②可用手挤压伤口周围,将毒液挤出,有条件时,局麻下以牙痕为中心做"米"字形切开或在两牙痕之间切开伤口,使毒液流出,但切口不宜过深,以免损伤血管,血液毒类毒蛇咬伤者禁止多处切开,以防出血不止;③亦可用吸乳器或拔火罐的方法,将伤口内毒液吸出;④紧急情况下直接用口吸吮,但须注意安全,每吸吮一次即用清水或1:5000高锰酸钾溶液漱口,吸吮者的唇、舌、黏膜破溃或有龋齿时不宜用此法,以免蛇毒进入,发生中毒;⑤伤口内有蛇牙时,要取出。

4)降温:局部降温可减轻疼痛,减少毒素吸收,降低毒素中酶的活力和局部代谢。先将伤肢浸于冷水中(4～7℃)3～4h,然后改用冰袋。也可用1:5000的冷高锰酸钾溶液浸泡或冲洗。

(2)一般护理

1)密切观察:密切观察患者的生命体征变化,注意有无休克、昏迷、瘫痪和广泛出血现象的出现,一旦发生及时报告医生并协助处理。

2)支持疗法:毒蛇咬伤后数日内病情常较严重,全身支持治疗甚为重要。①由于大量体液渗入组织间隙,广泛肿胀,以及毒素作用引起低血压,应及时给予输液和其他抗休克治疗措施。②呼吸微弱时给予呼吸兴奋剂和氧气吸入,必要时进行辅助呼吸。③溶血、贫血现象严重时予以输血。

3)心理护理:患者往往精神紧张、恐惧不安,要劝解、安慰患者,解除患者的紧张、恐惧心理。

(3)局部处理:①尽快破坏残存在伤口的蛇毒,将胰蛋白酶2000U加入0.5%普鲁卡因5～10mL中,在牙痕周围注射,深达肌肉层,或在绑扎上端进行封闭,根据情况12～24h后重复注射,可直接破坏蛇毒;②始终保持患肢下垂位;③病情严重者应彻底清创,伤口用浸透高渗盐水或1:5000的高锰酸钾溶液的纱布湿敷,纱布要经常保持潮湿。

(4)全身处理

1)解毒措施:①应用破伤风抗毒素和抗生素防治感染,用单价或多价抗蛇毒血清缓解症状,使用前应做过敏试验;②注射速尿、利尿酸钠、甘露醇等,或选用中草药利尿排毒,加快血内蛇毒排出,缓解中毒症状;③内服具有解毒、消炎、止血等作用的蛇药,或外敷于伤口周围或肿胀部位,利于毒液排出、肿胀消退、伤口愈合,如季德胜蛇药片、广州蛇药;④还可选择蛇伤解毒汤解毒利尿。

2)重危患者的处理:大多数患者经过上述处理都能痊愈,少数患者由于年龄大、体质差、治疗不及时等以致中毒较深,可出现感染性休克、心肺功能衰竭和急性肾功能衰竭等严重并发症,危及生命。故重危患者要加强各器官功能的支持治疗,保护重要脏器功能。

(5)健康教育:加强自我防范意识,外出时最好避开丛林茂密、人迹罕至处,避免意外伤害事故的发生。教给自救、互救知识。在丘陵地区行军作战、值勤、工作时,可将裤口、袖口扎紧,衣领扣紧,尽可能不赤足,防止咬伤。

5.护理评价

(1)咬伤创面是否得到妥善的急救处理,毒素是否已尽可能排出。

(2)患者是否安静,能否配合治疗。

(3)局部和全身中毒症状是否缓解。

(4)重要器官功能是否得到保护,有无严重并发症出现。

(二)其他原因所致咬伤

1.犬咬伤 犬咬伤存在撕裂伤,除利牙造成的深细伤口外,周围组织、血管有不同程度的挫裂伤,较广泛的组织水肿、皮下出血,甚至大出血。伤口污染严重,容易继发感染,同时可传染一些疾病。

处理原则:严格细致地清洁伤口,必要时行清创术,清除坏死组织和异物,用大量无菌生理盐水、3%过氧化氢溶液冲洗,伤口应开放引流,不宜做一期缝合。凡需清创的伤口均应预防性注射破伤风抗毒素1500U,预防性注射抗生素。怀疑被狂犬咬伤,应立即预防性注射狂犬病疫苗。

2.蜂蜇伤 蜂蜇伤一般只表现为局部红肿和疼痛,数小时后即自行消退,多无全身症状;但若蜂刺留在伤口内(在红肿的中心可见一个黑色小点),有时可引起局部感染;如被群蜂蜇伤可出现全身中毒症状,有时可发生血红蛋白尿、急性肾功能衰竭等;过敏患者即使是单个蜂蜇伤也可发生荨麻疹、水肿、哮喘或过敏性休克等。

处理原则:①蜜蜂蜇伤可用弱碱溶液,如3%氨水、2%～3%碳酸氢钠、肥皂水、淡石灰水等外敷,以中和酸性毒素;②黄蜂蜇伤用弱酸性溶液如醋、0.1%稀盐酸等中和;③小针挑拨或胶布粘贴,取出蜂刺,但不要挤压;④局部症状较重者,可采用火罐拔毒和局部封闭疗法,给予止痛剂或抗组胺药物,也可选用中草药捣烂外敷,用蛇药片加水研成糊状外敷;⑤有全身症状者,根据病情给予对症处理。

3.蜈蚣蜇伤 蜈蚣有一对中空的利爪,刺入人皮肤后,毒液经此注入皮下。蜈蚣蜇伤后,局部表现为急性炎症和痒、痛,严重者发生坏死、淋巴管炎和淋巴结炎;有的尚有全身中毒症状。蜇伤后立即用弱碱性溶液清洗伤口和冷敷,严重者内服或外敷蛇药片,局部坏死感染或有急性淋巴管炎者可加用抗生素。

4.蝎蜇伤 蝎有一个弯曲而锐利的尾针与毒腺相通,刺入人体皮肤后注入毒液,其性质为神经毒。被刺处发生红肿、剧痛,重者出现全身中毒症状,甚至抽搐,发生胃、肠、肺出血,肺水肿或胰腺炎。处理原则同毒蛇咬伤。

5.蚂蟥咬伤 水蛭即蚂蟥,栖于水中,其头尾部的吸盘可吸附在皮肤上,并逐渐深入人皮内而致伤。局部皮肤出现水肿性丘疹,中心有淤点,常无明显疼痛。发现水蛭吸附于体表皮肤,可用手轻拍周围皮肤,或以醋、酒、浓盐水、清凉油滴于蛭体上,水蛭即自行脱落。切忌强行拉扯水蛭,以免吸盘断入皮内。伤口用消毒纱布压迫止血,局部涂以碘酊以防感染,严重者行破伤风抗毒素预防注射。出血不止时可用止血药物。

(黄玉霞)

第二节 胃、十二指肠疾病

一、胃肠解剖和生理概要

胃位于上腹部,为囊性器官。胃有两个口,入口为贲门,出口为幽门。胃分上、下二缘,上缘偏右,凹而短,称胃小弯;下缘偏左,凸而长,称胃大弯。临床上将胃分为胃底部、胃体部和胃窦部(图4—4)。胃壁由内向外分别为黏膜层、黏膜下层、肌层、浆膜层。胃的血运丰富,胃的静脉汇集到门静脉系统。

十二指肠连续于胃幽门,下接空肠,呈"C"形紧紧围绕胰腺头部。十二指肠分球部、降部、横部、升部(图4—5)。球部是溃疡好发部位;降部的中部内侧壁有一个黏膜隆起,叫十二指肠乳头,为胆总管及胰管的开口部。

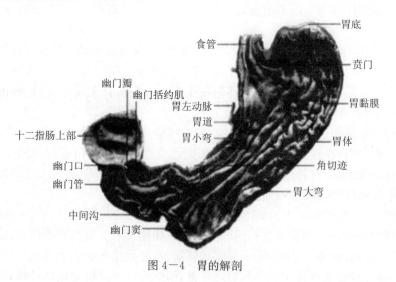

图4—4 胃的解剖

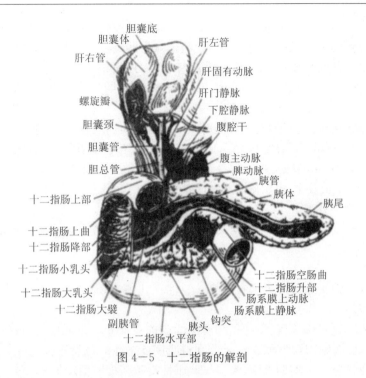

图4-5 十二指肠的解剖

二、胃、十二指肠溃疡外科治疗患者护理

胃、十二指肠溃疡(gastroduodenal ulcer)是指发生于胃、十二指肠的局限性圆形或椭圆形的全层黏膜缺损,好发于胃窦及十二指肠球部。多见于男性青壮年。大部分患者经内科治疗可以痊愈,仅少部分患者需要外科治疗。胃、十二指肠溃疡外科治疗的适应证为:①胃、十二指肠溃疡急性穿孔;②胃、十二指肠溃疡大出血;③胃、十二指肠溃疡瘢痕性幽门梗阻;④胃溃疡癌变;⑤内科治疗无效的顽固性溃疡。

(一)健康史

大多数患者有慢性和反复发作病史,引起胃、十二指肠溃疡的常见病因有:胃酸分泌过多,胃酶的消化作用,幽门螺杆菌(helicobacter pylori,Hp)感染,非甾体类抗炎药与胃黏膜屏障损害等其他因素。常有暴食、进刺激性食物、情绪激动、过度疲劳等诱发因素。

(二)身体状况

1.临床表现 胃、十二指肠溃疡主要有慢性病程、周期性发作和节律性上腹部疼痛三大特点。十二指肠溃疡主要表现为餐后延迟痛、饥饿痛或夜间痛,进食后腹痛可暂时缓解,服用抗酸药物能止痛。胃溃疡特点为进餐后上腹部疼痛,持续1～2h,服用抗酸药物疗效不明显。十二指肠溃疡几乎不发生癌变,胃溃疡约有5％癌变。

2.并发症

(1)急性穿孔:急性穿孔是胃、十二指肠溃疡常见的严重并发症。多数患者穿孔前溃疡症状加重。患者突然出现上腹部刀割样剧痛,并迅速波及全腹,甚至出现休克症状。6～8h后,由于腹膜大量渗出,强酸或强碱性胃十二指肠内容物被稀释,腹痛稍减,继发细菌感染后腹痛可再次加重。全腹有压痛、反跳痛,以上腹部明显,腹肌紧张呈板状强直。约75％的患者肝浊音界不清楚或消失,移动性浊音可阳性。立位腹部X线检查约80％的患者见膈下游离气体。腹腔穿刺抽出液可含胆汁或食物残渣。

（2）急性大出血：出血部位常为胃小弯或十二指肠后壁，主要病变是胃酸和胃蛋白酶腐蚀消化胃壁和十二指肠壁，使营养血管破裂，血液进入胃肠道。主要表现为急性呕血，当出血量达 50～80ml，即可出现柏油样便。呕血前常有恶心，便血前突感便意，出血后软弱无力、头晕，甚至昏厥或休克。失血量超过 400mL 时，多有休克前期症状；出血量超过 800mL 则有明显的休克表现。

（3）瘢痕性幽门梗阻：瘢痕性幽门梗阻是幽门附近的溃疡反复发作，愈合后形成的瘢痕挛缩所致。患者有上腹胀满与沉重感，进食后加重。呕吐为突出症状，呕吐量较大，一次可达 1000～2000mL，多为不含胆汁带有酸臭味的宿食。上腹膨隆，可见胃型及胃蠕动波，有振水音。患者多有不同程度的营养不良及水、电解质紊乱和酸碱平衡失衡，可发生低氯低钾性碱中毒。

（三）心理－社会状况

患者溃疡可反复发作，若四处求医无效，发生并发症，患者表现出极度焦虑、紧张，因惧怕癌变产生担忧心理。

（四）辅助检查

1．X 线检查　钡餐龛影可提示有溃疡。急性穿孔患者，站立位 X 线检查时，80％可见膈下新月状游离气体。

2．胃镜检查　这是确诊胃、十二指肠溃疡的首选检查方法。可直接观察到溃疡的位置及大小，必要时取活组织作病理学检查，是鉴别胃溃疡良恶性的可靠方法。

3．大便潜血试验　可辅助诊断，潜血试验阳性提示溃疡有活动性。

4．胃液分析　胃酸测定前必须停服抗酸药。迷走神经切断术前后测定胃酸对评估迷走神经切断是否完整有帮助。

（五）治疗要点与反应

胃、十二指肠溃疡以制酸、保护胃黏膜、抗炎等内科治疗为主。内科治疗无效的顽固性溃疡或出现严重并发症采取外科治疗。

1．外科治疗手术方式

（1）胃大部切除术：这是治疗胃、十二指肠溃疡的首选术式。切除范围是：胃远侧 2/3～3/4，包括胃体的远侧部分、胃窦部、幽门和十二指肠球部的近胃部分(图 4－6)。胃大部切除术治疗溃疡的原理：①切除了溃疡本身及溃疡的好发部位；②切除大部分胃体，减少了分泌胃酸、胃蛋白酶的壁细胞和主细胞数量；③切除胃窦部，减少 G 细胞分泌的胃泌素所引起的体液性胃酸分泌。

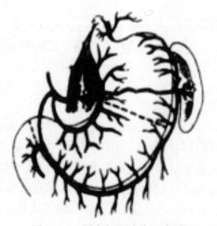

图 4－6　胃大部切除术示意图

胃大部切除术分两种术式。①毕Ⅰ式胃大部切除术:在胃大部切除后将残胃与十二指肠吻合(图4-7)。优点是重建后的胃肠道接近正常解剖生理状态,多适用于胃溃疡。②毕Ⅱ式胃大部切除术:胃大部切除后残胃与空肠吻合,十二指肠残端关闭(图4-8)。其优点是即使胃切除较多,胃空肠吻合也不致张力过大,术后溃疡复发率低,适用于各种胃、十二指肠溃疡,尤其是十二指肠溃疡。

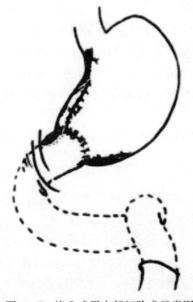

图4-7 毕Ⅰ式胃大部切除术示意图

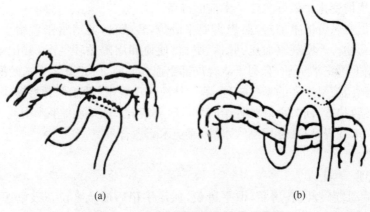

(a)　　　　　　　　　　　(b)

图4-8 毕Ⅰ式胃大部切除术示意图

(2)胃迷走神经切断术:主要用于治疗十二指肠溃疡。其理论根据是切断了迷走神经,消除了神经性胃酸分泌,消除了迷走神经引起的胃泌素分泌,减少体液性胃酸的分泌。此手术方法临床少用。胃迷走神经切断术有3种类型:①迷走神经切断术;②选择性迷走神经切断术;③高选择性迷走神经切断术。

2.并发症的治疗

(1)急性穿孔:对于症状轻、一般情况良好的空腹较小穿孔可施行非手术疗法。主要措施:取半卧位、禁食、胃肠减压、输液、抗生素治疗等。非手术治疗6~8h后不见好转、饱食后穿孔、顽固性溃疡穿孔和伴有幽门梗阻、大出血、恶变等并发症者施行胃大部切除术。

(2)急性大出血:大多数患者可用非手术疗法止血,包括卧床休息、补液输血、遵医嘱用止血药物或给予冰盐水洗胃;在胃镜直视下,局部注射去甲肾上腺素、电凝等可取得满意疗效。但对年龄在60岁以上,或有动脉硬化、反复出血及输血后血压仍不稳定者,及早施行包含出血病灶在内的胃大部切除术。

(3)瘢痕性幽门梗阻:手术治疗为主。经充分术前准备后行胃大部切除术。

(六)护理诊断及合作性问题

1.急性疼痛 与穿孔胃肠内容物刺激及手术创伤有关。

2.体液不足 与急性大出血及急性穿孔后大量腹腔渗出液有关。

3.营养不良 与幽门梗阻致摄入不足、消化液丢失有关。

4.潜在并发症 出血、感染、吻合口破裂或瘘、术后梗阻、倾倒综合征等。

(七)护理目标

使患者疼痛缓解或减轻;体液不足得到补充;营养不良得到纠正;并发症得到有效预防。

(八)护理措施

1.术前护理

(1)心理护理:消除紧张、恐惧情绪,解释手术方式及有关注意事项,安慰患者,使之保持良好的心理状态,增强患者对手术的了解和信心。

(2)择期手术前护理:等待手术期间继续内科药物治疗,以缓解疼痛。改善营养状况,采用高热量、高蛋白、高维生素、易消化无刺激性饮食。拟行迷走神经切断术的患者,术前应作基础胃酸分泌量和最大胃酸分泌量的测定。其他同腹部外科手术前护理。

(3)急性穿孔患者的术前护理:取半卧位,休克患者取平卧位,禁食、胃肠减压、输液、应用抗菌药物、观察病情变化。做好急症手术前的准备。

(4)急性大出血患者的术前护理:患者取平卧位,暂禁食,情绪紧张者给予镇静剂,补液、输血,使用止血药物。严密观察血压、脉搏、呕血、便血和周围循环情况,并记录每小时尿量。血压宜维持在稍低于正常水平,有利于减轻局部出血。同时,做好急症手术的准备。

(5)瘢痕性幽门梗阻患者的术前护理:静脉补液纠正脱水、低氯低钾性碱中毒。根据病情给予流质饮食或暂禁食,同时由静脉补给营养以改善营养状况,提高手术耐受力。术前3天,每晚用温生理盐水洗胃,以减轻胃黏膜水肿,避免术后愈合不良。

2.术后护理

(1)一般护理

1)体位与活动:患者回病房后,取平卧位,血压平稳后取半卧位。鼓励患者及早起床活动,促进肠蠕动的恢复,防止肠粘连。

2)饮食护理:胃肠减压期间禁食,胃管必须在肛门排气后才可拔除。拔管后当日可给少量饮水,每次4~5汤匙,1~2h一次;第2天给少量流质饮食,每次100~150mU拔管后第4天,可改半流质饮食。术后1月内,少量多餐,避免生、冷、硬、辣及不易消化的食物。

(2)病情观察:观察生命体征,尤其是脉搏、呼吸、血压。观察神志、尿量、切口、胃管引流液的情况等。如有异常发现,立即报告医生。

(3)配合治疗

1)补液:遵医嘱静脉输液,维持水、电解质及酸碱平衡,给予营养支持。

2)引流管的护理:妥善固定各种引流管(如胃肠减压管、腹腔引流管),并保持各种管道的通畅。观察并记录引流液的颜色、性状和量。

3）其他护理:遵医嘱应用抗菌药物控制感染。术后疼痛排除并发症者,遵医嘱使用止痛剂。

3. 术后并发症护理

（1）吻合口出血:手术后 24h 内可以从胃管内流出少量暗红或咖啡色胃液,一般不超过 300mL,量逐渐减少颜色变淡,这是手术后正常的现象。吻合口出血表现为术后短期内从胃管内流出大量鲜血,甚至呕血或黑便。采取禁食、应用止血剂、输新鲜血等措施,出血多可停止;经非手术处理效果不佳,甚至血压逐渐下降,或发生出血休克者,立即再次手术止血。

（2）十二指肠残端瘘:这是毕Ⅱ式术后早期最严重的并发症,多发生于术后 3～6 日。它是由于十二指肠内压力过高或残端缺血坏死,引起残端破裂,十二指肠液进入腹腔,引起腹膜炎。主要表现为右上腹突然发生剧烈疼痛和腹膜刺激征,腹腔穿刺可有胆汁样液体。一旦发生,须立即进行手术。通常做十二指肠残端造口和腹腔引流。

（3）术后梗阻:根据梗阻部位可分为吻合口梗阻、输入段肠襻梗阻、输出段肠襻梗阻,后两者见于毕Ⅱ式胃大部切除后。

1）吻合口梗阻:多为吻合口水肿或手术缝合过多,引起吻合口狭窄。表现为进食后上腹部饱胀和呕吐,呕吐物为食物且不含胆汁。一般经禁食、胃肠减压、补液等处理后,可使梗阻缓解。

2）输入端梗阻:分为急、慢性两类。慢性不全性输入段梗阻,食后数分钟至 30min 即发生上腹胀痛和绞痛,伴呕吐,呕吐物主要为胆汁,多数可用非手术疗法使症状改善和消失,少数需再次手术。急性完全性梗阻,突发剧烈腹痛,呕吐频繁,呕吐物量少,不含胆汁,上腹偏右有压痛及包块,严重时出现烦躁、脉速和血压下降,及早手术治疗。

3）输出端梗阻:表现为进食后上腹饱胀、呕吐食物和胆汁,非手术疗法如不能自行缓解应立即手术。

（4）倾倒综合征:胃大部切除后,吻合口过大,失去对胃排空的控制,胃排空过速所产生的一系列综合征。表现为进食后,特别是进甜的流质饮食后 10～20min,患者感到上腹胀痛不适、心悸、乏力、出汗、头晕、恶心、呕吐甚至虚脱,并有腹泻等,平卧几分钟后可缓解。术后早期指导患者少量多餐,饭后平卧 20～30min,饮食避免过甜、过热的流质,1 年内多能自愈。如经长期治疗护理未能改善者,应手术治疗,可将毕Ⅱ式改为毕Ⅰ式吻合。

（九）护理评价

患者的疼痛是否缓解或减轻;失液和失血是否得到纠正;营养是否得到支持;并发症是否得到预防。

（十）健康指导

保持心情舒畅,劳逸结合,戒烟酒。6 周内不能负重。多进高蛋白、高热量饮食,有利于伤口愈合。行胃大部切除的患者应少量多餐,避免刺激性食物,餐后平卧片刻。定期门诊复查,如出现剑突下持续性疼痛、呕吐、腹泻、贫血等,及时到医院诊治。

三、胃癌患者护理

胃癌（carcinomaofstomach）是起源于胃黏膜上皮细胞的恶性肿瘤,是最常见的消化道肿瘤。胃癌好发于 50 岁以上人群,男女发病率为 2：1。胃癌常见于胃窦部,其次为贲门部,胃体少见。普遍认为与地域环境、饮食生活（如长期食用熏烤、腌制食品等）、遗传因素有关,幽门螺杆菌感染是引发胃癌的主要原因之一。此外,萎缩性胃炎、胃溃疡、胃息肉、残胃炎可能发生癌变。

胃癌按大体形态分为早期胃癌和进展期胃癌。早期胃癌指胃癌仅限于黏膜或黏膜下层,不论病灶大小或有无淋巴结转移,分为隆起型、浅表型、凹陷型。进展期胃癌又称中、晚期胃癌,癌组织超出黏膜下层侵入胃壁肌层或浆膜层,分为肿块型、溃疡型、弥漫型。胃癌转移途径有直接浸润、淋巴转移、血行转移、腹腔种植,其中淋巴转移是主要转移途径,最早转移到胃周围淋巴结,最后汇集到腹腔淋巴结;恶性程度高或较晚期的胃癌,可通过胸导管转移到左锁骨上淋巴结;血行转移是晚期转移方式。

(一)健康史

评估患者的饮食喜好、生活习惯;家族中有无胃癌或其他肿瘤病史;有无萎缩性胃炎、胃溃疡、胃息肉等病史。

(二)身体状况

早期胃癌多数患者无明显症状,少数有恶心、呕吐或类似溃疡病的上消化道症状,无特异性。进展期胃癌疼痛与体重减轻是最常见的临床症状,表现为上腹不适,进食后饱胀,上腹疼痛加重,食欲下降,消瘦,乏力。还可有胸骨后疼痛、进行性吞咽困难、幽门梗阻、呕血、黑便等消化道出血症状。晚期胃癌可出现贫血、消瘦甚至恶病质表现。

(三)心理-社会状况

患者对疾病的恐惧;家属、患者对疾病治疗效果及预后的期望;家属对患者的关心和支持及家庭经济承受能力。

(四)辅助检查

1.胃镜检查　这是诊断胃癌的有效方法。直接观察病变部位和范围,并可取病变组织作病理学检查。

2.影像学检查

(1)X线气钡双重造影:可发现较小而表浅的病变。

(2)CT:有助于胃癌的诊断和术前临床分期。

3.实验室检查　粪便隐血试验常持续呈阳性。胃游离酸测定多显示胃酸缺乏或减少。

(五)治疗要点与反应

早期发现、早期诊断、早期治疗是提高胃癌疗效的关键。手术治疗是首选方法。对中、晚期胃癌积极辅以化疗、放疗及免疫治疗等综合治疗提高疗效。

(六)护理诊断及合作性问题

1.焦虑、恐惧　与患者对癌症的恐惧、担心治疗的效果和预后有关。

2.营养失调:低于机体需要　与消化吸收不良及癌肿消耗增加有关。

3.潜在并发症　出血、倾倒综合征、消化道梗阻等。

(七)护理目标

使患者的焦虑和恐惧心情减轻或消失;营养失调得到纠正;并发症得到有效预防和治疗。

(八)护理措施

1.心理护理　消除患者的顾虑和消极心理,增强其对治疗的信心,积极配合治疗和护理。

2.营养护理　加强营养,纠正负氮平衡,提高手术耐受力,有利于术后恢复。能进食者给予高蛋白、高热量、高维生素易消化饮食;对于不能进食或禁食患者,静脉补给足够能量、氨基酸、电解质和维生素，必要时可实施全胃肠外营养；对化疗患者适当减少脂肪、蛋白质含量高的食物，多食绿色蔬菜和水果，以利于消化吸收。

3.手术前后的护理　原则上与胃大部切除术前后的护理相同，放疗及化疗后的护理与肿瘤患者的护理相同。

（九）护理评价

患者的焦虑和恐惧情绪是否减轻或消失；营养失调是否得到纠正；并发症得是否到有效预防和治疗。

（十）健康教育

保持良好的心理状态，适当运动。饮食少量多餐，摄入富含营养易消化饮食，忌生、冷、硬、油煎、浓茶等刺激性食物，戒烟、酒。出院后定期复查，术后初期每3个月复查一次，以后每半年复查一次，至少复查5年。若有腹部不适、肝区肿胀、锁骨上淋巴结肿大等表现时，应随时复查。

（刘文倩）

第三节　肠梗阻

一、解剖生理概要

小肠分为十二指肠、空肠、回肠三部分。小肠的血液供应来自肠系膜上、下动脉。静脉的分布与动脉相似，最后集合成肠系膜上静脉，与脾静脉汇合成门静脉干（图4—9）。小肠是食物消化和吸收的主要部位。

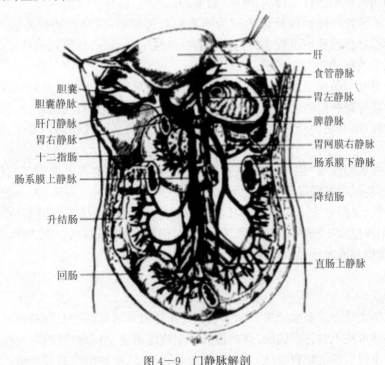

图4—9　门静脉解剖

二、病因与发病机制

肠内容物运行和通过障碍统称为肠梗阻(intestinal obstruction),是常见的外科急腹症之一。按发病原因分为机械性肠梗阻、动力性肠梗阻、血运性肠梗阻。机械性肠梗阻最为常见,主要由肠道异物堵塞、肠管受压、肿瘤、肠套叠等肠壁疾病引起;动力性肠梗阻又可分为麻痹性肠梗阻和痉挛性肠梗阻两类;血运性肠梗阻是由于肠管血供障碍,发生缺血、坏死。按梗阻处肠管有无血运障碍分为单纯性肠梗阻和绞窄性肠梗阻。按梗阻部位分为高位(如空肠上段)和低位(如回肠末段和结肠)两种。根据梗阻的程度,又分为完全性肠梗阻和不完全性肠梗阻。按病程分为急性肠梗阻和慢性肠梗阻。

梗阻部位以上肠段蠕动增强、肠腔扩张、肠腔内积气和积液、肠壁充血水肿、血供受阻,发生坏死、穿孔。由于频繁呕吐和肠腔积液,血管通透性增强使血浆外渗,导致水分和电解质大量丢失,造成体液失衡。肠腔内细菌大量繁殖并产生大量毒素以及肠壁血运障碍致通透性增加,细菌和毒素可以透过肠壁引起腹腔内感染,经腹膜吸收引起全身性感染和中毒,甚至发生感染性休克。

三、健康史

评估患者的一般情况,发病前有无体位及饮食不当、饱餐后剧烈运动等诱因;有无腹部手术或外伤史,有无各种急慢性肠道疾病病史及个人卫生史等。

四、身体状况

(一)症状

肠梗阻的四大典型症状是腹痛、呕吐、腹胀和肛门排气、排便停止。

1.腹痛　单纯性机械性肠梗阻表现为阵发性腹部绞痛;绞窄性肠梗阻表现为持续性疼痛,阵发性加剧;麻痹性肠梗阻腹痛特点为全腹持续性胀痛;肠扭转所致闭袢性肠梗阻多为突发性持续性腹部绞痛伴阵发性加剧。

2.呕吐　呕吐与肠梗阻的部位、类型有关。肠梗阻早期,呕吐多为反射性,呕吐物以胃液及食物为主。高位肠梗阻呕吐出现早而频繁,呕吐物为胃及十二指肠内容物、胆汁等;低位肠梗阻呕吐出现晚,呕吐物为粪样物;绞窄性肠梗阻呕吐物为血性或棕褐色液体;麻痹性肠梗阻呕吐呈溢出性。

3.腹胀　腹胀程度与梗阻部位有关,症状发生时间较腹痛和呕吐略迟。高位肠梗阻腹胀程度轻,低位肠梗阻腹胀明显。

4.肛门排气、排便停止　完全性肠梗阻出现肛门停止排气、排便。但高位完全性肠梗阻早期,可因梗阻部位以下肠内有粪便和气体残存,仍存在排气、排便。绞窄性肠梗阻如肠套叠、肠系膜血管栓塞或血栓形成可排出血性黏液样便。

(二)体征

1.腹部体征

(1)视诊:腹式呼吸减弱或消失。单纯机械性肠梗阻常可见肠型及肠蠕动波,腹痛发作时更明显。肠扭转可见不对称性腹胀;麻痹性肠梗阻腹胀明显,呈全腹部均匀性膨胀。

(2)触诊:单纯性肠梗阻腹壁软,可有轻度压痛;绞窄性肠梗阻有腹膜刺激征、压痛性包块

（绞窄的肠袢）；蛔虫性肠梗阻常在腹中部扪及条索状团块。

(3)叩诊：呈鼓音。绞窄性肠梗阻腹腔有渗液时，叩诊有移动性浊音；麻痹性肠梗阻全腹呈鼓音。

(4)听诊：机械性肠梗阻时肠鸣音亢进，有气过水声或金属音。麻痹性肠梗阻肠鸣音减弱或消失。

2.全身表现　单纯性肠梗阻早期可无全身表现，梗阻晚期或绞窄性肠梗阻者，可有脱水、代谢性酸中毒体征，甚至体温升高、呼吸浅快、脉搏细速、血压下降等中毒和休克征象。

五、心理社会状况

评估患者对疾病的认知程度，有无接受手术治疗的心理准备。了解患者的家庭、社会支持情况。

六、辅助检查

1.X线检查　机械性肠梗阻，腹部立位或侧卧透视、摄片可见多个气液平面及胀气肠袢；绞窄性肠梗阻可见孤立的胀气肠袢。

2.实验室检查

(1)血常规：肠梗阻患者出现脱水、血液浓缩时可出现血红蛋白含量、红细胞比容及尿比重升高。绞窄性肠梗阻多有白细胞计数及中性粒细胞比例的升高。

(2)血气分析及血生化检查：血气分析、血清电解质检查，有助于水、电解质及酸碱平衡失调的判断。

七、治疗要点与反应

肠梗阻的治疗原则是尽快解除梗阻，纠正全身生理紊乱，防止感染，预防并发症。

1.非手术疗法　禁食、胃肠减压；纠正水、电解质和酸碱平衡失调，必要时可输血浆或全血；及时使用抗生素防治感染；解痉、止痛。

2.手术治疗　适用于各种绞窄性肠梗阻、肿瘤及先天性肠道畸形引起的肠梗阻及非手术疗法不能缓解的肠梗阻。常用的手术方式有肠粘连松解术、肠套叠或肠扭转复位术、肠切除吻合术、肠短路吻合术、肠造口或肠外置术等。

八、几种常见的机械性肠梗阻

1.粘连性肠梗阻　粘连性肠梗阻是肠粘连或肠管被粘连带压迫所致的肠梗阻（图4-10），较为常见，多为单纯性不完全性肠梗阻，主要是由于腹部手术、炎症、创伤、出血、异物等所致多数患者采用非手术疗法可缓解，如非手术治疗无效或发生绞窄性肠梗阻时，应及时手术治疗。

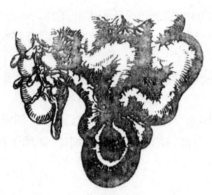

图 4—10 粘连带压迫肠管

2.**蛔虫性肠梗阻** 由于蛔虫聚集成团并刺激肠管痉挛致肠腔堵塞,多见于 2～10 岁儿童,常见诱因为驱虫不当(图 4—11)。主要表现为阵发性脐周疼痛,伴呕吐,腹胀不明显。腹部可扪及条索状团块。单纯性蛔虫堵塞多采取非手术治疗,如无效或并发肠扭转、腹膜炎,应行手术治疗。

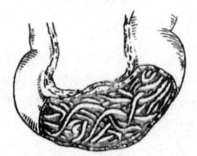

图 4—11 蛔虫性肠梗阻

3.**肠扭转** 肠扭转是指一段肠管沿其系膜长轴旋转而形成的闭袢性肠梗阻,常发生在小肠,其次是乙状结肠。

(1)小肠扭转(图 4—12):多见于青壮年,常在饱餐后立即进行剧烈运动时发病,主要表现为突发腹部绞痛,呈持续性伴阵发性加剧,呕吐频繁,腹胀不明显。

(2)乙状结肠扭转(图 4—13):多见于老年人,常有便秘史,主要表现为腹部绞痛,明显腹胀,呕吐不明战,X 线钡剂灌肠可见"鸟嘴状"阴影。肠扭转可在短时间内发生绞窄、坏死,一经诊断,急诊手术治疗。

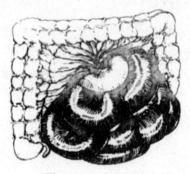

图 4—12 小肠扭转

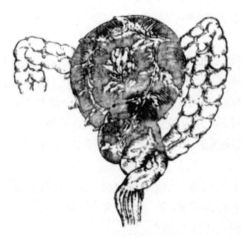

图4-13 乙状结肠扭转

4.肠套叠 肠套叠是指一段肠管套入与其相连的肠管内,好发于2岁以下的婴幼儿,以回结肠型最多见(图4-14)。典型表现为阵发性腹痛、果酱样血便和腊肠样肿块(多位于右上腹)。X线空气或钡剂灌肠可见"杯口状"或"弹簧状"阴影。早期肠套叠可试行空气灌肠复位。无效者或病程超过48h,疑有肠坏死或肠穿孔者,行手术治疗。

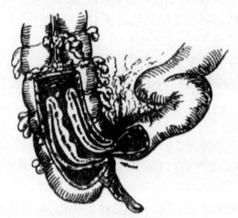

图4-14 回肠盲部肠套叠

九、护理诊断及合作性问题

1.急性疼痛 与肠蠕动增强或肠壁缺血有关。

2.体液不足 与频繁呕吐、肠腔内大量积液及胃肠减压有关。

3.潜在并发症 肠坏死、肠穿孔、急性腹膜炎、休克、多器官功能衰竭等。

十、护理目标

使患者腹痛得到缓解;体液得到补充;并发症得到有效预防。

十一、护理措施

(一)心理护理

向患者介绍治疗的方法及意义,消除患者的焦虑和恐惧心理,鼓励患者及家属配合治疗。

（二）非手术疗法及手术前护理

1.一般护理

（1）饮食：禁食，梗阻解除后根据病情可进少量流质饮食，再逐步过渡到普通饮食。

（2）休息与体位：卧床休息，无休克、生命体征稳定者取半卧位。

2.病情观察　非手术疗法期间应密切观察患者生命体征、腹部症状和体征，辅助检查的结果。准确记录24h出入液量，高度警惕绞窄性肠梗阻的发生。

（1）出现下列情况者高度怀疑发生绞窄性肠梗阻的可能：起病急，腹痛持续而固定，呕吐早而频繁；

（2）腹膜刺激征明显，体温升高、脉搏增快、血白细胞计数升高；

（3）病情发展快，感染中毒症状重，休克出现早或难纠正；

（4）腹胀不对称，腹部触及压痛包块；

（5）移动性浊音或气腹征阳性；

（6）呕吐物、胃肠减压物、肛门排泄物或腹腔穿刺物为血性；

（7）X线显示孤立、胀大的肠袢，不因时间推移而发生位置的改变，或出现假肿瘤样阴影。

3.治疗配合

（1）胃肠减压：清除肠内的积气、积液，有效缓解腹胀、腹痛。胃肠减压期间保持引流管通畅，若抽出血性液体，应高度怀疑发生绞窄性肠梗阻。

（2）维持水、电解质及酸碱平衡：遵医嘱输液，合理安排输液的种类和量。

（3）防治感染：遵医嘱应用抗生素。

（4）解痉止痛：单纯性肠梗阻可肌内注射阿托品以减轻腹痛，禁用吗啡类止痛剂，以免掩盖病情。

（三）手术后护理

1.卧位　病情平稳后取半卧位。

2.禁食、胃肠减压　术后禁食，通过静脉输液补充营养。当肛门排气后，即可拔除胃管，并逐步恢复饮食。

3.病情观察　观察生命体征、腹部症状和体征的变化、伤口敷料及引流管情况，及早发现术后腹腔感染、切口感染等并发症。

4.预防感染　遵医嘱应用抗菌药

5.早期活动　术后应鼓励患者早期活动，以利于肠蠕动功能恢复，防止肠粘连。

十二、护理评价

患者腹痛是否减轻和缓解；本液丢失是否得到纠正；出血是否得到有效控制；循环血容量是否得到补充；并发症是否得到预防。

十三、健康指导

摄入营养丰富、易消化的食物，少食刺激性强的食物。注意饮食及个人卫生，饭前、便后洗手，不吃不洁食品。饭后忌剧烈活动。加强自我监测，若出现腹痛、腹胀、呕吐等不适，及时就诊。

（刘文倩）

第四节 急性阑尾炎

一、解剖生理概要

阑尾远端为盲肠,体表投影在麦氏点(即右髂前上棘与脐连线中外1/3交界处)。阑尾基底部与盲肠关系恒定,可随盲肠位置而变异。阑尾动脉属无侧支循环的终末动脉,当血运障碍时,易致阑尾坏死。阑尾静脉血液汇入门静脉(图4—15),阑尾炎症时,菌栓脱落可引起门静脉炎和肝脓肿。

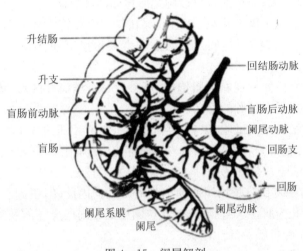

图4—15 阑尾解剖

二、病因与发病机制

急性阑尾炎是指阑尾发生的急性炎症反应,是常见的外科急腹症之一,以青壮年多见,男性发病率高于女性。由于阑尾管腔细长,开口较小,容易被食物残渣、粪石及蛔虫等因素导致管腔梗阻,致病菌繁殖侵入阑尾而引起感染,也可由其他急性肠道感染蔓延而致。根据病理生理将急性阑尾炎分为急性单纯性阑尾炎、急性化脓性阑尾炎、坏疽性及穿孔性阑尾炎、阑尾周围脓肿四种病理类型。急性阑尾炎的转归则有炎症消退、炎症局限化、炎症扩散三种结局。

三、护理评估

(一)健康史

患者既往有无类似发作史;发病前有无急性肠炎等诱因;成年女性患者应了解有无停经、月经过期、妊娠等。

(二)身体状况

1.常见症状

(1)腹痛:典型症状为转移性右下腹痛。腹痛多开始于上腹部或脐周,数小时后转移并固定于右下腹,70%～80%的急性阑尾炎患者具有此典型症状;少部分患者发病开始即表现为右下腹痛。不同类型的阑尾炎其腹痛特点也有差异。如:单纯性阑尾炎表现为轻度隐痛;化脓性阑尾炎呈阵发性胀痛和剧痛;坏疽性阑尾炎呈持续性剧烈腹痛;穿孔性阑尾炎因阑尾腔内压力骤减,腹痛可暂时减轻,但出现腹膜炎后,腹痛又会持续加剧。

(2)胃肠道症状:早期有反射性恶心、呕吐,部分患者有便秘或腹泻。例如,盆位阑尾炎时,炎症刺激直肠和膀胱,引起排便次数增多、里急后重及尿痛。

(3)全身表现:多数患者早期仅有乏力、低热。炎症加重可有全身中毒症状,如寒战、高热、脉搏快、烦躁不安或反应迟钝等。若发生化脓性门静脉炎,则出现寒战、高热和轻度黄疸。

2.体征

(1)右下腹固定压痛:急性阑尾炎的重要体征。压痛点通常位于麦氏点,亦可随阑尾位置变异而改变,但始终表现为一个固定位置的压痛。压痛的程度与炎症程度相关,若阑尾炎症扩散,压痛范围亦随之扩大,但压痛点仍以阑尾所在部位最明显。

(2)腹膜刺激征:提示阑尾已化脓、坏疽或穿孔等。但在特殊年龄阶段、体质较弱及阑尾位置变化的患者,如小儿、老人、孕妇、肥胖、虚弱者及盲肠后位阑尾炎等,腹膜刺激征可不明显。

(3)右下腹肿块:查体如发现右下腹饱满,可触及一个压痛性肿块,固定、边界不清,应考虑阑尾炎性肿块或阑尾周围脓肿的诊断。

(4)其他体征:①结肠充气试验:患者仰卧位,检查者右手压迫左下腹,再用左手挤压近侧结肠,结肠内气体可传至盲肠和阑尾,引起右下腹疼痛者为阳性。②腰大肌试验:患者左侧卧位,右大腿后伸,引起右下腹疼痛为阳性,提示阑尾位于盲肠后位或腰大肌前方。③闭孔内肌试验:患者仰卧位,将右髋和右膝均屈曲90°,然后被动向内旋转,引起右下腹疼痛者为阳性,提示阑尾位置靠近闭孔内肌。④直肠指诊:盆位阑尾炎或阑尾炎症波及盆腔时可有直肠右前方触痛;若形成盆腔脓肿可触及痛性包块。

(三)心理—社会状况

了解患者及家属对阑尾炎及手术的认知程度;妊娠期患者及其家属对胎儿风险的认知程度、心理承受能力。

(四)辅助检查

实验室检查:血常规检查可见白细胞计数和中性粒细胞比例增高。

(五)治疗要点及反应

绝大多数急性阑尾炎一旦确诊,应及时行阑尾切除术。非手术治疗适用于诊断不甚明确且症状比较轻者,如早期单纯性阑尾炎。阑尾周围脓肿先行非手术治疗,待肿块缩小局限,体温正常,3个月后,再行手术切除阑尾。

四、护理诊断及合作性问题

1.急性疼痛　与阑尾炎症、手术创伤有关。

2.体温过高　与化脓感染有关。

3.潜在并发症　急性腹膜炎、门静脉炎、术后内出血、术后切口感染、术后粘连性肠梗阻、术后粪瘘等。

五、护理目标

患者的腹痛得到缓解;体温恢复正常;并发症得到预防。

六、护理措施

（一）非手术疗法及手术前的护理

1. 一般护理

（1）体位：卧床休息，取半卧位。

（2）饮食和输液：禁食或流质饮食，并做好静脉输液护理。

2. 病情观察　观察患者的神志、生命体征、腹部症状和体征及血白细胞计数的变化。例如，体温明显增高，脉搏、呼吸加快，或白细胞计数持续上升，或腹痛加剧且范围扩大，或出现腹膜刺激征，说明病情加重。同时，应注意各种并发症的发生。

3. 治疗配合

（1）抗感染：遵医嘱应用有效的抗生素，注意药物用量及配伍禁忌。

（2）对症护理：有明显发热者，可给予物理降温；对诊断明确的剧烈疼痛者，可遵医嘱给予解痉或止痛剂，禁用吗啡或哌替啶。

此外，按胃肠道手术常规做好手术前准备。

（二）手术后护理

1. 一般护理

（1）体位：根据不同的麻醉方式安置适当的体位。血压平稳后改为半卧位。

（2）饮食：术后1～2天胃肠功能恢复，肛门排气后可给流质饮食，如无不适改半流质饮食。术后4～6天给软质普食。

（3）早期活动：轻症患者术后当天麻醉反应消失后，即可下床活动，重症患者在床上多翻身、活动四肢，待病情稳定后，及早起床活动，以促进肠蠕动恢复，防止肠粘连发生。

2. 病情观察　密切观察生命体征、腹部症状和体征，及时发现并发症。

3. 配合治疗　遵医嘱使用抗生素，并做好静脉输液护理。

4. 术后并发症的观察和护理

（1）腹腔内出血：常发生在术后24h内，表现为腹痛、面色苍白、脉速、血压下降等内出血表现。一旦发生，立即将患者置于平卧位，快速静脉输液、输血，报告医生并做好紧急手术止血的准备。

（2）切口感染：切口感染是术后最常见的并发症。表现为术后3天左右切口出现红肿、压痛甚至波动感，体温升高。遵医嘱给予抗生素、理疗等治疗，如已化脓应拆线引流。

（3）腹腔脓肿：多见于化脓性或坏疽性阑尾炎术后。常发生在术后5～7天，表现为体温升高或下降后又上升，并有腹痛、腹胀、腹部包块或排便、排尿改变等。腹腔脓肿一经确诊，积极配合医生行B超引导下抽脓、冲洗或置管引流。

（4）粘连性肠梗阻：粘连性肠梗阻是阑尾切除术后较常见的远期并发症，与局部炎症重、手术损伤、切口异物、术后卧床等多种因素有关。术后早期离床活动可预防此并发症。

（5）粪瘘：少见，其主要表现为发热、腹痛，并有少量粪性肠内容物从腹壁流出。经抗感染、支持疗法、局部引流等处理后，大多数能闭合，如经久不愈可考虑手术。

（三）心理护理

向患者及其家属讲解手术目的、方法、注意事项，使患者能积极配合治疗。

七、护理评价

患者的腹痛是否得到缓解;体温是否恢复正常;并发症是否得到预防。

八、健康指导

保持良好的饮食、卫生及生活习惯,餐后不做剧烈运动。及时治疗胃肠道炎症或其他疾病,预防慢性阑尾炎急性发作。术后早期下床活动,防止肠粘连甚至粘连性肠梗阻。阑尾周围脓肿者,告知患者 3 个月后再次住院行阑尾切除术。如发生腹痛或不适时及时就诊。

(刘文倩)

第五节　直肠肛管良性疾病

一、解剖生理概要

结肠包括盲肠、升结肠、横结肠、降结肠、乙状结肠。结肠的主要功能是吸收水分、葡萄糖和电解质,储存和转运粪便。

直肠上接乙状结肠,下接肛管。直肠具有排便、吸收和分泌功能,可吸收少量的水、盐、葡萄糖和一部分药物,也能分泌黏液以利于排便。

肛管长 3～4cm,其黏膜皱襞呈柱状称肛柱,肛柱下端间凹陷是肛窦,其边缘称肛瓣,肛瓣与肛柱下端相互连成环绕肛管一周的齿状线,齿状线上下黏膜覆盖,其血供及神经支配均不同(图 4－16)。在黏膜下有丰富的静脉丛,下端有内、外括约肌环绕。肛管外括约肌深部、肛提肌、肛管内括约肌和直肠纵肌纤维共同组成肛管直肠环,具有括约肛门、控制排便的功能。

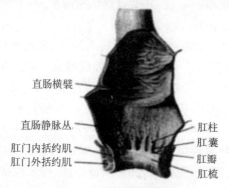

图 4－16　直肠肛管解剖

常见的直肠肛管良性疾病有痔、肛裂、直肠肛管周围脓肿、肛瘘等。

二、病因及发病机制

1. 肛裂　肛裂(anal fissure)是指肛管皮肤全层裂开形成的小溃疡。它是一种常见的肛管疾病,多见于青、中年人,好发于肛管后正中线。大多数肛裂形成的直接原因是长期便秘、粪便干结引起的排便时机械性创伤。肛裂可分急性肛裂和慢性肛裂。急性肛裂是指新近发生的肛裂,裂口边缘整齐,底红,无瘢痕形成;慢性肛裂因反复发作,底深不整齐,质硬,裂口边缘增厚纤维化,底部肉芽组织苍白(图 4—17)。溃疡裂隙上端的肛门瓣、肛乳头水肿可形成乳头肥大;溃疡裂隙下端皮肤因炎症、水肿及静脉、淋巴回流受阻,形成袋状的赘生物突出于肛门之外,称为"前哨痔"。溃疡裂隙、肛乳头肥大和"前哨痔",合称为肛裂三联征。

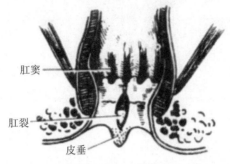

肛窦

肛裂

皮垂

图 4—17 肛裂

2.直肠肛管周围脓肿 直肠肛管周围脓肿(perianorectal abscess)是指直肠肛管周围软组织间隙的急性化脓性感染,并形成脓肿。绝大部分直肠肛管周围脓肿由肛窦炎、肛腺感染引起,也可继发于肛周的软组织感染、肛裂、损伤、内痔、药物注射等。直肠肛管周围间隙为疏松结缔组织,感染极易蔓延、扩散。感染向上可达直肠周围形成骨盆直肠间隙脓肿;向下达肛周皮下形成肛门周围脓肿;向外穿过括约肌,形成坐骨肛管间隙脓肿(图 4—18)。若未及时有效处理,可形成肛瘘。脓肿是直肠肛管周围炎症的急性期表现,而肛瘘则为慢性期表现。

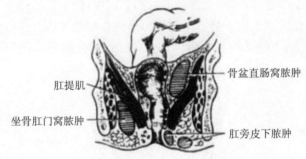

肛提肌

坐骨肛门窝脓肿

骨盆直肠窝脓肿

肛旁皮下脓肿

图 4—18 直肠肛管周围脓肿

3.肛瘘 肛瘘(anal fistula)为肛门周围的肉芽肿性管道,有内口、瘘管和外口三部分组成,是常见的直肠肛管疾病之一,多见于青壮年男性。绝大多数肛瘘由直肠肛管周围脓肿发展而来,可由脓肿自行溃破或切开引流后处理不当形成,少数是结核分枝杆菌感染或由损伤引起。

按瘘管位置高低分为:①低位肛瘘:瘘管位于肛门外括约肌深部以下。②高位肛瘘:在肛门外括约肌深部以上。按瘘管、瘘口数量分为:①单纯性肛瘘:只有一个瘘口和瘘管。②复杂性肛瘘:有多个瘘口和瘘管(图 4—19)。

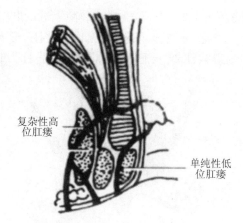

图 4-19　肛瘘示意图

4. 痔　痔(hemorrhoid)是最常见的肛肠疾病,是直肠下端黏膜下和肛管皮肤下的静脉丛扩张、迂曲所形成的静脉团。痔的形成与腹内压增高、进食刺激性食物、肛周感染等因素有关。

根据痔所在部位的不同分为内痔、外痔和混合痔(图 4-20)。

(1)内痔:由直肠上静脉丛扩张、迂曲而成的静脉团块,位于齿状线上方,表面覆盖直肠黏膜,好发于截石位 3、7、11 点处。

(2)外痔:由直肠下静脉丛扩张、迂曲而成的静脉团块,位于齿状线下方,表面覆盖肛管皮肤。外痔常于用力排便时发生皮下静脉丛破裂而形成血栓性外痔。

(3)混合痔:直肠上、下静脉丛互相吻合扩张、迂曲、融合而形成的静脉团块,兼有内痔和外痔的表现。

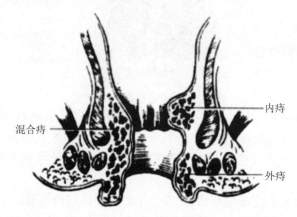

图 4-20　痔的分类

三、护理

(一)肛裂

1. 护理评估

(1)健康史:询问患者是否有长期便秘史,了解患者的饮食习惯。

(2)身体状况

1)疼痛:为主要症状,表现为排便时及排便后肛门出现剧痛。排便时由于粪便冲击和扩张肛管产生剧烈的疼痛;便后由于肛门括约肌痉挛性收缩,再度出现持续时间更长的剧痛。因疼痛有两次高峰,故又称"马鞍型"疼痛。

2)便秘:肛裂形成后患者由于惧怕疼痛而不敢排便,排便次数减少导致便秘,而便秘又使肛裂加重,形成恶性循环。

3)出血:由于排便时粪便擦伤溃疡面或撑开肛管撕拉裂开,创面常有少量出血。其主要表现为粪块表面带血或手纸染血。

(3)心理—社会状况:由于疼痛和便血,患者产生焦虑和恐惧心理。

(4)辅助检查:已确诊为肛裂者,不宜行直肠指检或肛镜检查。肛门视诊可发现肛管后方正中线有一个单发的纵行的梭形裂开或溃疡。

(5)治疗要点与反应

1)非手术治疗:原则是解除括约肌痉挛、止痛、软化大便,促进局部愈合。治疗措施:①温水或 1:5000 高锰酸钾溶液坐浴。②口服缓泻剂或液状石蜡润肠通便。③扩肛疗法:局麻下用手指扩张肛管,解除括约肌痉挛,达到止痛目的。

2)手术治疗:主要适用于经久不愈、保守治疗无效、且症状较重者。手术治疗方法如下:①肛裂切除术,疗效较好,但愈合较慢;②肛管内括约肌切断术,缓解疼痛效果较好,治愈率高,但手术不当可导致肛门失禁。

2.护理诊断及合作性问题

(1)急性疼痛:与肛管病变、手术创伤有关。

(2)便秘:与饮水或纤维素摄入量不足、惧怕排便时疼痛、身体活动少有关。

(3)潜在并发症:尿潴留、肛门失禁、出血、感染等。

3.护理目标　减轻或缓解患者疼痛;恢复正常排便;患者有无并发症发生。

4.护理措施

(1)一般护理

1)调节饮食:多饮水,多吃蔬菜、水果及富含纤维素的食物;忌饮酒,少食辛辣食物。

2)保持大便通畅:养成定时排便习惯,避免排便时间过长。必要时可服缓泻剂或液状石蜡。

3)肛门坐浴:坐浴具有清洁肛门、改善局部血液循环、促进炎症吸收、缓解括约肌痉挛、减轻疼痛的作用。可采用温水或 1:5000 高锰酸钾溶液坐浴,水温 40～43℃,每日 2～3 次,每次 20～30min。

4)直肠肛管检查配合与护理

①检查体位(图 4—21):a. 侧卧位:多取左侧卧位,此体位适用于年老体弱的患者。b. 膝胸位:临床上最常用,适用于较短时间的检查。c. 截石位:常用于手术治疗。d. 蹲位:适用于检查内痔脱出或直肠脱垂者。

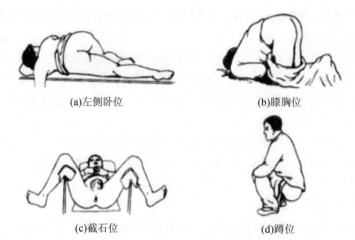

(a)左侧卧位　　　　　　　　　(b)膝胸位

(c)截石位　　　　　　　　　　(d)蹲位

图4—21　直肠肛管检查体位

②检查方法:a.视诊:用双手分开患者臀部,观察肛门及周围皮肤,注意有无裂口、瘘管,肛门外有无肿物脱出。b.直肠指诊:检查直肠肛管壁有无肿块、触痛,肛门有无狭窄,退出手指后注意指套有无黏液血迹。c.内镜检查:观察肛门内肛窦、肛乳头及直肠黏膜的颜色,注意有无内痔、息肉等,肛门狭窄、肛周急性感染、肛裂者及妇女月经期不作内镜检查。

③检查记录:先写明何种体位,再用时钟定位法记录病变的部位。如:膝胸位时肛门前方正中点,后方正中12点;截石位时定位点与此相反(图4—22)。

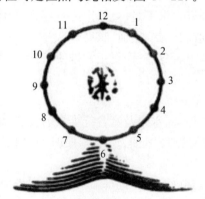

图4—22　肛门检查时时钟定位法(截石位)

(2)手术前护理:按一般外科手术前常规护理。每晚坐浴,清洁肛门、会阴部。手术前应排空大便,必要时手术当日早晨清洁灌肠,以减少肠道内粪便。

(3)手术后护理

1)一般护理:具体如下

①饮食:术后2～3天内进少渣半流质饮食。

②体位:平卧位或侧卧位,臀部垫气圈,以防伤口受压引起疼痛。

③保持大便通畅:直肠肛管手术后一般不必限制排便,要保持大便通畅,术后3天未排便者,可口服液状石蜡或缓泻剂,但禁忌灌肠。

2)病情观察:应注意敷料染血情况,以及血压、脉搏变化。术后出血是最常见的并发症。注意观察有无肛门失禁、切口感染等其他并发症。

3)治疗配合:具体如下。

①止痛：肛管术后因括约肌痉挛，或肛管内敷料填塞过紧引起伤口疼痛。可按医嘱给予止痛剂，必要时松解填塞物。

②伤口护理：直肠肛管手术后，伤口多数敞开不缝合，需每日换药。每次排便后或更换敷料前用 1：5000 高锰酸钾溶液坐浴。

③并发症的护理：a. 尿潴留：患者术后常因手术、麻醉、疼痛等引起尿潴留。可用诱导、下腹部按摩、热敷等方法处理，多能自行排尿。若无效，应予导尿。若因肛管内填塞敷料引起尿潴留，应及时松解填塞敷料。b. 肛门失禁：手术如切断肛管直肠环，可造成肛门失禁，粪便外流可造成局部皮肤的糜烂，应保持肛周皮肤的清洁、干燥，可在局部皮肤涂氧化锌软膏减少刺激以保护皮肤。

(4)心理护理：直肠肛管疾病反复发作导致的疼痛和便血或身体上散发出的异味，给患者生活和工作带来痛苦和不适，从而使患者产生焦虑和恐惧心理，应给患者讲解疾病治疗的方法，及时消除其焦虑和恐惧心理。

5.护理评价　患者肛周的疼痛是否缓解或减轻；便秘是否得到有效控制；有无并发症发生。

6.健康指导　直肠肛管疾病治愈后，如不注意自我保健，仍有复发的可能。患者平时应多饮水、多吃粗纤维食物。戒烟酒，避免辛辣、刺激性食物。保持大便通畅，养成每日定时排便习惯。每天坚持适量的体育运动。

(二)直肠肛管周围脓肿

1.护理评估

(1)健康史：询问患者是否有肛缘瘙痒、刺痛、流出分泌物等表现，了解患者有无肛周软组织感染、损伤、内痔、肛裂、药物注射等病史。

(2)身体状况

1)肛门周围脓肿：最常见。以局部症状为主，主要表现为肛周持续性跳动性疼痛，病变处明显红肿，有硬结和压痛，脓肿形成后有波动感。全身感染症状不明显。

2)坐骨直肠间隙脓肿：较常见。初期局部症状不明显，以全身感染症状为主，如寒战、乏力、食欲不振等肛门局部从持续性胀痛加重为显著性跳痛，可有排尿困难和里急后重。直肠指检时患侧有深压痛，甚至波动感。如不及时切开，脓肿破溃可形成肛瘘。

3)骨盆直肠间隙脓肿：较少见。位置较深，全身感染中毒症状更为明显，如寒战、发热、全身不适等；局部有直肠刺激症状和膀胱刺激症状。直肠指检可扪及肿胀及压痛，可有波动感。诊断主要靠穿刺抽脓。

(3)心理—社会状况：肛周疼痛可使患者产生焦虑心理。

(4)辅助检查

1)直肠指检：直肠肛管周围脓肿有重要意义。病变部位表浅时可触及压痛性包块，甚至有波动感；深部脓肿则可有患侧深压痛，有时可扪及局部隆起。

2)实验室检查：可见白细胞计数和中性粒细胞比例增高。

3)诊断性穿刺：局部穿刺抽到脓液则可确诊。

(5)治疗要点与反应：及早使用抗生素，局部热敷、理疗或温水坐浴，口服缓泻剂或液状蜡以减轻排便时疼痛。如已形成脓肿应及时切开引流。

2.护理诊断及合作性问题

(1)急性疼痛：与炎症刺激和手术有关。

(2)体温过高:与毒素吸收有关。

(3)潜在并发症:肛瘘。

3.护理目标　使患者的疼痛减轻或缓解;体温恢复正常;无肛瘘发生。

4.护理措施

(1)一般护理:卧床休息,给予高蛋白、高能量、高维生素、高纤维饮食,少食辛辣刺激性食物,多饮水,保持大便通畅局部热敷理疗、肛门坐浴,促进炎症吸收。

(2)对症处理:疼痛者,给予穿刺抽脓,降低脓腔内压力,缓解疼痛。高热者,给予物理降温,或遵医嘱给予药物降温。

(3)治疗配合

1)抗生素使用:遵医嘱使用有效抗生素,注意药物的配伍禁忌和毒副作用。

2)切口护理:切开引流术后,保持切口清洁干燥,及时换药。

(4)肛门坐浴:以减轻疼痛,促进炎症吸收。

5.护理评价　患者的疼痛是否减轻或缓解;体温是否恢复正常。

6.健康指导　患者平时应多饮水、多吃粗纤维食物。戒烟酒,避免辛辣刺激性食物。保持大便通畅,养成每日定时排便习惯。每天坚持适童的体育运动。

(三)肛瘘

1.护理评估

(1)健康史:询问患者有无肛门及周围组织损伤的病史,了解有无结核杆菌感染。

(2)身体状况:外口流出少量的脓性、血性、黏液性分泌物为主要症状。较大的高位肛瘘常有粪便及气体排出。当外口堵塞或假性愈合时,脓液不能排出,可出现直肠肛管周围脓肿症状,随脓肿破溃,脓液流出后,症状可缓解。肛周皮肤可见单个或多个瘘口,呈红色乳头状隆起,挤压时有少许脓液排出。

(3)心理－社会状况:因有粪便流出,常有臭味,患者有自卑感。

(4)辅助检查

1)肛门视诊:可见肛周皮肤有突起或凹陷的外口,挤压有少许脓液流出。

2)直肠指检:可触及条索状瘘管。

(5)治疗要点与反应:肛瘘不能自愈,须手术治疗。常用的术式如下:①瘘管切开术或瘘管切除术:适用于低位肛瘘。②挂线疗法:适用于高位单纯性肛瘘的治疗或高位复杂性肛瘘的辅助治疗。将橡皮筋穿入瘘管内,然后收紧、结扎橡皮筋,使被结扎组织受压坏死,起到慢性切割作用,将瘘管切开;瘘管在慢性切开的过程中,底部肉芽组织逐渐生长修复,可以防止发生肛门失禁。

2.护理诊断及合作性问题

(1)急性疼痛:与炎症刺激和手术有关。

(2)体温过高:与毒素吸收有关。

(3)潜在并发症:肛门失禁。

3.护理目标　使患者的疼痛减轻或缓解;体温恢复正常;无肛瘘发生。

4.护理措施

(1)手术前护理

1)体位与饮食:采取自由体位。给予高蛋白、高能量、高维生素饮食。少食辛辣刺激性食物,多饮水。

2)肠道准备:术前3天,给予流质饮食,减少粪便形成,保持大便通畅;使用肠道不吸收的抗生素,减少术后感染;术前一天晚和术晨分别进行清洁灌肠;术晨禁饮食。

3)抗感染:遵医嘱使用抗生素,注意配伍禁忌和毒副作用。

4)保持局部清洁:勤洗患处,及时换药,保持局部清洁干燥。

5)其他护理:做好术前准备,如进行血常规、尿常规、粪常规三大常规检查等。

(2)术后护理

1)体位与饮食:卧床休息,减少出血和疼痛,3天后起床活动。给予高蛋白、高能量、高维生素、易消化、易吸收的食物,多饮水,减少粪便形成,保持大便通畅。

2)抗感染:术后继续遵医嘱使用抗生素,防治切口感染。

3)病情观察:观察切口有无出血,有无红、肿、热、痛等感染迹象,有无大便失禁。如有异常及时报告医生进行处理。

4)切口护理:及时换药,保持切口清洁干燥;每天便后,清洗肛门,温水坐浴,以减轻疼痛,防治切口感染。

(3)心理护理:与患者及家属进行有效沟通,解释手术的必要性和重要性,使患者和家属能更好地配合治疗和护理操作。

5.护理评价 疼痛是否缓解;体位是否恢复正常;有无并发症发生。

6.健康指导 加强锻炼,增强机体抵抗力。及时治疗肛周脓肿,防止肛瘘发生。多食蔬菜和水果,保持大便通畅,少食辛辣刺激性食物。

(四)痔

1.护理评估

(1)健康史:了解患者有无长期饮酒、好食辛辣等刺激性食物的习惯,有无长期使腹内压增高的因素,如长期的坐与站立或便秘、前列腺增生、腹水、妊娠和盆腔肿瘤等。

(2)身体状况

1)内痔:主要表现是无痛性便血和痔核脱出。临床上按病情轻重可分为三期,如表4—5所示。

表4—5 内痔各期身体状况

分期	身体状况
Ⅰ期	便时无痛性出血或便后滴血,便后出血可自行停止,无痔核脱出
Ⅱ期	便时出血,量大甚至喷射而出,便时痔核脱出,便后自行回纳
Ⅲ期	偶有便血,站立、便秘等腹内压增高时痔核脱出,需用手回纳,当脱出的痔核被嵌顿时,可引起局部剧烈疼痛,嵌顿痔核可发生坏死和感染

2)外痔:主要表现为肛门不适、潮湿,有时伴局部瘙痒。当发生血栓性外痔时,局部出现剧烈疼痛,肛门外可见暗紫色圆形肿物,触痛明显。

3)混合痔:同时兼有内痔和外痔的临床特点。

(3)心理—社会状况:病程长,出血、疼痛等反复发作,影响生活和工作,患者有焦虑和恐惧感。

(4)辅助检查:采取肛门视诊、直肠指检、肛门镜检查。一般首先做肛门视诊,Ⅰ期、Ⅱ期内痔直肠指检不能触及,肛门镜检可见暗红色、质软半球形肿物,Ⅲ期内痔患者蹲位,可有痔块突出。外痔可见肛缘皮肤肿胀,有暗紫色圆形硬结,有触痛。

(5)治疗要点与反应:无症状的痔无需治疗,有症状痔的治疗目标是减轻及消除症状而非根治,首选非手术治疗。

1)非手术治疗:具体如下。

①一般治疗:适用于痔初期。教会患者养成良好的饮食和排便习惯,多摄入粗纤维食物,多饮水,忌酒及刺激性食物,保持大便通畅。便后热水坐浴改善局部血液循环。肛管内应用抗生素,促进炎症吸收。血栓形成时,先局部热敷、外用消炎止痛药,无效再手术。嵌顿性痔及早手法回纳。

②注射疗法:适用于Ⅰ～Ⅱ期内痔。注射硬化剂(如5%鱼肝油酸钠、5%二盐酸奎宁注射液等)于黏膜下痔血管周围,产生无菌性炎症反应,黏膜下组织、静脉丛纤维化,使痔萎缩而愈,治疗效果较好。

③胶圈套扎法:适用于各期内痔,利用橡皮圈的弹性套扎痔核(亦可用粗丝线结扎),使其缺血、坏死、脱落,而达到治疗目的。

④冷冻疗法:用液态氮造成痔核冻伤、坏死脱落而治愈。适用内痔出血不止,年老体弱不宜手术者。

2)手术治疗:适用于Ⅱ～Ⅲ期内痔,发生血栓、嵌顿等并发症的痔及以外痔为主的混合痔。方法有痔单纯切除术、激光切除痔核、血栓性外痔剥离术。

2.护理诊断及合作性问题

(1)急性疼痛:与外痔血栓形成、手术创伤等有关。

(2)便秘:与饮水或纤维素摄入量不足、惧怕排便时疼痛、身体活动少有关。

(3)潜在并发症:尿潴留、出血、感染等。

3.护理目标　使患者的肛周疼痛缓解或减轻;便秘得到有效控制;无并发症发生。

4.护理措施

(1)一般护理

1)调节饮食:多饮水,多吃蔬菜、水果及富含纤维素的食物;忌饮酒,少食辛辣食物。

2)保持大便通畅:养成定时排便习惯,避免排便时间过长。必要时可服缓泻剂或液状石蜡。

3)肛门坐浴:此法具有清洁肛门、改善局部血液循环、促进炎症吸收、缓解括约肌痉挛、减轻疼痛的作用。

4)局部用药:如局部使用马应龙痔疮膏。

(2)手术前护理:按一般外科手术前常规护理。每晚坐浴,清洁肛门、会阴部。手术前应排空大便,必要时手术当日早晨清洁灌肠,减少肠道内粪便。

(3)手术后护理

1)一般护理:术后2～3天内进少渣半流质饮食。平卧位或侧卧位,臀部垫气圈,以防伤口受压引起疼痛。术后保持大便通畅,术后3天未排便者,可口服液状石蜡或缓泻剂,但禁忌灌肠。

2)病情观察:注意血压、脉搏变化,局部有无渗血。术后出血是最常见的并发症。观察有无尿潴留、切口感染等其他并发症。

(4)治疗配合

1)止痛:肛管术后因括约肌痉挛,或肛管内敷料填塞过紧引起伤口疼痛。可按医嘱给予止痛剂,必要时松解填塞物。

2)伤口护理:直肠肛管手术后,伤口多数敞开不缝合,需每日换药。每次排便后或更换敷料前用1:5000高锰酸钾溶液坐浴。

3)尿潴留的护理:患者术后常因手术、麻醉、疼痛等引起尿潴留。可用诱导、下腹部按摩、热敷等方法处理,多能自行排尿;若无效,应予导尿。若因肛管内填塞敷料引起尿潴留,应及时松解填塞敷料。

四、心理护理

直肠肛管疾病反复发作给患者生活和工作带来痛苦和不适,使其产生焦虑和恐惧心理,故应给患者讲解疾病治疗的方法,及时消除其焦虑和恐惧心理。

五、护理评价

患者的肛周疼痛是否缓解或减轻;便秘是否得到有效控制;有无并发症发生。

六、健康指导

注意自我保健,平时应多饮水、多吃粗纤维饮食。戒烟酒,避免辛辣刺激性食物。保持大便通畅,养成每日定时排便习惯。每天坚持适量的体育运动。

(刘文倩)

第六节　大肠癌

大肠癌(carcinoma of colon)是发生在结肠和直肠的恶性肿瘤,是常见的消化系统恶性肿瘤,发病年龄多在40~46岁。直肠癌的发病率高于结肠癌的。

一、结肠癌

(一)病因与发病机制

病因到目前还未明,可能与长期摄入高脂肪、高蛋白、低纤维素饮食,过多摄入腌制食品,遗传,溃疡性结肠炎,结肠息肉等因素有关。按肿瘤大体形态分为溃疡型、肿块型和浸润型。常见组织学类型为腺癌。淋巴转移是结肠癌的主要转移方式。

(二)健康史

评估患者既往有无便血、排便习惯改变以及结直肠慢性炎症病史,患者的饮食嗜好及生活习惯,了解家族中有无类似病史。

(三)身体状况

1.排便改变　排便习惯和大便性状的改变是最早出现的症状。其主要表现为大便次数增多,大便不成形,腹泻与便秘交替出现,出现黏液血便。

2.腹痛　早期常为持续性隐痛或腹部不适,发生肠梗阻时,腹痛加剧甚至出现阵发性绞痛。

3.腹部肿块　晚期癌肿较大时可在腹部扪及肿块,质硬。

4.肠梗阻　多为晚期症状,多为慢性、低位、不完全性肠梗阻表现。

5.全身症状　可出现贫血、消瘦、乏力、低热等全身表现。晚期可出现恶病质表现。

(四)心理-社会状况

具有恶性肿瘤患者的心理反应,担心预后,恐惧手术,表现出恐惧和焦虑。

(五)辅助检查

1.内镜检查　内镜检查是诊断结肠癌最有效、可靠的方法。例如,可通过乙状结肠镜、纤维光束结肠镜观察病灶的部位、大小、形态等,并可做组织病理学检查。

2.影像学检查

(1)X线钡灌肠:可显示结肠壁充盈缺损、黏膜破坏或不规则、肠腔狭窄等征象。

(2)B超和CT检查:有助于了解肿瘤的浸润程度及淋巴结的转移情况,还可提示有无腹腔内肿瘤种植和肝、肺部位转移灶等。

3.实验室检查

(1)癌胚抗原(CEA)测定:血清CEA阳性率随病情进展而增高,但特异性不强,目前CEA测定主要用于CEA阳性的结直肠癌患者术后监测。

(2)大便隐血试验:可作为高危人群的初筛及普查手段。持续阳性者需进一步检查。

(六)治疗要点与反应

手术切除是治疗结肠癌的主要方法,同时辅以化疗、放疗、中医中药、免疫等综合治疗。

1.手术治疗

(1)结肠癌根治术:根据癌肿部位,可选择右半结肠切除术、横结肠切除术、左半结肠切除术及乙状结肠切除术等术式。

(2)结肠造口术:适用于急性肠梗阻的结肠癌或晚期直肠癌。

2.非手术治疗　包括化疗、中医中药、免疫治疗等。

(七)护理诊断及合作性问题

1.焦虑、恐惧　与担忧预后和生活方式有关。

2.营养失调　低于机体的需要量与肿瘤慢性消耗、放化疗反应有关。

3.自我形象紊乱　与结肠造口后排便方式改变有关。

4.潜在并发症　出血、感染、肠瘘、造口坏死或狭窄等。

(八)护理目标

紧张心理得到控制;营养失调得到纠正;并发症得到有效预防。

(九)护理措施

1.术前护理

(1)心理护理:关心体贴患者,尽量满足患者提出的合理要求。介绍手术的必要性,消除患者的顾虑,使之接受手术治疗。

(2)一般护理:鼓励患者摄入易消化、营养丰富的少渣饮食。必要时遵医嘱给予少量多次输血、清蛋白等,以纠正贫血、低蛋白血症。有肠梗阻症状者禁食,必要时遵医嘱行胃肠减压,并补液以纠正水、电解质代谢紊乱。

(3)病情观察:观察患者生命体征,注意有无脱水、出血等征象;观察患者有无腹痛、腹胀及排便情况,了解有无肠梗阻征象。

(4)治疗配合

1)肠道准备:术前肠道准备可减少术中污染,防止术后切口感染,有利于吻合口愈合,提高手术的成功率。

①传统肠道准备法:a.饮食:术前3天进少渣半流质饮食,术前2天起进流质饮食,以减少粪便;有肠梗阻者禁食补液;术前12小时禁食、4小时禁水。b.清洁肠道:术前2～3天给予口服缓泻剂如液状石蜡20～30mL或硫酸镁15～20g,每日一次;术前1天晚及术日晨做清洁灌肠。c.服药:术前3天,口服肠道不吸收的抗生素,如新霉素、甲硝唑等,以抑制肠道细菌;同时补充维生素K,因肠道细菌被抑制致维生素K吸收受到影响。

②全肠道灌洗法:术前12～14h开始口服37℃左右等渗平衡电解质溶液(用氯化钠、碳酸氢钠、氯化钾配制)6000mL,引起容量性腹泻,以清洁肠道,也可在灌洗液中加入抗菌药。但年老体弱、心肾功能障碍者及肠梗阻者不宜选用此法。

③口服甘露醇肠道准备法:术前1天午餐后,口服20％甘露醇250mL。甘露醇吸收肠壁水分,可使患者有效腹泻,达到清洁肠道效果。但甘露醇经肠道细菌酵解后产气,术中使用电刀时可能有爆炸的危险。年老体弱,肝肾功能不全或肠梗阻患者不宜使用。

2)术晨护理:留置胃管和导尿管。

2.术后护理

(1)一般护理

1)体位:病情稳定后取半卧位,以利呼吸和腹腔引流。

2)饮食与营养:禁食,持续胃肠减压,静脉补液。肛门排气或结肠造口开放后拔除胃管,解除胃肠减压,进流质饮食,1周后可进软食,2周左右进食普食。饮食宜选用营养丰富、易消化吸收的少渣饮食。

3)留置导尿管护理:术后导尿管放置时间为1～2周,置管期间保持导尿管引流通畅,观察记录尿液情况,做好尿道口清洁。拔管前试行夹管,每4～6h开放1次,以训练膀胱的排尿功能。

4)腹腔引流管的护理:保持引流管通畅,及时更换引流管周围渗湿的敷料,妥善固定,严格无菌操作。

(2)病情观察:密切观察生命体征、腹部症状和体征、腹部和会阴部切口渗血情况;观察造口的血液循环情况。

(3)切口护理:保持切口清洁干燥,及时换药拆线。

3.心理护理　鼓励患者正视现实,树立起战胜病魔的信心。理解结肠造口的治疗价值,指导其正确进行结肠造口的自我护理,适应新的生活方式,重塑自我形象,增强生活的信心与勇气,积极配合治疗,促进患者身心康复。

(十)护理评价

患者的焦虑、恐惧心理是否减轻或缓解;营养不良是否得到纠正;是否获得结肠造口的护理知识。

(十一)健康指导

预防结肠癌的知识:摄入低脂肪、适量蛋白质及富含纤维素的食物;少吃腌制、熏、烧烤和油炸食品;防治肠道慢性疾病。术后注意饮食及个人卫生,避免生冷、辛辣饮食,保肛手术者摄入高纤维素饮食、多饮水,人工肛门者需注意控制过多粗纤维食物及过稀、可致胀气的食物。坚持术后化疗,定期门诊复查。若发现腹痛、腹胀、排便困难等情况及时就诊。教会患者及家属进行结肠造口的护理。

二、直肠癌

（一）病因与发病机制

直肠癌的病因目前仍不十分清楚,其发病与社会环境、饮食习惯、遗传因素等有关。直肠息肉也是直肠癌的高危因素。目前基本公认的是动物脂肪和蛋白质摄入过多,食物纤维摄入不足是直肠癌发生的高危因素。

病理分期：

0 期:癌局限于黏膜层,无淋巴结转移。

Ⅰ期:肿瘤局限于固有肌层以内,无淋巴结转移。

Ⅱ期:肿瘤浸润超过固有肌层,但无淋巴结转移。

Ⅲ期:淋巴结有转移。

Ⅳ期:远处转移(肝脏、肺等)或腹膜转移。

转移途径有直接浸润、淋巴转移、血运转移,早期以淋巴转移为主。

（二）护理评估

①排便改变:患者便意频繁、里急后重、排便不尽感。粪便表面带血及黏液,甚至脓血便。血便是直肠癌患者最常见的早期症状。

②肠腔狭窄症状:大便变细,严重时出现低位性肠梗阻表现。

③晚期症状:癌肿侵犯膀胱,可发生尿频、尿痛;浸润骶前神经则发生骶尾部、会阴部持续性剧痛、坠胀感。发生远处转移时,可出现相应脏器的临床症状。

1.心理－社会状况　患者具有恶性肿瘤患者的心理反应,对施行人工肛门者,由于自身形象和生活模式的改变,患者会感到自卑,甚至对工作、生活会失去信心。

2.辅助检查

(1)直肠指检:直肠指检是诊断直肠癌最简便有效的检查方法。凡患者有血便、大便习惯改变、大便形状改变等症状应行直肠指检。

(2)内镜检查:内镜检查是诊断直肠癌最有效、可靠的方法,可通过直肠镜观察病灶的部位、大小、形态等,并可做组织病理学检查。

(3)影像学检查

1)X线钡灌肠:可显示直肠壁充盈缺损、黏膜破坏或不规则、肠腔狭窄等征象。

2)B超和CT检查:有助于了解癌肿的浸润程度及淋巴结的转移情况,还可提示有无腹腔内肿瘤种植和肝、肺转移灶等。

(4)实验室检查

1)癌胚抗原(CEA)测定:血清 CEA 阳性率随病情进展而增高,但特异性不强,目前 CEA 测定主要用于 CEA 阳性的直肠癌患者术后监测。

2)大便隐血试验:可作为高危人群的初筛及普查手段。持续阳性者进一步检查。

3.治疗要点与反应

手术切除是治疗直肠癌的主要方法,同时辅以化疗、放疗、中医中药、免疫等综合治疗。

(1)手术治疗

1)直肠癌根治术:①经腹直肠癌切除术(Dixon 手术):适用于腹膜反折以上(距肛缘 5cm

以上)的直肠癌,可保留肛门。②腹会阴联合直肠癌根治术(Miles 手术):适用于腹膜反折以下的直肠癌,不能保留肛门,于患者左下腹行永久性结肠造口(人工肛门),对患者身心影响显著。

2)结肠造口术:适用于急性肠梗阻的结肠癌或晚期结肠癌。

(2)非手术治疗:包括化疗、中医中药、免疫治疗等。

(三)护理诊断及合作性

1.焦虑、恐惧　与担忧预后和生活方式有关。

2.营养失调　低于机体的需要量与肿瘤慢性消耗、放化疗反应有关。

3.自我形象紊乱　与结肠造口后排便方式改变有关。

4.知识缺乏　缺乏人工结肠造口术后的护理知识。

5.潜在并发症　出血、感染、肠瘘、造口坏死或狭窄等。

(四)护理目标

使患者的焦虑、恐惧心理减轻或缓解;营养不良得到纠正;获得人工肛门的护理知识。

(五)护理措施

1.术前护理

(1)心理护理:关心体贴患者,尽量满足患者提出的合理要求。介绍手术的必要性,消除其顾虑,使之接受手术治疗。

(2)一般护理:鼓励患者摄入易消化营养丰富的少渣饮食。必要时遵医嘱给予少量多次输血、清蛋白等,以纠正贫血、低蛋白血症。有肠梗阻症状者禁食,必要时遵医嘱行胃肠减压,补液纠正水、电解质紊乱。

(3)病情观察:观察患者生命体征,注意有无脱水、出血等征象;观察患者腹痛、腹胀及排便情况,了解有无肠梗阻征象。

(4)治疗配合

1)肠道准备:详见本节结肠癌的护理。

2)会阴部准备:术前 2 天每晚用 1：5000 高锰酸钾溶液坐浴,女患者同时作阴道冲洗。

3)术晨护理:留置胃管和导尿管。

2.术后护理

(1)一般护理

1)体位:病情稳定后取半卧位,以利呼吸和腹腔引流。

2)饮食与营养:禁食,持续胃肠减压,静脉补液。肛门排气或结肠造口开放后拔除胃管,解除胃肠减压,进流质饮食,1 周后可进软食,2 周左右进普食。饮食宜选用营养丰富、易消化吸收的少渣饮食。

3)留置导尿管护理:术后导尿管放置时间为 1～2 周,置管期间保持尿管引流通畅,观察并记录尿液情况,做好尿道口清洁。拔管前试行夹管,每 4～6h 开放 1 次,以训练膀胱的排尿功能。

4)腹腔引流管的护理:骶前引流管一般留置 5～7 天。观察并记录骶前引流管引流液的色、质和量;保持负压吸引的通畅。及时更换引流管周围渗湿的敷料。

(2)病情观察:密切观察生命体征、腹部症状和体征、腹部和会阴部切口渗血情况;观察造口的血运情况。

(3)治疗配合

1)结肠造口(人工肛门)护理:①保护腹部切口:结肠造口开放时间一般于术后 2～3 天。结肠造口开放前,造口周围用凡士林或生理盐水纱布保护,及时更换渗湿的敷料。造口开放后,取左侧卧位,用塑料薄膜将腹部切口与造口隔开,注意避免粪便污染手术切口造成感染。②观察肠造口:观察造口肠黏膜的色泽、注意肠管有否回缩、出血、坏死等情况。③保护造口周围皮肤:及时清理流出的粪便,经常用中性肥皂或 0.5％氯己定(洗必泰)溶液清洗消毒造口周围皮肤,再涂锌氧油保护皮肤。观察造口周围皮肤有无湿疹、水疱、破溃等。④预防造口狭窄:在造口拆线、愈合后,用食指、中指每日扩张造口 1 次,持续 3 个月。⑤指导患者正确使用人工肛门袋:当肛门袋内充满三分之一的粪便时,须及时清倒或更换造口袋。人工肛门袋不宜长期持续使用,以防造口黏膜和周围皮肤糜烂。⑥日常生活指导:避免进食易产气或有刺激性的食物;避免穿紧身衣裤而摩擦或压迫造口;适当增加活动量,以保持排便通畅,若发生便秘,可用液状石蜡或肥皂水经结肠造口作低压灌肠,注意插入造口内的肛管不要超过10cm,防止肠管损伤、甚至穿孔;术后可恢复正常工作,但应避免重体力活动。

2)会阴部切口护理:保持会阴部清洁干燥。骶前引流管拔出后用温热的 1∶5000 高锰酸钾溶液坐浴,每日 2 次。若发生感染,则开放伤口,彻底清创,遵医嘱使用抗生素。

3)Dixon 术后护理:患者常有排便次数增多或排便失禁,指导其调整饮食,注意饮食卫生,进行肛门括约肌舒缩训练,便后清洁肛门,涂抹锌氧油等保护肛周皮肤。

3.心理护理　鼓励患者正视现实,树立起战胜病魔的信心。理解结肠造口的治疗价值,指导其正确进行结肠造口的自我护理,适应新的生活方式,重塑自我形象,增强生活信心与勇气,积极配合治疗,促进患者身心康复。

(六)护理评价

患者的焦虑、恐惧心理是否减轻或缓解;营养不良是否得到纠正;是否获得人工肛门的护理知识。

(七)健康指导

宣传预防直肠癌的知识:摄入低脂肪、适量蛋白质及富含纤维素的食物;少吃腌制、熏、烧烤和油炸食品;防治肠道慢性疾病。术后注意饮食及个人卫生,避免生冷、辛辣饮食,保肛手术者摄入高纤维素饮食、多饮水,人工肛门者需注意控制过多粗纤维食物及过稀、可致胀气的食物。坚持术后化疗,定期门诊复查。若发现腹痛、腹胀、排便困难等情况及时就诊。教会患者及家属进行结肠造口的护理。

(刘文倩)

第七节　肝癌

一、流行病学特征及病因

(一)流行病学特征

原发性肝癌(PLC)简称肝癌,本病可发生在任何年龄,以 40～50 岁多见,男女发病率之比为 3∶1～5∶1。全球发病率逐年增长,居恶性肿瘤第 5 位。死亡位居肿瘤相关死亡的第 3 位。我国发患者数占全球的 55％。在肿瘤相关死亡中仅次于肺癌,位居第二。我国以东南沿海地区为多见,其中江苏启东和广西扶绥的发病率最高。在国外,非洲撒哈拉地区以南和亚洲太平洋沿岸地区的发病率明显高于其他地区,欧洲、美洲、大洋洲发病率较低。

（二）病因

肝癌真正的致病原因不明。目前认为可能与下列因素有关。

1.肝炎病毒

（1）乙型肝炎病毒（HBV）感染:是发展中国家肝癌发病的主要病因之一,据统计全世界80％的肝癌有持续 HBV 感染。

（2）丙型肝炎病毒（HCV）感染:是发达国家肝癌发病的主要病因之一。

2.肝硬化　原发性肝癌合并肝硬化者占 50％～90％。病理检查发现肝癌合并肝硬化多为乙型病毒性肝炎后的大结节性肝硬化。近年发现丙型病毒性肝炎发展成肝硬化的比例并不低于乙型病毒性肝炎。在欧美国家,肝癌常发生在酒精性肝硬化的基础上。一般认为血吸虫病性肝纤维化、胆汁性和淤血性肝硬化与原发性肝癌无关。

3.化学因素

（1）黄曲霉素（AFT）:黄曲霉素污染程度与肝癌发病率存在相关性。我国主要粮食黄曲霉素污染分布图与肝癌分布趋势基本相同。

（2）其他致癌物质:二氧化钍、奶油黄（二甲基偶氮苯）、二甲基亚硝胺、六氯苯等。

4.饮水污染　大量流行病学研究表明,饮水污染与肝癌发病有关,尤其 HBV 感染同时存在时,显示出协同的致癌和促癌作用。

5.乙醇　在许多欧洲国家、美国及澳大利亚,饮酒是慢性肝病病因中最主要的因素。乙醇有间接促癌作用。

6.微量元素　一些研究结果显示肝癌死亡率与环境中硒含量呈负相关。微量元素如铁、钼、锌、铜、钍、镍、砷与肝癌的发生和发展关系密切。

7.其他危险因素　寄生虫病、性激素、遗传性疾病和自身免疫性疾病、贫血、营养不良和社会、心理、精神因素等均与肝癌发生有关。

二、病理分类及临床分期

（一）肝癌的分类

肝癌（liver cancer）分原发性肝癌和继发性肝癌两种。原发性肝癌是我国主要的一种常见恶性肿瘤,也是最常见的肝恶性肿瘤。继发性肝癌是肝外各系统的癌肿,特别是消化道及盆腔部位（胃、结肠、胆囊、胰腺、前列腺、子宫和卵巢等）的癌肿,通过门静脉、肝动脉淋巴管等途径转移到肝。继发性肝癌在病理、临床症状及治疗护理方面都与原发性肝癌相似,故本节主要讨论原发性肝癌患者的护理。

（二）分型

1.大体类型

（1）结节型:多见。结节型肝癌肿瘤结节大小和数目不一,散在分布,一般直径不超过5cm,结节多在肝右叶,与四周组织的分界不如块状型清楚。多数患者常有严重的肝硬化。

（2）块状型:常为单发。癌块直径在 5cm 以上,大于 10cm 者称巨块,可呈单个、多个或融合成块,多为圆形、质硬,呈膨胀性生长,肿块边缘可有小的卫星灶。较少伴有肝硬化或硬变程度较轻微。此类癌组织容易发生坏死,引起肝破裂。

(3)弥漫型:最少见,有米粒至黄豆大小的癌结节占据全肝呈灰色点状结节,易与周围硬化结节混淆,肉眼难以和肝硬变区别,肝大不明显,甚至可缩小。患者往往因肝功能衰竭死亡。

(4)小肝癌型:孤立的直径小于3cm的癌结节或相邻两个癌结节直径之和小于3cm者称为小肝癌。

2.组织学分型

(1)肝细胞型(HCC):癌细胞由肝细胞发展而来,我国90%以上原发性肝癌是肝细胞型。癌细胞呈多角形或圆形,排列成巢或索间有丰富的血窦而无间质成分。

(2)胆管细胞型(CC):由胆管细胞发展而来,此型少见。癌细胞呈立方形或柱状。排列成腺体,纤维组织较多,血窦较少。

(3)混合型:上述二型同时存在,或呈过渡形态,此型更少见。

(三)转移途径

1.血行转移 肝内血行转移发生最早,也最常见,肝癌直接侵犯门静脉分支,癌栓经门静脉或肝静脉的分支逐渐阻塞主干引起门静脉高压和顽固性腹水。肝外血行转移多见于肺,其次为骨、脑组织等。

2.淋巴转移 主要累及肝门淋巴结,为最多见,其次是胰周、腹膜后、主动脉旁及锁骨上淋巴结。

3.种植转移 少见,从肝脱落的癌细胞可向横膈及邻近脏器直接蔓延和种植转移至腹腔、盆腔,乃至胸腔。

(四)临床分期

临床分期是估计肝癌预后和选择治疗方法的重要参考依据。2001年全国肝癌会议制定的肝癌临床分期为:

Ⅰa:单个肿瘤最大直径小于3cm,无癌栓、腹腔淋巴结及远处转移;肝功能分级 Child A。

Ⅰb:单个或两个肿瘤最大直径之和小于5cm,在半肝,无癌栓、腹腔淋巴结及远处转移;肝功能分级 Child A。

Ⅱa:单个或两个肿瘤最大直径之和小于10cm,在半肝或两个肿瘤最大直径之和小于5cm,在左、右两半肝,无癌栓、腹腔淋巴结及远处转移;肝功能分级 Child A。

Ⅱb:单个或两个肿瘤最大直径之和大于10cm,在半肝或多个肿瘤最大直径之和大于5cm,在左、右两半肝,无癌栓、腹腔淋巴结及远处转移;肝功能分级 Child A。或肿瘤情况不论,有门静脉分支、肝静脉或胆管癌栓和(或)肝功能分级 Child B。

Ⅲa:肿瘤情况不论,有门脉主干或下腔静脉癌栓、腹腔淋巴结或远处转移之一;肝功能分级 Child A 或 B。

Ⅲb:肿瘤情况不论,癌栓,转移情况不论;肝功能分级 Child C。

三、临床表现

(一)肝癌早期症状

原发性肝癌缺乏特征性的早期表现。大多数患者在普查或体检时发现。早期可无任何不适,部分患者表现为肝区不适、乏力、食欲减退和消瘦,症状明显后,病程多属晚期。

(二)肝癌典型症状和体征

1.症状

(1)肝区疼痛:多数患者以此为首发症状,为常见和最主要症状。多呈持续性胀痛或钝痛。由于肿瘤增长快速,肝包膜不断扩展,被牵拉所引起。疾病晚期,疼痛加剧,当病变侵犯膈,疼痛可牵涉右肩背部,可因呼吸、咳嗽而增强,有时类似胆绞痛。当肝表面的癌结节破裂,坏死的癌组织及血液流入腹腔时,可突然引起右上腹剧痛,从肝区开始迅速延至全腹,产生急腹症的表现。如出血量大,则引起昏厥和休克。

(2)全身和消化道症状:有进行性消瘦、发热、食欲不振、乏力、营养不良、腹胀等,晚期可有贫血、黄疸、腹水、下肢浮肿、皮下出血及恶病质等。少数肝癌患者由于癌本身代谢异常,进而影响宿主机体而致内分泌或代谢异常,可有特殊的全身表现,称为伴癌综合征,以自发性低血糖症、红细胞增多症较常见,其他罕见的有高血钙、高血脂、类癌综合征等。

(3)发热:常见持续性低热或中度不规则发热,由于肿瘤细胞或肝组织坏死后产生和释放致热物质作用于体温调节中枢而引起。

2.体征

(1)肝肿大和肝区肿块:为中、晚期肝癌最常见的体征。肝肿大呈进行性,质地坚硬,表面凹凸不平,有大小不等的结节或巨块,边缘钝而不整齐,常有不同程度的压痛。肝癌突出于右肋弓下或剑突下时,上腹可呈现局部隆起或饱满。如癌位于膈面,则主要表现为膈抬高,肝浊音界上升,而肝下缘可不大。位于肋弓下的癌结节最易被触到,有时因患者自己发现而就诊。

(2)黄疸:一般在晚期出现,可因肝细胞损害而引起,或由于癌块压迫或侵犯肝门附近的胆管,或癌组织和血块脱落引起胆管梗阻所致。

(3)肝硬化征象:肝癌伴有肝硬化门静脉高压症者可有脾大、腹水、静脉侧支循环形成等表现。腹水很快增多,一般为漏出液。血性腹水多因癌侵犯肝包膜或向腹腔内破溃而引起,偶因腹膜转移癌所致。

(三)转移性症状和体征

如发生肺、骨、胸腔等处转移,可产生相应症状和体征。腹腔转移以右侧多见,可有胸水征。骨髓或脊柱转移,可有局部压痛或神经受压症状。颅内转移癌可有神经定位体征。

四、诊断

(一)实验室检查

1.甲胎蛋白(AFP) 现已广泛用于肝细胞癌的普查、诊断、判断治疗效果、预测复发。是目前公认的简便而确诊率高的原发性肝癌定性诊断方法。肝细胞癌 AFP 阳性率为 70%~90%。在排除妊娠、肝炎和生殖腺胚胎瘤的基础上,AFP 检查诊断肝细胞癌的标准是:①AFP >500μg/L 持续 4 周。②AFP 由低浓度逐渐升高不降。③AFP 在 200μg/L 以上的中等水平持续 8 周。

2.血清酶学及其他肿瘤标记物检查 肝癌患者血清中谷氨酰转肽酶、碱性磷酸酶、乳酸脱氢酶同工酶等高于正常,但缺乏特异性,属辅助性检查。

(二)影像学检查

1.超声显像(B超) B超可显示 2~3cm 或更小的病变。能显示肿瘤的大小、形态、所在部位以及肝静脉或门静脉有无癌栓,可反复检查,诊断正确率达 93%~95%,是目前肝癌定位检查中首选的方法。彩色多普勒血流成像(DCFI)可分析测量进出肿瘤的血液流量,判断病灶的血供情况,有助于鉴别病变的良、恶性质。

2.CT 和 MRI 检查 CT 显示肝内实质性肿物,分辨率高,可显示 1cm 左右的肿瘤,阳性率在 90％以上。螺旋 CT 造影剂增强可显示早期肿瘤,如结合肝动脉造影(CTA),对 1cm 以下肿瘤的检出率可达 80％以上。经动脉门静脉成像 CT(CTAP)是经肝动脉注入造影剂后门静脉显影时所做的 CT 扫描,可发现仅 0.3cm 的小肝癌。MRI 无电离辐射,无需造影剂即可三维成像,在肝癌诊断方面优于 CT。

3.X 线肝血管造影　选择性腹腔动脉和肝动脉造影能显示直径在 1cm 以上的癌结节,阳性率达 87％,结合 AFP 检测的阳性结果,常用于诊断小肝癌。该检查有一定的创伤性,一般在 B 超、CT 或 MRI 检查不满意时进行,多在结合肝动脉栓塞化疗时使用。数字减影肝动脉造影(DSA)可清楚显示直径大于 1.5cm 的小肝癌。

4.放射性核素肝显像　应用趋肿瘤的放射性核素^{67}Ga(镓)或^{169}Yb(镱),或核素标记的肝癌特异性单克隆抗体有助于肿瘤的导向诊断。单光子放射型计算机体层显像(SPECT)扫描,易于检出小病灶。正电子发射体层显像(PET)可显示肝癌组织的代谢情况。

5.肝穿刺活检　在超声、CT、核素、腹腔镜等技术引导下用特制活检针穿刺癌结节,吸取癌组织检查可获病理诊断。

(三)剖腹探查

在疑为肝癌的病例,经上述检查仍不能证实或否定,如患者情况许可,应进行剖腹探查以争取早期诊断和手术治疗。

五、治疗

(一)手术治疗

早期手术切除是目前根治原发性肝癌的最好方法。

1.手术适应证

(1)诊断明确,估计病变局限于一叶或半肝者,未侵及肝门区或下腔静脉。

(2)肝功能代偿良好,凝血酶原时间不低于正常的 50％,无明显黄疸、下肢浮肿、腹水或远处转移者。

(3)心、肺和肾功能良好,能耐受手术者。

2.手术方式

(1)肝切除术:包括根治性切除和姑息性切除。根据病变累及范围可做肝叶切除、半肝切除、三叶切除、肝部分切除、肝段叶切除等。

(2)肝移植:肝移植的出现完全改变了肝细胞癌的治疗策略。同种异体肝移植术近年来成为我国治疗原发性肝癌的一种方法。

(二)非手术治疗

1.介入治疗　常用肝动脉化疗栓塞治疗(TACE)。对不能手术切除的肝癌,可经股动脉插管行肝动脉灌注化疗(TAI)及栓塞(TAE)。此法已成为肝癌非手术疗法中的首选方法之一。此法可反复进行,创伤小且适应证相对较宽,对肝癌有很好疗效,可明显提高患者的 3 年生存率。常用化疗药物有氟尿嘧啶、顺铂、丝裂霉素、多柔比星等。常用的栓塞剂有碘化油、明胶海绵、不锈钢圈、微胶囊等。现用多种抗肿瘤药物和栓塞剂混合后注入肝动脉,能发挥持久的抗肿瘤作用。

2.消融治疗　常用经皮穿刺乙醇注射疗法(PEI),包括使用化学药物的方法(乙醇、醋酸)和改变瘤内温度的方法(射频、微波、激光、冷冻)。经皮穿刺乙醇注射疗法(PEI)有极佳的肿瘤坏死效应,并具有显效快、费用低、易操作、副作用少的优点,现已广泛运用于临床。射频消融是另一项针对小细胞肝癌的经皮治疗技术,它比 PEI 有更高的无复发生存率和总生存率。

3. 放射治疗　原发性肝癌对放疗不甚敏感,近年由于定位方法和放射能源的改进,疗效有所提高。适用于一般情况较好,肝功能尚佳,无严重肝硬化、黄疸、腹水,亦无肝外转移,肿瘤相对局限而不能手术者。常用的放射能源为^{60}Co 和直线加速器,定位技术上有局部小野放疗、适形放疗或立体放疗。

4. 生物和分子靶向治疗　国内广泛开展的有免疫治疗(细胞因子、过继性细胞免疫、单克隆抗体、肿瘤免疫)、基因治疗、内分泌治疗、干细胞治疗等多个方面。生物治疗特别是分子靶向治疗在控制肿瘤的增殖、预防和延缓复发转移及提高患者的生活质量方面可能有独特的优势。

5. 中医治疗　多采用辨证施治、攻补兼施的方法,治则为活血化瘀、软坚散结、清热解毒等。中药与化疗、放疗合用时,以扶正、健脾、滋阴为主,可改善症状,调节机体免疫功能,减少不良反应,提高疗效。

6. 系统化学疗法　肝细胞癌通常被认为是一种对化疗抵抗的肿瘤,且肝细胞癌患者多伴有慢性肝病和肝功能不全,使许多化疗药物无法达到标准剂量或无法联合用药,影响了化疗的疗效。近年来,新一代细胞毒性药物如奥沙利铂等问世,使胃肠癌化疗有长足进步,预后显著改善。

(三)综合治疗

肝癌治疗方法很多,治疗过程中绝非单一的治疗方法可贯彻始终,必须合理选择一种或多种治疗方法的联合或序贯应用。如对中期大肝癌进行综合治疗有时可使大肝癌缩小变得可以切除,或以 TACE 为基础,加上放疗和免疫治疗,肿瘤缩小后再手术治疗或长期带瘤生存。

六、护理

本部分重点阐述肝切除术患者护理、肝移植术护理、介入治疗的护理。

(一)肝切除术患者护理

1. 手术前护理

(1)心理护理:肝癌患者临床表现有疼痛、发热、黄疸、营养不良等,加上患者长期合并肝炎、肝硬化等,对治疗和手术的效果缺乏信心,常表现出焦虑、恐惧,甚至绝望的心理。应对患者关心体贴,介绍治疗方法的意义和重要性。对某些患者,应根据其具体情况,适当采取保护性医疗措施,以使患者树立良好的治疗心理,配合治疗和护理。

(2)病情观察:有些患者在手术前常出现严重的并发症如肝癌破裂出血、黄疸等,故要密切观察病情,发现问题及时报告医生。

(3)饮食护理:肝癌患者应摄取足够的营养,宜采用高蛋白质、高热量、高维生素饮食,若有食欲不振、恶心、呕吐现象,可在及时清理呕吐物和口腔护理或使用止吐剂后,采用少量多餐,并尽可能布置舒适、安静的环境以促进食欲。对无法经口进食或进食量少者,可考虑使用全胃肠道外的静脉营养法(TPN)。

(4)疼痛护理:肝癌患者中 80% 以上有中度至重度的疼痛,是造成患者焦虑及恐惧的主要因素之一,持续性疼痛不仅影响患者的正常生活,而且会引起严重的心理变化,甚至丧失生存的希望。应帮助患者从癌痛中解脱出来,协助患者转移注意力,遵医嘱给予止痛药或采用镇痛泵镇痛,提高患者的生活质量。

(5)改善肝功能:如有出血倾向和低蛋白血症,患者术前要注意休息,并给患者加强全身支持,以改善营养不良、贫血、低蛋白血症和纠正凝血功能障碍。实行有效的保肝治疗措施,以提高患者对手术的耐受性。

(6)术前准备:①严密观察患者的体温变化:如为肿瘤热,可用相应药物治疗,以使体温恢复正常。②嘱患者禁烟,掌握正确的咳嗽及排痰方法,练习床上大小便。③根据手术切除范围大小给予备血。④肠道准备:口服抗生素3日,减少肠道细菌的数量。手术前1日晚进行清洁灌肠,以减少腹胀和血氨的来源,减少术后发生肝昏迷的机会。⑤放置胃管(按需):主要目的是预防术后肠胀气及呕吐、防止肠麻痹的发生。插入胃管时动作要轻柔,特别对食管静脉曲张者,应更注意。⑥预防应用抗生素(按需):肝脏疾病患者的免疫力较低,应提前2日使用抗生素。⑦改善凝血功能(按需):为防止术中、术后渗血,术前至少应用维生素 K_1 3 日。

2.手术后护理

(1)病情观察:密切观察患者生命体征、神志、全身皮肤黏膜有无出血点、有无发绀及黄疸等情况。观察切口渗血、渗液情况。注意尿量、尿糖、尿比重以及各种引流液的情况。

(2)体位:术后第2日可予以半卧位,但要避免过早活动,尤其是肝叶切除术后,以免肝断面术后出血。可做一些必要的床上活动,以避免肺部感染及下肢深静脉血栓形成。

(3)吸氧:对肝叶切除体积大、术中做肝门阻断、肝动脉结扎或栓塞、肝硬化严重者,术后均应给予氧气吸入以提高血氧浓度,增加肝细胞的供氧量,促进肝细胞的代偿,以利于肝细胞的再生和修复。吸氧的浓度、时间和方式,根据患者的具体情况及病情变化予以适当的调整。定时观察患者的动脉血氧饱和度情况,使其维持在95%以上。

(4)饮食护理:术后禁食、胃肠减压,静脉输入高渗葡萄糖、适量胰岛素以及维生素 B、C、K等,待肠蠕动恢复后逐步给予流质、半流质及普食。术后2周内应补充适量的白蛋白和血浆,以提高机体的抵抗力。广泛肝切除后,可使用要素饮食或静脉营养支持。

(5)引流管护理:保持引流管的通畅,密切观察和记录引流量及性状。如引流量逐日增加且为血性,应怀疑术后出血,需及时通知医生,必要时再次手术。

(6)肝功能监测:术后要定期复查,注意术后有无黄疸和肝昏迷前期的表现。

3.并发症的观察和护理

(1)出血:多发生于术后24h内。应严密观察生命体征的变化。观察腹腔内出血情况、伤口渗血情况、尿量、腹胀等情况。观察引流液的色、质、量。如每小时引流量超过200ml或8h超过400ml以上,应怀疑有活动性出血存在的可能。一旦有出血迹象时,应加快输液或输血速度并及时报告医生,妥善处理,为患者赢得抢救时间。

(2)肝功能衰竭:是肝叶切除术后常见且最严重的并发症,是导致患者死亡的主要原因。一般发生在术后数日至2周之内。应密切观察患者的神经症状、尿量、黄疸情况及肝功能的变化。清洁肠道,避免便秘。对术后3日仍未排便者,应给予灌肠,避免肠道内氨的吸收而致血氨升高。

(3)胆汁瘘:是肝切除术后常见的并发症。应观察腹腔引流液的性质,术后早期可有少量胆汁自肝断面渗出,随着创面愈合逐渐减少。保持引流管通畅,使漏出胆汁充分引流到体外,记录引流液量及性质。观察有无剧烈腹痛、发热等胆汁漏、胆汁性腹膜炎症状。

（4）膈下脓肿：是肝叶切除术后的一种严重并发症。术后1周，患者持续高热不退，上腹部或季肋部疼痛，同时出现全身中毒症状，或伴有呃逆、黄疸、右上腹及右下胸部压痛等应考虑有膈下脓肿的存在。应密切观察体温及脉搏的变化，注意腹部状况，保持引流管的通畅，防止扭曲、受压。加强支持治疗和抗菌药的应用护理。

（二）肝移植术护理

1. 手术前护理

（1）心理护理：肝移植患者术前普遍存在一些心理问题，如①希望心理：患者迫切希望通过肝移植手术得到彻底治愈。②焦虑心理：患者既希望通过手术解除痛苦，又担心手术风险大，一旦失败可能危及生命，故大多会出现术前焦虑。③忧虑心理：由于昂贵的手术费及术后长期服用免疫抑制剂等医疗费用数额较大，不少患者也会因经济问题而产生忧虑情绪。④抑郁心理：患者长期接受药物治疗，效果不明显，且逐渐加重，会对医生及治疗失去信心，情绪变得消极、低沉、抑郁。⑤另外患者在等待肝移植阶段，由于多方面的原因，会出现或加重一系列心身症状，如恐惧、敏感、注意力增强、情感脆弱以及自主神经功能紊乱的症状等。因此医护人员要及时发现患者的心理变化，采取有效的心理干预措施，以缓解患者的负性心理状态，防止不良事件发生。同时要注意调整患者对移植的期望值，使其对移植有一个正确的认识，另外，良好的护患关系是使心理护理取得成功的关键。构建良好的护患关系，患者才能积极配合医护人员的治疗，遵守医院的各项规章制度，愉快地接受、深刻地理解医护人员的健康教育的内容，进而有助于患者做好术前心理准备，提高其心理承受能力。护理人员还应详细了解患者的病情，制订周密的治疗计划，这既是保证肝移植成功的必备条件，也是使患者及家属与医护人员建立信任感的基础。

（2）饮食：术前1周进高蛋白质、高糖类、高维生素饮食。

（3）检查：配合医生做好各项检查，如抽血、咽拭子、痰及尿培养等。

（4）纠正凝血机制异常：于术前3日开始肌注维生素 K_1 4mg，每日2次。

（5）肠道准备：术前1日进软食，术前晚饭进流质，晚上10点以后禁食，口服灌肠或清洁灌肠。

（6）药物使用：注意患者有无全身或局部炎性病灶。必要时给予抗生素预防用药。术前根据麻醉师要求用药。

（7）其他：备皮、备血、物品准备等，同一般手术。

2. 手术后护理

（1）一般护理：①体位：患者麻醉清醒后改半卧位，卧床期间尽量采取半卧位，上身抬高30°左右。②观察病情：术后24h是防治休克的关键时期，要由专人护理。严密观察患者生命体征及神志、意识、瞳孔、中心静脉压变化。保持2个以上有效静脉输液通路，及时给予液体和药物。如遇患者有面色苍白、烦躁不安、呼吸急促、脉搏增快、四肢潮凉、尿量明显减少、血压下降等休克征象应及时通知医生。③记录出入量并每日或隔日进行相关指标的实验室检查：肝功能、肾功能、肝酶谱、电解质、血气分析、凝血机制全套、血糖、血氨等。④引流管护理：保持胸腔引流管、胃管、胆汁引流管、腹腔引流管、导尿管等的通畅，观察引流液的色、质、量。⑤给药护理：剂量准确、应用准时、现用现配、严格核对、观察副作用。严格掌握输液量、速度、防止肺水肿。⑥预防感染：常规吸氧，超声雾化吸入，协助排痰，注意呼吸次数、呼吸音、有无发绀等。定期做咽部、痰、胆汁、大小便和切口分泌物培养，观察胆汁、大小便、痰液的外观。

⑦饮食护理：给予高热量、高蛋白质、高维生素、高糖、低钠、易于消化的饮食，有利于肝脏恢复。术后患者总热量需维持在 10～14kJ，蛋白质 80～120g。术后早期进流质，逐渐改为半流质、少渣饮食。黄疸深者进少脂、少渣饮食；使用激素后，患者食欲增加，但消化功能差，应给予少量多餐；由于肝功能不良而出现肝昏迷前期症状的患者，要限制蛋白质的摄入。

（2）保护性隔离：保持病房空气新鲜，每日用紫外线照射 3 次，每次 30min，病房内物品及地面用含氯消毒液（如 2000ppm 爱尔施溶液）擦拭，每日 2 次。医护人员进入病室前，必须穿戴经过高压消毒的衣、裤、帽子、口罩及鞋子。在移植监护室或隔离室期间严禁陪护、访视。

（3）心理护理：肝移植术后患者需进入隔离病室。隔离病室是一个相对封闭的环境，患者情感交流受阻，因此会产生孤独、失落情绪；应用免疫抑制剂后，患者可能出现精神神经症状，表现为失眠、焦虑、妄想等；患者在隔离病室远离亲人，加之手术疼痛，体内留置各种导管，持续心电监护，医护人员频繁的检查与治疗，会使患者感到不适及恐惧。故医护人员必须让患者及家属了解隔离的重要意义，及早与患者沟通。隔离期间，在病情允许的情况下可让患者通过电话与家属交谈，使患者感受到家属与医护人员的关心、支持，从而理解并配合治疗，减轻恐惧感。病情稳定后，及时转出隔离病室。对患者宜采用通俗易懂，并配合录像或多媒体等多种形式进行健康宣教。对负性心理较重的患者可采用情绪干预，教会患者如何发泄怨气，敢于面对现实调整自己的情绪和心态，并通过沉思冥想，放松心身，改善焦虑、抑郁等不良情绪。另外，护理人员应积极地与患者及其家属进行有效的沟通，制订康复目标，鼓励患者主动接受亲戚、朋友及社区服务的帮助，从而维持良好的心理状态。

（4）观察移植肝是否存活：观察 T 形胆汁引流管并记录胆汁量和性质。胆汁分泌的正常标志着肝脏功能的正常。观察体温热型，15～30min 测 1 次，48h 后根据病情改变改为 1～2h 测 1 次，如体温不升，应肢体保暖。结合其他指标，如有转氨酶明显增高、高血钾、意识障碍等则可能提示肝失活。

（5）早期排异反应的观察：常出现在手术后 7～14 日，患者表现为突然出现黄疸，肝区疼痛，食欲减退，烦躁不安，体温上升，腹部胀气，精神萎靡，胆汁分泌减少，颜色变淡，黏稠度降低，血清胆红素、黄疸指数升高，谷丙转氨酶增高，超声波可见肝肿大，厚度增加。一旦发现上述情况，应及时通知医生做必要的处理。

（6）并发症的观察和护理：①感染：体温可高达 42℃，呼吸急促，脉快，心率在 140 次/min，面颊潮红，精神不振，全身无力。腹腔感染可有腹痛、腹胀；肺部感染可表现为呼吸困难。②出血：早期出血可能为小血管出血，渗血明显，中期和后期出血可能为肝功能不良，破坏了机体的凝血机制所致，或因胆管梗阻致脂溶性维生素吸收发生障碍。③胆管并发症：胆汁颜色变浅、变稀且量明显减少，腹胀、黄疸明显，血清胆红素明显升高，持续高热，精神萎靡不振，四肢无力，应疑为管道感染或胆管梗阻，及时通知医生。④肝昏迷：患者疲乏无力，神志恍惚，烦躁不安，谵语，嗜睡，口腔散发出一种烂苹果味，皮肤、巩膜黄疸，粪便呈灰白色，血清胆红素升高，谷丙转氨酶（GPT）升高，总蛋白减少，白蛋白与球蛋白比例倒置，血氨明显升高。

（三）介入治疗

肝动脉化疗栓塞治疗（TACE）的护理。

1.治疗前的准备

（1）术前检查：肝肾功能、凝血功能、血常规及 B 超、胸片、心电图等。

（2）皮肤准备：根据不同穿刺部位做好皮肤准备。如做股动脉穿刺：术前双侧腹股沟区备皮,同时触摸股动脉及足背动脉搏动强度,标记足背动脉搏动点,以便术后进行双侧观察比较。

(3)碘过敏试验:术前做碘过敏试验,阳性者可选用非离子型造影剂。

(4)术前 4h 不进固体或难消化食物。

(5)术前宣教:患者往往对 TACE 缺乏了解,不安甚至恐惧心理明显,应做好充分的术前宣教,让患者了解 TACE 的目的、意义、过程、配合要求等。

(6)其他准备同一般手术患者:如术中带药及用物准备等。

2.术后护理

(1)病情观察:术后 24~48h 密切观察生命体征变化。观察足背动脉搏动情况。观察造影剂不良反应的发生,并及时处理。

(2)穿刺部位护理:穿刺处伤口局部绷带加压包扎 8h(或沙袋加压包扎),卧床 24h,观察穿刺处有无出血、渗液等情况。穿刺侧肢体避免过度屈曲,6~8h 适当制动,指导患者在床上正确活动。

(3)如有微量注射泵,可将导管连接于该泵上,便于持续注射抗癌药。防止导管堵塞,注药后以 2~3ml 肝素溶液(50U/ml)冲洗导管,保持导管内血液不凝固。

(4)预防感染:严格执行无菌操作技术,每次注药前管端消毒,注后须更换消毒纱布,覆盖并扎紧管端,防止细菌沿导管向肝内逆行感染。术后适当应用抗生素。

(5)术后"水化作用":术后鼓励患者多饮水,积极配合补液以利水化作用。每日输液量在 1500ml 以上,以加速造影剂的排泄,防止肾功能受损,亦可用维生素 E、C 等抗氧化剂对抗化疗药引起的肾毒性。

(6)术后不适的护理:①发热:术后第 2 日体温可达 38~39℃,甚至高达 40~41℃,一般持续 7~10 日。体温变化与肿瘤大小和坏死程度有关。可给予物理降温或解热镇痛药。②恶心、呕吐:肝动脉栓塞化疗术后呕吐发生率高,其主要原因是抗癌药物对胃肠道的直接毒性损害,严重者可导致消化道出血。因此,术前和术后给止吐药物。另外需注意维持水、电解质及酸碱平衡。③腹痛、腹胀:肝动脉栓塞后由于肝包膜张力增加,肝脏水肿等原因可引起轻度腹痛不适,一般在术后 48h 症状会自然减轻或消失。如疼痛剧烈 3~4 日,仍持续存在,应考虑有无栓塞其他器官引起坏死的可能。必要时给予胃肠减压,改善血液循环,在病情未明确诊断前勿轻易应用止痛剂。

(7)并发症的防治与护理:①局部血肿:血肿较小可继续加压包扎。如血肿较大,需检查凝血因子,用止血药,必要时可行血肿清除术。②假性动脉瘤:表现为搏动性肿物,可压迫静脉引起血栓性静脉炎,甚至破裂或导致动脉阻塞,应及早发现,向医师报告。③动脉内异物、栓子和血栓:表现为动脉搏动减弱或消失,栓塞远端皮温降低,应尽早进行 B 超引导下介入法或手术取出。④急性血栓性静脉炎:表现为患肢疼痛、肿胀、压痛等,应密切观察,及早发现,尽早采用人溶栓药物治疗,无效时可手术取出。

七、康复支持

1.向患者讲解肝癌的可能病因、症状和体征,尤其是乙型肝炎肝硬化和高发区的人群应定期体格检查,做 AFP 和 B 超检查,以期早发现、早诊断。

2.指导患者适宜的饮食摄取,多吃含蛋白质的食物和新鲜蔬菜、水果。食物以清淡、易消化为宜。有腹水、水肿者,宜选择低盐饮食。

3.保持大便通畅,为预防血氨升高,可服用适量缓泻剂。

4.指导患者适当活动,注意休息。

5.嘱患者及家属注意观察病情变化,如有无水肿、体重减轻、出血倾向、黄疸、疲倦等症状,如有及时就诊。

6.嘱咐患者定期复诊。

(杜敏)

第八节 胰腺癌

胰腺癌(pancreatic cancer)一般指胰腺外分泌组织发生的癌。由于胰腺解剖位置深而隐蔽,不易早期发现,且其恶性程度高,一旦发现一般多为晚期,故其切除率低,愈后差。

一、流行病学特征及病因

(一)流行病学特征 近年来胰腺癌有逐渐增多的趋势,每10年约增加15%,目前已成为较常见的消化系统癌肿。据西方国家的统计,胰腺癌约占全身恶性肿瘤发病率的2%,死亡率则占全身恶性肿瘤的4%~5%,占消化道恶性肿瘤的10%左右。在西方国家胰腺癌的死亡率在过去30年间增加了3倍,每10万人群中,男性死亡率为12%~14%,女性为7.4%~8.9%,已跃居第4位(男性)和第5位(女性)。东方国家发病率也有明显上升,我国上海统计表明:1963—1984年,胰腺癌发病率增长6倍,由全身恶性肿瘤的第20位跃居到第8位。1999年上海地区胰腺癌的发病率已增至10.1/10万,男女间比例为1.7∶1。年龄从55岁开始增多,70岁形成高峰。

(二)病因 尚不完全明了。胰腺癌患者的亲属罹患胰腺癌的风险性增高,约有10%的胰腺癌是与遗传有关。高蛋白质、高脂肪饮食、嗜酒、吸烟,以及过量饮用咖啡等不良生活习惯者与胰腺癌的发生密切相关。环境或工作中的致癌物质,如长期接触某些金属、石棉、N一亚硝基甲烷、β一荼酚胺的人群,可导致患胰腺癌的危险增加。另外,糖尿病和慢性胰腺炎患者,其发病率明显高于一般人群。

1.致癌物质 实验证明,几十种亚硝胺在动物体内可激发癌肿。这些致癌物质经胆汁排出,通过反流进入胰腺,在一定作用时间后致使导管上皮癌变。

2.饮食习惯 流行病学发现高蛋白质饮食和高脂肪饮食与胰腺癌发病密切相关。日本自1950年以后胰腺癌的发病率增加了4倍,与动物蛋白质与脂肪摄入量增高相一致。高蛋白质与高脂肪饮食可增加胰腺细胞的更新率,进而增加了胰腺对致癌物质的敏感性。统计学资料表明:吸烟酗酒人群中胰腺癌发病率为非吸烟酗酒人群中的2~2.5倍,且发病年龄比后者提早10~15年。

3.糖耐量的异常 糖尿病患者胰腺癌死亡率为正常人群的2~4倍,表明胰腺癌的发生可能与糖耐量的异常有一定关系。有人发现胰腺癌和糖尿病并存的患者中,有80%在胰腺癌确诊前2~3个月就发现有糖尿病,提示糖尿病在胰腺癌的发展上起作用,因此认为糖尿病应视为胰腺癌的危险信号。事实证明,糖尿病与胰腺癌密切相关,但两者之间因果关系仍有待进一步研究。

4.慢性胰腺炎　慢性胰腺炎能否导致或易发胰腺癌有两种不同的意见。有人认为慢性胰腺炎在组织修复过程中,再生集团超越了正常的修复范围可能变成新生物。另有一些人认为胰腺癌多由导管上皮化生,癌肿超越一定的体积后即阻塞了胰导管使胰管压力增高,胰液淤滞,最后胰腺腺泡细胞破裂胰液外溢导致胰腺炎,有人称之为伴随性胰腺炎或继发性胰腺炎。故在临床上胰腺癌伴发不同程度的急慢性胰腺炎。但是至今仍未发现胰腺炎易于发生胰腺癌的确切证据,关于胰腺炎与胰腺癌的因果关系也有争议。

二、病理分类及临床分期

原发性胰腺癌可以发生在胰腺任何部位,大体上根据其发生在胰腺的部位分为胰头癌、胰体癌、胰尾癌和全胰癌。其中胰头癌占60%～70%,胰体癌占20%～30%,胰尾癌占5%～10%,全胰癌占5%。

（一）胰腺癌的组织学分类

1.导管腺癌　胰腺癌80%～90%为导管腺癌。肿瘤主要由不同分化程度的导管样腺体结构构成,伴有丰富的纤维间质。导管腺癌包括以下类型:①乳头状腺癌;②管状腺癌;③囊腺癌;④扁平上皮癌;⑤腺扁平上皮癌;⑥黏液癌;⑦其他:如筛状腺癌、黏液表皮癌、印戒细胞癌。

2.腺泡细胞癌　仅占胰腺癌的1%,多发于老年人。腺泡细胞癌主要转移至局部淋巴结、肝、肺、脾。

3.小腺体癌　小腺体癌为少见类型的胰腺癌。胰头癌较为多见,肿块很大。

4.大嗜酸性颗粒性癌　胰腺中此型肿瘤罕见,文献中仅有数例报道。肿瘤可长得很大,早期有肝转移。

5.小细胞癌　胰腺小细胞癌形态上和肺小细胞癌相似,占1%～3%,此型预后很差,多在2个月内死亡。

（二）胰腺癌的浸润和转移途径

胰腺癌的转移途径主要是淋巴结转移和直接浸润,其次为血道播散及沿神经鞘蔓延。胰腺癌确诊时,大约仅10%患者癌肿仍限于局部,而90%的患者已发生转移,其中50%以上转移至肝脏,25%肠系膜转移,20%以上侵犯十二指肠。

1.直接浸润　是胰腺癌转移的主要形式之一。早期即可直接侵犯邻近的胆总管下端、门静脉、下腔静脉及肠系膜上血管。晚期通常浸润腹膜后纤维脂肪组织、小网膜囊、十二指肠、胃后壁等,癌肿与所受累的组织广泛融合连成一团,形成较大肿块,固定于腹腔。胰体及胰尾部肿瘤侵犯腹膜、大网膜后发生广泛的种植性转移并产生血性腹水。

2.淋巴结转移　胰腺富含淋巴组织,淋巴结转移发生较早。位于胰头部的癌肿淋巴结及肝、胆等器官转移机会最多,通常肝门部及幽门下淋巴结群转移率最高,而胰体尾部肿瘤转移则更为广泛,除发生周围淋巴结转移外,常可广泛转移至肝、肺、骨髓等器官。远隔部位的淋巴结转移包括纵隔及支气管淋巴结、左锁骨上淋巴结,此时病期已相当晚期。

3.沿神经鞘膜浸润转移　胰腺癌向后方浸润累及腹膜后神经鞘膜及神经根,产生持续性背部疼痛。

4.血道播散　胰腺癌可直接累及门静脉、肠系膜血管、脾静脉及下腔静脉。血道播散通常由门静脉转移至肝,再转移至肺,继而转移至肾上腺、肾、脾、脑及骨髓等组织。

（三）胰腺癌的病理分期

目前得到广泛认可和应用的是国际抗癌联盟（UICC）和美国抗癌联合会（AJCC）2002年公布的第6版TNM分期系统，具体如下。

T—原发肿瘤

T_x　原发肿瘤无法评估。

T_0　无原发肿瘤的证据。

T_{is}　原位癌。

T_1　肿瘤局限于胰腺，最大直径≤2cm。

T_2　肿瘤局限于胰腺，最大直径＞2cm。

T_3　肿瘤侵犯至胰腺外，但未累及腹腔干或肠系膜上动脉。

T_4　肿瘤侵犯腹腔干或肠系膜上动脉（原发肿瘤不可切除）。

N—区域淋巴结转移

N_x　区域淋巴结无法评估。

N_0　无区域淋巴结转移。

N_1　区域淋巴结转移。

M—远处转移

M_x　远处转移无法评估。

M_0　无远处转移。

M_1　远处转移。

三、临床表现

（一）症状

胰腺癌的早期无任何症状，且癌瘤发展到一定程度出现首发症状时又极易与胃、肠、肝、胆等相邻器官疾病相混淆。胰腺癌最常见的症状有体重减轻、腹痛、黄疸和消化道症状。有10％患者在明确诊断之前就已发现不明原因的体重减轻，体重可下降10～20kg。

1.上腹饱胀不适或上腹痛　是最早出现的症状。胰腺癌腹痛的部位较深，定位不精确，以上腹部最多见。按肿瘤的部位，胰头癌腹痛多偏于右上腹，而体尾癌则偏于左上腹。在早期，由于胆总管或胰管不完全梗阻，食后胆汁、胰液排空不畅，甚至因胰管内压力增高、小胰管破裂胰液外溢，引起胰腺组织慢性炎症，故患者常表现为进食后上腹饱胀不适和隐痛；当胆总管、胰管完全梗阻时，则上腹钝痛明显，饭后加重；晚期癌肿侵及腹膜后神经组织，表现为持续性剧烈疼痛，这种疼痛与进食无关，往往向腰背部放射，有时伴有肩部牵涉痛。仰卧时疼痛加剧，坐位、前倾弯腰或侧卧时可缓解。患者往往不敢仰卧而采用俯卧或膝肘位等被动体位。

2.黄疸　黄疸与肿瘤生长的位置有关。胰腺癌引起胆管堵塞和梗阻性黄疸的程序，由不完全堵塞发展到完全堵塞。初期时胆管内压力增高，胆管代偿性扩张，然而胆汁尚能进入肠道内，此时不出现黄疸。堵塞程度进一步加重，临床上可表现为不完全梗阻性黄疸。最后胆管完全梗阻，临床上表现为完全梗阻性黄疸。大便的颜色随黄疸加深而变淡，最终出现完全性梗阻性黄疸时，大便为陶土色，小便颜色呈浓酱油色。由于胆盐沉积于皮肤或胆盐使周围细胞分泌蛋白酶，均可出现全身皮肤瘙痒，但患者瘙痒程度不一。

3.消化道症状　2/3患者就诊时有不同程度的厌食或饮食习惯改变，尤不喜食高脂肪、高蛋白质饮食;1/2 患者有恶心、呕吐,少数患者有黑粪、便秘、腹泻。引起上述症状的原因除癌瘤本身在体内的代谢产物对机体的毒性作用外,尚有因胰功能不全、胰胆管狭窄,致使胰液、胆汁不能排于肠管,造成食物尤其是脂肪及蛋白质类物质吸收障碍。

4.发热　约 1/3 的患者就诊时有发热,这可能与胆管梗阻合并胆管感染有关,多为高热,时有寒战,故易和胆石症、胆管感染相混淆。

（二）体征

胰腺癌在临床上可出现多种体征。这些体征和患病时间长短、癌瘤部位、组织细胞的种类以及年龄、抵抗力等均有密切关系。

1.肝、胆囊肿大　胰腺癌直接压迫肝外胆管,或由于转移淋巴结的压迫、胆管的粘连与屈曲等原因,造成肝内外胆管和胆囊扩张以及肝脏的胆汁淤滞性肿大,肿大的程度与病期长短以及胆管受压程度关系密切。

2.腹部肿块　胰腺深藏于后腹壁,难以摸到,胰腺癌时如已摸到胰腺肿块,多数已属进行期或晚期。

3.腹水　一般出现在胰腺癌的晚期,多为癌的腹膜浸润、扩散所致。此外,也可由于营养不良、低蛋白血症、癌瘤或转移淋巴结压迫门静脉或因门静脉、肝静脉发生血栓而引起腹水。腹水的性状可能为血性或浆液性。

四、诊断

胰腺癌的早期发现是影响治疗和愈后的决定性因素,但由于胰腺癌早期无特征性临床症状,有黄疸和肿块时许多患者已丧失根治性手术机会,故询问病史时对 40 岁以上中老年患者主诉有食欲不振、消瘦、上腹部不适者,除考虑肝、胆、胃、肠疾病外,应想到早期胰腺癌的可能性。出现下列情况应高度警惕胰腺癌的可能,40 岁或 40 岁以上的有下列任何临床表现的患者应该怀疑有胰腺癌:①梗阻性黄疸。②近期出现的无法解释的体重下降超过 10%。③近期出现的不能解释的上腹或腰背部疼痛。④近期出现的模糊不清又不能解释的消化不良而钡餐检查消化道正常。⑤突发糖尿病而又没有使之发病的因素,如家庭史,或者是肥胖。⑥突发无法解释的脂肪泻。⑦自发性的胰腺炎的发作。如果患者嗜烟应加倍怀疑。

（一）实验室诊断

1.血清生化学检查

（1）血清生化学检查:血清碱性磷酸酶（AKP）、γ－谷氨酰转移酶（γ－GT）、乳酸脱氢酶（LDH）升高,以直接胆红素升高为主的血清胆红素进行性升高,常提示胆管部分梗阻,需进一步检查肿瘤存在的可能性。另外,血清淀粉酶及脂肪酶的一过性升高也是早期胰腺癌的一个提示,与胰管堵塞导致继发性胰腺炎有关。血糖、尿糖升高、糖耐量试验阳性,一般表示胰腺癌已到进展期或晚期,胰岛细胞内分泌功能受到影响。

（2）免疫学检查:血清肿瘤相关抗原中,糖链抗原（CA19－9）对胰腺癌的诊断较敏感,特异性好,目前临床应用较为广泛。肿瘤切除后 CA19－9 浓度会下降,如再上升,则有再次复发的可能,因此可作为术后随访的指标。2011 年《指南》（中国版）强调了术前作为基线的CA19－9 值必须在胆管系统通畅和胆红素正常的情况下测得才具有临床意义。癌胚抗原（CEA）、胰腺癌相关抗原（PCCA）对胰腺癌诊断有一定帮助,但在其他消化系统肿瘤阳性率也较高,特异性差。

(3)基因检测:目前比较实用的是 K－ras 基因,该基因在胰腺癌的突变率可达 90％～100％,其中 75％以上为第 12 位密码子突变。检测 K－ras 基因对临床上胰腺癌筛选诊断有一定意义,但特异性相对较差。

2.肿瘤标记物检查 近年来对肿瘤相关抗原的研究发展很快,其中对胰腺癌诊断敏感性较高的有 CEA、CA19－9 及胰胚抗原(POA)等。但至今尚无一种标志物有足够的敏感与特异性可用于普查早期胰腺癌。

(二)影像学诊断

1.B 超检查 超声显像是胰腺癌首选的无创性检查项目。可发现直径在 2cm 以上的局限性肿瘤,并可探查胰管及胆总管是否扩张,胆囊是否肿大及肝内腹膜后是否有淋巴结转移等。新近发展的内镜超声其探头可经内镜进入胃内紧贴胃后壁对胰腺做全面检查,诊断率提高至 90％左右。

2.CT 检查 对胰腺癌诊断有重要作用。CT 扫描可显示胰腺肿块的位置、大小、密度以及有无主胰管中断、狭窄、管壁僵硬、病灶局部扩散、血管受侵及淋巴结转移等情况,可发现直径小于 1cm 的小肿瘤。

3.MRI 检查 能发现与 CT 大多相似的表现,磁共振胰十二指肠造影(MRCP)则可整体立体显示肝内外胆管及胰头区情况,对判断病变范围及手术切除率有一定帮助。

4.内镜逆行胰胆管造影(ERCP)检查 ERCP 对胰腺癌诊断有较大帮助,可发现主胰管中断、狭窄、管壁僵硬、扩张、中断、移位及不显影或造影剂排空延迟等。

5.经皮肝胆管穿刺造影(PTC) 对胰腺癌引起胆管扩张或伴有黄疸者,穿刺后造影对确定胆管梗阻部位和性质有较高价值。穿刺后置管胆汁引流术(PTCD)可作为术前减黄手段,为手术安全性做准备。

6.血管造影 血管造影在日本已定为胰腺癌诊断常规。用行之有效的血管造影可判断胰腺癌的大小、周围浸润范围和程度以及有无肝转移,以便术前对手术方法和切除范围做出正确的估计。

7.PET 检查 PET 可检出小至 0.5cm 的病灶,可发现早期的胰腺癌和小的转移淋巴结,在区分局部肿瘤复发灶抑或术后改变方面优于 CT,但术前评估手术可切除性方面不及 CT,在临床上,PET 图像一定要与 CT 或 MRI 影像相结合,使灵敏的代谢改变与精确的解剖图像互补,从而提高胰腺癌的早期识别能力。在常规胰腺 CT 检查后使用 PET－CT 扫描,有利于检出胰腺外的亚临床转移灶。

(三)细胞学检查

在 CT 或 B 超引导下的细针抽吸(FNA)细胞学检查对胰腺癌诊断的准确性可达 76％～90％,其特异性几乎可达 100％。在没有手术指征或患者不愿意接受手术时,无论对胰尾、胰体损害或转移病灶,FNA 都可能特别有用。另外,通过 ERCP 逆行胰管插管收集胰液,也可以进行涂片找癌细胞学。

(四)胰管镜检查

20 世纪 80 年代末,直径 1.0cm 以下的胰管镜问世,使胰管镜进入临床实用阶段,胰管镜的最大优势是可以直视下检查胰管,吸取胰液进行细胞学或肿瘤标志物检测。还可以在直视下取材活检,尤其能较早的发现胰腺原位癌。还可以插入超声探头,进行管内超声检查(IDUS)。因其设备和技术的要求,目前国内还少有应用。

五、治疗

(一)外科治疗

外科治疗目前是唯一对胰腺癌有治愈可能的治疗措施。外科治疗的基本原则是切除肿瘤,重建胆管、肠道及处理胰腺残端。胰头癌手术切除率一般在30%左右,而胰体尾部癌切除率更低,约在5%左右。常用的手术方式有:

1.胰十二指肠切除术　是胰头癌首选的根治性手术。由 Whipple 首创,因而命名为 Whipple 手术。手术范围包括胰头、远端1/2胃、全段十二指肠、胆总管下端 Treitz 韧带以下约15cm 的空肠,同时清扫其间相应的脂肪及淋巴组织,并重建消化道,包括胆管空肠吻合、胰管空肠吻合、胃空肠吻合。但由于术后并发症较多,手术死亡率较高。

2.全胰腺切除术　全胰腺切除是胰腺癌的另一种根治性手术方式。该手术不仅彻底切除了胰腺内多中心癌灶,还可最大限度清除四周的淋巴结组织。由于切除了全胰腺,患者彻底丧失了胰腺的内外分泌功能,导致严重的消化功能不良及难治性糖尿病,造成生活质量明显降低。因此,全胰腺切除仅适用于胰十二指肠切除时残胰切端阳性或胰腺残端不宜做胰肠吻合者。

3.胰头癌扩大切除术与胰体尾部癌根治性切除　胰头癌扩大切除术是在 Whipple 或全胰腺切除的基础上,将癌肿侵犯的大血管一并切除的扩大手术方式。如将受累的肠系膜上静脉、门静脉或肝动脉的病变血管联合切除,再行血管吻合重建术和消化道重建。该术式可提高胰头癌的切除率,但手术死亡率及术后并发症发生率较高。胰体尾部癌的根治性手术是胰体尾部切除及脾切除。

4.姑息性手术　胰腺癌经手术探查证实已不能根治性切除时,为了缓解症状,解除梗阻,延长生命,则可根据病变情况施行相应手术。对黄疸患者,可行胆囊、胆总管空肠吻合术。针对十二指肠梗阻患者,可行胃空肠吻合。对腹部和腰背部剧痛的患者,胆肠吻合可缓解胆汁淤积造成的疼痛。

(二)化学治疗

胰腺癌手术切除率较低(30%),且术后5年生存率不高(5%～29%),就诊时患者多有全身播散,故化疗是综合治疗中重要一环。但此类患者多存在恶病质、营养不良、黄疸,生存期较短,化疗耐受性较差。氟尿嘧啶是最早报道的对胰腺癌具有杀癌活性的药物。联合化疗常用的有 FAM(氟尿嘧啶＋多柔比星＋丝裂霉素)方案。目前随着临床上新的化疗药物的出现,联合化疗方案 GP(吉西他滨＋顺铂)、GEMOX(吉西他滨＋奥沙利铂)已显示出其独特的抗胰腺癌作用。

(三)放射治疗

放、化疗联合治疗可以提高胰腺癌的疗效,明显延长患者的生存期。主要适用于术后辅助治疗和晚期无法切除肿瘤的局部治疗,姑息性放疗可以缓解患者严重的腰酸背痛。

(四)生物治疗

由于近年来肿瘤基因治疗的研究取得了关键性的进展,也有用细胞因子和抑癌基因治疗胰腺癌的试验和研究报道。如细胞因子白介素－2(IL－2)、干扰素(IFN)、肿瘤坏死因子(TNF－α)以及单克隆抗体对胰腺癌细胞均有杀伤作用。

（五）介入治疗

介入治疗是胰腺癌治疗的一种重要手段,尤其适用于中、晚期患者。它可有效抑制肿瘤生长,缓解患者症状,使其生存期延长。常用的介入治疗有以下4种方法。

1.区域性动脉灌注介入治疗 区域性介入治疗根据胰腺的血液供应特点,采用腹腔干动脉灌注(CAI)和肠系膜上动脉灌注(SMAI)化疗药物,其优点是靶器官区域内达到化疗药物的高浓度分布,提高抗癌效果,减少全身化疗引起的不良反应。

2.瘤内注射治疗 是指应用不同方法将各种抗癌药直接注射到瘤体内,通过化学或物理效应杀灭肿瘤细胞。

3.动脉内插管栓塞治疗 该疗法通过胰腺癌供血动脉内插管灌注栓塞剂,阻断癌肿的血供使其发生缺血、坏死,临床应用具有一定的疗效。

4.内支架植入术 经皮肝穿刺胆管造影及引流术(PTCD)与内镜胆胰管造影(ERCP)行内支架置入术是解除中晚期胰腺癌所致阻塞性黄疸的重要措施之一。目前该两种技术均已标准化,成功率均在90%以上。

（六）温热疗法

温热疗法是根据肿瘤细胞在酸性环境中对热的敏感性较高,肿瘤内由于厌氧代谢,呈现酸性倾向。胰腺癌属于对放化疗敏感性低的乏氧性肿瘤,但对热敏感性较高。温热疗法常用的温度是44℃,近年来随着高能聚焦超声(HIFU)等技术的发展,聚焦到肿瘤内部的温度可达到100℃,直接导致癌细胞蛋白质变性,对抑制肿瘤生长,缓解胰腺癌晚期癌痛,改善患者生活质量有明显作用,但是否能延长患者生存期,目前尚无定论。

六、护理

（一）手术前护理

1.心理支持 由于胰腺癌手术范围广,手术后引流管多,并发症多,因此帮助患者了解手术治疗过程,积极配合治疗,减少术后并发症尤其重要。

2.饮食指导 严格进行饮食管理,对出现如厌油、厌食、恶心呕吐者,应指导患者禁食油炸、辛辣食物,杜绝烟酒,控制每日饮食中蛋白质、脂肪、糖类,摄入量应分别占总热量的15%~20%、20%~35%、50%~60%。

3.营养及水、电解质的补充和纠正 胰腺癌患者长期食欲不佳,严重营养缺乏。因此术前应纠正脱水、低蛋白血症和贫血,保持水、电解质平衡,必要时行完全胃肠外营养支持(TPN)。有严重黄疸者术前静脉补充维生素K及其他凝血因子,以改善凝血机制。

4.预防皮肤感染 胰腺癌患者常因伴随的黄疸而出现皮肤瘙痒,抓挠可能会引起皮肤破损和感染。应告诉患者尽量穿以丝、棉为主的内衣;每日用温水擦浴1~2次,擦浴后涂止痒剂;出现瘙痒时,可用手拍打,切忌用手抓;瘙痒部位尽量不用肥皂等清洁剂清洁;瘙痒难忍影响睡眠者,按医嘱予以镇静催眠药物。术前常规应用抗生素。

5.肠道准备 术前2日患者应进流质饮食,术前1日晚灌肠后禁食、禁水。

（二）手术后护理

1.体位 术后应平卧,待生命体征平稳后改半卧位,将床头抬高不得低于40°角,以利于各种引流管的引流,避免膈下积液,并可减轻腹肌张力,减轻疼痛,有利于深呼吸,避免肺不张和肺部感染。要经常调节患者卧位,防止坠床和褥疮的发生。

2.监测生命指征　由于胰腺癌手术范围大且复杂,术后应予以心电监护,密切观察血压、脉搏、呼吸、中心静脉压(CVP)、氧饱和度、体温及神志变化。气管插管的患者还要注意观察血气的变化。

3.保持呼吸道通畅　可进行雾化吸入每日 2～3 次,指导并鼓励患者深呼吸,主动咳嗽协助排痰。

4.监测和预防休克　胰腺癌手术时间长、创面大,加上手术后大量失液,均可造成血容量减少。术后应严密监测血压和CVP。如患者出现脉搏细速、血压下降、面色苍白、尿量减少、呼吸急促、烦躁不安或意识淡漠,要警惕低血容量性休克的可能性,应立即通知医生,分析休克的原因并根据具体情况开始止血、补充血容量、应用血管活性药物等治疗措施。

5.检测血糖、电解质　胰腺癌术后由于胰腺功能的部分缺失,加上手术创伤的强烈应激、胰岛功能的抑制,静脉营养的调整过程,均可引起患者的血糖改变。因此术后应每 4h 常规监测血糖,以了解胰腺功能,及时调节胰岛素用量。一般将血糖控制在 6.8～10.0mmol/L。另外,应及时记录出入液量,隔日检测监测生化指标和电解质指标,发现异常及时纠正,以保持水、电解质、酸碱平衡。

6.饮食和术后营养支持　为减少消化液的分泌及胆、胰、肠瘘等并发症的发生率,术后一般需禁食 72h,期间需肠外营养支持(静脉营养)。待胃肠排气畅通后,才能拔除胃管,可以少量饮水,如无胰瘘等并发症发生,4 日左右可根据病情实施肠内营养,再逐渐过渡到正常饮食。静脉营养支持期间的监测如前文所述;肠内营养液的温度一般保持在 37℃ 左右,输注量从 500ml/d 逐渐增加到 1000～1500ml/d,输注速度可以达 80～100ml/h。如患者出现腹痛、腹泻,应立即减慢或暂停输注,调整输注的成分、浓度和速度。

7.引流管的护理　行胰、十二指肠切除术者,术后引流管较多,包括胃肠减压管、胆汁引流管(T 管)、胰液引流管、腹腔伤口引流管等。这些导管关系到手术的成败以及并发症的观察和防治,因此术中、术后要妥善固定各导管,保持引流管的通畅,防止其打折、扭曲、滑脱或意外拔除。同时做好标识,以利于观察记录。

严密观察各引流液的量、性状十分重要。过多、过少的渗出均不正常,应根据手术的方式、各引流管放置的部位等加以综合分析。准确把握拔管的时间,以及拔管的指征甚为重要。过早拔除达不到引流的目的,腹腔内积液得不到引流,则易发生腹内感染;胰液等消化液渗出将腐蚀四周的脏器;拔除过晚不但引流管被纤维蛋白堵塞,更会成为易感染灶。

(1)胃管:术后 6～12h 内可以吸出少量血性或咖啡色液体,之后颜色逐渐变淡。一般术后 5～7 日排气后,停止肠内营养输注后拔除。

(2)胰头、十二指肠床引的引流管:在术后 72h 渗液逐渐减少,即可拔除。或先退出一部分,观察 12h,若仍无渗液即可完全拔除。

(3)胰管空肠吻合口四周的引流管:胰液引流管留置时间应在 10 日左右,旨在使其成为一个纤维窦道,即使有胰漏亦可沿此引流管流出。10 日后若无胰液外渗,则可将胰液引流管逐渐退出。胰管空肠吻合口支撑管术后要妥善保护,它不但起着支撑作用,而且把胰液引流到肠内、体外,从而减少了吻合口瘘的发生率。术后 48h 内胰液减少,后逐日可引流出数百毫升(300～800ml)。拔除时间以术后 2 周左右为宜。

(4)胆管空肠吻合口的外引流管:若渗液减少,通常在术后 48h 即可拔除。

(5)T 形管:放置 T 形管不但减少胆管瘘的发生,还可减少胰瘘的发生。通常在术后 2～

3 周拔除。拔管前应先夹管 1～2 日,如无发热或胆管梗阻表现再予以拔除。

8.加强术后基础护理、预防各类感染　胰腺癌手术大、引流管多、患者术后活动严重受限,加上黄疸,机体组织抵抗力差,极易导致感染,加强基础护理至关重要。

(1)保持口腔卫生:每日口腔护理 2 次。有条件的尽量刷牙。

(2)预防褥疮:胰腺癌极易发生皮肤褥疮,因此必须认真做好皮肤护理,定时协助患者翻身更换体位,并有效地按摩皮肤受压部位,保持床单整洁、干燥、无皱褶。皮肤瘙痒时处理同术前。勤剪指甲,避免抓破皮肤。腹腔渗出液较多时,为避免皮肤因长时间浸泡在渗出的消化液中腐蚀发红,产生水疱,甚至溃烂,应及时更换渗湿的敷料和腹带。

(3)防止尿路感染:术后一般留置尿管 5～7 日。每日 2 次做好导尿管护理,注意勿使尿液倒流。

(4)做好各导管的护理:妥善固定,防止压迫皮肤。换药时严格无菌操作,按时排空和更换引流容器。

9.疼痛护理　因手术范围大,患者术后疼痛剧烈,可出现内脏钝痛、放射痛、顽固性骨痛,可使用自控止痛泵,口服或静脉用镇痛剂。有效缓解疼痛有利于患者充分休息和迅速恢复。

(三)术后并发症的观察和护理

1.出血　是术后早期的严重并发症,发生率 3%～15%,包括腹腔内出血和消化道出血。早期的腹腔内出血多发生在术后 24～48h 内,多为止血不彻底或凝血功能障碍所致。表现为伤口渗血和腹腔引流管引流出鲜血。迟发的腹腔内出血通常与腹腔内感染、胆瘘、胰瘘等造成血管糜烂有关。应激性溃疡一般术后 1 周或者 2 周内发生,表现为呕血、柏油便,或从胃管内引出大量血性液体,经过积极的抗酸、止血、抗休克等治疗,一般患者可转危为安。护理要点如下。

(1)仔细观察各引流管引流液的颜色和量,以及伤口渗液情况和生命体征变化。一般术后 24h 内腹腔引流液为淡红色血性,不超过 300ml,如出现伤口大量渗血和腹腔引流管短时间内引流出大量血性液体,或伴有脉搏细速、血压下降、尿量减少等低血容量休克症状,则提示腹腔内出血。应立刻通知医生采取抢救措施,如输血、止血剂、抗休克治疗等,保守治疗后血压不能恢复或继续下降者,应把握时机采取手术探查和止血。

(2)消化道出血者,应保持胃肠减压管通畅,采用冰盐水加去甲肾上腺素灌注,促使胃黏膜血管收缩,同时按医嘱积极进行 H_2 受体阻滞剂、质子泵拮抗剂等抗酸、止血治疗,多数患者可转危为安。

2.胰瘘　发生率高,常在 10% 左右,且病死率高达 40%。胰瘘及其所致的腹腔内感染、出血是胰十二指肠切除术的严重并发症。胰瘘通常来自胰管空肠吻合处,以及胰腺的断面,开始为胰液漏出,继而形成窦道而成为瘘。一般发生在术后 5～10 日,患者表现为发热、恶心等症状,同时置于胰腺附近的引流管内引流出清亮、无色的水样胰液渗出,且量逐渐增加。若漏出液弥漫腹腔,可表现为全腹肌紧张、压痛、反跳痛等腹膜炎体征。护理要点如下。

(1)引流液观察:引流液检测淀粉酶明显升高、血淀粉酶升高,均提示胰瘘可能。

(2)一旦发生胰瘘,应立即予以禁食,留置胃肠减压,保持充分有效的引流,同时积极给予抗感染、生长抑素或奥曲肽抑制胰液分泌、完全胃肠外营养支持治疗等措施,胰瘘多能自行愈合。

(3)胰腺的断面瘘则经充分引流,数日即可停止,若为胰腺空肠吻合处瘘,应予以负压引流,或改用双套管引流。大部分病例 3~4 周可以愈合。

(4)加强瘘口皮肤护理,保持局部清洁、干燥,避免随意搔抓瘘口。可用鞣酸软膏、氧化锌软膏或水解蛋白粉与蛋清制成的糊剂涂擦于瘘口周围皮肤,防止皮肤被胰酶消化。

3.胆漏和胃肠吻合口瘘　胆漏主要表现为腹腔引管中引流液含有胆汁,伤口渗液为胆汁样液体;胃肠吻合口瘘发生率低,表现为腹腔引流液中含有胃液、胰液和胆汁等成分。严重时两者均可出现化学性腹膜炎,导致腹腔内感染和组织脏器侵蚀出血。护理要点如下。

(1)术后密切观察胆汁引流量、色泽及患者黄疸消退情况,维持 T 形管引流管通畅,以便充分引流胆汁,降低胆管内压力。

(2)一旦发生胃肠吻合口瘘,除加强腹腔引流外(如双套管),应同时做空肠造瘘,以促进瘘口愈合。

(3)其他如抗感染、生长抑制胰液分泌、抑制胃酸分泌、静脉营养支持、瘘口和引流管周围皮肤护理同胰瘘。

4.胃肠功能紊乱　是胰十二指肠切除术后最常见的并发症,发生率高达 14%~30%。发生原因与长时间手术和麻醉、广泛的淋巴结清扫、保留幽门的手术方式、腹腔并发症(特别是胰瘘)等有关。表现为腹胀、恶心、呕吐、肠麻痹等。术后经胃肠减压 3~7 日,大多能缓解。如胃肠减压引流量大于 800ml/d,且持续 1 周左右,可诊断为胃排空延迟。护理要点如下。

(1)维持胃肠减压有效引流,观察引流液的量和性状。

(2)经胃管灌注胃动力药如多潘立酮 10mg 或西沙比利 10mg,每日 2~3 次。

(3)胃排空延迟患者应予肠内营养。从低浓度、低容量的营养液开始,逐渐增加浓度和容量,并注意观察患者有无恶心、呕吐、腹泻、腹胀等不良反应。

5.腹腔感染　是胰十二指肠切除术后死亡的主要原因。其发生与胰瘘、胃肠吻合口瘘及肺部感染有关。表现为持续高热、腹胀及脓毒血症。一旦确诊,应首先保证各引流管的充分引流,加强静脉营养支持,纠正水、电解质、酸碱失衡,同时按照医嘱应用大剂量广谱抗生素,必要时手术引流。护理要点如下。

(1)协助患者取半卧位或间歇坐位以利于引流。

(2)术后尽早协助患者下床活动,促进肠蠕动恢复,减少腹腔内感染和肺部感染的机会。

(3)注意保持引流管附近皮肤和伤口的清洁和干燥,避免细菌孳生。

(4)保持引流管通畅,定时更换引流袋。

(5)积极处理各种吻合口瘘或胆、胰瘘。

七、康复支持

胰腺癌手术后短期内的复发率很高,绝大多数患者复发是在腹腔内。因此,应定时复查,及时了解患者有无腹痛、消瘦、黄疸、腹水、腹块等症状。检测血糖变化,了解有无因胰腺切除而引起的糖尿病。为防止癌细胞的复发,建议多食抗肿瘤食物如铁皮石斛、人参皂苷 Rh2 等,促进术后恢复,防止复发转移。

(杜敏)

第五章　内分泌疾病护理

第一节　单纯性甲状腺肿

甲状腺肿(goiter)是指甲状腺上皮细胞的非炎症性、非肿瘤性增生肿大,分为非毒性和毒性甲状腺肿两类,其中单纯性甲状腺肿属于非毒性甲状腺肿,其特点是甲状腺肿大但甲状腺功能正常。单纯性甲状腺肿是由于缺碘、碘过量、致甲状腺肿物质或先天性缺陷等因素,导致甲状腺激素生成障碍或需求增加,使甲状腺激素相对不足而导致甲状腺代偿性肿大,根据发病的流行情况,可分为地方性和散发性甲状腺肿两种。前者流行于离海较远、海拔较高的山区,我国西南、西北、华北等地均有分布,常为缺碘所致;后者散发分布,多发生于青春期、妊娠期、哺乳期和绝经期妇女。单纯性甲状腺肿多见于女性,女性与男性之比为(7～9):1。

一、护理评估

1.病因　通常导致甲状腺肿大有四个方面的原因:

(1)碘的相对缺乏:由于血液中 T_4 的浓度是刺激垂体产生促甲状腺激素的主要原因,血中 T_4 浓度降低,则刺激垂体产生促甲状腺激素增加,使甲状腺增生、肿大。

(2)青春期、妊娠期、哺乳期甲状腺肿:也是引起甲状腺肿大的一个原因,此时由于全身代谢增强,机体相对碘不足,发生代偿性甲状腺肿。

(3)致甲状腺肿的物质:有人发现有的食物可能与甲状腺发生肿大有一定关系。如卷心菜、大豆等。

(4)先天性甲状腺激素合成缺陷:某些酶的缺陷影响甲状腺激素的合成或分泌,从而引起甲状腺肿。

2.临床表现

(1)健康史:询问患者居住区域,是否为我国西南、西北、华北等地,有无精神刺激等诱因,询问饮食习惯等。

(2)症状和体征

1)甲状腺肿大:除甲状腺肿大外,往往无自觉症状。因甲状腺肿大是渐进性的,故患者常不知其发生的时间,一般在地方病调查、体检时才被发现。

2)局部压迫症群:早期无不适,随着甲状腺肿大,可出现对邻近组织器官的压迫症状,如气管受压可出现堵塞感、憋气及呼吸不畅;食管受压可造成吞咽困难;喉返神经受压会导致声音嘶哑、痉挛性咳嗽。胸骨后甲状腺肿可引起上腔静脉压迫综合征。

3.辅助检查

(1)甲状腺功能:患者 T_3 和 T_4 水平基本正常。TSH水平大多正常,亦可有不同程度的增高。少数结节性甲状腺肿者可转变为甲状腺功能亢进,也可发展为甲低。

(2)影像学检查:超声检查可明确显示甲状腺形态、大小及结构,是甲状腺解剖评估的灵敏方法。核素扫描主要是评估甲状腺的功能状态。早期可发现均匀性变化,晚期可发现有功能结节或无功能结节。

(3)B超引导下的甲状腺细针穿刺活检:安全可靠、简便易行、诊断准确性高。

4.心理、社会状况 评估患者有无情绪改变,如家庭人际关系紧张、焦虑等改变,有无自卑心理。

二、护理诊断和合作性问题

1.知识缺乏 缺乏甲状腺肿相关治疗知识。

2.自我形象紊乱 与颈部肿块引起身体外观改变有关。

3.潜在并发症 呼吸困难、声音嘶哑、吞咽困难等。

三、护理措施

1.一般护理 注意保持心情愉快,保持病室安静,避免各种刺激。

2.病情观察 密切观察病情变化,定期检测。

3.治疗配合 单纯性甲状腺肿治疗方案的选择取决于该病的病因和发展阶段。

(1)地方性甲状腺肿:碘盐补充是最基本、最有效的治疗措施之一。如补充碘剂不宜剂量过大,以防引起碘甲状腺功能亢进。

护理要点:在甲状腺肿流行地区推广加碘食盐,告知患者及家属勿因价格低廉而购买和食用不加碘食盐。

(2)散发性甲状腺肿:较年轻的单纯性甲状腺肿患者的血清 TSH 水平多正常或稍增高,是使用 TH 治疗的指征,达到抑制甲状腺增生的目的。首选左旋甲状腺素片(优甲乐)50～150μg,其剂量应以不使 TSH 浓度减低与不发生甲状腺毒症,而肿大的甲状腺有缩小为宜。停用优甲乐易复发甲状腺肿,故应长期治疗。

(3)多结节性甲状腺肿:有结节者,往往药物的疗效较差。单纯性多结节性甲状腺肿多见于 50 岁以上妇女,TSH 常<0.5mU/L,对这些患者使用 TH 来抑制 TSH 通常无效,不宜采用 TH 治疗,应建议患者择期手术治疗。

(4)手术治疗:一般而言,单纯性甲状腺肿不宜行外科手术治疗。但若是腺体过于肿大,特别是巨大结节性甲状腺肿,或出现甲状腺功能变化,或引起压迫症状,或疑有癌变者,宜手术治疗。为防止甲状腺肿的复发,术后应给予甲状腺激素替代治疗。

四、健康教育

1.在甲状腺肿流行地区推广加碘食盐 告知居民勿因价格低廉而购买和食用不加碘食盐。日常烹调使用加碘食盐,每 10～20kg 食盐中均匀加入碘化钾或碘化钠 1g 即可满足人体每日的需碘量。

2.告知患者碘是甲状腺素合成的必需成分 食用高碘含量食品有助于增加体内甲状腺素的合成,改善甲状腺肿大症状。鼓励进食海带、紫菜等含碘丰富海产品。

(杨那)

第二节 甲状腺功能亢进

甲状腺功能亢进(hyperthyroidism)简称甲亢,是指由多种病因导致甲状腺激素(TH)分泌过多,引起以神经、循环、消化等系统兴奋性增高和代谢亢进为主要表现的一种临床综合征。临床上以弥漫性毒性甲状腺肿(diffuse toxic goiter,Graves disease,GD)最常见,约占85%。其次为结节性甲状腺肿伴甲状腺功能亢进、亚急性甲状腺炎伴甲状腺功能亢进和药物性甲状腺功能亢进。其他少见的病因有碘甲状腺功能亢进、垂体性甲状腺功能亢进(TSH瘤)、滤泡性甲状腺癌伴甲状腺功能亢进等(表5—1)。下面重点阐述Graves病患者的护理。

表5—1　甲状腺功能亢进的常见原因

1.甲状腺性甲状腺功能亢进	仅有甲状腺功能亢进症状而甲状腺功能不增高
弥漫性甲状腺肿甲状腺功能亢进(Graves病)	3.医源性甲状腺功能亢进
多结节性甲状腺肿伴甲状腺功能亢进	4.暂时性甲状腺功能亢进
自主性高功能甲状腺腺瘤	亚急性甲状腺炎
2.垂体性甲状腺功能亢进	甲状腺癌:主要为滤泡性甲状腺癌伴甲状腺功能亢进
垂体 TSH 瘤	慢性淋巴细胞性甲状腺炎(桥本病)
异源性 TSH 综合征	放射性甲状腺炎

GD 多见于成年女性,其发病率女:男约为 8:1,典型病例除有甲状腺肿大和高代谢症群外,尚有突眼。约 5% 的眼病患者不伴有临床甲状腺功能亢进,但存在甲状腺的免疫功能异常或其他检查异常,称为甲状腺功能"正常"的眼病(euthroid Graves ophthalmopathy,EGO)。

一、护理评估

1.病因　虽然本病的病因尚未完全阐明,但公认其发生与自身免疫有关,是自身免疫性甲状腺疾病的一种特殊类型,属于器官特异性自身免疫病。

(1)遗传因素:GD 有显著的遗传倾向,并与一定的人类白细胞抗原(HLA)类型有关。

(2)自身免疫:患者体内 T、B 淋巴细胞功能缺陷,血清中存在甲状腺细胞 TSH 受体的特异性自身抗体,即 TSH 受体抗体(TSH receptor antibodies,TRAb)。TSH 和 TRAb 均可与TSH 受体结合,引起甲状腺细胞增生、TH 合成及分泌增加。

(3)应激因素:应激因素对本病的发生、发展有重要影响,如感染、创伤、精神刺激等应激状况,可能是疾病发生和病情恶化的重要诱因。

2.临床表现

(1)健康史:询问患者有无家族史,有无精神刺激等诱因,食欲、性格变化,是否怕热、多汗,女性患者应询问月经的变化及病后用药情况及疗效等。再发者询问用药史,是否进食高碘食物等。

(2)症状

1)高代谢综合征:是本病最主要的症状。由于 TH 分泌增多导致交感神经兴奋性增高和新陈代谢加速,产热与散热均明显增加,患者常有疲乏无力、怕热多汗、多食善饥、消瘦等,危象时可有高热。三大营养物质代谢表现为:糖耐量减低或使糖尿病加重、血中总胆固醇降低;蛋白质分解增强致负氮平衡,体重下降。

2)精神神经系统:神经过敏、多言好动、焦躁易怒、紧张不安、失眠、记忆力减退、注意力不集中,有时有幻觉甚至精神分裂症表现。可有手、眼睑和舌震颤,腱反射亢进。老年人可表现为淡漠、寡言。

3)心血管系统:表现为心悸、气短、胸闷,严重者可发生甲状腺功能亢进性心脏病。常见体征有心率加快；第一心音亢进、心尖部闻及Ⅰ～Ⅱ级收缩期杂音；心律失常以心房颤动最为常见；心脏增大；收缩压增高，舒张压降低致脉压差增大，可出现周围血管征。

4）消化系统：食欲亢进、多食消瘦。但老年患者可有食欲减退、畏食。因 TH 可促使胃肠蠕动增快，消化吸收不良而排便次数增多。重者可有肝大及肝功能异常，偶有黄疸。

5）肌肉与骨骼系统：由于蛋白质分解增加，多数患者有肌无力及肌萎缩，亦可见周期性瘫痪，多见于青年男性，常伴有低血钾。部分患者有甲状腺功能亢进性肌病，也可伴发重症肌无力。甲状腺功能亢进可影响骨骼脱钙而发生骨质疏松，还可发生指端粗厚，外形似杵状指。

6）造血系统：外周血白细胞计数偏低，分类淋巴细胞比例增加，单核细胞数增多。血小板寿命较短，可伴发血小板减少性紫癜。

7）生殖系统：男女性功能均下降。女性常有月经减少或闭经。男性有勃起功能障碍，偶有乳房发育。男女生育能力均下降。

（3）体征

1）甲状腺肿：多数患者有不同程度的甲状腺肿大，常为弥漫性、对称性肿大，质软、无压痛，久病者质地较韧。肿大程度与甲状腺功能亢进病情轻重无明显关系。甲状腺上下极可触及震颤，闻及血管杂音，为本病重要的体征。

2）眼征：有 25％～50％患者伴有眼征，是本病的特征性体征。其中突眼为重要而特异的体征之一。按病因可分为单纯性（非浸润性）突眼和浸润性（恶性）突眼两类。单纯性突眼与交感神经兴奋性增高以及 TH 的 β肾上腺能样作用致眼外肌、上睑提肌张力增高有关。单纯性突眼常见的眼征有：①轻度突眼，突眼度不超过 18mm；②瞬目减少，眼神炯炯发亮；③上眼睑挛缩，睑裂增宽；④双眼向下看时，由于上眼睑不能随眼球下落，出现白色巩膜；⑤眼球向上看时，前额皮肤不能皱起；⑥两眼看近物时，眼球辐辏不良。浸润性突眼约占 5％，与眶后组织的自身免疫性炎症有关。除上述眼征外，常有眼睑肿胀肥厚，结膜充血水肿；眼球显著突出，突眼度超过 18mm，且左右眼突度可不相等（相差＞3mm），眼球活动受限。患者自诉视力下降、异物感、畏光、复视、斜视、眼部胀痛、刺痛、流泪。严重者眼球固定，眼睑闭合不全，角膜外露易导致溃疡发生及全眼球炎，甚至失明。

（4）特殊的临床表现

1）甲状腺危象（thyroid crisis）：是甲状腺功能亢进急性加重的一个综合征，属甲状腺功能亢进恶化的严重表现，可危及生命。主要诱因：①应激状态，如感染、手术、放射性碘治疗等；②严重躯体疾病，如心力衰竭、低血糖症、败血症、脑卒中、急腹症或严重创伤等；③口服过量TH 制剂；④严重精神创伤；⑤手术中过度挤压甲状腺。临床表现为：早期表现为原有的甲状腺功能亢进症状加重，并出现高热（体温＞39℃），心动过速（≥140 次/分），常伴有心房颤动或扑动、烦躁不安、大汗淋漓、呼吸急促、畏食、恶心、呕吐、腹泻，患者可因大量失水导致虚脱、休克、嗜睡、谵妄或昏迷。

2）甲状腺功能亢进性心脏病：简称甲亢性心脏病，发生率为 10％～22％，多见于男性结节性甲状腺肿伴甲状腺功能亢进。主要表现为心脏增大、心房颤动和心力衰竭，经有效的抗甲状腺治疗可使病情明显缓解。

3）淡漠型甲状腺功能亢进：多见于老年人。起病隐袭，无明显高代谢综合征、甲状腺肿及眼征。主要表现为神志淡漠、乏力、嗜睡、反应迟钝、明显消瘦；有时仅有腹泻、畏食等消化系统症状；或仅表现为心血管症状，如原因不明的心房颤动，还可并发心绞痛、心肌梗死，易与冠心病相混淆。

4)胫前黏液性水肿：与浸润性突眼同属自身免疫性病变，约见于5%的患者。多见于胫骨前下1/3部位。皮损为对称性，早期皮肤增厚、变粗，皮损周围的表皮可有感觉过敏或减退，或伴痒感。后期皮肤粗厚如橘皮或树皮样。

3.辅助检查

(1)基础代谢率(basal metabolic rate，BMR)：正常BMR为-10%～+15%，约95%的本病患者BMR增高。BMR测定应在禁食12h，睡眠8h以上，静卧空腹状态下进行。常用BMR简化计算公式：BMR%＝脉压＋脉率-111。

(2)甲状腺摄[131]I率：正常2h为5%～25%，24h为20%～45%；甲状腺功能亢进患者甲状腺摄[131]I率增高且高峰前移。本法是诊断甲状腺功能亢进的传统方法，不能反映病情严重程度与治疗中的病情变化，目前已被激素测定技术所代替。

(3)T_3抑制试验：口服一定L-T_3后再做甲状腺摄[131]I率，用于鉴别单纯性甲状腺肿和甲状腺功能亢进，甲状腺功能亢进患者在试验中甲状腺摄[131]I率不能被抑制，而单纯性甲状腺肿甲状腺摄[131]I率能被抑制。

(4)血清甲状腺激素测定：

1)血清游离甲状腺素(FT_4)与游离三碘甲状腺原氨酸(FT_3)：FT_4、FT_3不受血甲状腺结合球蛋白(TBG)影响，能直接反映甲状腺功能，是临床诊断甲状腺功能亢进的首选指标。

2)血清总甲状腺素(TT_4)：受TBG等的影响，作为判定甲状腺功能最基本的筛选指标。

3)血清总三碘甲状腺原氨酸(TT_3)：受TBG的影响，为早期GD、治疗中疗效观察及停药后复发的敏感指标，也是诊断T_3型甲状腺功能亢进的特异性指标。

(5)促甲状腺激素(TSH)测定：血清TSH第三、四代测定技术灵敏度已达到0.01mIU/L，称为敏感TSH(sensitive TSH，sTSH)。sTSH是国际上公认的诊断甲状腺功能亢进的首选指标，可作为单一指标进行甲状腺功能亢进筛查，也是反映下丘脑-垂体-甲状腺轴功能的敏感指标，尤其对亚临床型甲状腺功能亢进和亚临床型甲减的诊断有重要意义。GD患者一般sTSH<0.1mIU/L，但垂体性甲状腺功能亢进TSH不降低或升高。

(6)促甲状腺激素释放激素(TRH)兴奋试验：GD时血T_3、T_4增高，反馈抑制TSH，故TSH细胞不被TRH兴奋。当静脉注射TRH 400μg后TSH升高者可排除本病；如TSH不增高，则支持甲状腺功能亢进的诊断。

(7)甲状腺刺激性抗体(TSAb)测定：是诊断GD的重要指标之一。未经治疗的GD患者血中TSAb阳性检出率可达80%～100%，有早期诊断意义，可判断病情活动、复发，还可作为治疗停药的重要指标。

(8)影像学检查：超声、放射性核素扫描、CT、MRI等检查有助于甲状腺、异位甲状腺肿和球后病变性质的诊断。

4.心理、社会状况　评估患者有无情绪改变，如敏感、急躁易怒、焦虑，家庭人际关系紧张等改变，产生自卑心理，部分老年患者可有抑郁、淡漠，重者可有自杀倾向。

二、护理诊断和合作性问题

1.营养失调：低于机体需要　与代谢率增高导致代谢需求大于摄入有关。

2.活动无耐力　与蛋白质分解增加、甲状腺功能亢进性心脏病、肌无力等有关。

3.个人应对无效　与性格及情绪改变有关。

4.有组织完整性受损的危险　与浸润性突眼有关。

5.潜在并发症　甲状腺危象。

三、护理措施

1.一般护理

(1)休息与活动:保持病室安静、清爽,避免各种刺激。室温保持在 20℃左右,避免强光和噪声刺激。避免有精神刺激的言行,使其安静休养。轻者可适当活动,但不宜紧张和劳累,重者则应卧床休息。

(2)饮食护理:给予高热量、高蛋白、高脂肪、高维生素(特别是 B 族维生素)、低碘饮食,限制含纤维素高的食物,注意补充水分。

(3)心理护理:指导患者使用自我调节的方法,保持最佳状态,鼓励其面对现实,增强战胜疾病的信心。

(4)皮肤护理:患者易多汗,应勤洗澡更衣,保持清洁舒适。腹泻较重者,注意保护肛周皮肤。

(5)眼部护理:采取保护措施,预防眼睛受到刺激和伤害。外出戴深色眼镜,减少光线、灰尘和异物的侵害。经常以眼药水湿润眼睛,避免过度干燥;睡前涂抗生素眼膏,眼睑不能闭合者用无菌纱布或眼罩覆盖双眼。指导患者当眼睛有异物感、刺痛或流泪时,勿用手直接揉眼睛。睡觉或休息时,抬高头部,使眶内液回流减少,减轻球后水肿。限制钠盐摄入,遵医嘱适量使用利尿剂,以减轻组织充血、水肿。定期行眼科角膜检查,以防角膜溃疡造成失明。

2.病情观察　密切观察病情变化:定期测量生命征,准确记录 24h 出入量,观察神志的变化及心脏情况。

3.治疗配合　目前尚不能对 GD 进行病因治疗,主要方法包括抗甲状腺药物、放射性碘及手术治疗 3 种,三种疗法各有利弊。抗甲状腺药物是 GD 的基本治疗,可以保留甲状腺产生激素的功能,但是疗程长、治愈率低、复发率高;^{131}I 和甲状腺次全切除都是通过破坏甲状腺组织来减少甲状腺激素的合成和分泌,疗程短、治愈率高、复发率低,但是甲减的发生率显著增高。

(1)抗甲状腺药物治疗

1)适应证:①病情轻、中度患者;②甲状腺轻度至中度肿大者;③年龄在 20 岁以下,或孕妇、高龄或由于其他严重疾病不宜手术者;④手术前或放射碘治疗前的准备;⑤手术后复发而不宜放射碘治疗者。

2)常用药物:常用的抗甲状腺药物分为硫脲类和咪唑类两类,治疗 GD 缓解率为 30%～70%不等,平均为 50%。硫脲类有甲硫氧嘧啶(MTU)及丙硫氧嘧啶(PTU);咪唑类有甲巯咪唑(MMI,他巴唑)和卡比马唑(CMZ,甲亢平),比较常用的是 PTU 和 MMI。其作用机制是抑制甲状腺内过氧化酶系,抑制 TH 的合成。PTU 还有阻滞 T_4 转变为 T_3 的作用。

3)剂量与疗程:长期治疗分初治期、减量期及维持期。①初治期:如 PTU300～450mg/d,分 2～3 次口服,一般持续 6～8 周,至症状缓解或血 TH 恢复正常即可减量;②减量期:每 2～4 周减量 1 次,每次减量 50～100mg,3～4 个月至症状完全消失、体征明显好转再减至维持量;③维持期:50～100mg/d,维持 1.5～2 年。

(2)其他药物治疗:①复方碘口服溶液,仅用于术前准备和甲状腺危象。②β-受体阻滞剂:小剂量可对抗甲状腺激素的效应,大剂量(160mg/d 以上)有阻滞 T_4 转变为 T_3 的作用。用于改善甲状腺功能亢进初治期的症状、^{131}I 治疗前后及甲状腺危象时,也可与碘剂合用于术前准备。③锂制剂:碳酸锂可以抑制甲状腺激素分泌。与碘剂不同的是,它不干扰甲状腺对放射碘的摄取。主要用于对于抗甲状腺药物和碘剂都过敏的患者,临时控制他们的甲状腺毒症。碳酸锂的这种抑制作用随时间延长而逐渐消失。

护理要点:遵医嘱用药,因需长期用药,嘱患者不要任意间断、变更药物剂量或停药,并密切观察药物的不良反应,及时处理。抗甲状腺药物的常见不良反应有:①粒细胞减少,严重者可致粒细胞缺乏症,因此必须复查血象。粒细胞减少多发生在用药后 2～3 个月内,WBC<3 $\times10^9$/L,粒细胞$<1.5\times10^9$/L 应考虑停药,并给予促进白细胞增生药;如伴发热、咽痛、皮疹等症状须立即停药。②药疹较常见,可用抗组胺药控制,不必停药;如严重皮疹则应立即停药,以免发生剥脱性皮炎。③若发生中毒性肝炎、肝坏死、精神病、胆汁淤滞综合征、狼疮样综合征、味觉丧失等,应立即停药治疗。④锂制剂的毒副作用较大,仅适用于短期治疗。

(3)放射性^{131}I 治疗:^{131}I 治疗甲状腺功能亢进已有 60 多年的历史,现已是美国和西方国家治疗成人甲状腺功能亢进的首选疗法。^{131}I 被甲状腺摄取后释放 β 射线,破坏甲状腺组织细胞。β 射线在组织内的射程仅有 2mm,不会累及邻近组织。

1)绝对适应证:①成人 GD 伴甲状腺肿大Ⅱ度以上;②药物治疗失败或过敏;③甲状腺功能亢进手术后复发;④甲状腺功能亢进性心脏病或甲状腺功能亢进伴其他病因的心脏病;⑤甲状腺功能亢进合并白细胞和(或)血小板减少或全血细胞减少;⑥老年甲状腺功能亢进;⑦甲状腺功能亢进并糖尿病;⑧毒性多结节性甲状腺肿;⑨自主功能性甲状腺结节合并甲状腺功能亢进。

2)相对适应证:①青少年和儿童甲状腺功能亢进,用 ATD 治疗失败、拒绝手术或有手术禁忌证;②甲状腺功能亢进合并肝、肾等脏器功能损害;③浸润性突眼。对轻度和稳定期的中、重度浸润性突眼可单用^{131}I 治疗甲状腺功能亢进,对进展期患者,可在^{131}I 治疗前后加用泼尼松。

3)禁忌证:妊娠和哺乳期妇女。

4)并发症:治疗后的主要并发症是甲状腺功能减退(甲减)。我国早期甲减发生率约10%,晚期达 59.8%。甲减是^{131}I 治疗甲状腺功能亢进难以避免的结果,选择^{131}I 治疗主要是要权衡甲状腺功能亢进与甲减后果的利弊关系

(4)手术治疗:甲状腺次全切除术的治愈率可达 70% 以上,但可引起多种并发症。

(5)甲状腺危象的防治:

1)预防:避免和去除诱因,积极治疗甲状腺功能亢进,尤其是防治感染和做好充分的术前准备工作是预防甲状腺危象的关键。

2)治疗:①一旦出现甲状腺危象,应将患者安置在安静低温的环境中,密切观察病情变化。②高热:可作药物或物理降温,必要时使用异丙嗪进行人工冬眠,禁用阿司匹林,该药可与甲状腺结合球蛋白结合而释放游离甲状腺激素,使病情加重。③补充足量液体。④持续低流量给氧。⑤积极治疗感染、肺水肿等并发症。⑥抑制甲状腺激素合成及 T_4 转变为 T_3:直选丙硫氧嘧啶,首次剂量 600mg,口服或胃管注入;以后每 6h 给予 PTU 250mg 口服,待症状缓解后减至一般治疗剂量。⑦抑制已合成的甲状腺激素释放入血:服 PTU 后 1h 再加用复方

碘口服溶液 5 滴,以后每 8h 1 次,或碘化钠 1.0g 加入 10％葡萄糖液中静脉滴注 24h,以后视病情逐渐减量,一般使用 3～7d 停药。⑧其他:普萘洛尔 20～40mg,每 6～8h 口服 1 次,或 1mg 经稀释后缓慢静脉注射;氢化可的松 50～100mg 加入 5％～10％葡萄糖液中静脉滴注,每 6～8h 1 次;上述治疗效果不满意时,可选用血液透析、腹膜透析或血浆置换等措施,迅速降低血浆 TH 浓度。

护理要点:①避免诱因:指导患者自我心理调整,避免感染、严重精神刺激、创伤及挤压甲状腺等诱发因素。②病情监测:观察神志、体温、呼吸、脉搏、血压变化。昏迷者注意口腔及皮肤护理,预防压疮及肺部感染。③若发生甲状腺危象,立即报告医师并协助处理。④紧急处理配合:绝对卧床休息,呼吸困难时取半卧位,立即给氧;迅速建立静脉通路,及时准确遵医嘱使用 PTU、复方碘溶液、β一肾上腺素能受体阻滞剂、氢化可的松等药物;使用丙硫氧嘧啶及碘剂时注意观察病情变化,严格掌握碘剂的剂量,并观察中毒或变态反应;准备好抢救物品,如镇静剂、血管活性药物、强心剂等;密切观察病情变化,定期测量生命征,准确记录 24h 出入量,观察神志的变化。

四、健康教育

1.健康指导 教导患者了解有关甲状腺功能亢进的疾病知识和眼睛的保护方法,保持身心愉快,避免精神刺激或过度劳累。教会自我护理,上衣领宜宽松,避免压迫甲状腺,严禁用手挤压甲状腺,以免 TH 分泌过多,加重病情。对有生育需要的女性患者,应告知其妊娠可加重甲状腺功能亢进,宜治愈后再妊娠。对妊娠期甲状腺功能亢进患者,应指导其避免各种对母亲及胎儿造成影响的因素,宜选用抗甲状腺药物治疗,禁用[131]I 治疗,慎用普萘洛尔。产后如需继续服药,则不宜哺乳。

2.用药指导 指导患者坚持遵医嘱按剂量、按疗程服药,不可随意减量和停药,并注意观察药物疗效及副作用。服用抗甲状腺药物的开始 3 个月,每周查血象 1 次,每隔 1～2 个月做甲状腺功能测定,每天清晨卧床时自测脉搏,定期测量体重,脉搏减慢、体重增加是治疗有效的标志。若出现高热、恶心、呕吐、不明原因腹泻、突眼加重等,警惕甲状腺危象可能,应及时就诊。

(杨那)

第三节 甲状腺功能减退症

甲状腺功能减退症(hypothyroidism)简称甲减,是由各种原因导致的甲状腺激素合成及分泌不足或周围组织对甲状腺激素抵抗而引起的全身性低代谢综合征,其病理特征是黏多糖在组织和皮肤堆积,表现为黏液性水肿(myxedema)。起病于胎儿或新生儿者,称呆小病(cretinism);起病于儿童者,称幼年型甲减;两者常伴有智力障碍。起病于成年者,称成年型甲减。本病多见于中年女性,男女之比约为 1∶(5～10),普通人群患病率为 0.8％～1.0％。本节主要介绍成年型甲减。

一、护理评估

1.病因

(1)原发性甲状腺功能减退症:占成人甲减的 90％～95％,是甲状腺本身疾病所引起。主要病因有:①自身免疫损伤,最常见的是自身免疫性甲状腺炎,主要为桥本甲状腺炎。②甲状腺破坏:包括甲状腺手术切除、放射性^{131}I治疗等。③缺碘或碘过多:缺碘多见于地方性甲状腺肿地区,碘过量可引起一过性甲减,也可诱发和加重自身免疫性甲状腺炎。④抗甲状腺药物:如锂盐、硫脲类等可抑制 TH 合成。

(2)继发性甲状腺功能减退症:由于垂体或下丘脑疾病导致 TSH 不足而继发甲状腺功能减退症。常见于肿瘤、手术、放疗或产后垂体缺血性坏死等。

(3)TH 抵抗综合征:由于 TH 在外周组织发挥作用缺陷而引起的一种甲状腺功能减退症,称为 TH 抵抗综合征。

2.临床表现 本病多数起病隐袭,发展缓慢,有时长达 10 余年后始有典型表现。

(1)健康史:询问患者有无怕冷、体重增加、乏力、动作迟缓等,有无长期较大剂量服用抗甲状腺药物史,有无甲状腺手术史,有无产后大出血史等。

(2)症状和体征

1)一般临床表现:怕冷、体重增加、易疲劳、记忆力减退、智力低下、反应迟钝、嗜睡、精神抑郁等。体检可见表情淡漠,面色苍白,部分患者因高胡萝卜素血症,手足皮肤呈姜黄色,皮肤干燥发凉、粗糙脱屑,颜面、眼睑和手部皮肤水肿,声音嘶哑,毛发稀疏,眉毛外 1/3 脱落。重症者呈痴呆、幻觉、木僵、昏睡或惊厥。

2)心血管系统:心肌黏液性水肿导致心肌收缩力减弱、心动过缓、心输出量下降。左心室扩张和心包积液导致心脏增大。久病者由于血胆固醇增高,易并发冠心病。因心肌耗氧量减少,发生心绞痛与心力衰竭者少见。

3)消化系统:患者有畏食、腹胀、便秘等,严重者可出现麻痹性肠梗阻或黏液水肿性巨结肠。因胃酸缺乏或维生素 B_{12} 吸收不良,可导致缺铁性贫血或恶性贫血。

4)内分泌生殖系统:表现为性欲减退,女性患者常有月经过多或闭经。部分患者由于血清催乳素(PRL)水平增高,发生溢乳。男性患者可出现勃起功能障碍。

5)肌肉与关节:肌肉软弱乏力,可有暂时性肌强直、痉挛、疼痛等,偶见重症肌无力。

6)黏液性水肿昏迷:见于病情严重者,常在冬季寒冷时发病。临床表现为嗜睡,低体温(体温<35℃),呼吸减慢,心动过缓,血压下降,四肢肌肉松弛,反射减弱或消失,甚至昏迷、休克,心肾功能不全而危及患者生命。

3.辅助检查

(1)血常规及生化检查:多为轻、中度正常细胞性正常色素性贫血;血胆固醇、三酰甘油含量常增高。

(2)甲状腺功能检查:血清 TSH 增高、FT_4 降低是诊断本病的必备指标;血清 TT_4 降低;血清 TT_3 和 FT_3 可以在正常范围内,但在严重病例中降低。

(3)病变部位鉴定:TRH 兴奋试验主要用于原发性甲减、垂体性甲减和下丘脑性甲减的鉴别。

4.心理、社会状况 患者常表情淡漠、精神抑郁、性情孤僻。

二、常见护理诊断和合作性问题

1.便秘 与代谢率降低及体力活动减少引起的肠蠕动减慢有关。

2.体温过低 与机体基础代谢率降低有关。

3. 营养失调:高于机体需要量 与代谢率降低致摄入大于需求有关。

4. 活动无耐力 与甲状腺激素合成分泌不足有关。

三、护理措施

1. 一般护理

(1)休息与活动:一般可适度的运动,如散步、慢跑等,但应避免重体力活动。如合并甲减性心脏病,应卧床休息。

(2)饮食护理:给予高蛋白、高维生素、低钠、低脂肪饮食,细嚼慢咽,少量多餐。进食粗纤维食物,促进胃肠蠕动。每天摄入足够的水分(2000～3000ml),以保证大便通畅。桥本甲状腺炎所致甲状腺功能减退症者应避免摄取含碘食物和药物,以免诱发严重黏液性水肿。

(3)心理护理:应关心体贴患者,主动与其谈心,交流思想,以解除患者的顾虑,增加他们的生活情趣,树立战胜疾病的信心。

(4)加强保暖:对于体温较低的患者,调节室温为 22～23℃,以适当的方法使体温缓慢升高,避免病床靠近门窗,以免患者受凉。冬天外出时,戴手套、穿棉鞋,以免四肢暴露在冷空气中。

(5)便秘的护理:可根据医嘱给予轻泻剂,并观察大便的次数、性质、量的改变,观察有无腹胀、腹痛等麻痹性肠梗阻的表现;指导患者每天定时排便,养成规律排便的习惯,并为卧床患者创造良好的排便环境。

2. 病情观察 监测生命征变化,观察患者有无寒战、皮肤苍白等体温过低表现及心律不齐、心动过缓等现象,并及时处理。

3. 治疗配合

(1)替代治疗:各种类型的甲减,均需用 TH 替代,永久性甲减者需终身服用。首选左甲状腺素(L－T₄)口服。治疗的目标是用最小剂量纠正甲减而不产生明显不良反应,使血 TSH 值恒定在正常范围内。

(2)对症治疗:有贫血者补充铁剂、维生素 B₁₂、叶酸等。

护理要点:使用 L－T₄ 治疗时,从小剂量开始,根据病情变化和患者的心率等逐渐加大剂量,直到血 TSH 值恒定在正常范围内。用药期间注意观察患者的体温、脉搏等,特别注意 TSH 的变化。

(3)黏液性水肿昏迷的治疗:立即静脉补充 TH(L－T₃ 或 L－T₄),清醒后改口服维持治疗;保温,给氧,保持呼吸道通畅;可酌情使用氢化可的松静脉滴注;控制感染,治疗原发病。

护理要点:①避免诱因:避免寒冷、感染、手术、使用麻醉剂、镇静剂等诱发因素。②病情监测:观察神志、生命征的变化及全身黏液性水肿情况,每天记录患者体重。患者若出现体温低于 35℃、呼吸浅慢、心动过缓、血压降低、嗜睡等表现,或出现口唇发绀、呼吸深长、喉头水肿等症状,立即通知医师处理。③黏液性水肿昏迷的护理:建立静脉通道,遵医嘱给予急救药物;保持呼吸道通畅,吸氧,必要时配合气管插管或气管切开,监测生命征和动脉血气分析的变化,注意保暖。

四、健康教育

1. 防治病因、避免诱因 地方性缺碘者可采用碘化盐,药物引起者应调整剂量或停药;注意个人卫生,冬季注意保暖,减少出入公共场所,以预防感染和创伤。慎用催眠、镇静、麻醉等药物。

2.配合治疗　对需终身替代治疗者,向其解释终身坚持服药的重要性和必要性;不可随意停药或变更剂量。指导患者自我监测甲状腺激素服用过量的症状,如出现多食消瘦、脉搏>100 次/分、心律失常、体重减轻、发热、大汗、情绪激动等情况时,及时报告医师。替代治疗效果最佳的指标为血 TSH 恒定在正常范围内。

3.自我监测　给患者讲解黏液性水肿昏迷发生的原因及表现,使患者学会自我观察。若出现低血压、心动过缓、体温<35℃等,应及时就医。

(杨那)

第六章　泌尿系统疾病护理

第一节　肾小球肾炎

肾小球肾炎指发生于双侧肾脏肾小球的变态反应性疾病,是常见的肾脏疾病。

原发性肾小球疾病的临床分类:①急性肾小球肾炎;②急进性肾小球肾炎;③慢性肾小球肾炎;④隐匿性肾小球肾炎;⑤肾病综合征。

肾小球疾病病理学分类标准:①轻微病变性肾小球肾炎;②局灶性节段性病变;③弥漫性肾小球肾炎:膜性肾病、增生性肾炎(系膜增生性肾小球肾炎、毛细血管内增生性肾小球肾炎、系膜毛细血管性肾小球肾炎、新月体性肾小球肾炎)、硬化性肾小球肾炎;④未分类的肾小球肾炎。

肾小球疾病的临床表现与病理改变之间有一定的联系,但两者之间没有必然的对应关系,即同一临床表现可来源于多种病理类型,而同一病理类型又可呈现多种不同的临床表现。

一、急性肾小球肾炎

急性肾小球肾炎(acute glomerulonephritis,简称急性肾炎)是一组以急性肾炎综合征为主要临床表现,以急性起病,血尿、蛋白尿、水肿、高血压和肾小球滤过率下降为特点的肾小球疾病。多种病原微生物如细菌、病毒及寄生虫等均可致病,但大多数为链球菌感染后肾小球肾炎。本病好发于 4～14 岁儿童(集居者如幼儿园、小学等尤多),男性多于女性,大部分病例 2～3 周前有过咽炎、扁桃体炎等链球菌前驱感染,但感染程度与是否发病之间无平行关系。

(一)护理评估

1.病因　急性链球菌感染后肾小球肾炎(post－streptococcal glomerulonephritis,PSGN)多为 A 组乙型溶血性链球菌"致肾炎菌株"感染后所致。常在上呼吸道感染、皮肤感染、猩红热等链球菌感染后发生。易感人群为酗酒、药瘾者、先天性心脏病患者等。

2.临床表现

(1)健康史:询问患者有无近期感染,特别是皮肤及上呼吸道感染(例如近期得过皮肤脓疱疮、咽炎、扁桃体炎等);有无近期外出或旅游而暴露于病毒、细菌、真菌或寄生虫的情况。此外,近期的手术或侵入性检查也会造成感染的发生。

(2)症状和体征:典型的急性肾小球肾炎临床表现为突发的血尿、蛋白尿、高血压,部分患者表现为一过性氮质血症。患者的病情轻重不一,轻者可无明显症状,仅表现为镜下血尿及血 C_3 的规律性变化,重者表现为少尿型急性肾衰竭。

1)水肿:常为多数患者就诊的首发原因。典型表现为晨起时颜面水肿或伴有双下肢水肿,严重者可伴有腹水和全身水肿。

2)血尿:几乎所有患者均有镜下血尿或肉眼血尿。常有轻、中度的蛋白尿。

3)高血压:75%以上患者会出现高血压,一般为轻、中度。其主要原因是水钠潴留,经利尿剂治疗后可很快恢复正常,约半数患者需要降压治疗。只有少数患者由于血压过高而出现高血压脑病。

3.辅助检查

(1)尿液检查:尿液镜下检查,尿中红细胞多为变形红细胞,还可见红细胞管型,是急性肾炎的重要特点。尿沉渣还可见肾小管上皮细胞、白细胞、透明管型或颗粒管型。尿蛋白通常为+～++。

(2)血常规检查:红细胞计数和血红蛋白可稍低。白细胞计数可正常或增高。红细胞沉降率增快,2～3个月内恢复正常。

(3)肾功能检查:肾小球滤过率(GFR)呈不同程度下降,但肾血浆流量仍可正常。临床常见一过性氮质血症,血中尿素氮、肌酐增高。

(4)血清补体测定:早期血总补体及 C_3 均明显下降,8周内恢复正常。

4.心理、社会状况　肾脏疾病多为久治不愈的慢性疾病,容易复发。水肿的出现意味着病情的加重或急性发作,患者常承受着巨大的精神压力,尤其是突然出现全身性水肿,患者往往紧张、焦虑不安。血尿可能让患者感到恐惧,限制患者的活动可使其产生焦虑、烦躁、抑郁等心理。患者过重的思想负担,加上经济困难,往往对治疗失去信心。

诊断要点:典型急性肾炎不难诊断。链球菌感染后,经 1～3 周无症状间歇期,出现水肿、高血压、血尿(可伴不同程度蛋白尿),再加以血补体 C_3 的动态变化即可明确诊断。

(二)护理诊断和合作性问题

1.体液过多　与肾小球滤过率下降有关。

2.活动无耐力　与钠、水潴留,血压升高有关。

3.有皮肤完整性受损的危险　与水肿有关。

4.潜在并发症　严重循环淤血、高血压脑病、急性肾功能衰竭。

(三)护理措施

1.一般护理

(1)休息与活动:卧床休息能减轻心脏负荷,改善肾脏血流量,防止严重病例发生。急性期应卧床休息 2～3 周,直至肉眼血尿,水肿消失,血压恢复正常,血肌酐恢复正常后可在室内轻度活动;病后 2～3 个月尿液检查每高倍视野红细胞 10 个以下,红细胞沉降率正常可上学,但要避免体育活动;Addis 计数正常后,可恢复正常活动。

(2)饮食护理:给予高糖、高维生素、适量蛋白质和脂肪的低盐饮食。急性期 1～2 周内,应控制钠的摄入,每日 1～2g;水肿消退后每日 3～5g;水肿严重、尿少、氮质血症者,应限制水及蛋白质的摄入。水肿消退、血压恢复正常后,逐渐由低盐饮食过渡到普通饮食。肾功能正常者蛋白质的摄入量应该保持正常,约 $1.0g/(kg \cdot d)$。出现肾功能不全者应限制蛋白质的摄入,并给予优质蛋白(含必需氨基酸的动物蛋白质,如牛奶、鸡蛋等)。

(3)心理护理:本病儿童多见,护理中应加强与患者的沟通,向患者讲述本病的预后多数良,树立患者战胜疾病的信心;详细向患者解释卧床休息与饮食护理的重要性,使患者配合治疗,以取得良好的疗效。

2.病情观察

(1)尿量:每周测体重 2 次,水肿严重者,每天测体重一次,观察水肿的变化程度。每周留晨尿 2 次,进行尿常规检查。准确记录 24h 出入量。

(2)血压:每天测血压 2 次,定时巡视病房,观察患儿有无剧烈头痛、呕吐、眼花、视物不清等症状,发现问题及时通知医生。

3.治疗配合　以对症治疗为主,同时纠正各种病理生理改变,防治并发症和保护肾功能,以利于其自然病程的恢复。

(1)一般治疗:注意休息和饮食。

(2)感染灶的治疗:有感染史者,特别是当病灶细菌培养阳性时,应积极使用青霉素(过敏者用大环内酯类抗生素)10～14d。与尿异常相关反复发作的慢性扁桃体炎,可考虑做扁桃体切除术。手术时机以肾炎病情稳定,无临床症状及体征,尿蛋白小于(＋),尿沉渣红细胞少于10个/高倍视野,且扁桃体无急性炎症为宜,手术前后均应使用青霉素。

护理要点:遵医嘱及时、准确使用抗生素。对长期使用抗生素的患者,应注意观察有无口腔黏膜二重感染征象。患儿应实施保护性隔离,避免过多人员探视。

(3)对症治疗:①利尿。经控制水盐的摄入量后,水肿仍明显者,通常使用噻嗪类利尿剂,必要是可使用襻利尿剂。②降压。利尿后血压控制仍不理想者,可选用降压药。如钙通道阻滞剂、肼苯哒嗪和哌唑嗪,以增强扩张血管效果。一般不选用 ACEI 和 A Ⅱ 受体拮抗剂。对于严重的高血压,可选用硝普钠。③高钾血症的治疗。限制钾摄入量,应用排钾利尿剂均可防止高钾血症的发展。如尿量极少而导致严重高钾血症时,经降钾药物治疗无效,可透析治疗。④纠正心力衰竭。主要措施为利尿、降压,必要时可应用酚妥拉明、硝普钠静脉滴注,以减轻心脏的前后负荷。上述治疗如无效,可应用血液滤过脱水治疗。洋地黄药物不做常规应用,仅于必要时试用。

护理要点:遵医嘱使用利尿剂,长期使用利尿剂应监测血清电解质和酸碱平衡情况,观察有无低钾血症、低钠血症、低氯性碱中毒。对于有高钾血症的患者应限制钾摄入量,应用钙剂抗钾,碱化细胞外液或促使细胞合成,使钾转入细胞内。应用降钾树脂(聚磺苯乙烯)口服或灌肠排钾。

(4)透析治疗:发生急性肾衰竭有透析指征者应及时进行透析治疗。由于本病有自愈倾向,透析治疗帮助患者度过危险期后,肾功能即可恢复,一般不需维持性透析治疗。

4.预防并发症的护理　密切观察患者生命征的变化,水肿严重者如出现烦躁不安、呼吸困难、心率增快、不能平卧、肺底湿性啰音、肝脏增大等,要立即报告医生,同时让患儿半卧位给予吸氧,遵医嘱给予利尿剂,还可静脉点滴硝普钠或酚妥拉明,降低循环血量,减轻心脏负荷,必要时给予洋地黄制剂,剂量宜偏小,症状好转后停药。

(四)健康教育

预防链球菌感染。医护人员应向家长及患儿讲解有关肾炎知识,增强战胜疾病的信心。

二、慢性肾小球肾炎

慢性肾小球肾炎(chronic glomerulonephritis,CGN),简称慢性肾炎,是一组以血尿、蛋白尿、高血压、水肿和肾功能损害为临床表现的肾小球疾病。本病多见于20～40岁的青壮年,男性多见,临床特点为起病缓慢,病情迁延,起病前常有一个无症状尿异常期,然后缓慢持续进行性发展,可有不同程度的肾功能减退,最终至慢性肾衰竭。慢性肾炎也有急性发作倾向,在感染、过度疲劳、妊娠、应用肾毒性药物、预防接种以及高蛋白、高脂或高磷饮食等各种因素的作用下,可出现明显的高血压、水肿和肾功能急剧恶化。

(一)护理评估

1.病因　大部分患者起病即属慢性肾炎,与急性肾炎无关,由各种原发性肾小球疾病迁延不愈发展而成,仅少数患者是由急性肾炎(急性链球菌感染后肾小球肾炎)发展而来。不少患者的病因与细菌、病毒、药物或其他物质在体内引起的变态反应有关。此外,其病程慢性化还与继发性因素如高血压、大量蛋白尿、高脂血症等非免疫因素有关。

发病机制主要与原发病的免疫炎症损伤有关。慢性肾炎的病理类型多样,常见的有系膜增生性肾小球肾炎、系膜毛细血管性肾炎、膜性肾病及局灶性节段性肾小球硬化等。各种类型到晚期均可发展为硬化性肾小球肾炎。

2.临床表现

(1)健康史:询问疾病的起始时间、急缓和主要症状。询问有无肉眼血尿、蛋白尿、血压异常和尿量减少,水肿的发生时间、部位、程度、特点、消长情况。有无头痛、头晕、厌食、恶心、呕吐、多饮、多尿、夜尿增多、贫血和出血倾向等肾功能减退征象。询问起病以来的治疗经过、药物使用情况,包括药物的种类、剂量、用法、疗程及其效果,有无出现不良反应。

(2)症状和体征:患者临床表现各不相同,差异较大。基本症状为血尿、蛋白尿、水肿和高血压。血尿和蛋白尿出现较早,多为轻度蛋白尿(1~3g/d)和镜下血尿,其中蛋白尿是本病必有的表现。早期水肿时有时无,且多为眼睑和(或)下肢的轻、中度水肿,晚期持续存在。多数患者有轻重不等的高血压,部分患者以高血压为突出表现,甚至出现高血压脑病、高血压心脏病及高血压危象。随着病情的发展,可逐渐出现夜尿增多,肾功能不同程度的减退,最后发展至终末期肾衰竭—尿毒症而出现相应的临床表现。

3.辅助检查

(1)尿液检查:多数尿蛋白+~+++,尿蛋白定量为 1~3g/24h。镜下可见多形性红细胞,可有红细胞管型。

(2)血常规检查:早期血常规检查多为正常或轻度贫血。晚期红细胞计数和血红蛋白明显下降。

(3)肾功能检查:晚期血肌酐和血尿素氮增高,内生肌酐清除率明显下降。

(4)B超检查:晚期双肾缩小,皮质变薄。

4.心理、社会状况　本病病程长,病情反复,长期服药疗效差、副作用大,预后不良,患者易产生悲观、恐惧等不良情绪反应。且长期患病使患者生活、工作能力下降,经济负担加重,更进一步增加了患者及亲属的思想负担。

诊断要点:凡蛋白尿持续 1 年以上,伴血尿、水肿、高血压和肾功能不全,排除继发性肾炎、遗传性肾炎和慢性肾盂肾炎后,可诊断为慢性肾炎。

(二)护理诊断和合作性问题

1.体液过多　与肾小球滤过率下降导致水钠潴留等因素有关。

2.营养失调:低于机体需要　与低蛋白饮食、长期蛋白尿导致蛋白丢失过多有关。

3.焦虑　与疾病的反复发作、预后不良有关。

4.潜在并发症　慢性肾衰竭。

(三)护理措施

1.一般护理

(1)休息与活动:慢性肾炎患者每日在保证充分休息和睡眠的基础上,应有适度的活动。尤其是肥胖者,应通过活动减轻体重,以减少肾脏和心脏负担。但对病情急性加重及伴有血尿、心力衰竭或并发感染的患者,应限制活动。

(2)饮食护理:宜给予优质低蛋白、低磷、低盐、高维生素、高热量饮食。蛋白质摄入量为 $0.6\sim0.8g/(kg\cdot d)$,其中 60% 以上为优质蛋白;低蛋白饮食时,应适当增加糖类的摄入,以满足机体生理代谢所需要的热量,避免因热量供给不足加重负氮平衡;饱和脂肪酸和非饱和脂肪酸比为 1:1,其余热量由糖供给;控制磷的摄入;同时注意补充维生素及锌元素,因锌有刺激食欲的作用;水肿或高血压者应限制食盐入量,每日以 $2\sim3g$ 为宜;水肿严重应限盐、限水,咸鱼、各种咸菜均应忌用,待水肿消退后钠盐量再逐步增加,重者应量出为入,每天液体入量不应超过前一天 24h 尿量加上不显性失水量(约 500ml);遵医嘱补充必需氨基酸。

(3)心理护理:根据每位患者的具体情况,对其心理和社会状态做好充分的评估后,有针对性地实施个体化心理护理措施。为患者提供理想的环境和心理支持,主动与患者沟通,通过良好的语言态度和行为,建立信任,为患者解决实际问题,保证诊疗计划顺利完成;向患者讲解本病的性质,使其能积极地配合治疗;部分盲目求医的患者,通过正确引导,耐心劝阻,帮助患者正确对待疾病,同时耐心听取患者心声,使其心情舒畅,保持平和的心态,有利于血压控制,病情稳定。

(4)皮肤护理:观察皮肤有无红肿、破损和化脓等情况发生。注意皮肤清洁、衣着柔软、宽松、经常变换体位,防止发生压疮。

2.病情观察　观察患者的精神状况、生命征,尤其血压的变化,因为血压突然升高或持续高血压可加重肾功能的恶化。注意观察患者水肿消长情况,注意患者有无出现胸闷、气急及腹胀等胸腔积液、腹水的征象。监察患者的尿量变化及肾功能,包括尿常规、肾小球滤过率、血尿素氮、血肌酐、血浆蛋白、血清电解质等。如血尿素氮、血肌酐升高和尿量迅速减少,应警惕肾衰竭的发生。观察并记录进食情况,包括每天摄取的食物总量、品种,评估膳食中营养成分结构是否合适,总热量是否足够。观察口唇、指甲和皮肤有无苍白;定期监测体重和上臂肌围,有无体重减轻、上臂环围缩小;检测血红蛋白浓度和血清清蛋白浓度是否降低。应注意体重指标不适合水肿患者的营养评估。注意有无高血压脑病征象,如剧烈头痛、呕吐、黑矇和抽搐等,须定时测血压。

3.治疗配合　治疗原则为防止和延缓肾功能进行性恶化、改善临床症状以及防治严重并发症。一般不宜使用激素及细胞毒性药物,多采用综合治疗措施。

(1)饮食调整:给予优质低蛋白(每日 $0.6\sim1.0g/kg$)、低磷饮食,以减轻肾小球毛细血管高灌注、高压力和高滤过状态,延缓肾小球硬化和肾功能减退。

(2)降压治疗:为控制病情恶化的重要措施。理想的血压控制水平视蛋白尿程度而定,尿蛋白 $>1g/d$ 者,血压最好控制在 125/75mmHg 以下;尿蛋白 $<1g/d$ 者最好控制在 130/80mmHg 以下。主要的降压措施包括低盐饮食和使用降压药,应尽可能选择对肾脏有保护作用的降压药,首选药为血管紧张素转换酶抑制剂(ACEI)和血管紧张素Ⅱ受体阻滞剂(ARB)。该两药不仅具有降压作用,还可降低肾小球毛细血管内压,缓解肾小球高灌注、高滤过状态,减少尿蛋白,保护肾功能。常用的 ACEI 有卡托普利、贝纳普利等,ARB 有氯沙坦等。其他降压药如钙拮抗剂、β受体阻滞剂、血管扩张剂和利尿剂也可选用,但噻嗪类利尿剂对肾功能较差者无效。

(3)血小板解聚药:长期服用血小板解聚剂药可延缓肾功能衰竭,应用大剂量双嘧达莫(300~400mg/d)或小剂量阿司匹林(50~300mg/d)对系膜毛细血管性肾小球肾炎有一定的疗效。

（4）防治引起肾损害的各种原因：①预防与治疗各种感染，尤其上呼吸道感染，因其可使慢性肾炎急性发作，导致肾功能急剧恶化；②禁用肾毒性药物如氨基糖苷类抗生素、两性霉素、磺胺类等；③及时治疗高脂血症、高尿酸血症等。

护理要点：使用利尿剂注意监测有无电解质、酸碱平衡紊乱，如低钾血症、低钠血症等；肾功能不全患者在应用 ACEI 降压时应监测电解质，防止高血钾，另外注意观察有无持续性干咳的不良反应，如果发现要及时提醒医生换药。用血小板解聚药时注意观察有无出血倾向，监测出血、凝血时间等。激素或免疫抑制剂常用于慢性肾炎伴肾病综合征的患者，应观察该类药物可能出现的副作用。

（四）健康教育

1.休息与饮食　嘱咐患者加强休息，以缓解肾功能减退。向患者解释优质低蛋白、低磷、低盐、高热量饮食的重要性，指导患者根据自己的病情选择合适的食物和量。

2.避免加重肾损害的因素　向患者及其家属讲解影响病情进展的因素，指导患者避免加重肾损害的因素，如预防感染，避免预防接种、妊娠和应用肾毒性药物等。

3.用药指导　介绍各类降压药的疗效、不良反应及使用时的注意事项。如告诉患者 ACEI 可致血钾升高，以及高血钾的表现等。

4.自我病情监测与随访　慢性肾炎病程长，需定期随访疾病的进展，包括肾功能、血压、水肿等的变化。

（吴闯）

第二节　肾病综合征

肾病综合征（nephrotic syndrome）是指由各种肾脏疾病所致的，以大量蛋白尿（尿蛋白＞3.5g/d）、低蛋白血症（血浆清蛋白＜30g/L）、水肿和高脂血症为基本特征的一组临床综合征。

一、护理评估

1.病因　肾病综合征可分为原发性和继发性两大类。原发性肾病综合征是指原发于肾脏本身的病变，如急性肾炎、急进性肾炎、慢性肾炎均可在疾病发展过程中发生肾病综合征。继发性肾病综合征是指继发于全身性或其他系统的疾病，如系统性红斑狼疮、糖尿病、过敏性紫癜、肾淀粉样变性、多发性骨髓瘤等。本节仅讨论原发性肾病综合征。

原发性肾病综合征的发病机制不清楚，可能为免疫介导性炎症所致的肾损害。引起原发性肾病综合征的肾小球肾炎疾病的主要病理类型有微小病变型肾病、系膜增生性肾小球肾炎、系膜毛细血管性肾小球肾炎、膜性肾病及局灶性节段性肾小球硬化。

2.临床表现

（1）健康史：询问疾病的起始时间、急缓和主要症状。肾病综合征患者最常见和突出的症状是水肿，应详细询问患者水肿的发生时间、部位、程度、特点、消长情况，以及有无胸闷、气急及腹胀等胸、腹腔积液的征象。询问有无肉眼血尿、血压异常和尿量减少。有无发热、咳嗽、咳痰、皮肤感染和尿路刺激征等感染征象。询问起病以来的治疗经过、药物使用情况，包括药物的种类、剂量、用法、疗程及其效果，有无出现不良反应。

（2）症状和体征：原发性肾病综合征的发病年龄、起病缓急与病理类型有关。微小病变型肾病以儿童多见；系膜增生性好发于青少年，半数起病急骤，部分为隐匿性；系膜毛细血管性好发于青少年，大多起病急骤；局灶性节段性多发于青少年，多隐匿起病；膜性肾病多见于中老年，通常起病隐匿。典型原发性肾病综合征的临床表现如下：

1）大量蛋白尿：典型病例可有大量选择性蛋白尿（蛋白尿＞3.5g/d）。其发病机制为肾小球滤过膜的屏障作用，尤其是电荷屏障受损，肾小球滤过膜对血浆蛋白（多以清蛋白为主）的通透性增高，致使原尿中的蛋白含量增多。当原尿中的蛋白含量超过肾小管的重吸收量时，便形成了大量蛋白尿。

2）低蛋白血症：指血浆清蛋白含量低于 30g/L，主要为大量清蛋白自尿中丢失所致。肝代偿性合成血浆蛋白不足、胃黏膜水肿所致蛋白质摄入吸收减少等因素可进一步加重低蛋白血症。除血浆清蛋白降低外，血中免疫球蛋白、抗凝及纤溶因子、金属结合蛋白等其他蛋白成分也可减少。

3）水肿：水肿是肾病综合征最突出的体征，其发生与低蛋白血症所致血浆胶体渗透压明显下降有关。严重水肿者可出现胸腔、腹腔和心包积液。

4）高脂血症：肾病综合征常伴有高脂血症。其中以高胆固醇血症最常见，三酰甘油、低密度脂蛋白（LDL）、极低密度脂蛋白（VLDL）也常可增加。其发生与低蛋白血症刺激肝脏代偿性地增加脂蛋白合成以及脂蛋白分解减少有关。

3. 并发症

（1）感染：为肾病综合征最常见的并发症，也是导致本病复发和疗效不佳的主要原因。其发生与蛋白质营养不良、免疫功能紊乱及应用肾上腺糖皮质激素有关。感染部位以呼吸道、泌尿道、皮肤感染最多见。

（2）血栓、栓塞：由于有效血容量减少，血液浓缩及高脂血症使血液黏稠度增加；某些蛋白质自尿中丢失，以及肝脏代偿性合成蛋白质增加，引起机体凝血、抗凝和纤溶系统失衡，加之强效利尿剂的应用进一步加重高凝状态，易发生血管内血栓形成和栓塞，其中以肾静脉血栓最为多见。血栓和栓塞是直接影响肾病综合征治疗效果和预后的重要因素。

（3）急性肾衰竭：因水肿导致有效循环血容量减少，肾血流量下降，可诱发肾前性氮质血症。经扩容、利尿治疗后多可恢复，少数可发展为肾实质性急性肾衰竭，表现为无明显诱因出现少尿、无尿，经扩容、利尿无效，其发生机制可能是肾间质高度水肿压迫肾小管及大量蛋白管型阻塞肾小管，导致肾小管高压，肾小球滤过率骤减所致。

（4）其他：长期高脂血症易引起动脉硬化、冠心病等心血管并发症；长期大量蛋白尿可导致严重的蛋白质营养不良，儿童生长发育迟缓；免疫球蛋白减少致机体抵抗力下降，易发生感染；金属结合蛋白及维生素 D 结合蛋白丢失可致体内铁、锌、铜缺乏，以及钙、磷代谢障碍。

4. 辅助检查

（1）尿液检查：蛋白尿定性一般为＋＋＋～＋＋＋＋，24h 尿蛋白定量超过 3.5g。尿中可有红细胞、颗粒管型等。

（2）血液检查：血浆清蛋白低于 30g/L，血中胆固醇、三酰甘油、低及极低密度脂蛋白均可增高，血 IgG 可降低。

（3）肾功能检查：内生肌酐清除率正常或降低，血肌酐、尿素氮可正常或升高。

（4）肾 B 超检查：双肾正常或缩小。

（5）肾活组织病理检查：可明确肾小球病变的病理类型，指导治疗及判断预后。

5.心理、社会状况　很多肾病综合征患者都有沉重的心理负担,有的是因为服用激素造成的外形变化带来的压力,有些则是对肾病综合征治疗丧失信心造成的。

诊断要点:根据大量蛋白尿、低蛋白血症、高脂血症、水肿等临床表现,排除继发性肾病综合征即可确立诊断,其中尿蛋白＞3.5g/d、血浆清蛋白＜30g/L 为诊断的必备条件。肾病综合征的病理类型有赖于肾活组织病理检查。

二、护理诊断和合作性问题

1.体液过多　与低蛋白血症致血浆胶体渗透压下降有关。

2.营养失调:低于机体需要　与大量尿蛋白、摄入减少及吸收障碍有关。

3.有感染的危险　与机体抵抗力下降、应用激素和免疫抑制剂有关。

4.有皮肤完整性受损的危险　与水肿、营养不良有关。

5.知识缺乏　缺乏与本病有关的防治知识。

6.焦虑　与本病的病程长、易反复发作有关。

7.潜在并发症　血栓形成、急性肾衰竭、心脑血管并发症。

三、护理措施

1.一般护理

(1)休息与活动:肾病综合征如有全身严重水肿、胸腹腔积液时应绝对卧床休息,并取半卧位。但长期卧床会增加血栓形成机会,故应保持适度的床上及床旁活动。护理人员可协助患者在床上做全身关节的全范围运动,以防止关节僵硬及挛缩,并可防止肢体血栓形成。对于有高血压的患者,应适当限制活动量。老年患者改变体位时不可过快,以防直立性低血压。水肿减轻后患者可进行简单的室内活动,尿蛋白定量下降到 2g/d 以下时可恢复适量的室外活动,恢复期的患者应在其体能范围内适当进行活动。但需注意在整个治疗、护理及恢复阶段患者应避免剧烈运动,如跑、跳、提取重物等。

(2)饮食护理:合理的饮食构成能改善患者的营养状况。首先应对患者及其家人强调高蛋白饮食对肾功能的危害,帮助患者及其家属制定合理的饮食计划。给予高热量、低脂、高维生素、低盐及富含可溶性纤维的饮食。肾功能良好者一般给予正常量[0.8～1.0g/(kg · d)]的优质蛋白,但当肾功能不全时,应根据内生肌酐清除率调整蛋白质的摄入量;供给足够的热量,每千克体质量不少于 126～147kJ/d(30～35kcal/d);脂肪占供能的 30%～40%,饱和脂肪酸和非饱和脂肪酸比为 1∶1,其余热量由糖供给;少食富含饱和脂肪酸的动物脂肪,多食富含多聚不饱和脂肪酸的植物油,并增加富含可溶性纤维的食物如燕麦、豆类等,以控制高脂血症;注意各种维生素及微量元素(铁、钙)等的补充;水肿时给予低盐饮食,勿食腌制食品,以减轻水肿。水的摄入量应根据病情而定,高度水肿而尿量少者应严格控制入量,入量等于前一天尿量加 500ml。

(3)心理护理:为患者创造一个舒适和谐的环境,尽可能减少对患者的不良刺激,保证其身心休息。主动与患者沟通,通过良好的语言态度和行为,建立信任,为患者解决实际问题,保证诊疗计划顺利完成。解释疏导,调节患者情绪,促进乐观态度;解释疾病治疗所需的疗程,应用糖皮质激素的意义和可能的副作用,帮助患者正确对待疾病;理解同情感化患者,维护患者自尊,赢得患者的信赖和尊敬。

（4）皮肤护理：保持皮肤清洁、干燥。避免皮肤长时间受压，经常更换体位，并用适当支托，预防水肿皮肤破损。避免医源性皮肤损伤，注射时用5～6号针头，拔针后压迫一段时间。

2.病情观察　观察患者的精神状况、生命征，注意观察患者水肿消长情况，注意患者有无出现胸闷、气急及腹胀等胸腔积液、腹水的征象。监察患者的尿量变化及肾功能，包括尿常规、肾小球滤过率、血尿素氮、血肌酐、血浆蛋白、血清电解质等。如血尿素氮、血肌酐升高和尿量迅速减少，应警惕肾衰竭的发生；如突发腰痛，出现血尿或血尿加重、少尿甚至肾衰竭表现，则应考虑并发肾静脉血栓形成。观察并记录进食情况，包括每天摄取的食物总量、品种，评估膳食中营养成分结构是否合适，总热量是否足够。观察口唇、指甲和皮肤、色泽有无苍白；定期监测体重和上臂肌围，有无体重减轻、上臂环围缩小；检测血红蛋白浓度和血清清蛋白浓度是否降低。应注意体重指标不适合水肿患者的营养评估。

3.治疗配合

（1）一般治疗：卧床休息至水肿消退。

（2）对症治疗：

1）利尿消肿：多数患者经使用肾上腺糖皮质激素和限水、限钠后可达到利尿消肿目的。经上述治疗水肿不能消退者可用利尿剂，常用噻嗪类利尿药、保钾利尿药（保钾利尿药常用氨苯蝶啶，与噻嗪类利尿药合用可提高利尿效果，减少钾代谢紊乱）、襻利尿药（常用呋塞米）、渗透性利尿药（常用不含钠的低分子右旋糖酐静脉滴注，随之加用襻利尿药可增强利尿效果，少尿者应慎用渗透性利尿剂，因其易与蛋白一起形成管型，阻塞肾小管）。静脉滴注血浆或血浆清蛋白，提高胶体渗透压，同时加用襻利尿剂常有良好的利尿效果。但应严格掌握用药适应证。注意利尿不能过猛，以免血容量不足，诱发血栓形成和肾损害。

2）减少尿蛋白：持续大量蛋白尿可致肾小球高滤过，加重损伤，促进肾小球硬化。应用ACE抑制剂和其他降压药，可通过有效控制高血压达到不同程度地减少尿蛋白的作用。

3）降脂治疗：高脂血症可加速肾小球疾病的发展，增加心、脑血管病的发生率，故肾病综合征的高脂血症应予以治疗。大多数患者仅用低脂饮食难以控制血脂，需用降脂药物。羟甲基戊二酰辅酶A还原酶抑制剂如洛伐他汀等为首选的降脂药。

（3）抑制免疫与炎症反应：为肾病综合征的主要治疗。

1）肾上腺糖皮质激素：肾上腺糖皮质激素可抑制免疫反应，减轻、修复滤过膜损害，并有抗炎，抑制醛固酮和血管升压素等作用。激素的使用原则为起始足量、缓慢减药和长期维持。目前常用药为泼尼松，开始口服剂量1mg/(kg·d)，8～12周后每2周减少原用量的10%，当减至0.4～0.5mg/(kg·d)时，维持6～12个月。激素可采用全天量顿服；维持用药期间，两天量隔天1次顿服，以减轻激素的不良反应。

2）细胞毒药物："用于激素依赖型"或"激素抵抗型"肾病综合征，常与激素合用。环磷酰胺为最常用的药物，每天100～200mg，分次口服，或隔天静脉注射，总量达到6～8g后停药。

3）环孢素：用于激素抵抗和细胞毒药物无效的难治性肾病综合征。环孢素可通过选择性抑制T辅助细胞及T细胞毒效应细胞而起作用。常用的剂量为5mg/(kg·d)，分2次口服，服药期间需监测并维持其血浓度谷值为100～200ng/ml。服药2～3个月后缓慢减量，共服半年左右。

护理要点：应用糖皮质激素严格遵照医嘱发药，保证服药，防止隐瞒不报，导致对疗效的错误判断。注意激素副作用，如库欣综合征、高血压、消化性溃疡、骨质疏松等。使用免疫抑制剂(如环磷酰胺)治疗时,注意白细胞数下降、脱发、胃肠道反应及出血性膀胱炎等。用药期间要多饮水和定期查血象,疗程不超过12周,以免引起性腺损害。

(4)并发症的防治

1)感染:用激素治疗时,不必预防性使用抗生素,因其不能预防感染,反而可能诱发真菌双重感染。但是一旦发生感染,应选择敏感、强效及无肾毒性的抗生素进行治疗。

2)血栓及栓塞:当血液出现高凝状态时应给予抗凝剂如肝素,并辅以血小板解聚药如双嘧达莫。一旦出现血栓或栓塞时,应及早予尿激酶或链激酶溶栓,并配合应用抗凝药。

3)急性肾衰竭:利尿无效且达到透析指征时应进行透析治疗。

护理要点:①保持环境清洁:保持病房环境清洁,定时开门窗通风换气,定期进行空气消毒,并用消毒药水拖地、擦桌椅,保持室内温度和湿度合适。尽量减少病区的探访人次,限制上呼吸道者探访。②预防感染指导:告知患者预防感染的重要性;协助患者加强全身皮肤、口腔黏膜和会阴部的护理,防止皮肤和黏膜损伤;指导其加强营养和休息,增强机体抵抗力;遇寒冷季节,注意保暖。③病情观察:监测生命征,注意体温有无升高;观察有无咳嗽、咳痰、肺部干、湿性啰音、尿路刺激征、皮肤红肿等感染征象。④严格无菌操作,预防交叉感染。

四、健康教育

1.休息与运动　注意休息,避免劳累,同时应适当活动,以免发生肢体血栓等并发症。

2.饮食指导　告诉患者优质蛋白、高热量、低脂、高膳食纤维和低盐饮食的重要性,指导患者根据病情选择合适的食物,并合理安排每天饮食。

3.预防感染　避免受凉、感冒,注意个人卫生。

4.用药指导　告诉患者不可擅自减量或停用激素,介绍各类药物的使用方法、使用时注意事项以及可能的不良反应。

5.自我病情监测与随访的指导　监测水肿、尿蛋白和肾功能的变化。注意随访。

(吴闯)

第三节　尿路感染

尿路感染(urinary tract infection,UTI)简称尿感,是由于各种病原微生物感染所引起的尿路急、慢性炎症。多见于育龄女性、老年人、免疫功能低下及尿路畸形者。根据感染发生的部位,可分为上尿路感染和下尿路感染,上尿路感染主要是肾盂肾炎,下尿路感染主要是膀胱炎。根据有无基础疾病/尿路解剖与功能异常,可分为单纯性尿路感染和复杂性尿路感染。根据有无症状分为有症状尿路感染和无症状菌尿。

一、护理评估

1.病因　主要为细菌感染所致,致病菌以革兰阴性杆菌为主,其中以大肠杆菌最常见,占70%以上;其次为副大肠杆菌、变形杆菌、克雷伯杆菌、产气杆菌、沙雷杆菌、产碱杆菌、粪链球菌、铜绿假单胞菌和葡萄球菌;偶见厌氧、真菌、病毒和原虫感染。铜绿假单胞菌感染常发生于尿路器械检查后或长期留置导尿的患者,性生活活跃女性以柠檬色或白色葡萄球菌感染多见,尿路结石者以变形杆菌、克雷伯杆菌感染多见,糖尿病及免疫功能低下者可发生真菌感染。

(1)感染途径:90%尿路感染的致病菌源自于上行感染。正常情况下尿道口周围有少量细菌寄居,一般不引起感染。当机体抵抗力下降、尿道黏膜有损伤或入侵细菌毒力大、致病力强时,细菌可入侵尿道并沿尿路上行至膀胱、输尿管或肾脏而发生尿路感染。细菌经由血循环到达肾脏为血行感染,临床少见,多发生于原有严重尿路梗阻或机体免疫力极差者,金黄色葡萄球菌为主要致病菌。

(2)机体防御能力:细菌进入泌尿系统后是否引起感染与机体的防御功能和细菌本身的致病力有关。血循环与肾感染局部均可产生抗体与细菌结合,引起免疫反应。机体的防御功能主要包括:①尿液的冲刷作用可清除绝大部分入侵的细菌;②尿路黏膜及其所分泌 IgA 和 IgG 等可抵御细菌入侵;③尿液中高浓度尿素和酸性环境不利于细菌生长;④男性前列腺分泌物可抑制细菌生长。

(3)易感因素

1)女性:女性因尿道短而直,尿道口离肛门近而易被细菌污染。尤其在经期、妊娠期、绝经期和性生活后易发生感染。

2)尿流不畅或尿液反流:尿流不畅是尿路感染最重要的易感因素。尿流不畅时,上行的细菌不能被及时地冲刷出尿道,易在局部停留、生长和繁殖而发生感染。最常见于尿路结石、膀胱癌、前列腺增生等各种原因所致的尿路梗阻。此外,泌尿系统畸形和结构异常如肾发育不良、肾盂及输尿管畸形也可引起尿流不畅和肾内反流而易发于感染,膀胱-输尿管反流可使膀胱内的含菌尿液进入肾盂而引起感染。

3)使用尿道插入性器械:如留置导尿管、膀胱镜检查、尿道扩张术等可引起尿道黏膜损伤,并可将前尿道或尿道口的细菌带入膀胱或上尿路而致感染。

4)机体抵抗力低下:全身性疾病如糖尿病、慢性肾脏疾病、慢性腹泻、长期卧床的重症慢性疾病和长期使用肾上腺糖皮质激素等可使机体抵抗力下降而易发生尿路感染。

5)尿道口周围或盆腔炎症:如妇科炎症、精囊炎均可引起尿路感染。

2.临床表现

(1)健康史:询问患者有无感染、外伤、尿路结石、膀胱肿瘤、前列腺增生、输尿管畸形、多囊肾、马蹄肾、膀胱输尿管反流等;有无妇科炎症、细菌性前列腺炎、留置导尿管、膀胱镜检查、尿道扩张等;有无长期使用免疫抑制剂、糖尿病、慢性肾病、慢性肝病、肿瘤等。询问患者的月经生育史、性生活情况、既往有无类似情况发生及诊疗情况。

(2)症状和体征

1)膀胱炎:约占尿路感染的 60%,患者主要表现为尿频、尿急、尿痛等膀胱刺激症状。伴耻骨上不适。一般无全身毒血症状。常有白细胞尿,30%有血尿,偶有肉眼血尿。

2)急性肾盂肾炎:临床表现因炎症程度不同而差异较大,多数起病急骤,表现如下。①全身表现:常有寒战、高热,伴有头痛、全身酸痛、无力、食欲减退。轻者全身表现较少,甚至缺如。②泌尿系统表现:常伴有尿频、尿急、尿痛等膀胱刺激症状,多伴有腰痛或肾区不适,肋脊角压痛和(或)叩击痛。可有脓尿和血尿。部分患者可无明显的膀胱刺激症状,而以全身症状为主,或表现为血尿伴低热和腰痛。

3)无症状性菌尿:又称隐匿型尿感,即有真性菌尿但无尿路感染的症状。多见于老年人和孕妇,60 岁以上老年人的发生率为 10%,孕妇为 7%。如不治疗,约 20%无症状菌尿者可发生急性肾盂肾炎。

3.并发症 较少,当细菌毒力强、合并尿路梗阻或机体抵抗力下降时可发生肾乳头坏死和肾周脓肿。前者主要表现为高热、剧烈腰痛和血尿,可有坏死组织脱落随尿排出,发生肾绞痛;后者除原有肾盂肾炎症状加重外,常出现明显单侧腰痛,向健侧弯腰时疼痛加剧。

4.辅助检查

(1)尿常规:尿中白细胞显著增加,白细胞>5个/HP。出现白细胞管型提示肾盂肾炎;红细胞也增加,少数可有肉眼血尿;尿蛋白常为阴性或微量。

(2)尿细菌学检查:临床常用新鲜清洁中段尿做细菌培养和菌落计数。尿细菌定量培养的临床意义为:菌落计数$\geqslant 10^5$/ml为有意义,$10^4 \sim 10^5$/ml为可疑阳性,$< 10^4$/ml则可能是污染。菌落计数$\geqslant 10^5$/ml,如能排除假阳性,则为真性菌尿;如临床上无尿感症状,则要求2次清洁中段尿定量培养均$\geqslant 10^5$/ml,且为同一菌种。此外,膀胱穿刺尿定性培养有细菌生长也提示真性菌尿。

(3)影像学检查:对于慢性、反复发作或经久不愈的肾盂肾炎,可行腹部平片、静脉肾盂造影检查(IVP),以确定有无结石、梗阻、泌尿系统先天性畸形和膀胱-输尿管反流等。但尿路感染急性期不宜做IVP。

(4)其他:急性肾盂肾炎的血常规可有白细胞计数增多,中性粒细胞核左移。

5.心理、社会状况 泌尿系统感染患者容易出现情绪低落、悲观、失望、缺乏自信和强烈自卑感。

诊断要点:典型尿路感染可根据膀胱刺激征、尿液改变和尿液细菌学检查加以确诊。不典型患者则主要根据尿细菌学检查作出诊断。尿细菌学检查的诊断标准为新鲜清洁中段尿细菌定量培养菌落计数$\geqslant 10^5$/ml,对于有明显的全身感染症状、腰痛、肋脊角压痛和叩击痛、血液中白细胞计数增高的患者,多考虑为肾盂肾炎。但尿路感染的定位诊断不能依靠临床症状和体征,因不少肾盂肾炎患者无典型临床表现;而在表现为膀胱炎的患者中,约1/3是亚临床型肾盂肾炎。目前临床上还没有一种令人满意的实验室方法进行定位诊断。

二、护理诊断和合作性问题

1.排尿障碍 尿频、尿急、尿痛与泌尿系统感染有关。
2.体温过高 与急性肾盂肾炎有关。
3.潜在的并发症 肾乳头坏死、肾周脓肿等。
4.知识缺乏 缺乏预防尿路感染的知识。

三、护理措施

1.一般护理

(1)休息与活动:急性发作期应注意卧床休息,慢性肾盂肾炎一般也不宜从事重体力活动。同时加强个人卫生,增加会阴清洗次数,减少肠道细菌侵入尿路而引起感染的机会。女患者月经期间尤需注意会阴部的清洁。

(2)饮食护理:进食清淡并富有营养的食物,补充多种维生素,多饮水,一般每天饮水量要超过2000ml,督促患者每2h排尿1次,以冲洗尿路上的细菌和炎症物质,减少炎症物质对膀胱和尿道的刺激。

(3)心理护理:建立良好的护患关系,尊重患者,以诚恳的态度与患者进行交流和沟通,用平和富有同情心的语言和通俗易懂的医学知识与其交谈,取得信任,引导患者正规就医,尽快明确诊断,使其正视疾病,及早治疗;部分急性患者症状控制后自认为已治愈,未能按疗程系统治疗,可能转慢性肾盂肾炎,因此应向患者讲述系统治疗的重要性,使患者配合治疗,力争早日康复;部分需要长期治疗的慢性患者,可能出现恐惧、忧虑等心理反应,有些人急于求成,因病情没能及时控制好或病情反复,也会产生紧张情绪,护理人员应态度热情、服务周到,主动向患者诚恳地解释有关问题,要恰当说明病情,介绍相关知识,使患者配合治疗,取得满意的治疗效果。

2.病情观察 检测体温、尿液性状的变化,有无腰痛加剧。若高热等全身症状加重或持续不缓解,且持续腰痛加剧等,应考虑是否出现肾周脓肿、肾乳头坏死等并发症,应及时通知医生处理。

3.治疗配合

(1)急性膀胱炎:一般采用单剂量或短程疗法的抗菌药物治疗。

1)单剂量疗法:可选用磺胺类(复方磺胺甲噁唑 6 片,顿服)或氟喹酮类(如氧氟沙星 0.4g,顿服),但单剂量疗法易复发。

2)短程疗法:多用 3d 疗法,可给予磺胺类,如复方磺胺甲噁唑 2 片,每天 2 次,或氟喹酮类,如氧氟沙星 0.2g,每天 3 次。

护理要点:多喝水,以增加排尿,洗热水浴,可减轻疼痛;注重个人卫生,穿着棉质内衣裤,较容易保持干爽洁净,但勿清洁过度。

(2)急性肾盂肾炎

1)一般治疗:休息,多饮水,保持每日尿量在 1500ml 以上。

2)应用抗生素:轻型肾盂肾炎宜口服有效抗菌药物 14d,可选用磺胺类或氟喹酮类(剂量同急性膀胱炎),一般用药 72h 可显效,若无效则应根据药物敏感试验更改药物。严重肾盂肾炎有明显毒血症状者需肌内注射或静脉用药,可选用氨基糖苷类、青霉素类、头孢类等药物,一般疗程为 10~14d,或至症状完全消失,尿检阴性后再用药 3~5d。获得尿培养结果后应根据药敏选药,必要时联合用药,另外,严重肾盂肾炎应在病情允许时,做影像学检查,以确定有无尿路梗阻,尤其是结石等。

3)碱化尿液:口服碳酸氢钠片可增强上述抗菌药物的疗效,减轻尿路刺激症状。

护理要点:注意观察有无发热和尿路刺激症状。多饮水,每日摄入量 2000ml 以上。妇女要保持外阴清洁,慎用盆浴。月经期、妊娠期及婴儿要特别注意讲卫生,防止上行感染。药物治疗后,注意有无药物的不良反应。特别注意的是不要导尿或泌尿系器械检查,防止感染。

(3)慢性肾盂肾炎

1)一般治疗:首先寻找易患因素,并予以去除,如解除尿路梗阻,提高机体免疫力等。

2)应用抗生素:选用敏感抗生素,不要用氨基糖苷类抗生素,多需两类药物联合应用,疗程 2~4 周。或轮换用药,每组用 1 个疗程,中间停药 3~5d,共 2~4 个月。

护理要点 慢性肾盂肾炎急性发作期应卧床休息,恢复期可逐步增加活动。及时排尿,尤其在性生活后,女患者应及时排尿,以冲去进入尿道与膀胱内的细菌。多饮水。注意性生活卫生。遵医嘱坚持服药。

(4)无症状细菌尿:对于非妊娠妇女和老年人无症状细菌尿,一般不予治疗。妊娠妇女的无症状细菌尿则必须治疗,选用肾毒性较小的抗菌药物,如青霉素类、头孢类等,不宜用氯霉素、四环素、氟喹酮类,慎用复方磺胺甲噁唑和氨基糖苷类。学龄前儿童的无症状细菌尿也应给予治疗。

(5)再发性尿路感染:再发性尿感是指尿感经治疗,细菌尿转阴后,再次发生真性细菌尿。再发生可分为复发和重新感染,其中重新感染约占80%。复发是指原致病菌再次引起感染,通常在停药6周内发生,而重新感染是指因另一种新致病菌侵入而引起感染,一般多在停药6周后发生。对于复发性尿感,应积极寻找并去除易感因素如尿路梗阻等,并选用有效的强力杀菌性抗生素,在允许的范围内用最大剂量,治疗6周,如不成功,可再延长疗程或改为注射用药。再发性尿感为重新感染引起者,提示患者的尿路防御功能低下,可采用长疗程低剂量抑菌疗法作预防性治疗,如每晚临睡前排尿后口服复方磺胺甲噁唑半片,疗程半年,如停药后再发,则再给予此疗法1~2年或更长。

护理要点:遵医嘱给予抗菌药物,注意药物用法、剂量、疗程和注意事项,如喹诺酮类可引起轻度消化道反应,皮肤瘙痒等;氨基糖苷类抗生素对听神经和肾均有毒性作用,使用期间应注意询问患者的听力情况。口服复方磺胺甲噁唑期间要注意多饮水,并同时服用碳酸氢钠,可碱化尿液、减轻尿路刺激征、增强疗效、减少磺胺结晶的形成。此外,尿路刺激征明显者可遵医嘱予以阿托品、普鲁本辛等抗胆碱能药物。尿路感染的疗效评价标准为:①见效。治疗后反复查尿沉渣镜检与细菌学检查阴性。②治愈。症状消失,尿菌阴性,疗程结束后2周、6周复查尿菌仍阴性。③治疗失败。治疗后尿菌仍阳性;或治疗后尿菌阴性,但2周或6周复查尿菌转为阳性,且为同一种菌株。

4. 对症护理

(1)尿频、尿急、尿痛:多饮水是减轻尿路刺激征最重要措施之一。分散患者注意力,如听轻音乐、欣赏小说、看电视或聊天等,避免紧张情绪,可以明显缓解排尿次数。指导患者进行膀胱区热敷或按摩,以缓解局部肌肉痉挛,减轻疼痛。腰痛时宜取屈曲位,尽量勿站立或坐直,因为肾脏下移受到牵拉,加重疼痛。炎症控制后疼痛消失。

(2)高热:高热者注意补充水分,同时做好口腔护理。监测体温、尿液性状的变化,有无腰痛加剧。如高热持续不退或体温升高,且出现腰痛加剧等,应考虑可能出现肾周脓肿、肾乳头坏死等并发症,需及时通知医生。高热患者可采用冰敷、乙醇擦浴等措施进行物理降温。必要时给以药物降温。

5. 清洁中段尿培养标本的采集 向患者解释检查的意义和方法。做尿细菌定量培养时,最好用清晨第1次清洁、新鲜中段尿液送检。为保证培养结果的准确性,留取标本须注意以下几个方面:宜在使用抗生素前或停药后5d收集标本;留取标本时要严格无菌操作,先充分清洗外阴、包皮,消毒尿道口,再留取中段尿,并在1h内做细菌培养,或冷藏保存;标本中勿混入消毒药液,女性患者留尿时注意勿混入白带。

四、健康教育

1. 疾病知识指导

(1)保持规律生活,避免劳累,坚持体育运动,增加机体免疫力。

(2)多饮水、勤排尿是预防尿路感染最简便而有效的措施,每天应摄入足够水分(>2000ml),保证每天尿量不少于1500ml。

（3）注意个人卫生，尤其是会阴部及肛周皮肤的清洁，特别是月经期、妊娠期、产褥期。教会患者正确清洁外阴部的方法。

（4）与性生活有关的反复发作者，应注意性生活后立即排尿，并服抗菌药物预防。

（5）尽量避免尿路器械的使用，必须使用时应严格无菌操作。如必须留置导尿管，尽可能减少留置时间，前 3d 给予抗生素可延迟尿路感染的发生。

（6）膀胱－输尿管反流者，推荐"二次排尿"，即每次排尿后数分钟再排尿一次。

2.治疗指导　嘱患者按时、按量、按疗程服药，勿随意停药，并遵医嘱定期随访。教会患者识别尿路感染的临床表现，一旦发生尽快诊治。

（郝秀英）

第四节　慢性肾功能衰竭

2012 年国际肾脏病组织"肾脏病：改善全球预后"（kidney disease：improving globaloutcomes，KDIGO）将慢性肾脏病（chronic kidney disease，CKD）定义为各种原因引起的肾脏结构和功能障碍≥3 个月，包括肾小球滤过率正常和不正常的病理损伤、血液或尿液成分异常，影像学检查异常，肾移植病史；或不明原因的 GFR 下降（<60ml/min）超过 3 个月。慢性肾脏病的患病率和病死率高，并可明显增加心血管疾病的危险性，已经成为全球性的公共健康问题。

一、护理诊断和合作性问题

1.营养失调：低于机体需要　与长期限制蛋白质摄入、消化吸收功能紊乱等因素有关。

2.潜在并发症　水、电解质、酸碱平衡失调。

3.有皮肤完整性受损的危险　与体液过多致皮肤水肿、瘙痒、凝血机制异常、机体抵抗力下降有关。

4.活动无耐力　与心血管并发症、贫血，水、电解质和酸碱平衡紊乱有关。

5.有感染的危险　与机体免疫功能低下、白细胞功能异常、透析有关。

6.潜在并发症　上消化大量出血、心力衰竭、肾性骨病、尿毒症肺炎等。

7.预感性悲哀　与疾病预后差有关。

8.性功能障碍　与本病所致的内分泌功能失调有关。

9.有受伤的危险　与钙、磷代谢紊乱，肾性骨病有关。

二、护理措施

1.一般护理

（1）休息与活动：慢性肾衰竭患者应卧床休息，避免过度疲劳。休息与活动的量视病情而定：①病情较重或心力衰竭者，应绝对卧床休息，并提供安静的休息环境，协助患者做好各项生活护理。②能起床活动的患者，则应鼓励其适当活动，如室内散步、在力所能及的情况下生活自理，但应避免劳累和受凉。活动时要有人陪伴，以不出现心悸、气喘、疲乏为宜。一旦有不适症状，应暂停活动，卧床休息。③贫血严重者应卧床休息，并告诉患者坐起、下床时动作宜缓慢，以避免发生头晕。有出血倾向者活动时应注意安全，避免皮肤黏膜受损。④对长期卧床的患者,应指导或帮助其进行适当的床上活动,如屈伸肢体、按摩四肢肌肉等,指导家属定时为患者进行被动的肢体活动,避免发生静脉血栓或肌肉萎缩。

(2)饮食护理:饮食治疗在慢性肾衰竭的治疗中具有重要的意义,慢性肾衰竭患者总体的饮食原则是"五低一高":低盐、低钾、低磷、低脂肪、低蛋白、高维生素。合理的营养膳食调配不仅能减少体内氮代谢产物的积聚及体内蛋白质的分解,以维持氮平衡,而且还能在维持营养、增强机体抵抗力、减缓病情发展、延长生命等方面发挥其独特的作用。

1)蛋白质:应根据患者的 GRF 来调整蛋白质和磷的摄入量。非糖尿病肾病的 CKD 患者,在 CKD1、2 期蛋白质 $0.8g/(kg \cdot d)$;第 3 期起减至 $0.6g/(kg \cdot d)$,进入第 4 期后减至 $0.4g/(kg \cdot d)$左右。糖尿病肾病患者,从临床肾病期起蛋白质 $0.8g/(kg \cdot d)$;肾小球滤过率下降后减至 $0.6g/(kg \cdot d)$。饮食中动物蛋白质与植物蛋白质的比例一般为 1∶1;对蛋白质摄入量<$0.6g/(kg \cdot d)$的患者,应提高动物蛋白质摄入量达 50%~60%;对蛋白质摄入量在 0.4~$0.6g/(kg \cdot d)$的患者,可补充必需氨基酸或 α-酮酸制剂 0.1~$0.2g/(kg \cdot d)$。

2)热量:供给患者足够的热量,以减少体内蛋白质的消耗。每天供应的热量为 $126kJ/kg$ ($30kcal/kg$),并主要由糖类和脂肪供给,为摄入足够的热量,可给予较多的植物油和糖。同时应供给富含维生素 C 和 B 族的维生素和叶酸的食物,对已开始透析的患者,应改为透析饮食。

3)盐分与水分:肾衰早期,患者无法排出浓缩的尿液,需要比正常人摄入或排出更多的水分和盐分,才能处理尿中溶质。又因肾小管对钠的重吸收能力减慢,而每日从尿中流失的钠增加,所以应增加水分和盐分的摄入。到肾衰末期,由于肾小球的滤过率降低,尿量减少,钠由尿的丢失已不明显,应注意限制水分和盐分的摄入。维持与监测水平衡,坚持"量出为人"的原则。每日液体入量为前 1d 出液量加不显性失水(呼吸、大便等)500ml 来计算,严格记录 24h 出入液量,同时将出入量的记录方法、内容告诉患者,以便得到患者的充分配合。高钾血症者应限制含钾高的食物,尿量每日超过 1000ml,一般无需限钾;限制含磷丰富的食物,每日含磷 400~600mg。

4)改善患者的食欲:采取措施改善患者的食欲,如适当增加活动量,提供色、香、味俱全的食物,提供整洁舒适的进食环境,进食前休息片刻,少量多餐。慢性肾衰竭患者胃肠道症状较明显,口中常有尿味,应加强口腔的护理。可给予硬的糖果、口香糖来刺激食欲,减轻恶心、呕吐。

(3)心理护理:慢性肾衰患者的预后不佳,加上身体形象改变,以及性方面的问题,常会有退缩、消极、自杀等行为。护理人员应以热情、关切的态度去接近患者,使其感受到真诚与温暖。并应鼓励家属理解并接受患者的改变,安排有意义的知觉刺激环境或鼓励参加社交活动,使患者意识到自身的价值,积极接受疾病挑战。对于患者的病情和治疗,应使患者和家属都有所了解,因为在漫长的治疗过程中,需要家人的支持、鼓励和细心的照顾。

(4)皮肤护理:

1)评估皮肤情况:评估皮肤的颜色、弹性、温度、湿度及有无水肿、瘙痒,检查受压部位有无发红、水疱、感染、脱屑及尿素霜等。

2)皮肤的一般护理:避免皮肤过于干燥,应以温和的肥皂和沐浴液进行皮肤清洁,洗后涂上润肤剂,以避免皮肤瘙痒。指导患者修剪指甲,以防皮肤瘙痒时抓破皮肤,造成感染。必要时,遵医嘱给予抗组胺类药物和止痒剂,如炉甘石洗剂等。

3)水肿的护理:如患者有水肿,应指导患者抬高水肿部位,且每 2h 改变体位 1 次。

2.病情观察　监测肾功能和营养状况:定期监测患者的体重变化、血尿素氮、血肌酐、血清清蛋白和血红蛋白水平,以了解其营养状况。

严密观察患者有无体液过多的表现:

(1)有无水肿。

(2)每天的体重有无增加,若 1d 增加 0.5kg 以上,提示补液过多。

(3)血清钠浓度是否正常,若偏低且无失盐,提示体液潴留。

(4)正常中心静脉压为 $6 \sim 10cmH_2O(0.59 \sim 0.98kPa)$,若高于 $12cmH_2O(1.17kPa)$,提示体液过多。

(5)胸片 X 线片血管影有无异常,肺充血征象提示体液潴留。

(6)若无感染征象,出现心率快、呼吸加速和血压增高,应怀疑体液过多。

3.治疗配合

(1)原发病治疗:治疗原发性和继发性肾小球疾病、梗阻性肾病等。

(2)延缓慢性肾衰竭的发展:

1)饮食治疗:饮食控制以缓解尿毒症症状,延缓"健存"肾单位的破坏速度。

2)应用必需氨基酸:适当地应用必需氨基酸可使尿毒症患者维持较好的营养状态,并有助于减轻尿毒症症状。

3)控制高血压和(或)肾小球内高压力:全身性高血压不仅会促使肾小球硬化,而且可增加心血管并发症,故必须控制。首选药物为血管紧张素抑制药,包括 ACEI 和 ARB。血管紧张素抑制药使用愈早,时间愈长,疗效愈明显。

4)纠正可逆因素:如水和电解质紊乱、感染、尿路梗阻、心力衰竭等,以防止肾功能进一步恶化,促使肾功能不同程度的恢复。

5)其他治疗:高脂血症的治疗与一般高血脂者相同。高尿酸血症通常无需治疗,但若有痛风,则可予以别嘌醇口服(每次 0.1g,1~2 次/天)。

护理要点:患者要养成良好的生活习惯、生活要有规律、保证充足的睡眠,提高机体免疫力,勿着凉感冒,尤其要预防流感。

(3)并发症的治疗:

1)水、电解质和酸碱平衡失调:①钠、水平衡失调。有水肿者,应限制盐和水的摄入。若水肿较重,可使用利尿剂(如呋塞米 20mg,每天 3 次)。已透析者,应加强超滤,若水肿伴稀释性低钠血症,应严格限制摄水量,每天入量以前 1d 尿量加 500ml 为宜。如果水钠平衡严重失调致病情危重,用常规方法治疗无效,可选用透析治疗。一般失水可通过口服补充,重度失水者可静脉滴注 5%的葡萄糖。②高钾血症。尿毒症患者易发生高血钾症,应定期监测血钾的浓度,当血钾超过 6.5mmol/L,心电图表现异常时,应予以紧急处理:予 10%葡萄糖酸钙 10~20ml,稀释后缓慢静脉注射(不少于 5min);5%的碳酸氢钠或 11.2%乳酸钠静脉滴注,纠正中毒并同时促使钾离子向细胞内移动;50%葡萄糖液加普通胰岛素缓解静脉注射;钠型离子交换树脂口服。以上措施无效时,透析治疗最有效。③代谢性酸中毒。一般可通过口服碳酸氢钠纠正,严重者静脉补碱。若经过积极补碱仍不能纠正,应及时透析治疗。在纠正酸中毒过程中同时补钙,防止低钙引起的手足抽搐。④钙、磷代谢失调。一般进餐时口服碳酸钙,既可供给机体钙,又可减少肠道内磷的吸收,同时还有利于纠正酸中毒。若血磷正常、血钙过低,可口服葡萄糖酸钙。若血磷正常、血钙低、继发性甲状旁腺功能亢进明显者,给予骨化三醇口服,有助于纠正低钙血症。

2)心血管系统并发症:①高血压。通过减少血容量、清除水钠潴留后,多数血压可恢复正常。如患者尿量仍较多,可选用利尿剂,同时减少水和钠盐的摄入。若利尿效果不理想,可采用透析疗法。另外,也可选用降压药,如用 ACEI 应慎防引起高钾血症。②尿毒症心包炎。透析可改善心包炎的症状,当出现心脏压塞时,应紧急心包切开引流。③心力衰竭。与一般心力衰竭治疗相同,如限制水和钠的摄入,使用利尿药、洋地黄类、血管扩张剂等,但疗效较差,肾衰竭并发心力衰竭主要是由于水钠潴留所致,可用透析脱水。

3)呼吸系统并发症:尿毒症肺炎可用透析疗法,能迅速获得疗效。

4)贫血:常用重组人类促红细胞生产素(EPO),其疗效显著,应注意同时补充造血原料如铁、叶酸等,也可少量多次输血。

5)感染:抗感染治疗时,应根据细菌培养和药物敏感试验合理选择对肾无毒害性或毒性低的抗菌药物治疗,并按肾小球滤过率来调整药物剂量。一般常选用青霉素类、头孢类等,不用或少用氨基糖苷类抗生素。

6)肾性骨病:骨化三醇提高血钙对骨软化症疗效甚佳,甲状旁腺次全切除对纤维性骨炎、转移性钙化有效。

7)神经-精神和肌肉系统症状:充分透析可改善神经-精神和肌肉系统症状,肾移植成功后,外周神经症状可显著改善。骨化三醇和加强营养补充可改善部分患者肌病的症状。使用 EPO 可能对肌病也有效。

8)其他:糖尿病肾衰竭患者随着 GFR 不断下降,必须调整胰岛素用量,一般应逐渐减少。皮肤瘙痒者可外用乳化油剂涂抹。此外,口服抗组胺药、控制磷的摄入及强化透析对部分患者有效。甲状旁腺次全切术有时对顽固性皮肤瘙痒症有效。

(4)替代治疗

1)透析疗法:是替代肾功能的治疗方法,可代替肾的排泄功能,但无法代替其内分泌和代谢功能。尿毒症患者经药物治疗无效时,应及早行透析治疗。血液透析和腹膜透析的疗效相近,各有优缺点,应综合考虑患者的情况来选用。

2)肾移植:肾移植是目前治疗终末期肾衰竭最有效的方法。成功的肾移植可使肾功能得以恢复,但排异反应可导致肾移植失败,故应选择血型配型和 HLA 配型合适的供肾者,并在肾移植后长期使用免疫抑制剂。

护理要点:用促红细胞生成素纠正贫血时,注意观察用药后反应,如头痛、高血压、癫痫发作等,定期查血红蛋白和血细胞比容等;血管紧张素Ⅱ抑制药可引起高血钾,应注意观察用药过程中血钾的变化;利尿剂使用时应观察其效果和电解质;使用骨化三醇治疗肾性骨病时,要监测血钙、磷的浓度,防止内脏、皮下、关节血管钙化和肾功能恶化。用强心、降脂等其他药物时,注意观察其不良反应;避免使用抑制凝血的药物;遵医嘱合理使用对肾无毒害性或毒性低的抗菌药,并观察药物的疗效和不良反应。加强口腔护理、皮肤护理,配合透析疗法,做好相应的护理。

4.预防感染

(1)监测感染的征象:注意患者有无体温升高、寒战、疲乏无力、食欲下降、咳嗽、咳脓性痰、尿路刺激征、白细胞计数增高等。准确留取各标本如痰液、尿液、血液等送检。

(2)具体的措施如下:①有条件时将患者安置在单人房间,病室定期通风,并作空气的消毒。②各项检查治疗严格无菌操作,避免不必要的检查,特别注意有无留置静脉导管和留置尿管等部位的感染。③加强生活护理,尤其是口腔及会阴部皮肤的卫生。卧床患者应定期翻身,指导有效咳痰。④教导患者尽量避免去公共场所。⑤接受血液透析的患者,其乙型和丙型肝炎的发生率明显高于正常人群,故应进行乙肝疫苗的接种,并尽量减少输注血液制品。

三、健康教育

1.疾病知识指导　向患者及家属讲解慢性肾衰竭的基本知识,使其理解本病虽然预后较差,但只要坚持积极治疗,消除或避免加重病情的各种因素,可以延缓病情进展,提高生存质量。指导家属参与患者的护理,给患者以情感支持,使患者保持积极的情绪状态。

2.合理饮食,维持营养　强调合理饮食对本病的重要性,指导患者严格遵从慢性肾衰竭的饮食原则,尤其是蛋白质和水钠限制,强调保证足够热量供给的重要性,教会其选择自己病情的食物品种及数量。有高钾血症时,应限制含钾量高的食物。

3.维持出入液量平衡　指导患者准确记录每天的尿量和体重,并根据病情合理控制水钠的摄取。指导患者自我监控血压。每天定时测量,血压以控制在 150/90mmHg 以下为宜。若血压升高、水肿和少尿时,则应严格限制水钠摄入。

4.预防感染　根据病情和活动耐力进行适当的活动,以增加机体的抵抗力,但需避免劳累_做好防寒保暖。注意个人卫生,注意室内空气清洁,经常开窗通风,但避免对流风。避免与呼吸道感染者接触,尽量避免去公共场所。指导患者监测体温的变化,及时发现感染征象并及时就诊。

5.治疗指导与定期随访　遵医嘱用药,避免使用肾毒性药物,不要自行用药。向患者解释有计划地使用血管以及尽量保护前臂、肘等部位的大静脉,对于以后进行血透治疗的重要性,以使患者理解并配合治疗。已行血液透析者应指导其保护好动静脉瘘管,腹膜透析者保护好腹膜透析管道。定期复查肾功能、血清电解质等。

(郝秀英)

第五节　泌尿系统损伤

泌尿系统损伤以男性尿道损伤最多见,肾、膀胱损伤次之,输尿管损伤最少见,大多是胸、腹、腰部或骨盆严重损伤的合并伤。泌尿系统损伤的主要临床表现为出血和尿外渗。大出血可引起休克,血肿和尿外渗可继发感染,严重时导致脓毒血症、周围脓肿、尿瘘或尿道狭窄。因此,尽早诊断,及时正确的治疗护理,这对泌尿系统损伤的预后极为重要。

一、肾损伤

肾深藏于肾窝,受到肋骨、腰肌、脊椎和前面的腹壁、腹腔内脏器、膈肌的保护,且正常肾有一定的活动度,故不易受损。但肾质地脆,包膜薄,周围有骨质结构,一旦受暴力打击也可以引起肾损伤,如肋骨骨折的断端可穿入肾实质而损伤肾。

(一)病因与发病机制

1.病因

(1)开放性损伤:因刀刃、枪弹等锐器致伤,常伴有胸、腹部等其他组织器官损伤,损伤复杂且严重。

(2)闭合性损伤:因直接暴力(如挤压、撞击、肋骨骨折等)损坏,也可因间接暴力(如对冲伤、坠跌、突然暴力扭转等)所致。

2.病理 根据肾损伤的程度可分为以下病理类型。

(1)肾挫伤:损伤局限于肾实质,形成肾淤斑和(或)包膜下血肿(图6-1(a)),肾包膜及肾盂黏膜完整。肾挫伤发病率高,可有轻度暂时性血尿,症状轻微,可以自行愈合。

(2)肾部分裂伤:肾实质部分裂伤,伴有肾包膜破裂,可致肾周血肿(图6-1(b))。经绝对卧床、止血、抗感染等积极治疗常可自行愈合。

(3)肾全层裂伤:肾实质深度裂伤,外及肾包膜,内达肾盂肾盏黏膜(图6-1(c)),此时常引起广泛的肾周血肿、血尿和尿外渗。肾横断(图6-1(d))或碎裂时,可导致部分肾组织缺血。这类肾损伤症状明显,后果严重,需手术治疗。

(4)肾蒂损伤:肾蒂血管损伤较少见。肾蒂血管断裂(图6-1(e))、破裂(图6-1(f))或肾段血管的部分或全部撕裂时可引起大出血、休克,常来不及诊治就死亡,必须迅速手术方可挽救生命。

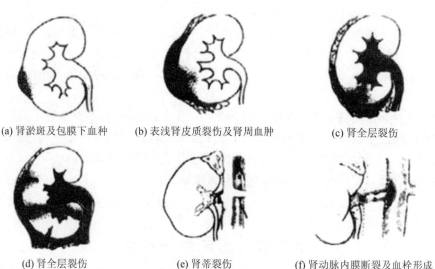

(a) 肾淤斑及包膜下血种　　(b) 表浅肾皮质裂伤及肾周血肿　　(c) 肾全层裂伤

(d) 肾全层裂伤　　　　(e) 肾蒂裂伤　　　　(f) 肾动脉内膜断裂及血栓形成

图6-1 肾损伤的类型

(二)护理评估

1.健康史 详细了解受伤史,包括原因、时间、部位、姿势、经过、致伤物性质,就诊前采取的急救措施、急救效果,以及既往健康状况等。

2.身体状况

(1)血尿:肾损伤患者常有血尿。肾挫伤时血尿轻微,肾部分裂伤、肾全层裂伤时则呈大量肉眼血尿,形成的血块可阻塞尿路。血块阻塞输尿管、肾盂或输尿管断裂、肾蒂血管断裂时,血尿不明显。

(2)休克:严重肾裂伤、肾蒂裂伤或合并其他脏器损伤时,易发生休克而危及生命。

(3)疼痛:肾包膜下血肿、肾周围软组织损伤、出血或尿外渗引起患侧腰、腹部疼痛。尿液、血液渗入腹腔或伴有腹部器官损伤时,可出现全腹疼痛和腹膜刺激征。血块通过输尿管时发生绞痛。

（4）腰腹部肿块：血液、尿液渗入肾周围组织可使局部肿胀，形成肿块，有明显触痛和肌紧张。

（5）发热：血肿、尿外渗吸收可致发热，但多为低热。如继发感染，形成肾周围脓肿或化脓性腹膜炎，可出现高热、寒战等全身感染中毒症状，重者并发感染性休克。

3.心理－社会状况　由于突发的暴力致伤，或因损伤出现大量血尿、疼痛等表现，患者常有焦虑、恐惧的心理状态改变。此外，应了解患者亲属的心理状态，对患者伤情的认知程度，对治疗和护理的配合程度等。

4.辅助检查

（1）实验室检查。

①尿常规检查：了解尿中有无大量红细胞、白细胞。

②血常规检查：了解有无血液稀释、感染迹象。

（2）影像学检查。

①B超：能提示肾损害的程度，包膜下血肿、肾周围血肿及尿外渗情况。

②X线平片检查：肾区阴影增大，提示有肾周围血肿可能。

③CT：可清晰显示肾皮质裂伤、尿外渗和血肿范围。

④排泄性尿路造影：可评价肾损伤的程度和范围。

⑤肾血管造影：可显示肾实质和肾动脉损伤情况。

5.治疗原则

（1）急救处理：有大出血、休克的患者应迅速抢救。建立静脉通道快速输液、输血。若有呼吸、心跳骤停则迅速行心肺复苏，同时密切观察病情变化，做好术前准备。

（2）非手术治疗：适用于肾挫伤或部分肾裂伤的患者，包括绝对卧床休息，密切观察生命体征、腰部肿块、尿液变化，及时补充血容量，应用广谱抗生素以预防感染，使用止痛剂、镇静剂和止血剂等。

（3）手术治疗：开放性损伤行清创、缝合及引流并探查腹部脏器有无损伤。闭合性损伤依具体情况不同可选择肾修补术、肾部分切除术、肾切除术。

（三）护理诊断及合作性问题

1.组织灌注量改变　与肾损伤或同时合并其他器官损伤引起大出血有关。

2.疼痛　与损伤后局部肿胀、尿外渗有关。

3.血尿　与肾损伤有关。

4.焦虑　与对治疗效果及预后缺乏了解有关。

5.潜在并发症　有发生感染、压疮、尿道狭窄的危险。

（四）护理目标

1.预防或纠正休克。

2.减轻疼痛。

3.血尿逐渐消退。

4.焦虑减轻或消除。

5.卧床期间患者生活需要得到满足，无感染、压疮等并发症发生。

（五）护理措施

1.休息　绝对卧床休息2～4周，即使血尿消失，仍需继续卧床休息一周；过早离床活动，有可能再度发生出血。

2.病情观察

(1)密切观察患者生命体征、血尿、腰腹部肿块、腹膜刺激征等变化;

(2)动态观察血尿的变化,每2~4h留取尿液观察血尿颜色变化,若颜色逐渐加深,说明出血加重;

(3)定时检测血红蛋白和血细胞比容,以了解出血情况及其变化;

(4)定时观察体温和血白细胞计数,以判断有无继发感染。

3.治疗配合　及时输液,遵医嘱补充血容量,预防休克,应用止血剂、止痛剂、镇静剂,并防治感染。

4.有手术指征者,在防治休克的同时积极进行术前准备。

5.加强基础护理,预防压疮发生,早期或病情不允许翻身者,应经常按摩骨突出受压处,但患侧腰部禁忌按摩,随着病情的好转可逐渐增加翻身次数。

(六)护理评价

1.患者的焦虑状态是否减轻,情绪是否稳定。

2.患者生命体征是否平稳,组织灌流量是否正常。

3.患者肾损伤及术后伤口愈合情况,有无感染、压疮发生。

(七)健康指导

1.非手术治疗患者,告知绝对卧床2~4周以及观察血尿、腰部肿块、腹痛的重要性。

2.介绍肾损伤基本知识。

3.说明卧床期间保护皮肤完整性的意义。

4.说明出院后3个月避免重体力劳动或竞技运动的意义。

二、膀胱损伤

膀胱损伤是指膀胱在外力作用时发生膀胱壁层的破裂,引起膀胱腔完整性破坏,血尿外渗。膀胱空虚时位于骨盆深处,很少损伤,膀胱充盈时壁紧张而薄易遭受损伤。

(一)病因与发病机制

1.病因

(1)开放性损伤:多由弹片、子弹或锐器贯通所致,常合并其他脏器损伤,如直肠、阴道损伤,形成腹壁尿瘘、膀胱直肠瘘或膀胱阴道瘘等。

(2)闭合性损伤:膀胱损伤处不与体表相通,常由直接或间接暴力引起。产程过长,膀胱壁被压在胎头与耻骨联合之间引起缺血性坏死,可导致膀胱阴道瘘。医源性损伤(如膀胱镜检查或治疗)、盆腔手术、腹股沟疝修补术、阴道手术等可伤及膀胱,多为闭合性。

2.病理

(1)挫伤:仅伤及膀胱黏膜或肌层,膀胱壁未穿破,局部出血或形成血肿,无尿外渗,可发生血尿。

(2)膀胱破裂:分为腹膜外型与腹膜内型两类(图6-2)。

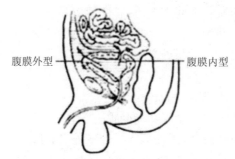

腹膜外型　　　　　　　　　　腹膜内型

图6-2　膀胱破裂

①腹膜内型:膀胱壁破裂伴腹膜破裂,常发生在有腹膜覆盖的膀胱顶部,膀胱与腹腔相通,尿液流入腹腔,形成尿性腹膜炎。

②腹膜外型:膀胱壁破裂,但腹膜完整,如外伤性骨盆骨折刺破膀胱前壁或顶部,尿液外渗到盆腔内膀胱周围组织及耻骨后间隙。

(二)护理评估

1.健康史　了解患者的受伤史,受伤时膀胱是否充盈,是否有骨盆骨折,有无膀胱镜检查及既往健康史。

2.身体状况

(1)休克:骨盆骨折引起剧痛、大出血,膀胱破裂致尿外渗及腹膜炎,常发生休克。

(2)腹痛:腹膜外型膀胱破裂时,尿外渗及血液进入盆腔及腹膜后间隙引起下腹部疼痛,可有压痛及腹肌紧张,直肠指检有触痛,可触及肿物。腹膜内型,尿液流入腹腔而引起急性腹膜炎症状,并有移动性浊音。

(3)血尿和排尿困难:膀胱轻度损伤时仅有少量血尿;膀胱壁全层破裂时由于尿外渗到膀胱周围或腹腔内,患者可有尿意,但不能排尿或仅排出少量血尿。

(4)尿瘘:开放性损伤时,因体表伤口与膀胱相通而漏尿。若与直肠、阴道相通,则经肛门、阴道漏尿。闭合性损伤在尿外渗继发感染破溃后,可形成尿瘘。

3.心理-社会状况　因膀胱损伤多为重大伤害事故所致,加上损伤后的疼痛、大出血、合并骨盆骨折等,患者及家属多有恐惧心理。

4.辅助检查

(1)实验室检查:尿常规可见肉眼血尿,镜下红细胞满视野。

(2)影像学检查:X线平片可显示骨盆骨折,膀胱造影可见造影剂猶至膀胱外。B超能提示破裂口及腹腔有无液体。

(3)特殊检查:导尿及测漏试验,膀胱破裂时,试插导尿管可顺利插入膀胱,引流出少量血尿。经导尿管注入无菌生理盐水200mL至膀胱,引流出的量明显多于或少于注入量提示膀胱破裂。

5.治疗原则

(1)紧急处理:对严重损伤、出血导致休克者,积极行抗休克治疗,如输液、输血、止痛及镇静。尽早使用广谱抗生素预防感染。

(2)保守治疗:膀胱挫伤或仅有少量尿外渗的膀胱破裂,症状轻。可留置导尿管持续引流尿液7~10天,并保持引流通畅,使用抗生素预防感染,即可痊愈。

(3)手术治疗:膀胱破裂伴有出血和尿外渗,须在休克纠正后尽早手术,清除并充分引流外渗尿液,修补膀胱缺损,作耻骨上膀胱造瘘,预防感染。

(三)护理诊断及合作性问题

1.组织灌注量改变　与损伤后尿外渗、出血有关。

2.疼痛　与损伤有关。

3.焦虑/恐惧　与损伤、休克等有关。

4.排尿异常　与膀胱破裂导致排尿功能受损有关。

5.有感染的危险　与膀胱破裂,尿液流入腹腔或外渗到膀胱周围组织有关。

(四)护理目标

1.预防和纠正休克。

2.减轻患者的疼痛与不适。

3.患者焦虑/恐惧减轻

4.保持留置导尿管通畅。

5.预防感染或感染得到控制。

(五)护理措施

1.非手术治疗及手术前患者的护理

(1)有休克等生命危险者,应先行抗休克等抢救措施。

(2)密切观察患者的生命体征和腹部症状与体征变化。

(3)留置导尿管并做好导尿管的护理。

(4)遵医嘱使用抗生素。

(5)积极做好术前准备。

2.手术后患者的护理　同一般腹部手术后患者的护理,但应特别注意如下几项。

(1)留置导尿管:定时观察,保持引流通畅,防止逆行感染;定时清洁、消毒尿道外口;鼓励患者多饮水;每周行尿常规化验及培养一次;遵医嘱 8～10 天后拔除导尿管。

(2)尿外渗切开引流的护理:对有尿外渗行多处切开引流的患者,应观察引流情况,若敷料浸湿或污染者应及时更换。

(3)膀胱造瘘管的护理:①妥善固定、定时观察、保持引流通畅,若有堵塞,可用无菌生理盐水冲洗;②保护造瘘口周围皮肤,保持敷料清洁、干燥,如每日用消毒棉球擦拭尿道外口及尿道外口处的导尿管两次;③遵医嘱定时用无菌生理盐水低压冲洗膀胱;④拔管时间一般为 10 天左右,但拔管前需先夹闭此管,待患者排尿情况良好后再拔除膀胱造瘘管,拔管后造瘘口适当堵塞纱布并覆盖。

(六)护理评价

1.患者焦虑/恐惧是否减轻。

2.患者组织灌注是否正常,生命体征是否平稳。

3.患者伤口及膀胱破口愈合情况,尿外渗引流吸收情况。

4.体温和白细胞计数是否正常,伤口有无感染。

5.患者排尿异常状态是否得到纠正。

(七)健康指导

向患者说明如下情况。

1.多饮水的目的。

2.膀胱损伤的情况,注意与护理人员配合。

3.留置导尿管、防止导尿管脱落及保持引流通畅的意义。

4.拔除留置导尿管前夹闭导尿管以训练排尿的意义。

三、尿道损伤

男性尿道以尿生殖膈为界,分为前、后两段,前尿道包括球部和阴茎部,后尿道包括前列腺部和膜部。前尿道损伤多发生在球部,后尿道损伤多见于膜部,早期处理不当,常发生尿道狭窄、尿瘘等并发症。

(一)病因与发病机制

1.病因

(1)开放性损伤:多因弹片、锐器伤所致,常伴有阴茎、阴囊、会阴部贯通伤。

(2)闭合性损伤:常因外来暴力所致,多为挫伤或撕裂伤。会阴部骑跨伤,常引起尿道球部损伤;骨盆骨折可引起膜部尿道撕裂或撕断;经尿道器械操作不当也可引起球膜部交界处尿道损伤。

2.病理

(1)尿道挫伤:尿道内层损伤,阴茎筋膜完整,可引起水肿和出血,常自愈。

(2)尿道裂伤:尿道壁部分全层破裂,引起尿道周围血肿和尿外渗,愈合后在此处可引起瘢痕性尿道狭窄。

(3)尿道断裂:尿道完全离断,断端退缩、分离,血肿和尿外渗明显,可发生尿潴留。

(4)尿外渗:①尿道球部损伤时,尿液、血液渗入会阴部,使会阴、阴茎、阴囊、下腹部肿胀、淤血,若延误治疗,可发生广泛的皮肤及皮下组织坏死、感染及脓毒血症;②骨盆骨折致尿道膜部断裂时,骨折端和盆腔血管丛的损伤可引起大出血,尿液沿前列腺尖处而外渗至耻骨后间隙和膀胱周围,若同时有耻骨前列腺韧带撕裂,则前列腺向后上方移位(图6-3)。

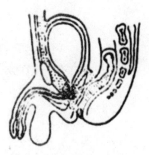 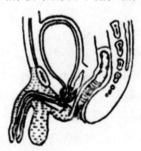 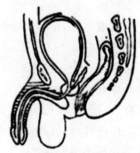

(a) 后尿道撕裂,尿外　　　(b) 尿道球部破裂,尿外渗于会阴　　　(c) 尿道海绵体部破裂,
　渗于腹膜外间隙　　　　　浅部,向上扩展到前腹部　　　　尿外渗于阴茎

图6-3 尿道损伤尿外渗范围

(二)护理评估

1.健康史 了解患者的受伤史,是否有骨盆骨折和(或)会阴部骑跨伤的病史,有无器械检查等医源性损伤的病史。

2.身体状况

(1)疼痛:前尿道损伤,受伤处肿胀、疼痛,排尿时加重;后尿道损伤时有下腹痛、下腹肌肉紧张,并有压痛,伴骨盆骨折者,移动时疼痛加剧。

（2）尿道出血和血尿：前尿道破裂时可出现尿道滴血、流血，有时出血较严重；后尿道损伤排尿时，发现初血尿或终末滴血。

（3）排尿困难与尿潴留：尿道挫裂伤时因疼痛导致括约肌痉挛，出现排尿困难；尿道完全断裂时，伤后不能排尿，可发生急性尿潴留。

（4）尿外渗：尿道全层断裂后若用力排尿会引起尿外渗至会阴、阴囊、阴茎和下腹壁。如不及时引流易继发感染和组织坏死，严重的出现脓毒血症。尿道球部损伤时，尿渗入会阴浅袋，可致会阴、阴囊、阴茎和下腹壁肿胀、淤血。后尿道损伤，尿外渗至腹膜外膀胱周围。若发生尿生殖膈撕裂，也可出现会阴、阴囊部水肿和尿外渗。

（5）休克：后尿道损伤常伴有骨盆骨折，可导致失血性休克。

（6）血肿与淤斑：前尿道球部损伤，常出现会阴部肿胀、淤斑、皮下血肿。

3.心理－社会状况　尿道损伤后因排尿困难、尿道口滴血、尿道狭窄等，患者常出现焦虑、恐惧、忧虑等心理障碍。

4.辅助检查

（1）X线：X线平片可了解有无骨盆骨折，X线造影可了解损伤部位、程度及有无尿外渗。

（2）直肠指检：可判断有无膀胱周围血肿及有无直肠损伤。

5.治疗要点　解除尿潴留；引流尿外渗；手术恢复尿道的连续性；防治休克和感染；定期扩张尿道以防治尿道狭窄。

（三）护理诊断及合作性问题

1.有感染的危险　与损伤后所致尿外渗、血肿有关。

2.疼痛　与损伤、尿外渗及排尿困难有关。

3.尿潴留　与尿道括约肌痉挛、水肿，尿道断裂有关。

（四）护理目标

1.预防感染。

2.缓解疼痛。

3.保持留置导尿管或膀胱造瘘管引流通畅。

（五）护理措施

1.密切观察　伤后及术后每1～2h测量血压、脉搏、呼吸一次，并注意有无休克发生。

2.保证输血、输液通畅，补充血容量。

3.镇静、止痛，减轻患者痛苦，保证其休息，以利于恢复。

4.能经口进食者，鼓励多饮水，进食高热量、高蛋白饮食。

5.观察及预防感染发生

（1）观察体温及白细胞变化，及时发现感染征象；

（2）带有留置导尿管者，应每日用0.1%苯扎溴铵溶液消毒尿道口及周围皮肤2次，无膀胱破裂及膀胱穿刺造瘘者，每日冲洗膀胱1～2次，以预防泌尿系感染；

（3）尿外渗多处切开引流者应观察引流物的量、色、性状、气味，敷料渗湿情况，保持手术切口清洁干燥，及时发现异常，积极处理，预防感染发生。保持大便通畅，避免污染创面。

6.做好引流管的护理，定期扩张尿道。

（六）护理评价

患者疼痛及不适感减轻或消失；尿道恢复正常；焦虑减轻，情绪稳定，能安静休息。

(七)健康指导

1.说明术后卧床、进食、活动、骨盆骨折患者长时间卧床等的注意事项。

2.介绍留置导尿管及膀胱造瘘的意义。

3.说明后期尿道扩张的意义。

(杨力敏)

第六节　泌尿系结石

泌尿系结石又称为尿路结石或尿石症,是泌尿外科最常见的疾病之一,男性多于女性,约3:1。尿路结石包括肾结石、输尿管结石、膀胱结石、尿道结石,按结石所在位置不同分为上尿路结石和下尿路结石。上尿路结石是指肾结石和输尿管结石,下尿路结石包括膀胱结石和尿道结石。临床上以上尿路结石多见(图6-4)。近年来,随着体外冲击波碎石方法及内镜技术的应用,尿路结石的治疗方法有了很大的进展,90%左右的结石可不采用传统的开放手术治疗。

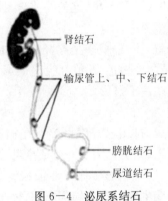

肾结石

输尿管上、中、下结石

膀胱结石

尿道结石

图6-4　泌尿系结石

一、病因与发病机制

尿路结石的病因极为复杂,机制尚未完全阐明。有许多因素影响尿路结石的形成,尿中形成结石晶体的盐类呈超饱和状态、抑制晶体形成物质不足和核基质的存在是结石形成的主要因素。结石成分有草酸钙、磷酸钙、磷酸镁铵、尿酸、胱氨酸等。上尿路结石以草酸钙结石多见,膀胱结石及尿道结石以磷酸镁铵结石多见。

(一)尿路结石形成的原因

1.流行病学因素　流行病学因素包括年龄、性别、职业、饮食成分和结构、水分摄入量、气候、代谢和遗传性疾病等因素。尿路结石好发于25～40岁人群。男性发病年龄高峰为35岁。女性有两个发病年龄高峰,即30岁及55岁。某些人群发病率相对较高,如高温作业人员、飞行员、海员、外科医生等。饮食中动物蛋白过多、精制糖多、纤维少者,上尿路结石发病率高。原发性膀胱结石多见于男孩,与营养不良和低蛋白饮食有关。热带、干燥地区或水质含钙高,尿路结石发病率高。

2.局部因素

(1)尿液淤滞:肾盂输尿管交界处狭窄、前列腺增生等可引起机械性梗阻,肾下垂可引起尿动力学改变,使尿液淤滞而产生结石。正常情况下,尿中不断有晶体甚至微结石形成,梗阻使尿液滞留于尿路,进一步发展成结石。

(2)尿路感染:泌尿系感染时,脓块、细菌、坏死组织可以形成结石的核心而逐渐形成结石。

(3)尿路异物:进入尿路的异物(如植物性、金属性、矿物性物质等)均可诱发结石。最常见的如长期留置导尿管、不吸收缝线等,可成为核心先被黏蛋白附着,然后结石盐沉积而逐渐形成结石。异物还能继发感染而诱发结石。

3.尿液因素

(1)尿液中形成结石的物质增多,尿液中钙、草酸、尿酸量增加。如长期卧床,特发性高尿钙症、甲状旁腺功能亢进症等均可使尿钙增加;痛风、使用抗结核药物或抗肿瘤药物、慢性腹泻可使尿酸排出增加。

(2)尿 pH 值改变:尿酸结石或胱氨酸结石易在酸性尿中形成,而磷酸钙及磷酸镁铵结石易在碱性尿液中形成。

(3)尿液浓缩:尿量减少至尿液浓缩时,尿中盐类和有机物质的浓度增高。

(4)尿中抑制晶体形成的物质含量减少:尿液中枸橼酸、焦磷酸盐、酸性黏多糖、镁离子、蛋白多糖、微量元素等可抑制晶体形成和聚集,这类物质含量减少时可促进结石形成。

(二)尿路结石的成分及性质

草酸盐结石最常见,质硬,粗糙,不规则,多呈桑葚状,棕褐色,X 线片可显影。磷酸钙、磷酸镁铵结石易碎,粗糙,灰白色、黄色或棕色,X 线片上呈层影,多形成鹿角状结石。尿酸结石及胱氨酸结石表面光滑,质硬,X 线片不显影。

(三)病理生理

尿路结石多在肾和膀胱内形成,排出过程中可停留在输尿管和尿道,形成输尿管结石和尿道结石。肾结石在肾内逐渐增大,充满肾盂及部分或全部肾盏,形成鹿角形结石(图 6-5),可继发感染,亦可无任何症状。输尿管结石多停留在输尿管的三个生理性狭窄处,以输尿管下 1/3 处最多见。结石的病理改变主要表现为局部损伤、梗阻和感染,三者互为因果,加重泌尿系损伤。泌尿系各部位的结石都能造成梗阻,导致结石以上部位积水。结石引起的梗阻,大部分属于不全梗阻。较大的结石或表面粗糙的结石可损伤尿道黏膜,损伤后易并发感染。若持续时间长,可引起黏膜充血、水肿,息肉形成,加重梗阻,长期慢性刺激可发生癌变。

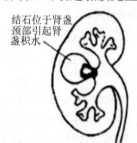
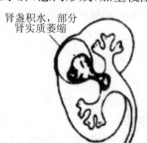
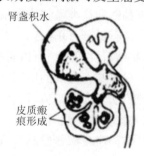

图 6-5 典型鹿角形结石的形成

二、上尿路结石

(一)护理评估

1.健康史 了解患者的生活环境、平时饮食饮水情况,有无尿路梗阻、感染和异物史。有无血尿史、排石史、肾绞痛史;有无甲状旁腺功能亢进症、痛风、长期卧床史;有无长期用药史,如长期使用维生素 C、维生素 D 及水杨酸等药物。

2.身体状况　上尿路结石多见于男性青壮年,好发于 21～50 岁人群。以单侧多见,约占90%。主要表现为与活动有关的肾区疼痛和血尿。其程度与结石的部位、大小、活动及有无损伤、感染、梗阻等有关。极少数患者可长期无自觉症状,直到出现泌尿系感染或积水时才发现。

(1)疼痛:结石大、移动小的肾盂,肾盏结石可引起上腹部和腰部钝痛。结石活动或引起输尿管完全梗阻时出现刀割样肾绞痛,呈阵发性腰部或上腹部剧痛,沿输尿管走行方向放射至下腹部、外阴及同侧大腿内侧,疼痛剧烈,患者辗转不安,面色苍白甚至休克。疼痛时间可持续数分钟至数小时不等,间歇期可无任何症状,可伴有肾区叩击痛。结石位于输尿管膀胱壁段和输尿管口处或合并感染时可有膀胱刺激症状,男性患者有尿道和阴茎头部放射痛。

(2)血尿:患者活动或绞痛后出现肉眼或镜下血尿,以后者常见。有些患者以活动后出现镜下血尿为其唯一表现。

(3)其他表现:上尿路结石可引起梗阻、肾积水,造成急性肾功能不全。合并急性感染时,腰痛加重,并可出现寒战、高热、膀胱刺激征和脓尿。输尿管末端结石也可出现膀胱刺激征。小儿的上尿路结石以尿路感染为重要表现。

3.心理－社会状况　因反复出现血尿、肾绞痛,患者常烦躁、恐惧和焦虑。

4.辅助检查

(1)实验室检查:尿常规检查可有镜下血尿,有时可见较多的白细胞或结晶。酌情测定肾功能、血钙、血磷、肌酐、碱性磷酸酶、尿酸和蛋白以及 24h 尿的尿钙、尿磷、尿酸、草酸、肌酐,必要时做钙负荷试验及尿细菌培养等。

(2)影像学检查:具体如下。

X 线:泌尿系平片可显示多数结石。

B 超:能发现平片不能显示的小结石和透 X 线结石,还能显示肾结构改变和肾积水等。

排泄性尿路造影:可显示结石所致的尿路形态和肾功能改变,有无引起结石的局部因素。

逆行肾盂造影:仅适用于其他方法不能确诊时。

肾图:可判断泌尿系梗阻程度及双侧肾功能。

(3)输尿管肾镜检查:适用于其他方法不能确诊或同时进行治疗时。

5.处理原则　根据患者的全身情况,结石大小、数目、位置、成分,有无梗阻、感染、肾积水,肾实质损害程度来综合考虑制订治疗方案。

(1)非手术治疗:适用于结石直径小于 0.6cm,表面光滑,无尿路梗阻、感染者。可采用解痉、止痛、利尿、中药排石等综合治疗方案。

①肾绞痛治疗:肌内注射哌替啶 50mg,或并用异丙嗪 25mg,症状无缓解时每 4h 可重复一次。轻者可给予山莨菪碱(654-2)、硝苯地平、吲哚美辛、黄体酮,双氯芬酸钠栓剂纳肛,针灸止痛。

②大量饮水,增加尿量,促进结石排出:保持每天饮水量在 3000mL 以上,尤其在睡前及半夜也应饮水,以保持夜间尿液呈稀释状态,有利于减少晶体形成。

③适当运动:采用跑步、跳跃、跳绳、上下楼梯、打球、骑车等。

④饮食调节:少食含钙及草酸成分丰富的食物,多食富含纤维素类食物。

⑤控制感染:可根据尿细菌培养结果选用针对性抗生素。

⑥调节尿液 pH 值:尿酸及胱氨酸结石可服用碱化尿液的药物,如枸橼酸钾、碳酸氢钠。口服氯化铵酸化尿液,有利于防止感染性结石形成。

⑦中药排石:如口服排石冲剂等。

(2)体外冲击波碎石(ESWL):此方法安全、有效。通过 X 线、B 型超声对结石进行定位,利用体外冲击波聚焦后击碎体内的结石,然后随尿液排出体外。此方法最适宜于直径小于2.5cm的结石。

(3)手术治疗:分为两种。

①非开放手术治疗:包括输尿管肾镜取石或碎石术、经皮肾镜取石或碎石术。

②开放手术治疗:当以上的治疗方法无效,则需考虑开放手术治疗。手术方法有输尿管切开取石术、肾盂切开或肾窦内肾盂切开取石术、肾部分切除术和肾切除术等。

(二)护理诊断及合作性问题

1.疼痛　与结石刺激引起的炎症损伤及平滑肌痉挛有关。

2.血尿　与结石粗糙,损伤肾及输尿管黏膜有关。

3.焦虑　与结石引起的绞痛及肾功能的减退、病情反复有关。

4.有感染的危险　与结石梗阻、尿液淤积和侵入性诊疗有关。

5.知识缺乏　缺乏有关病因和预防复发的知识。

(三)护理目标

1.减轻疼痛。

2.血尿减轻或消失。

3.稳定患者情绪,减轻焦虑。

4.感染的危险性下降或未发生感染。

5.患者能说出形成尿路结石的致病因素、预防结石复发的方法。

(四)护理措施

1.非手术治疗的护理

(1)肾绞痛的护理:发作期患者应卧床休息,遵医嘱立即用药物止痛,病情较重者应输液治疗。

(2)促进排石:鼓励患者大量饮水,在病情允许的情况下,适当做一些跳跃或其他体育运动,改变体位,以增强患者代谢,促进结石排出。

(3)病情观察:每次排尿于玻璃瓶或金属盆内,观察尿液内是否有结石排出。同时观察有无血尿及尿路感染等。

2.体外冲击波碎石的护理

(1)术前护理

1)心理护理:向患者讲明该方法简单、安全、有效、可重复治疗,以解除患者恐惧心理,争取其主动配合,治疗中患者不能随意移动体位。

2)术前准备:术前 3 天忌食易产气食物,术前 1 日服缓泻剂,术日晨禁饮、禁食。

(2)术后护理

1)病情观察:①严密观察和记录碎石后排尿及排石情况;②用纱布过滤尿液,收集结石碎渣作成分分析;③定时行腹部平片检查,以观察结石排出情况。

2)一般护理:若患者无不良反应,可正常进食并多饮水,以增加尿量的排出。若患者无不适,可适当活动,经常变换体位,以增加输尿管蠕动,促进碎石排出。肾下盏结石可采用头低位,并叩击背部加速排石。巨大肾结石碎石后,为预防因输尿管堵塞引起的"石街"和继发感染,从而导致肾功能改变,应采用患侧卧位,以利于结石随尿液排出。

3)淡红色血尿一般可自行消失。若需再次治疗,间隔时间不少于 1 周。

3.手术患者的护理

(1)术前护理

1)术前准备:输尿管结石患者进入手术室前需再次行腹部平片定位。注意继发性结石或老年患者的全身情况和原发病的护理。

2)心理护理:关心体贴患者,帮助患者解除思想顾虑,消除恐惧心理。

(2)术后护理

1)病情观察:严密观察和记录尿液颜色、量及患侧肾功能情况。

2)一般护理:①肾实质切开者,应卧床休息 2 周。上尿路术后,取侧卧位或半卧位以利引流。②输液和饮食:肠功能恢复后,可进食。鼓励患者多饮水,每日 3000~4000mL,血压稳定者应用利尿剂,增加尿量,以便冲洗尿路和改善肾功能。

3)引流管的护理:见肾损伤中引流管的护理。

(五)护理评价

1.患者的疼痛程度是否减轻或消失,有无痛苦表情。

2.体液是否正常,尿量以及肾功能恢复情况。

3.有无感染的征象,有无体温升高及白细胞计数增高。

4.是否已掌握尿路结石的致病因素,预防复发的方法。

(六)健康指导

1.向患者说明大量饮水增加尿量的意义,尽早解除尿路梗阻、感染、异物等因素,可减少结石形成。

2.说明调节饮食可预防结石。例如:含钙结石患者,宜食用富含膳食纤维的食物,限制牛奶、奶制品、豆制品等含钙量高的食物,浓茶、菠菜、番茄、土豆、芦笋等含草酸量高的食物;尿酸结石患者,不宜食用含嘌呤高的食物,如动物内脏。

3.说明采用药物可降低有害成分,碱化或酸化尿液可预防结石复发。如维生素 B_6 有助于减少尿中草酸含量,氧化镁可增加尿中草酸溶解度;枸橼酸钾、碳酸氢钠等可使尿 pH 值保持在 6.5~7 以上,预防尿酸和胱氨酸结石。口服别嘌醇可减少尿酸形成,对含钙结石有抑制作用。口服氯化铵使尿液酸化,有利于防止感染性结石的发生。

4.说明长期卧床者,必须进行适当功能锻炼,甲状旁腺功能亢进症者必须摘除腺瘤或增生组织,以防止骨脱钙,减少尿钙排出。

5.定期复查 治疗后定期行尿常规检查、X 线、B 超等检查,观察有无复发、残余结石情况。若出现腰痛、血尿等症状,及时就诊。

三、膀胱结石

膀胱结石分原发性和继发性两种。原发性膀胱结石多见于儿童,营养不良、低蛋白饮食是发病的主要原因,在我国经济欠发达地区仍可见到。继发性膀胱结石常见于膀胱出口堵塞、膀胱憩室、异物和肾结石排入膀胱,以 50 岁以上的男性老年人多见。结石可直接损伤膀胱黏膜,引起出血、感染,长期慢性刺激可导致癌变。

（一）护理评估

1.健康史　了解患者的生活环境、平时饮食和饮水情况;有无尿路梗阻、感染和异物史,有无上尿路结石、血尿史、排石史、肾绞痛史;有无前列腺增生、膀胱憩室、膀胱异物等。

2.身体状况　典型症状为排尿突然中断,疼痛常放射至阴茎头部和远端,伴排尿困难和尿频、尿急、尿痛等膀胱刺激症状,小孩常用手搓拉阴茎,改变体位后症状消失又能继续排尿。

3.辅助检查　X 线片能显示绝大多数结石;B 超检查能显示声影;膀胱镜检查用于上述方法不能确诊时,可直视结石。

4.治疗原则　多数结石可经碎石后排出(图 6－6)。过大、过硬或有膀胱憩室时宜采用耻骨上膀胱切开取石。

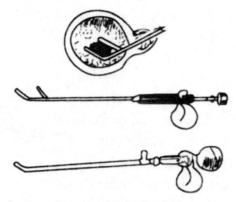

图 6－6　膀胱结石碎石术

（二）护理诊断及合作性问题

1.血尿　与结石损伤膀胱黏膜有关。

2.疼痛　与结石梗阻或感染有关。

3.有感染的危险　与结石刺激有关。

4.知识缺乏　缺乏有关病因和预防复发的知识。

（三）护理目标

1.血尿减轻或消失。

2.疼痛缓解。

3.预防尿路感染。

4.患者知道形成尿路结石的因素、预防结石复发的方法。

（四）护理措施

1.碎石术后观察碎石并记录碎石后排尿和排石情况,必要时收集保存。

2.膀胱、尿道机械操作后易出血,注意观察出血的量,尿的颜色、性状等。并观察下腹部情况,注意有无膀胱穿孔症状。

3.耻骨上膀胱切开取石术后护理。

(1)切口护理:保持切口清洁干燥,敷料被浸湿时要及时更换。

(2)预防感染:嘱患者多饮水,并遵医嘱适量应用抗生素以预防切口感染和尿路感染。

(3)遵医嘱适当应用止痛剂。

（4）做好留置导尿管的护理。

（五）护理评价

1.患者疼痛感是否消失或减轻，有无痛苦表情。

2.患者排尿形态或功能是否正常。

3.患者是否出现并发症，如出现是否及时发现和处理。

（六）健康指导

1.向患者及家属说明大量饮水增加尿量的意义，尽早解除尿路梗阻、感染、异物等因素，可减少结石形成。

2.告知调节饮食、增加蛋白质摄入、使营养均衡等预防结石的方法。

3.对手术患者宣传手术的目的、术式及放置引流管、卧床、活动等知识。

四、胆道结石

（一）护理评估

尿道结石绝大多数来自肾结石或膀胱结石，多见于男性，结石可直接损伤尿道引起出血，并引起梗阻和感染。尿道结石的典型症状是排尿困难，点滴状排尿伴尿痛，重者可发生排尿困难。前尿道结石可沿尿道扪及，后尿道结石经直肠指检可触及。经 B 超、X 线检查或膀胱镜检、尿道探子容易诊断。前尿道结石一般可采取非手术治疗。后尿道结石，在麻醉下用尿道探条将结石轻轻推入膀胱，再按膀胱结石处理。

（二）护理诊断及合作性问题

1.疼痛　与结石刺激引起的炎症、损伤及平滑肌痉挛有关。

2.有感染的危险　与结石直接损伤和侵入性诊疗有关。

（三）护理目标

1.疼痛缓解。

2.预防尿路感染。

（四）护理措施

嘱患者多饮水，并遵医嘱适量应用抗生素预防尿路感染，适当应用止痛剂；后尿道结石，在将结石推入膀胱后，护理同膀胱结石。

（五）护理评价

1.患者疼痛是否消失或减轻。

2.患者排尿型态或功能是否正常。

3.无感染等并发症。

（六）健康指导

调节饮食，多饮水，积极预防上尿道结石和膀胱结石，控制并发症。

（杨力敏）

第七节　泌尿及男性生殖系统结核

泌尿系统结核的起源是肾，绝大多数是由肺结核经血行播散引起的。肾结核继发输尿管、膀胱、尿道感染，含有结核杆菌的尿液又可经射精管和前列腺导管感染男性生殖系统。男性生殖系统结核也可经血行播散引起。因此,既要把泌尿、男性生殖系统结核看作全身结核的一部分,又要把泌尿、男性生殖系统某一个器官的结核看作整个结核的一部分。

一、肾结核

肾结核多发生在 20～40 岁的青壮年,约占 70%,男性多于女性。近年来,平均发病年龄有上升的趋势,老年患者增多。由于肺结核经血行播散引起肾结核需要 3～10 年以上的时间,因此 10 岁以下的小儿很少发生。

（一）病因

肾结核是由肺结核、消化系统结核或骨关节结核病灶中的结核杆菌经血行播散至肾脏所致。

（二）病理生理

原发病灶的结核杆菌经血行播散至肾脏,主要停留在肾小球的毛细血管丛中,形成微结核病灶,若人体免疫状况良好,可自愈而不出现症状,也不易被发现,临床上称为隐性肾结核。相反,若人体免疫能力较低,病灶不愈合,则发展为肾髓质结核,出现临床症状,严重影响患者身心健康,即称临床肾结核。其病变不能自愈,进行性发展,出现溃疡、干酪样坏死,并蔓延至肾盏,扩散累及全肾。肾结核如不及时治疗,结核杆菌随尿液下行,向输尿管、膀胱、尿道播散,也可蔓延至生殖系统(图 6－7)。因此,肾结核在泌尿、男性生殖系统结核中占有重要地位。根据临床资料显示,肾结核约 90% 为单侧病变,10% 为双侧病变。

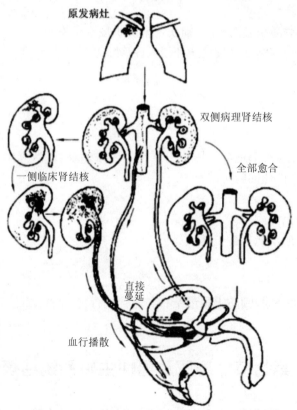

图 6－7　泌尿、男性生殖系结核感染的途径

（三）健康史

了解患者有无肺结核、骨关节结核、肠结核病史，有无其他疾病史；了解患者的体质、免疫力的高低等。

（四）身体状况

1. 膀胱刺激征 75%～80%的患者早期有尿频、尿急、尿痛等膀胱刺激症状。最初是由含有结核杆菌的脓尿刺激膀胱黏膜引起，当结核病变蔓延至膀胱，膀胱刺激症状加重，膀胱病变程度越重，膀胱刺激症状越明显。晚期若有膀胱挛缩，每日排尿次数可达数十次，甚至出现尿失禁。

2. 血尿 血尿是泌尿系统结核重要而常见的症状，较多患者因血尿就诊，有时肉眼血尿为首发症状，血尿主要来自膀胱，为终末血尿。

3. 脓尿 脓尿主要是由肾盂、肾盏黏膜被破坏后排出的干酪样物质以及结核性膀胱炎或溃疡所引起。尿液呈淘米水样，混有血液时呈脓血尿。

4. 肾区疼痛和肿物 肾结核一般无明显腰痛，病变影响到肾被膜，患侧肾破坏严重并继发感染，干酪样物质或血块堵塞输尿管时，可出现钝痛或绞痛；输尿管结核病变引起管腔堵塞，造成肾积水或肾积脓时，腰部出现肿块。

5. 全身症状 泌尿系统结核早期全身症状往往不明显。晚期或合并其他脏器活动性结核时，可出现消瘦、午后发热、盗汗、乏力、贫血、食欲减退和血沉加快等典型的结核病全身症状。病情严重者，可出现肾功能障碍症状，如水肿、贫血、恶心、呕吐、尿少或无尿等。

（五）心理－社会状况

结核病病程长，尤其发生血尿、脓尿或需要手术治疗时患者可出现焦虑、恐惧；由于结核病具有传染性，患者在与亲属及其他人交往中可能受到冷落，容易产生自卑等心理反应。

（六）辅助检查

1. 尿液检查 尿液呈酸性，有较多的红细胞和白细胞；尿液沉淀物涂片找抗酸杆菌，阳性率为50%～70%；尿结核杆菌培养阳性率较高，可达90%，结果较可靠，但费时较长（4～8周），且需要特殊培养。

2. 影像学检查 影像学检查包括X线、B超、CT、MRI等检查，对临床诊断、判断病变严重程度、确定治疗方案非常重要。

3. 膀胱镜检查 可观察膀胱黏膜有无充血、水肿，有无浅黄色的结核结节、结核性溃疡、肉芽肿等病变，必要时可取活组织检查以明确临床诊断。

（七）治疗原则

合理、按时行抗结核药物治疗、全身营养支持疗法，必要时手术，积极治疗晚期并发症。

（八）护理诊断及合作性问题

1. 营养失调 与病程长、食欲缺乏、机体消耗大等有关。

2. 焦虑 与病程长、久治不愈、担心预后、惧怕手术治疗有关。

3. 排尿形态异常 与结核性膀胱炎、膀胱挛缩有关。

4. 知识缺乏 缺乏有关疾病、用药及不良反应、康复等知识。

（九）护理目标

1. 维持足够的营养。

2. 稳定患者情绪。

3.维持正常的排尿形态。

4.患者能说出形成泌尿系统结核的致病因素、预防结核复发的方法,了解治疗时的注意事项。

(十)护理措施

1.非手术治疗患者的护理

(1)一般护理:鼓励患者进营养丰富、富含维生素的饮食,改善并纠正全身营养状况;多饮水,稀释尿液,以减轻脓尿对膀胱的刺激;保证休息,避免劳累,指导患者适当进行户外活动,以增强体质,提高免疫力。

(2)病情观察:因抗结核药物治疗时间长,应定期复查血常规、尿常规、血沉、X线尿路造影、B超及肝、肾功能,并了解有无听神经损害等。

(3)药物治疗的护理:遵医嘱指导患者服药,早期肾结核患者可通过系统、规律地服用抗结核药物而治愈。由于服药时间长等因素,患者往往不能坚持按时、足量地服药,以致影响治疗效果。因此,应指导并监督患者严格执行治疗方案。

(4)心理护理:体贴关心患者,向患者讲明长期全身治疗及手术的必要性和预后,鼓励患者树立能够治愈疾病的信心,主动配合治疗。

2.手术患者的护理

(1)手术前护理:泌尿系统结核手术前需较长时间服用抗结核药,如全肾切除术前需药物治疗至少2周以上,而部分切除术前则需服药3~6个月。检查器官功能,发现器官功能不全应予以纠正。加强营养,提高患者对手术的耐受力。临近手术前,做好术前常规护理。

(2)手术后护理:基本上与肾损伤术后护理相同,另外应注意有无并发症的发生。术后继续抗结核治疗3~6个月,以防复发。

(十一)护理评价

1.患者焦虑感是否减轻,情绪是否稳定。

2.排尿形态是否正常,有无膀胱刺激症状。

3.肾功能是否正常或有好转。

4.患者是否配合治疗并积极预防,有无并发症发生。

(十二)健康指导

1.耐心向患者讲解泌尿系统结核疾病病因、用药及康复等方面的知识,遵医嘱用药,用药要保持联合、规律,不可随意减量或停药。

2.指导患者加强营养,注意休息,避免劳累,坚持适当的户外活动。

3.告知患者避免焦虑情绪,保持愉快心情,良好的心理素质对结核病的治疗意义。

4.告知患者,用药期间需注意药物的不良反应,定期复查病情,复查尿常规和尿结核杆菌,复查肝、肾功能,测听力、视力等。

5.宣传结核病预防知识,鼓励和指导患者养成良好的卫生习惯。

二、男性生殖系统结核

男性生殖系统结核以20~40岁人群多见,包括前列腺结核、精囊结核、附睾结核。前列腺结核是男性生殖系统结核中最常见的一种,不易被发现。附睾结核容易被发现,临床上也较多见。

（一）病因与发病机制

1.前列腺、精囊结核 继发于肾结核，多由后尿道病灶蔓延而来。病理改变为结核结节、干酪样坏死、空洞和纤维化。

2.附睾结核 含结核杆菌的尿液经前列腺、精囊、输精管而感染附睾，病变从尾部开始，可蔓延至整个附睾，甚至扩散至睾丸。

（二）护理评估

1.身体状况

（1）前列腺、精囊结核：症状常不明显，偶感会阴、直肠内不适。病变严重者，表现为精液减少、脓血精、久婚不育。

（2）附睾结核：附睾发生无痛性硬结、生长缓慢，病变发展肿大可形成寒性脓肿，与阴囊皮肤粘连，破溃窦道经久不愈，流出稀黄色脓液。病变侧输精管变粗，有串珠状小结节。

2.治疗原则

（1）前列腺、精囊结核：多用抗结核药物治疗，尽可能去除泌尿系统结核病灶。

（2）附睾结核：病情稳定无脓肿者，经服用抗结核药物多可治愈。有脓肿或有窦道形成时，应用药物配合手术治疗。

（三）护理诊断及合作性问题

1.恐惧/焦虑 与病程长、影响生育功能有关。

2.有感染的危险 与机体抵抗力降低、置管引流等有关。

（四）护理措施

用药护理和用药指导同肾结核。脓肿形成切开引流时，注意无菌操作，预防感染；关心患者并介绍疾病有关知识，减轻其恐惧、焦虑，增强患者战胜疾病的信心；对生育年龄段的患者若继发不育时应积极寻找原因，并协助医生针对其原因采用多种治疗手段，争取使患者尽快恢复生育能力。

（杨力敏）

第八节 泌尿系统梗阻

一、概述

尿液在肾内形成，经过肾盏、肾盂、输尿管、膀胱和尿道排出体外。这些管道本身及其周围的许多疾病均可引起尿液排出障碍，形成泌尿系统梗阻，也称为尿路梗阻。梗阻如不及时解除终将导致肾积水、肾功能损害甚至肾功能衰竭。

（一）病因

病因包括泌尿系统本身或以外的一些病变或因素。不同部位的梗阻原因略有不同（图6—8）。

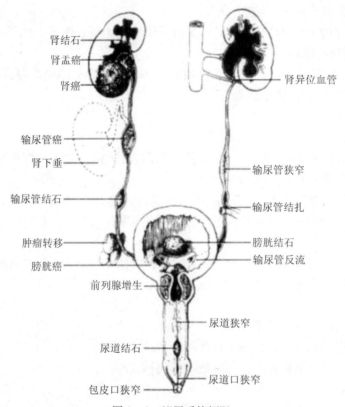

图 6—8　泌尿系统梗阻

1.**肾**　多是肾盂、输尿管部位的先天性疾病以及结石、结核、肿瘤等。

2.**输尿管**　除先天性疾病外,主要是结石梗阻。

3.**膀胱**　多为膀胱出口梗阻和膀胱调节功能障碍。

4.**尿道**　最常见是因炎症或损伤引起的尿道狭窄。

(二)病理生理

泌尿系统梗阻后,由于梗阻的部位和程度不同,尿路各器官的病理改变亦不相同,但基本病理改变是梗阻部位以上的尿路扩张。初期输尿管管壁肌增厚,收缩力增强,尚能克服梗阻;后期失去代偿能力,管壁变薄、肌萎缩和张力减退。膀胱以上部位的梗阻,短时间即可发生肾积水。梗阻发生在膀胱以下,初期有膀胱作缓冲,对肾的影响较小,后期因输尿管膀胱连接部活瓣作用丧失,尿液自膀胱逆流至输尿管,即可发生双侧肾积水。

随着泌尿系统持续梗阻,肾盂内高压、肾组织缺氧,可引起肾乳头、肾实质萎缩。急性完全梗阻时,只引起轻度肾盂扩张,肾实质很快萎缩,因此肾增大不明显。慢性不完全性或间歇性梗阻引起的肾积水可致肾实质变薄,肾盂容积增大,最后全肾可成为一个无功能的巨大水囊。

尿路梗阻后肾功能的变化主要表现为肾小球滤过率降低,肾血流量减少、尿生成能力和尿的酸化能力受损。梗阻后最常见的并发症是继发性感染,有细菌的尿液可经肾盏穹窿部裂隙和高度膨胀变薄的尿路上皮进入血液,发展为菌血症,感染既难以控制,又加速肾功能的损害。尿路结石则是梗阻的另一个常见并发症,梗阻导致的尿流停滞和继发感染可促进结石形成。

二、肾积水

尿液从肾脏排出受阻,使肾内压力增高、肾盏肾盂扩张、肾实质萎缩,造成尿液积聚在肾内,称为肾积水。成人肾积水超过 1000mL,小儿超过 24h 尿量,称为巨大肾积水。

(一)病因与发病机制

肾积水主要由先天性因素与后天性因素导致,泌尿系统外与下尿路病因也可造成肾积水。

先天性因素包括:输尿管狭窄、扭曲、粘连、束带,儿童与婴儿几乎占 2/3;输尿管高位开口;节段性的无功能;异位血管压迫;先天性输尿管异位、囊肿、双输尿管等。

后天性因素包括:炎症后或缺血性瘢痕导致局部固定;膀胱输尿管回流造成输尿管扭曲,加上输尿管周围纤维化,最终形成肾盂输尿管交界处或输尿管的梗阻;肾盂与输尿管的肿瘤、息肉等新生物,可为原发性或转移性;异位肾脏(游走肾);结石和外伤及外伤后的瘢痕狭窄等。

正常情况下,肾盂静水压约为 $10cmH_2O$,当尿路梗阻时,肾盂内压可增至 $50 \sim 70cmH_2O$,由此肾小球的滤过压降低直至停止,肾小管丧失原有的分泌及再吸收功能,尤其是肾小球的输出动脉受压后,肾组织发生营养障碍,肾乳头退化萎缩,最后萎缩成纤维组织囊状。

(二)护理评估

1.健康史　了解患者有无结石、炎症、结核、肿瘤等可能引起梗阻的原因;了解既往身体情况,尤其了解患者在幼儿时期有无腰背部肿块、排尿突然增多的现象。

2.身体状况　肾积水患者可因梗阻的原因、部位及发展快慢而出现不同的表现。先天性病变者可长期无症状,腹部肿块是患者就诊的最初原因。因结石、炎症、结核、肿瘤所引起的肾积水,多以原发病的症状和体征为主要表现,很少出现肾积水的征象。

间歇性肾积水患者多由输尿管梗阻引起,患侧腰腹部疼痛、尿量减少,发作间歇期可排出大量尿液。

并发感染或肾积脓时,可出现全身中毒症状。双侧肾或孤立肾患者完全梗阻时可表现为无尿以至肾功能衰竭。

3.辅助检查

(1)实验室检查:尿常规和尿培养可判断有无感染和确定致病菌的类型。血常规和生化检查能了解肾功能,有无感染及其他并发症。

(2)影像学检查:①B 超检查:判断和鉴别肾积水或肿块的首选方法。②X 线检查:通过造影可了解肾积水的程度和两侧肾功能的情况。③CT、MRI:可明确和区分增大的肾是积水还是肾实质肿块,也可发现压迫泌尿系统器官的病变。④肾图:对肾积水也有意义。

4.心理-社会状况　病程长,反复出现并发症或需要手术治疗时可见患者焦虑、恐惧甚至悲观、厌世等。

5.治疗原则　去除病因,保留患侧肾是最理想的处理方法。如有结石可行碎石或取石术,肾盂输尿管连接部狭窄可做肾盂成形术。病情危重时可先做肾引流术,严重肾积水、肾功能丧失或肾积脓时若对侧肾功能良好,可切除患侧肾。

(三)护理诊断及合作性问题

1.疼痛　与尿路梗阻有关。

2. 潜在并发症　肾脓肿、肾功能衰竭。

（四）护理目标

1. 排尿通畅，疼痛解除。

2. 无感染，肾功能良好，无其他并发症。

（五）护理措施

1. 缓解疼痛　注意患者疼痛的部位、程度、诱因等；出现疼痛时遵医嘱给予解痉止痛。

2. 并发症的观察、预防和护理

（1）观察和预防感染：①注意患者的排尿情况、腹部肿块大小和体温变化；②保持各引流管通畅；③遵医嘱用药。

（2）观察和预防肾功能衰竭：①严格限制入水量，记录24h出入液量；②及时处理肾功能衰竭；③予以低盐、低蛋白质、高热量饮食。

（六）护理评价

1. 疼痛是否解除，排尿是否通畅。

2. 肾功能衰竭等并发症未发生或得到及时控制。

（七）健康指导

发现腰部肿块、排尿异常应仔细检查，积极治疗。

三、急性尿潴留

尿潴留是指尿液潴留在膀胱内不能排出，急性尿潴留是一种常见急症，需及时处理。

（一）病因与分类

急性尿潴留的病因分为机械性梗阻和动力性梗阻两类。

1. 机械性梗阻　任何导致膀胱颈部及尿路梗阻的病变，如前列腺增生、尿道损伤、尿道狭窄、膀胱尿道结石、异物和肿瘤等均可引起急性尿潴留。

2. 动力性梗阻　膀胱、尿道并无器质性病变，尿潴留是排尿功能障碍所致，如中枢或周围神经系统病变、脊髓麻醉和肛管手术后、应用松弛平滑肌的药物（如阿托品等），也可见于高热、昏迷、低血钾或不习惯卧床排尿者。

（二）护理评估

1. 健康史　了解患者有无产生梗阻的原因，有无手术麻醉、低血钾、应用松弛平滑肌的药物，有无神经性排尿功能障碍等。

2. 身体状况　发病突然，膀胱胀满但排不出尿，患者十分痛苦；耻骨上可触及膨胀的膀胱，用手按压有尿意。

3. 心理－社会状况　患者常突然发病且症状明显，因担心预后、手术等，产生恐惧、焦虑等。

4. 辅助检查　针对引起尿潴留病因的不同，进行相应的辅助治疗。

5. 治疗原则　解除病因，恢复排尿。病因不明或一时难以解除者，需先作尿液引流。

（1）非手术治疗

①病因治疗：某些病因（如尿道口狭窄、尿道结石、药物、低血钾引起的尿潴留等）经对症处理后可很快解除，恢复排尿。

②诱导、药物或导尿：对术后动力性尿潴留可采用诱导排尿的方法、针灸、穴位注射新斯

的明或在病情允许时改变排尿姿势。若仍不能排尿,可在严格无菌操作下予以导尿。

(2)手术治疗:不能插入导尿管者,可采用耻骨上膀胱穿刺抽出尿液。对需要长期引流者应行耻骨上膀胱造瘘术。

(三)常见护理诊断及合作性问题

1.尿潴留　与尿路梗阻有关。

2.潜在并发症　膀胱出血、感染等。

(四)护理目标

1.维持尿路通畅。

2.并发症未发生或得到及时处理。

(五)护理措施

1.解除尿潴留

(1)解除原因:协助医生辨明尿潴留的原因,并解除病因。

(2)促进排尿:对于尿潴留患者给予诱导排尿,必要时在严格无菌操作下导尿,并做好导尿管和尿道口的护理。对耻骨上膀胱造瘘者,做好膀胱造瘘管的护理并保持通畅。

2.避免膀胱出血　注意一次放尿量不超过 1000mL,以免引起膀胱出血。

(六)护理评价

1.排尿是否通畅。

2.并发症未发生或得到及时处理。

(七)健康指导

介绍引起梗阻的原因,预防梗阻发生。

(杨力敏)

第九节　泌尿系统肿瘤

泌尿及男性生殖系统肿瘤多为恶性,我国成人最常见的是膀胱癌。前列腺癌发病率近年来在不断上升,大有升至泌尿系统肿瘤首位的趋势。肾癌居第三位。

一、肾癌

肾癌通常是指肾细胞癌,也称肾腺癌。占原发肾恶性肿瘤的 85%,占成人恶性肿瘤的 3%。尽管目前我国尚无肾癌发病率的流行病学调查结果,但大家认为肾癌的患病年龄趋于年轻化,发病高峰在 50~60 岁人群,男女之比约为 2:1,无明显种族差异。

(一)健康史

肾癌的病因目前尚不清楚,目前认为与环境接触,职业暴露、遗传(抑癌基因缺失或染色体畸形)等有关。流行病学调查结果显示,吸烟人群比非吸烟人群患肾癌的危险性高两倍以上。应了解患者的一般情况,有无吸烟,有无长期接触二甲铵、铅、镉等致癌化学物质史。了解家族中有无肾癌患者。初步判断肾癌发生时间,是否影响患者生活质量,发病特点等。

(二)身体状况

早期无明显症状,进展期主要为血尿、肿块、疼痛。

1.血尿、肿块和疼痛　间歇无痛性肉眼血尿为常见症状。疼痛在进展期出现,常为腰部钝痛或隐痛,血块通过输尿管时可发生肾绞痛。肿瘤较大时可在腹部或腰部触及肿块,质坚硬。

2.肾外表现(也称肾外症候群) 常见的有高血压、发热、血沉加快、红细胞增多、贫血、消瘦、肝功能异常等。

(三)心理－社会状况

早期由于仅出现间歇无痛性血尿表现,不易引起患者的重视,往往延误诊断和治疗。随着病情加重,患者开始烦躁不安,一旦确诊,患者精神压力极大,感到恐惧和绝望。等情绪稳定下来后,则希望得到及时、有效的治疗。

(四)辅助检查

1.B超 简单易行,发现肾癌的敏感性高,能鉴别肾实质性肿块和囊性病变。

2.X线 X线平片可见肾外形增大、不规则,偶有钙化影。

3.CT、MRI、肾动脉造影 有助于早期诊断和鉴别肾实质内肿瘤的性质。

4.排泄性尿路造影 可见肾盏、肾盂因受肿瘤挤压而有不规则变形、狭窄、拉长或充盈缺损。

(五)治疗原则

根治性肾切除术是肾癌最主要的治疗方法,肾癌化学治疗及放射治疗效果不是很好,免疫治疗对转移癌有一定疗效。

(六)护理诊断及合作性问题

1.焦虑/恐惧 与对癌症的恐惧、害怕有关。

2.营养失调:低于机体需要 与肿瘤消耗,长期血尿,手术创伤有关。

3.排尿异常 排尿困难或尿潴留、膀胱刺激症状等,与肿瘤浸润及出血有关。

4.有感染的危险 与手术切口、引流置管有关。

(七)护理目标

1.减轻或消除焦虑。

2.维持体液平衡及肾功能状况,营养失调得到改善或纠正。

3.维持排尿功能。

4.手术并发症得到及时防治。

(八)护理措施

1.术前护理

(1)术前根据患者具体情况,做耐心的心理疏导,以消除患者焦虑、恐惧、绝望的心理。

(2)多饮水可稀释尿液,以免血块引起尿路堵塞。

2.术后护理

(1)一般护理:肾癌根治术的患者,应卧床 5～7 天,避免过早下床活动引起手术部位出血。

(2)病情观察:严密观察生命体征,保证输血、输液通畅,防治休克。注意保护健侧肾的功能。

(3)引流管的护理:保持引流管通畅,观察引流液的量、颜色、性质;若无引流物排出,2～3天后拔除引流管。

(4)定期复查:复查肝、肾和肺等脏器功能,及早发现转移病灶。

（九）护理评价

1.患者的恐惧、焦虑是否消失，情绪是否稳定。

2.营养状况有无改善，体重有无增加。

3.有无感染征象，白细胞计数有无异常。

4.有无血尿，创腔内血性引流液是否消失，生命体征是否平稳。

（十）健康指导

1.从事染料、橡胶皮革、塑料制品、油漆及有机化学加工等职业的人员，应做好劳动保护，避免直接接触有害物质。

2.戒烟，减少咖啡饮用量，避免食用糖精，慎重应用镇痛药（如非那西丁和环磷酰胺等药物）。

3.向患者强调定期复查的重要性，说服患者主动配合。放疗、化疗期间，定期复查血、尿常规，一旦出现骨髓抑制，应暂停治疗。

二、膀胱癌

膀胱癌是泌尿系统中最常见的肿瘤。好发年龄为 50～70 岁，男女发病比例约为 4∶1。

（一）健康史

了解患者一般情况，有无长期接触萘胺、联苯胺及氨基双联苯，有无膀胱慢性感染与异物长期刺激，是否吸烟，是否长期大量服用镇痛药非那西丁，以及有无内源性色氨酸的代谢异常。

（二）身体状况

1.血尿　血尿是膀胱癌最常见和最早出现的症状。常表现为间歇性无痛性肉眼，出血可自行停止。出血量的多少与肿瘤大小、数目、恶性程度并不成正比。

2.尿急、尿频、尿痛　多为膀胱癌的晚期表现。

3.排尿困难和尿潴留　多因肿瘤较大或堵塞膀胱出口所致。

4.其他　肾积水是由肿瘤浸润输尿管口引起，晚期有贫血、水肿和腹部肿块等表现。

（三）心理－社会状况

由于早期仅出现无痛性间歇性血尿表现，不易引起患者的重视，往往延误诊断。随着病情逐渐加重，患者开始烦躁不安，一旦确诊，患者会感到恐惧和绝望，精神压力极大。等情绪稳定下来后则希望得到及时、有效的治疗。若膀胱癌施行膀胱全切除肠代膀胱术需从腹壁造口，发生尿流改道，此时，患者会出现悲观情绪。

（四）辅助检查

1.尿液检查　尿液中易发现脱落的肿瘤细胞，可作为逐步筛选，但分化良好者不易检出。

2.影像学检查

（1）B超检查：可发现 0.5cm 的膀胱肿瘤。

（2）X线检查：排泄性尿路造影可了解肾盂、输尿管有无肿瘤；膀胱造影可见充盈缺损。

（3）CT、MRI 检查：可了解肿瘤浸润深度及局部转移病灶。

3.膀胱镜检查　能直接观察肿瘤，并可取活组织检查，有助于确定诊断和治疗方案。

（五）治疗原则

治疗原则是以手术治疗为主的综合治疗。

1.手术治疗　根据肿瘤的病理及患者全身情况选择手术方法,如尿道切除术、膀胱部分切除术、膀胱全切除术等。

2.放射、化学治疗　T_4期肿瘤用姑息性放射治疗和化学治疗可减轻病状。

3.预防复发　严密随诊,每3个月复查膀胱镜1次,2年无复发者,改为每半年复查一次。膀胱灌注丝裂霉素、阿霉素、塞替派、羟喜树碱等抗癌药,可预防或推迟肿瘤复发。

(六)护理诊断及合作性问题

1.排尿障碍　与肿瘤浸润膀胱颈部和后尿道梗阻及合并感染等有关。

2.焦虑　与血尿、脓尿,担心预后不佳有关。

3.营养失调:低于机体需要　与肿瘤消耗、化疗副作用等有关。

4.形象紊乱　与膀胱全切尿道改道引流装置的存在和不能主动排尿等有关。

5.有感染的危险　与手术切口、引流置管、肠代膀胱和腹壁存在瘘口等有关。

6.潜在并发症　疼痛、褥疮、处理缺陷。

(七)护理目标

1.维持尿路通畅。

2.减轻或消除焦虑。

3.满足机体营养需要量。

4.维持排尿功能。

5.并发症发生时可及时治疗。

6.日常生活得到满足,生活部分或全部自理。

(八)护理措施

1.术前护理

(1)一般护理:病程长、体质差、晚期肿瘤、有明显血尿者应卧床休息。进营养丰富的饮食,改善全身营养状况。

(2)病情观察:观察和记录每日排尿的量、性状及血尿的程度。

(3)心理护理:根据患者的具体情况做耐心的心理疏导,说明膀胱癌根治术后虽然改变了正常的排尿生理,但是可避免复发,延长寿命,提高生活质量,以消除其恐惧、焦虑、绝望的心理。

(4)术前准备:行膀胱全切、肠道代膀胱术的患者,按肠切除术准备。

2.术后护理

(1)一般护理

1)患者麻醉期已过、血压平稳者,取半卧位。膀胱全切除术后卧床8～10天,防止引流管脱落引起尿漏。

2)经尿道膀胱肿瘤电切除术后6h,可正常进食。多饮水可起到内冲洗作用。进食富含维生素及营养丰富的饮食。

(2)病情观察:严密观察生命体征,保证输血、输液通畅。观察健侧肾功能。

(3)预防感染:加强基础护理,保持切口清洁。遵医嘱应用抗生素。

(4)引流管护理

1)各种引流管,应贴标签,分别记录引流情况,保持引流通畅。

2)拔管时间:输尿管末端皮肤造口术后2周,皮瓣愈合后拔除输尿管引流管;回肠膀胱术后 10～12 日拔除输尿管引流管和回肠膀胱引流管,改为佩带皮肤接尿器;可控膀胱术后 8～10 日拔除肾盂输尿管引流管,12～14 日拔除储尿囊引流管,2～3 周拔除输出引流管,训练自行导尿。使用阑尾作输出道者,导尿管留置 3 周后逐渐更换较大口径的导尿管,至 F14 号为止。

(5)放疗和化疗的护理:如病情允许,术后半月行放疗和化疗。膀胱保留术后患者能憋尿者,遵医嘱行膀胱灌注免疫抑制剂 BCG 和抗癌药可预防和推迟肿瘤复发。用法:每周灌注 1 次,共 6 次,以后每月 1 次,持续 2 年。灌注方法:插导尿管排空膀胱,将用蒸馏水或等渗盐水稀释的药液灌入膀胱后,取平、俯、左、右侧卧位,每 15min 轮换体位 1 次,共 2h。

(九)护理评价

1.患者的恐惧、焦虑是否减轻。

2.营养状况有无改善,体重有无增加。

3.有无感染征象,白细胞计数有无异常等。

4.能否接受自我形象紊乱的现实,主动配合治疗和护理。

5.有无血尿、创腔血性引流液是否消失,生命体征是否平稳。

(十)健康指导

1.讲解膀胱癌的基本知识,术前及术后的注意事项。对密切接触致癌物质者加强劳动保护;禁止吸烟,以防止或减少膀胱癌的发生;术后适当锻炼,加强营养,增强体质等。

2.教会尿流改道术后腹部佩带接尿器者自我护理,避免集尿器的边缘压迫造瘘口,保持清洁,定时更换尿袋。可控膀胱术后,开始每 2～3h 导尿 1 次,逐渐延长间隔时间至每 3～4h 导尿 1 次。导尿时要注意保持清洁,定期用生理盐水或开水冲洗储尿囊,清除黏液及沉淀物。

3.向患者、家属说明定期复查的重要性,说服患者主动配合。浸润性膀胱癌术后定期复查脑、肾、肺等器官功能,及早发现转移病灶;放疗、化疗期间,定期复查血、尿常规,一旦出现骨髓抑制,应暂停治疗;膀胱癌保留膀胱的术后患者,定期复查膀胱镜。

(杨力敏)

第七章　血液疾病护理

第一节　贫血

贫血(anemia)是指单位容积周围血液中的血红蛋白(Hb)浓度、红细胞计数(red blood cell,RBC)和(或)血细胞比容(hematocrit,HCT)低于相同年龄、性别和地区的正常范围下限的一种常见临床症状。其中以血红蛋白浓度的降低最为重要,因红细胞计数不一定能准确反映出贫血是否存在及贫血的程度。在小细胞低色素性贫血时,红细胞的减少比血红蛋白的降低程度轻;相反,在大细胞性贫血时,红细胞的减少比血红蛋白降低的程度更显著。我国海平面地区成人血红蛋白测定:男性<120g/L、女性<110g/L、妊娠期<100g/L;红细胞:男性<$4.5×10^{12}$/L、女性<$4.0×10^{12}$/L、妊娠期<$3.0×10^{12}$/L;血细胞比容:男性<42％容积、女性<37％容积、妊娠期<30％容积时均可诊断为贫血。各种类型贫血的病理生理学基础均为红细胞和血红蛋白含量减少、携氧能力降低引起全身各器官和组织缺氧所产生的一系列临床表现。贫血症状的轻重,不但取决于贫血发生的速度、程度、机体对缺氧适应能力、患者的体力活动程度,也与患者的年龄、有无心脑血管基础疾病等有关。贫血不是一种独立的疾病,各系统疾病均可引起贫血。

一、缺铁性贫血患者的护理

缺铁性贫血(iron deficiency anemia,IDA)是体内用来制造血红蛋白的储存铁缺乏、血红蛋白合成减少、红细胞生成障碍引起的一种小细胞、低色素性贫血,是临床上最常见的贫血,多见于育龄妇女及婴幼儿。

(一)临床表现

1.贫血表现　面色苍白、乏力、易倦、头晕、耳鸣、头痛、心悸气短等。

2.组织缺铁表现

(1)营养缺乏:皮肤干燥、角化、无光泽、萎缩、毛发干枯易脱落;指(趾)甲扁平、不光整、脆薄易裂,甚至出现反甲。

(2)黏膜损害:表现为舌炎、舌乳头萎缩、口角炎;严重者引起吞咽困难(Phumner－Vinson综合征),其特点为吞咽时感觉食物黏附在咽部,是缺铁的特殊表现之一。

(3)神经、精神系统异常:烦躁、易激动、注意力不集中、体力不足,有些患者有异食癖;约1/3患者出现神经痛、末梢神经炎,严重者可出现智能障碍等;儿童表现好动、发育迟缓等。

3.缺铁原发病表现　如消化性溃疡、肿瘤或痔疮等所致的便血,女性月经过多,血管性溶血的血红蛋白尿等。

(二)常见护理诊断/问题

1.活动无耐力　与贫血引起全身组织缺氧有关。

2.营养失调:低于机体需要　与铁需求量增加、摄入量不足、吸收障碍或丢失过多有关。

3.焦虑　与脑组织缺氧所致记忆力减退,学习、工作效率降低有关。

4.知识缺乏　缺乏有关营养方面的知识。

（三）护理措施

1. 休息与活动　休息可减少氧的消耗，根据患者贫血程度、发生速度以及症状，合理安排患者的休息与活动。环境要安静、舒适，保证充足的睡眠。轻、中度贫血或贫血发生缓慢、机体已获得代偿者，可轻度活动，以不加重症状、不感觉疲劳为度。重度贫血、缺氧严重者应卧床休息，以减轻心脏负荷，必要时给予吸氧，以改善组织缺氧症状，并协助生活护理，待症状好转后，再逐渐增加活动量。

2. 饮食护理　应给予高蛋白、高热量、高维生素、易消化饮食，强调均衡饮食，不偏食、挑食。进食含铁丰富的食物，如动物肝脏、瘦肉、血、蛋黄以及豆类、海带、紫菜、黑木耳等，食用含维生素 C 丰富的食物和水果，可促进铁的吸收。对于有口腔炎、口角炎、舌炎的患者，应加强口腔护理，预防口腔感染。

3. 病情观察　观察患者原发病及贫血的症状和体征；关注用药情况和治疗效果，患者的进食情况，相关实验室检查变化等。

4. 用药护理

（1）口服铁剂：空腹比餐后或餐中服用亚铁盐吸收要完全，但空腹服用胃肠道反应大，患者常不能耐受，故多于餐后服用，从小剂量开始逐渐增加剂量，以减轻不良反应。主要不良反应为胃部灼热感、恶心、呕吐、上腹部不适、腹泻、便秘等。避免与茶、牛奶、咖啡和抗酸、H_2 － 受体拮抗剂等食物和药物同时服用，以防影响铁的吸收。可服用维生素 C、乳酸等酸性药物与食物促进铁的吸收。服用液体铁剂时，应使用吸管，以免牙齿受损。铁与肠道内硫化氢作用，生成黑色硫化铁，故服用铁剂期间应做好解释工作，避免患者因排黑粪而紧张。

（2）注射铁剂：注射铁剂时患者可有局部和全身不良反应。肌内注射可引起局部疼痛，皮肤发黑，长期注射可出现硬结。因此，肌内注射应采用深部注射法，并经常更换注射部位，以促进吸收。避免在皮肤暴露部位注射，以防药液外溢引起局部皮肤染色。注射铁剂除可引起上述局部反应外，还可出现面部潮红、头痛、恶心、发热、荨麻疹、关节和肌肉痛、低血压等全身反应，严重者可发生过敏性休克，故首次注射时应严密观察用药后不良反应，并备好抢救物品和药品。

5. 心理护理　了解患者的心理状态，并解释记忆力减退、健忘、失眠等情况是因贫血所致，告知随贫血的纠正以上表现会逐渐改善。向患者及家属介绍缺铁性贫血相关知识，做到主动配合，自我护理，有助于消除焦虑。

（四）健康指导

1. 护士应帮助患者及家属了解本病的相关知识和自我护理的方法；介绍缺铁性贫血的常见病因；说明消除病因和坚持药物治疗的重要性、适当休息和提供均衡营养饮食的意义，使其主动配合治疗。

2. 遵循高蛋白、高维生素、易消化的饮食原则，指导患者及家属选择含铁丰富的食物，改变不良饮食习惯，做到不偏食、不挑食，饮食宜多样化。注意休息、适量活动，以促进食欲、增强体质。

3. 根据医嘱坚持用药，定期门诊检查血常规。注意补充贮存铁，同时积极治疗原发病，以达到预防和治疗缺铁性贫血的目的。

4. 在高危人群中开展预防缺铁的卫生知识教育，如婴幼儿生长迅速，应合理喂养，及时添加含铁丰富的辅食，如蛋类、肝等；生长发育期的青少年要纠正偏食，补充含铁丰富的食物；妊娠后期、哺乳期妇女、胃切除者等,必要时可考虑预防性补充铁剂,每天口服 10～20mg 元素铁。

二、再生障碍性贫血患者的护理

再生障碍性贫血(aplastic anemia,AA)简称再障,是由于多种原因导致的骨髓造血功能衰竭,以骨髓造血干细胞及造血微环境损伤、外周血全血细胞减少为特征的一种综合征,临床主要表现为进行性贫血、感染、出血和全血细胞的减少。我国再障年发病率为 0.74/10 万;各年龄阶段均可发病;男、女发病率无明显差异。

（一）临床表现

主要表现为进行性贫血、出血和感染,肝、脾、淋巴结多无肿大。重型与非重型再障的鉴别见表 7-1。

表 7-1　重型再障与非重型再障的鉴别

判断指标	重型再障	非重型再障
起病与病情进展	起病急,进展快,病情重	起病缓,进展慢,病情较轻
血常规变化和标准		
中性粒细胞绝对值	$<0.5×10^9/L$	$>0.5×10^9/L$
血小板	$<20×10^9/L$	$>20×10^9/L$
网织红细胞绝对值	$<15×10^9/L$	$>15×10^9/L$
骨髓象	多部位增生极度减低	增生减低或活跃,可有增生灶
预后	不良,多于 6～12 个月内死亡,约 1/3 的患者死于感染和出血	预后较好,经治疗多数可缓解甚至治愈,少数死亡

1.重型再生障碍性贫血(severe aplastic anemia,SAA)　起病急,发展快,病情重,少数可由非重型再障进展而来。

（1）贫血:皮肤苍白、头昏、乏力、心悸和气促等症状进行性加重。

（2）出血:皮肤有瘀点或大片瘀斑,口腔、牙龈、鼻腔、眼结膜等出血。内脏出血时可见呕血、便血、咯血、血尿、阴道出血、眼底出血和颅内出血等,颅内出血是本病死亡的主要原因之一。

（3）感染:以呼吸道感染最常见,多合并败血症。多数患者体温在 39℃ 以上,个别患者自发病到死亡均处于难以控制的高热中。

2.非重型再生障碍性贫血(non severe aplastic anemia,NSAA)　起病和进展较缓慢,病情较重型轻。多以贫血为主要表现,输血后症状缓解,但不持久。感染、出血症状较轻,也相对易控制。久治无效者可发生颅内出血。

（二）常见护理诊断/问题

1.有感染的危险　与粒细胞减少致机体抵抗力下降有关。

2.活动无耐力　与组织缺氧有关。

3.有损伤的危险　出血与血小板减少有关。

4.自我形象紊乱　与雄激素的不良反应引起外观改变有关。

5.焦虑或悲伤　与病情严重、久治不愈有关。

（三）护理措施

1.合理休息与活动　轻度贫血患者,可适当工作及活动,避免疲劳。中度贫血患者,增加卧床休息时间,鼓励生活自理,活动量以不出现明显心悸、气促等症状为宜。重度贫血者应卧床休息,协助生活护理,给予氧气吸入以改善组织缺氧。

2.饮食护理 给予高蛋白、高热量、富含维生素的易消化、清淡饮食。血小板减少者应进软食或半流质,避免过硬、粗糙、刺激性食物。有消化道出血者应禁食或进温凉流质饮食,待出血停止后再逐渐恢复普通饮食。有感染发热时,饮食中要保证充足的水分和热量供给。

3.病情观察 密切观察患者生命体征变化,尤其是体温的变化,监测常见感染灶的症状或体征,如呼吸系统、消化系统和泌尿系统等部位的感染征象等,做好血液、痰液、尿液、粪便等标本的采集和细菌培养及药敏试验。及时了解患者血常规变化,注意贫血的症状、体征。观察患者出血的部位和出血量,及时发现新的出血或内脏出血,如患者出现头痛、恶心、喷射状呕吐等,应警惕颅内出血的发生。

4.预防感染

(1)内源性感染的护理:注意加强口腔、皮肤及肛周、会阴的清洁卫生。进餐前后、晨起、睡前应漱口,可根据口咽部分泌物培养,有针对性地选用漱口液。保持皮肤清洁,勤洗澡、更衣,避免搔抓皮肤,女患者要注意会阴部清洁。保持大便通畅,睡前、便后坐浴,发生肛周脓肿者,应及时给予局部理疗或切开引流。

(2)外源性感染的护理:保持病室温、湿度适宜,空气清新,紫外线或臭氧空气消毒每周 2~3 次,定期使用消毒液擦拭家具、地面等。限制探视人数、次数,避免到人群聚集的地方,不要与呼吸道感染的患者接触以避免交叉感染。严格执行无菌操作,对中性粒细胞绝对值≤$0.5×10^9$/L 者,必要时进行保护性隔离。

(3)高热的护理:高热患者可物理降温或遵医嘱给予药物降温。血小板明显降低者忌用酒精擦浴,以免刺激皮肤血管扩张,引起或加重出血。降温过程中密切监测体温和脉搏变化,及时擦干皮肤,更换衣物、被服,防止受凉,鼓励多饮水,防止患者发生虚脱。忌用抑制骨髓造血及血小板功能的降温药物。

5.预防出血 血小板计数＜$50×10^9$/L 时,减少活动,增加卧床休息时间;血小板计数＜$20×10^9$/L 或有严重出血时,应绝对卧床休息。

(1)预防皮肤出血的护理:保持床铺平整、衣物柔软,勤剪指甲避免皮肤抓伤,动作轻缓以免肢体碰撞。护理操作动作轻柔,尽可能减少注射次数;静脉穿刺时,尽量缩短止血带结扎时间,避免用力拍打及揉擦局部;拔针后局部应延长按压时间,必要时局部加压包扎;穿刺部位交替使用,以免局部血肿形成。

(2)口腔、牙龈出血的护理:指导患者用软毛牙刷刷牙,忌用牙签剔牙,忌食粗、硬、辛辣食物,以免损伤口腔黏膜。牙龈渗血时暂停牙刷刷牙,勤漱口,可用冷水含漱或用凝血酶、肾上腺素棉球或吸收性明胶海绵片局部贴敷或局部加压止血。要及时清除口腔内陈旧血块,以免口腔内异味影响食欲及发生继发感染。

(3)鼻出血的护理:保持室内湿度在 50%～60%,干燥季节可用液状石蜡或清鱼肝油滴鼻液滴鼻,以防鼻黏膜干燥;避免用力擤鼻和抠鼻。鼻腔少量出血时,可用 0.1%肾上腺素棉球填塞压迫止血并局部冷敷。严重出血或后鼻腔出血时,应用凡士林油纱行鼻腔填塞术,术后定时滴入无菌液状石蜡,术后 48～72 小时轻轻取出填塞油纱条,如仍出血,需更换油纱条重新填塞。鼻腔填塞期间,要加强口腔护理,同时注意鼻分泌物、鼻周皮肤颜色、血液循环情况,预防感染的发生。

(4)内脏出血的护理:注意出血的量及出血的部位,密切监测血压变化;大量出血时,要及时建立静脉通路,做好合血、输血准备,保证各种液体、止血药物和血液制品的输入。

(5)眼底及颅内出血的护理:眼底出血时患者视物模糊,嘱患者卧床休息,减少活动,保持镇静,勿用力揉搓眼睛以免加重出血。如患者突然出现头痛、视物模糊、恶心、喷射性呕吐、双侧瞳孔不等大、对光反射迟钝或消失,甚至意识障碍时,提示有颅内出血的发生。立即通知医师做好抢救准备,并去枕平卧,头偏向一侧,保持呼吸道通畅,立即吸氧,以改善脑组织细胞缺血缺氧。迅速建立2条静脉通路,遵医嘱应用脱水利尿药以降低颅内压,同时进行成分输血,合理使用止血、镇静药物。做好基础护理,观察生命体征、神志及瞳孔、尿量的变化,并做好记录及交接班。

6.用药的护理

(1)ATG和ALG治疗中可出现超敏反应(寒战、高热、多型性皮疹、高血压或低血压等)、血清病(猩红热样皮疹、关节肌肉痛、发热)、继发感染及出血加重等,用药前需做过敏试验,用药过程中遵医嘱使用糖皮质激素防治过敏反应,加强病情观察,每天剂量维持点滴12~16小时,做好保护性隔离,预防感染及出血。

(2)环孢素不良反应有肝、肾功能损害,牙龈增生及消化道反应等,使用期间需协助医师监测血药浓度、患者造血功能、T细胞免疫恢复情况及药物不良反应等,以调整用药剂量和疗程。

(3)雄激素不良反应有肝脏损害及男性化作用等,用药期间保持皮肤清洁,不要挤抓痤疮,以防感染的发生。丙酸睾酮为油剂,注射后不易吸收,故应深部、缓慢肌内注射,经常轮换注射部位,发现硬结及时理疗,促进吸收避免感染。

7.输血的护理 贫血严重时,可输注浓缩红细胞以缓解贫血和机体缺氧症状。根据贫血程度及症状来调节输血速度,严重贫血患者输血时速度宜慢,防止因心脏负荷过重诱发心力衰竭。血小板计数<$20×10^9$/L或出血严重时,可输注浓缩血小板。血小板取回后,应以患者能够耐受的最快速度尽快输注。输血前双人认真三查八对,输血过程中密切观察有无输血反应的发生。

8.心理护理 护士首先应关心、体贴患者,认真做好护患沟通工作,耐心倾听患者述说,了解患者的性格特点、对疾病的认识程度和理解能力,认真观察患者的情绪反应,总结、分析患者是否存在异常心理状态,以便针对性给予心理疏导和支持。充分发挥患者及家属在疾病转归过程中的主动性,并能积极主动参与到治疗和护理过程中,有助于缓解患者焦虑、悲伤情绪。

(四)健康指导

1.向患者及家属介绍引起再障的可能原因,尽可能避免和减少接触与再障发病相关的危险因素。新装修的房屋不宜立即使用;使用农药和杀虫剂时,做好个人防护;凡从事与易患因素有关的工作者,要做好职业防护,定期体检,检查血常规;避免服用对造血系统有损害的药物。

2.向患者及家属做好用药指导,按医嘱坚持用药,定期监测血压、血常规,复查肝肾功能等,切忌擅自停药或减量。

3.告知患者和家属贫血、出血、感染的常见症状和体征,教会患者自我监测,便于了解病情变化;学会自我护理,预防出血和感染。

4.学会调节情绪,以乐观积极的心态对待疾病,保持心情舒畅;养成良好的生活习惯,保证营养,合理活动,以增强体质,提高免疫力。

(万俊妮)

第二节 特发性血小板减少性紫癜

特发性血小板减少性紫癜(idiopathic thrombocytopenic purpura,ITP)是一种免疫介导的血小板过度破坏和血小板生成受抑所致外周血中血小板减少的出血性疾病。临床以自发性广泛皮肤、黏膜及内脏出血,血小板计数减少,血小板生存时间缩短和出现抗血小板特异性自身抗体,骨髓巨核细胞发育成熟障碍为特点。发病率为5~10/10万人口,60岁以上人群的发病率有增加趋势。临床可分为急性型和慢性型,前者多见于儿童,后者多见于成人,育龄期女性发病率较同年龄阶段男性高。

一、病因与发病机制

目前病因不清,可能与下列因素有关。

1.感染因素 ITP的发病与细菌或病毒感染相关,急性ITP患者在发病前2周左右多有上呼吸道感染史,慢性ITP患者常因感染使病情加重。

2.免疫因素 ITP的发病与体液免疫和细胞免疫介导的血小板过度破坏和生成受抑密切相关。将ITP患者的血浆输给健康受试者可引起后者一过性血小板减少。50%~70%ITP患者的血浆和血小板表面可检测到血小板膜糖蛋白特异性自身抗体,自身抗体致敏的血小板易被单核巨噬细胞系统过度破坏。此外,ITP患者的细胞毒T细胞可直接破坏血小板。自身抗体还可损伤巨核细胞或抑制巨核细胞释放血小板,造成血小板生成不足。

3.肝、脾因素 肝、脾是血小板自身抗体产生的主要部位,也是血小板破坏的主要场所,尤以脾脏最为重要。

4.其他因素 慢性型多见于育龄期女性,可能与雌激素水平增高抑制血小板生成及促进单核-巨噬细胞对抗体结合血小板的破坏有关。

二、临床表现

1.急性型ITP 急性型ITP多见于儿童,多数发病前1~2周有上呼吸道或病毒感染史。起病急骤,常有发热、畏寒。全身皮肤瘀点、紫癜及瘀斑,鼻腔、牙龈和口腔黏膜出血也较常见,严重者甚至出现血肿、血疱。当血小板$<20\times10^9/L$可出现呕血、黑粪、咯血、血尿、阴道出血等内脏出血表现,少数患者并发颅内出血而危及生命。出血量过大可导致程度不同的贫血、血压下降甚至失血性休克。病程常呈自限性,在数周内恢复,仅有少数病程超过半年而转为慢性。

2.慢性型ITP 慢性型ITP多见于成人,起病隐匿。出血症状轻,但易反复发作。可表现为皮肤、黏膜瘀点、紫癜、瘀斑及外伤后出血不止等;内脏出血较少,但月经过多较常见;部分患者可因感染等致病情加重,出现广泛、严重的皮肤、黏膜及内脏出血;长期月经过多可出现失血性贫血。

三、实验室及其他检查

1.血常规检查 血小板计数减少,血小板平均体积偏大,功能一般正常;可有不同程度的正常细胞或小细胞低色素性贫血。

2.骨髓象检查 巨核细胞数量增多或正常;巨核细胞发育成熟障碍,急性型尤为明显,有血小板生成的巨核细胞显著减少($<30\%$);红系及粒、单核系正常。

3.其他检查 出血时间延长、束臂试验阳性、血块收缩不良;90%以上患者的血小板生存时间明显缩短。

四、诊断要点

广泛出血累及皮肤、黏膜及内脏;至少两次血常规检查血小板计数减少,血细胞形态无异常;脾脏一般不增大;骨髓巨核细胞数增加或正常而成熟障碍;排除其他继发性血小板减少症。

五、治疗要点

1.一般疗法 出血严重、血小板明显减少($<20\times10^9$/L)者应卧床休息,防止各种创伤及颅内出血。可使用维生素 C、酚磺乙胺、氨基己酸等止血药物。ITP 患者如无明显出血倾向,血小板计数$>30\times10^9$/L,且不接受手术、创伤性检查和治疗者,可临床观察,暂不予药物治疗。

2.使用糖皮质激素 糖皮质激素为首选药物,近期有效率约为 80%。其作用机制是抑制单核－巨噬细胞系统吞噬和破坏血小板;减少自身抗体生成及减轻抗原抗体反应;改善毛细血管通透性;刺激骨髓造血及血小板向外周血的释放等。常用泼尼松每天 1mg/kg 口服,待血小板接近正常后,1 个月内快速减量至最小维持量每天 5～10mg,无效者 4 周后停药;也可口服地塞米松每天 40mg×4 天。

3.静脉输注丙种球蛋白 静脉输注丙种球蛋白主要用于 ITP 急症的处理、不能耐受糖皮质激素者或脾切除术前准备、合并妊娠或分娩前,常用剂量每天 400mg/kg×5 天或每天 1.0g/kg×2 天。

4.脾脏切除 脾脏切除适用于糖皮质激素治疗无效、维持剂量大于每天 30mg、有糖皮质激素使用禁忌症者。脾切除治疗的近期有效率为 $70\%～90\%$,长期有效率 $40\%～50\%$,无效者也可减少糖皮质激素用量。

5.使用免疫抑制剂 免疫抑制剂一般不作首选,主要用于以上治疗无效或疗效差者,可与糖皮质激素合用提高疗效或减少激素的用量,常用药物有长春新碱、环磷酰胺、硫唑嘌呤、环孢素、抗 CD20 单克隆抗体等。

6.急重症的处理 急重症主要包括:①血小板计数$<20\times10^9$/L 者;②出血广泛而严重者;③疑有或已经发生颅内出血者;④近期将实施手术或分娩者。处理措施包括血小板输注、静脉输注丙种球蛋白、大剂量甲泼尼龙。

六、常见护理诊断/问题

1.有受伤的危险 出血与血小板减少有关。

2.有感染的危险　与糖皮质激素、免疫抑制剂治疗致机体抵抗力下降有关。

3.恐惧　与血小板减少、出血严重可危及生命有关。

七、护理措施

1.减少活动　急性出血期应绝对卧床休息,嘱患者离床活动要动作轻缓,谨慎小心,避免外伤,以防诱发出血。

2.饮食　宜给予高热量、高蛋白质、高维生素、少渣软食,减少对胃肠道的刺激,避免损伤口腔黏膜。

3.病情监测　密切观察生命体征及神志变化,注意出血部位、范围及出血量,有无内脏及颅内出血的症状、体征,及时发现皮肤、黏膜新发出血或内脏出血。注意治疗后出血情况、血小板计数等检查结果。

4.预防和避免加重出血　血小板计数低于 $20 \times 10^9/L$ 者,应绝对卧床休息,进食少渣饮食,保持大便通畅。有便秘者可给予开塞露等药物辅助排便,以免用力排便而引起颅内压增高导致颅内出血。

5.预防感染的护理　患者长期使用糖皮质激素、免疫抑制剂治疗,易诱发或加重感染,使病情加重,故应加强预防和控制感染。

6.用药护理　正确执行医嘱,注意药物不良反应的观察及预防。长期应用糖皮质激素者特别是大剂量应用时,不良反应明显。长春新碱可引起骨髓造血功能抑制、末梢神经炎;环磷酰胺可致出血性膀胱炎等。

八、健康指导

1.给患者讲解本病的有关知识,使其能正确认识疾病,保持乐观态度,避免情绪紧张,积极配合治疗。

2.注意休息和营养,指导患者避免人为损伤而诱发或加重出血,缓解期避免诱发因素,适当锻炼身体,预防感染。

3.定期门诊　复查血常规、血压、血糖及肝、肾功能等,教会患者自我监测出血征象,如有异常应及时就医。

4.用药指导　向患者做好解释,使患者了解药物的作用及不良反应,告知按时、按剂量、按疗程用药的重要性,不可自行减量或停药。服用糖皮质激素者要注意个人卫生,防止感染;低盐饮食,每周测体重,防止水钠潴留加重肾脏负担;指导饭后服药以减轻胃肠道反应。告知患者不滥用药物,特别是对血小板有损伤作用的药物,如阿司匹林等。

(万俊妮)

第三节　白血病

白血病(leukemia)是一类造血干细胞的恶性克隆性疾病。克隆的白血病细胞增殖失控、分化障碍、凋亡受阻,失去进一步分化、成熟的能力,而滞留在细胞发育的不同阶段。白血病细胞在骨髓和其他造血组织中大量增生、累积,并浸润其他器官和组织,而正常造血功能受抑制。临床上常表现为进行性贫血、持续发热或反复感染、出血和组织器官的浸润,外周血中出现形态各异、数量不等的幼稚细胞。国内白血病发病率为 3~4/10 万,急性白血病比慢性白血病发病率高(约 5.5:1),在恶性肿瘤死亡率中,白血病分别居第 6 位(男性)和第 7 位(女性),在儿童及 35 岁以下成人中则居第 1 位。

一、急性白血病患者的护理

急性白血病(acute leukemia,AL)是造血干细胞的恶性克隆性疾病,发病时骨髓中异常的原始细胞及幼稚细胞(白血病细胞)大量增殖并浸润肝、脾、淋巴结等脏器,抑制正常造血,表现为贫血、出血、感染和浸润等征象。

(一)分类

根据细胞形态学和细胞化学分类,目前使用法美英(FAB)分型,将急性白血病分为急性髓系白血病(acute myelogenous leukemia,AML)和急性淋巴细胞白血病(acute lymphocytic leukemia,ALL)。

急性髓系白血病分为 8 型:①M_0 型:急性髓细胞白血病微分化型;②M_1 型:急性粒细胞白血病(简称急粒)未分化型;③M_2 型:急性粒细胞白血病部分分化型;④M_3 型:急性早幼粒细胞白血病(APL);⑤M_4 型:急性粒-单核细胞白血病;⑥M_5 型:急性单核细胞白血病;⑦M_6 型:急性红白血病;⑧M_7 型:急性巨核细胞白血病。

急性淋巴细胞白血病(简称急淋)分为 3 种亚型:①L_1 型:原始和幼淋巴细胞以小细胞(直径<12 μm)为主;②L_2 型:原始和幼淋巴细胞以大细胞(直径>12 μm)为主;③L_3 型:原始和幼淋巴细胞以大细胞为主,大小较一致,细胞内有明显空泡,胞质嗜碱性,染色深。

(二)临床表现

起病急缓不一,急者可突然高热或严重出血;缓慢者常表现为面色苍白、疲乏或轻度出血,部分患者因月经过多或拔牙后出血不止就医时发现。

1. 贫血   半数患者就诊时已有重度贫血;部分患者由于病程短,就诊时可无贫血,但贫血随病程发展进行性加重。

2. 出血   约 40%的白血病患者以出血为早期表现,出血可发生在全身各部位,以皮肤瘀点、瘀斑、鼻出血、牙龈出血、女患者月经过多为常见。急性早幼粒细胞白血病早期易并发凝血异常而出现全身广泛出血。眼底出血可致视力障碍,严重时发生颅内出血、消化道或呼吸道的大出血。颅内出血是急性白血病的主要死因。出血主要原因为血小板减少,但血小板功能异常、凝血异常、白血病细胞在血管中瘀滞及浸润和感染也可引起出血。

3. 发热   半数患者以发热为早期表现,表现为不同程度的发热,热型不定,伴有畏寒、出汗等。白血病本身可以发热,但高热往往提示有继发感染,以口腔炎、牙龈炎、咽峡炎最常见,可发生溃疡或坏死;也可有肺部感染、肠炎、肛周炎、肛周脓肿等,严重时可致败血症或菌血症。常见致病菌为革兰阴性杆菌,如肺炎克雷伯杆菌、铜绿假单胞菌、大肠埃希菌等;近年来革兰阳性球菌的发病率有所上升,如葡萄球菌、肠球菌等。长期应用抗生素及粒细胞缺乏者,可出现真菌感染,如念珠菌等。患者免疫功能缺陷也可发生病毒感染,如带状疱疹等。

4. 器官和组织浸润的表现

(1)骨骼和关节:骨骼疼痛和四肢关节疼痛为白血病细胞浸润常见症状,以胸骨下端局部压痛较为常见。

(2)中枢神经系统白血病(central nervous system leukemia,CNSL):轻者表现为头痛、头

晕,重者有呕吐、颈项强直,甚至抽搐、昏迷。CNSL 可发生在疾病的各个时期,但多发生于治疗后缓解期,以急性淋巴细胞白血病最多见,儿童尤甚。CNSL 是由于多数化疗药物难以通过血－脑屏障,使得隐藏在中枢神经系统的内血病细胞不能被有效杀灭所致。

(3)肝、脾、淋巴结肿大:ALL 淋巴结肿大较多见。肝、脾肿大多为轻度到中度,除慢性髓系白血病急变外,很少见到巨脾。

(4)皮肤及黏膜浸润:白血病细胞浸润可使牙龈增生、肿胀,皮肤出现蓝灰色斑丘疹,局部皮肤隆起变硬,呈紫蓝色结节,多见于急性粒－单核细胞白血病和急性单核细胞白血病。

(5)其他部位:睾丸受浸润时多为一侧无痛性肿大,常见于 ALL 白血病化疗缓解后的男性幼儿或青年。眼部可见白血病细胞浸润眼眶骨膜(称粒细胞肉瘤或绿色瘤),表现为眼球突出、复视或失明。此外白血病还可浸润心、肺、胃肠等部位,但不一定出现相应症状。

(三)实验变及其他检查

1. 血常规检查　少数患者白细胞计数在正常水平或减少,低于 1.0×10^9/L 者,称为白细胞不增多性白血病;多数患者白细胞计数增高,超过 10×10^9/L 者,称为白细胞增多性白血病。血涂片分类检查中可见数量不等的原始和幼稚细胞,但白细胞不增多型病例血片上很难找到原始细胞。患者有不同程度的正常细胞性贫血,少数患者血涂片检查红细胞大小不等,可找到幼红细胞。约 1/2 患者的血小板低于 60×10^9/L,晚期血小板常极度减少。

2. 骨髓象检查　骨髓检查是确诊 AL 及其类型的必做检查和主要依据,多数 AL 骨髓象显示有核细胞显著增生,以原始细胞为主;少数骨髓象增生低下,称为低增生性急性白血病。WHO 分型将原始细胞≥骨髓有核细胞(ANC)20%以上定义为急性白血病的诊断标准。

3. 免疫学检查　根据白血病细胞表达的系列相关抗原,分析细胞所属系列、分化程度和功能状态,确定其来源。

4. 细胞化学检查　常用过氧化物酶染色、非特异性酯酶和糖原染色等方法,主要用于协助形态区分各类白血病。

5. 染色体和分子生物学检查　白血病常伴有特异的染色体和基因异常改变,并与疾病的发生、发展、诊断、治疗与预后相关。如99%的急性早幼粒细胞白血病有 t(15;17)(q22;q21),该易位使 15 号染色体 PML(早幼粒白血病基因)与 17 号染色体 RARA(维 A 酸受体基因)形成 PML－RARA 融合基因,这是 M_3 发病和使用全反式维 A 酸治疗有效的分子基础。

6. 生化检查　CNSL 时,脑脊液压力增高,脑脊液检查可见白细胞计数增多,蛋白质增多,葡萄糖定量减少,涂片可找到白血病细胞。在使用化疗药物期间,血清尿酸浓度增高,甚至出现尿酸结晶。患者发生 DIC 时可有凝血异常。

(四)诊断要点

根据患者有出血、发热、贫血、骨痛等临床表现,结合血常规和骨髓象特点,一般可做出诊断;但需进一步做形态学、细胞化学、免疫学、染色体和基因检查等,来诊断急性白血病的类型。

(五)治疗要点

1. 对症支持治疗

(1)高白细胞血症的紧急处理:高白细胞血症(白细胞>100×10^9/L)不仅会增加患者早期死亡率,也会增加髓外白血病的发病率和复发率。当循环血液中白细胞计数>200×10^9/L时,患者可发生白细胞淤滞症,表现为呼吸困难、头晕、低氧血症、反应迟钝、言语不清、颅内出血等。一旦出现高白细胞血症,可使用血细胞分离机,单采清除过高的白细胞,同时根据白血病类型给予化疗方案和水化。化疗期间应注意预防高尿酸血症、酸中毒、电解质紊乱和凝血异常等并发症。

(2)防治感染:患者有感染发热时,应做病原学检查,以明确感染类型和部位。在细菌培养和药敏试验结果未出来前,可按经验使用广谱抗生素,待检验结果出来后再调整用药;若3～5天无效,可加用抗真菌药物;病毒感染可用抗病毒药物。粒细胞集落刺激因子(G-CSF)可缩短粒细胞缺乏时间,有助于防止感染。

(3)成分输血支持:重度贫血者可吸氧、输注浓缩红细胞,但有白细胞淤滞时不宜马上输注红细胞,以免进一步增加血液黏度。血小板低者需输注单采血小板悬液。为预防输血相关移植物抗宿主病,输血前可将含细胞成分的血液辐照25～30Gy,灭活其中的淋巴细胞。

(4)预防高尿酸血症肾病:由于白血病细胞的大量破坏(化疗时更严重),血清和尿液中尿酸浓度增高,聚集在肾小管,引起阻塞而发生高尿酸血症肾病,严重者可发生急性肾衰竭。因此应鼓励患者多饮水并碱化尿液,化疗期间可给予患者别嘌醇,抑制尿酸合成,每天3次,每次100mg口服。对少尿或无尿的患者,按急性肾衰竭处理。

(5)维持营养:给患者高蛋白、高热量、易消化饮食,必要时经静脉补充营养;注意维持水、电解质和酸碱平衡。

2.抗白血病治疗

(1)两个治疗:阶段急性白血病的治疗分为诱导缓解和缓解后治疗两个阶段。

1)诱导缓解:主要是通过联合化疗,使患者达到完全缓解(complete remission,CR)。CR即患者白血病的症状、体征消失;血常规中性粒细胞$\geq 1.5 \times 10^9$/L,血小板$\geq 100 \times 10^9$/L,白细胞分类中无内血病细胞;骨髓中相关系列的原始细胞和幼稚细胞之和$\leq 5\%$;无髓外白血病。

2)缓解后治疗:患者获得CR后,体内尚留有$10^8 \sim 10^9$的白血病细胞,成为疾病复发的根源。为彻底消灭残留的白血病细胞,防止复发,争取长期无病生存甚至治愈,CR后必须进入治疗的第二阶段,主要方法包括化疗和造血干细胞移植。

(2)常用化疗药物和化疗方案:急性白血病的治疗多采用联合化疗,化疗药物及方案的选择强调个体化。应根据患者的年龄、血常规、骨髓象、白血病的亚型、有无基础疾病以及对药物的反应等,选择合理的化疗方案和调整剂量。

(六)护理评估

1.健康史　详细询问患者就诊的原因,起病的急缓,有无诱因;有无相关症状,如面色苍白、疲乏无力、活动后心悸或气短、头晕、头痛、咳嗽咳痰、咽喉疼痛、尿路刺激征以及肛周疼痛等,有无骨、关节疼痛,有无呕血、便血、月经过多等,以及症状的持续时间。了解患者患病以来日常生活休息、活动量及活动耐受力以及饮食和睡眠等情况。曾经做过的检查、治疗经过及疗效,尤其是血常规及骨髓检查。对再入院者,应了解患者以前的化疗方案及第几次化疗;化疗过程中有无出现不良反应,如恶心、呕吐等胃肠道反应,脱发,口腔溃疡,过敏反应,出血和感染等;患者是否已达到完全缓解;患者的年龄、从事的职业和居住环境,是否有长期接触放射性物质或化学毒物史,是否用过细胞毒药物等。

2.身体评估

(1)一般状况:患者的生命体征,有无发热;注意患者的意识状态,如有头痛、呕吐伴意识改变多为颅内出血或 CNSL 表现。

（2）营养状况：短期内有无体重减轻或消瘦，生化检查清蛋白数值等。

（3）骨、关节疼痛：胸骨、肋骨、躯干骨及四肢关节有无压痛，如儿童急淋白血病常有明显的骨痛和四肢关节疼痛。

（4）皮肤、黏膜：口唇、甲床是否苍白；皮肤有无瘀点、瘀斑及血肿，有无鼻腔和牙龈出血；有无口腔溃疡及白斑、牙龈增生、咽部充血、扁桃体肿大；肛周有无脓肿等。

（5）心脏、心包检查：患者的心率有无增快，心界是否扩大，有无心包摩擦音。白血病细胞浸润心脏并累及心包时，心前区可闻及心包摩擦音。

（6）肺脏检查：肺部叩诊音和听诊呼吸音有无改变，有无啰音等。如白血病细胞浸润肺脏后，毛细血管通透性增高，浆液和细胞渗透到肺泡腔中，叩诊为浊音。当伴有肺部感染时，呼吸音变得粗糙，有湿性啰音出现，呼吸频率加快。

（7）肝、脾、淋巴结检查：肝、脾大小、质地、表面是否光滑、有无压痛；浅表淋巴结大小、部位、数量、有无压痛等。如急淋白血病患者可有轻到中度肝、脾大，表面光滑，偶伴轻度触痛；淋巴结轻到中度肿大，无压痛。

3.心理社会状况　急性白血病是造血系统恶性疾病，一旦患病，病情凶险、进展迅速，对患者及家属均有沉重打击，加之治疗过程中各种并发症的发生以及经济负担日趋加重，常在患者及家属中引起不良情绪，可影响患者的食欲、睡眠和免疫功能等。评估时应注意患者对疾病的了解程度及心理承受能力，是否产生悲观失望、恐惧或震惊、否认等情绪；以往的住院经验，所获得的心理支持；家庭成员及亲友对疾病的认识，对患者的态度；家庭应对能力，以及家庭经济情况，有无医疗保障等。

4.实验室及其他检查　血常规检查各项指标是否正常，白细胞分类中有无大量幼稚细胞，骨髓增生是否活跃，是否以原始和幼稚细胞为主；了解肝、肾功能检查结果。

（七）常见护理诊断/问题

1.活动无耐力　与贫血、化疗、白血病引起的代谢增高有关。

2.有感染的危险　与正常粒细胞减少和机体抵抗力下降有关。

3.体温过高　与感染、肿瘤细胞代谢亢进有关。

4.有受伤的危险　出血与血小板减少、白血病细胞浸润有关。

5.潜在并发症　化疗药物的不良反应。

6.悲哀　与病情严重、预后不良有关。

7.营养失调：低于机体需要　与白血病代谢增高、高热、化疗致胃肠反应进食减少等有关。

（八）护理目标

1.患者能认识到患病期间合理休息与活动的重要性，体力逐渐恢复，生活自理；

2.具备预防感染的知识，积极配合，减少或避免感染的发生；

3.体温下降，舒适感增加；

4.能采取正确、有效的方法预防和减少出血的发生；

5.能说出化疗可能出现的不良反应，并能积极正确应对；

6.能正确面对疾病，悲观等负面情绪减轻或消除；

7.了解充足营养的重要性，了解化疗期间进食原则，增进营养，改善身体状况，体重维持在正常范围内。

(九)护理措施

1.休息与活动 贫血、出血、感染者或化疗期间应注意休息,缓解期白血病患者可适量活动。

2.病情观察 注意生命体征的变化,观察并记录体温变化及热型,有无感染征象,皮肤、黏膜有无出血点,有无头痛、恶心、呕吐、颈项强直、意识障碍等颅内出血的表现,注意浅表淋巴结及肝、脾的大小,有无骨、关节疼痛等。了解实验室检查结果,注意白细胞、红细胞、血红蛋白及血小板数值等。

3.预防感染及高热的护理 保护性隔离:当成熟粒细胞绝对值≤$0.5×10^9$/L 时,要对患者采取保护性隔离,条件允许最好住层流病室或消毒隔离病房。若有感染征象,应协助医师做血液、尿液、粪便、痰液、咽部和伤口分泌物的标本采集及细菌培养;一旦有感染,遵医嘱合理使用抗生素。

4.化疗药物的不良反应

(1)静脉炎及组织坏死的防护:某些化疗药物如柔红霉素、去甲氧柔红霉素、长春新碱等都有较强的组织刺激性,多次注射可引起静脉炎及静脉周围组织炎症,如从注射部位沿静脉走行出现条索状红斑、皮面增高及血管变硬、压痛,炎症消退后血管内膜增生狭窄,严重者可出现血管闭锁;发疱性药物渗漏可以引起局部组织坏死。故注射化疗药物首选深静脉导管,如选用外周浅表静脉,应选择弹性较好的粗直血管,轮换使用。化疗药物输注前应先用生理盐水建立输液通道,确保针头在血管内再注入药液,输注完毕再用 10~20ml 生理盐水冲洗血管。如疑有或发生化疗药物外渗,应立即停止输注,尽量回抽 2~3ml 血液,以吸除部分药液,然后再拔针更换注射部位。渗漏局部 24 小时内间断冷敷,可使用 50%硫酸镁湿敷、水胶体敷贴或中药"六合丹"等敷在患处,范围要大于肿胀部位,必要时 2%利多卡因加地塞米松局部环形封闭。发生静脉炎的血管禁止注射,避免受压,鼓励患肢多活动,可使用多磺酸粘多糖乳膏等药物外敷。

(2)胃肠道反应的防护:大多数化疗药物均可引起恶心、呕吐、食欲减退等不良反应,反应程度和持续时间与药物种类、剂量及患者个体差异有关。必要时在治疗前 1~2 小时使用止吐药物,可每 6~8 小时重复给药。化疗期间要保证患者休息,避免噪声及异味等不良刺激。避免在治疗前后 2 小时内进餐,恶心、呕吐时应暂缓进餐,保持口腔清洁。不要进食产气过多和辛辣的食物,避免饭后立即平卧。若反应严重,呕吐频繁,应注意有无水、电解质紊乱,遵医嘱给予静脉补充营养。

(3)骨髓抑制的防护:多种化疗药有抑制骨髓作用,一般化疗后 7~14 天血常规可降至最低点,恢复时间为之后的 5~10 天,并逐渐恢复。故从化疗开始至结束后 2 周应加强预防贫血、出血和感染的护理,定期复查血常规,化疗结束后复查骨髓象,以便了解骨髓抑制情况及评价疗效,并根据病情给予对症支持治疗。

(4)肝、肾功能损害的防护:甲氨蝶呤、硫嘌呤、门冬酰胺酶对肝功能有损害作用,故用药期间应观察患者有无黄疸,定期监测肝功能。

(5)口腔护理:口腔黏膜的改变主要表现为口腔溃疡、感染、出血等。护士应指导患者在进食前后、睡前应用生理盐水或复方硼砂含漱液等交替含漱。真菌感染可使用 1%~4%的碳酸氢钠溶液、制霉菌素溶液;厌氧菌感染可用 1%~3%的过氧化氢溶液;必要时进行口腔分泌物细菌培养及药敏试验,有针对性地用药。溃疡疼痛剧烈者,可在漱口液中加入 2% 利多卡因缓解疼痛;溃疡表面可涂抹金霉素甘油、溃疡贴膜、外用重组人表皮生长因子衍生物等促进溃疡的愈合;此外,口服或含漱四氢叶酸钙对大剂量甲氨蝶呤化疗引起的口腔溃疡效果较好。

(6)心脏毒性的防护:柔红霉素、高三尖杉酯碱等药物可引起心肌及心脏传导损害,用药前后应检查心电图及心功能,监测心率、心律及血压;缓慢输注药物,观察患者面色和心率,必要时给予心电监护。

(7)其他:某些药物可引起脱发,要加强心理护理,指导患者使用假发或戴帽子修饰。环磷酰胺可引起血尿,输注期间应保证输液量,并鼓励患者多饮水,预防出血性膀胱炎;长春新碱可引起末梢神经炎而出现手足麻木,停药后可逐渐恢复;甲氨蝶呤可引起口腔黏膜溃疡等,治疗期间要密切观察病情,及时发现,有效处理。

5.维持营养 加强营养,给予高热量、高蛋白、高维生素、低动物脂肪、易消化的食物,多食新鲜蔬菜和水果。食物尽量多样化,不吃陈旧变质或刺激性食物,少吃熏、烤、腌制、油炸、过咸的食物。化疗期间饮食宜清淡,少食多餐,避免过热、粗硬、辛辣刺激食物。鼓励患者多饮水,每天饮水量 2000ml 以上,以预防尿酸性肾病;若为高白细胞性白血病,化疗期间每天饮水量 3000ml 以上。注意监测患者的电解质、血清清蛋白等生化指标,维持水、电解质平衡,必要时采用肠外营养的方式补充营养。

6.心理护理 应充分评估患者所处的不同心理阶段,给予针对性护理。对不了解病情或获知病情后情绪反应可能比较激烈者,暂执行保护性医疗措施,配合医师、家属做好解释工作,同时密切观察病情及情绪变化,及时采取措施缓解患者的不适,以减轻焦虑、恐惧心理,预防意外发生。在治疗过程中,随着病情逐渐稳定,患者可较坦然正视疾病时,护士可通过与患者交谈了解其对疾病的知情程度;鼓励患者说出自己的感受,并耐心予以解释,使患者了解本病并不是不治之症,随着白血病治疗技术的不断进展,生存期及生活质量已明显得到提高,且目前化疗药物已向着高效低毒方向发展,并可通过介绍缓解或长期生存病例,增强患者治疗信心,使患者保持,积极、乐观、健康的心理和良好的生活方式,以利于疾病康复。

(十)评价

1.患者能说出活动耐力下降的原因,合理安排休息和活动。

2.能说出预防感染的重要性,积极配合治疗与护理,未发生感染。

3.体温恢复正常。

4.能描述引起或加重出血的危险因素,积极采取预防措施,减少或避免出血。

5.能列举化疗的不良反应,积极采取应对措施,主动配合治疗。

6.正确对待疾病,悲观情绪减轻并逐渐消除。

7.水、电解质平衡,营养指标在正常范围。

(十一)健康指导

1.心理指导 向患者及其家属说明白血病是造血系统恶性疾病,虽然难治,但目前治疗进展快、效果好,应树立战胜疾病的信心。家庭为白血病患者创造安全、舒适、愉悦、宽松的环境,使患者保持良好的情绪状态,有利于疾病康复。

2.日常生活指导 缓解期生活要有规律,保持良好的生活方式,保证充足的休息和睡眠。适当进行健身活动,如慢跑、散步、太极拳等,以提高机体抗病能力。注意合理饮食,应食富含营养,清淡、易消化、无刺激的食物。

3.预防感染和出血的指导 注意个人卫生,少去人群拥挤的公共场所。注意保暖,避免受凉,学会自测体温,经常检查咽部、口腔有无感染。勿用牙签剔牙、用手挖鼻孔,避免外伤等。沐浴时水温不宜过高,以免血管扩张加重皮肤出血。

4.用药指导　指导患者遵医嘱合理用药,禁止使用对骨髓造血系统有损害的药物等,并说明坚持巩固、维持治疗可延长急性白血病的缓解期和生存期。

5.门诊随访指导　定期门诊复查血常规,发现发热、出血及骨、关节疼痛时要及时到医院检查。

二、慢性髓系白血病患者的护理

慢性白血病按受累细胞系列分为慢性髓系和淋巴细胞白血病以及少见类型的白血病。我国以慢性髓系白血病多见,慢性淋巴细胞白血病少见。

慢性髓系白血病(chronic myelogenous leukemia,CML)又称慢粒,是一种起源于多能造血干细胞的恶性骨髓增生性肿瘤,主要涉及髓系。临床主要表现为脾脏明显肿大,外周血粒细胞显著增多且不成熟,病程较缓慢,大多因慢粒急性变而死亡。在我国年发病率为 0.39~0.99/10 万,各年龄组均可发病,中位发病年龄 45~50 岁,男性多于女性。

(一)临床表现

自然病程可经历慢性期、加速期和急变期。

1.慢性期　一般持续 1~4 年。起病缓,早期常无自觉症状,随病情发展,可出现低热、乏力、多汗或盗汗、消瘦等代谢亢进的表现。脾脏肿大是最突出的体征,可达脐或脐以下,质地坚实,表面平滑,无压痛。如发生脾梗死,则压痛明显,并有摩擦音。肝脏明显肿大较少见。部分患者可有胸骨中下段压痛。当白细胞显著增高时,可见眼底充血及出血;极度增高时,出现"白细胞淤滞症"。

2.加速期　可维持几个月到数年,常有发热、体重下降、虚弱、脾脏持续或进行性肿大、骨骼疼痛,逐渐出现贫血和出血,对原来有效的治疗药物无效。

3.急变期　为 CML 的终末期,预后极差,往往在数月内死亡,临床表现与 AL 相似,多数为急粒变,少数为急淋变或急单变。

酪氨酸激酶抑制剂出现前,慢粒慢性期患者中位生存期为 39~47 个月,3~5 年内进入急变期,少数患者慢性期可延续 10~20 年。

(二)实验变及其他检查

1.慢性期

(1)血常规:白细胞数明显增高,常超过 $20×10^9/L$,个别可达 $100×10^9/L$ 以上。粒细胞显著增多,各阶段的粒细胞均可见,以中性中、晚幼和杆状核粒细胞为主,原始细胞不超过 10%,嗜酸、嗜碱性粒细胞增多;晚期血小板和血红蛋白逐渐减少。

(2)骨髓象:骨髓增生明显至极度活跃,以粒细胞为主,粒红比例明显增高,其中以中性中、晚幼和杆状核粒细胞明显增多,原始细胞低于 10%。嗜酸、嗜碱性粒细胞增多;红细胞相对减少;巨核细胞正常或增多,晚期减少。

(3)中性粒细胞碱性磷酸酶(neutrophil alkaline phosphatase,NAP):活性减低或呈阴性反应。

(4)细胞遗传学及分子生物学改变:95%以上的 CML 患者血细胞中出现 Ph 染色体,t(9;22)(q34;q11),9 号染色体长臂上 C—ABL 原癌基因易位至 22 号染色体长臂的断裂点簇集区(breakpoint cluster region,BCR)形成 BCR—ABL 融合基因。

(5)血液生化:血清及尿中尿酸浓度增高。

2.加速期　外周血或骨髓原始细胞≥10%;外周血嗜碱性粒细胞>20%;不明原因的血小板减少或增加;除 Ph 染色体外又出现其他染色体异常;粒一单系祖细胞集族增加而集落减少;骨髓活检显示胶原纤维显著增生。

3.急变期　外周血中原粒+早幼粒细胞>30%;骨髓中原始细胞或原淋+幼淋或原单+幼单核细胞>20%,骨髓中原粒+早幼粒细胞>50%;出现髓外原始细胞浸润。

(三)常见护理诊断/问题

1.疼痛　脾胀痛　与脾大、脾梗死有关。

2.潜在并发症　尿酸性肾病。

3.营养失调:低于机体需要　与机体代谢亢进有关。

4.活动无耐力　与虚弱或贫血有关。

慢粒急变后护理诊断及措施同急性白血病。

(四)护理推施

1.缓解疼痛

(1)脾胀痛:提供安静、舒适的环境,患者多卧床休息,减少活动,可采取左侧卧位,以减轻不适感。尽量避免弯腰和碰撞腹部,以防脾破裂。鼓励患者少食多餐以减轻腹胀。白天可通过与患者交谈、读书、听音乐等分散其注意力,晚间可适当应用止痛药,以保证患者休息,减少体力消耗。

(2)病情监测:每天测量脾的大小、质地、有无压痛并做好记录。密切监测有无脾栓塞或脾破裂的发生,主要表现为突感脾区疼痛、发热、多汗以致休克,脾区有明显触痛拒按、可闻及摩擦音,脾脏可进行性肿大,甚至产生血性腹水。

2.预防尿酸性肾病

(1)供给充足的水分:鼓励患者多饮水,每天饮水量 3000ml 以上,以利于尿酸和化疗药降解产物的稀释和排泄,并减少对泌尿系统的化学刺激。

(2)病情监测:化疗期间定期检查血和尿中尿酸的含量以及尿沉渣检查、白细胞计数等。记录 24 小时出入量,注意观察有无腰痛或血尿发生。

(3)合理用药:遵医嘱口服别嘌醇,以抑制尿酸的形成。

(五)健康指导

1.休息和饮食指导　生活要有规律,保证充足的休息和睡眠。慢性期病情稳定的患者可合理安排工作、学习和锻炼,但不可劳累。由于患者体内内血病细胞数量多,基础代谢增加,每天所需热量增加,为防止体内蛋白质过度分解,应尽量给予易消化吸收的高热量、高蛋白、高维生素的饮食。

2.用药指导　应向患者及家属讲解疾病的演变过程等相关知识,使患者能主动配合治疗。对长期应用 α-干扰素和伊马替尼治疗的患者,要注意观察药物的不良反应。α-干扰素常见不良反应有乏力、发热、食欲减退、头痛、骨骼肌肉酸痛,肝功能异常及骨髓抑制等;伊马替尼常见不良反应有水肿、肌痉挛、皮疹、关节痛、恶心、腹泻等以及血常规下降,使用期间应定期检查血常规和肝功能。

3.病情监测指导　告知患者出现发热、贫血加重、脾脏肿大、腹部剧烈疼痛时,要及时到医院检查。

(万俊妮)

第八章 骨科疾病护理

第一节 骨折

一、肱骨髁上骨折

肱骨髁上骨折是指肱骨内外髁上 2cm 以内的骨折,多见于 5~12 岁儿童,由间接暴力所致,可分为伸直型和屈曲型,以前者多见(图 8—1)。主要表现为肘部弥漫性肿胀、淤斑、起水疱,疼痛,活动受限,有时呈枪托样双曲畸形;有正中神经损伤时,表现为"猿手";尺神经损伤时表现"爪形手";出现手指伸直引起剧烈疼痛,则为前臂屈肌缺血早期症状,对于早期诊断骨筋膜室综合征有重要意义,但若神经损伤、缺血同时存在,则此征可为阴性。X 线检查可明确诊断。若受伤时间短,局部肿胀轻,无血液循环障碍者,可在麻醉后行手法复位,用石膏托固定。如骨折部严重肿胀,可先行尺骨鹰嘴悬吊牵引,待肿胀消退后再行手法复位。对手法复位失败、小的开放伤、污染不重及有神经血管损伤者,可行手法复位加外固定。主要护理要点:采用上肢制动抬高,促进血液循环,减轻患肢肿胀和疼痛;观察上肢末端血运情况,有无疼痛、麻木、肿胀、苍白或发绀。开放性骨折和手术后患者注意有无红、肿、热、痛及分泌物等,观察神经损伤的恢复情况,预防骨筋膜室综合征。后期进行上肢的功能锻炼。

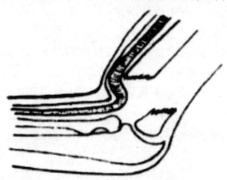

图 8—1 肱骨髁上骨折(伸直型)

二、尺、桡骨骨折

尺、桡骨干双骨折较多见,占各类骨折的 6% 左右,以青少年多见,易并发前臂骨筋膜室综合征,多为重物直接打击或刀砍伤等直接暴力引起。间接暴力如跌倒时手掌着地,地面的反作用力沿腕及桡骨下段上传,也可致桡骨中 1/3 部骨折。暴力又通过骨间膜斜行向远端,造成尺骨低位骨折。在遭受扭转暴力作用时,尺、桡骨在极度旋前或旋后位互相扭转,出现骨折线方向一致、成角相反、平面不同的螺旋形或斜形骨折,尺骨的骨折线多高于桡骨的骨折线。

评估见前臂疼痛、肿胀、功能障碍,尤其是不能旋转活动。骨折部位压痛、明显畸形、有骨擦音和反常活动。严重者可出现疼痛进行性加剧、肢体肿胀、手指呈屈曲状态、皮肤苍白发凉、毛细血管充盈时间延长等骨筋膜室综合征的早期临床表现。X 线片可确定骨折的准确部位、类型和移位方向,以及是否合并桡骨小头脱位或尺骨小头脱位。治疗时手法复位重点在于矫正旋转移位,使骨间膜恢复其紧张度,骨间隙正常;复位后用小夹板或石膏托固定。难以手法复位或复位后不稳定的尺、桡骨干双骨折,可行切开复位,用钢板螺丝钉或髓内针内固定。

护理要点如下。

1.维持患肢良好的血液循环

(1)加强观察:注意评估患肢皮肤颜色、温度,有无肿胀及桡动脉搏动情况。观察是否出现剧痛,手部皮肤苍白、发凉、麻木,被动伸指疼痛,桡动脉搏动减弱或消失等表现,一旦出现立即通知医生。

(2)定时检查夹板及石膏绷带等固定松紧是否合适,及时给予调整。

(3)支持并保护患肢,防止腕关节旋后或旋前。

2.合理功能锻炼

(1)受伤臂肌的舒缩运动:指导复位固定后的患者进行上臂肌和前臂肌的舒缩运动,做用力握拳和充分屈伸手指的动作。

(2)肩、肘、腕关节的运动:伤后2周,局部肿胀消退,开始肩、肘、腕关节的运动,但禁止做前臂旋转运动。

(3)前臂旋转和推墙动作:4周后练习前臂旋转和用手推墙动作。

(4)各关节全范围功能锻炼:去除外固定后,进行各关节全活动范围的功能锻炼。

三、桡骨下端骨折

桡骨下端骨折以Colles骨折最多见,是指跌倒后手掌先着地,骨折的远端向桡背侧,近端向掌尺侧移位的骨折,常发生在中老年人。评估可发现Colles骨折的典型表现为伤侧腕关节明显肿胀、疼痛、活动受限,骨折移位明显时,由于远端向背侧移位侧面呈"餐叉"样畸形,又因远端向桡侧移位且有缩短,桡骨茎突上移,正面呈"枪刺"样畸形(图8-2)。

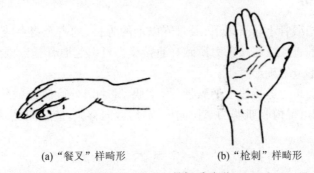

(a) "餐叉"样畸形　　　　　　(b) "枪刺"样畸形

图8-2　Colles骨折手畸形

护理要点:患侧前臂抬高,石膏固定时注意观察患侧手指的血液循环;门诊患者注意提醒患者2周后更换石膏。Colles骨折复位后,进行握拳、运动手指的练习,伤后2周进行腕关节背伸,桡侧偏斜练习,同时进行肩关节的各种活动,3~4周后解除外固定,进行腕关节的活动。

四、股骨颈骨折

股骨颈骨折多发生于老年人,尤其女性在平地滑倒,床上跌下,下肢突然扭转时因骨质疏松易发生。由于股骨颈血供较差,骨折不愈合率高,易发生股骨头坏死及塌陷。护理评估时可见髋关节处疼痛,不能站立行走,患肢呈轻度屈髋屈膝、内收、外旋缩短畸形(图8-3)。大转子明显上移突出,髋部有压痛,向叩击痛阳性。嵌插骨折的患者,有时仍能行走或骑自行车,易造成漏诊。应高度注意防止使无移位的稳定骨折变成有移位的不稳定骨折。

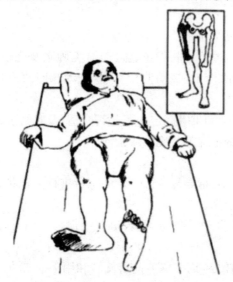

图8-3 股骨颈骨折伤肢的外旋畸形

护理要点:①采用平卧位,下肢抬高,一般放在勃朗架上或托马斯架上,保持下肢外展中立位,防止内旋、外旋、足下垂,必要时穿"丁"字鞋,肢体长期固定于功能位;②注意观察患肢的血液循环;③卧床患者,做好一般护理,防止压疮、肺炎等并发症;④饮食一般给予高蛋白、高热量、高维生素饮食,多饮水,多食粗纤维饮食;⑤后期解除外固定后锻炼下肢各关节的功能。

五、股骨干骨折

股骨干骨折是指股骨小转子以下、股骨髁以上的骨折,约占全身各类骨折的6%,多见于青壮年。多由强大的直接或间接暴力所致。直接暴力可引起股骨横断或粉碎性骨折,间接暴力可引起股骨的斜形或螺旋形骨折。

1.股骨上1/3骨折 近折段受髂腰肌、臀中肌、臀小肌外旋肌群的作用,向前、外及外旋方向移位,远折段则可受内收肌群的牵拉向内、向后方向移位,造成向外成角及缩短畸形(图8-4(a))。

2.股骨中1/3骨折 骨折端移位无一定规律,与暴力方向有关;若骨折端接触而无重叠时,由于内收肌的作用,骨折可向外成角(图8-4(b))。

3.股骨下1/3骨折 远折段受腓肠肌的牵拉可向后移位,压迫或损伤腘动、静脉和胫、腓总神经,骨折近折段内收向前移位(图8-4(c))。

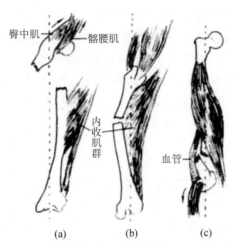

臀中肌　髂腰肌

内收肌群

血管

(a)　　　(b)　　　(c)

图 8-4　股骨干骨折

评估时可见局部疼痛、肿胀和畸形较明显,活动障碍,远端肢体异常扭曲,出现反常活动、骨擦音。股骨干骨折可因出血量大出现休克症状和体征,包括髋、膝关节的正、侧位 X 线片可确定骨折的部位、类型和移位情况。处理可牵引治疗,如 3 岁以内儿童用垂直悬吊式皮牵引(图 8-5),成人股骨干骨折则用骨牵引、手法复位外固定等非手术治疗,也可切开复位内固定。

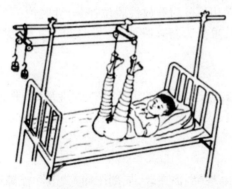

图 8-5　悬吊式皮牵引

护理要点:①监测患者生命体征;②维持有效循环血量,遵医嘱输液、输血抗休克;③加强功能锻炼,促进康复。如伤后 1~2 周,练习股四头肌的等长舒缩,以促进静脉回流,减轻水肿,防止肌萎缩和关节僵硬。去除牵引或外固定后遵医嘱进行膝关节的屈伸锻炼和髋关节的各种运动锻炼。初期需扶助行器或拐杖,使患肢在不负重情况下练习行走。

六、胫腓骨干骨折

胫腓骨干骨折指胫骨平台以下至踝关节以上部分发生的骨折,很常见,占全身各类骨折的 13%~17%,以青壮年和儿童居多。多为直接暴力打击和压轧所致,也可由高处坠落、滑倒等所致。胫骨上 1/3 骨折,由于骨折远端向上移位,腘动脉分叉处受压,易造成小腿缺血或坏疽,腓骨上端骨折易损伤腓总神经。中 1/3 骨折,可导致骨筋膜室综合征。胫骨下 1/3 骨折,由于血运差,软组织覆盖少,易发生骨折延迟愈合,甚至不愈合。评估可出现反常活动和畸形,局部有疼痛、肿胀,常伴有腓总神经或腘动脉损伤的症状和体征。胫前区和腓肠肌区张力增高。小儿青枝骨折表现为不敢负重和局部压痛。开放性骨折可见骨折端外露。X线片可确定骨折的部位、类型和移位情况。治疗以胫骨复位为主,也应重视腓骨的复位。

护理要点:①维持患肢的正常血运,防止并发骨筋膜牵综合征;②功能锻炼以促进静脉回流,防止肌萎缩和关节僵硬,有夹板外固定的患者可进行膝、距小腿关节活动,但禁止在膝关节伸直情况下旋转大腿,防止发生骨不连,去除牵引或外固定后遵医嘱进行距小腿、膝关节的屈伸锻炼和髋关节的各种运动锻炼,逐步下地行走。

(于文婷)

第二节　常见关节脱位

一、概述

组成关节的各骨面失去正常的对合关系,称为关节脱位(俗称脱臼),多见于儿童、青壮年,常见的有肩关节脱位,肘关节脱位,髋关节脱位。

(一)分类

1.按发生脱位的原因分为创伤性脱位、病理性脱位、先天性脱位、习惯性脱位。

2.按脱位程度分为全脱位、半脱位。

3.按关节腔是否和外界相通分为开放性脱位、闭合性脱位。

4.按脱位发生的时间长短分为新鲜脱位(脱位时间在3周以内)、陈旧脱位(脱位时间超过3周)。

(二)护理评估

1.健康史　了解受伤的经过,暴力的大小、方向、性质,受伤部位、受伤的时间及治疗情况;评估有无化脓性关节炎、关节结核、骨关节肿瘤病史。对婴幼儿应了解妊娠期及出生情况。

2.身体状况

(1)一般表现:关节肿胀、疼痛、淤血斑、局部压痛,关节功能障碍。有时可见伤口,有血液流出。

(2)专有表现:

①畸形:关节脱位后,骨端移位外形改变,产生各种畸形,可在关节附近触到关节头,肢体的长度缩短或延长。

②弹性固定:脱位产生疼痛,使关节周围肌肉发生痉挛,加上关节囊和周围韧带的牵拉,使患肢固定于某种异常位置,当被动活动时又被弹回或有弹性感。

③关节盂空虚:关节脱位后在体表触摸关节盂,其内空虚,可在附近异常位置触及移位骨端,若肿胀严重则难以触知。

3.心理一社会状况　脱位后关节疼痛、功能障碍以及关于预后和治疗费用的忧虑,常使患者产生焦虑和烦躁情绪。对于肿瘤等原发病变导致的脱位,肢体的功能可暂时或永久地丧失,患者常产生悲观失望情绪、甚至产生轻生念头。

4.辅助检查

(1)X线检查:可了解有无脱位,脱位的程度、类型、方向,是否合并骨折,还可指导复位,判断疗效,故 X 线检查是诊断脱位最简便、最常用的方法。

(2)CT 检查:主要用于髋关节,可看到是否合并骨折及股骨头坏死。

5.治疗要点 脱位的治疗原则是复位、固定、功能锻炼。对于新鲜的闭合性脱位,采用手法复位外固定。对于开放性脱位及早进行清创缝合,预防感染,复位固定。对于陈旧性脱位、手法复位失败或合并有关节内骨折者应行切开复位外固定。

(三)护理诊断及合作性问题

1.疼痛 与关节周围软组织损伤、神经受压有关。

2.躯体活动障碍 与脱位后关节功能丧失、疼痛及制动有关。

3.知识缺乏 缺乏有关复位后继续治疗及正确功能锻炼的知识。

4.潜在并发症 与血管、神经损伤等有关。

(四)护理目标

1.患者的疼痛缓解或消失。

2.肢体功能恢复。

3.患者能了解预防,康复知识。

4.患者逐步恢复生活自理。

(五)护理措施

1.急救护理 开放性的关节脱位,积极做好清创前的准备,及时配合医生实施清创术。闭合性脱位配合医生进行复位、固定。固定期间注意观察,做好常规的护理。

2.非手术治疗的护理

(1)病情观察:①观察局部症状和体征;②复位后症状和体征是否消失;③患肢末端的血液循环、感觉、运动。

(2)治疗配合

①解除疼痛:a.早期正确复位,可使疼痛缓解或消失;b.遵医嘱使用镇痛剂。

②固定:复位后将关节固定于适当位置,使损伤的软组织得以修复,一般固定 2～3 周。陈旧性脱位经手法复位后,固定时间应适当延长。

③功能锻炼:在固定期间要经常进行关节周围肌肉和患肢其他关节活动,防止骨萎缩和关节僵硬。固定解除后,逐步扩大创伤关节的活动范围,并辅以理疗、中药熏洗等手段,逐渐恢复关节功能,切忌粗暴的活动,以免加重损伤。

(3)心理护理:多与患者交流了解其心理感受,正确引导患者正视疾病,介绍疾病发生、治疗、预后、康复锻炼的目的等,给予精神安慰,减轻紧张心理使其树立战胜疾病的信心,配合医疗、护理和各项操作。

(4)手术前常规准备:包括清洁、消毒及术前禁饮、禁食等,重点是皮肤准备。

3.手术后护理

(1)一般护理:肩、肘关节脱位后,功能位石膏固定并稍抬高,以利于静脉回流,减轻肿胀。髋关节脱位后,石膏固定于外展并稍抬高,防止髋关节屈曲、内收、旋转。

(2)病情观察:手术后密切观察生命体征、伤口敷料,伤口有无红、肿、热、痛,肢体远端感觉、运动、温度、肿胀情况。

(3)治疗配合:伤口出血较多时,协助医生包扎止血;伤口有感染迹象,及时进行换药,必要时遵医嘱使用有效的抗生素。

（六）护理评价

1.患者疼痛是否消失。

2.患者是否掌握疾病的预防和康复知识。

3.脱位的关节功能是否恢复正常,生活能不能自理。

4.并发症未发生或发生后得到及时处理。

（七）健康指导

1.功能锻炼　向患者及家属解释功能锻炼的目的、意义、方法、重要性,正确指导患者进行功能锻炼。在固定期间,非固定关节进行功能锻炼,固定关节进行骨肉舒缩活动。在外固定解除后,逐渐地进行肢体功能的主动锻炼。肩关节主要锻炼前屈、后伸、旋转、环转、上举等功能,肘关节屈、伸功能,髋关节屈、伸、内收、外展、负重、行走功能。

2.家庭护理　对于门诊患者,向家属和患者交代应坚持固定。肩、肘关节固定2周后进行功能锻炼。观察局部肿胀,疼痛情况,如有异常及时来医院复诊。习惯性脱位要注意保护,避免再发生脱位。

二、常见关节脱位

临床上常见的脱位有肩关节脱位、肘关节脱位、髋关节脱位,以肩关节脱位最多见。

（一）肩关节脱位

肩关节脱位男性发病率高于女性,好发于20～50岁青壮年,多由间接暴力引起,约占全身关节脱位的50%。根据肱骨头的位置,可分为前脱位、后脱位,以前脱位多见。脱位如在初期治疗不当,过早活动可发生习惯性脱位,护理评估可见伤肢轻度外展,弹性固定于外展内旋位,肘屈曲,用健侧手托住患侧前臂,肩关节外展呈"方肩"畸形(图8-6)。Dugas征阳性:患侧肘部紧贴胸部时,其手不能搭到健侧肩部,或手搭在健侧肩部,肘部不能贴近胸壁。脱出的肱骨头可压迫神经、血管,并出现相应症状。肱骨头压迫腋神经或臂丛神经出现运动障碍、感觉异常、反射减弱或消失,也可损伤腋动脉,引起上肢血液循环障碍。治疗要点:常用足蹬法、旋转法复位。

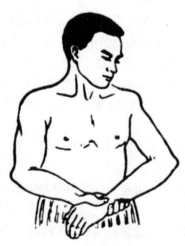

图8-6　肩关节脱位

护理要点:协助医生及时复位,复位后用三角巾悬吊固定2周,2周内活动腕关节及指关节,2周后进行肩、肘关节功能锻炼。切忌过早活动,以免发生习惯性脱位。

（二）肘关节脱位

肘关节脱位发病率仅次于肩关节脱位，多发生于青壮年，由外伤导致。根据尺桡骨近端移位的情况，可分为前脱位和后脱位。可合并肱骨髁上骨折，尺骨鹰嘴或冠状突骨折。表现为肘部明显畸形，肘窝部饱满，肿胀明显，易压迫正中神经、尺神经使手指感觉迟钝功能障碍。后脱位时，肘关节弹性固定于120°～140°的半伸位，前臂外观变短；前脱位时前臂延长。肘关节脱位后，肘后三角关系失常。治疗时常用推拉法复位。护理要点是：及时复位，复位后固定2～3周，解除固定后进行功能锻炼。

（三）髋关节脱位

髋关节脱位多由强大暴力引起，多发生于青壮年，可分为前脱位、后脱位、中心脱位三种类型，以后脱位最常见。它也可由结核、肿瘤等引起病理性脱位。髋关节先天发育不良，可形成先天性脱位。主要表现是下肢弹性固定于屈曲、内收、内旋位，足尖触及健侧足背（图8－7），患肢缩短、活动受限，腹股沟部关节空虚，髂骨后可摸到隆起的股骨头，大转子上移。治疗常用提拉法、旋转法复位。护理要点：协助医生进行及时复位、固定，复位后皮牵引固定2周，防止股骨头发生无菌性坏死，牵引期间保持下肢中立位，防止足下垂。3个月经X线片证实血液供应良好后下地活动，但不能负重劳动，6个月后进行负重劳动。卧床期间加强基础护理，防止并发症。

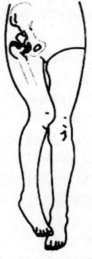

图8－7 髋关节后脱位典型畸形

（于文婷）

第三节 骨与关节结核

一、概述

骨与关节结核绝大部分继发于肺结核，少数继发于消化系统、淋巴系统、泌尿系统结核，好发于脊柱、膝关节、髋关节及肘关节，脊柱结核约占50%，病变初为单纯滑膜结核或骨结核，逐渐发展为全关节结核（图8－8），严重时致关节毁损。

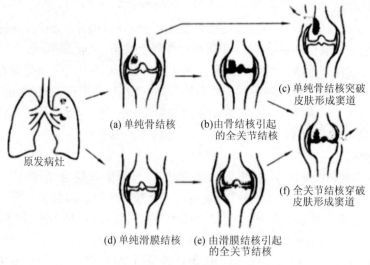

(a) 单纯骨结核　(b) 由骨结核引起的全关节结核　(c) 单纯骨结核突破皮肤形成窦道

原发病灶

(d) 单纯滑膜结核　(e) 由滑膜结核引起的全关节结核　(f) 全关节结核穿破皮肤形成窦道

图 8-8　全关节结核的进程图

二、护理

（一）护理评估

1.健康史　评估年龄、性别、发育、营养状况，有无结核病史，有无外伤史等。

2.身体状况

（1）全身症状：起病缓慢，有低热、疲乏、消瘦、贫血、盗汗等结核中毒症状。

（2）局部表现：

①疼痛：初起不严重，随病情进展加剧，活动后加剧。儿童常因痛而"夜啼"。

②肿胀：浅表关节结核可有肿胀和积液、压痛，后期肌肉萎缩，关节呈梭形肿胀。

③寒性脓肿：也称结核性脓肿，病灶局部脓肿形成，但无红、热等急性炎症反应，故也称为"冷脓肿"。脓肿破溃后出现混合感染，局部炎症反应加重，并形成窦道。窦道经久不愈，可流出米汤样脓液，有时有死骨或干酪样物质流出，瘘口周围皮肤色素沉着，瘢痕形成。

④后遗症：病变静止后主要后遗症有病变关节屈曲挛缩畸形，脊柱结核致后突畸形、关节功能障碍、患肢缩短等。

⑤病理性脱位和病理性骨折：当病变发展到一定程度可发生病理性脱位和病理性骨折。

⑥试验：膝关节结核有浮髌试验阳性，髋关节结核托马斯征阳性，"4"试验阳性，脊柱结核患者拾物试验阳性（图 8-9）。

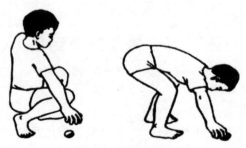

图 8-9　拾物试验

3.心理-社会状况　结核病程缓慢，治疗时间长，需要连续长时间服药，经济负担重，治疗效果多不理想,严重者留有后遗症,患者常有不同程度的焦虑、恐惧、悲观等不良情绪。

4.辅助检查

(1)实验室检查

①血液检查:红细胞比容下降;血红蛋白和红细胞计数下降;白细胞计数一般正常,有混合感染时增高;红细胞沉降率在病变活动期明显加快。

②结核杆菌培养:单纯塞性脓肿穿刺液结核杆菌培养阳性率为70%。

(2)影像学检查:MRI具有早期诊断价值;X线检查早期不明显,2个月后才可发现改变。CT显示冷脓肿及骨关节病灶。

5.治疗要点

(1)支持治疗:多休息,多进食高蛋白、高热量、高维生素饮食。

(2)抗结核治疗:目前多用异烟肼、利福平、乙胺丁醇等联合用药,同时注意防治药物的副作用。

(3)局部制动:包括石膏固定和皮牵引制动。

(4)局部注射:主要用于早期单纯性滑膜结核。优点是用药量少,局部药物浓度高,全身反应小,常用链霉素或异烟肼,每周注射1~2次。对寒性脓肿应避免反复抽脓、注药,以防混合感染发生或窦道形成。

(5)手术治疗:常用手术方式有脓肿切开引流术、病灶清除术、关节融合术、关节置换术、截骨溶骨术等。其他脏器结核处于活动期,有混合感染且症状严重,合并其他重症疾病者,禁忌行病灶清除术。

(二)护理诊断及合作性问题

1.疼痛 与感染、手术有关。

2.营养失调 与长期慢性消耗,摄入少于需要有关。

3.躯体移动障碍 与石膏固定、手术、截瘫有关。

4.皮肤完整性受损 与脓肿破溃,窦道经久不愈有关。

5.潜在并发症 关节功能障碍、畸形、病理性骨折等。

(三)护理目标

1.患者的疼痛减轻或消失。

2.营养状态得到改善。

3.病变部位功能得到恢复。

4.局部皮肤保持完整,体力得到恢复。

(四)护理措施

1.非手术治疗与手术前护理

(1)一般护理

1)休息与制动:脊柱结核需卧床休息。必要时用颈托、腰围或石膏背心保护。髋、膝关节结核应卧床制动,行皮肤牵引或石膏固定,时间为2~3个月。

2)加强营养:要指导和鼓励患者进食高蛋白、高热量、高维生素饮食;有贫血者可考虑输新鲜血。肝功能和消化不良者,给予低脂肪、含优质蛋白、清淡的膳食。

3)皮肤护理:骨关节结核患者,由于长期卧床、营养低下等原因,极易出现皮肤破损。应保持患者床单的整洁,常擦浴、更衣,鼓励床上活动肢体,做好预防压疮的护理。

(2)病情观察:观察生命体征,特别是体温的变化;注意脓液的变化,重点是脓液的色泽、性状、气味和量的改变;观察局部疼痛肿胀的变化以观察疗效;观察有无并发症,如无肌肉萎缩、关节僵直等;注意观察抗生素、抗结核药物的毒副作用。

(3)治疗配合

1)遵医嘱使用抗结核药物:骨与关节结核手术前,常规联合应用抗结核药物至少2～3周,以改善全身症状,避免术后病变复发或扩散,应督促患者按时服药。指导患者全程、联合、早期、足量、规律服药,并注意观察药物毒副作用。

2)缓解疼痛:①提供舒适环境,采用合适的体位,放松心情,或分散注意力;②局部制动、休息,防止骨折和截瘫;③遵医嘱应用药物止痛;④抗结核治疗,控制病情发展。

(4)心理护理:骨与关节结核病程长,患者体能消耗大,生活自理能力下降,易产生焦虑。用药时间长,且可出现不良反应,对患者心理均有一定影响,护理工作应耐心细致,解除患者焦虑,树立战胜疾病的信心,积极配合治疗。

2.术后护理

(1)一般护理

1)体位:根据麻醉和手术方式选择体位。如颈椎结核术后需用颈托或行沙袋固定颈部,髋关节结核者,术后保持功能或制动体位。

2)饮食:同非手术治疗。

3)加强基础护理:加强生活护理、皮肤护理、大小便的护理;长期卧床的患者应做好压疮护理和呼吸道的护理,如常擦浴,多活动,保持床单、被套清洁、干燥,经常按摩受压部位等。

(2)病情观察

1)严格监测生命体征:如有脉率增快、血压下降等,可能有出血或血容量不足,应加快输液并报告医生;如胸椎结核病灶切除术后,出现呼吸困难可能为气胸所致,也应及时通知医生并协助处理患者。

2)局部观察:髋、膝关节术后,应注意观察肢端的温度、色泽等变化,及时发现患肢缺血性或淤血性改变。

(3)治疗配合

1)抗结核药物应用:继续按疗程使用抗结核药物。

2)并发症护理:防止肌肉萎缩及关节僵直,长期卧床的患者在不影响病情的情况下及早进行肢体的被动、主动活动,主动练习翻身、坐起、下床活动。对脊椎不稳定者,切忌随意搬动。瘫痪患者应实施相应护理。

(五)护理评价

1.患者疼痛是否消失。

2.营养状态是否得到改善。

3.体力是否恢复。

4.局部皮肤有无破溃。

(六)健康指导

1.指导患者出院后进行功能锻炼。

2.出院需继续抗结核治疗,要向患者及家属讲解抗结核药物的剂量、用法、副作用及药物的保存方法。

3.用药过程中要警惕肝功能受损和多发性神经炎的发生。

4.定期到医院检查及复诊,调整药量及用法,发现药物的毒副作用。

（于文婷）

第九章 眼科疾病护理

第一节 眼睑及泪器疾病

一、睑缘炎

睑缘为眼睑皮肤和睑结膜的汇合处,发生在睑缘部分的炎症称为睑缘炎。其病因为睑腺分泌过旺合并轻度细菌感染。有害理化因素的刺激、屈光不正、不良卫生习惯和睡眠不足等可为诱因。睑缘炎的分型及临床表现见表9-1。

表9-1 睑缘炎的分型及临床比较

类型	临床表现	并发症与后遗症
鳞屑性睑缘炎	痒、睑缘红肿,附着白色鳞屑	慢性结膜炎、脱睫,可再生
溃疡性睑缘炎	痛、睑缘红肿、脓点、溃疡	慢性结膜炎、秃睫、睫毛乱生
眦部睑缘炎	外眦奇痒,眦部皮肤糜烂	慢性结膜炎、眦角粘连

防治原则:消除病因和各种诱因。在清洁局部的基础上使用抗生素眼药。

（一）护理评估

1.健康史 了解患者的卫生习惯、生活环境及饮食习惯。如是否常用不洁手或手帕擦眼;有无不良理化因素(粉尘、烟熏或使用劣质化妆品等)的长期刺激;是否喜食辛辣刺激性食物,是否嗜烟酒;了解患者是否有体弱、营养不良、糖尿病、屈光不正等。

2.身心状况

（1）身体状况:睑缘炎有睑缘、眦角处红肿,有鳞屑或溃疡,睫毛脱落。

（2）心理状况:本类疾病在病变较轻时,由于视力影响不大,患者往往重视不够而延误治疗,症状较重者则因疼痛不适,容貌受到影响,则易产生焦虑、恐惧情绪。

（二）主要护理诊断及合作性问题

1.舒适的改变 眼痛、刺痒等,与眼睑疾病有关。

2.焦虑 与舒适改变、容貌受影响有关。

3.知识缺乏 缺乏眼睑疾病的防治常识。

（三）护理措施

1.心理护理 耐心听取患者主诉,解释病情,介绍治疗方法,解除其焦虑心理。

2.观察病情 密切观察患者眼局部变化。

3.局部处理及用药 指导患者正确使用滴眼液及眼药膏。睑缘炎用0.9%氯化钠溶液或3%硼酸溶液每天轻拭睑缘,去除鳞屑和痂皮,然后涂抗生素眼膏,炎症消退后再持续治疗2～3周,以防复发;眦部睑缘炎滴用0.5%硫酸锌滴眼液,每天3～4次,抑制莫-阿双杆菌。

（四）健康教育

养成良好的眼部卫生习惯,如饭前、便后洗手,不用脏手或不洁手帕揉眼,不用劣质化妆品,不过度用眼。

二、眼睑腺体疾病

（一）睑腺炎

睑腺炎又称麦粒肿，是眼睑腺体的急性化脓性炎症。发生在睫毛毛囊或其附属皮脂腺的为外睑腺炎，发生在睑板腺的为内睑腺炎。

1.症状　患眼局部疼痛。

2.体征　患者眼睑病变处呈现红肿硬结，状似麦粒。数日后硬结软化，顶部出现黄白色脓点，触之有波动感。脓肿破溃后脓液排出，症状消退。

3.治疗原则　初期应热敷、理疗，局部应用抗生素。脓肿形成后及时切开排脓。

（二）睑板腺囊肿

睑板腺囊肿又称霰粒肿，是因睑板腺开口阻塞，腺体分泌物潴留，刺激周围组织导致肉芽组织增生而形成的慢性肉芽肿。

1.症状　眼睑皮下可触及一圆形硬结，多无自觉症状。

2.体征　硬结表面光滑，无红肿、压痛。相应部位的睑结膜面可呈紫红色，有时自此穿破，排出胶样内容物。

3.治疗原则　对小而无症状者无须处理。稍大者可采用热敷、理疗或向囊腔内注射糖皮质激素等方法促其消散。对大者需手术摘除。

（三）护理评估

1.健康史　了解患者是否有体弱、营养不良、糖尿病、屈光不正等。

2.身心状况

（1）身体状况：睑腺炎，患侧眼睑红肿，疼痛，硬结，压痛等；睑板腺囊肿，可触及眼睑皮下肿块，无疼痛及压痛，无急性炎症征象，相应的睑结膜面呈紫红色。

（2）心理状况：本疾病在病变较轻时，由于视力影响不大，患者往往重视不够而延误治疗，症状较重者则因疼痛不适，容貌受到影响，易产生焦虑、恐惧情绪。

（四）主要护理诊断及合作性问题

1.舒适的改变　眼痛，与眼睑腺体的炎症有关。

2.焦虑　与舒适改变、容貌受影响、手术有关。

3.潜在并发症　眼睑蜂窝织炎、海绵窦血栓性静脉炎等。

4.知识缺乏　缺乏对本类疾病正确处理的知识。

（五）护理措施

1.心理护理　耐心听取患者主诉，解释病情，介绍治疗方法，解除其焦虑心理。

2.局部处理及用药　指导患者正确使用滴眼液及眼药膏。睑腺炎局部应用抗生素眼液及眼膏（如氧氟沙星），并早期热敷、理疗，有助炎症消散，后期热敷可促进脓肿形成。不能自行吸收的稍大睑板腺囊肿可穿刺抽出内容物，并向囊内注射抗生素加糖皮质激素，外加热敷。

3.手术护理　首先做好心理护理，耐心解释手术治疗的必要性、安全性，以消除患者紧张恐惧的心理。

（1）睑腺炎行脓肿切开术，脓肿成熟后配合医生切开排脓，注意两点：

1）切口方向：外睑腺炎在皮肤面与睑缘平行切开；内睑腺炎在睑结膜面与睑缘垂直切开。

2）脓肿未成熟禁过早切开及挤压，以免炎症扩散，引起败血症或海绵窦脓毒血栓性静脉炎,危及患者生命。

(2)睑板腺囊肿行囊肿切除术。按外眼手术护理常规准备,配合医生完成手术。术后次日遵医嘱撤去眼垫并进行眼部换药,滴抗生素眼液至反应消失(图9-1)。

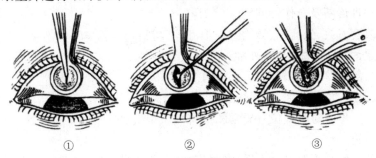

图9-1 睑板腺囊肿摘除术
①切开;②刮除内容物;③剪除囊壁

(六)健康教育

1.注意眼部卫生,养成良好的卫生习惯,如饭前、便后洗手,不用脏手或不洁手帕揉眼,不过度用眼。

2.提高患者对眼部疾病的认识,对营养不良、糖尿病、结膜的慢性炎症、屈光不正等患者,应及早进行治疗;体质弱者应增强体质,提高机体抵抗力。

三、睑位置异常

(一)睑内翻与倒睫

睑缘向眼球方向翻转的异常状态称睑内翻。睫毛倒向眼球,刺激眼球称倒睫。常因睑结膜瘢痕收缩、眼轮匝肌痉挛性收缩所致。婴幼儿睑内翻常因先天性因素所致,随年龄增长可逐渐消除。

1.症状 异物感、畏光、流泪、疼痛。

2.体征 睑缘内卷,睫毛倒向眼球,摩擦刺激角膜。

3.治疗原则 在去因治疗的基础上,可行电解倒睫术或睑内翻矫正术。

(二)睑外翻

睑外翻是睑缘离开眼球向外翻转,睑结膜不同程度的暴露在外的反常状态。常因眼睑皮肤瘢痕挛缩、面神经麻痹、眼轮匝肌张力减弱所致。

1.症状 轻者泪溢,重者可因角膜干燥、暴露引起视力下降。

2.体征 轻者睑结膜外翻、充血、干燥、肥厚,重者可出现角膜混浊。

3.治疗原则 首先应针对病因治疗,无效时手术矫正外翻。在此治疗过程中,要保持眼球湿润,防止暴露性角膜炎的形成。

(三)护理评估

1.健康史 了解患者有无沙眼、内眦赘皮、眼轮匝肌过度发育、先天性睑内翻等病症。患者眼睑皮肤有无由于炎症、烧伤、创伤及手术所遗留的瘢痕,有无面神经麻痹等疾病。

2.身心状况

(1)身体状况:睑内翻患者畏光、流泪、眼睑痉挛,睑缘向眼球方向卷曲。如继发感染,可进一步发展形成角膜溃疡、角膜新生血管、角膜混浊而影响视力。睑外翻患者有泪溢、畏光、结膜干燥、肥厚、角化,睑裂闭合不全,角膜上皮干燥导致暴露性角膜炎或角膜溃疡。

(2)心理状况:眼痛、异物感、视力下降可影响患者的生活、工作。睑外翻致容貌改变,易产生自卑、焦虑情绪。需手术的患者常担心手术疗效,易产生焦虑、恐惧心理。

（四）主要护理诊断及合作性问题

1.舒适的改变　畏光、流泪、异物感或泪溢等,与眼睑位置异常的疾病有关。

2.自我形象紊乱　自卑,与睑外翻致容貌改变有关。

3.焦虑　与舒适改变、容貌改变、手术有关。

4.潜在并发症　角膜混浊,眼干燥症。

5.知识缺乏　患者对眼睑位置异常的危害性认识不足。

（五）护理措施

1.心理护理　耐心听取患者主诉,解释病情,介绍治疗方法,解除其焦虑心理。

2.保护角膜　睑内翻、倒睫、睑外翻合并睑裂闭合不全均可造成角膜受伤发病,从而影响视力,因此保护角膜为护理的重点。

(1)眼部滴抗生素眼液,防止角膜炎症。睑外翻合并睑裂闭合不全者,眼结膜内涂大量抗生素眼药膏,再用眼垫包盖。

(2)倒睫可采用电解倒睫术拔除(图9—2)。

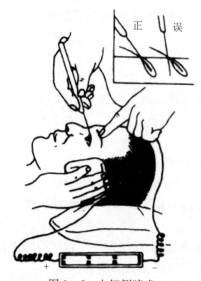

图9—2　电解倒睫术

(3)对暂不宜手术的睑内翻或痉挛性睑内翻者,可暂时用胶布粘住眼睑皮肤面牵引,使睑缘向外复位。

3.手术护理　对倒睫较多或睑内翻患者,行睑内翻矫正术,睑外翻者行睑外翻矫正术。按外眼手术护理常规准备,配合医生完成手术。

（六）健康教育

1.告知患者及家属长期眼睑位置异常,可致角膜混浊、溃疡,应早治疗,减少并发症发生。

2.对患有慢性结膜炎的老年人,教会患者正确揩拭眼泪的方法:用手帕由下眼睑向上揩,以免向下揩拭导致睑外翻。

四、慢性泪囊炎

(一)疾病概要

慢性泪囊炎是由于鼻泪管狭窄、阻塞,泪液滞留于泪囊,导致泪囊黏膜细菌感染,形成的慢性化脓性炎症。好发于中老年女性,以单眼多见。沙眼、泪道外伤、鼻炎、鼻息肉、下鼻甲肥大等因素与发病有关。

1.症状　泪溢、流脓。

2.体征　结膜充血,内眦周围皮肤浸渍、糜烂、粗糙肥厚。指压或冲洗泪道,有大量黏液脓性分泌物反流到结膜囊内。

慢性泪囊炎是眼部的感染病灶。当眼外伤或施行内眼手术时,极易引起眼内的化脓性感染。应高度重视此病对眼球构成的潜在性威胁。

3.治疗原则　消除病因;局部滴抗生素眼液;泪道冲洗以及手术治疗。术式有泪囊摘除术、鼻泪囊吻合术和鼻内窥镜下的鼻泪囊吻合术。

(二)护理评估

1.健康史　了解患者有无结膜炎、沙眼、鼻炎、鼻窦炎、鼻中隔偏曲等病史。

2.身心状况

(1)身体状况:主要症状为泪溢;患眼内眦部皮肤潮红、糜烂、湿疹,结膜充血,泪囊区隆起,压迫有黏液或脓性分泌物自泪小点溢出。

(2)心理状况:由于泪溢、流脓症状长期存在,患者心理负担较大,产生焦虑心理。

(三)主要护理诊断及合作性问题

1.舒适的改变　泪溢,与鼻泪管阻塞有关。

2.自我形象紊乱　与眦部皮肤潮红、糜烂,影响容貌有关。

3.恐惧　与害怕手术有关。

4.知识缺乏　缺乏泪囊炎防治知识。

5.潜在并发症　角膜炎、角膜溃疡、眼内感染。

(四)护理措施

1.恢复泪道通畅

(1)控制感染:慢性泪囊炎早期,遵医嘱滴抗生素眼液,3～5 次/天,滴眼药前先压迫泪囊部将分泌物挤出。

(2)泪道冲洗:慢性泪囊炎用 0.9％氯化钠溶液或抗生素眼液冲洗泪道,冲洗至水清无脓液为止,洗毕滴抗生素眼液,每日或隔日冲洗一次。冲洗数次后注入液中加入糖皮质激素,效果较好。

(3)泪道探通:慢性泪囊炎经泪道冲洗和抗感染治疗,待分泌物消退后方可进行。

2.手术护理　需行手术的患者,按外眼手术前、手术后的常规护理。

(1)术前护理

1)清洁术区:术前滴抗生素眼液 3 天,进行泪道冲洗及鼻腔冲洗,术前 1 天术侧鼻腔应滴抗生素及收敛药液收缩鼻黏膜。

2)心理护理:将手术的目的、方式、经过及手术后可能出现的问题,用适当的方式简明扼要地介绍给患者,并给予安慰和鼓励,消除患者紧张恐惧的心理。

（2）术后护理：术后取半卧位以利引流；嘱患者勿牵拉鼻腔填塞物及用力擤鼻；遵医嘱用1%麻黄碱液滴鼻；换药要严格无菌操作，观察吻合口通畅情况，发现异常情况，及时报告医生处理；术后第3天开始冲洗泪道，并注意观察患者的反应，有无流泪、疼痛、渗血、分泌物及发热等情况。

（五）健康指导

1. 提高患者对疾病的认识，及早治疗沙眼、睑缘炎、睑内翻及慢性鼻炎、鼻中隔偏曲等疾病，预防本病的发生。

2. 向患者介绍慢性泪囊炎的病因及潜在危害，积极治疗本病，预防并发症。

（徐金凤）

第二节　结膜病

一、感染性结膜炎

（一）疾病概要

1. 急性细菌性结膜炎　急性细菌性结膜炎又称急性卡他性结膜炎，俗称"红眼病"，因细菌感染所致，具有传染性，多发生在春秋两季。在学校、幼儿园和家庭等集体生活环境中迅速传播，导致流行。

（1）症状：异物感、灼热感、流泪和分泌物多。

（2）体征：结膜充血、水肿，结膜囊内大量黏液或黏液脓性分泌物。通常3～4天达高峰，随后渐好转，病程1～2周。

（3）治疗原则：应清洗冲净分泌物，使用有效的抗生素滴眼液或眼膏。

2. 病毒性结膜炎　病毒性结膜炎是因病毒感染所致，是一种传染性极强的结膜炎，可在较大范围内流行。

（1）症状：异物感、刺痛、畏光、流泪。

（2）体征：眼睑、结膜显著充血、水肿，可有结膜下点、片状出血。水样分泌物，可伴有耳前淋巴结肿大、压痛。

（3）治疗原则：以局部点药为主，使用抗病毒药物。

3. 沙眼　本病是由沙眼衣原体感染结膜上皮所致。为接触传染，即患眼的分泌物通过手、水、毛巾、脸盆等直接接触健眼而传播。

（1）症状：眼部痒、异物感、干、涩等不适感。

（2）体征：上睑结膜与上穹隆部结膜血管充血模糊，乳头增生（图9—3）和滤泡形成（图9—4）；历经慢性进展过程后，形成结膜瘢痕。角膜出现新生血管称角膜血管翳（图9—5）。

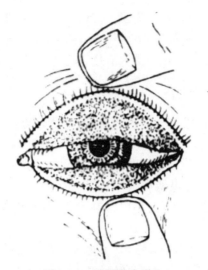

图9-3　沙眼乳头增生

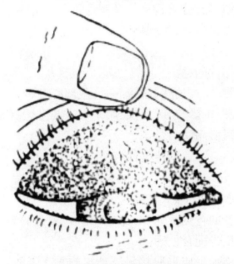

图9-4　沙眼滤泡形成

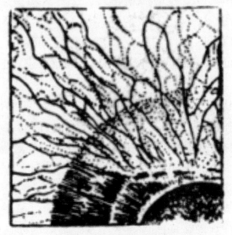

图9-5　角膜血管翳

沙眼反复感染迁延数年,常导致睑内翻、倒睫、角膜混浊、眼干燥症和慢性泪囊炎等并发症和后遗症的发生。

(3)治疗原则:应以局部点药为主,手术治疗为辅,重者可结合全身治疗。

(二)临床护理

1. 护理评估

(1)健康史:了解患者的用眼卫生习惯及生活、工作环境。洗脸用具是否与他人共用,有无传染性眼病接触史,或近期有无去过传染性眼病流行区域,是否对花粉及粉尘等过敏等。

(2)身心状况

1)身体状况:感染性结膜炎患者有眼痒,异物感,烧灼感,结膜囊内分泌物增多,结膜充血、水肿;球结膜下出血,有时伴有耳前淋巴结肿大;上睑结膜乳头增生、滤泡形成或有瘢痕。出现角膜血管翳。

2)心理状况:多数患者因眼部不适感,分泌物增多等而感到焦虑;而沙眼早期因无明显不适感,患者往往不重视治疗和预防或不能坚持治疗。

(3)辅助检查:细菌性结膜炎分泌物涂片及刮片可见大量多形核白细胞及细菌;病毒性结膜炎涂片可见单核细胞增多,并可分离到病毒;沙眼结膜刮片行 Giemsa 染色可见细胞胞浆内包涵体。

2. 主要护理诊断及合作性问题

(1)舒适的改变:眼异物感、烧灼感、眼痒等,与眼部感染有关。

(2)潜在并发症:睑内翻、倒睫、角膜混浊、眼干燥症及慢性泪囊炎等,与结膜疾病有关。

(3)知识缺乏:缺乏结膜疾病防治常识。

(4)有传播感染的危险:与本病的传染性有关。

3. 护理措施

(1)心理护理:耐心听取患者主诉,解释病情,介绍治疗方法,解除其焦虑心理。

(2)观察病情:注意患者的自觉症状、分泌物、充血、视力等变化,仔细观察有无对角膜上皮的影响。应及时向医生报告配合处理。

(3)消毒隔离:感染性结膜炎应采取接触隔离措施。患者的生活及医疗护理用品应专人专用,接触过患者的仪器、用具等要及时严格消毒。工作人员接触患者或患者污染物品后必须消毒双手,以防交叉感染。

(4)禁忌热敷和包盖患眼:感染性结膜炎如包盖患眼,可致结膜囊内的分泌物滞留,有利于细菌繁殖;患眼热敷后,可使局部温度升高,有利于细菌繁殖,加剧结膜炎症。

(5)局部处理及用药

1)结膜囊冲洗:分泌物增多时应进行结膜囊冲洗,常用 0.9%氯化钠溶液或 3%硼酸溶液冲洗,注意冲洗时勿使冲洗液流入健眼,如有假膜应先除去假膜再行冲洗。

2)用药护理:用药常规是白天滴眼液,晚上涂眼药膏。分泌物多的感染性结膜炎患者应频繁滴抗生素眼液,每 1~2 小时给药 1 次,晚上涂抗生素眼药膏。病毒性结膜炎患者用抗病毒眼液与抗生素眼液交替滴眼。

4. 健康教育

(1)加强卫生宣传教育:利用各种信息载体广泛宣传感染性结膜炎的危害性及防治常识,尽量早发现、早隔离、早治疗;注意环境及个人卫生,不与他人共用洗脸用具,不用脏手或不洁手帕揉眼。加强对理发店、游泳池、饭店、托儿所等集体场所的卫生监督管理,以防止疾病的传播。

(2)指导患者和家属做好消毒隔离:患者在隔离治疗期间,勿出入游泳池及公共场所,以免引起流行;为避免交叉感染,接触患者前后必须洗手消毒,患者用过或接触过的物品均需严格消毒,防止传染给健康者,常选用煮沸消毒方法。

二、变态反应性结膜炎

(一)疾病概要

变态反应性结膜炎是结膜组织对过敏原的一种过敏反应,又称过敏性结膜炎。常见有春季结膜炎和泡性角膜结膜炎。

1.春季结膜炎　病程呈季节性反复发作,春夏季发病,秋凉后减轻。可能是由空气中的花粉、植物的絮状物、灰尘等引起的过敏反应。

(1)症状:双眼奇痒,一般不影响视力。

(2)体征:睑结膜型可见上睑结膜有扁平肥大的乳头,形如铺路卵石样排列或呈去皮石榴样外观。角膜缘型在睑裂相应的角膜缘处有黄褐色胶样隆起,可融合成堤状围绕角膜缘。上述两种情况,也可同时出现。

2.泡性角膜结膜炎　目前认为,该病为角膜、结膜上皮细胞对体内某些内源性毒素,产生迟发性的过敏反应所致,如结核杆菌或肠道寄生虫毒素。此病多见于营养不良或过敏体质的儿童。

(1)症状:畏光、流泪、疼痛。

(2)体征:在球结膜、角膜缘和角膜上分别或同时出现结节状隆起,结节周围有局限性充血(图9—6)。

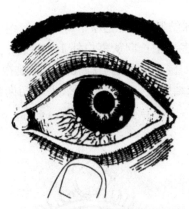

图9—6　泡性角结膜炎

(3)治疗原则:应加强营养,增强体质。在去因治疗的基础上,局部可滴用糖皮质激素眼液。

(二)临床护理

1.护理评估

(1)健康史:了解患者是否为过敏体质,是否对花粉、粉尘、微生物、药物、动物羽毛等过敏。

（2）身心状况

1）身体状况：奇痒，角膜受累时出现流泪、畏光、异物感等。结膜充血，粗大的乳头呈铺路石样，反复发作，不留瘢痕，角膜缘黄褐色胶样增厚。

2）心理状况：因疾病反复发作，患者易产生焦虑和烦躁心理。

（3）辅助检查：结膜刮片可见嗜酸性粒细胞增多。

2. 主要护理诊断及合作性问题

（1）舒适的改变：奇痒、异物感等，与结膜变态反应有关。

（2）知识缺乏：缺乏对本病的防治知识。

3. 护理措施

（1）寻找病因：避免再接触，或进行脱敏治疗，解除其焦虑心理。

（2）用药护理：遵医嘱应用药物治疗。

1）春季结膜炎患者应用 2%～4% 色甘酸钠滴眼液，3～4 次/天；症状重者可短时间应用 0.1% 地塞米松滴眼液，症状缓解后逐渐减量至停止；泡性角膜结膜炎患者应用 0.5% 可的松滴眼液，3～4 次/天。

2）合并感染时联合应用抗生素眼药。

3）全身应用复合维生素 B、钙剂。

4. 健康教育

（1）避免接触致敏原。

（2）外出配戴有色眼镜，减少与光线、花粉等刺激接触。

（3）需长期使用糖皮质激素者应警惕激素性青光眼的发生。

三、翼状胬肉

（一）疾病概要

翼状胬肉是睑裂部位的球结膜增生、肥厚形成的病变组织，病因不明，可能与长期受日光、风沙和冷热等刺激有关。多见于长期从事户外工作者。

1. 症状　多无自觉症状，如侵入角膜遮盖瞳孔时可影响视力。

2. 体征　在睑裂部位的球结膜上，出现三角形、尖端朝向角膜形如昆虫翅膀状的增生肥厚组织（图 9-7）。

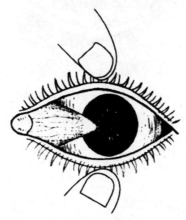

图 9-7　翼状胬肉

3.治疗原则　应避免刺激,观察病情,当胬肉组织侵入角膜缘时进行手术切除。

(二)临床护理

1.护理评估

(1)健康史:了解患者是否长期户外工作,工作环境中有无较多的烟尘或风沙。

(2)身心状况

1)身体状况:胬肉侵入角膜遮盖瞳孔时可影响视力,睑裂区球结膜肥厚。

(2)心理状况:较大胬肉影响外貌和视力,且易复发,使患者产生焦虑心理。

2.主要护理诊断及合作性问题

(1)感觉紊乱:视力下降,与胬肉牵拉引起角膜散光和遮盖瞳孔有关。

(2)自我形象紊乱:与胬肉影响外貌有关。

(3)知识缺乏:缺乏翼状胬肉的防治知识。

3.护理措施

(1)小而静止胬肉,一般不需治疗,但要嘱患者定期复查。

(2)胬肉充血时,遵医嘱指导患者使用抗生素和皮质类固醇滴眼液。

(3)手术护理:若翼状胬肉侵袭到瞳孔区,影响视力或外观,可行手术,但有一定的复发率。按外眼手术护理常规准备,术后遵医嘱常规换药、拆线。

4.健康教育

(1)尽量避免风沙、烟尘等不良刺激。

(2)户外活动、作业时应戴防护眼镜。

(3)定期复查,观察有无复发。

(徐金凤)

第三节　角膜病

一、细菌性角膜炎

(一)疾病概要

细菌性角膜炎常在角膜上皮受到损伤之后感染细菌所致。农作物、指甲划伤,角膜异物伤、角膜接触镜擦伤等为常见致伤因素。

1.症状　显著的畏光、流泪、疼痛;视力障碍。

2.体征　睫状充血或混合充血;角膜水肿,进一步发展可形成角膜溃疡,溃疡表面附着脓性分泌物;前房积脓(图9—8)。

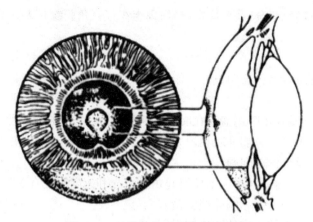

图 9—8 细菌性角膜溃疡、前房积脓

3.治疗原则 应根据不同致病菌选择敏感的抗生素控制感染。散瞳治疗,减少并发生的发生。

本病发展迅速,数天内可感染整个角膜,若治疗不及时,可引起角膜穿孔,眼内容组织脱出,甚至引起眼内炎。如溃疡愈合,形成角膜白斑影响视力。

(二)护理评估

1.健康史 了解患者的工作性质,是否有角膜外伤史,有无易引起角膜损伤或感染的眼病。

2.身心状况

(1)身体状况:眼痛、畏光、流泪、异物感、视力下降;睫状或混合充血,角膜混浊、溃疡,前房积脓。

(2)心理状况:角膜炎发病急,病情重,患者因担心疗效易出现紧张、焦虑心理。

3.辅助检查 角膜溃疡刮片染色,镜检可发现致病菌。细菌培养及药物敏感试验,可确诊病因及指导临床用药。

(三)主要护理诊断及合作性问题

1.急性眼疼痛 与角膜炎症有关。

2.感觉紊乱 视力障碍,与角膜混浊有关。

3.焦虑 与症状重、视力障碍明显,担心疾病难以治愈有关。

4.潜在并发症 角膜溃疡穿孔、化脓性眼内炎等。

5.知识缺乏 缺乏对角膜外伤正确处理的知识。

(四)护理措施

1.休息与饮食 提供安静、舒适的环境,保证患者充分休息、睡眠,包盖患眼,避免强光刺激。多食富含营养、易消化、多维生素的食物,以促进溃疡的愈合,不吃辛辣刺激性食物,保持大便通畅,避免因便秘及用力过猛致角膜穿孔。

2.用药护理

(1)遵医嘱指导患者使用抗生素及眼药膏。选用敏感药物,如妥布霉素、氧氟沙星、多黏菌素 B、庆大霉素等眼液,在炎症急性期,每 10～15 分钟滴眼 1 次,炎症控制后减少滴药次数。必要时进行结膜下注射。

(2)散瞳,可解除瞳孔括约肌痉挛、止痛,预防虹膜后粘连。常用 1％阿托品眼液,滴药后压迫泪囊以防吸收中毒。

3.眼部热敷　有利于炎症的消退和溃疡的修复。

4.病情观察　严密监测患者的视力、症状、角膜及分泌物的变化,如有异常及时通知医生配合处理,角膜有穿孔之势应加压包扎患眼,勿压眼球,眼罩保护,必要时用降眼压药。

5.避免交叉感染　对铜绿假单胞菌性角膜溃疡者应隔离治疗,患者使用的物品、药品应专用,用过的物品均应先行灭菌处理后再行清洁、消毒灭菌,使用过的敷料及时焚烧处理。

6.心理护理　向患者介绍细菌性角膜炎病变特点及转归过程,及时给予安慰和理解,消除患者的紧张、焦虑心理。

(五)健康教育

1.工作时应戴防护眼罩,以避免角膜外伤。

2.取角膜异物时,应严格无菌操作。

3.戴角膜接触镜者,要做好镜片的清洁、消毒。

4.积极治疗泪囊炎症。

二、单纯疱疹病毒性角膜炎

(一)疾病概要

单纯疱疹病毒性角膜炎是由单纯疱疹病毒引起的角膜感染。患者常在幼儿期原发感染本病毒,以后病毒潜伏在三叉神经节内,当机体抵抗力下降时,如感冒、发热或全身应用免疫抑制剂等即可复发。反复发作,终至失明。

1.症状　畏光、流泪、疼痛,不同程度的视力下降。

2.体征　睫状充血;角膜知觉减退;病变初期为角膜上皮点状剥脱,随后渐融合为树枝状(图9—9),进一步发展,则溃疡沿树枝状病灶向周边和基质层扩展,形成地图状溃疡。

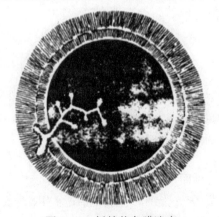

图9—9　树枝状角膜溃疡

3.治疗原则　应以使用抗病毒滴眼液为主,减轻炎症反应所致的角膜损害。促进愈合以减少并发症的发生,对药物难以控制的重症角膜病变,可行角膜移植术。

(二)护理评估

1.健康史　了解患者有无上呼吸道感染及其他的发热病史,有无全身或局部使用糖皮质激素、免疫抑制剂等用药史。反复发作者具有特定的诱因,如发热、疲劳、紫外线照射及月经期等。

2.身心状况

(1)身体状况:轻微眼痛、畏光、流泪,不同程度的视力下降;角膜溃疡呈树枝状或地图状。

(2)心理状况:角膜炎反复发作,病程长,患者对治疗缺乏信心,易产生悲观情绪。

3.辅助检查 分子生物学方法如 PCR 技术可检测角膜中的病毒 DNA。

(三)主要护理诊断及合作性问题

1.急性眼疼痛 与角膜溃疡有关。

2.感觉紊乱 视力障碍,与角膜炎性浸润、溃疡有关。

3.焦虑 与病程长、疾病反复发作,担心预后不良有关。

4.潜在并发症 角膜溃疡穿孔。

5.知识缺乏 缺乏病毒性角膜炎的防护知识。

(四)护理措施

1.用药护理 遵医嘱应用抗病毒眼液,如角膜浅层病变常用 0.1% 碘苷眼液,治疗角膜深层病变常用 0.1%~1% 阿昔洛韦、0.05% 安西他滨。早期禁用糖皮质激素,以免加重病情。对可疑或已经合并细菌感染者,加用抗生素眼液。有虹膜睫状体炎性反应者,指导患者正确使用散瞳剂。

2.手术护理 需行角膜移植术的患者,按内眼手术护理常规准备,眼部准备时应滴缩瞳剂,按医嘱给缓泻剂或清洁灌肠。术后遵医嘱常规换药、注意观察角膜植片的情况。

(五)健康教育

1.心理护理 向患者介绍本病的诱发因素、发展及转归过程,让患者了解其发病特点,消除患者的焦虑心理。

2.鼓励患者加强身体锻炼,增强体质,提高自身抵抗力,避免疲劳或感冒,防止角膜炎的复发。

3.注意饮食,少吃辛辣刺激性食物,不宜抽烟、饮酒。

三、角膜软化症

(一)疾病概要

角膜软化症为维生素 A 缺乏所致,多发于婴幼儿时期,双眼发病。原因常见于人工喂养不当,摄入维生素 A 不足;患高热性疾病,消耗过多;长期腹泻者,没有及时补充维生素 A。

患儿全身严重营养不良,虚弱消瘦,皮肤干燥,哭声嘶哑。局部除双眼畏光不愿睁眼外,根据不同病程分为四个阶段。

1.夜盲期 因患儿不会自诉而不易发现。

2.干燥前期 球结膜干燥,失去光泽和弹性,表现为当眼球转动时,在眦部球结膜可出现环形皱褶。角膜知觉减退。

3.干燥期 球结膜显著干燥,在睑裂部位的球结膜上出现三角形、泡沫状、银白色、尖端朝向眦部的干燥斑,称 Bitot 斑。角膜呈灰白色混浊。

4.角膜软化期 角膜上皮脱落,形成角膜溃疡。严重者可形成角膜穿孔,失明。

治疗应及时补充维生素 A,应用抗生素控制感染,减少并发症的发生。

(二)护理评估

1.健康史 了解患儿有无长期腹泻和慢性消化道疾病;是否人工喂养或断奶期食物调配

不良,营养失调;是否有过患麻疹、肺炎等发热消耗性疾病时不适当的"忌口"。

2.身体状况

(1)身体状况:患儿全身皮肤干燥、粗糙、缺乏弹性,瘦弱、四肢无力,哭声嘶哑、腹泻等,其眼部症状主要为双眼畏光而不愿睁眼,结膜干燥,角膜干燥混浊,角膜溃疡。

(2)心理状况:精神不振。

3.辅助检查　尿沉渣检查角化上皮细胞阳性。

(三)主要护理诊断及合作性问题

1.营养失调:低于机体需要　与喂养不当、偏食或吸收障碍等有关。

2.感觉紊乱　畏光,角膜知觉减退,与角膜溶化及坏死有关。

3.潜在并发症　角膜溃疡穿孔。

4.知识缺乏　家长缺乏婴幼儿喂养知识。

(四)护理措施

1.配合医生积极治疗全身疾病　密切观察患儿表现,迅速大量补充维生素 A,可少量多次口服鱼肝油,或给予维生素 A 注射。

2.局部滴鱼肝油滴剂　结膜囊内可直接滴鱼肝油滴剂,每日三次,可湿润干燥的结膜和角膜,协同给抗生素眼膏防治感染。在检查或治疗时注意勿压迫眼球,以防角膜穿孔。

3.营养指导　指导患儿家长饮食上多选富含维生素 A 的食物,如肝类、鸡蛋、鱼、乳类等。

(五)健康教育

1.加强婴幼儿合理喂养的宣传教育,向家长宣传科学喂养知识,让家长掌握合理的人工喂养要领、巧妙搭配饮食;教育儿童不偏食。

2.当婴幼儿患慢性消耗性疾病、胃肠道疾病及热性病时,除积极治疗原发病外,还需注意给患儿提供营养丰富饮食,尤其应及时补充维生素 A、B 等,防止无原则的"忌口"。

(徐金凤)

第四节　葡萄膜疾病

葡萄膜病是指虹膜、睫状体、脉络膜的病变。病因较为复杂。常为感染、外伤、手术等物理损伤所致,亦可因免疫反应,以及对变性组织、坏死肿瘤组织的反应所致。临床上以虹膜睫状体炎最为常见。

一、虹膜睫状体炎

虹膜睫状体炎又称前葡萄膜炎。

1.症状　眼痛、畏光、流泪、视力下降。

2.体征　睫状充血;虹膜纹理不清;瞳孔缩小,若散瞳不及时,瞳孔区发生粘连,瞳孔呈花瓣状;房水混浊,是炎症时虹膜血管的通透性增强,蛋白和炎性细胞渗出至房水中所致。用裂隙灯显微镜检查房水,主要表现为:①房水闪辉(Tyndall 现象),是房水中的炎性细胞,在光照射下,表现的浮动现象。②角膜后沉着物(简称 KP),是炎性细胞随着房水的流动,黏附于角膜内皮(图 9—10)。

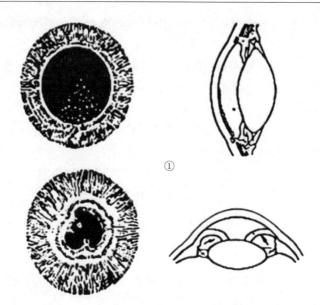

图9—10　虹膜睫状体炎示意图
①角膜后沉着物；②花瓣状瞳孔；③瞳孔闭锁

3.并发症　瞳孔闭锁及膜闭、继发性青光眼、并发性白内障、低眼压及眼球萎缩。

4.治疗原则　应以病因治疗和对症治疗为主。①应用皮质类固醇药迅速控制炎症反应。②散瞳，以防止虹膜后粘连，减少并发症发生。

二、脉络膜炎

脉络膜炎又称后葡萄膜炎。

1.症状　视力减退或视物变形，可有闪光感或眼前黑影飘动。

2.体征　眼底镜检查可见玻璃体混浊，急性期眼底有散在黄白色渗出病灶，炎症消退后病灶转变为萎缩性白斑。

3.防治原则　病因治疗和抑制炎症反应。

三、化脓性葡萄膜炎

化脓性葡萄膜炎又称化脓性眼内炎，是化脓性致病菌通过角膜溃疡穿孔、眼球穿通伤、内眼手术、血流等进入眼内感染所致。

1.症状　眼球剧痛，视力锐减甚至失明，伴有发热、头痛等全身感染性症状。

2.体征　结膜高度混合性充血、水肿，前房、玻璃体积脓，眼球突出，运动受限。

3.防治原则　首先要迅速控制感染，如视力已丧失，炎症不能控制应行眼内容物摘除术。

四、临床护理

（一）护理评估

1.健康史　了解患者的既往史、过敏史；身体的健康状况，有无全身或局部疾病，如感染性疾病（结核病、溃疡性结肠炎）、免疫性疾病（风湿性疾病）等，有无物理或化学性的损伤；了解患者目前视力改变的时间、程度及伴有的症状；视力明显下降者需评估患者的生活自理能力。

2.身心状况

(1)身体状况:有些患者可查到原发病相应的指征,如类风湿性关节炎有关节畸形;感染性疾病的患者有体温升高等。患者有眼痛、畏光、流泪,视力下降,睫状充血,角膜后沉着物,房水闪辉,瞳孔缩小、对光反射迟钝或消失,虹膜颜色变深,纹理不清等。

(2)心理状况:患者因眼痛,视力下降,害怕失明而焦虑不安;因生活自理困难而忧虑。

3.辅助检查 血常规检查,化脓性葡萄膜炎可有血象升高。亦可采取前房液或玻璃体涂片,微生物学检查可找到致病菌。

(二)主要护理诊断及合作性问题

1.舒适的改变 眼痛、畏光、流泪等,与炎症引起睫状神经受刺激有关。

2.感觉紊乱 视力下降,与葡萄膜炎有关。

3.焦虑 与舒适改变、视力下降、生活自理困难、手术有关。

4.知识缺乏 缺乏本病防治的知识及糖皮质激素和散瞳药的用药知识。

5.潜在并发症 并发性白内障、继发性青光眼、眼压低及眼球萎缩。

(三)护理措施

1.休息与饮食 患者需要充分休息、睡眠,不能用眼过度,多食富含营养、易消化的食物,不吃辛辣刺激性食物,忌烟酒。

2.用药护理

(1)散瞳:是治疗本病关键性措施,应用散瞳剂以达到扩瞳,预防或解除虹膜后粘连,解痉及止痛的作用。散瞳应及时、充分,维持散瞳到炎症消失为止;滴1%阿托品眼液时,要防止误入健眼,滴后压迫泪囊2~3分钟,并观察散瞳的反应。

(2)激素:应用糖皮质激素有抗炎、抗过敏作用,给药途径有滴眼液、涂眼药膏及球结膜下注射,重者全身用药,口服或静脉给药。全身及局部长期应用激素的患者要注意药物副作用。

3.病情观察 观察患者的视力、角膜、结膜、前房、虹膜、瞳孔、眼压等,如有视力下降、瞳孔异常、眼压升高等状况,急时报告医生并配合处理。

4.心理护理 解释病情,介绍治疗方案,消除患者焦虑、恐惧心理。

(四)健康教育

1.指导患者积极寻找病因,治疗原发病,防止复发。

2.指导患者正确用药和自我护理,进行眼局部热敷,促进炎症吸收、缓解疼痛。治疗期间避免强光刺激,外出可戴有色眼镜。

3.定期复查,如有异常及时就医,避免并发症的发生。

(徐金凤)

第五节 青光眼

青光眼是一种以眼压病理性升高,引起视盘损害和视野缺损的严重眼病。是我国主要的致盲眼病之一。

眼压是指眼内容物对眼球壁施加的压力。正常眼压值为10~21mmHg。房水的生成量和排出量保持动态平衡,是维持眼内压的重要因素。当房水循环通路受阻时可致眼压病理性升高。

青光眼分为三类:①原发性青光眼,又分为闭角型青光眼和开角型青光眼;②继发性青光眼;③先天性青光眼。临床上以闭角型青光眼最为常见。

一、急性闭角型青光眼

急性闭角型青光眼是以发病时房角关闭、眼压急剧升高、伴有相应症状和眼前段组织改变为特征。多见于 50 岁以上的妇女,常为两眼先后或同时发病。

(一)病因

1.解剖和生理因素　可能为有遗传倾向的解剖变异,如小眼球、小角膜、前房浅、房角窄及大晶体等。

2.诱因　阅读、疲劳、情绪激动、暗室停留时间过长、滴用散瞳药等可诱发本病。由于虹膜周边与小梁网相贴,造成房角关闭,房水排出受阻,导致眼压急剧升高。

(二)临床表现

急性闭角形青光眼按病程不同分为六期。

1.临床前期　常是一眼急性发作已确诊,另一眼虽无症状,但有发作的可能,即为临床前期;或有明确的家族史,且有青光眼眼部的解剖特征,虽没有青光眼发作史,也有发病的危险,两眼亦属于临床前期。

2.先兆期　有小发作,突感眼胀痛、雾视、虹视、轻度睫状充血、眼压稍高、瞳孔稍大,休息后自行缓解或消失。

3.急性发作期

(1)症状:突然发作的剧烈的眼球胀痛、头痛、雾视、虹视、视力急剧下降,常降至指数或手动,伴有恶心、呕吐等。

(2)体征:①睫状充血;②角膜水肿,呈雾状混浊;③前房变浅、房角关闭;④瞳孔散大,呈纵椭圆形,对光反射消失;⑤眼压急剧升高,常在 50mmHg 以上。此期病变可导致眼前段永久性组织损害,出现青光眼三联征,即角膜后色素沉着、虹膜节段性萎缩、晶状体前囊下乳白色混浊点(青光眼斑)。

4.缓解期　急性发作期得到治疗后,眼压降至正常,视力部分恢复。但只是暂时的,如果得不到合适治疗,随时有发作的可能。

5.慢性期　急性大发作或反复的小发作后,房角广泛粘连,眼压持续升高状态,视盘逐渐出现青光眼性病理凹陷和萎缩,视野逐渐缩小。

6.绝对期　高眼压持续过久,视功能完全丧失,已无光感。

(三)防治原则

1.急性发作期应迅速降低眼压,减少组织损害,应用药物治疗,以缩瞳剂开放闭塞的房角为主,配合房水抑制剂、高渗脱水剂等降低眼压。

2.控制眼压后,为防止复发,应采用手术,打通阻塞和建立房水循环新路;对未发病眼也可做预防性手术,防止发病。

(四)护理评估

1.健康史　了解患者是否有青光眼家族史,患者有无全身或眼部疾病,有无发作性的眼胀痛、虹视、视力下降。了解发病的诱因,有无不良情绪、劳累、气候突变、长时间阅读、暗室停留时间太长等不良因素刺激。评估患者目前视力改变、眼压升高的程度,眼痛的性质及伴有的症状;视力明显下降者需评估患者的生活自理能力。

2.身心状况

(1)身体状况:全身情况大都良好。急性发作期患者剧烈眼胀痛、同侧头痛,伴恶心、呕吐,视力剧降。眼部检查有睫状充血或混合充血、角膜雾样水肿、前房变浅、房角关闭、瞳孔散大、对光反射迟钝或消失,眼压升高。有青光眼三联征的体征。

(2)心理状况:多数急性闭角型青光眼的患者,性情急躁、易怒,情绪不稳定。急性发作时,因剧烈的眼痛、头痛,视力明显下降,患者常有焦虑、紧张。因视功能恢复困难,又担心手术效果,患者有较严重的恐惧心理。手术后因双眼包扎生活不能自理而忧虑。

(3)辅助检查:临床前期与先兆期的患者可进行暗室试验以便早期确诊。试验前停用各种抗青光眼药物48小时。测量眼压后,被检查者在清醒状态下,于暗室内静坐1~2小时后,暗光下再测量眼压,静坐前后眼压差值大于8mmHg为阳性。

(五)主要护理诊断及合作性问题

1.急性疼痛　眼痛伴偏头痛,与眼压升高有关。

2.感觉紊乱　视力下降,与眼压升高致角膜水肿及视神经损害有关。

3.焦虑　与舒适改变、视力下降、生活自理困难及对本病的预后缺乏信心有关。

4.自理缺陷　与视力障碍有关。

5.有受伤的危险　与绝对期青光眼视力完全丧失有关。

6.知识缺乏　缺乏本病防治及护理知识。

(六)护理措施

1.休息与饮食　为急性发作期的患者提供安静、舒适的环境,保证患者充分的休息和睡眠。选择清淡易消化、多维生素、多纤维素的饮食,禁食辛辣刺激性食物,短时间内饮水量不可过多,保持大便通畅。

2.对症护理　全身症状重者,遵医嘱可给予止痛、止吐、镇静、安眠等药物。

3.用药护理　青光眼急性发作来势凶猛,破坏性大,常联合用药,以迅速降低眼压,遵医嘱正确用药并监护。

(1)缩瞳剂:缩小瞳孔,房角重新开放而降低眼压。常用1%~2%毛果芸香碱(匹罗卡品)滴眼液,急性大发作时每隔15分钟滴眼一次,连续1~2小时,待瞳孔缩小、眼压正常后再减少滴药次数。每次滴药后用棉签压迫泪囊部数分钟,以免药物经鼻黏膜吸收中毒。

(2)碳酸酐酶抑制剂:可减少房水生成而降低眼压。临床常用乙酰唑胺,每次250mg口服,每日2次,此药不可长期服用,可引起口周及四肢末端麻木、尿路结石、血尿、低血钾等副作用。应嘱患者多次少量饮水。

(3)β—肾上腺素能受体阻滞剂:抑制房水生成。临床常用0.25%~0.5%噻吗洛尔(噻吗心安)滴眼,每日2次。要注意观察心率变化。有房室传导阻滞、窦性心动过缓、支气管哮喘的患者禁用。

(4)高渗脱水剂:可在短期内提高血浆渗透压,使眼组织特别是玻璃体中的水分进入血液,从而减少眼内容量,降低眼压。如20%甘露醇250ml快速静脉滴注。有心、脑、肾功能不全者,应严密观察血压、脉搏及呼吸等全身状况。用药后因颅内压降低,部分患者可出现头痛、恶心等症状,宜平卧休息。

4.手术护理　常用的手术有周边虹膜切除术、激光虹膜切开术、小梁切除术、房角切开术等。术前解释手术目的,消除紧张。按内眼术前护理常规做好准备,术后第1天开始换药,注意有无眼痛、观察术眼切口、滤过泡形成、前房形成等情况。

5.加强心理及生活护理　给患者及家属讲解青光眼的发作诱因、病变过程、危害及预防知识,减轻患者对预后的恐惧感。说明良好的精神状态、稳定的情绪对治疗的积极影响。

对视功能严重损害的患者做好耐心细致的心理疏导工作,以稳定情绪,向患者介绍传呼系统的使用、物品的摆放等,并做好无障碍设施护理,协助患者做好各项生活护理等。

(七)健康教育

1.指导患者自我监测病情。出院时,向患者及家属说明按时用药、定期复查的重要性。如出现眼痛、头痛、虹视、视力下降等症状要及时到医院诊治。

2.指导行滤过性手术的患者,术后一个月经常自我按摩眼球,以保持滤过通畅。按从下向上的方向,轻轻按摩,切忌用力过猛。

3.避免易引发闭角型青光眼发作的诱因,如情绪激动、过度劳累、暗室停留过久、一次大量饮水、喝浓茶、咖啡等。

4.严重视功能障碍的患者外出应有家人陪同,防止发生意外。

5.社区宣教。积极宣传预防青光眼的意义,指导可疑人群(40岁以上有急性闭角型青光眼家族史者),进行定期检查,以便早发现、早诊断和早治疗。

二、开角型青光眼

(一)疾病概要

本病在眼压升高时房角是开放的,故称为开角型青光眼,又称慢性单纯性青光眼。病因不明。双眼先后或同时发病,发病隐蔽。

1.症状 早期多无自觉症状,偶尔出现头痛、眼憋胀、虹视,容易漏诊。

2.体征 眼压波动性升高;视功能损害主要为视野缺损,如旁中心暗点、弓形暗点、环形暗点、鼻侧阶梯状视野改变,晚期形成管状视野和颞侧视岛(图9—11),终至失明;眼底有青光眼视神经损害,即视盘凹陷进行性扩大和加深,形成青光眼杯(图9—12)。

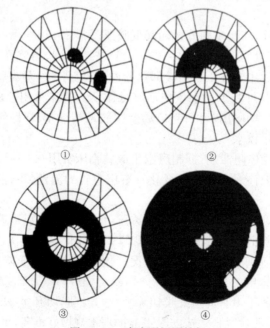

图9—11 青光眼视野缺损

①旁中心暗点;②弓形暗点;③环形暗点;④管状视野及颞侧视岛

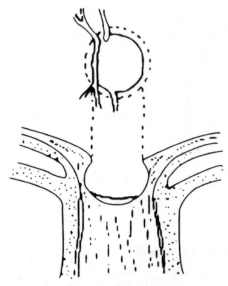

图 9-12　青光眼视盘凹陷

3.治疗原则　以药物降低眼压为主,无效时行手术治疗。

(二)护理评估

1.健康史　了解患者有无青光眼家族史,患者有无近视、糖尿病、高血压等。评估患者目前视力改变情况;视力明显下降者需评估生活自理能力。

2.身心状况

(1)身体状况:发病隐蔽,大多无自觉症状,晚期视功能严重损害时才发现。少数患者在眼压升高时出现眼胀、雾视。典型的早期视野改变为旁中心暗点、弓形暗点,随着病情发展,可出现鼻侧阶梯、环形暗点、向心性缩小,晚期仅存颞侧视岛和管状视野。

(2)心理状况:因本病发病隐蔽,患者及家属发现较晚,往往就诊时已经有明显的视功能损害,而且恢复困难,患者及家属多不能接受现实,易产生焦虑、悲观心理。因视功能恢复困难,又担心手术效果,患者有较严重的恐惧心理。

(3)辅助检查:青光眼激发试验。

(三)主要护理诊断及合作性问题

1.感觉紊乱　视功能障碍,与视神经萎缩有关。

2.焦虑　与担心本病的预后不良有关。

3.自理缺陷　与视力、视野损害有关。

4.有受伤的危险　与视野缺损有关。

5.知识缺乏　缺乏对本病相关的防治知识。

(四)护理措施

1.用药护理　遵医嘱用药:滴 0.25%～0.5%噻吗洛尔、0.25%～0.5%盐酸倍他洛尔、1%～2%毛果芸香碱等滴眼液,并根据眼压高低调整用药量。口服乙酰唑胺、视神经保护药等。

2.观察病情　监测患者眼压、视野及眼底的变化,观察 24 小时眼压波动曲线,以便了解眼压控制情况,指导用药。

3.手术治疗　对药物不能控制者,可行手术治疗,如小梁切除术、激光小梁成形术等。手术护理同闭角型青光眼。

4.心理护理　协助患者树立积极治疗疾病、战胜疾病的信心,克服自悲、焦虑心理,并向患者传授有关本病的防治知识。

（五）健康教育

1.告知患者坚持遵医嘱治疗,以防止视功能丧失。

2.应用药物或手术治疗的患者,应1～3个月复查眼压、眼底及视野。

3.对青光眼致盲患者,指导其提高生活自理能力。

（徐金凤）

第六节　白内障

晶状体混浊称白内障,是我国主要的致盲性眼病。其分类方法甚多,根据病因可分为年龄相关性、外伤性、并发性、代谢障碍性、药物性及中毒性。临床上以年龄相关性白内障最为常见。

一、概述

（一）年龄相关性白内障

年龄相关性白内障又称老年性白内障。多在50岁以上发病,病因不清,可能与遗传、紫外线过度照射、维生素和抗氧化物质的缺乏和全身代谢性疾病等有关。是老年人致盲的首要原因。根据白内障开始形成的部位,分皮质性、核性及囊下性。最多见的为皮质性白内障,呈现单眼、双眼或先后发病。

1.症状　患者主要表现是渐进性无痛性视力减退。

2.体征　按其发展过程分为四期。

（1）初发期:皮质周边出现楔形混浊,瞳孔区未受侵犯,不影响视力（图9-13）。

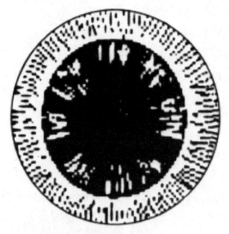

图9-13　老年性白内障的初发期

（2）膨胀期:又称未成熟期。因皮质吸收水分而膨胀,晶状体体积增大、前房变浅,有闭角型青光眼素质者可诱发青光眼急性发作。此期如用斜照法检查,光线投照在虹膜上时,在该侧瞳孔内出现新月形投影,为此期特征（图9-14）。

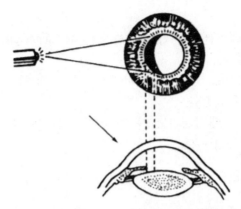

图 9—14 老年性白内障膨胀期虹膜投影阳性

（3）成熟期：晶状体全部混浊呈乳白色，眼底不能窥入，虹膜投影消失，视力明显下降，仅剩手动或光感，但光定位良好。此期为手术的最佳时机（图 9—15）。

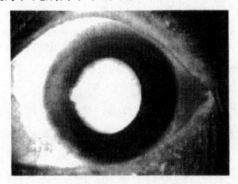

图 9—15 老年性白内障成熟期

（4）过熟期：晶状体组织结构改变，呈乳糜状。由于重力作用致核下沉。

3.治疗原则 初发期和膨胀期可试用维生素类及影响晶状体代谢的药物治疗。成熟期行手术摘除晶状体加入工晶体植入。如术时未植入人工晶体者，应配戴凸透镜提高视力。

（二）先天性白内障

本病是胎儿在发育过程中，晶状体发育、生长障碍所引起。病因可以是内源性（遗传）或外源性（母亲及胎儿的全身病变）。多为两眼发病，呈静止性。因混浊部位、形态不同，患儿视力下降程度也不同。对有视力下降者应尽早进行手术治疗，以防止发生剥夺性弱视。

（三）并发性白内障

由虹膜睫状体炎、青光眼、高度近视等眼病引起的晶状体混浊称并发性白内障。其临床表现是在原发眼病表现的基础上又出现晶状体混浊。

治疗原则为积极治疗原发病，必要时行手术治疗。

（四）代谢性白内障

为全身代谢性疾病（如糖尿病）引起的晶状体代谢障碍。临床特点是双眼发病，进展较快，晶状体前后囊下出现雪片状混浊，数月内晶状体完全混浊。

治疗原则为积极治疗原发病，必要时行手术治疗。

（五）外伤性白内障

眼球穿通伤、钝挫伤、辐射性损伤及电击伤等引起的晶状体混浊。易合并继发性葡萄膜炎、前房出血、青光眼等。

治疗原则为积极防治眼外伤及并发症,对视力影响较重的晶状体混浊应手术治疗。

（六）药物及中毒性白内障

长期使用某些药物或接触一些化学毒物可致不同程度的晶状体混浊。如糖皮质激素、氯丙嗪和工业使用的三硝基甲苯等。

防治原则为针对病因,合理用药,预防中毒,定期检查,发现后应立即停药或避免再接触,白内障严重影响视力时,可手术摘除。

二、临床护理

（一）护理评估

1. 健康史　了解患者的工作性质、生活环境、家族史、遗传病史,有无营养不良、糖尿病等全身代谢性疾病,有无葡萄膜炎、眼外伤等眼病,患儿母亲妊娠情况,有无化学毒物接触史。评估患者目前视力下降的程度、时间及生活自理能力。

2. 身心状况

（1）身体状况:双眼多呈渐进性、无痛性视力下降,严重者只有光感。检查可见晶状体有不同程度的混浊。并发性白内障者,眼部还有原发病的相应表现。

（2）心理状况:评估不同类型白内障患者的不同心理状态。如老年性白内障患者因视力障碍,影响生活自理,会产生悲观情绪,有孤独感。患先天性白内障的患儿,家长因担心孩子的视力障碍而出现焦虑心理。手术患者因惧怕手术,担心术后复明效果,患者有较严重的恐惧心理。

（3）辅助检查:糖尿病性白内障患者检查血糖和酮体,先天性白内障患者行染色体检查,有助于筛查遗传性疾病等。

（二）主要护理诊断及合作性问题

1. 感知紊乱　视力障碍,与晶状体混浊有关。

2. 焦虑　与视力下降,病区环境陌生及担心手术有关。

3. 自理缺陷　与视力下降及术后双眼包盖有关。

4. 有受伤的危险　与视力障碍有关。

5. 知识缺乏缺乏　对白内障自我保健的相关知识。

6. 潜在并发症　继发性闭角型青光眼、术后伤口感染等。

（三）护理措施

白内障患者最终需手术复明,故护理措施以手术护理为主。

1. 心理护理及护理指导　做好心理疏导及语言沟通,减少患者的焦虑和孤独感。向患者及家属说明手术的必要性及手术方式、讲解手术的预期效果,消除其紧张、恐惧心理。根据需要对术中、术后可能遇到的问题做床边指导,如指导患者练习床上活动、呼吸调整、眼球下转,教会患者如何防止咳嗽及打喷嚏等,以便患者更好地配合术中、术后的治疗和护理。

2. 手术护理　协助医生对影响生活和工作的白内障患者施行手术治疗。通常行白内障囊外摘除术（包括白内障超声乳化术）联合人工晶体植入术。

（1）术前护理:按内眼术前常规护理。协助患者进行全身检查及眼科检查,做好手术眼部的准备。术前 3 天滴抗生素眼液,每日 3～6 次,为预防感染,术前冲洗结膜囊及泪道,剪眼睫毛;眼科检查包括检查视功能、眼压、角膜曲率半径和眼轴长度等;全身检查包括血压、血糖、心电图、胸透、肝功能、血尿常规、凝血功能等。

(2)术后护理:按内眼术后常规护理。术后遮盖眼罩,遵医嘱按时换药及滴眼液,换药、滴眼液时严格无菌操作。

3.密切观察病情变化　观察患者视力的变化,手术前如有突然眼胀、眼痛提示发生青光眼;术后换药时应观察分泌物的性状、眼局部反应及切口愈合等情况;如术眼出现疼痛、充血、视力下降,脓性分泌物应警惕眼内感染;突然出现的眼痛、视力明显减退,提示创口裂开。

4.休息及活动指导　术后患者要安静卧床休息,宜仰卧或健侧卧位。下床活动时间依手术、患者的情况、医嘱而定。嘱患者活动要适度,注意避免剧烈活动,不低头、不大声说笑,控制咳嗽、打喷嚏、呕吐,勿用力挤眼和揉按术眼,不用力排便,避免突然翻身或坐起,防止眼内出血、伤口裂开。

5.生活护理　向患者介绍病区环境,使其熟悉并适应环境,减少患者因术前视力明显下降和术后眼包扎而产生不安、害怕的感觉,协助患者做好各项生活护理。

6.饮食护理　术后以半流质饮食为宜,多食易消化、多纤维素食物,保持大便通畅,如3天无大便,应给予缓泻剂。

7.用药护理　白内障发病早期,遵医嘱指导患者滴用卡他灵、谷胱甘肽等滴眼液,同时患者还需口服维生素 C、维生素 E 等药物。

(四)健康教育

1.白内障是我国防盲、治盲工作的重点,应在社区积极宣传白内障防治知识,建立防治网络,群防群治。

2.定期随访,如出现虹视、眼痛、头痛、恶心、呕吐等,提示可能发生急性青光眼,应及时到医院就诊。

3.避免紫外线、红外线、放射线等直接、长时间照射眼部,外出时可戴太阳镜保护;适量补充维生素 E、维生素 C。

4.指导人工晶体植入术后患者的护理要点,避免意外发生。未植入人工晶体者,术后3个月应配戴凸透镜提高视力。

5.避免近亲结婚,避免孕妇早期患病毒性感染等疾病,防止先天性白内障的发生。

6.积极治疗可能引起晶状体混浊的原发性眼病及全身疾病。

(徐金凤)

第七节　视网膜、玻璃体疾病

一、视网膜血管阻塞

(一)视网膜中央动脉阻塞

发病原因多见于血管痉挛、血栓形成和血管栓塞等。与全身患有高血压、动脉硬化、心脏病等疾病有关。有分支阻塞和主干阻塞。

1.症状　无痛性的视力突然下降或丧失。

2.体征　血管阻塞相应部位的视网膜呈灰白色水肿、动脉变细、黄斑区呈樱桃红色。

3.治疗原则　本病是眼科急症,治疗应争分夺秒,立即应用血管扩张剂、吸氧和眼球按摩。

(二)视网膜中央静脉阻塞

发病原因与血栓形成、动脉粥样硬化压迫有关。好发于筛板附近或动静脉交叉处(图9—16)。

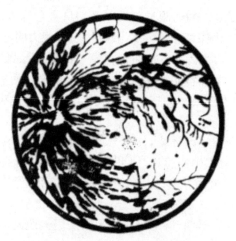

图9—16　视网膜中央静脉阻塞

1.症状　视力不同程度下降。

2.体征　视盘水肿,充血,边界模糊。视网膜静脉高度迂曲、扩张,呈腊肠状。视网膜上出现以视盘为中心,沿静脉分布区域的、大量的火焰状出血,伴有白色渗出。

3.治疗原则　在去因治疗的基础上应用:①抗凝治疗:肝素、尿激酶、链激酶等。②低分子右旋糖酐,降低血液黏稠度。③激光治疗,减轻毛细血管渗漏和使新生血管消退。

二、全身疾病与视网膜病变

(一)高血压性视网膜病变

原发性高血压分为缓进型和急进型,约70%有眼底改变。年龄越大,病程越长,眼底改变的发生率越高。

1.缓进型高血压性视网膜病变　在临床上分为四级。

Ⅰ级:动脉变细,动静脉比例失调。动脉反光增强。

Ⅱ级:动脉进一步变细,呈铜丝状或银丝状。出现动静脉交叉压迫现象。

Ⅲ级:广泛微血管改变,并出现视网膜的渗出、出血。

Ⅳ级:在上述改变的基础上,出现视盘水肿。

2.急进型高血压性视网膜病变　多见于40岁以下的青年人。由于短期内血压急剧升高,眼底改变有:视网膜高度水肿、渗出、出血、视盘水肿。

3.治疗原则　以去因治疗为主。

(二)糖尿病性视网膜病变

糖尿病可使全身多个组织和器官受损,糖尿病性视网膜病变是糖尿病的眼部并发症之一。眼底表现为视网膜微血管瘤形成,呈圆形小红点,境界清楚,视网膜出血、渗出。重者可导致新生血管性青光眼、玻璃体积血或牵拉性视网膜脱离。

治疗以去因治疗为主,必要时行玻璃体切割术和视网膜激光治疗。

三、视网膜脱离

视网膜脱离是视网膜神经感觉层和色素上皮层之间的分离。分为裂孔性、牵拉性和渗出性三类。以裂孔性最为常见。其常发生于高度近视眼、眼外伤及老年人无晶状体眼等。

1.症状 视力下降、飞蚊症和闪光感。

2.体征 玻璃体混浊、液化;视网膜脱离区呈灰白色、波浪状隆起;视网膜裂孔,多为马蹄形(图9—17)。

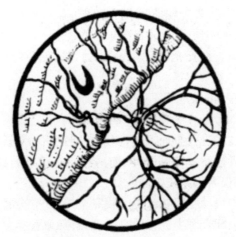

图9—17 视网膜脱离

3.治疗原则 裂孔性视网膜脱离以手术为主。用电凝、冷凝或激光光凝的方法封孔,放出积液,促使视网膜复位。

四、玻璃体混浊

玻璃体是透明的凝胶体,充满于玻璃体腔内。其病变主要受邻近组织的影响如高度近视、视网膜病变导致的出血、渗出等。

1.症状 飞蚊症和不同程度的视力下降。

2.体征 玻璃体液化,玻璃体混浊。

3.治疗原则 应积极治疗原发疾病,必要时行玻璃体切割术。

五、临床护理

(一)护理评估

1.健康史 了解患者既往史、家族史、有无遗传病史;有无烟酒嗜好,了解有无心脏病、糖尿病、高血压等全身疾病,有无眼病,如高度近视,以及治疗、用药、转归情况如何。评估患者视功能改变(视力、视野、色觉、立体视觉、暗适应等)的时间、程度及特点,有无诱发因素或先兆症状,如视网膜脱离有闪光感。了解患者目前的生活自理情况。

2.身心状况

(1)身体状况:全身多有原发病相应的体征。眼部检查,眼前段正常,但有视功能改变,如视力下降、视野改变、色觉及立体视觉异常。眼底检查,主要病变有:视网膜水肿、渗出、出血、视网膜新生血管等。不同疾病可见特征性的改变,如视网膜中央动脉阻塞时视网膜呈灰白色,黄斑区呈樱桃红斑;视网膜脱离区视网膜呈灰白色隆起合并有视网膜裂孔。

(2)心理状况:部分患者因视力急剧下降,且不易恢复而有严重的焦虑和恐惧心理;大多数患者因视力改变影响生活和工作而有较严重的焦虑、悲观情绪;有的患者因伴有严重原发病或担心手术效果而忧虑、恐惧。

3.辅助检查　眼底荧光素血管造影显示视网膜病变情况。

(二)主要护理诊断及合作性问题

1.感觉紊乱　视力下降,视野缺损等,与视网膜病变或术后双眼包盖有关。

2.自理缺陷　与视力下降、视野缺损及术后双眼包盖有关。

3.焦虑　与感觉紊乱、担心预后、手术有关。

4.潜在并发症　新生血管性青光眼、视网膜出血、视网膜脱离、玻璃体积血、术后伤口感染等。

5.知识缺乏　缺乏眼底病防治知识。

(三)护理措施

1.心理护理　有针对性地进行心理疏导,使患者能正确面对现实,消除患者的不良情绪。视网膜中央动脉阻塞的患者应解释按摩眼球、前房穿刺等治疗的目的和操作方法,使患者积极与医生护士配合,争取使视力得到较好的恢复。

2.急救护理　视网膜中央动脉阻塞致视网膜完全缺血90分钟后出现不可逆损害。因此一旦确诊,应争分夺秒,积极配合医生进行紧急处理,解除血管痉挛,以减少视功能损害。

(1)使用血管扩张剂:遵医嘱立即应用速效药物,如亚硝酸异戊酯0.2ml吸入或硝酸甘油0.5mg舌下含化;妥拉唑啉25mg口服、肌内注射或球后注射。

(2)降低眼压:①协助或指导患者按摩眼球,患者轻闭双眼,手指压迫患眼5~10秒,然后松开5~10秒再压迫,如此反复,一般按摩10~15分钟;②配合医生进行前房穿刺放出房水或遵医嘱使用降眼压药物。

(3)吸氧:每小时吸入10分钟混合氧(95%氧及5%二氧化碳混合气体),晚上每4小时吸一次混合氧。

3.用药护理　遵医嘱正确应用皮质类固醇激素、血管扩张剂、B族维生素、抗凝、溶栓药物等,用药期间注意观察用药反应。如对疑有或已有血栓形成及纤维蛋白原增高者,遵医嘱可用尿激酶、纤维蛋白酶、肝素、低分子右旋糖酐等药物,降低血凝性,溶解血栓,并注意观察有无出血倾向。

4.激光治疗护理　对需激光光凝治疗的患者,治疗前应向患者及家属解释光凝的目的、流程和注意事项等,指导患者做注视训练,以配合治疗,治疗后勿提重物。

5.寻找病因并积极治疗。

6.手术护理　视网膜脱离需手术封闭裂孔,手术护理同白内障手术护理,但还需强调两点:①术前,充分散瞳,查明视网膜脱离区及裂孔情况,包扎双眼静卧(使裂孔处于最低位)休息,防止视网膜脱离区范围扩大。②术后,体位遵医嘱,包扎双眼卧床休息1周,同时观察患者有无因特殊体位引起的不适,及时给予指导。

7.病情观察　注意观察视力、视野、色觉、立体视觉等变化,观察全身状况,如有异常,及时报告医生。

（四）健康教育

1.加强社区的卫生宣教工作,积极开展眼底病防治的宣传教育,介绍病变特点及预后和防治常识,并鼓励定期检查视力。

2.对视力下降,视野缺损、生活自理有困难的患者,指导其生活自理的方法。

3.出院指导　指导出院患者严格按医嘱用药,复查。视网膜脱离术后的患者,半年内切勿做跳、跑等剧烈活动和体力劳动,注意用眼卫生,切勿疲劳,保持大便通畅,经常观察视力、视野等视功能情况,如有异常立即就医。

（徐金凤）

第八节　屈光不正、斜视及弱视

一、屈光不正

眼球是一个复合光学系统,在眼调节静止的状态下,来自5米以外的平行光线,经过眼的屈光系统(角膜、房水、晶状体和玻璃体)折射后,聚焦在视网膜中心凹处,具有这种状态的眼称为正视眼。如果不能聚焦在视网膜中心凹处,即为屈光不正。包括近视、远视和散光三种类型(图9-18)。

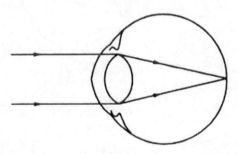

图9-18　正视

（一）近视

1.概念　指眼调节静止状态下,外界平行光线经过眼的屈光系统后,聚焦在视网膜之前。光线在视网膜上形成一个弥散环,导致视力模糊,这种屈光状态称为近视(图9-19)。

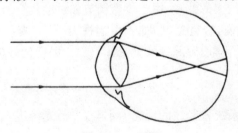

图9-19　近视

2.分类

（1）根据病因分类:①轴性近视:由于眼轴延长所致的近视眼;②屈光性近视:眼轴在正常范围内,由于眼屈光系统某一部分的屈光能力过强导致近视,见于圆锥角膜、老年晶状体核硬化等。

(2)根据近视程度分类：①轻度近视：低于－3.00D。②中度近视：－3.00D～－6.00D。③高度近视：高于－6.00D。

(3)根据是否具有调节作用分类：①假性近视：又称调节性近视。是由于长时间近距离读写，使睫状肌痉挛、调节过度而引起的近视。②真性近视：占近视眼的绝大多数，使用散瞳剂后，近视屈光度数未降低。

3.病因　可能与遗传、发育因素、长时间近距离工作有关。

4.临床表现　轻、中度近视者远视力减退，近视力正常；高度近视者远、近视力均差，视物易疲劳，有眼位外斜、视网膜萎缩变形、玻璃体液化混浊，易并发视网膜脱离。

5.防治原则　预防近视的发生发展，治疗真性近视目前有效可靠的方法是验光配戴凹透镜。也可行手术治疗，但应掌握好适应证。

(二)远视

1.概念　在眼调节静止状态下，外界平行光线经过眼的屈光系统后，聚焦在视网膜之后的一种屈光状态(图9-20)。

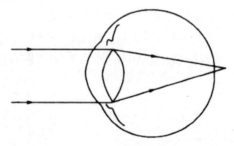

图9-20　远视

2.分类　分为轴性远视和屈光性远视。

3.病因　主要是眼球发育不良，眼球小，眼轴短。也可以是屈光力弱所致，如扁平角膜、晶状体脱位或无晶体眼。

4.临床表现

(1)视力下降，取决于远视程度和调节能力的强弱。青少年轻度远视，远、近视力均可正常。中年人由于眼调节力减弱，远、近视力均可下降。中度、高度远视，远、近视力均减退。

(2)视疲劳，表现为视物模糊，眼球沉重、酸胀感、胀痛等。

(3)内斜视，远视程度较大的儿童，由于过度调节和过度集合所致。

5.防治原则　一般来说，轻度远视，如不引起视力下降、视疲劳及内斜视者，无需矫正。反之，则应及早戴凸透镜矫正，以解除视疲劳，提高视力，保持良好的调节。特别是儿童，以免发生斜视和弱视。

(三)散光

1.概念　指眼的屈光系统各径线的屈光力不等，平行光线进入眼内不能形成焦点的一种屈光状态。

2.分类及原因

(1)规则散光：角膜和晶状体表面的曲率不等，但有一定规律。这种散光称为规则散光，可用柱镜矫正。多为发育异常引起。

(2)不规则散光：眼球的屈光系统的屈光面不光滑，各条径线的屈光力不相同，不能用柱镜片矫正。如角膜瘢痕、圆锥角膜、翼状胬肉等。

3.临床表现

(1)视力减退,看远看近都不清楚。

(2)视疲劳,多因过度使用调节所致。

4.防治原则 轻度规则散光无症状者,可不必矫正。若出现视力减退和视疲劳,需配戴柱镜矫正。对不规则散光,可戴角膜接触镜。

(四)老视

随着年龄增加,40～45岁后,出现近距离工作或阅读时发生困难,这种由于年龄所致的生理性调节减弱,称为老视,俗称老花眼。

1.病因 晶体核硬化与睫状肌功能减弱,导致调节力减弱。

2.临床表现 远视力正常,近视力逐年减退,易发生视疲劳。

3.治疗原则 配戴适度的凸透镜,以弥补调节力的不足。所需要的凸透镜的度数与年龄及屈光状态有关。其一般规律是正视眼在40～45岁戴＋1.00D凸透镜。以后每增长5岁增加＋0.5D,最高不超过＋3.5D。

二、斜视

当眼球的运动不能协调一致时,双眼不能同时注视同一目标,一眼注视时,另一眼偏离,表现眼位不正称斜视。临床上根据病因的不同及眼外肌功能情况,分共同性斜视和麻痹性斜视。

(一)共同性斜视

指在眼外肌及其神经支配无器质性病变的情况下,两眼不能同时注视一个目标,眼球呈偏斜位。

1.病因

(1)遗传因素,眼外肌发育异常使眼外肌力量不平衡。

(2)儿童在双眼单视形成过程中,受到屈光不正、屈光参差或融合功能不全等情况影响。

2.临床表现

(1)一眼注视目标时,另一眼偏斜(根据引起原因不同可有内斜视、外斜视等)。

(2)眼球运动无障碍,注视任何方向其偏斜度不变,即斜视角相等。

(3)无复视及代偿头位,可伴有弱视。

3.防治原则 及早矫正屈光不正,提高斜视眼的功能,预防弱视的发生。为美容目的可手术矫正眼位。

(二)麻痹性斜视

指因眼外肌发生麻痹所致的眼位偏斜。

1.病因 先天性的眼外肌发育异常。后天性的可见颅内或眶内的外伤、炎症、肿瘤或肉毒杆菌、病毒感染等。

2.临床表现

(1)眼位偏斜,眼球不能向麻痹肌作用方向转动。

(2)眼球运动受限,在两眼分别注视时,偏斜角度不等,第二斜视角大于第一斜视角。

(3)出现复视和代偿头位。这是为了克服复视,患者常采取一定的头位以补偿麻痹肌运动障碍。

3.防治原则　祛除病因,经保守治疗6个月后麻痹肌功能仍不恢复或仅部分恢复者,可考虑手术治疗。

三、弱视

弱视是指眼本身无器质性病变,单眼或双眼矫正远视力在0.8或以下者。是儿童中常见的严重危害视力的眼病。

1.常见类型及原因

(1)斜视性弱视:好发于共同性斜视,斜视眼常为弱视眼。

(2)屈光参差性弱视:因两眼屈光差别明显(一般在2.50D以上),在视网膜上不能形成清晰的像,故难以融合建立双眼单视。大脑皮质便抑制了屈光不正较重的一眼,久之该眼便形成弱视。

(3)屈光不正性弱视:多为双眼,有较高度的远视、近视或散光。因外界物象不能准确聚焦在黄斑中心凹,视觉细胞不能受到充分的刺激而引起弱视。

(4)形觉剥夺性弱视:在婴幼儿期,由于角膜混浊、先天性或外伤性白内障,上睑下垂或遮盖一眼过久,限制了充分的视觉感知输入,视功能发育受到障碍而发生弱视。

(5)先天性弱视:全色盲及先天性眼震均为弱视。

2.临床表现

(1)视力减退:矫正视力0.6~0.8为轻度弱视;矫正视力0.2~0.5为中度弱视;矫正视力≤0.1为重度弱视。

(2)拥挤现象:弱视患者对排列成行的视标分辨力较差,单个视标检查,视力可提高。

(3)固视异常:弱视眼可有固视不良,多为旁中心注视。

(4)斜视和眼球震颤。

3.防治原则　治疗病因,消除抑制,提高视力。方法有戴镜矫正屈光不正、遮盖法、精细目力训练法、压抑疗法和后像疗法等。

四、临床护理

(一)护理评估

1.健康史　了解患者职业性质和工作学习的条件;有无不良的用眼习惯,了解有无屈光不正、斜视、弱视家族史,了解患者有无全身疾病或局部眼病,是否经过治疗、转归情况如何。评估患者目前视力状况,发生时间、程度,有无视力疲劳等症状。

2.身心状况

(1)身体状况:屈光不正视力检查分别有远视力和近视力的不同改变,高度近视眼底可见玻璃体混浊、液化,豹纹状眼底,近视弧,黄斑出血等,易并发视网膜脱离。外斜有共同性斜视和麻痹性斜视,弱视的视力≤0.8且不能矫正至正常,有斜视和眼球震颤。

(2)心理状况:大多数早期仅有视力轻微改变,患者不够重视。大多数患者因视力改变影响工作学习而忧虑,有的家长给予支持不够,不能使患儿及时并坚持治疗而使视力不易恢复引起焦虑。

3.辅助检查　有全身性原发病的相应改变,如脑肿瘤的头部CT显示肿瘤病灶。

(二)主要护理诊断及合作性问题

1.知识缺乏 患者及家属缺乏眼保健知识、正确配镜的知识及屈光不正、斜视及弱视防治知识。

2.感觉紊乱 视力下降,与屈光不正、弱视有关。

3.焦虑 与视力下降、眼位偏斜影响面容有关。

4.舒适改变 眼部不适、头痛、复视、眩晕等,与屈光不正、斜视有关。

5.潜在并发症 视网膜脱离、弱视等。

(三)护理措施

1.治疗护理

(1)散瞳验光:①遵医嘱使用睫状肌麻痹剂,如1%阿托品眼液或眼膏、0.5%~1%托吡卡胺眼液等。点眼后指压泪囊区3~5分钟,注意观察用药反应。②视力检查,依标准严格要求,正确操作,认真记录。

(2)指导配镜:按配镜原则指导配戴适宜的镜片,并说明配戴时的注意事项,可选用框架眼镜或角膜接触镜。①框架眼镜使用护理:教会患者双手摘、戴眼镜;放置眼镜应镜面竖直或朝上;清洁镜片可先用清水冲洗,后用拭镜布擦干。②角膜接触镜使用护理:戴镜前应剪短指甲,洗手并擦干,确认镜片正反面、清洁度及有无破损;睡前应取下并用护理液清洁、消毒;如有化妆,应戴眼镜后化妆,取镜后卸妆;不能戴镜洗澡、游泳;如有眼部不适,应停戴并及时就诊。

(3)弱视训练:健眼全遮盖疗法是最主要和最有效的方法,具体做法是:完全遮盖健眼,强迫弱视眼注视。鼓励患者用弱视眼进行精细目力工作。遮盖疗法期间,每周复查一次视力,警惕遮盖性弱视的发生。

2.观察病情 观察视力、屈光度、眼位改变等,如出现异常,如视物闪光、视力急剧下降等,及时报告医生并配合处理。

3.心理护理 向患者及家属解释本类疾病的相关知识、消除焦虑心理,使其积极主动地配合治疗和护理。

(四)健康教育

1.对患者及家属或社区广泛进行近视眼的防治知识教育和指导。

(1)注意用眼卫生:减少视力负荷,正确读写姿势,眼与读物距离保持在25~30cm,用眼1小时后应休息10分钟左右并远眺。

(2)改善视觉环境:避免不良视觉刺激,照明应无眩光或闪烁,儿童使用升降式课桌椅,不在乘车、走路或卧床情况下读书,不在阳光照射或暗光下阅读或写字等。

(3)做好眼保健工作:定期检查视力,注意饮食营养,加强锻炼体质,常做眼保健操。对"假性近视"可用睫状肌麻痹剂或雾视疗法使睫状肌松弛。

(4)高度近视要避免剧烈运动、外伤,以免引起眼底出血、视网膜脱离。

2.戴镜矫正视力者,应坚持戴镜,定期验光,及时调整镜片度数。斜视戴镜治疗的疗程长,应坚持持续戴镜,不可时戴时脱。

3.向患儿和家属详细解释弱视的危害性、可逆性、治疗方法,使其明白弱视的疗效与年龄相关,早治疗,效果好。

(徐金凤)

第九节　眼外伤

眼外伤指眼球、眼附属器因受外来的机械性、物理性或化学性伤害,发生各种病理改变而损害其正常功能。以眼球表面异物伤、眼挫伤、眼球穿通伤、眼化学伤为常见。眼外伤是眼科的急危重症,是视力损伤的主要原因之一。

一、眼异物伤

眼异物包括结膜、角膜异物和眼内异物,前者是指细小异物黏附或嵌入结膜、角膜表层。常见的异物有灰尘、煤屑、铁屑、木刺和稻谷壳等。后者指异物击穿眼球壁,存留于眼内,为眼球穿通伤的一种。

1.症状　眼痛、流泪、异物感和眼睑痉挛。眼内异物可有视力下降。

2.体征　异物多在结膜的穹隆部、睑下沟。角膜异物多在角膜缘处或嵌入角膜,铁质异物可出现铁锈斑。眼内异物还可引起外伤性虹膜睫状体炎、化脓性眼内炎和交感性眼炎。

3.防治原则　及时取出异物,预防感染。

二、眼挫伤

眼挫伤是眼部受机械性钝力,如石块、木棍、铁块、球类、拳头以及爆炸产生的气浪冲击等引起的外伤,可造成眼附属器或眼球的损伤,引起眼内多种组织和结构的病变。眼钝挫伤占眼外伤发病总数的1/3以上,严重危害视功能。挫伤部位不同,可有不同的表现。

1.眼睑挫伤　眼睑皮下淤血、血肿或撕裂,泪小管断裂。

2.眼眶挫伤　可造成眶骨骨折、上下睑气肿、眼外肌麻痹。

3.眼球挫伤　引起眼内多部位病变,危害严重。

(1)角膜挫伤:有角膜水肿、角膜裂伤。

(2)虹膜睫状体挫伤:虹膜根部断离、前房积血,外伤性瞳孔散大。

(3)晶状体挫伤:可致晶状体全脱位、半脱位及外伤性白内障。

(4)脉络膜、视网膜挫伤:可出现脉络膜破裂及出血、视网膜震荡和脱离、玻璃体积血。

4.防治原则

(1)迅速判断损伤部位,进行对症治疗,止痛、止血;

(2)促进积血吸收、防止并发症的发生;

(3)积极控制感染;

(4)必要时手术治疗。

三、眼球穿通伤

眼球穿通伤是眼球壁被锐器或高速飞来的异物穿透所致。常见的致伤物有木棍、金属器物、碎石、子弹等。属眼科急症。

1.症状　眼痛、视力障碍。有"热泪"流出的感觉。

2.体征　角膜、巩膜和角巩膜缘有伤口;穿孔较大者眼内容物可脱出,眼压下降。异物击穿眼球可致眼内异物。

3.并发症　眼内感染及交感性眼炎。

4.防治要点

(1)及时封闭伤口,止痛、止血。

(2)抗感染和及时散瞳,防止并发症发生。

(3)合并眼内异物时应及时取出异物。

四、眼化学伤

眼化学伤是指化学物品的溶液、粉尘或气体进入或接触眼部而引起眼化学伤。多发生于工厂、施工场所等。致伤物常见有硫酸、盐酸、硝酸、氢氧化钠、石灰、氨水、农药等。包括酸性和碱性烧伤,碱性烧伤破坏性较大。眼化学伤是眼科危急重症,致盲率极高。

1.症状　眼部强烈刺激感,剧烈疼痛、畏光、流泪、眼睑痉挛,视力减退,甚至失明。

2.体征　轻度烧伤可见眼睑皮肤、结膜充血水肿;中度烧伤时眼睑皮肤腐蚀、溃烂,结膜苍白水肿或坏死,角膜上皮水肿、脱落;重度烧伤可见角膜坏死形成灰白色溃疡,甚至穿孔,房水混浊,虹膜炎性反应。

3.并发症　虹膜睫状体炎、继发型青光眼、并发性白内障、眼内感染、眼球萎缩等。

4.急救原则

(1)争分夺秒、就地取材、彻底冲洗。

(2)止痛、抗感染、及时散瞳。

(3)预防并发症的发生。

五、眼辐射伤

由电磁波中各种辐射线造成的眼部损害称眼辐射伤。

1.红外线损伤　玻璃加工或其他高温环境可产生大量的红外线,他对眼的损伤主要是热作用,可被晶状体和虹膜吸收,造成白内障。

2.紫外线损伤　工业电焊、高原、雪地及水面发光等都可引起眼部紫外线损伤,又称电光性眼炎或雪盲。紫外线照射引起的眼部损伤有一定的潜伏期,一般为3～8小时。起病急,双眼发病,有强烈的异物感、刺痛、畏光流泪、眼睑痉挛等刺激征,眼睑水肿,结膜混合型充血,角膜上皮点状剥脱,24～48小时症状完全消退。

3.离子辐射性损伤　X射线、中子或质子束等照射可引起角膜炎、辐射性白内障、视网膜病变、视神经病变。

4.微波损伤　可引起白内障和视网膜出血。

5.可见光损伤　观察日食时可造成黄斑灼伤,称为"日食性视网膜病变"。

六、临床护理

(一)护理评估

1.健康史　了解致伤的原因、部位、时间,受伤后有无初步处理。了解患者的既往眼病史,有无全身性疾病。了解患者目前视力状况,眼痛的性质、程度及有无异物感等伴随的症状。如为全身受伤并有危及生命的状况出现,应配合医生进行急救,待病情平稳后再行眼科检查处理。

2.身心状况

(1)身体状况：按眼外伤的性质、部位、程度不同，可出现不同的症状和体征。结膜、角膜异物伤可在结膜、角膜表面查到异物；眼睑挫伤有眼睑淤血肿胀、甚至裂伤；虹膜睫状体挫伤可发生前房积血、瞳孔散大、外伤性虹膜睫状体炎等，视力明显下降；眼球穿通伤出现突发性视力减退和眼部疼痛，损伤部位多为角膜或巩膜，有时可造成眼球穿孔，眼球穿通伤可合并眼内异物存留；眼化学伤有眼部刺激症状及视力下降，结膜充血、水肿、苍白、坏死，角膜混浊、溃疡甚至穿孔；眼辐射伤有严重眼部刺激症状及视力下降，双眼睑红肿，结膜混合充血、水肿，角膜上皮点状脱落，瞳孔缩小。

(2)心理状况：眼外伤多为意外伤害，患者因眼外伤视力突然改变，怕视力丧失而有严重的恐惧心理；因剧烈的眼痛等不适感而有较严重的焦虑情绪；因担心眼外伤后影响容貌而悲观；有的患者因双眼包盖，生活不能自理而忧虑。

3.辅助检查　影像学检查可见颅骨骨折或眼内异物。

(二)主要护理诊断及合作性问题

1.急性疼痛　与眼外伤刺激眼部组织有关。

2.感觉紊乱　视力下降，与眼外伤有关。

3.组织完整性受损　与眼外伤有关。

4.焦虑　与感觉紊乱、担心视力丧失及容貌受损有关。

5.恐惧　与视力突然丧失、病情较重及对检查不了解有关。

6.潜在并发症　外伤性虹膜睫状体炎、继发性青光眼、外伤性白内障、化脓性眼内炎、交感性眼炎、视网膜脱离、眼睑畸形、睑球粘连等。

7.知识缺乏　缺乏眼外伤的防治常识。

(三)护理措施

1.心理护理　首先稳定患者及家属的情绪，告知抢救策略，迅速进行急救。针对不同性质、不同程度、不同部位的眼外伤患者进行不同的心理疏导，消除患者的不良情绪，使患者能正确面对现实，积极与医生护士配合，争取使视力得到较好的恢复。

2.清洁伤眼

(1)表面异物伤可用冲洗法、无菌湿棉签擦掉或异物针剔除，铁质异物残留的铁锈应刮除，然后再用0.9%氯化钠溶液冲洗。操作要求严格无菌，严禁损伤健康组织(图9—21)。

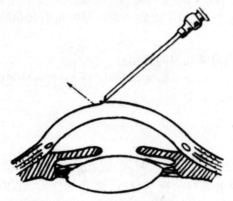

图9—21　角膜异物剔除术

(2)眼球穿通伤时切忌冲洗和挤压，血污及异物可用生理盐水棉球或棉签轻轻擦掉或用小镊夹取。

（3）眼化学伤：强调争分夺秒、就地取材、彻底冲洗的现场急救原则。就地取用大量清水或其他水源反复冲洗伤眼，冲洗时要翻转上下眼睑，嘱患者转动眼球，充分暴露穹隆部，将结膜囊内的化学物质彻底洗出。冲洗时间至少 30 分钟。送至医院后根据时间早晚也可再次冲洗，取出结膜囊内存留的异物，进一步进行中和治疗，酸性化学伤用 2％碳酸氢钠溶液冲洗，球结膜下注射 5％磺胺嘧啶钠；碱性化学伤用 3％硼酸溶液冲洗，球结膜下注射维生素 C。严重碱性烧伤，协助医生行球结膜放射状剪开冲洗或前房穿刺冲洗术，以清除碱性房水。

（4）预防感染：伤眼清洁后涂抗生素眼药膏，包扎伤眼。眼球穿通伤、严重眼球挫伤应双眼包扎。注意操作要轻柔，切勿按压眼球。

3.对症护理

（1）眼睑挫伤淤血肿胀者，当天冷敷，2 天后热敷促进出血吸收。

（2）角膜刺激症状明显，眼剧痛者，滴 0.5％丁卡因眼液 1～2 次，既止痛又便于检查治疗（但不宜多用）。

（3）遵医嘱给予镇静、止痛、止血、散瞳、抗感染、皮质类固醇激素、破伤风抗毒素等药，注意及时、正确给药并观察用药反应。

4.病情观察　密切观察视力和眼局部伤口的变化。如有眼痛、眼胀、恶心、呕吐、伤口出血、体温升高等现象，应及时通知医生进行处理。有前房积血应注意眼压变化和每日积血的吸收情况。注意非受伤眼的观察，及早发现可能发生的交感性眼炎。

5.护理指导　限制患者的活动，避免头部震动，减少眼球活动，对外伤致前房积血者应采取半卧位休息。

（四）健康教育

眼外伤后对视功能的危害严重，因此预防眼外伤至关重要。

1.加强社区居民的宣传教育　介绍眼外伤的防治常识，加强青少年儿童管理，远离危险物品，禁止玩弹弓、竹竿、废用注射器及针头，远离烟花、鞭炮等。

2.健全劳动保护措施　加强对一线工人的安全防护，配备防护眼镜、防护服；进行安全生产教育，严格遵守操作规程；化工车间应设急救中和药液以备急用，并指导如何进行化学伤的急救等。

3.出院指导　对出院患者，应指导其按时用药并定期复查。观察健眼，若发生疼痛、视力下降、眼部充血等，应及时到医院就诊，以防交感性眼炎的发生。

（徐金凤）

第十章　耳鼻喉疾病护理

第一节　耳外伤

一、耳廓外伤

耳廓外伤(auricle trauma)因耳部显露于外,易遭受损伤,是外耳创伤的常见病。如处理不当,可发生软骨膜炎、软骨坏死,遗留耳廓畸形。

(一)病因与病理

常见病因有机械性损伤,如:各种挫伤、切伤、撕裂伤、断离伤、冻伤及火器伤。其中以挫伤和撕裂伤最常见。

(二)临床表现

外耳廓因受伤的程度不同症状差异也很大,轻者:耳廓皮肤擦伤或红肿,可自愈。重者:软骨膜下或皮下积血,形成半圆形紫红色血肿,可波及外耳道。血肿可继发感染,出现急性化脓性软骨膜炎,引起软骨坏死,导致畸形。

撕裂伤轻者受伤耳廓仅为一裂孔,重者有组织缺损,甚至耳廓部分或完全断离。

(三)诊断/辅助检查

根据耳部视、触所见即可确诊,如患者有头晕、恶心等颅内症状还应配合影像学检查。

(四)处理原则

1. 血肿如不处理会发生机化,导致耳廓增厚、变形。对于耳廓小血肿可在严密消毒下进行穿刺,抽出液体,加压包扎。反复抽血无效或血肿较大者,可于无菌操作下切开耳廓,排除血液或取出血块后,视情况缝合切口,加压包扎。

2. 处理中加用抗生素预防感染。

3. 耳廓切伤及撕裂伤,轻者为一裂口,重者有组织缺损,或耳廓撕裂或全部撕脱断离。伤口应严密消毒后进行清创缝合,尽量保留软骨组织,如皮肤大块缺损,软骨尚完整,可自耳后取带蒂皮瓣或游离皮瓣移植,如部分软骨及皮肤完全破碎,可作边缘楔形切除,用细针细线对位缝合,缝时不能穿透软骨。

4. 对于耳完全离断者,将断耳用双氧水及生理盐水洗净,泡于适量肝素的生理盐水中一刻钟,如能找到耳廓动脉,可用肝素将其冲洗后,将血管进行吻合,断耳的皮肤与皮下组织对位缝合。或将断耳的皮肤去除,耳廓软骨埋植于耳后皮下,待成活后,将埋植的耳廓软骨及皮肤掀起移植于原耳廓伤口处,形成新耳廓。如离断时间过久,或伤口已感染而不宜缝合者,将外耳道口周围皮肤与乳突皮肤对位缝合,以免外耳道口狭窄。

(五)护理评估

1. **健康史**　应询问患者受伤的原因及详细经过,出血情况及有无急救措施,神智及颅脑有无损伤。

2. **身体评估**　根据患者的临床表现评估受伤部位的具体情况(具体形态可见临床表现)。

3. **心理、社会评估**　部分患者对外伤的危害认识不足,不予重视。有些患者则过分忧虑,担心外耳缺损、听力丧失,影响日常的工作和生活。

(六)主要护理诊断/问题

1.有感染的危险　与耳廓外伤、伤口污染有关。

2.潜在并发症　脑脊液耳漏、颅内病变。

(七)护理目标

1.伤口愈合良好,无感染。

2.无脑脊液耳漏、颅内病变等并发症发生。

(八)护理措施

1.协助医生处理伤口,观察耳廓的颜色及温度,如有异常及时报告医生。

2.观察外耳道是否有无色、清亮液体流出,如有则提示脑脊液耳漏,对于合并脑脊液耳漏的患者应取坐位或者半卧位。

3.清创缝合后密切观察患者的生命体征,遵医嘱使用抗生素,预防感染。

(九)护理评价

1.耳廓伤口愈合良好,无感染。

2.无脑脊液耳漏、颅内病变等并发症发生,或者脑脊液耳漏患者伤口愈合。

(十)健康教育

1.告知患者要尽量保护外耳,免受外伤。

2.如患者外耳留有瘢痕或出现颜面部并发症,鼓励患者积极地面对并建议去心理门诊进行正确的心理疏导。

二、鼓膜外伤

鼓膜外伤(tympanic membrane trauma)常因直接或间接的外力损伤鼓膜所致。

(一)病因与病理

1.器械伤　如用火柴杆、毛线针等尖锐物体挖耳而刺伤鼓膜、或矿渣、火花等戳伤或烧伤等。

2.医源性损伤　如取外耳道异物等操作。

3.压力伤　如掌击耳部、爆破、炮震、放鞭炮、高台跳水等。

4.颞骨纵行骨折等引起的损伤。

(二)临床表现

鼓膜破裂后,患者可突感耳痛、耳鸣、听力减退,有少量出血和耳内闷塞感。爆震伤除引起鼓膜破裂外,还可由于镫骨强烈运动而致内耳受损,出现眩晕、恶心或混合性聋。如合并外耳道骨折或颅底骨折时则出血量较多并有脑脊液耳漏。

(三)诊断/辅助检查

鼓膜多呈不规则形或裂隙状穿孔,穿孔边缘有少量血迹,外耳道有时可见血迹或血痂。若有水样液流出,表示有颅底骨折所致脑脊液耳漏。耳聋属传导性或混合性。

(四)处理原则

1.首先要严防感染,清除外耳道内异物,外耳道口可用消毒棉球堵塞,防止细菌和尘埃进入。

2.要严禁冲洗外耳道或给外耳道滴药,必要时全身应用抗生素类药物。

3.绝大多数 3～4 周可自愈,如不愈,可行鼓膜修补术。

(五)护理评估

1.健康史　应询问患者耳部是否有明确的外伤史,受伤的原因及详细经过,患者的听力状况,有无头晕、耳鸣等症状。

2.身体评估　鼓膜外伤破裂后,多突感耳痛、听力突然下降伴耳鸣和耳内堵塞感,有时见外耳道内有少量鲜血。压力伤除出现以上症状外,还可由于镫骨强烈运动而致内耳受损,出现眩晕、恶心或混合性聋。检查发现外耳道内可见血迹或血痂,鼓膜穿孔多为不规则或裂、隙状裂孔,穿孔边缘常有少量血迹,听力检查呈传音性或混合性聋。若外耳道内出血量较多且有水样液体流出,则提示有颞骨骨折或颅底骨折所致脑脊液耳漏。

3.心理、社会评估　本病常突然发生,患者对病情难以接受,后悔自责,同时又担心预后,影响日常的生活质量等心理。

(六)主要护理诊断/问题

1.耳痛　由外伤及手术引起。

2.有感染的危险　与鼓膜外伤有关。

3.感知改变　听力下降,出现传音性或混合性聋,与鼓膜穿孔或内耳受损有关。

(七)护理目标

1.患者自诉耳痛减轻或消除,耳鸣好转,听力改善或恢复正常。

2.能运用有效方法防止外耳道及中耳污染。

3.了解鼓膜外伤的预防、治疗及护理知识。

(八)护理措施

1.按医嘱用药,嘱患者外伤后 3 周内不可擤鼻、外耳道进水和点药,外耳道用 75％酒精棉球拭净后,干棉球填塞,以避免发生中耳感染,延误鼓膜之愈合。

2.如果患者需要进行鼓膜修补,术前应向患者及家属介绍手术方式和目的,减少患者的紧张心理。

3.术后观察患耳有无出血、流脓等症状,如发现异常应及时报告医生。

4.术后应告知患者避免用力咳嗽、打喷嚏及擤鼻,以免修补鼓膜用的硅胶片或筋膜等脱落,导致手术失败。

5.嘱出院后的患者术后定期到医院随访。

(九)护理评价

1.患者症状改善或恢复正常。

2.能运用有效方法防止外耳道及中耳污染。

3.对于鼓膜外伤的预防、治疗及护理的知识有所了解。

(十)健康教育

1.加强卫生宣教,严禁用发夹、火柴杆等锐器挖耳。

2.取外耳道异物或耵聍时应谨慎,动作轻柔/避免损伤鼓膜。

3.如预知附近有爆炸声时,要戴防护耳塞或者手指塞耳。

4.增强体质,预防感冒,术后避免上呼吸道感染,以免感染中耳影响手术效果,必要时全身应用抗生素。

(徐金凤)

第二节　外耳疾病

一、外耳道炎

外耳道炎(external otitis)可分为两种,一种为外耳道皮肤的弥漫性炎症,又称弥漫性外耳道炎(diffuse external otitis);另一种为局限性外耳道炎,又称外耳道疖(furunculosis of external auditory meatus)。

（一）病因

外耳道炎的致病菌因地区不同而异,温带地区以溶血性链球菌和金黄色葡萄球菌多见,热带地区以绿脓杆菌最多,还有变形杆菌和大肠杆菌等感染。

1.局部抵抗力降低　外耳道略偏酸性,各种因素改变了这种酸性环境,都会使外耳道的抵抗力下降。

2.外耳道局部环境的改变　游泳、洗澡或洗头时,水进入外耳道,浸泡皮肤,角质层被破坏,导致病变。

3.外耳道皮肤外伤　其常见诱因为挖耳损伤皮肤。

4.全身性疾病　使机体抵抗力下降,如糖尿病、慢性肾炎、变应体质等。

5.化脓性中耳炎　脓液流入外耳道,刺激、浸泡,使皮肤损伤感染。

6.环境因素气温高、空气湿度过大,腺体分泌受到影响,甚至阻塞,降低了局部的防御能力。

（二）病理

1.弥漫性外耳道炎　急性弥漫性外耳道炎病理表现为局部皮肤水肿和多形核白细胞浸润,上皮细胞呈海绵样变或角化不全。早期皮脂腺分泌抑制。耵聍腺扩张,其内可充满脓液,周围有多形核白细胞浸润。皮肤表面渗液、脱屑。

2.外耳道疖　是外耳道皮肤毛囊或皮脂腺的局限性化脓性感染,脓液黏稠,有时含脓栓。

（三）临床表现

1.外耳道疖　耳痛剧烈,张口咀嚼时加重,并可放射至同侧头部。当肿胀严重堵塞外耳道时,可有耳鸣及听力减退。检查有耳廓牵引痛及耳屏压痛,外耳道软骨部皮肤有局限性红肿。红肿成熟破溃后,外耳道内积脓流出耳外,此时耳痛减轻。外耳道后壁疖肿严重者可使耳后沟及乳突区红肿。可有全身不适,体温或可微升。

2.弥漫性外耳道炎

（1）急性者表现为耳痛,耳灼热感,可流出分泌物。外耳道皮肤弥漫性红肿,外耳道壁上可积聚分泌物,外耳道腔变窄,耳周淋巴结肿痛。检查亦有耳廓牵拉痛及耳屏压痛。

（2）慢性者表现为耳发痒,少量渗出物。外耳道皮肤增厚、皲裂、脱屑,分泌物积存,甚至可造成外耳道狭窄。

（四）诊断/辅助检查

根据查体和临床表现即可诊断,必要时做血常规检查可见白细胞增高。

1.外耳道疖　检查有耳廓牵引痛及耳屏压痛,外耳道软骨部皮肤有局限性红肿,外耳道后壁疖肿,严重者可使耳后沟及乳突区红肿。

2.弥漫性外耳道炎　检查亦有耳廓牵拉痛及耳屏压痛,外耳道皮肤弥漫性红肿。

（五）处理原则

1.控制感染、清洁局部、去除脓痂、促使干燥,急性期可全身应用抗生素。

2.必要时服用镇静剂、止痛剂,理疗可促使炎症消退、疼痛缓解。

3.外耳道肿胀、渗液较甚者可用纱条敷塞外耳道,并定期给患者滴药和每天更换纱条。

4.当疖肿成熟后,按医生的诊疗方案引导患者接受并配合挑破脓头或切开引流,每日换药。

（六）护理评估

1.健康史　仔细询问有无挖耳损伤皮肤、药物刺激、游泳等诱因。

2.身体评估

（1）弥漫性外耳道炎:分为急、慢性两种。急性患者表现为耳痛明显、灼热感,可有分泌物流出,耳廓牵引痛及耳屏压痛。查体可见:外耳道皮肤弥漫性红肿或有糜烂、外耳道壁上可积聚少许渗出物,外耳道腔可变窄,耳周淋巴结肿大、压痛。慢性患者表现为外耳道发痒、少许渗出物,外耳道皮肤增厚、皲裂、脱屑,分泌物积聚,甚至可造成外耳道腔变窄。

（2）外耳道疖:剧烈耳痛,张口、咀嚼时加重,并可放射至同侧头部。当疖肿肿胀、堵塞外耳道时,可有听力减退及耳鸣,疖肿成熟破溃后有脓血流出,此时耳痛减轻。查体可见:外耳道软骨部皮肤局限性红肿,触痛明显,按压耳屏或牵拉耳廓时疼痛加剧。个别人有全身不适症状,体温可微升。

3.心理、社会评估　患者因耳痛、发热等症状影响饮食、睡眠及日常生活,因对疾病不了解,常有紧张和焦虑心理。

（七）主要护理诊断/问题

1.疼痛　耳痛,由外耳道炎症引起。

2.体温过高　与炎症扩散有关。

3.焦虑　与局部症状和知识缺乏有关。

（八）护理目标

1.主诉疼痛减轻或消失。

2.运用有效治疗方法使体温恢复正常。

（九）护理措施

1.局部清洁,指导局部尚未化脓者用1%～3%酚甘油正确滴耳,或用10%鱼石脂甘油纱条敷于患处,每日更换1～2次,消炎止痛。外耳道脓液及分泌物可用3%双氧水清洗。

2.耳痛剧烈时,指导患者按医生的诊疗方案使用抗生素控制感染,同时服用镇静、止痛剂。还可配合早期局部热敷或超短波透热等理疗,促使炎症消退、缓解疼痛。

3.当疖肿成熟后,按医生的诊疗方案引导患者接受并配合挑破脓头或切开引流,每日换药。如病情迁延不愈、反复发作,应及时向医生汇报并寻找可能存在的全身疾病,如糖尿病、贫血、维生素缺乏、内分泌功能紊乱等。

（十）护理评价

通过治疗和护理措施的实施,患者能够达到:

1.恢复舒适。

2.无并发症发生。

（十一）健康指导

1.指导患者纠正不良挖耳习惯，避免损伤外耳道皮肤。

2.洗澡、理发、沐浴时，注意防止污水入内，保持外耳道清洁、干燥。

3.疾病急性期和治疗恢复期禁止游泳。患病期间忌酒类、辛辣食品、腥物、淡水产品、海鲜等。

二、耳廓假性囊肿

耳廓假性囊肿（pseudocyst of auricle）又曾被命名为耳廓浆液性软骨膜炎，是软骨夹层内的非化脓性浆液性囊肿，常见于一侧耳廓的外侧面，表现为囊肿样隆起。男性发病率高于女性数倍，且多发于 20～50 岁的成年男性。

（一）病因

1.病因不明，目前认为与反复轻微外伤如压迫、触摸等机械刺激有关，造成局部微循环障碍，导致组织间的无菌性渗出而发病。

2.有学者认为是先天性发育不良，即胚胎第 1、2 鳃弓的 6 个耳丘融合异常遗留的潜在组织腔隙，留下了发生假性耳廓囊肿的组织基础。

3.也有学者认为与自身免疫反应有关。

（二）病理

耳廓假性囊肿顶壁的软骨膜是渗出性浆液之源。积液是在软骨内，而非软骨与骨膜之间，显微镜下可见，从皮肤到囊壁的组织层次为皮肤、皮下组织、软骨膜和新生软骨，因囊肿的大小不同，软骨层的薄厚也不同，囊肿大的软骨层薄、囊肿小的软骨层厚，软骨层内覆盖一层浆液纤维素，其表面无上皮细胞结构，故称为假性囊肿。

（三）临床表现

1.耳廓外侧面出现一个半球型的无痛囊性隆起，常因刺激后加速增大。

2.囊肿不红，无明显疼痛，有时有胀感、灼热、发痒等症状。

3.囊肿在暗室中透射时，透光度良好，穿刺可抽出淡黄色浆液性液体，培养无细菌生长。

4.囊肿增大时，可有弹性及波动感，无压痛，肿胀范围清楚，皮肤颜色正常。

（四）诊断/辅助检查

根据病史和临床表现即可诊断。必要时可穿刺抽液体，细菌培养后可确诊。

（五）处理原则

防止液体再生，促进囊壁黏连愈合。该病治疗方法很多，常用的方法有理疗、穿刺抽液、局部压迫、囊肿内注射药物、负压引流、手术治疗等，促使囊壁黏连、机化，临床疗效不一。治疗不当易复发，甚至可转变为化脓性耳廓软骨膜炎。

（六）护理评估

1.健康史　仔细询问患者耳廓有无反复机械性刺激，如挤压、压迫等。有无先天性和自身免疫性疾病。

2.身体评估　耳廓外侧面出现一个半球型的无痛囊性隆起，不红，无明显疼痛，囊肿增大时可有胀感、灼热、发痒等症状。肿胀范围清楚，皮肤颜色正常。

3.心理、社会评估　患者因对疾病不了解，常有紧张和焦虑心理。

（七）主要护理诊断/问题

1.舒适的改变　与外耳廓胀感、痒感等症状有关。

2.知识缺乏 缺乏对本病有关的认识。

（八）护理目标

1.外耳廓胀感、痒感等局部症状消失。

2.患者对本病的有关知识有所了解。

（九）护理措施

1.对做物理治疗的患者,应告知其治疗目的及方法。

2.如行穿刺抽液局部加压法,应协助医生操作,对患者做好解释工作,以利配合。

3.如囊肿内注射药物应告知患者注射药物的作用和治疗目的。

（十）护理评价

1.外耳廓胀、痒等局部症状消失。

2.患者了解本病的有关知识,积极配合治疗。

（十一）健康教育

1.不要经常睡过硬的枕头,不要经常无意地触摸耳廓。

2.对于石膏固定和加压包扎的患者,应告知其保持石膏或者敷料干燥。

3.患病后更要避免对耳廓的各种机械刺激,如耳剧烈疼痛,应及时就医。

三、耵聍栓塞

耵聍,俗称"耳屎",为外耳道软骨部上的耵聍腺所分泌的淡黄色黏稠液体,有杀菌、抑制真菌生长及保护外耳道皮肤和粘附灰尘、小虫的作用。正常时在外耳道皮肤表面附有很薄一层耵聍,在空气中干燥形成薄片,借咀嚼、张口等运动脱落排出。若耵聍在外耳道内聚集过多,形成团块,则影响听力或诱发炎症,称为耵聍栓塞（impacted cerumen）。

（一）病因与病理

1.患有外耳道炎、化脓性中耳炎、经常挖耳或在粉尘较多的环境中工作,使外耳道皮肤常受刺激,致耵聍分泌过多。

2.外耳道狭窄、骨疣、异物存留等,使耵聍排出受阻。

3.油性耵聍或者耵聍变质。

4.外耳道狭窄、畸形、肿瘤、瘢痕等或老年人肌肉松弛,下颌关节运动无力,以致耵聍排出受阻。

（二）临床表现

视耵聍块大小及部位不同而症状有异,小而无阻塞者可无症状。完全阻塞外耳道时,可有耳闭塞感及听力减退,耵聍压迫鼓膜时可引起耳鸣或眩晕,若外耳道后壁迷走神经耳支遭受刺激,可引起反射性咳嗽,水进入外耳道时,浸泡耵聍,使其膨胀,可使症状加重,引起耳痛或发生炎症,致使外耳道皮肤肿胀、糜烂、疼痛加剧。

（三）诊断/辅助检查

根据病史和临床表现即可诊断。耳镜检查可见耵聍团块多呈棕黑色、有的质硬如石块,有的质软如枣泥,多与外耳道壁紧密相贴,不易活动。

（四）处理原则

因耵聍栓塞可引起听力减退,所以应立即将耵聍取出。取耵聍时应耐心细致,避免损伤外耳道及鼓膜。取耵聍的方法有:

1.器械去除法。

2.外耳道冲洗法。

3.吸引法。

（五）护理评估

1.健康史　仔细评估患者最近有无挖耳，外耳道有无炎症，外耳道有无狭窄或异物、外伤史等。

2.身体评估　耵聍块小而未完全阻塞者可无症状。耵聍块大且完全阻塞外耳道时，可有耳闭塞感及听力减退。耵聍压迫鼓膜时可引起耳鸣或眩晕。若外耳道后壁迷走神经耳支遭受刺激，可引起反射性咳嗽。水进入外耳道时，可引起耳痛或发生炎症。

3.心理、社会评估　在耳道冲洗中，心理护理非常重要。由于患者因耵聍栓塞后引起耳痛、耳闭塞感、听力下降等，加之患者对本病的治疗方法不了解，常常会有不同程度的恐惧、焦虑和紧张情绪，特别是小儿患者。

（六）主要护理诊断/问题

1.感知的改变　与外耳耵聍栓塞引起的听力下降有关。

2.知识缺乏　缺乏预防和处理本病的有关认识。

（七）护理目标

1.听力恢复正常。

2.患者对本病的有关知识有所了解。

（八）护理措施

1.耳道耵聍栓塞患者先用滴耳剂将其完全软化，保持患耳向上，使药液浸泡耳道约15min，并同时反复按压耳屏。

2.冲洗前必须针对患者不同的年龄、性别、职业、文化程度、性格等采取通俗易懂的言语，结合实物讲解软化耵聍及冲洗的目的、要求，耐心回答患者的问题，消除恐惧心理，取得其信任，使其积极配合治疗。

3.冲洗耵聍时，嘱患者取侧坐位，头偏向健侧，接水盘放在患侧耳垂下方，紧贴皮肤，操作者动作轻柔，最后用干棉签拭干外耳道。

4.教会患者正确的滴耳方法，嘱其按时滴药。

（九）护理评价

1.患者听力恢复正常。

2.患者能说出预防和治疗耵聍栓塞的一般方法。

（十）健康教育

1.建议患者平时勿掏挖耳朵。

2.耵聍取出后，要注意保持外耳道洁净、干燥。

3.耵聍取出之后的短时期中，如厌恶外来声响过高，可以浮松地塞些消毒棉花，半天到1天后取出。

四、外耳道异物

外耳道异物（foreign bodies inexternal auditory meatus）由外界小物体或小虫侵入等进入外耳道所致的损伤性疾病。常见于儿童，成人亦可发生。

（一）病因与病理

小儿玩耍时喜将小物体塞入耳内，成人亦可发生，多为挖耳或外伤时遗留小物体或小虫侵入等。常见的异物种类有：

1.非生物体异物　谷粒、豆类、小果核、石子、铁屑、玻璃珠等。

2.医源性异物　如做外耳手术及处置残留的棉球等。

3.生物性异物　如昆虫等。

（二）临床表现

1.小而无刺激性、未及鼓膜的异物，多无自觉症状。

2.较大异物可引起听力障碍、耳鸣、耳痛、反射性咳嗽及外耳道炎等，触及鼓膜可发生头晕。

3.尖锐性异物进入可使患者发生难以忍受的疼痛、耳鸣，甚至鼓膜破裂。

4.活昆虫等生物性异物可在外耳道爬行，引起外耳道痒、疼痛噪声等症状。

（三）诊断/辅助检查

根据临床表现、体征及耳镜检查多可诊断。如异物细小、有外耳道损伤或者鼓膜损伤可用耳内镜检查。

（四）处理原则

根据异物性质、形状和位置的不同，取出方法也不同。

1.异物位置未越过外耳道峡部、未塞紧外耳道者，可用耵聍钩直接钩出，或者用外耳道冲洗法冲出。

2.活动性昆虫类异物，先用氯仿、油类、酒精或杀虫剂等滴入耳内，或用浸有乙醚的棉球塞于外耳道数分钟，将昆虫麻醉或杀死后用镊子去除或冲洗排出。

3.被水泡胀后的豆类异物，先用95％酒精滴耳，使其脱水收缩后再行取出。

4.如异物较大且于外耳道深部、嵌顿较紧者，须于局麻或全身麻醉下行耳内或耳后切口。必要时还须凿除部分骨性外耳道后壁，以取出异物。

5.幼儿患者宜在短暂全麻下取出异物，以免因术中不合作造成损伤或将异物推向深处。

6.外耳道有继发感染者应先行抗炎治疗，待炎症消退后再取异物，或取出异物后积极治疗外耳道炎。

（五）护理评估

1.健康史　仔细评估患者最近有无异物入耳的病史，如有异物入耳应仔细询问异物入耳的时间、异物的性质及外耳的症状。

2.身体评估　小而无刺激性的非生物性异物可长期存留于外耳道而不引起症状。一般异物愈大，愈接近鼓膜，症状愈不明显。活昆虫等动物性异物可爬行骚动，引起剧烈耳痛和噪声，甚至可使患者惊恐不安。如异物在鼓膜处，可引起眩晕及耳鸣。豆类等植物性异物如遇水膨胀、阻塞外耳道，可引起耳闷胀感、耳痛及听力减退，并可继发外耳道炎。有些锐利坚硬的异物可损伤鼓膜。有些异物可引起反射性咳嗽。

3.心理、社会评估　外耳道异物的患者，特别是小儿患者，症状轻者一般不引起患者本人及家长注意。当症状加重才来就医，此时患者因对病情不了解有紧张、焦虑心理。

（六）主要护理诊断/问题

1.感知的改变　与外耳异物引起的症状有关。

2.知识缺乏　缺乏预防和处理本病的有关认识。

（七）护理目标

1.疼痛消失、听力恢复正常。

2.患者对本病的有关知识有所了解。

（八）护理措施

1.与患者及家属沟通，了解异物的大小、性质，观察患者的一般状态。

2.积极配合医生进行外耳道异物取出的治疗，如有外耳道或者鼓膜的损伤，则告知患者及家属，使其配合医务人员进一步治疗。

3.遵医嘱用药，对患者进行必要的健康指导。

（九）护理评价

1.患者疼痛消失、听力恢复正常。

2.患者能说出预防和治疗本病的一般方法。

（十）健康教育

1.建议患者家长平时要常教育孩子不要把小东西向耳朵里乱塞。

2.成人必须戒掉用火柴杆及牙签之类掏挖耳朵的习惯。

3.耳朵进入异物，切不可用耳勺等尖锐物品伸入耳内掏挖，以免异物越陷越深，刺伤耳膜，引起严重后果。有了异物之后，应立即到医院就诊，由医生取出。

4.告知患者异物取出之后，要保持外耳道的干燥与洁净。

（徐金凤）

第三节　中耳疾病

一、分泌性中耳炎

分泌性中耳炎（secretory otitis media）又称渗出性中耳炎、卡他性中耳炎、非化脓性中耳炎，是以传导性聋及鼓室积液为主要特征的中耳非化脓性炎性疾病。中耳积液可为浆液性分泌液、黏液或为浆一黏液。而当中耳积液黏稠呈胶冻状者，称胶耳。本病可分为急性和慢性两种，冬、春季多发，是致小儿和成人听力下降的常见原因之一。

（一）病因

目前本病病因及发病机制尚未完全明确，但认为与咽鼓管功能障碍、感染和变态反应有关。

1.咽鼓管功能障碍　一般认为此为本病的基本病因。

(1)机械性阻塞：如小儿腺样体肥大、肥厚性鼻炎、鼻咽部肿瘤或淋巴组织增生、长期的鼻咽部填塞等，致咽鼓管机械性狭窄或阻塞，外界空气不能进入中耳，中耳内原有气体被黏膜逐渐吸收，腔内形成负压，引起鼓膜内陷，加之中耳黏膜血管扩张、通透性增强，鼓室内出现漏出液。中耳黏膜可发生进一步的一系列病理变化，杯状细胞增多，分泌亢进。鼓室积液多为漏出液、渗出液和分泌液的混合液。

(2)功能障碍：司咽鼓管开闭的肌肉收缩无力，咽鼓管软骨弹性较差，当鼓室处于负压状态时，咽鼓管软骨段的管壁容易发生塌陷，此为小儿分泌性中耳炎发病率高的解剖生理学基础之一。腭裂患者由于肌肉无中线附着点,失去收缩功能,故易患本病。

2.感染　本病可能是中耳的一种轻型或低毒性的细菌感染,特别是病变迁延慢性的过程中可能起到一定作用。

3.变态反应　小儿免疫系统尚未完全发育成熟,这可能也是小儿分泌性中耳炎发病率较高的原因之一。可溶性免疫复合物对中耳黏膜的损害(Ⅲ型变态反应)为慢性分泌性中耳炎的致病原因之一。

(二)病理

当咽鼓管功能不良时,外界空气不能进入中耳,中耳内原有的气体逐渐被吸收,腔内形成负压。此时,中耳黏膜肿胀,毛细血管通透性增加,鼓室内出现漏出液。久而久之,中耳黏膜化生为分泌性黏膜,固有层血管扩张,杯状细胞增多,分泌增加,病理性黏液腺形成,固有层血管周围圆形细胞浸润。在疾病的恢复期,腺体退化,分泌物减少,黏膜逐渐正常。

中耳积液多为漏出液、渗出液和分泌液的混合液。一般病程早期为浆液性,后期为黏液性。胶耳呈胶冻状,灰白或者棕黄色,多出现于慢性分泌性中耳炎。

(三)临床表现

1.听力下降　发病后听力逐渐下降,伴自听增强。小儿常因对声音反应迟钝、注意力不集中、学习成绩下降前来就医。如一耳患病,另耳听力正常,可长期不被觉察,而于体检时始被发现。

2.耳痛　急性起病时可有轻微耳痛,常为患者的第一症状,慢性者耳痛不明显。本病尚伴有耳内闭塞或闷胀感,按压耳屏后可暂时缓解。

3.耳鸣　多为低音调间歇性,如"噼啪"声、"嗡嗡"声及流水声等。当头部运动或打呵欠、擤鼻时,耳内可出现气过水声。

4.其他　患者耳部周围的皮肤会有发"木"感,触摸没有感觉,耳内经常出现闭塞或闷胀感,只有按压耳屏后方可暂时减轻,导致患者烦闷异常。

(四)诊断/辅助检查

根据患者的临床表现及耳部检查即可诊断。

1.耳镜检查可见松弛部或全鼓膜内陷,表现为光锥缩短、变形或消失,锤骨短突明显外突,前后皱襞夹角变小,锤骨柄向后、上移位。鼓室积液,鼓膜失去正常光泽,呈淡黄、橙红或琥珀色,慢性者可呈灰蓝或乳白色,有时可透过鼓膜见到液平面。鼓气耳镜检查鼓膜活动受限。

2.音叉试验和纯音听阈测试结果显示传导性聋。

3.声导抗图呈平坦型(B型)曲线,为分泌性中耳炎的典型曲线;或高负压型(C型)曲线,示咽鼓管功能不良,部分有鼓室积液。

4.CT扫描可见中耳系统气腔有不同程度密度增高。

(五)处理原则

1.保持鼻腔及咽鼓管通畅,如咽鼓管吹张法/捏鼻鼓气法、波氏球法等,达到通畅咽鼓管的目的。

2.积极治疗鼻咽或鼻腔疾病,如腺样体切除术、鼻中隔矫正术等。

3.必要时行鼓膜穿刺抽液,可有效清除中耳积液,改善中耳通气。

4.鼓膜切开置管术适用于分泌的液体较黏稠,鼓膜穿刺不能吸尽者。需要注意保护鼓室内壁黏膜,鼓膜切开后应将鼓室内液体全部吸尽。

5.药物治疗症状较轻的早期患者,可用1‰麻黄碱溶液或与二丙酸倍氯米松气雾剂滴(喷)鼻,如有感染使用抗生素,必要时可协同使用糖皮质激素类药物。

(六)护理评估

1.健康史　仔细询问患者有无腺样体肥大、肥厚性鼻炎、鼻咽部肿瘤或淋巴组织增生、长期的鼻咽部填塞等致咽鼓管功能障碍的疾病。

2.身体评估　听力下降、耳痛、耳鸣、耳闭塞或闷胀感。小儿患者如发现不及时,仅表现出对声音有些反应迟钝、注意力不集中,学习成绩下降,非常容易误诊。

3.心理、社会评估　患者因对疾病不了解而担心出现耳聋,影响生活质量的紧张和焦虑心理。

(七)主要护理诊断/问题

1.感知改变　听力下降,与中耳负压及积液有关。

2.疼痛　耳痛,与咽鼓管阻塞有关。

3.知识缺乏　缺乏分泌性中耳炎的相关的防治知识。

(八)护理目标

1.听力下降症状有所改善。

2.疼痛、耳鸣等伴随症状减轻或消失。

3.了解分泌性中耳炎的防治知识。

(九)护理措施

1.清除鼓室积液　对行鼓膜穿刺抽液和鼓膜切开术或鼓室置管术的患者,应向患者解释治疗的目的和过程,得到患者及家属的配合。

2.保持鼻腔及咽鼓管通畅　教会患者正确的滴鼻方法,小儿可通过咀嚼口香糖或吹气球使咽鼓管开放。

3.按医生的治疗方案用药和外科治疗　急性期可根据病情选用合适的抗生素类药物控制感染,并给予糖皮质激素类药物作短期治疗,以减轻炎性渗出和机化。

4.积极配合医生治疗鼻腔或鼻咽部疾病,如腺样体切除术、鼻中隔矫正术、下鼻甲手术、鼻息肉摘除术等。扁桃体特别肥大且与分泌性中耳炎复发有关者,应作扁桃体摘除术。

(十)护理评价

通过治疗与护理措施的实施,患者能够达到:

1.听力有所恢复或维持现有听力,没有任何并发症。

2.情绪稳定,积极配合治疗与护理。

3.对分泌性中耳炎的治疗和预防知识有所了解。

(十一)健康指导

1.加强身体锻炼,增强体质,防止感冒,注意清洁卫生,积极防治鼻、鼻咽部及邻近器官疾患。

2.保持心情舒畅,注意饮食调理和劳逸结合。

3.已行鼓膜切开或鼓室置管的患者,遵医嘱定期术后复查,注意防护,避免耳内进水,以防中耳感染。

4.向患者及家属解释病因、讲解治疗原则,使之能积极配合治疗。对10岁以下儿童定期进行声导抗筛选试验。

二、急性化脓性中耳炎

急性化脓性中耳炎(acute suppurative otitis media)是中耳黏膜的急性化脓性炎症。病变主要位于鼓室,但中耳其他各部亦常受累。好发于小儿,冬、春季多见。常继发于上呼吸道感染。

(一)病因

主要致病菌为肺炎球菌、流感嗜血杆菌、溶血性链球菌、葡萄球菌、变形杆菌等。感染途径以咽鼓管途径最常见。

1. 急性上呼吸道感染　细菌经咽鼓管咽口及管腔黏膜充血、肿胀、纤毛运动障碍,致病菌乘虚侵入中耳,引起急性化脓性中耳炎。

2. 急性传染病　如猩红热、麻疹、百日咳、流感等,致病微生物可通过咽鼓管途径直接侵袭中耳,亦可为上述传染病的局部表现。此型病变常深达骨质,导致严重的坏死性病变。

3. 在不清洁的水中游泳或跳水、不适当的擤鼻、咽鼓管吹张或鼻腔治疗等,细菌可经咽鼓管侵犯中耳。

4. 婴幼儿因其咽鼓管的解剖生理特点,如吸乳位置不当、平卧吮奶,乳汁亦可经宽而短的咽鼓管流入中耳,从而引起感染。

5. 其他　还有外耳道鼓膜途径,如鼓膜外伤,致病菌可由外耳道直接进入中耳;血行感染途径极少见。

(二)病理

感染初期,鼓膜呈明显的充血,中耳黏膜呈充血状态。咽鼓管咽口闭塞,鼓室氧气吸收变为负压,血浆、纤维蛋白、红细胞及多形核白细胞渗出,黏膜增厚,纤毛脱落,杯状细胞增多。鼓室内大量炎性渗出物聚集,逐渐转为脓性,随脓性物质增加,鼓膜受损,终致局部坏死溃破,鼓膜穿孔,导致耳流脓。若治疗得当,局部引流通畅,炎症可逐渐消退,黏膜恢复正常,小的鼓膜穿孔也可自行修复。若病变深达骨质的急性坏死型中耳炎,则可迁延为慢性。

(三)临床表现

1. 全身表现　可有畏寒、发热、倦怠、乏力、食欲减退。小儿较重,可出现高热、惊厥、呕吐、腹泻等胃肠道症状。

2. 局部表现

(1)耳痛:多为耳深部搏动性跳痛或刺痛,小儿则表现为哭闹不安、抓耳摇头。

(2)听力减退及耳鸣。

(3)耳漏:鼓膜穿孔后,由于脓液得以引流,局部症状和全身症状亦随之改善,耳痛减轻、听力改善、体温下降。耳漏开始时为血水样,后为黏脓性或脓性。

(四)诊断/辅助检查

根据患者的临床表现及耳部检查即可诊断,必要时做鼓膜穿刺术可确诊。

1. 耳镜检查　鼓膜急性充血,正常标志难以辨识,局部可见小黄点。如炎症不能得到及时控制,即发展为鼓膜穿孔。坏死型者鼓膜迅速溶溃,形成大穿孔。

2. 听力检查　纯音测听及声导抗测试多为传导性耳聋。

3. 耳部触诊可有轻微的乳突压痛,小儿乳突部皮肤可有红肿。

4. 其他　血象检查可见白细胞数量增加。

（五）处理原则

控制感染、通畅引流、病因治疗为其治疗原则。

1. 全身治疗　遵医嘱早期、足量、全身应用抗生素或其他抗菌药物控制感染，务求彻底治愈。一般选用青霉素类、头孢菌素类等药物。抗生素需使用 10 天左右。

2. 局部治疗

鼓膜穿孔前

（1）可用 2%酚甘油滴耳以消炎止痛。同时给予 1%麻黄素滴鼻，以利咽鼓管引流。

（2）如高热、全身症状及耳痛严重，鼓膜膨出明显，虽经治疗亦无明显减轻者；或穿孔太小，引流不畅，或疑有并发症，但无需立即行乳突手术时，应在无菌操作下行鼓膜切开术，以利通畅引流。

鼓膜穿孔后

（1）用 3%过氧化氢彻底清洗外耳道脓液并拭干。

（2）局部选用抗生素水溶液滴耳，如 0.3%氧氟沙星（泰利必妥）滴耳液、复方利福平液等。严禁用粉剂。

（3）炎症逐渐消退、脓液减少时，可用甘油或酒精制剂滴耳，如 3%硼酸甘油、3%硼酸酒精、5%氯霉素甘油等。

（4）感染完全控制、炎症完全消退后，穿孔多可自行愈合。穿孔长期不愈者，可作鼓膜修补术以改善听力。

3. 病因治疗　积极治疗鼻部及咽部慢性疾病，如腺样体肥大、慢性鼻窦炎、慢性扁桃体炎等。

（六）护理评估

1. 健康史　患者有无急性上呼吸道感染、急性传染病病史和游泳或跳水、不适当的擤鼻等诱因。

2. 身体评估　主要症状为耳痛、耳漏和听力减退，全身症状轻重不一。婴幼儿不能陈述病情，常表现为发热、哭闹不安、抓耳摇头，甚至出现呕吐、腹泻等胃肠道症状。

3. 心理、社会评估　患者因耳部疼痛、听力下降、耳部流脓而出现紧张、焦虑心理。

（七）主要护理诊断/问题

1. 体温过高　与急性化脓性中耳炎相关。

2. 疼痛　耳痛，与中耳急性化脓性炎症有关。

3. 感知改变　听力下降，与急性化脓性中耳炎有关。

4. 知识缺乏　缺乏急性化脓性中耳炎的治疗和护理知识。

5. 潜在并发症　急性乳突炎、耳源性并发症等。

（八）护理目标

1. 体温恢复正常。

2. 疼痛、耳聋、耳鸣症状减轻或消失。

3. 能积极配合医生治疗鼻部及咽部慢性疾病，如腺样体肥大、慢性鼻窦炎、慢性扁桃体炎等。

4. 无并发症。

（九）护理措施

1.遵医嘱用药,使用足量广谱抗生素控制感染。必要时给予止痛剂。

2.告知患者正确使用滴耳药的方法。

3.配合医生行鼓膜切开术,以利排脓。

4.观察患者生命体征和耳后情况,如有异常,如局部红肿、压痛、全身高热、恶心、呕吐、头痛等症状应及时向医生报告。

（十）护理评价

通过实施治疗和护理措施,使患者:

1.体温正常。

2.疼痛、耳聋、耳鸣减轻或消失,逐渐恢复舒适。

3.没有并发症发生。

4.能正确使用滴耳药,了解急性化脓性中耳炎的一些知识。

（十一）健康指导

1.注意休息,调节饮食,加强营养,多饮水,保持大便通畅。

2.积极预防及治疗上呼吸道感染和鼻咽部疾病,如鼻窦炎、扁桃体炎等。

3.已行鼓膜切开引流的患者,遵医嘱定期术后复查,注意防护,避免耳内进水,以防中耳感染。

4.不要在污水中游泳或跳水,鼓膜穿孔者禁止游泳、淋浴及耳道冲洗。

5.采取正确的哺乳体位,哺乳后轻拍小儿背部,不要让婴儿平卧哺乳。

三、慢性化脓性中耳炎

慢性化脓性中耳炎(chronic suppurative otitis media)为中耳黏膜、骨膜或深达骨质的慢性化脓性炎症,常与慢性乳突炎合并存在,是常见耳科疾病之一,临床上以反复中耳流脓、鼓膜穿孔及听力下降为主要临床特点,严重者可引起颅内、外并发症,危及生命。

（一）病因

多因急性化脓性中耳炎延误治疗或治疗不当而迁延为慢性,一般在急性炎症开始后6～8周中耳炎症仍然存在,统称为慢性化脓性中耳炎。全身抵抗力差或致病菌毒性过强、鼻及咽部存在慢性病灶和咽鼓管功能障碍等也是重要病因。

常见致病菌为变形杆菌、绿脓杆菌、金黄色葡萄球菌、大肠杆菌等,其中以革兰氏阴性杆菌较常见,有时可有两种以上细菌混合感染。无芽胞厌氧菌的感染或其与需氧菌的混合感染逐渐多见。

（二）病理

按病理变化的临床表现可将本病分为三种:

1.单纯型 病变主要局限于中、下鼓室黏膜层。

2.骨疡型 病变深达骨膜、骨质,可有骨坏死,有肉芽或息肉生长。

3.胆脂瘤型 鳞状上皮堆积而成,具侵袭性,具有恶性肿瘤性质,又分为先天性胆脂瘤和后天性胆脂瘤。

（三）临床表现

1.单纯型 最常见。病变主要位于鼓室黏膜层,鼓室黏膜充血、增厚,圆形细胞浸润,杯状细胞及腺体分泌活跃。又称咽鼓管鼓室型或黏膜型。临床表现为反复间歇性耳流脓,呈黏液性或黏脓性,一般无臭味;鼓膜紧张部呈中央性穿孔,大小、位置不一;鼓室黏膜粉红色或苍白,可轻度增厚。耳聋为传导性,一般不重。乳突X线摄片常为硬化型,而无骨质缺损破坏。

2.骨疡型 病变破坏较广泛,超出黏膜深达骨质,引起听小骨、鼓环、鼓窦、乳突骨质坏死及肉芽组织形成,又称坏死型或肉芽型。此型表现为患耳持续性流黏稠脓,有臭味,可有血性脓液;鼓膜紧张部呈边缘性穿孔或大穿孔;传导性聋较重,可出现并发症。乳突X线摄片为硬化型或板障型,伴有骨质缺损破坏。

3.胆脂瘤型 胆脂瘤非真性肿瘤,而是一位于中耳、乳突腔内的囊性结构,囊内充满脱落上皮、角化物质和胆固醇结晶,由于囊内含有胆固醇结晶,故称为胆脂瘤。临床特点为长期持续性耳流脓,脓液恶臭;鼓膜松弛部穿孔或紧张部后上方边缘性穿孔,有时在穿孔处可见鼓室内有胆脂瘤样物;伴骨壁破坏;听力损失常为不同程度的传导性聋或混合性聋。可导致一系列颅内、外并发症。

(四)诊断/辅助检查

1.耳镜检查 可见鼓膜穿孔,或有肉芽、息肉及胆脂瘤。

2.听力检查 一般均有传导性或混合性听力下降,程度轻重不一。

3.乳突X线摄片或CT检查 骨疡型与胆脂瘤型可见骨质破坏征象或胆脂瘤。

(五)处理原则

1.清除病变,防止复发,控制感染,改善听力。

2.单纯型中耳炎静止期可以考虑鼓膜修补或观察,骨疡型与胆脂瘤型需要彻底手术,情况许可时可行听力重建。

3.病因治疗积极治疗原发病,如急性化脓性中耳炎及上呼吸道感染等病变。

(六)护理评估

1.健康史 仔细询问有无急性化脓性中耳炎反复发作病史;了解耳镜、听力检查及影像学检查结果,明确病变类型。

2.身体评估

(1)单纯型:最常见,由于病变局限于鼓室黏膜,故又有黏膜型之称。流脓,脓液常为黏液性或黏脓性,无臭味;听力损害多不严重,为轻度传导性聋;鼓膜紧张部有中央型穿孔,鼓室黏膜光滑,鼓室内一般无肉芽组织或胆脂瘤样物质。

(2)骨疡型:病变超出黏膜,组织破坏较广泛,深达骨质,有听小骨坏死,鼓室的骨壁及鼓窦均可被破坏,并常伴肉芽组织形成,又称坏死型或肉芽型。此型特点为:耳漏常为持续性,脓液黏稠,常有臭味,有时耳漏为脓血性;鼓膜多为边缘性穿孔或紧张部大穿孔;通过穿孔可见鼓室内有肉芽组织。患者多有较重的传导性聋。颞骨CT扫描示上鼓室等处有软组织影,可伴轻度骨质破坏。此型中耳炎可发生各种耳源性并发症。

(3)胆脂瘤型:胆脂瘤并非真性肿瘤,是由于鼓膜、外耳道的复层鳞状上皮在中耳腔生长、堆积成团块而形成。胆脂瘤对周围骨质的直接压迫或其产生的溶酶体酶、胶原酶等,可使中耳乳突的骨质渐被侵蚀和吸收。此种骨质破坏,易使炎症扩散,导致一系列颅内、外并发症。此型无感染则不流脓,如感染,常为持续性耳流脓,脓量多少不等,脓液有特殊恶臭,松弛部或紧张部后上方可见内陷袋口,内陷袋内有灰白色鳞屑状或豆渣样物质。

3.心理、社会评估 部分患者虽有中耳流脓、听力下降,但认为并不妨碍工作和生活,更不知其严重后果,故并不在意。也有些患者中耳持续流脓,并有臭味,加之听力下降,故忧心忡忡、焦急不安。一旦确诊为骨疡型或胆脂瘤型中耳炎,需手术治疗时,又担心术后仍有耳流脓,听力不能提高,甚至担心术后引起面瘫。

（七）主要护理诊断/问题

1.感知改变　听力下降,由于慢性化脓性中耳炎所致。

2.疼痛　与中耳局部炎症或耳部手术创伤有关。

3.舒适改变　由于耳流脓和慢性化脓性中耳炎鼓膜穿孔所致。

4.知识缺乏　缺乏有关慢性化脓性中耳炎,尤其是胆脂瘤型中耳炎和骨疡型中耳炎治疗及可能发生耳源性并发症的知识。

5.潜在并发症　颅内并发症如脑膜炎、脑脓肿等,颅外并发症如面神经麻痹、迷路炎、耳后骨膜下脓肿等。

（八）护理目标

慢性化脓性中耳炎的护理目标是:

1.患者了解手术的目的和术后注意事项,并主动配合治疗和护理。

2.患者自述疼痛减轻,术后耳漏减轻,听力改善。

3.出院前患者能掌握滴耳药的正确用法。

4.患者未发生耳源性并发症。

（九）护理措施

向患者和家属讲解不同类型慢性化脓性中耳炎的区别。单纯型者,以局部用药为主,当流脓停止、耳内完全干燥后,穿孔可自愈。中耳炎症控制不良、穿孔不愈者,应及时行鼓室成形术,以求根治中耳慢性病变,改善听力。

1.对单纯型及骨疡型引流通畅者,可遵医嘱根据细菌培养和药敏试验结果局部滴用抗生素滴耳剂,常用药物有氯霉素甘油或溶液制剂、泰利必妥滴耳液、新霉素液、复方利福平滴耳液等。指导患者正确使用血管收缩剂如1％麻黄碱滴鼻液等滴鼻,以保持咽鼓管引流通畅。

2.对于骨疡型引流不畅或胆脂瘤型中耳炎,宜尽早施行乳突根治手术,目的在于彻底清除病变组织,预防并发症。具体术式应根据病变范围、咽鼓管功能状况、患者年龄和能否定期复查及医院的技术条件等综合考虑。

3.中耳乳突手术后,要密切观察患者有无面瘫、眩晕、行走不稳、眼球震颤、恶心、呕吐、意识障碍以及剧烈头痛等症状,一旦发现及时报告医生。

（十）护理评价

通过实施治疗和护理措施,患者能够:

1.了解手术的目的和术后注意事项,并主动配合治疗和护理。

2.炎症消退,术后耳流脓停止,听力改善。

3.情绪稳定,了解相关的自我保健意识。

4.未发生耳源性并发症。

（十一）健康指导

1.指导患者掌握正确的滴耳药和洗耳方法。滴耳药前应用3％双氧水洗耳,棉签拭干,脓液多时可用吸引器吸净,切忌用粉剂抗生素。总之,清除耳道内脓液后再滴入抗生素药水是治疗的关键。

2.告知患者有鼓膜穿孔不宜游泳,在沐浴或洗头时可用干棉球堵塞外耳道口,以免诱发中耳感染。若已进水,可以用棉棒清洁,但深度不要太深。

3.广泛宣传慢性化脓性中耳炎的危害,特别是如治疗不及时或者治疗不当可引起颅内、外感染的严重并发症,使患者能重视中耳炎的早期治疗。

四、耳源性并发症

慢性化脓性中耳炎、乳突炎感染扩散至周围邻近结构所引起的颅内、外并发症,称为耳源性并发症(otogenic complications),是耳鼻咽喉—头颈外科危急重症之一,有时数种并发症同时或先后发生,其症状与体征错综复杂,彼此混淆,使诊断和治疗极为困难,病情趋于危重,最终可因脑疝、呼吸循环衰竭而死亡。

（一）病因与病理

本病与胆脂瘤型或骨疡型中耳炎急性发作、乳突骨质破坏严重、脓液引流不畅、机体抵抗力差、致病菌毒力较强或对抗生素不敏感、具抗药性等因素有关。急、慢性化脓性中耳乳突炎均可引起耳源性并发症,其中以胆脂瘤型最多见,骨疡型次之。感染扩散途径:可直接通过骨质破坏处或解剖结构薄弱处扩展,如圆窗、卵圆窗、先天未闭合骨缝等,也可经局部血行途径感染。

（二）临床表现

耳源性并发症一般分为颅外和颅内并发症。

颅外并发症包括:耳后骨膜下脓肿、颈部贝佐尔德脓肿、迷路炎、周围性面瘫、岩锥炎等。列举两种常见颅外并发症的临床表现:

1.耳后骨膜下脓肿　患者除中耳炎症状外,还可见耳后皮肤红、肿、疼痛,同侧头痛及发热等全身症状。检查见耳后红肿或有波动感,脓肿诊断性穿刺可抽出脓液。

2.迷路炎　是较常见的颅外并发症。表现为阵发性眩晕,偶伴恶心、呕吐和平衡障碍;听力减退多为传导性聋或呈混合性聋,可有耳深部疼痛。瘘管试验阳性。

颅内并发症包括:硬脑膜外脓肿、乙状窦血栓性静脉炎、化脓性脑膜炎、脑脓肿、硬脑膜下脓肿等。列举三种常见颅内并发症的临床表现:

1.乙状窦血栓性静脉炎　是常见的颅内并发症。典型表现为畏寒、寒战后高热,体温可高达40℃,头痛剧烈,数小时后大量出汗、体温骤退,上述症状每日可发作1～2次,伴恶心、呕吐,病期较长可出现消瘦、贫血、精神萎靡等;同侧颈部可触及条索状肿块,压痛明显;并可出现病侧视乳头水肿、视网膜静脉扩张。

2.脑膜炎　主要表现为高热、剧烈头痛、喷射状呕吐,与饮食无关,可伴烦躁不安、抽搐;重者嗜睡、谵妄、昏迷。检查有脑膜刺激征,脑脊液压力增高。

3.脑脓肿　为化脓性中耳炎最严重的并发症,危及生命。大约2/3脓肿多位于大脑颞叶,1/3发生在小脑半球,其他脑叶少见。典型病例临床表现为:头痛、呕吐、反应迟钝、表情淡漠、嗜睡;体温升高而脉搏迟缓;眼底检查可见视乳头水肿;可有频繁的无意识动作(如打呵欠、挖鼻、触睾丸等);有相应定位体征;脑脓肿终期可形成脑疝,呼吸及心跳停止而死亡。

（三）诊断/辅助检查

1.颅脑CT扫描、磁共振(MRI)　定位精确,可显示脓肿或病灶大小及骨质破坏情况等,诊断准确率高。

2.眼底检查、腰椎穿刺、脑血管造影有助于本病的诊断。

（四）处理原则

1.用足量、敏感的抗生素治疗，及时降低颅内压，维持机体水与电解质平衡。

2.必要时行乳突探查术，清除乳突病灶，有脑疝危象者可先钻颅穿刺抽脓或作侧脑室引流术，待颅内压降低后再作乳突手术。经反复穿刺抽脓无效或多房性脓肿，宜开颅摘除脓肿。

3.若已出现脑疝或脑疝前期症状时，应立即静脉推注20％甘露醇，气管插管，给氧，人工呼吸，并紧急行钻脑脓肿穿刺术，必要时行侧脑室引流，降低颅压，以挽救生命。

（五）护理评估

1.健康史　询问患者有无慢性化脓性中耳炎的病史，小儿患者有无急性化脓性中耳炎以及中耳炎患者近期有无向外耳道内喷洒非水溶性粉剂药物。

2.身体评估　颅内、外并发症都具有下列共同的症状与体征：有中耳流脓史，脓液突然增多或突然减少，伴耳痛、发热和头痛，并出现嗜睡、恶心、呕吐以及对刺激的敏感性增强；外耳道脓液恶臭，内陷袋口多在松弛部或边缘。内陷袋内可见肉芽、息肉、胆脂瘤样物质或见脓液搏动。

3.心理、社会评估　当患者出现耳痛、耳漏、头痛、发热等症状时，由于对本病认识不足，未进行系统检查和治疗；也有患者焦虑，充满恐惧感，求生欲望十分强烈。随着疾病进展，患者常常表现为表情淡漠、嗜睡、悲观、绝望等心理，对以往十分感兴趣的事情也表现漠然，直至发生昏迷。

（六）主要护理诊断/问题

1.疼痛　剧烈头痛，由耳源性并发症所致。

2.体温过高　因耳源性并发症引起。

3.脑膜刺激征　因耳源性脑膜炎引起。

4.呕吐伴恶心　由全身中毒、脑膜炎、迷路炎等引起。

5.平衡障碍　由小脑脓肿、迷路炎等引起。

6.清理呼吸道无效　由耳源性脑膜炎、脑脓肿引起的昏迷所致。

7.自理能力缺陷　与绝对卧床不起有关。

8.皮肤完整性受损　由耳源性并发症和中耳乳突手术引起。

9.绝望　对耳源性脑膜炎、脑脓肿等缺乏治疗信心所致。

（七）护理目标

1.患者体温降低，发热所引起的全身反应减轻、消失。

2.患者皮肤完整性未受损。

3.患者卧床期间基本生活需要得到满足，患者在帮助下可完成日常生活，如穿衣、洗漱等。

4.患者未发生脑疝或脑疝得到及时抢救。

（八）护理措施

1.仔细观察头痛部位、性质及耳流脓情况；严密观察患者体温、脉搏、呼吸、血压、瞳孔大小及神志变化，病重期应每间隔1～2小时观察病情，并做好记录。发现患者出现呼吸、脉搏变慢，表情淡漠或嗜睡等症状时应及时通知医生。

2.眩晕症状重者，遵医嘱给予抗眩晕、止吐等对症处理。当疑有颅内并发症时，禁用镇静、止痛类药物,以免掩盖症状,影响诊断。面瘫、眼睑不能闭合者,患眼涂用抗生素眼膏,预防暴露性角膜炎的发生。

3.如需施行手术,应做好围手术期护理,中耳探查术按医嘱做术前常规准备,颅脑手术按脑外科护理常规进行。

4.根据病情给予高热量、高蛋白及富含维生素的流质或半流质饮食;及时补液,防止水、电解质失衡。

5.注意有无大、小便失禁情况。便秘患者应给予缓泻剂。避免用力排便,二便失禁者应保持病床干燥、及时更换床单,防止发生褥疮。

（九）护理评价

通过实施治疗和护理措施,患者能够:

1.体温正常,一般状态良好。

2.皮肤完整,生活可以自理。

3.无并发症。

（十）健康指导

1.叮嘱患者绝对卧床休息;保持病室环境安静、舒适,光线宜暗。病情重者安置在单人房间,需有专人护理。

2.告知患者家属患者如有呕吐症状应少食多餐。

（徐金凤）

第四节　内耳疾病

一、梅尼埃病

梅尼埃病(Meniere disease)是以膜迷路积水为基本病理特征的内耳疾病。本病以青壮年多见。首次发病年龄多为 30～50 岁,发病高峰年龄为 40～60 岁,一般为单耳发病,双耳受累者常在 3 年内先后患病。

（一）病因

目前尚无定论,可能与耳蜗微循环障碍、内淋巴生成和吸收平衡失调、膜迷路机械性阻塞、变态反应、病毒感染、内分泌障碍、维生素缺乏及精神、神经因素等有关。

（二）病理

颞骨切片镜检发现蜗管明显扩张,球囊膨大,前庭膜向前庭阶膨隆,甚至接触到蜗管骨壁,椭圆囊膨胀,主要在与半规管壶腹连接处。前庭膜可被胀破。螺旋器、圆囊、椭圆囊及壶腹嵴在疾病早期基本正常,而晚期则可发生内耳感受器的退行性变,出现感音性聋。

（三）临床表现

典型症状包括四点:发作性眩晕、波动性耳聋、耳鸣和耳胀满感。

1.眩晕　多呈突发旋转性,无先兆,患者常感自身或周围物体沿一定方向和平面旋转,或感摇晃、浮沉,持续数分钟至数小时,患者常呈强迫体位,动则使眩晕症状加重。同时伴恶心、呕吐、面色苍白、出冷汗及血压下降等自主神经反射症状。患者神志清醒。眩晕常反复发作,发作间歇期可为数日或数年不等,一般在间歇期内症状完全消失,有的甚至终生只发作 1 次。

2.耳聋　多为单侧,呈明显波动性变化,发作期加重,间歇期听力可部分或完全恢复。随发作次数增加,耳聋逐渐加重,晚期听力可呈不可逆的永久性感音性聋。

3.耳鸣　多发作于眩晕前,初为持续性低音调吹风声或流水声,后转为高音调蝉鸣或汽笛声。耳鸣于眩晕发作时加重,间歇期自然缓解,多次发作可转为永久性,令患者烦躁不安。

4.耳胀满感　发作时患耳有闷胀感、压迫感或有头胀满感。

（四）诊断/辅助检查

详细询问病史能帮助缩小诊断范围。本病的体征主要表现在听觉和前庭功能的变化。

1.听力检查　纯音听力曲线在病的早期低频听力损失较高频区显著,呈感音性聋,响度平衡试验阳性。

2.前庭功能检查　大多数出现前庭功能障碍,晚期患者更明显。

3.眼震　发作高潮时可出现自发性眼震,属重要客观体征之一,必要时可借助眼震电图检查,诊断更为客观准确。

4.平衡试验闭目直立试验　多向患侧倾倒。闭目行走试验多向患侧倾斜。动静平衡功能多有紊乱。

（五）处理原则

1.急性期应卧床休息、低盐饮食,给予镇静和抗晕药。

2.顽固病例可酌情考虑手术治疗,如内淋巴囊造瘘及硅胶管分流术、前庭神经切断术、迷路切除术等。

3.由于对其病因论点不一,除用药物或手术治疗外,有时此病不治疗也可消失,但也可能严重影响患者的生活以致不得不作手术以破坏内耳结构。

（六）护理评估

1.健康史　平素健康,多见于50岁以下人群。多数患者曾患有反复发作的耳鸣、目眩和听力障碍等病史。

2.身体评估　此病为一突然发作的非炎性迷路病变,具有眩晕、耳聋、耳鸣及有时有患侧耳内闷胀感等症状的疾病。

3.心理、社会评估　梅尼埃病突然发作,出现严重的眩晕、恶心呕吐、耳鸣及听力减退等,患者感觉到房屋要倒塌,甚至床也要倾倒,因此不敢睁眼,双目紧闭,非常恐惧,以为患了极为严重的疾病,以致威胁生命,急于找医护人员求救。也有的患者由于发病较缓,而且是反复发作,仅仅表现为走路不稳、耳鸣和听力下降,头晕亦不严重,自认为无关紧要,抱着无所谓的态度而不及时去医院检查、诊治。这类患者有可能因患听神经瘤而延误诊疗时机。

（七）主要护理诊断/问题

1.感知改变　听觉减退与膜迷路积水有关。

2.焦虑　与梅尼埃病有关。

3.舒适状态改变　与眩晕、恶心、呕吐有关。

4.有外伤的危险　与眩晕发作时平衡失调有关。

（八）护理目标

1.听力下降症状有所改善,耳鸣减轻或消失。

2.患者舒适感有所增加。

3.能应用有效的应对措施来消除恐惧。

（九）护理措施

1.发现患者处于发作期应遵照医嘱使用镇静剂或自主神经调整药物,如地西泮、谷维素、盐酸氯丙嗪、西比灵和苯海拉明等;减轻膜迷路积水,选用脱水剂,如 50％ 的葡萄糖注射液 40ml 加维生素 B_6 注射液 100mg 静脉注射,双氢克尿噻或氨苯蝶啶;改善微循环,选用血管扩张剂,如培他啶、尼莫地平、氢溴酸山莨菪碱(654-2)等。

2.如发现患者发作频繁、症状重,保守治疗无效可协助医生手术治疗,根据病情选择术式,如内淋巴囊减压术、球囊造瘘术、迷路破坏术、前庭神经切断术。在手术前应向患者解释有关术前及术后事宜,做好术前准备。

3.向患者和家属耐心解释本病的有关知识,一般经安静休息和治疗后症状很快可得到控制,以解除其疑、惧心理,消除其思想负担,使患者精神放松,主动配合治疗及护理。患者尽量不做转体活动,以免诱发晕眩。

（十）护理评价

通过实施治疗和护理措施,患者能够:

1.听力有所恢复或维持现有听力。

2.情绪稳定,积极配合治疗与护理。

（十一）健康指导

1.叮嘱患者卧床休息,并保持环境安静、舒适,光线稍暗,禁烟、酒,禁用耳毒性药物,进低盐饮食。对症状重或服用镇静剂者,床边加护栏以防坠床。病情好转后宜尽早逐渐下床活动,注意搀扶患者,防止跌倒。

2.指导患者平时保持良好心态,生活和工作有规律,劳逸适当,有充足睡眠;禁烟、酒和茶;鼓励患者加强锻炼,增强体质。

3.患者病情好转后忌登高、下水、驾驶车辆。

二、耳硬化症

耳硬化症(otosclerosis)是以内耳骨迷路发生反复的局灶性吸收并被富含血管和细胞的海绵状新骨替代,继而血管减少、骨质沉着,形成骨质硬化而产生的病变。一般认为,耳硬化症病灶的好发部位为前庭窗前区和圆窗边缘。耳硬化症的发病率与人种有很、大关系,白种人发病率高,黑人发病率最低,黄种人介于两者之间。发病年龄以青壮年为主。临床以双耳不对称性进行性传导性耳聋为特征,晚期可发生感音性聋。

（一）病因

它是一种原因不明的疾病,一些学说认为与下列因素有关:

1.遗传性因素　耳硬化症患者中,约 54％ 有家族史,有人认为是常染色体显性或隐性遗传,半数以上病例可以发现异常基因。

2.骨迷路包囊发育因素　人类出生时骨迷路包囊已发育完成,唯独在前庭前边缘的内生软骨层内遗留有一发育和骨化过程中的缺陷,称窗前裂。裂内有纤维结缔组织束及软骨组织,成年后可继续存在或发生骨化而产生耳硬化病灶,临床及颞骨病理所见之耳硬化症病灶亦多由此处开始。

3.内分泌紊乱因素　本病多见于青春期,以女性发病率高,且于妊娠、分娩与绝经期都可使病情进展加快,被认为与激素水平有关。

4.自身免疫因素及其他因素 有科学家发现,在活动性病灶中,有黏多糖聚合作用改变及组织纤维、胶原纤维减少、断裂现象,与类风湿性关节炎等病理变化相似,用电子显微镜和细胞化学的方法再次证实,耳硬化症病灶属于胶原性疾病或间质性疾病。此外,还有人发现酶代谢紊乱是使镫骨固定形成的原因。

(二)病理

病理上是由于骨迷路原发性、局限性骨质吸收,而代以血管丰富的海绵状骨质增、生,故称"硬化"。骨迷路骨壁由骨外膜骨层、内生软骨层和骨内膜层组成,耳硬化病变多由内生软骨层起始。它的正常骨组织可能由于溶酶素性水解酶的作用发生局灶性分解、吸收,其后出现血管增生与充血,继而代之以主要由黏多糖骨样沉积产生的、不成熟的嗜碱性海绵状疏松骨。在其网状骨性腔隙中含大量破骨细胞和成骨细胞,此种骨海绵化过程是本病最活跃的阶段,它可深入到骨迷路的全层,并可自四周扩展达整个骨迷路,病变再发展,血管渐渐减少,管腔狭窄,周围有大量纤维组织出现并缓慢钙化,形成成熟的嗜酸性网状骨,以后再变成排列不规则的板状新骨,病变进入相对稳定期,就形成与周围正常骨组织有明确界限的、不再活动的硬化灶。

(三)临床表现

1.耳聋 双耳或单耳渐进性听力下降是本病的主要症状。

2.耳鸣 约 $20\%\sim80\%$ 的患者伴有耳鸣。耳鸣多为低频性、持续性或间歇性,后期可出现高频性耳鸣。

3.威利斯听觉倒错 患者在一般环境中分辨语音困难,在嘈杂环境中听辨能力反而提高,这种现象称为威利斯听觉倒错或威利斯误听。

4.眩晕 少数患者在头部活动时出现短暂的轻度眩晕。

(四)诊断/辅助检查

详细询问病史,如外伤史、家族史等。注意患者耳部一般症状及有无头晕,注意患者发病年龄与性别,如为已婚女性,注意听力与妊娠的关系。

1.外耳镜检查 注意外耳道皮肤及鼓膜的改变。

2.听功能检查 包括音叉、电测听及声阻抗测听。

3.鼓室功能检查 用声导抗测试鼓室曲线图,声顺值及镫骨肌反射,咽鼓管功能等。

4.影像学检查 颞骨 X 线摄片、CT 扫描及 MRI 检查。

(五)处理原则

1.本病以手术治疗为主,包括内耳开窗术、镫骨撼动术及镫骨全部或部分切除术等。

2.药物治疗 药物有维生素、氟化钠、硫酸软骨素片等。

3.如鼻腔、鼻咽腔、扁桃体有病变时,应先治疗。

4.助听器治疗对于治疗失败或不宜手术者可配助听器。

(六)护理评估

1.健康史 询问患者是否有代谢紊乱、内分泌障碍、自身免疫性疾病等,家族中是否有类似病症。

2.身体评估 此病以耳聋、耳鸣、威利斯听觉倒错、眩晕为主要表现。

3.心理、社会评估 患此病的患者由于听力减退症状逐渐加重,患者的工作、生活受到了极大的影响,此时患者常有焦虑心理。在就医后,患者又因害怕手术,担心术后预后而出现恐惧的心理。

（七）主要护理诊断/问题

1.感知改变　听觉减退,与骨膜迷路病变有关。

2.焦虑　与听力减退及担心手术有关。

3.知识缺乏　缺乏耳硬化症的相关治疗与护理知识。

4.有外伤的危险　与眩晕发作时平衡失调有关。

（八）护理目标

1.听力下降症状有所改善,耳鸣减轻或消失。

2.患者心态平稳,没有外伤。

3.患者能了解一些耳硬化症的相关治疗与护理知识。

（九）护理措施

1.发现患者处于发作期应遵照医嘱用药,评估患者并给予患者适当的心理护理。

2.对于手术的患者,应协助医生做好术前准备,做好手术前后的常规护理,术后还要叮嘱患者保持头部制动48小时,防止镫骨脱位。

3.向患者和家属耐心解释本病的有关知识,以解除其疑、惧心理,消除其思想负担,使患者精神放松,主动配合治疗及护理。

（十）护理评价

通过实施治疗和护理措施,患者能够:

1.听力有所恢复或维持现有听力。

2.情绪稳定,未发生外伤。

3.自诉一些耳硬化症的相关治疗与护理知识。

（十一）健康指导

1.为预防本病,年轻人不能过多、过长听MP3,应尽量避免给新生儿、儿童使用氨基糖甙类药物,应预防耳外伤和感染及感冒,有聋儿生育风险的夫妇应接受遗传指导和产前咨询。

2.避免剧烈活动,尤其是减少头部活动。伤口未痊愈时不要洗头,以防水流入耳内。

3.患者病情好转后应注意安全,避免独自驾驶车辆。

4.告知患者助听器使用的相关知识,协助患者选择合适的助听器。

（徐金凤）

第五节　外鼻及鼻腔炎症

一、鼻疖

鼻疖(furuncle of nose)是鼻前庭或鼻尖部的毛囊、皮脂腺或汗腺的局限性化脓性炎症,主要致病菌为金黄色葡萄球菌。

（一）病因与病理

1.因挖鼻、拔鼻毛使鼻前庭皮肤损伤,继发化脓菌感染。

2.继发于慢性鼻前庭炎。

3.机体抵抗力低下（如糖尿病、免疫力缺陷等）。

（二）临床表现

1.局部红肿、胀痛或跳痛，可伴有发热和全身不适。

2.病变局部隆起，周围浸润发硬、发红；疖肿成熟后顶部有黄白色脓点，溃破则流出脓液，有时排出黄绿色脓栓。

3.严重者可致上唇及面部蜂窝织炎，出现上唇、面部、下睑等处肿痛；可有畏寒，发热、头痛、全身不适症状，甚至可引起海绵窦血栓性静脉炎和颅内感染。

（三）诊断/辅助检查

根据临床表现、体征即可诊断。

（四）处理原则

1.疖未成熟者，局部可用1％氯化氨基汞（白降汞）软膏、10％鱼石脂软膏或各种抗生素软膏涂抹，并配合理疗等。全身使用抗生素对症治疗。

2.疖已成熟者，可待其穿破或在无菌操作下挑破脓头后用小镊子钳出脓栓，也可用小吸引器头吸出脓液；不宜行鼻疖切开，忌挤压。

3.疖溃破后，局部清洁消毒，促进引流；破口处涂抗生素软膏。

4.合并海绵窦感染者，给予足量抗生素治疗，并及时请眼科和神经科医生会诊，协助治疗。

（五）护理评估

1.健康史　询问患者近期是否有挖鼻、拔鼻毛等损伤鼻前庭或慢性鼻前庭炎史，询问病史，是否伴有糖尿病、免疫力缺陷等疾病。

2.身体评估

（1）轻症患者表现：局部红、肿、热、痛，因鼻前庭处皮肤缺乏皮下组织，故发生疖肿时疼痛剧烈。感染处呈局限性隆起，颌下淋巴结可肿大，有压痛。有时伴低热和全身不适。疖肿约在1周内成熟，然后自行破溃、排出脓栓而愈。

（2）严重患者表现：炎症向周围扩散，引起上唇和面颊部蜂窝织炎，表现为同侧上唇、面颊和上睑红、肿、热、痛等。炎症向深层扩散，波及软骨膜可致鼻翼或鼻尖部软骨膜炎。炎症向上方扩散，易合并海绵窦感染，出现寒颤、高热、头剧痛、患侧眼睑及结膜水肿、眼球突出及固定等海绵窦栓塞的症状和体征。

（六）常见的护理诊断/问题

1.急性疼痛　与局部炎症有关。

2.潜在并发症　鼻翼或鼻尖软骨膜炎、颊部及上唇蜂窝织炎、海绵窦栓塞等。

3.知识缺乏　缺乏本病及其并发症的治疗及预防知识。

（七）护理目标

1.炎症较好控制，疼痛减轻。

2.未发生并发症。

3.患者获得并掌握有关鼻疖的自我保健知识。

（八）护理措施

1.心理护理　告知患者疼痛的原因及可能持续的时间，使患者有心理准备。

2.遵照医嘱使用抗生素，防止炎症扩散，预防并发症。保持鼻疖处局部清洁，叮嘱患者勿自行挤压及热敷。

3.病情观察　观察患者鼻疖大小,局部肿痛变化。病情较重者注意观察患者体温的变化,注意有无海绵窦栓塞表现。

4.一般护理　指导患者合理休息,防止过度疲劳,进食无刺激、易消化的普食。

(九)护理评价

通过实施治疗和护理计划,评价患者是否能够达到:

1.疼痛减轻,炎症控制较好,无并发症。

2.掌握鼻疖的预防保健知识。

(十)健康指导

1.教会患者药物使用方法。

2.指导患者勿挖鼻,如再次发生鼻疖勿自行挤压、热敷鼻疖。

3.如有糖尿病等全身性疾病,配合医生积极治疗。

二、急性鼻炎

急性鼻炎(acute rhinitis)俗称"伤风"、"感冒",是由病毒感染引起的鼻腔黏膜急性炎症性疾病,有传染性,四季均可发病,但秋、冬季多见。

(一)病因与病理

1.感染　病毒感染是主要病因,可继发细菌感染。已知有100多种病毒可引起本病,最常见的是鼻病毒,其次是流感和副流感病毒、腺病毒、冠状病毒、柯萨奇病毒及黏液和副黏液病毒等。

2.常见诱因

(1)全身因素:受凉,过度劳累,烟酒过度,维生素缺乏,内分泌失调或其他全身性慢性疾病(如心、肝、肾)等。

(2)局部因素:如鼻中隔偏曲,慢性鼻炎、鼻息肉等鼻腔慢性疾病;邻近的感染病灶,如慢性化脓性鼻窦炎、慢性扁桃体炎等。这些诱因可致机体抵抗力下降,使病毒侵犯鼻腔黏膜。

(二)临床表现

1.初期有全身不适、畏寒发热、头痛、四肢倦怠等全身症状。

2.局部自觉鼻内干燥、烧灼和痒感,继有打喷嚏、流大量清鼻涕、鼻塞、嗅觉减退等症状。

3.查体可见鼻腔黏膜弥漫性红肿,流大量水样或黏液性分泌物(后期可为脓性分泌物)。咽部黏膜常有充血。

(三)诊断/辅助检查

1.鼻腔检查鼻黏膜充血、肿胀,下鼻甲充血、肿大,鼻道内有较多分泌物。

2.实验室检查合并细菌感染者可出现白细胞增高。

(四)处理原则

以支持和对症治疗为主,同时注意预防并发症。

1.全身治疗

(1)口服解热镇痛药,中医治疗如生姜、红糖、葱白煎水热服等。

(2)抗病毒治疗,如抗病毒口服液,维C银翘片等。

(3)合并细菌感染或可疑并发症时全身应用抗生素,可采取口服、肌内注射或静脉注、射等途径给药。

2.局部治疗

(1)鼻内用减充血剂,首选盐酸羟甲唑林喷雾剂,亦可用1％麻黄碱(小儿用0.5％麻黄碱)生理盐水滴鼻。此类药物连续使用不应超过7天,最长不超过10天。

(2)穴位针刺治疗,如迎香、鼻通穴,可减轻鼻塞。

(五)护理评估

1.健康史 询问患者健康史,有无相关的局部因素或全身性因素。有无类似患者接触史。

2.身体评估

(1)局部表现:初期表现为鼻内干燥、灼热感或痒感和喷嚏,继而出现鼻塞、水样鼻涕、嗅觉减退和闭塞性鼻音。并发细菌感染后,鼻涕变为黏液性、脓性或黏脓性。

(2)全身表现:全身症状因个体差异而轻重不一,亦可进行性加重。多数表现为全身不适、倦怠、头痛和发热(37℃～38℃)等。儿童全身症状较成人重,多有高热(39℃以上)甚至惊厥,常伴消化道症状如呕吐、腹泻等。本病有自限性,若无并发症,病程约7～10天。

(3)并发症:感染向前蔓延可引起鼻前庭炎,经鼻窦开口向鼻窦蔓延可引起急性鼻窦炎,其中以上颌窦炎和筛窦炎多见。经咽鼓管向中耳扩散可引起急性中耳炎,向下扩散可致急性咽喉炎、气管炎及支气管炎,小儿、老人及抵抗力低下者还可并发肺炎。

3.心理、社会评估 护士应在积极配合医生治疗的同时注意评估患者及家属的情绪和心理状态,了解其对疾病的认知和对治疗效果的期待。

(六)常见的护理诊断/问题

1.舒适度的改变 鼻塞、流涕、张口呼吸,与鼻黏膜肿胀、阻碍通气有关。

2.潜在并发症 鼻窦炎、中耳炎、鼻前庭炎、肺炎等。

3.有传染的危险 与患者或家属缺乏预防传播的知识有关。

(七)护理目标

1.不适症状减轻。

2.无并发症发生。

3.患者了解预防病毒传播的知识。

(八)护理措施

1.根据医嘱使用减充血剂,教会患者或家属滴鼻的方法。

2.遵照医嘱使用抗生素或板蓝根等抗病毒中药。注意正确擤鼻的方法,预防并发症。如果出现耳闷、耳痛、脓性鼻涕增多且持续时间长、高热不退、咳嗽加剧等症状,应及时到医院就诊。

3.发热患者应注意保暖,多休息,多饮水,清淡饮食,保持大便通畅等。

(九)护理评价

通过实施治疗和护理计划,评价患者是否能够达到:

1.不适症状好转,鼻塞、流涕等症状减轻。

2.患者无并发症发生,并掌握急性鼻炎的预防保健知识。

(十)健康指导

1.坚持体育锻炼,增强体质,提高抵抗力。

2.提倡冷水洗脸或冷水沐浴,冬季增加户外活动,增强对寒冷的适应能力。此外,注意劳逸结合和合理饮食。

3.注意疾病流行期间避免与患者密切接触,尽量不或少出入公共场所,注意住所通风。患病期间与他人接触时,尽量戴口罩、勤洗手,以避免疾病传播。

三、慢性鼻炎

慢性鼻炎(chronic rhinitis)是鼻腔黏膜及黏膜下的慢性炎症性疾病。临床表现以鼻腔黏膜肿胀、分泌物增多、无明确致病微生物感染、病程持续时间长或反复发作为特征。可分为慢性单纯性鼻炎和慢性肥厚性鼻炎,两者病因相同,且后者多由前者发展而来。

(一)病因与病理

致病原因较多,但尚无确切病因。

1.局部因素　多因急性鼻炎反复发作或治疗不彻底,进而演变为慢性鼻炎;鼻腔及鼻窦慢性疾病的影响,促使慢性鼻炎发生;长期使用减充血剂,如滥用滴鼻净或麻黄素滴鼻等,可引起药物性鼻炎,鼻内应用地卡因、利多卡因等局麻药,可损害鼻黏膜黏液纤毛的输送功能;邻近感染性病灶的影响,如慢性扁桃体炎、腺样体肥大等。

2.全身因素　慢性鼻炎常为一些全身慢性疾病的局部表现,如贫血、糖尿病、结核、风湿病以及心、肝、肾疾病和植物神经功能紊乱、慢性便秘、免疫功能障碍、变态反应等,均可引起鼻黏膜血管长期瘀血或反射性充血;营养不良,如维生素 A、C 缺乏,可致鼻黏膜血管舒缩功能障碍或黏膜肥厚、腺体萎缩;烟酒过度,长期疲劳,可使鼻黏膜血管正常的舒缩功能发生障碍;内分泌疾病或失调,如甲状腺功能低下可引起鼻黏膜黏液性水肿。长期服用利血平等降压药物,可引起鼻腔血管扩张而产生类似鼻炎的症状。

3.职业及环境因素　长期或反复吸入粉尘(如水泥、石灰、烟草、煤尘、岩石、面粉等)或有害化学气体(如二氧化硫、甲醛及酒精等),生活或生产环境中温度和湿度的急剧变化(如炼钢、烘熔、冷冻作业)以及通风不良等,使鼻黏膜受到物理和化学因子的刺激与损害,均可导致本病。

(二)临床表现

1.慢性单纯性鼻炎

(1)间歇性、交替性鼻塞:即寒冷、夜间、休息时症状明显,夏季、白天、运动时症状减轻或消失;平卧时鼻塞较重,侧卧时居上侧的鼻腔通气较好,下侧鼻塞较重,变换侧卧方位时,两侧鼻塞随之交替,此外嗅觉可有不同程度的减退。

(2)鼻涕增多:一般为半透明黏液涕,继发感染时可有脓涕。

(3)可伴有鼻根部不适胀痛、头痛和咽干、咽痛等症状;嗅觉减退、闭塞性鼻音、耳鸣和耳闭塞感不明显,由于鼻涕长期流经鼻前庭和上唇部可致皮炎或湿疹。

(4)鼻腔检查:前鼻镜下可见鼻腔黏膜肿胀、充血,呈暗红色,下鼻甲肿胀,表面光滑,柔软而富有弹性,用探针轻压可凹陷,移开后即可复原。对麻黄碱反应灵敏,黏膜收缩明显,下鼻甲缩小。

2.慢性肥厚性鼻炎

(1)单侧或双侧持续性鼻塞,较重,无交替性,常张口呼吸,嗅觉多减退。

(2)鼻涕多且不易擤出,为黏液性或黏脓性。由于鼻涕后流,刺激咽喉致有咳嗽、多痰。

(3)常有闭塞性鼻音、耳鸣和耳闭塞感,并伴有咽干、咽痛、头昏、头痛、失眠、精神萎靡等。

(4)鼻腔检查:前鼻镜下见下鼻甲肿大、黏膜肥厚,表面凸凹不平呈结节状或桑椹样,触诊有坚实感,不易出现凹陷,或有凹陷但不易复原;鼻底、下鼻道或总鼻道内有大量黏液性或黏脓性鼻涕聚集。黏膜对麻黄碱反应不敏感,轻微收缩或不收缩,下鼻甲大小无明显改变。

(三)诊断/辅助检查

通过患者的主诉及鼻镜的检查可诊断。

(四)处理原则

1.慢性单纯性鼻炎的治疗

(1)病因治疗:找出全身和局部病因,积极治疗全身慢性疾病及临近感染灶,鼻中隔偏曲等。

(2)局部治疗

1)减充血剂治疗:通常用0.5%～1%麻黄碱生理盐水或盐酸羟甲唑啉喷雾剂滴鼻。

2)封闭疗法:0.25%～0.5%普鲁卡因作迎香、鼻通穴位封闭,亦可作鼻堤或下鼻甲前端黏膜下注射,每次1～1.5ml,隔日1次,5次为一疗程。

3)针刺疗法:针刺迎香、鼻通穴,每日或隔日一次,7次为一疗程。

2.慢性肥厚性鼻炎的治疗

(1)保守治疗:下鼻甲对减充血剂敏感者,治疗方法与慢性单纯性鼻炎患者相同。不敏感者可采用下鼻甲硬化剂注射。此外,亦可采取激光、冷冻、微波或射频等治疗。

(2)手术治疗:主要为下鼻甲黏膜部分切除术,即切除肥厚的下鼻甲下缘及后端肥厚的黏膜,切除部分不应超过下鼻甲的1/3。

(五)护理评估

1.健康史

(1)仔细询问患者是否鼻腔用药不当或用药过久。

(2)是否患有慢性扁桃体炎、腺样体肥大和贫血、糖尿病等局部或全身性疾病。

(3)询问患者职业和工作环境,了解是否有长期或反复吸入粉尘的病史。

2.身体评估　慢性单纯性鼻炎和慢性肥厚性鼻炎,虽然病因学基本相似,病理学上无明显界线,常有过渡型存在,后者多由前者发展、转化而来,但临床表现不同,治疗亦有区别。

(1)慢性单纯性鼻炎:间歇性、交替性鼻塞,一般为黏液涕,继发感染时可有脓涕。有时可有头痛、头昏、咽痛、咽干、闭塞性鼻音、嗅觉减退等,但耳鸣和耳闭塞感不明显。鼻黏膜充血,下鼻甲肿胀,表面光滑,有弹性,对减充血剂敏感。

(2)慢性肥厚性鼻炎:单侧或双侧持续性鼻塞,无交替性。鼻涕不多,黏液性或黏脓性,不易擤出。常有闭塞性鼻音、耳鸣、耳闭塞感及头痛、头昏、咽干、咽痛。少数患者可有嗅觉减退。下鼻甲肥大,表面凹凸不平,探针压之为实质感,对减充血剂不敏感。

3.心理、社会评估

(1)患者因反复出现鼻部不适症状,影响工作和生活。

(2)对手术治疗有恐惧和焦虑心理。

(六)常见的护理诊断/问题

1.感知改变　鼻塞、头昏、头痛,与鼻黏膜充血、肿胀、肥厚及分泌物增多有关。

2.知识缺乏　缺乏慢性鼻炎的防治知识。

3.潜在并发症　如急、慢性鼻窦炎,中耳炎等。

（七）护理目标

1.局部症状减轻或消失。

2.了解慢性鼻炎的防治知识。

3.没有并发症发生。

（八）护理措施

1.对减充血剂敏感者，指导其运用正确的滴鼻法，选用合适的滴鼻剂，如用 0.5%（儿童）或 1%麻黄素液滴鼻，每日 3 次。

2.对减充血剂不敏感者，可选用下鼻甲化剂注射疗法、激光疗法、冷冻疗法等。

3.对拟行手术治疗者配合医师做好围手术期护理，参见鼻部手术护理常规。

（九）护理评价

通过实施治疗和护理计划，评价患者是否能够达到：

1.舒适状态好转，鼻塞、流涕等症状减轻或消失。

2.掌握慢性鼻炎的预防和保健知识。

3.无并发症发生。

（十）健康指导

1.及时、彻底治疗急性鼻炎等相关性疾病。

2.指导患者重视慢性鼻炎的治疗及正确擤鼻、鼻腔滴药，防止滥用减充血剂滴鼻。

3.加强锻炼，增强机体抵抗力，防止感冒。

4.改善生活和工作环境，控制有害物质的排放浓度，减轻环境污染。

5.养成良好的个人生活习惯，戒除吸烟、酗酒等不良嗜好。

四、变应性鼻炎

变应性鼻炎（allergic rhinitis，AR）是发生在鼻黏膜的变态反应性疾病，以鼻痒、喷嚏、鼻分泌亢进、鼻黏膜肿胀等为其主要特点。可分为常年性变应性鼻炎（perennial allergic rhinitis，PAR）和季节性变应性鼻炎（seasonal allergic rhinitis，SAR），后者又称为"花粉症"（pdlinosis）。本病可发生于任何年龄，男女均有，易见于年轻人。

（一）病因与病理

发病与遗传及环境密切相关。可为特异型（atopic type）个体。空气污染和变应性鼻炎的发病有明显的关系，如：甲醛、二氧化硫等对鼻黏膜有很大的刺激性。

常年性变应性鼻炎的变应原主要由屋尘、螨、羽毛、真菌、动物皮屑等构成，并与季节性变应性鼻炎的变应原不同。引起花粉症者大多属于风媒花粉（靠风力传播的花粉）。

本病发病机制属Ⅰ型变态反应，与细胞因子、细胞间粘附分子－1（intercellular adhesion molecule－1，ICAM－1）及部分神经肽的相互作用密切相关。

（二）临床表现

喷嚏、鼻痒、流涕和鼻堵是最常见的四大症状。喷嚏以清晨和睡醒时最严重。鼻堵严重时张口呼吸，随体位变动而改变，由于夜里鼻涕流向鼻咽部易引发反复咳嗽和清嗓。鼻痒是鼻炎的特征性表现，小儿可见"变态反应性仪容"。鼻涕清水样，亦可因鼻堵或继发感染而变稠。

（三）诊断/辅助检查

1.鼻镜所见　鼻黏膜水肿、苍白或浅蓝色；病史长、症状反复发作者可见中鼻甲水肿或息肉样变,下鼻甲肥大;鼻腔有水样或黏液样分泌物。用1%麻黄碱可使肿胀、充血的鼻甲缩小,但严重水肿的鼻黏膜反应则较差。

2.查致敏变应原 可做特异性皮肤试验、鼻黏膜激发试验和体外特异性IgE检测或花粉浸液做特异性皮肤试验。

(四)处理原则

变应性鼻炎的治疗分为非特异性治疗和特异性治疗,前者主要指药物治疗,后者主要指免疫治疗。必要时需要联合用药。

1.非特异性治疗 包括糖皮质激素、抗组胺药、抗胆碱药、肥大细胞膜稳定剂(色甘酸钠)治疗等。

2.特异性治疗 主要用于药物治疗效果不理想、Ⅰ型变态反应、吸入致敏物明确但难以避免者。

(五)护理评估

1.健康史 仔细询问患者有无粉尘、花粉、动物皮屑等过敏的病史,部分患者可为特应型体质。

2.身体评估 以鼻痒、阵发性喷嚏、大量水样鼻涕和鼻塞为主要特征。季节性鼻炎可有眼痒和结膜充血。鼻塞程度轻重不一,季节性变应性鼻炎由于鼻黏膜水肿明显,鼻塞常很严重由于鼻黏膜水肿明显,部分患者可有嗅觉减退。可并发变应性鼻窦炎(包括变应性真菌性鼻窦炎)、支气管哮喘和分泌性中耳炎等。

3.心理、社会评估 因大量连续的喷嚏和流涕可影响患者的正常生活、学习和工作,产生紧张和焦虑心理。应注意评估患者的情绪、年龄、对疾病的认知、文化层次等。

(六)常见的护理诊断/问题

1.感知改变 鼻痒、喷嚏、流清涕,与过敏反应有关。

2.知识缺乏 缺乏变应性鼻炎的自我护理知识以及预防知识。

3.潜在并发症 变应性鼻窦炎、支气管哮喘和分泌性中耳炎等。

(七)护理目标

1.患者不适感消失或减轻。

2.患者知道变应性鼻炎的相关保健和预防知识。

3.无严重并发症。

(八)护理措施

1.遵医嘱给予相应滴鼻药和抗过敏药物,教会患者正确用药的方法。

2.如患者行鼻甲冷冻、激光、射频、微波等,需协助医生进行治疗,并向患者及家属解释治疗目的及治疗方法。

(九)护理评价

通过实施治疗和护理计划,评价患者是否能够达到:

1.不适症状减轻或消失。

2.患者无并发症发生。

3.掌握变应性鼻炎的预防保健知识。

(十)健康指导

1.避免接触过敏原 了解过敏原因,确定过敏原,嘱患者尽量避免与之接触。在花粉播散季节,外出时应戴口罩,尽可能不接近树木、野草和农作物;保持室内外清洁、干燥,经常晒洗衣物被褥,搞卫生时应注意防护,不要饲养宠物等。

2.参加体育锻炼,增加抵抗力。正确指导患者适当休息和睡眠、科学的起居与饮食,熟悉环境、饮食与疾病的有关知识,戒烟酒。

3.采用免疫疗法时,应注意必须连续、长期进行才能显效。

(李静)

第六节 鼻息肉

鼻息肉(nasal polyps)是鼻腔和鼻窦黏膜的慢性疾病,以极度水肿的鼻黏膜在中鼻道形成单发或多发息肉为临床特征。发病多在中年以上,男性多于女性。来源于上颌窦的息肉多经自然开口发展到后鼻孔,称为上颌窦－后鼻孔息肉(antrochoanal polyp,即Killian息肉)。

一、病因与病理

鼻息肉的病因和发病机制尚不明确,可能存在以下原因:

1.变态反应 由于变态反应在鼻部多次发生,最终导致纤毛本身结构异常,或黏液的质或量异常,导致黏液纤毛运动功能障碍,可继发鼻窦和下呼吸道反复感染,息肉组织内有中性粒细胞浸润。

2.嗜酸性粒细胞的作用 80%的鼻息肉有较多嗜酸性粒细胞浸润,提示鼻息肉与嗜酸性粒细胞增多有密切关系。

3.局部微环境的改变 中鼻道微环境的某些部位间隙狭窄,导致黏膜互相接触,局部黏液纤毛清除功能减弱,黏膜缺氧、肿胀,可能为鼻息肉的形成创造了条件。

4.炎性因子的作用 鼻息肉黏膜上皮能合成和分泌多种上调局部炎症反应的细胞因子,引起血管通透性增高,细胞外基质增生,血管、腺体长入,逐渐形成息肉。上述病理过程是多因素共同作用的结果。

二、临床表现

1.出现持续性鼻塞 使用血管收缩剂滴鼻无明显疗效,鼻塞还会引发嗅觉减退、闭塞性鼻音、睡眠打鼾和张口呼吸,久之可继发慢性咽炎。

2.早期患者自觉有擤不出的鼻涕,多为浆液性,若并发感染可有脓性分泌物,偶见打喷嚏。

3.晚期鼻塞明显加重,可引起头痛或头昏,嗅觉减退以致缺失,形成"蛙鼻"。息肉若突入鼻咽部,可引起听力下降或继发鼻窦症状。

三、诊断/辅助检查

X线摄片及CT均有诊断价值,必要时做病理检查可确诊。

四、处理原则

以综合治疗为主。

1.药物治疗 初发较小息肉、鼻息肉手术前后可用局部吸入糖皮质激素喷雾。伴有变态反应、阿司匹林耐受不良、哮喘或鼻息肉术后患者或伴有明显变态反应因素者,可同时给予口服激素治疗。

2.手术治疗 药物治疗无效者行鼻内镜手术治疗。

五、护理评估

（一）健康史

评估患者有无家族史,长期慢性鼻炎、鼻窦炎病史,有无哮喘发作史及过敏史。

（二）身体评估

1.症状

（1）鼻塞:常表现为持续性鼻塞并逐渐加重,重者说话呈闭塞性鼻音,睡眠时打鼾。

（2）流涕:鼻腔流黏液样或脓性涕,间或为清涕,可伴喷嚏。

（3）嗅觉减退或丧失。

（4）耳鸣或听力减退。

（5）继发鼻窦症状:即鼻背、额部及面颊部胀痛不适。

2.体征 鼻内镜检查可见鼻腔内有一个或多个表面光滑、灰白色、淡黄或淡红色的如荔枝肉状半透明肿物,触之柔软有弹性,不痛,不易出血。巨大或复发鼻息肉可致鼻背变宽,形成"蛙鼻"。鼻腔内可见浆液性或脓性分泌物。

（三）心理、社会状况

鼻息肉多需手术治疗,患者因对有关手术知识缺乏而易导致紧张、焦虑、害怕情绪。应评估患者的年龄、性别、文化层次,以提供针对性护理措施。

六、常见的护理诊断/问题

1.疼痛 与术后伤口充血、肿胀及鼻腔填塞有关。

2.潜在并发症 术后出血、脑脊液漏等。

3.知识缺乏 缺乏鼻息肉术后的自我保健意识和知识。

七、护理目标

1.患者自述疼痛有减轻,或对疼痛能耐受。

2.切口愈合好,无并发症发生。

3.掌握有关的自我保健知识。

八、护理措施

1.术后鼻腔填塞物抽出后,可根据医嘱用生理盐水冲洗鼻腔。

2.行筛窦手术的患者应严密观察患者的体温、脉搏、神志,有无清水样鼻涕从鼻腔流出,严防脑脊液漏和颅内感染等并发症。

九、护理评价

1.积极配合治疗护理,切口愈合良好。

2.了解有关的预防保健知识。

十、健康指导

1.本病大多为各种鼻病的继发症或并发症,故要积极治疗各种原发鼻病。

2.平时鼻腔少用薄荷、冰片制剂,工作生活环境应保持空气新鲜。

3.忌辛辣、酒类等刺激性食品。

4.患者要牢记复诊时间,按医嘱吃药。

(李静)

第七节　鼻中隔偏曲

鼻中隔偏曲(deviation of nasal septum)是指鼻中隔偏向一侧或两侧,或局部形成突起,并引起鼻腔功能障碍者。偏曲一般呈"C"或"S"形,如呈尖锥样突起,则称棘突;如呈条形山嵴样突起,则称骨嵴。

一、病因与病理

1.组成鼻中隔的诸骨发育不平衡,诸骨间连接异常。

2.儿童和成年期的外伤也可引起鼻中隔偏曲。

3.部分患者儿童时期有腺样体肥大、硬腭高拱限制鼻中隔发育,也可引起鼻中隔偏曲。

二、诊断/辅助检查

X线摄片及CT可诊断此病。

三、处理原则

手术矫正或切除偏曲部分,解除症状和预防并发症

四、护理评估

(一)健康史

评估患者有无鼻外伤史、腺样体肥大等病史。

(二)身体评估

1.鼻塞　为主要症状,可单侧或双侧。

2.鼻出血　常发生于偏曲之凸面、骨棘或骨嵴的顶尖部。

3.头痛　偏曲之凸面挤压同侧鼻甲时,可引起同侧头痛。

4.其他　可继发鼻窦炎和上呼吸道感染。

(三)心理、社会状况

评估患者年龄、性别、性格特征、职业等,以制定个体化护理措施。

五、常见的护理诊断/问题

1.有感染的危险　与疾病本身和手术有关。

2.潜在并发症　伤口出血、鼻中隔脓肿、鼻中隔穿孔等。

3.知识缺乏　缺乏有关鼻中隔偏曲治疗及自我保健的知识。

六、护理目标

1.切口愈合好,无出血和感染发生。

2.了解有关的治疗和护理措施,能进行自我护理。

3.无鼻出血、并发症发生。

七、护理措施

告知患者及家属保护鼻部勿受外力碰撞,防止出血及影响鼻部手术效果。

八、护理评价

1.积极配合治疗护理,切口如期愈合。

2.了解有关的预防保健知识。

3.无并发症。

九、健康指导

1.鼻内手术后黏膜反应较明显,抽去纱条后,鼻内可遵医嘱用药。

2.近期内避免剧烈运动,运动或工作时注意保护鼻部免受外伤。

3.告知患者术后定期复查。

(李静)

第八节　鼻窦炎

一、急性鼻窦炎

急性鼻窦炎(acute rhinosinusitis)主要是鼻窦黏膜的急性卡他性或化脓性炎症,因鼻窦黏膜和鼻腔黏膜相连续,鼻窦炎均合并鼻炎,两者发病机制和病理生理过程相同,且相辅相成,故近年来已将鼻炎和鼻窦炎统称为"鼻-鼻窦炎(rhino-sinusitis)"。

（一）病因与病理

致病菌多为化脓性球菌,如肺炎链球菌、金黄色葡萄球菌等。另外,厌氧菌感染也较常见,也可为混合感染。

1.全身因素

(1)过度疲劳、营养不良、受寒受湿等因素引起全身抵抗力下降。

(2)上呼吸道感染和急性传染病,如流感及麻疹等。

(3)特异性体质。

(4)全身性疾病,如糖尿病、甲状腺、垂体或性腺功能不全等。

(5)生活与工作环境不清洁。

2.局部因素

(1)鼻部疾病:急慢性鼻炎、鼻中隔偏曲、中鼻甲肥大等。

(2)邻近器官的感染病灶:如扁桃体、腺样体炎、拔牙和牙根尖感染等。

(3)外伤及医源性损伤:鼻窦外伤骨折、异物进入鼻窦及鼻腔内填塞物留置过久。

(4)气压改变:如高空飞行迅速下降致窦腔负压,使鼻腔污物吸入鼻窦。

(二)临床表现

1.全身症状　畏寒、发热、食欲减退、便秘、全身不适等。儿童可发生呕吐、腹泻、咳嗽等消化道和呼吸道症状。急性额窦炎和牙源性上颌窦炎较严重。

2.局部症状　鼻塞、分泌物增多、头痛和局部压痛为本病最常见症状。各鼻窦引起头痛和局部压痛的特征不同:

(1)急性上颌窦炎:眶上额痛,伴同侧颌面部压痛。晨起轻、午后重。

(2)急性筛窦炎:头痛仅限于内眦部或鼻根部,也可放射至头顶。

(3)急性额窦炎:特点是前额部周期性疼痛。晨起因脓性分泌物积聚于窦底和窦口,窦内产生负压,使患者即感头痛,当脓性分泌物不断排出,刺激窦口,负压状态加剧,头痛逐渐加重,至午后脓性分泌物逐渐排空,负压状态缓解,头痛又开始减轻,晚间则完全消失,次日反复发作。

(4)急性蝶窦炎:颅底或眼球深处钝痛,可放射至头顶和耳后,甚至枕部痛。早晨轻、午后重。

(三)诊断/辅助检查

1.前鼻镜检查　鼻黏膜充血、肿胀,鼻腔内有大量黏脓或脓性分泌物。

2.鼻内镜检查　可进一步观察鼻道和窦口及其附近黏膜的病理改变,包括窦口形态、黏膜红肿程度、息肉样变以及脓性分泌物来源等。

3.鼻窦CT扫描　可见鼻窦黏膜增厚及鼻窦腔内炎症范围等。也可选择鼻窦X线平片检查。

4.上颌窦穿刺冲洗　为诊断性穿刺,勿在患者急性炎症期施行。冲洗出的脓性分泌物可作细菌培养和药物敏感试验,以利进一步治疗。

(四)处理原则

根除病因,解除鼻腔、鼻窦引流和通气障碍,控制感染,预防并发症。

1.全身治疗

(1)早期、足量应用抗生素及时控制感染,防止发生并发症或转为慢性。尽量选择敏感抗生素。

(2)对特异性体质者,如变应性鼻炎、哮喘患者,可给予全身抗变态反应药物治疗。

(3)对邻近感染病变如牙源性上颌窦炎或全身慢性疾病等应积极治疗原发病。

2.局部治疗

(1)鼻内减充血剂和糖皮质激素治疗。

(2)体位引流:促进鼻窦内分泌物的排出。

(3)物理治疗:局部热敷、短波透热或红外线照射等。

(4)鼻腔冲洗:用注射器或专用鼻腔冲洗器。冲洗液可选择:生理盐水、生理盐水+庆大霉素+地塞米松、生理盐水+甲硝唑+地塞米松等。每日1~2次。

(5)上颌窦穿刺冲洗:应在全身症状消退和局部炎症控制后施行。每周冲洗1次,直至再无脓液冲洗出为止。冲洗后可向窦腔内注入抗生素。

(6)额窦环钻引流术：当保守治疗无效且病情加重时，为避免额骨骨髓炎和颅内并发症，可行此术。

（五）护理评估

1.健康史　评估患者有无上述相关的全身性或局部因素，有无明确的诱因，患者主诉症状及治疗的经过等。

2.心理、社会状况　患者可因头痛、鼻塞、食欲减退等症状影响正常生活，产生焦虑心理，专业护士应理解患者并给予适当解释，使其积极配合医生治疗。

（六）常见的护理诊断/问题

1.急性疼痛　与感染引起黏膜肿胀和分泌物、细菌毒素压迫、刺激神经末梢有关。

2.体温过高　与炎症引起全身反应有关。

3.知识缺乏　缺乏相关的治疗和保健知识。

4.潜在并发症　急性咽炎、喉炎、中耳炎、眶内和颅内并发症等。

（七）护理目标

1.患者头痛、局部疼痛及全身症状减轻或消失。

2.体温恢复正常。

3.掌握有关的治疗和保健知识。

4.及早发现并发症的征象并及时处理。

（八）护理措施

1.按医嘱正确使用滴鼻剂和抗生素。对于体温过高的患者，可使用物理降温或口服解热镇痛药。

2.鼻塞者常常张口呼吸，应帮助患者保持口腔卫生。

3.行上颌窦穿刺的患者应做好患者的心理护理和穿刺前后护理。患者如果出现高热不退，头痛加剧，眼球运动受限，眼球突出等症状应立即告知医生。

4.嘱患者多饮水，清淡饮食，注意卧床休息。密切观察患者有无各种并发症的表现。

（九）护理评价

1.局部及全身症状减轻或消失。

2.体温恢复正常。

3.掌握急性鼻窦炎的预防保健知识。

4.无并发症发生。

（十）健康指导

1.教会患者正确使用滴鼻药、鼻腔冲洗、体位引流和正确擤鼻方法。

2.嘱患者加强锻炼，劳逸结合，预防感冒，增加身体抵抗力。

3.患者应积极治疗相关的局部或全身疾病。

4.注意生活和工作环境的清洁、通风等。

二、慢性鼻窦炎

慢性鼻窦炎(chronic sinusitis)多因急性鼻窦炎反复发作、未彻底治愈而迁延所致，可为一侧或双侧，也可限于一窦或多个鼻窦。如一侧各窦均发病，则称为"全组鼻窦炎"(pansinus-itis)。

（一）病因与病理

病因和致病菌与急性化脓性鼻窦炎相似。特应性体质与本病关系密切。本病亦可慢性起病（如牙源性上颌窦炎）。

（二）临床表现

1.全身症状　轻重不等，常表现为精神不振、易疲倦、头痛头昏、记忆力减退、注意力不集中等。

2.局部症状

（1）流脓涕：为主要症状之一。牙源性上颌窦炎的鼻涕常有腐臭味。

（2）鼻塞：为鼻内分泌物较多或稠厚所致。

（3）头痛：一般不如急性鼻窦炎严重。头痛多有时间性或固定部位，经鼻内用减充血剂、蒸气吸入等治疗后头痛缓解。

（4）可有嗅觉减退或消失。

（5）视功能障碍：多为眶并发症引起，主要表现为视力减退或失明（球后视神经炎所致），也有其他表现如眼球移位、复视和眶尖综合征等。

（三）诊断/辅助检查

1.前鼻镜检查　鼻黏膜慢性充血、肿胀、肥厚或有息肉，中鼻道变窄，中鼻甲肥大或息肉样变。

2.鼻内镜检查　可扩大前鼻镜的视野范围，清楚准确判断上述各种病变及其部位。

3.口咽部检查　牙源性上颌窦炎者可见牙齿病变，咽后壁可见脓液或干痂附着。

4.影像学检查　鼻窦CT扫描、鼻窦X线平片和断层片对本病诊断亦有参考价值。

5.上颌窦穿刺冲洗　通过穿刺冲洗了解窦内脓液的性质、量、气味等，脓液做细菌培养和药物敏感试验。

6.鼻窦A型超声波检查　适用于上颌窦和额窦检查。

（四）处理原则

1.鼻腔内应用减充血剂和糖皮质激素。

2.可用生理盐水进行鼻腔冲洗，每天1～2次，清除鼻腔分泌物，改善通气和引流。

3.上颌窦穿刺冲洗，清除上颌窦腔内脓性分泌物，并可灌入抗生素。

4.鼻腔负压置换法（displacement method）　用负压吸引法使药液进入鼻窦。最宜用于慢性全鼻窦炎者。

5.手术治疗　保守治疗无效后可选择。手术方式以鼻内镜手术为主，它具有创伤小、面部无瘢痕、病变切除彻底又能最大限度保留正常的鼻黏膜组织、术后恢复快等优点。手术的关键是解除鼻腔和鼻窦口的引流和通气障碍，尽可能地保留鼻腔和鼻窦结构如中鼻甲、鼻窦正常黏膜和可良性转归的病变黏膜。

（五）护理评估

1.健康史　评估患者有无急性鼻窦炎反复发作史或牙源性上颌窦炎病史，有无特异性体质等。

2.心理、社会状况　患者可因长期反复发病而异常焦虑，学习成绩下降，工作效率减低，社交困难，对治愈疾病缺乏信心。专业护士应理解患者并给予适当解释，使其积极配合医生治疗。

（六）常见的护理诊断/问题

1.舒适改变　鼻塞、头面部胀痛,与鼻腔分泌物过多有关。

2.急性疼痛　与手术、鼻腔填塞有关。

3.有感染的危险　与手术切口被污染有关。

4.潜在并发症　术后出血、眶蜂窝织炎、球后视神经炎、脑脓肿、脑脊液漏等。

5.知识缺乏　缺乏慢性鼻窦炎的预防和保健知识。

（七）护理目标

1.鼻腔和鼻窦炎症得到控制,鼻腔通气和引流改善,头痛消失。

2.切口愈合,疼痛减轻或可以耐受。

3.无出血、感染和并发症发生。

4.掌握有关的自我保健知识。

（八）护理措施

1.手术前护理

（1）指导患者遵医嘱按时正确用药和配合治疗。

（2）上颌窦根治术患者术前用 1∶5000 的呋喃西林溶液漱口,清洁口腔,预防术后感染。

2.手术后护理

（1）主动向患者说明鼻窦手术后鼻腔填塞的必要性及可能出现的疼痛和不适。抽出填塞物后,症状可消失,增加患者的信心和耐受力。

（2）上颌窦根治术后患者用四头带加压包扎面颊部（相当于口腔切口部位）,以减少出血,应注意观察四头带的位置和松紧度,必要时及时调整。

（3）上颌窦根治术后患者应特别注意保持口腔清洁,加强口腔护理,防止感染。

（4）注意观察患者生命体征的变化,有无剧烈头痛、恶心、呕吐等表现,鼻腔内有无清亮液体流出,有无视力障碍,防止脑脊液漏、颅内感染和球后视神经炎等并发症。

（九）护理评价

1.鼻窦炎症得到控制,患者无不适。

2.可以耐受和理解手术后疼痛。

3.切口愈合良好,无出血或感染及其他并发症。

4.掌握慢性鼻窦炎的预防保健知识。

（十）健康指导

1.对于急性发作的鼻炎或鼻窦炎应坚持治疗方案,争取治愈,急性期要坚持药物治疗至症状消失后 1 周,避免病程迁延或反复发作,慢性鼻窦炎要坚持药物治疗 3～6 周。

2.向患者说明预防本病的重要性。积极治疗鼻部、咽部、口腔的各种疾病及贫血、糖尿病等。

3.养成良好的生活起居习惯,增强体质,均衡营养,预防感冒,避免过度劳累,戒除烟酒嗜好。

4.注意改善生活和工作环境,保持清洁和通风。

5.手术后按医嘱正确用药,冲洗鼻腔,定期随访,术后 1 个月内避免重体力活动。

（王媛媛）

第九节　鼻出血

鼻出血（epistaxis，nose bleed）鼻出血又称鼻衄，是鼻科常见的临床症状之一，可由鼻腔、鼻窦或者邻近结构疾病引起，也可由某些全身性疾病引起，但以前者多见。可为单侧，也可为双侧；可间歇反复出血，亦可持续出血，量多少不一，轻者只是涕中带血，重者可引起头晕、休克，反复出血可造成贫血。

一、病因与病理

可分为局部和全身因素两类。

（一）局部因素

1. 鼻和鼻窦外伤或医源性损伤　鼻骨、鼻中隔或鼻窦骨折及鼻窦压力骤变，挖鼻、用力擤鼻、剧烈打喷嚏、鼻腔异物、鼻或鼻窦手术及经鼻插管等损伤血管或黏膜未及时发现或未妥善处理均可引起鼻出血。严重的鼻和鼻窦外伤可合并颅底骨折，一旦损伤筛前动脉或颈内动脉则出血较剧，可危及生命。

2. 鼻腔和鼻窦炎症　鼻腔和鼻窦各种特异性或非特异性炎症均可损伤鼻黏膜而致出血。

3. 鼻中隔病变　鼻中隔偏曲、溃疡、糜烂、穿孔等均可引起不同程度鼻出血。

4. 鼻部及鼻咽部肿瘤　鼻、鼻窦、鼻咽部恶性肿瘤早期一可少量反复出血，晚期可因肿瘤组织侵犯大血管而引起大出血，良性肿瘤如鼻咽纤维血管瘤则出血量较多。

（二）全身因素

凡可引起血压增高、凝血功能障碍或血管张力改变的全身性疾病均可引起鼻出血。

1. 心血管疾病　高血压、血管硬化和充血性心力衰竭等。出血多因动脉压升高所致，因此出血前常有头昏、头痛、血液上涌的不适感。

2. 急性发热性传染病　流感、出血热、鼻白喉、麻疹、疟疾、伤寒和传染性肝炎等均可引起鼻出血。

3. 血液系统疾病　凝血机制异常的疾病如血友病，血小板量或质异常的疾病如血小板减少性紫癜、白血病、再生障碍性贫血等，常伴身体其他部位的出血。常为双侧鼻腔持续性渗血且反复发生。

4. 营养障碍或维生素缺乏　如维生素 C、维生素 K、维生素 P 或钙缺乏等。

5. 其他　如肝、肾等慢性疾病和风湿热，磷、汞、砷、苯等各种中毒，长期使用水杨酸类药物，女性内分泌失调等。

二、临床表现

1. 症状与体征　常表现为单侧或双侧鼻出血，间歇性反复出血或持续性出血。出血量的多少直接影响患者的体征：短时间内失血达 500ml 时，患者可出现头昏、口渴、乏力、面色苍白等症状；超过 500ml 时患者常有胸闷、冷汗、血压下降等表现；超过 1000ml 时可致休克。

2. 出血部位　出血可发生在鼻腔的任何部位，但以鼻中隔前下利特尔区最为多见，有时可见喷射性或搏动性小动脉出血。儿童出血几乎全部发生在鼻腔前部；青年人以鼻腔前部出血多见，但少数出血严重的发生在鼻腔后部；40 岁以上中老年人的鼻出血一般与高血压和动脉硬化有关,出血部位在鼻腔后部下鼻甲后端附近的鼻－咽静脉丛。

三、诊断/辅助检查

1.鼻镜及鼻内镜检查 为鼻腔最直接的检查方法,借此可以初步了解出血部位、双侧或单侧,为下一步选择止血方法提供依据。还可以进行鼻咽部检查,判断鼻咽部有无新生物、有无明确出血点。

2.实验室检查 包括全血细胞计数、出血和凝血时间、凝血酶原时间、凝血因子等及其他相关检查,了解患者全身情况。

四、处理原则

(一)出血量较少、出血部位明确者

可进行简易止血法,用手指紧捏患者两侧鼻翼 10～15 分钟,冷敷前额和后颈;或用 1％麻黄碱棉片塞入鼻腔暂时止血。

(二)对于出血量较大且能找到出血点者

可用化学药物烧灼法或电烧灼法,使出血部位血管封闭或凝固而达到止血目的。临床上常用的化学药物有 30％～50％硝酸银或 30％三氯醋酸。烧灼时要注意范围越小越好,避免烧灼过深、避免烧灼时间过长、避免同时烧灼临近部位,以免损伤正常组织或引起鼻中隔穿孔。

(三)对于出血部位不明者

应迅速给予鼻腔前鼻孔或前后鼻孔填塞止血术。有以下几种方式:

1.鼻腔可吸收性材料填塞 适用于大面积渗血的鼻出血。填塞时仍需加以压力,必要时可辅以小块凡士林油纱条以加大压力。此法的优点是填塞物可被组织吸收,可避免因取出填塞物时造成鼻黏膜损伤而再出血。

2.鼻腔纱条填塞 是较常用的有效止血方法。常用纱条材料为凡士林油纱条、抗生素油膏纱条、碘仿纱条。凡士林油纱条填塞时间一般 1～2 天,抗生素油纱条和碘仿纱条填塞时间可适当延长。

3.后鼻孔填塞法 适用于鼻腔纱条填塞未能奏效者。

4.手术法 极少数患者若鼻腔填塞无效,可根据出血部位行鼻内镜下相应的血管栓塞术或结扎术。

5.全身治疗 严重的鼻出血患者或行前后鼻孔填塞的患者应全身使用抗生素、止血剂、维生素等药物,必要时输血。全身性疾病引起的鼻出血应积极治疗原发病。

五、护理评估

(一)健康史

询问患者或家属发病前的健康状况,有无家族史,有无与鼻出血有关的局部因素或全身性疾病,有无生活环境的改变及诊治经过等。

(二)身体评估

根据病因、年龄、鼻出血的部位、出血量及出血次数的不同,鼻出血症状及体征亦不同。

1.儿童及青少年出血多在鼻腔前部的"易出血区",即鼻中隔前下方的"利特尔动脉丛"或

"克氏静脉丛",中老年出血部位多在鼻腔后段的鼻－鼻咽静脉丛及鼻中隔后部动脉,此处不易止血且出血量较多。

2.出血量多少不一,可为涕中带血、滴血或流血。患者在短时间内失血量达500ml时,可出现头昏、口渴、乏力、面色苍白;失血量在500～1000ml时,可出现冷汗、血压下降、脉速而无力;若收缩压低于80mmHg,提示血容量已损失约1/4。

3.局部原因引起出血者多为单侧出血,全身性疾病多引起双侧或交替性出血。出血可间歇反复,亦可呈持续性。长期反复出血患者可出现贫血貌。

(三)心理、社会状况

患者常因大出血或反复出血而情绪紧张和恐惧,患者家属往往情绪激动,唯恐医护人员对患者诊治不及时,造成更严重的不良后果。因此,专业护士应在积极配合医生抢救的同时,注意评估患者及家属的情绪和心理状态,了解其对疾病的认知情况。

六、常见的护理诊断/问题

1.恐惧　与反复出血、出血量较多及担心疾病的预后有关。
2.感知改变　嗅觉障碍,与鼻腔填塞有关。
3.潜在并发症　出血性休克。
4.知识缺乏　缺乏预防鼻出血的有关知识。

七、护理目标

1.患者鼻出血症状减轻或好转。
2.患者能控制情绪,减轻恐惧感。
3.无出血性休克等并发症的发生。
4.获得并掌握有关鼻出血的自我保健知识和技能。

八、护理措施

(一)心理护理

评估患者恐惧程度,加强与患者的沟通,对患者的心情和感受表示理解和认可,使患者得到安慰。开导家属保持冷静,多看望患者,给予情感支持。

(二)止血的护理

鼻出血,尤其是大出血属急诊。应立刻给予安慰,让患者取坐位或半卧位,询问患者是哪一侧鼻腔出血或首先出血,仔细检查鼻腔,配合医生止血。

1.对于出血量较少、需要进行简易止血法的患者,教会其或家属正确的止血方法。

2.对于需要进行烧灼止血者,应告知患者大概的治疗过程及可能带来的不适,以取得患者的配合。

3.对疑有休克者,应取头低平卧位,密切监测脉搏、血压等生命体征变化。建立静脉通道,遵医嘱给予镇静剂、止血药、补液、交叉配血、吸氧等,并协助医师做好鼻腔填塞术。

(三)前后鼻孔填塞患者的护理

1.填塞前向患者说明填塞的必要性及操作过程中可能出现的疼痛等不适,取得患者配合。

2.填塞过程中与医生密切配合,如牵拉后鼻孔纱球丝线,安慰、鼓励患者等。

3.填塞后嘱患者尽量卧床休息,取半卧位,减少活动,此期帮助患者做好生活护理。定时向鼻腔内滴入液状石蜡润滑纱条。观察鼻腔有无活动性出血,并准备好床旁插灯、吸引器、鼻止血包,以备患者再次出血时紧急处理。观察后鼻孔纱球丝线的固定是否牢固,有无断裂、松动,发现上述情况及时处理,防止后鼻孔纱球脱落而引起窒息。

4.监测患者的生命体征,如有休克表现,及时通知医生。嘱患者勿将后鼻孔的出血咽下,防止刺激胃黏膜引起恶心呕吐,且不利估计出血量。注意观察患者的血氧饱和度,尤其是对年老体弱患者,如患者有嗜睡、反应迟钝等缺氧症状,可给予低流量吸氧。

5.按医嘱使用抗生素、止血药,补充血容量。

6.帮助患者做好口腔护理,防止嘴唇干裂和口腔感染,每次进食后用漱口水漱口。

7.鼓励并协助患者进温凉的流质或半流质饮食,可少量多餐,增加液体摄入。

8.避免打喷嚏、咳嗽、用力擤鼻、弯腰低头等动作,防止纱条松动;避免外力碰撞鼻部;保持大便通畅,防止用力摒气,防止再次出血。

9.告知患者前后鼻孔填塞的时间,使患者有心理准备,增加耐受不适的能力。

(四)对行鼻内镜下止血的患者

应向患者解释手术的必要性,做好术前准备,术后观察有无再次出血。

九、护理评价

1.鼻腔出血减少或停止。

2.恐惧感减轻或消除,情绪稳定。

3.无并发症发生。

4.掌握鼻出血的预防保健知识。

十、健康指导

1.如患者出院后需继续用药,教会患者使用滴鼻药的正确方法。

2.告知患者鼻出血要以预防为主,培养良好的卫生习惯,勿用手或硬物掏鼻腔,切忌用力捏鼻。出院后4~6周内避免用力擤鼻、重体力劳动或运动,打喷嚏时张开嘴以减小鼻腔压力,避免使用含有水杨酸钠的药物。

3.积极治疗相关的全身性疾病或鼻部疾病。

4.鼻腔黏膜干燥时应注意增加液体摄入,增加居住空间湿度,可在鼻腔黏膜表面涂以金霉素油膏。

5.饮食中要注意维生素的摄入,不偏食,忌辛辣刺激食物,戒烟酒。保持大便通畅。

(王媛媛)

第十节　鼻腔鼻窦肿瘤

一、良性肿瘤

鼻及鼻窦的良性肿瘤主要好发于鼻腔内,其次是鼻窦,外鼻较少。通常按组织来源进行分类,包括骨瘤、软骨瘤、神经纤维瘤、血管瘤、脑膜瘤及内翻性乳头状瘤等。

（一）病因与病理

一般认为与人类乳头状瘤病毒（human papillomavirus,HPV）感染、外伤、慢性炎症、发育缺陷等有关。

（二）临床表现

早期可无症状,随着肿瘤的生长,压迫周围组织出现相应症状和局部畸形。

1.鼻塞、流涕　骨瘤、软骨瘤、脑膜瘤可出现鼻塞、流涕。内翻性乳头状瘤可出现持续性鼻塞,渐进性加重,伴脓涕。

2.鼻出血　神经鞘膜瘤可表现为少量鼻出血。血管瘤鼻出血反复发作,每次出血量不等,出血侧鼻腔可有鼻塞。内翻性乳头状瘤偶有血性鼻涕或反复鼻出血。

3.眼部症状　肿瘤侵入眼眶可引起眼球突出、眼球移位、视力减退、复视、眼球运动障碍等。

4.疼痛　肿瘤压迫、牵拉周围组织及肿瘤本身可引起疼痛。

5.面部畸形　神经鞘膜瘤生长于外鼻者可有象皮肿样外观,骨瘤可有明显的面部畸形等。

（三）诊断/辅助检查

1.鼻镜检查　可直接观察瘤体的形态、质地、颜色。

2.鼻窦 X 线平片或 CT 扫描也有助于诊断。

3.病理检查可确诊。

（四）处理原则

以手术切除为治疗原则。软骨瘤、神经纤维瘤、内翻性乳头状瘤易复发和恶变。因此,手术应尽早进行,切除范围应彻底。常用手术方式包括鼻内镜手术、鼻侧切开或上唇下进路手术。

（五）护理评估

1.健康史　仔细询问患者既往疾病及外伤史,如:骨瘤多有额面部外伤史或慢性鼻窦炎史;内翻性乳头状瘤与 HPV 感染有关。

2.身体评估　见临床表现。

3.心理、社会状况　患者及家属可产生情绪紧张、焦虑、恐惧心理,唯恐肿瘤复发、转移,甚至危及生命。

（六）常见的护理诊断/问题

1.舒适改变　头痛、流涕、鼻塞,与肿瘤阻塞鼻腔和压迫、刺激周围组织有关。

2.恐惧　与担心肿瘤恶变和复发有关。

3.知识缺乏　缺乏疾病相关知识。

（七）护理目标

1.患者情绪稳定,积极配合治疗。

2.手术后头痛、鼻塞等症状好转或消失,无并发症。

3.获得疾病相关知识。

（八）护理评价

1.患者情绪稳定,自觉良好。

2.头痛、鼻塞、流涕症状减轻或消失,无并发症。

3.掌握鼻腔鼻窦良性肿瘤的预防保健。

(九)健康指导

1.预防感冒,保护鼻部及额面部避免外伤。

2.如有鼻腔大量出血,应立即就诊。

3.定期随访,如有复发或恶变可及早发现和治疗。

二、恶性肿瘤

鼻—鼻窦恶性肿瘤较常见,居耳鼻咽喉科恶性肿瘤的第三位,仅次于鼻咽癌和喉癌,占全身恶性肿瘤的 2.05%～3.66%。鼻腔、鼻窦恶性肿瘤常合并出现,以上颌窦恶性肿瘤最多见,筛窦恶性肿瘤次之,蝶窦恶性肿瘤则罕见。鼻窦恶性肿瘤不易早期确诊,多数患者在就诊时肿瘤并非原发部位。鼻—鼻窦恶性肿瘤中,癌肿比肉瘤常见。男性多见(男女发病率为 1.5：1～3.0：1)。发病年龄多见于 40～60 岁之间。肉瘤以青年人多见,亦可见于儿童。本病诊断及治疗棘手,预后较差。

(一)病因与病理

病因未明。可能与下列诱因有关:

1.长期慢性炎性刺激 可使鼻腔、鼻窦黏膜人面积鳞状上皮样化生,形成鳞状细胞癌的发生基础。大部分患者有慢性鼻炎、鼻窦炎病史。

2.接触致癌物质 长期吸入某些刺激性化学物质,如镍、砷、铬及其化合物、硬木屑及软木料粉尘等,均有增加诱发鼻腔、鼻窦恶性肿瘤的危险。

3.良性肿瘤恶变 鼻息肉或内翻性乳头状瘤反复复发,多次手术后有恶变的危险。此外,鼻硬结病、小涎腺混合瘤、神经鞘膜瘤、纤维瘤等也有恶变可能。

4.与外伤、放疗有关 研究发现肉瘤患者常有外伤史。

(二)临床表现

1.鼻腔恶性肿瘤

(1)早期:进行性单侧鼻塞、反复少量鼻出血、嗅觉减退或丧失等症状,以后可出现鼻、面部麻木感及胀满感,顽固性头痛。继发感染或肿瘤溃烂时,可出现恶臭的血性鼻涕,反复大量鼻出血。

(2)晚期:肿瘤常充满鼻腔,将鼻中隔推向对侧,侵犯鼻窦、鼻咽部、眼眶、牙槽等部位后可出现视力减退、复视、眼球移位、突眼、面颊膨隆、耳鸣、听力减退和剧烈头痛等相应症状。

2.鼻窦恶性肿瘤

(1)上颌窦恶性肿瘤

1)早期:肿瘤较小,常无明显症状。可有面颊部疼痛或麻木感,系肿瘤侵犯眶下神、经所致,为首发症状,对早期诊断甚为重要。

2)晚期:可有单侧恶臭味脓血涕、单侧进行性鼻塞、单侧上颌磨牙疼痛或松动,常误诊为牙病,但拔牙后症状依旧存在。

3)晚期破坏窦壁引起并发症状:面颊部隆起,肿瘤突破骨膜侵犯面颊部软组织和皮肤时可发生瘘管或溃烂;眼部流泪、眼球向上移位、复视等,但视力一般正常;硬腭隆起,硬腭及唇龈沟呈半圆形隆起或溃烂,牙槽增厚,牙齿松动或脱落;张口困难,因肿瘤向外侵及翼腭窝和翼内肌时,可出现顽固性神经痛及张口困难,此症状多为晚期,预后不佳;颅底受累,出现内眦部包块、颞部隆起、头痛、耳痛等症状;颈部淋巴结肿大,为晚期症状,多见于同侧颌下淋巴结。

(2)筛窦恶性肿瘤:早期可无症状,肿瘤晚期破坏窦壁,可向邻近器官和组织扩展,引起下列症状:单侧鼻塞、血性鼻涕、头痛和嗅觉障碍;眼球移位,并有复视;眶尖综合征,即突眼、视力减退或失明;累及硬脑膜或侵入颅内,则有剧烈头痛;常发生同侧颌下或颈深上淋巴结转移;此外,内眦处可出现无压痛包块。

(3)额窦恶性肿瘤:原发于额窦的恶性肿瘤极少见。

(4)蝶窦恶性肿瘤:原发于蝶窦的恶性肿瘤极少见,转移癌也少见。

(三)诊断/辅助检查

1.前后鼻镜检查 鼻腔中新生物常呈菜花状广基底生长,表面易出血,伴有溃疡及坏死。

2.鼻内镜检查 纤维鼻咽镜及鼻内镜检查,可更细致观察肿瘤原发部位、大小、外形、鼻窦开口情况。

3.鼻窦摄片 X线、CT及MRI检查有助于显示肿瘤大小和累及范围。

4.活检及细胞涂片等病理学检查 是确诊的依据。

(四)处理原则

根据肿瘤病理类型、原发部位、侵犯范围及患者全身情况,选择手术、放疗、化疗等治疗方案。

1.单纯放疗 只适用于对放射线敏感的恶性肿瘤,如肉瘤、未分化癌等,但疗效并不完全满意。

2.化学治疗 根据肿瘤生物学特性选择化疗方案,但多数鼻窦恶性肿瘤化疗并非首选。化疗可用作术后复发不能再手术者的姑息性治疗。

3.手术治疗 为多数鼻窦恶性肿瘤首选的治疗方法,尤其是早期、肿瘤范围较局限者。对范围较大、周围结构较复杂、单纯手术难以根治性切除者,术前或术后应配合放疗或化疗,以减少术后复发、提高疗效。首次治疗是治疗的关键。

(1)上颌窦恶性肿瘤:可根据情况选择Denker手术、鼻侧切开术、上颌骨部分切除术或上颌骨全切除术,必要时加眶内容摘除术等。

(2)筛窦恶性肿瘤:可行鼻外进路筛窦手术或鼻侧切开术等。

(3)额窦恶性肿瘤:可采用鼻外进路额窦手术,术中将肿瘤连同窦腔黏膜全部切除。尽可能复位额骨骨瓣以保持面容。

(4)蝶窦恶性肿瘤:以放疗为主、手术为辅,可采用鼻侧切开术。但局限在蝶窦内无周围侵犯的肿瘤可经鼻内镜下切除。

(五)护理评估

1.健康史 注意了解患者患病前健康状况、居住环境及家族病史,有无慢性鼻炎、慢性鼻窦炎病史。

2.心理、社会状况 疾病危及患者生命,患者感到恐惧,家属也焦虑和伤心。患者容易产生消极情绪,失去战胜疾病的信心,甚至不配合治疗。

(六)常见的护理诊断/问题

1.预感性悲哀 与被诊断为癌症、担心治疗及预后有关。

2.急性疼痛 与手术切口的机械刺激有关。

3.有感染的危险　与术后口腔、鼻腔结构功能改变,营养摄入不足,抵抗力下降有关。

4.自我形象紊乱　与术后面部塌陷、咀嚼功能改变、发音障碍等有关。

5.潜在的并发症　术后出血。

6.知识缺乏　缺乏术前、术后的有关信息以及出院后的自我护理知识。

(七)护理目标

1.患者对疾病能正确认识并表现出积极的态度。

2.患者对手术引起的疼痛表示理解和耐受。

3.手术后无出血和感染等并发症发生,切口愈合良好。

4.出院前患者能掌握足够的自我护理技能,接受自己的形象改变并得到正确的照顾。

(八)护理措施

1.术前护理

(1)了解患者的情绪状态,理解患者正常的悲哀反应,做好患者的思想工作,解除顾虑,让患者积极配合治疗,但也要将其术后面容改变等情况向患者及家属讲明,让其有思想准备。鼓励患者正视现实,增强患者战胜疾病的信心及生活的勇气。

(2)鼻科术前常规护理,备皮,漱口水漱口。做眶内容物摘除术者须剃去术侧眉毛,并准备好定制的牙托,备血。

2.术后护理

(1)疼痛护理:主动告诉患者疼痛的原因及可能持续的时间,增加患者的疼痛耐受阈。必要时使用镇痛药及自控镇痛泵。

(2)防止出血:监测患者生命体征,有条件者可进行心电监护,严密观察切口渗血情况,嘱患者将口腔内分泌物吐出。按医嘱使用止血剂,并做好止血急救准备工作。床旁准备氧气、吸引器等物品。

(3)防止感染:术后做好患者的口腔护理,保持口腔清洁,每次进食后,均用漱口液漱口,待手术腔内纱条抽完后,需每日清洁一次牙托。保持术腔清洁,用生理盐水或抗生素盐水每天冲洗术腔。保持鼻侧切口部位的清洁、干燥,防止伤口感染,按医嘱使用抗生素。

(4)饮食护理:术后第一天进流质饮食,逐步改为半流质,温度以温凉为宜。鼓励患者少量多餐,进食富含蛋白质、维生素的食物,促进切口愈合。患者因配戴牙托,进食时不适,且张口受限,因此要协助患者从健侧进食。

(5)注意观察牙托是否在位、有无松动,观察患者有无头痛、高热等情况发生。多关心患者,随时满足患者各种需求。

(九)护理评价

1.患者能够接受现实,对疾病客观认识,情绪稳定,积极配合治疗。

2.切口愈合良好,无感染和出血等并发症发生。

3.掌握足够的自我护理技能,接受自己的形象改变并得到正确的照顾。

(十)健康指导

1.嘱患者出院后继续使用复方薄荷油滴鼻,润滑鼻腔和术腔黏膜,促进分泌物排出,减少痂皮生成。

2.教会患者清洁口腔和牙托的方法。

3.进行张口训练,防止翼腭窝瘢痕收缩、痉挛导致张口困难和吐字不清。

4.指导需进一步放疗或化疗的患者克服不良反应,坚持治疗。对于有面部整形需要的患者给予进一步指导。

5.适当锻炼,均衡营养,保持心情愉快,定期随访。

(徐金凤)

第十一节　鼻外伤

一、鼻腔异物

鼻腔异物(foreign body in the nose)是指鼻腔中的外来物质,分为内源性和外源性两类。内源性异物如死骨、凝血块、鼻石、痂皮等。外源性异物又分为植物性、动物性和非生物性。植物性异物多见,动物性异物较罕见,非生物性异物则多因外伤所致,异物多为弹片、弹丸、碎石、木块等。非生物性异物破坏性较大,病情亦较复杂。本病在儿童中发病率较高。成人常因工伤、误伤所致。

(一)病因与病理

异物可由前鼻孔、后鼻孔或外伤穿破鼻腔各壁进入鼻腔。

1.豆类、果核、纽扣、玻璃球、橡皮球等,多因儿童玩耍时塞入鼻孔内所致。

2.水蛭和昆虫爬入鼻内,多因在不净水中饮水或游泳所致。

3.外伤致碎石、木块、弹片、弹丸等经面部射入鼻腔、鼻窦等处。

4.鼻内手术后纱条、棉片、器械断端等遗留或死骨、凝血块、痂皮、干酪样分泌物、结石等潴留鼻内。

(二)临床表现

1.多见一侧鼻腔阻塞,流臭脓带血鼻涕。

2.查体见鼻腔黏膜红肿,鼻腔有脓性分泌物。异物若存留时间过长,鼻黏膜可出现糜烂、假膜。消除分泌物、鼻腔黏膜收缩后可查见异物。

(三)诊断/辅助检查

根据病史、症状和体征可初步诊断。鼻腔检查可见鼻腔异物,如为金属异物,可借助X线、CT检查定位异物的部位及大小。

(四)处理原则

根据异物大小、形状、部位和性质的不同,采用不同的取出方法。

1.儿童鼻腔异物可用头端是钩状或环状的器械取出,切勿用镊子夹取,尤其是圆滑的异物,镊子夹取有使异物滑脱和误吸的危险。

2.动物性异物先用1%丁卡因麻醉鼻腔黏膜,再用鼻钳取出。

3.无症状的细小金属异物若不在危险部位,可定期观察,不必急于取出。

4.X线荧光屏和鼻内镜下手术取出异物,可提高成功率和减少危险性。适用于病情复杂、鼻腔以外部位的异物或异物较大且位于大血管附近,应先行相关血管阻断(结扎或血管内栓塞)再施行手术取出异物。

(五)护理评估

1.健康史　仔细询问发病经过,儿童可能将食物、玩具、硬币等塞到鼻腔内引起鼻腔、鼻窦异物。成人工作中误吸粉尘,飞虫等误入鼻腔。询问患者有无鼻出血、结核病等原发病。

2.身体评估 根据异物性质、大小、形状、所在部位、刺激性强弱和滞留时间的长短而表现不同的症状。

(1)儿童鼻腔异物表现为单侧鼻阻、流黏脓涕、鼻出血或涕中带血以及呼气有臭味等。

(2)石块、木块和铁锈类异物,有引起破伤风的可能。

(3)因外伤致鼻腔异物患者,除面部外伤外,其他临床表现则根据异物种类及具体情况而有较大变化。患者可出现视力障碍、出血、虫爬感等症状。

(4)医源性异物则有异物滞留侧鼻塞、脓涕(有臭味)和头痛等症状。

3.心理、社会状况

注意评估患者的年龄,儿童应评估患者的生活环境和监护情况,成人应评估工作环境、工作的安全及保护情况。

(六)常见的护理诊断/问题

1.急性疼痛 与异物、创伤等有关。

2.潜在并发症 鼻炎、鼻窦炎、破伤风。

3.知识缺乏 缺乏鼻腔、鼻窦异物相关防治知识。

(七)护理目标

1.疼痛感减轻或消失。

2.异物取出,未发生严重感染、破伤风和窒息等并发症。

3.掌握鼻腔、鼻窦异物相关的防治知识。

(八)护理措施

1.协助医生取出鼻腔异物,并按医嘱使用抗生素。

2.观察异物是否有移位,指导患者勿将脱落的异物咽下而导致食管异物或误吸导致气道异物。

(九)护理评价

1.疼痛消失。

2.异物取出,无并发症发生。

3.患者或家属掌握鼻腔、鼻窦异物的预防保健知识。

(十)健康指导

1.加强宣传,使人们懂得鼻腔异物不仅有鼻塞、流脓涕、出血症状,亦可伴有头痛甚至引发鼻窦炎或视力障碍的危险。

2.告知患者注意自我防护。如为小儿,平时应注意看护,勿将异物塞入鼻内。

3.工作时要严格遵守操作规程,杜绝爆炸等意外事故发生。

二、鼻骨骨折

外鼻突出于面部,鼻骨受暴力作用易发生骨折(fracture of nasalbone)。临床可见单纯鼻骨骨折或合并其他颌面骨和颅底骨的骨折。

(一)病因与病理

可为外伤、直接暴力、间接暴力等引起。

(二)临床表现

1.鼻部移位和畸形。

2.局部疼痛、鼻出血及呼吸障碍。

3.严重者可有眼睑部瘀斑及脑脊液鼻漏。

（三）诊断/辅助检查

根据病史及鼻骨正侧位 X 线片或 CT 有助诊断鼻骨骨折。

（四）处理原则

鼻骨骨折应在外伤后尽快处理。鼻骨复位的实施一般不宜超过 14 天，以免发生畸形愈合。对不同类型的鼻骨骨折应采取不同的处理方法。

1.闭合性鼻骨骨折　无错位性骨折无需复位，错位性骨折可在鼻腔表面麻醉（必要时做筛前神经麻醉）后行鼻内或鼻外法复位。注意进入鼻腔的鼻骨复位器械不能超过两侧内眦的连线，以免损伤筛板。

2.开放性鼻骨骨折　应争取一期完成清创缝合与鼻骨骨折的复位。鼻中隔损伤后出现偏曲、脱位等情况时，应作开放复位。

3.鼻骨粉碎性骨折　应视具体情况做缝合固定（如局部钻孔、金属板固定、贯穿缝合等）、鼻腔内填塞等。

4.合并临近其他部位骨折　多合并严重的颅脑损伤，以开放复位为宜。使用多个金属板分别对鼻骨及其周围断离的骨进行缝合固定。

（五）护理评估

1.健康史　仔细询问患者有无直接外力、间接外力或遭受暴力史。

2.身体评估　局部肿胀、疼痛、鼻出血、鼻及鼻骨周围畸形（鼻梁变宽、鞍鼻）等属常见的症状和体征。依照所受暴力的方向、强度的不同，可有鼻塞、皮下气肿、鼻中隔偏曲、眼睑部瘀斑、脑脊液鼻漏等不同表现。

3.心理、社会状况　患者常因疼痛或出血出现情绪紧张和恐惧心理。注意评估患者的年龄、性别、情绪状态。

（六）常见的护理诊断/问题

1.急性疼痛　与外伤和骨折有关。

2.有感染的危险　与鼻腔黏膜损伤有关。

3.知识缺乏　缺乏治疗后的自我护理知识。

（七）护理目标

1.患者一般状态良好，自诉疼痛减轻。

2.鼻腔内、外伤口及骨折愈合，无感染发生。

3.患者掌握治疗后的自我护理知识。

（八）护理措施

1.协助医生进行鼻骨复位。按医嘱使用抗生素。

2.鼻腔填塞纱条视情况 24～48 小时后取出，嘱患者避免用力擤鼻、打喷嚏。

（九）护理评价

1.疼痛减轻或消失。

2.骨折愈合，无感染发生。

3.掌握鼻骨骨折治疗后的自我护理知识。

（十）健康指导

1.复位后,嘱患者洗脸时勿触及鼻部,防止复位失败。出行注意安全,避免鼻部再次损伤。

2.增强体质,防止感冒。

3.给予温凉流食或半流食。

三、脑脊液鼻漏

脑脊液鼻漏(cerebrospinal rhinorrhea)为脑脊液经颅前窝底、颅中窝底或其他部位的先天性或外伤性骨质缺损、破裂或变薄处经鼻腔流出。

（一）病因与病理

1.以外伤性者最多见。颅中窝底骨折可损伤较大蝶窦的上壁而致脑脊液鼻漏。

2.医源性脑脊液鼻漏系因手术所致,如中鼻甲切除术或筛窦切除术使筛骨筛板损伤等。

3.非外伤性脑脊液鼻漏较少见,常因肿瘤或脑脊液积水等因素引起。

4.自发性脑脊液鼻漏,又名原发性脑脊液鼻漏,极为罕见。

（二）临床表现

无色、澄清液体自鼻腔流出,在低头用力、压迫颈静脉等情况下流量增加。可伴嗅觉丧失、视力障碍、感觉障碍等表现。长期不愈将导致细菌性脑膜炎发作。

（三）诊断/辅助检查

1.流出液葡萄糖定量分析,其含量在 1.7mmol/L（30mg％）以上。

2.鼻内镜法、粉剂冲刷法、椎管内注射标记物法、X线平片、CT脑池造影法等可进行脑脊液漏孔定位。

（四）处理原则

1.保守治疗　外伤性脑脊液鼻漏大多可以通过保守治疗而痊愈。

（1）降低颅压和预防感染。

（2）鼻内药物腐蚀治疗法适用于瘘孔位于筛骨筛板且漏出液较少者,用 20％硝酸银涂擦瘘孔边缘的黏膜。

2.保守治疗无效者行手术治疗　手术方法分为颅内法与颅外法。颅内法系由神经外科行开颅术修补瘘孔。颅外法又可分为鼻内法和鼻外法。近年应用鼻窦镜既易于寻找瘘孔,又能准确修补。

（五）护理评估

1.健康史　询问患者或家属发病前的健康状况,了解有无外伤史、近期手术史及肿瘤等病史。

2.身体评估　参见临床表现。

3.心理、社会状况　注意评估患者及家属的情绪和心理状态,了解其对疾病的认知程度。

（六）常见的护理诊断/问题

1.潜在并发症　细菌性脑膜炎。

2.知识缺乏　缺乏相关防治知识和技能。

（七）护理目标

1.瘘孔闭合,无细菌性脑膜炎发生。

2.获得并掌握有关脑脊液鼻漏的自我保健知识和技能。

（八）护理措施

1.取头高卧位,限制饮水量和食盐摄入量。

2.对手术患者术前做好围手术期护理工作,配合医生进行治疗,按医嘱使用抗生素。

3.监测患者的生命体征,观察患者有无嗜睡及颅内压增高的表现（如喷射性呕吐等）,如有变化,及时通知医生。

（九）护理评价

1.瘘口愈合,无颅内感染发生。

2.掌握脑脊液鼻漏的预防保健知识和技能。

（十）健康指导

嘱患者避免打喷嚏、用力咳嗽和擤鼻,预防便秘。

（王媛媛）

第十二节　喉部炎症

喉部炎症为喉黏膜和黏膜下组织、结缔组织、软骨、韧带等结构的急性或慢性炎症,包括急性会厌炎、急慢性喉炎、声带小结、息肉等。本节主要介绍急性会厌炎和声带小结、声带息肉患者的护理。

一、急性会厌炎

急性会厌炎(acute epiglottitis)是一种起病突然、发展迅速的急症,严重时可因会厌肿胀、堵塞气道而引起窒息死亡。急性会厌炎是喉科的急重症之一,儿童及成人皆可出现。

（一）病因与发病机制

急性会厌炎的发病机制主要是会厌舌面黏膜高度充血、水肿,会厌肿胀似球状,堵塞呼吸道引起喉阻塞。

1.感染　是最常见原因,致病菌有乙型嗜血流感杆菌、金黄色葡萄球菌、链球菌、肺炎双球菌等,也可与病毒混合感染。感染菌可由呼吸道、邻近器官蔓延或血行感染等引起。

2.邻近组织感染性疾病　如咽炎、扁桃体炎、牙周炎等,侵及声门上黏膜引发疾病。

3.变态反应　接触某种过敏原（如药物、血清、食物等）而引起全身性变态反应,会厌也因变态反应性炎症而高度肿胀。

4.其他　异物、外伤、有害气体吸入等均可引起急性会厌炎。

（二）临床表现

1.全身症状　患者呈急性面容,起病急骤,有畏寒、发热,体温多在38℃~39℃。患者烦躁不安、周身乏力。病情严重者可出现昏厥和休克。幼儿饮水时有呛咳、呕吐症状。

2.局部症状　咽喉疼痛为主要症状,于吞咽时加重,疼痛可放射至下颌、耳部及颈部;吞咽困难,严重时唾液也难以咽下;会厌肿胀可引起不同程度的呼吸困难,严重者可发生窒息。患者发音多正常,可有语音含糊,很少发生嘶哑。

（三）诊断/辅助检查

1.一般检查　观察患者一般状态,对主诉咽喉部剧烈疼痛、吞咽时加重的患者做进一步检查。

2.间接喉镜检查 可见会厌充血、水肿,严重时呈球形,即可诊断为急性会厌炎,一般不需要其他辅助检查。

3.实验室检查 可见白细胞总是增加。

4.影像学检查 如患者不能配合间接喉镜检查,对喉部进行 X 线颈侧位片、CT 和 MRI 检查,可协助诊断。

(四)处理原则

治疗以抗感染和保持呼吸道通畅为原则。一旦确诊,尽快进行抗感染治疗,即静脉滴注足量的抗生素和糖皮质激素,如头孢类抗生素、地塞米松等。必要时行气管切开和气管插管。

(五)护理评估

1.健康史 评估患者有无上呼吸道感染,有无邻近器官感染疾病如咽炎、扁桃体炎等,有无外伤、接触过敏原或使用过敏药物等。仔细询问发病的情况、治疗经过及效果。

2.心理、社会状况 刚刚发病且无呼吸困难的患者往往容易轻视该疾病,容易延误治疗。起病急骤、局部症状严重的患者多有焦急和担心。护士应注意评估患者和家属的心理和情绪状况,患者对疾病的认识程度、患者的文化层次,使其对疾病能够有正确的理解和认识,防止意外情况发生。

(六)常见的护理诊断/问题

1.急性疼痛 与会厌急性炎症有关。

2.体温过高 与局部炎症反应有关。

3.潜在并发症 有窒息的危险与会厌高度肿胀、阻塞呼吸道有关。

(七)护理目标

1.会厌炎症消退,局部症状消失。

2.体温恢复正常。

3.呼吸平稳通畅,无并发症发生。

(八)护理措施

1.心理护理 向患者解释疾病的病因及治疗方法,使患者树立信心。对需做气管切开的患者说明本病的特点及危害,使患者理解并积极配合治疗护理措施,不随意离开病房。

2.一般护理 嘱患者卧床休息,进流质或半流质饮食,忌辛辣,食物温度以温凉为宜,减轻对会厌的刺激。保持口腔清洁,进食后用漱口液漱口。少讲话,轻咳嗽。注意观察患者体温变化,必要时采用物理降温或根据医嘱用药物降温。

3.预防窒息 按医嘱及时给予足量的抗生素和激素类药物,并观察用药后的效果。密切观察患者的呼吸情况,如出现呼吸困难、吸气性软组织凹陷、喉喘鸣等喉阻塞症状,应及时向医生汇报,必要时吸氧、监测血氧饱和度。严重呼吸困难者行气管切开术,按气管切开术进行护理。

(九)护理评价

通过实施治疗和护理计划,评价患者是否能够达到:

1.呼吸形态正常。

2.体温恢复正常。

3.局部症状消失。

（十）健康指导

1.平时应加强锻炼，增强机体抵抗力。生活有规律，不过度疲劳，戒烟酒，保持口腔卫生，少吃辛辣、刺激食物。

2.临近器官的疾病应积极治疗，防止感染蔓延，如发生吞咽剧烈疼痛应立即去医院就诊。

3.宣传此病的危害及预防措施，避免与过敏原接触，糖尿病患者要注意控制血糖。

二、声带小结和声带息肉

声带小结和声带息肉均为慢性喉炎性病变。声带小结（vocal nodules）多见于双侧声带游离缘前、中 1/3 交界处，对称性纤维结节状隆起。声带息肉（polyps of vocal cords）一般单侧多见，也可为双侧。两种疾病均为引起声音嘶哑的常见疾病。

（一）病因

1.发声不当或用声过度，也可为一次强烈发声之后引起，故本病多见于职业用声或过度用声的人，如教师、歌唱演员、销售人员、喜欢喊叫的儿童等。

2.长期慢性炎症刺激，如急慢性喉炎、鼻炎、鼻窦炎等。声带前、中 1/3 交界处为膜部的中点，在发声时振幅最大而易受到损伤，因此用声过度或用声不当会导致该处形成小结或息肉。

（二）病理

声带小结外观呈白色小隆起。声带息肉为半透明、白色或粉红色，表面光滑的肿物。两者表面均覆盖正常的鳞状上皮细胞，可有血管扩张或充血、水肿。

（三）临床表现

声带小结早期症状轻，仅用声多时感声带疲劳，时好时坏，呈间歇性。以后逐渐加重，表现为持续性声嘶。

声带息肉表现为长时间声嘶。声嘶程度与息肉大小和部位有关，息肉大者声嘶重，息肉位于声带游离缘处声嘶明显，位于声带上表面对发声影响小。声带息肉大者可堵塞声门，引起吸气性喉喘鸣或呼吸不畅。

（四）诊断/辅助检查

间接喉镜检查最为常用，如患者不能配合可做纤维喉镜检查。

（五）处理原则

1.保守治疗　早期声带小结可通过禁声、用药使声带得到充分保护和休息，小结可自行消失。儿童声带小结也可能在青春发育期自行消失。

2.手术治疗　经保守治疗无效的声带小结和声带息肉可做手术切除。手术方法包括表面麻醉纤维喉镜、电子喉镜、直接喉镜下切除以及全麻显微喉镜下切除术。

（六）护理评估

1.健康史　评估患者职业，评估患者喉部不适和声音嘶哑发生和持续的时间，有无用声不当，有无上呼吸道感染或长期吸烟史。

2.身体评估　主要表现为声嘶。

3.心理、社会状况

（1）患者因持续声嘶影响工作或形象而出现焦虑心理。

（2）患者希望解决声音嘶哑问题，但对本病发生的原因、如何保护声带、促进声带康复缺乏了解。

（七）常见的护理诊断/问题

1.知识缺乏　缺乏保护声带的知识和自我保健意识。

2.窒息的可能　与声带息肉过大有关。

（八）护理目标

1.通过治疗和护理,患者能声音复原、伤口愈合。

2.掌握保护声带的知识。

（九）护理措施

1.术前护理

（1）向患者说明手术的目的、基本过程、术中可能出现的不适以及如何与医生配合。

（2）全麻患者按全麻术前护理常规。术前常规检查,禁食、禁水 6 小时,按医嘱皮下注射阿托品以减少唾液分泌。

2.术后护理

（1）术后按医嘱用药,嘱患者轻轻将喉部分泌物吐出,观察其性状并观察患者呼吸情况,如有不适及时与医生联系。

（2）嘱患者术后 2 小时后可进温、凉流质饮食,避免辛辣食物。术后禁声 2～4 周,使声带充分休息。

（十）护理评价

1.患者能够达到声音复原、伤口愈合。

2.掌握保护声带的知识。

（十一）健康指导

1.宣传保护嗓音的知识,注意正确的发音方法,避免长时间用嗓或高声喊叫

2.戒除烟酒,忌辛辣、刺激性食物。

3.加强身体锻炼,预防上呼吸道感染,感冒期间尽量少说话,使声带休息,同时积极治疗。

（徐金凤）

第十三节　喉阻塞

喉阻塞(laryngeal obstruction)是耳鼻咽喉科常见急症之一,是喉部或邻近器官的病变使喉部气道变窄、部分或完全性梗阻,发生程度不同的呼吸困难。由于幼儿喉腔狭窄、黏膜下组织疏松、神经系统不稳定,故发生喉阻塞的机会较成人多,如不及时抢救,可危及生命。

一、病因与病理

1.喉部或相邻组织炎症　如急性会厌炎、小儿急性喉炎、急性喉气管支气管炎。喉部邻近部位的炎症,如咽后脓肿、咽侧感染、颌下蜂窝织炎等。

2.喉部异物　患者误咽特别是较大的嵌顿性异物,如塑料瓶盖、玻璃球、大的中药丸等。

3.喉外伤　如喉部挫伤、撞伤、挤压伤、切割伤、炸伤、烧伤、喉气管插管性损伤、内窥镜检查损伤,各种手术造成喉返神经麻痹,引起声带瘫痪。

4.喉水肿　药物过敏性反应、喉血管神经性水肿、变态反应所致的喉水肿,起病急、发

展快。

5.喉肿瘤 喉癌、喉乳头状瘤、喉咽肿瘤、甲状腺肿瘤等都可阻塞气道,引起喉阻塞。

6.喉畸形和瘢痕狭窄 如先天性喉蹼、喉软骨畸形等。

二、临床表现

1.吸气性呼吸困难 为喉阻塞的重要特征。表现为吸气运动加强,深而慢,时间延长,但通气量并不增加;而呼气时间缩短。如无显著缺氧,则呼吸频率不变。

2.吸气性喉喘鸣 因气流通过狭窄的喉腔产生振动和涡流而发生的鸣声。喉阻塞越重,声音越响。当声门下黏膜肿胀时,可产生犬吠样咳嗽。

3.吸气性软组织凹陷 因患者吸气困难,吸入气体不易进入肺部,所以胸腹部辅助呼吸肌均加强运动,由于胸腔内产生负压,使胸壁的软组织内陷而出现胸骨上窝、锁骨上窝、肋间隙、上腹部等处的吸气性凹陷现象,临床上称为"四凹征"。凹陷程度与呼吸困难程度呈正相关,儿童因肌张力较弱,"四凹征"尤为明显。

4.声嘶 若病变位于声带及其附近区域,则出现声音嘶哑甚至失音。

5.发绀 因缺氧表现为面色苍白、口唇青紫、端坐呼吸、烦躁不安,严重者表现为心律失常及血压下降、四肢厥冷、脉搏细速、心力衰竭等。

6.喉梗阻的临床分度 根据喉阻塞引起呼吸困难的严重程度,可分为四度:

Ⅰ度:安静时无呼吸困难。活动或哭闹时有轻度吸气性呼吸困难、稍有吸气性喉喘鸣及胸廓周围软组织凹陷。

Ⅱ度:安静时有轻度吸气性呼吸困难、吸气性喉鸣和胸廓周围软组织凹陷,活动时加重,但不影响睡眠和进食,无烦躁不安等缺氧症状。脉搏尚正常。

Ⅲ度:吸气性呼吸困难明显,喉喘鸣声响亮,"四凹征"明显。并因缺氧而出现烦躁不安、不易入睡、不愿进食、脉搏加快等症状。

Ⅳ度:呼吸极度困难。患者坐卧不安,手足乱动,出冷汗,面色苍白或发绀,定向力丧失,心律不齐,脉搏细速,血压下降,大小便失禁等。若不及时抢救,可因窒息、昏迷、心力衰竭而死亡。

三、诊断/辅助检查

根据病史、症状和体征,喉阻塞的诊断并不难。

四、处理原则

迅速解除呼吸困难,防止窒息。根据引起喉阻塞的病因、呼吸困难的程度和患者的全身情况,采用药物或手术治疗方式。

Ⅰ度和Ⅱ度:病因明确者,积极进行病因治疗。如由炎症引起,使用足量抗生素和糖皮质激素;若为异物,应迅速取出;如为喉肿瘤、喉外伤等病因不能一时去除,应考虑行气管切开术。

Ⅲ度:若由炎症引起,喉阻塞时间较短,可先行药物治疗,同时密切观察呼吸,做好气管切开准备;如果药物治疗无效,患者全身情况较差,应及早气管切开;若为喉肿瘤患者,应立即行气管切开术。

Ⅳ度:要争分夺秒,立即行气管切开术。紧急情况下,可先行环甲膜切开术或气管插管术,防止窒息死亡,再行气管切开术。

五、护理评估

(一)健康史

评估患者近期健康状况,有无喉梗阻的直接治病原因及有无诱因等。

(二)心理、社会状况

1.喉阻塞患者常急诊就医,患者和家属都会因患者呼吸困难威胁生命而感到非常恐惧。

2.患者希望立即解决呼吸困难,但对本病缺乏认识。尤其是小儿、青少年和青年女性,因考虑到日后生长发育或美观而拒绝气管切开,容易造成延误治疗时机,使病情加重,患者窒息的危险性增加。

3.综合评估患者的年龄、性别、情绪状态、对本病的认识程度等,还要评估家属的心理状况,以提供全面有效的护理措施。

六、常见的护理诊断/问题

1.恐惧　与患者呼吸困难、害怕窒息死亡有关。

2.低效性呼吸形态　与吸气性呼吸困难有关。

3.有窒息的危险　与喉阻塞或手术后套管阻塞,或脱管有关。

4.潜在并发症　术后出血、感染、皮下气肿等。

5.知识缺乏　缺乏气管切开术后自我护理和喉阻塞预防知识。

七、护理目标

1.呼吸道阻塞解除,呼吸道保持通畅,缺氧症状减轻。

2.情绪稳定,积极配合治疗和护理。

3.术后无出血、感染、皮下气肿或气胸等并发症发生。

4.掌握气管切开术后自我护理的知识和技能。

八、护理措施

(一)心理护理

向患者解释呼吸困难产生的原因、治疗方法和疗效,使患者尽量放松心情,减轻恐惧心理。帮助患者树立信心,避免不良刺激,以免进一步加重呼吸困难和缺氧症状。对较严重的患者,护士应守护在患者床边,随时观察病情变化。

(二)保持呼吸道通畅,预防窒息

1.给患者创造安静的休息环境,保持室内适宜的温度和湿度,采取坐位或半卧位休息,尽量减少患者活动量和活动范围,以免加重呼吸困难或发生意外。小儿患者尽量减少哭闹,避免因哭吵而加重呼吸困难。

2.密切观察1度和2度喉阻塞患者的病情变化和喉阻塞程度,对3度和4度喉阻塞患者应注意其生命体征、面色、口唇颜色等变化,如有异常应立即报告医生。

3.及时根据医嘱用药,并观察患者用药后的效果。必要时给予雾化吸入,低流量吸氧。

行气管切开术前应准备气管切开包、适宜型号的气管套管、吸引器等放于患者床旁。

（三）气管切开术患者的护理

气管切开术（tracheotomy）是一种抢救危重患者的急救手术。系切开颈段气管前壁并插入气管套管，使患者直接经套管呼吸和排痰的一种手术。

1. 术前护理

（1）严密观察患者呼吸困难及喉阻塞的程度，床旁备好氧气、吸引器、吸痰管、气管切开包、适当型号的气管套管、抢救药品等。如病情紧急，应及时与医生联系，行床旁气管切开或送入手术室进行气管切开。

（2）向患者说明手术的目的和必要性、术中可能出现的不适感以及如何配合。解除患者和家属的紧张和恐惧心理。嘱患者术前禁食禁水。

（3）术前如病情许可要检查化验常规是否备齐，如血、尿常规、出凝血时间，必要时做好心电图、胸片等检查。告知患者不可随意离开病房，以防发生意外。

2. 术后护理

（1）保持呼吸道通畅，是术后护理的关键。

1）患者回病区后，床旁备好氧气、吸引器、吸痰管、气管切开包等，以备急用。

2）保证气管内套管通畅，定时清洗内管并消毒，如分泌物较多或小儿气管切开患者，要增加清洗次数，以防分泌物干涸于管内壁而阻塞呼吸。

3）及时吸除气管内分泌物。气管内分泌物黏稠者可用雾化吸入或蒸气吸入，一般使用生理盐水、抗生素、糜蛋白酶或沐舒坦。定时通过气管套管滴入抗生素液体，如 0.5% 新霉素溶液。

4）室内保持适宜的温度和湿度，温度宜在 20℃～25℃，湿度在 60%～70%。要避免痰痂形成，阻塞气道。

5）患者取平卧或半卧位，术后鼓励患者有效地咳嗽、咳痰，适当活动。鼓励患者多饮水，补充体内水分。

（2）防止切口感染，按医嘱使用抗生素。

1）保持颈部切口清洁，每日切口更换套管垫。注意无菌操作，减少切口及肺部感染的机会。

2）密切观察患者生命体征变化、切口和敷料渗出情况、气管内分泌物的量及性质，如发现发热、分泌物增多、渗出异常应及时报告医生。

3）进食营养丰富的半流质饮食，增加蛋白质、维生素的摄入，增强机体抵抗力。

（3）预防脱管：经常检查系带松紧度和牢固性，告诉患者和家属不得随意解开或调整系带。注意调整气管套管系带松紧，以能容纳 1 个手指为宜。手术后 1～2 天可能有皮下气肿，消退后系带会变松，必须重新系紧。吸痰时动作要轻柔，告知患者勿用力咳嗽。

（4）拔管的护理：经治疗和护理，在呼吸道阻塞症状解除、吞咽反射恢复后可考虑拔管。拔管前先要做堵管实验，先间断，后连续堵管 24～48 小时。如活动及睡眠时呼吸平稳，方可拔管。拔管后 1～2 天内严密观察患者呼吸，叮嘱患者不要随意离开病房，并准备床旁紧急气管切开包，以备急用。

（5）并发症的护理及再次发生呼吸困难的应对方式。

1）气管切开术后常见的并发症包括：皮下气肿、纵隔气肿、出血、拔管困难等。故术后应注意观察患者的生命体征以及缺氧症状有无明显改善。如不见改善反趋恶化,应警惕是否有并发症发生,并立即报告医生。

2)观察皮下气肿的消退情况。正常情况下1周左右可自然吸收。

3)气管切开后患者再次发生呼吸困难,应考虑如下三种原因:①套管内管阻塞:迅速拔出套管内管即可改善,清洁后再放入。②套管外管或下呼吸道阻塞:拔出内套管后呼吸无改善,滴入抗生素药液并进行深部吸痰后,呼吸困难即可缓解。③套管脱出:应立刻通知医生并协助重新插管。

九、护理评价

1. 喉阻塞解除,呼吸道通畅,缺氧症状改善。

2. 情绪稳定,积极配合治疗。

3. 无并发症发生或引起严重后果。

4. 掌握对气管切开术后自我护理的知识和技能,对预防喉阻塞的知识有所了解。

十、健康指导

1. 向公众大力宣传喉阻塞的原因和后果以及如何预防喉阻塞。

(1)增强免疫力,防止上呼吸道感染。

(2)养成良好的进食习惯,吃饭时不大声谈笑。

(3)小儿玩耍时,家长应注意不要给其豆类、花生、瓜子等食物,防止异物吸入。

(4)有药物过敏史者应避免与过敏原接触;喉外伤患者应及早到医院诊治。

2. 带气管套管出院的患者,要做好健康宣教。

(1)任何情况下不可自行取出外套管,以防窒息。纱布覆盖造瘘口,防止异物落入(卧床患者)。

(2)教会患者及家属如何有效固定外套管,如何清洗、消毒内套管,更换敷料,保持切口清洁干燥。外套管固定的松紧以系好后能容纳一指为宜。

(3)不沐浴、不游泳,防止水溢入气管内。

(4)尽量避免去拥挤的公共场所,防止异物吸入及呼吸道感染。

(5)环境温差变化大时,要注意造瘘口保温和湿化气道的方法。

(6)告知患者定期来医院复查,根据病情恢复情况决定具体拔管时间。如发生气管外套管脱出或再次呼吸不畅,应立即到医院就诊。

(徐金凤)

临床综合护理学

（下）

徐金凤等◎主编

吉林科学技术出版社

第十一章　小儿疾病护理

第一节　口炎

口炎(stomatitis)是指口腔黏膜的炎症,若病变限于局部如舌、齿龈、口角亦可称为舌炎、齿龈炎或口角炎等。常由细菌、病毒、真菌或螺旋体感染引起。本病可单独发生,亦可继发于全身疾病如急性感染、腹泻、营养不良、久病体弱和维生素 B、C 缺乏等。口炎的种类很多,本节主要介绍以下三种。

一、鹅口疮

鹅口疮(thrush,oral candidiasis)为白色念珠菌感染所致。多见于新生儿、营养不良、腹泻、长期使用广谱抗生素或激素的患儿。新生儿多由产道感染或因哺乳时奶头不洁及污染的奶具感染。

（一）临床表现

轻症可见口腔黏膜表面覆盖白色乳凝块样小点或小片状物,可逐渐融合成大片,不易擦去,周围无炎症反应,强行剥离后局部黏膜潮红粗糙、可伴有溢血,患处不痛,不流涎,一般不影响吃奶,无全身症状;重症则全部口腔均被白色斑膜覆盖,甚至可蔓延到咽、喉头、食管、气管、肺等处,可伴低热、声音嘶哑、拒食、吞咽困难、呼吸困难。取白膜化验检查,在显微镜下可见真菌的菌丝和孢子。

（二）治疗原则

1. 保持口腔清洁　可用 2‰NaHCO$_3$ 溶液于哺乳前后清洁口腔。
2. 局部用药　局部涂抹 10 万～20 万 U/ml 制霉菌素溶液,每日 3～4 次。
3. 口服用药　严重者可同时口服制霉菌素,40 万～80 万 U/d,分 3 次服用,效果较好。
4. 加强营养　以高热量、高蛋白、富含维生素的微温或凉流质或半流质为宜,少量多餐。

二、疱疹性口炎

疱疹性口炎(herpetic stomatitis)为单纯疱疹病毒Ⅰ型感染所致。多见于 1～3 岁小儿。全年均可发病,冬春季多见,传染性强,在卫生条件差的家庭和集体托幼机构中感染容易传播。

（一）临床表现

起病时发热,体温可达 38～40℃,1～2 天后,齿龈、唇内、舌、颊黏膜等各部位口腔黏膜出现单个或成簇的小疱疹,周围有红晕,迅速破溃后形成浅表溃疡,其上覆盖白色膜样渗出物。多个溃疡可融合成不规则的较大溃疡,有时累及软腭、舌及咽部。口角及唇周皮肤亦常发生疱疹,疼痛剧烈,患儿可表现拒食、流涎、烦躁、颌下淋巴结肿大,常因拒食啼哭才被发现。体温在 3～5 天后恢复正常,病程 1～2 周。局部淋巴结肿大可持续 2～3 周。

（二）治疗原则

1. 保持口腔清洁　多饮水,可用 3%过氧化氢溶液清洗口腔,避免刺激性食物。

2. 局部用药　局部可涂碘苷(疱疹净)抑制病毒,亦可喷西瓜霜、锡类散等。疼痛严重者可在进食前用2%利多卡因涂局部。

3. 对症处理　发热者给予物理或药物降温,补充足够的营养和水分;有继发感染时按医嘱使用抗生素治疗。

三、溃疡性口炎

溃疡性口炎(ulcerative stomatitis)是由链球菌、金黄色葡萄球菌、肺炎链球菌、绿脓杆菌或大肠杆菌等感染引起的口腔炎症。多见于婴幼儿,常发生于急性感染、长期腹泻等机体抵抗力降低时,口腔不洁更利于细菌繁殖而致病。

(一)临床表现

口腔各部位均可发生,常见于唇内、舌及颊黏膜等处,可蔓延到唇及咽喉部。初起黏膜充血、水肿、可有疱疹,随后形成大小不等的糜烂或溃疡,创面覆盖较厚的纤维素性渗出物形成的灰白色或黄色假膜,边界清楚,易于擦去,擦后遗留溢血的糜烂面,不久又重新出现假膜。患处疼痛、流稠涎、拒食、烦躁、发热39~40℃,局部淋巴结肿大,外周血象白细胞总数和中性粒细胞增多,创面渗出液涂片染色可见大量细菌。全身症状轻者1周左右体温恢复正常,溃疡逐渐痊愈,重者可出现脱水和酸中毒。

(二)治疗原则

1. 控制感染　选用有效抗生素。

2. 保持口腔清洁　可用3%过氧化氢溶液清洁口腔。

3. 局部处理　溃疡面涂5%金霉素鱼肝油、锡类散等。

4. 补充水分和营养。

四、口炎的护理

(一)常见护理诊断/问题

1. 口腔黏膜受损　与感染有关。

2. 急性疼痛　与口腔黏膜糜烂、溃疡有关。

3. 营养失调:低于机体需要　与疼痛引起拒食有关。

4. 体温过高　与口腔炎症有关。

5. 知识缺乏　患儿及家长缺乏本病的预防及护理知识。

(二)护理措施

1. 口腔护理　针对病因使用恰当的溶液清洁口腔后涂药,年长儿可用含漱剂。进食后漱口,鼓励患儿多饮水。对流涎者,及时清除流出物,保持皮肤清洁、干燥,避免引起皮肤湿疹及糜烂。

2. 正确涂药　为了确保局部用药疗效,涂药前应先将纱布或干棉球放在颊黏膜腮腺管口处或舌系带两侧,以隔断唾液,再用干棉球吸干病变表面的水分方能涂药。涂药后嘱患儿闭口10min,然后取出隔离唾液的纱布或棉球,并叮嘱患儿或家长,不可让患儿马上漱口、饮水或进食。

3. 饮食护理　供给充足的营养和水分,饮食以高热量、高蛋白、富含维生素的温凉流质或半流质为宜,避免摄入刺激性食物。对疼痛影响进食者,在进食前局部涂2%利多卡因。对不能进食者,应给予肠外营养,以保证能量和水分的供给。

4.监测体温　监测体温注意观察体温变化,体温超过 38.5℃,给予松解衣服、温水擦浴、置冰袋等物理降温,必要时给予药物降温,同时做好皮肤护理。

5.健康教育　向患儿家属讲解口腔炎发生的原因;示范保持口腔卫生的方法,如小儿奶具、食具、玩具及毛巾的清洁消毒方法,协助小儿漱口,母乳喂养者母亲的衬衣、乳头要清洁卫生,示范饮水、饮食及局部涂药的护理方法,教育小儿养成良好的卫生习惯;宣传均衡营养对提高机体抵抗力的重要性,避免偏食、挑食,培养良好的饮食习惯。

(蔡莹莹)

第二节　胃食管反流

胃食管反流(gastroesophageal reflux,GER)是指胃内容物,包括从十二指肠流入胃的胆盐和胰酶等反流入食管甚至口咽部,分为生理性和病理性两种。生理情况下,由于小婴儿食管下括约肌(lower esophageal sphincter,LES)发育不成熟或神经肌肉协调功能差,可出现反流,往往出现在日间餐时或餐后,又称"溢乳"。病理性反流即胃食管反流病(gastroesophageal reflux disease,GERD),是由于 LES 的功能障碍和(或)与其功能有关的组织结构异常,以致 LES 压力低下而出现的反流,常常发生于睡眠、仰卧位及空腹时,引起一系列临床症状和并发症。随着直立体位时间和固体饮食的增多,60%的患儿到 2 岁时症状可自行缓解,部分患儿症状可持续到 4 岁以后。脑性瘫痪、唐氏综合征以及其他原因所致的发育迟缓患儿,GER 发生率较高。

一、病因

胃食管反流及其并发症的发生是多因素的。其中包括食管本身抗反流机制的缺陷,如食管下括约肌功能障碍和食管体部运动异常等,也有食管外诸多机械因素的功能紊乱。

二、发病机制

1.抗反流屏障功能低　现认为 LES 压力降低是引起胃食管反流的主要原因。在生理情况下,当有吞咽动作时 LES 反射性松弛,压力降低,通过正常的食管蠕动推动食物进入胃内,然后压力又恢复到正常水平,并出现一个反应性的压力增高以防止食物反流。当胃内压和腹内压升高时,LES 会发生反应性主动收缩使其压力超过增高的胃内压,起到抗反流作用。如因某种因素使这种正常的功能发生紊乱时可引起胃内容物反流入食管。LES 的一过性松弛是引起反流的重要原因。腹腔段食管的长度随着年龄的增长而变长,早产儿腹腔段食管通常短,致使腹内压增高时不能将其传导至 LES 使之收缩达到抗反流的作用。部分食管裂孔新生儿因缺少腹腔段食管的作用,易发生 GER。小婴儿 His 角(食管和胃贲门形成的夹角)较大(正常为 30°～50°),也易发生反流。

2.食管廓清能力降低　当食管蠕动减弱、消失或出现病理性蠕动时,食管清除反流物的能力下降,这样就延长了有害的反流物质在食管内停留的时间,增加了对黏膜的损伤。

3.食管黏膜的屏障功能破坏　反流物中的某些物质,如胃酸、胃蛋白酶以及从十二指肠反流入胃的胆盐和胰酶使食管黏膜的屏障功能受损,引起食管黏膜炎症。

4.胃、十二指肠功能失常　胃排空能力低下、使胃内容物及其压力增加,当胃内压增高超过 LES 压力时可使 LES 开放。

三、临床表现

食管上皮细胞暴露于反流的胃内容物中,是产生症状和体征的主要原因。

1.呕吐　新生儿和婴儿以呕吐为主要表现。85%患儿于生后第 1 周即出现呕吐,而 10%患儿于生后 6 周内出现呕吐。呕吐程度轻重不一,多数发生在进食后,有时在夜间或空腹时,可表现为溢乳、反刍或吐泡沫,严重者呈喷射状。呕吐物为胃内容物,有时含少量胆汁。年长儿以反胃、反酸、嗳气等症状多见。

2.反流性食管炎　常见症状有:

(1)灼烧感:见于有表达能力的年长儿,位于胸骨下端,饮用酸性饮料可使症状加重,服用抗酸剂症状减轻。

(2)咽下疼痛:婴幼儿表现为喂奶困难、烦躁、拒食,年长儿诉吞咽时疼痛,如并发食管狭窄则出现严重呕吐和持续性咽下困难。

(3)呕血和便血:食管炎严重者可发生糜烂或溃疡,出现呕血或黑便症状。严重的反流性食管炎可发生缺铁性贫血。

3.Barrette 食管　由于慢性 GER,食管下端的鳞状上皮被增生的柱状上皮所替代,抗酸能力增强,但更易发生食管溃疡、狭窄和腺癌。溃疡较深者可发生食管气管瘘。

4.食管外症状

(1)呼吸系统症状:①呼吸道感染,反流物直接或间接引起反复呼吸道感染。②哮喘,反流物刺激食管黏膜感受器反射性地引起支气管痉挛而出现哮喘。③窒息和呼吸暂停,多见于小婴儿和早产儿,表现为面色青紫或苍白、心动过缓,甚至发生婴儿猝死综合征。

(2)营养不良:见于 80%左右的患儿,主要表现为体重不增、生长发育迟缓。

(3)其他:如声音嘶哑、中耳炎、鼻窦炎、反复口腔溃疡、龋齿等。部分患儿可出现精神、神经症状,包括:①Sandifer 综合征,是指病理性 GER 患儿出现类似斜颈样一种特殊"公鸡头样"姿势,此为一种保护性机制,以期保持气道通畅或减轻胃酸反流所致的疼痛,同时伴有杵状指、蛋白丢失性肠病及贫血。②婴儿哭吵综合征,表现为易激惹、夜惊、进食时哭闹等。

四、辅助检查

1.食管钡餐造影　钡餐可显示食管炎的征象,如食管壁的溃疡、狭窄,还能观察食管的运动状况、钡剂的反流和程度。

2.24h 食管 pH 动态监测　24h 食管 pH 动态监测是诊断 GER 方便、快捷、先进的方法。特别适用于一些症状不典型的患者,或用于查找一些症状如咳嗽、哽噎、喘鸣、呼吸暂停的原因。

3.内镜检查　胃镜检查是诊断反流性食管炎最主要、最适宜的方法,不仅可以直接观察到食管黏膜损伤情况,结合病理学检查,还可确定是否存在食管炎及黏膜炎症的程度。内镜下食管炎主要表现为黏膜红斑、糜烂、溃疡。但内镜检查不能反映反流的严重程度。

4.食管动力功能检查　食管测压是测定动力功能的重要方法。

5.胃、食管放射性核素闪烁扫描　是诊断小儿 GER 较敏感的方法之一。该方法也是测定胃排空率的最好手段,并能了解胃排空与 GER 的关系,确定有无肺内吸入,明确呼吸道症状与胃食管反流的关系。

五、治疗原则

包括体位治疗、饮食治疗、药物治疗和手术治疗,其中体位治疗和饮食治疗参见护理措施部分。

1. 药物治疗　主要作用是降低胃内容物酸度和促进上消化道动力。

(1)促胃肠动力药:如多潘立酮(吗丁啉),常用剂量为 0.2~0.3mg/kg,每日 3 次,饭前半小时及睡前口服,疗程 4 周。

(2)抑酸和抗酸药:疗程 8~12 周。①抑酸药有 H_2 受体拮抗剂如西咪替丁和质子泵抑制剂如奥美拉唑(洛赛克)等;②中和胃酸药有氢氧化铝凝胶,多用于年长儿。

(3)黏膜保护剂:疗程 4~8 周。有硫糖铝、硅酸铝盐、磷酸铝等。

2. 手术治疗　手术指征:①经内科治疗 6~8 周无效,有严重并发症。②严重食管炎伴溃疡、狭窄或发现有食管裂孔疝者。③有严重的呼吸道并发症,如呼吸道梗阻、反复发作吸入性肺炎或窒息、伴支气管肺发育不良者。④合并严重神经系统疾病。

六、护理评估

1. 健康史　详细询问发病情况,有无反复呕吐、咽下困难、反复发作的慢性呼吸道感染、难治性哮喘等病史。

2. 身体状况　评估有无生长发育迟缓、营养不良、贫血、反复出现窒息、呼吸暂停等症状。了解辅助检查结果,如食管钡餐造影、24h 食管 pH 动态监测结果等。

3. 心理-社会状况　评估患儿对疾病的心理反应及认识程度,评估家长对疾病的心理反应及认识程度、文化程度、喂养及护理知识等,评估患儿家庭的居住环境、经济状况、卫生习惯等。

七、常见护理诊断/问题

1. 有窒息的危险　与溢奶和呕吐有关。
2. 营养失调:营养低于机体需要　与反复呕吐致能量和各种营养素摄入不足有关。
3. 疼痛　与胃内容物反流致反流性食管炎有关。
4. 知识缺乏　患儿家长缺乏本病护理的相关知识。

八、护理措施

1. 保持适宜体位,防止窒息　将床头抬高 30°,新生儿和小婴儿以前倾俯卧位为最佳,但为防止婴儿猝死综合征的发生,睡眠时宜采用仰卧位及左侧卧位;年长儿在清醒状态下以直立位和坐位最佳,睡眠时宜采取左侧卧位,将床头抬高 20°~30°,以促进胃排空,减少反流频率及反流物误吸。

2. 合理营养,促进生长发育　以稠厚饮食为主,少量多餐,母乳喂养儿增加哺乳次数,人工喂养儿可在牛奶中加入糕干粉、米粉或谷类食品。严重反流以及生长发育迟缓者可管饲喂养,能减少呕吐和起到持续缓冲胃酸的作用。年长儿也应少量多餐,以高蛋白低脂肪饮食为主,睡前 2h 不予进食,保持胃处于非充盈状态,避免食用降低 LES 张力和增加胃酸分泌的食物,如碳酸饮料、高脂饮食、巧克力和辛辣食品等。

3.合理用药,缓解疼痛　遵医嘱给药并观察药物疗效和副作用,注意用法和剂量,不能吞服时将药片研碎;多潘立酮应饭前半小时或睡前口服;服用西沙必利时,不能同时饮用橘子汁,同时加强观察心率和心律变化,出现心率加快或心律不齐时应及时联系医师进行处理;西咪替丁在进餐时或睡前服用效果好。

4.手术护理　GER 患儿术前术后护理与其他腹部手术相似。术前配合做好各项检查和支持疗法;术后根据手术方式做好术后护理,做好引流管护理,注意观察有关腹部切口裂开、穿孔、大出血等并发症。

5.健康教育　对新生儿和小婴儿,告知家长体位及饮食护理的方法、重要性和长期性。指导家长观察患儿有无发绀,判断患儿反应状况和喂养是否耐受,新生儿每日监测体重。带药出院时,详细说明用药方法和注意事项,尤其是用药剂量和不良反应。

(乔燕霞)

第三节　婴幼儿腹泻

婴幼儿腹泻(infantile diarrhea)或称腹泻病,是由多种病原、多种因素引起的,以大便次数增多和大便性状改变为特点的消化道综合征,严重时可引起水、电解质和酸碱平衡紊乱。本症是儿科常见病,2 岁以下婴幼儿发病率高,1 岁以下者约占半数,一年四季均可发病,但夏秋季发病率最高。

小儿腹泻按病因可分为感染性腹泻和非感染性腹泻两大类,以感染性腹泻多见;按病程分为急性腹泻(<2 周)、迁延性腹泻(2 周～2 个月)、慢性腹泻(>2 个月);按病情轻重分为轻型腹泻和重型腹泻。

一、病因

(一)易感因素

1.消化系统发育不成熟　胃酸和消化酶分泌不足,消化酶活性低,对食物质和量变化的耐受性差。

2.生长发育快　对营养物质的需求相对较多,消化道负担较重。

3.机体防御功能差　婴儿血液中免疫球蛋白、胃肠道 SIgA 及胃内酸度均较低,对感染的防御能力差。

4.肠道菌群失调　新生儿出生后尚未建立正常肠道菌群,或因使用抗生素等导致肠道菌群失调,使正常菌群对入侵肠道致病微生物的拮抗作用丧失,引起肠道感染。

5.人工喂养　母乳中含有大量体液因子(SIgA、乳铁蛋白)、巨噬细胞、粒细胞、溶菌酶、溶酶体等,有很强的抗肠道感染作用。家畜乳中虽有某些上述成分,但在加热过程中被破坏,而且人工喂养的食物和食具易受污染,故人工喂养儿肠道感染发生率明显高于母乳喂养儿。

(二)感染因素

1.肠道内感染　可由病毒、细菌、真菌、寄生虫引起,以前两者多见,尤其是病毒。

2.肠道外感染　患中耳炎、上呼吸道感染、肺炎、泌尿道感染、皮肤感染或急性传染病时也可引起腹泻。

（三）非感染因素

非感染因素包括食饵性腹泻、过敏因素、气候因素以及其他因素。

二、发病机制

1. 感染性腹泻　病原微生物能否引起肠道感染，决定于宿主防御功能的强弱，感染剂量的大小和微生物的毒力（黏附力、产毒力、侵袭力、细胞毒性等），其中以黏附力最为重要。以病毒性肠炎为例，病毒侵入肠道在小肠绒毛顶端的柱状上皮细胞上复制，使细胞发生空泡变性或坏死，微绒毛破坏，肠黏膜吸收面积减少导致小肠黏膜对水和电解质吸收能力下降，使肠液大量积聚引起腹泻；同时，微绒毛受损使双糖酶分泌减少且活性降低，使食物中的糖类消化不全而积滞在肠腔，被细菌分解成小分子的短链有机酸，使肠液的渗透压增高，引起水和电解质进一步丢失，加重腹泻。

2. 非感染性腹泻　当进食过量或食物成分不恰当时，消化吸收不良的食物积滞于小肠上部，使局部酸度减低，有利于肠道下部细菌上移和繁殖，造成内源性感染和消化功能紊乱。食物发酵和腐败，分解产生的短链有机酸和胺类，使肠腔内渗透压增高，腐败产物刺激肠道，使肠蠕动功能增加，导致腹泻，甚至出现水电解质紊乱及中毒症状。

三、临床表现

（一）腹泻的共同临床表现

1. 轻型腹泻　多由饮食因素或肠道外感染引起。起病可急可缓，以胃肠道症状为主。表现为食欲减退，偶有恶心、呕吐或溢乳，大便呈黄色或黄绿色，稀薄或带水，常见白色或黄白色奶瓣和泡沫，可混有少量黏液，有酸味，次数增多，每次量少。一般无脱水及全身中毒症状。

2. 重型腹泻　多由肠道内感染所致。起病较急，除有较重的胃肠道症状外，还有脱水、电解质紊乱及发热等明显的全身中毒症状。

（1）胃肠道症状：大便每日十余次至数十次，多呈黄绿色水样便或蛋花汤样便，量多，可有少量黏液。少数患儿也可有少量血便。食欲低下并伴有呕吐，严重者可吐咖啡渣样物。

（2）水、电解质和酸碱平衡紊乱症状：有脱水、代谢性酸中毒、低钾及低钙、低镁血症。

1）脱水：由于呕吐、腹泻，液体丢失和摄入不足，体液总量尤其是细胞外液量减少，致不同程度的脱水。又由于水和电解质丢失的比例不同，体液的渗透压变化，造成等渗、低渗和高渗脱水。

2）代谢性酸中毒：由于腹泻丢失大量碱性肠液，摄入热量不足又使体内脂肪氧化增加，酮体生成增多；血容量减少，血液浓缩，组织灌注不良和缺氧，乳酸堆积；同时因肾血流量不足，尿量减少，使酸性代谢产物潴留，造成不同程度的酸中毒。脱水越重，酸中毒也越重。患儿表现萎靡、嗜睡、恶心、呕吐、呼吸深长、口唇樱桃红色、呼出气体可有酮味。新生儿及 6 个月以下小婴儿呼吸代偿功能较差，酸中毒时呼吸改变可不典型。

3）低钾血症：胃肠液中含钾量较多，故吐、泻时丢失钾较多。进食少，钾的摄入少，加之肾保钾功能较差，腹泻患儿都有一定程度的低钾。但在脱水酸中毒时，由于血浓缩和钾由细胞内转移到细胞外以及尿少排钾量减少等原因，钾的总量减少，但血钾多数正常。当输入不含钾的溶液时，随着脱水的纠正，血钾被稀释，酸中毒被矫正，输入的葡萄糖合成糖原，使钾由细胞外向细胞内转移,利尿后钾排出增加等使血钾迅速下降,当血钾低于 3.5mmol/L 时即出现缺钾的症状。表现为肌肉无力、腱反射减弱或消失,心音低钝、心律失常,腹胀、肠鸣音减低或消失,心电图 T 波低平、双向或倒置,S－T 段下降、Q－T 间期延长,出现 U 波。

4)低钙和低镁血症:腹泻丢失钙、镁,进食少吸收不良,使体内钙、镁减少,在脱水酸中毒时,由于血浓缩和钙离子增加,可不出现低钙症状。输液后血钙被稀释和酸中毒被纠正,血清钙转低,钙离子减少,易出现手足搐搦或惊厥。少数久泻和营养不良的患儿可有低镁,表现为输液后出现震颤、搐搦、惊厥,而用钙剂治疗无效,加用硫酸镁后症状控制。

(3)全身中毒症状:高热或体温不升、烦躁不安、精神萎靡、嗜睡,甚至昏迷、休克。

(二)几种常见类型肠炎的临床特点

1. 轮状病毒肠炎　又称秋季腹泻,多发生在秋、冬季节。多见于 6 个月～2 岁的婴幼儿,4 岁以上者少见,潜伏期 1～3 天。起病急,常伴有发热和上呼吸道感染症状,发病初期即出现呕吐,大便次数多、量大、水分多,呈黄色或淡黄色,水样或蛋花汤样便带少量黏液,无腥臭味,常并发脱水、酸中毒。本病为自限性疾病,自然病程 3～8 天。近年报道,轮状病毒感染也可侵犯多个脏器,如中枢神经系统、心肌等。

2. 大肠埃希菌肠炎　多发生在 5～8 月气温较高季节。

(1)产毒性大肠埃希菌和致病性大肠埃希菌肠炎:二者引起的肠炎在临床表现上基本相似,主要为排出大量绿色水样便伴恶心、呕吐,可发生水、电解质及酸碱失衡。

(2)出血性大肠埃希菌肠炎:表现为发热、排出黏液脓血便或血性便,腹痛,体温多正常,严重者可引起溶血尿毒综合征。

(3)侵袭性大肠埃希菌肠炎:临床表现与菌痢极其相似,可表现为发热、腹痛、腹泻频繁、里急后重、大便为黏液脓血便,可伴有严重的全身中毒症状甚至休克。

3. 抗生素诱发性肠炎

长期应用广谱抗生素会破坏肠道正常菌群,引起肠道菌群失调。肠道菌群紊乱时,益生菌数量明显下降,条件致病菌数量异常增多,肠道黏膜屏障损伤,消化吸收代谢受到影响,从而导致肠炎。杜绝滥用抗生素是预防该病的关键。

(1)金黄色葡萄球菌肠炎:表现为发热、呕吐、腹泻,不同程度中毒症状、脱水和电解质紊乱,甚至发生休克。典型大便为暗绿色、量多、带黏液,少数为血便。大便镜检有大量脓细胞和成簇的 G^+ 球菌,大便培养有葡萄球菌生长,凝固酶阳性。

(2)伪膜性小肠结肠炎:由难辨梭状芽孢杆菌引起,主要症状为腹泻,呈黄绿色水样便,可有毒素致肠黏膜坏死所形成的伪膜排出,大便厌氧菌培养、组织培养法检测细胞毒素可协助诊断。

(3)真菌性肠炎:常见于营养不良或长期使用广谱抗生素的患儿。2 岁以下婴幼儿多见,多由白色念珠菌所致,主要症状为大便次数增多,黄色稀便,泡沫较多带黏液,有时可见豆腐渣样细块(菌落);大便镜检可见真菌孢子和菌丝。婴幼儿病情多较重,常并发于其他感染。

(三)迁延性腹泻和慢性腹泻

多与营养不良和急性期未彻底治疗有关。迁延性腹泻病程 2 周至 2 个月,超过 2 个月为慢性腹泻。人工喂养儿多见,表现为腹泻迁延不愈,病情反复,大便次数和性质极不稳定,严重时可出现水、电解质紊乱。

(四)非病理性腹泻

1. 生理性腹泻　多见于出生 6 个月以内的婴儿。患儿外观虚胖,常伴湿疹,生后不久即出现腹泻。一般无其他症状,食欲好,生长发育正常,添加辅食后,大便即逐渐转为正常。近年研究发现,此类腹泻可能为乳糖不耐受的一种特殊类型。

2.饥饿性腹泻　发生于急性腹泻恢复期,因控制饮食使患儿大便缺少食物残渣而呈黏冻状,而被误认为腹泻未愈,仍继续限食。患儿因有饥饿感而哭闹,粪便水分不多、量少,只要逐渐增加饮食,粪便即可转为正常。

四、辅助检查

1.血常规　白细胞总数及中性粒细胞增多提示细菌感染,降低则提示病毒感染(也有例外),嗜酸性粒细胞增多提示寄生虫感染或过敏性病变。

2.生化检查　血液电解质和血气分析测定可了解电解质和体内酸碱平衡状况。重症患儿应同时测尿素氮,必要时查血钙和血镁。

3.大便检查　大便培养可检出致病菌。大便常规无或偶见白细胞者常为侵袭性细菌以外的病因引起,有较多内细胞者常由于各种侵袭性细菌感染所致。真菌性肠炎,大便涂片发现念珠菌孢子和菌丝有助于诊断。疑为病毒感染者应做病毒学检查。

五、治疗原则

婴幼儿腹泻的治疗原则为预防、纠正脱水,继续饮食,合理用药,加强护理,预防并发症。不同时期的腹泻病治疗重点各有侧重,急性腹泻多注意维持水、电解质平衡及抗感染;迁延性及慢性腹泻则应注意肠道菌群失调问题及饮食疗法。

1.急性腹泻的治疗

(1)饮食疗法:强调继续饮食,满足生理需要,补充疾病消耗以缩短腹泻后的康复时间。

(2)纠正水、电解质紊乱及酸碱失衡:ORS可用于腹泻时预防脱水及纠正轻、中度脱水。轻度脱水口服液量 $50\sim80ml/kg$,中度脱水 $80\sim100ml/kg$,于 $8\sim12h$ 内将累积损失量补足。脱水纠正后,可将 ORS 用等量水稀释按病情需要随意口服。静脉补液适用于中度以上脱水、吐泻严重或腹胀的患儿。输用溶液的成分、量和滴注持续时间必须根据不同的脱水程度和性质决定,同时要注意个体化,结合年龄、营养状况、自身调节功能而灵活掌握。

(3)药物治疗:

1)控制感染:①水样便腹泻患者(约占 70%)多为病毒及非侵袭性细菌所致,一般不用抗生素,合理使用液体疗法后多数会自愈,可选用微生态制剂和黏膜保护剂。如伴有明显中毒症状不能用脱水解释者,应选用抗生素治疗。②黏液、脓血便患者(约占 30%)多为侵袭性细菌感染,应根据临床特点,针对病原经验性选用抗菌药物,再根据大便细菌培养和药敏试验结果进行调整。

2)微生态疗法:有助于恢复肠道正常菌群的生态平衡,抑制病原菌定植和侵袭,控制腹泻。微生态制剂如双歧杆菌、嗜酸乳杆菌、粪链球菌、需氧芽孢杆菌、腊样芽孢杆菌等。

3)肠黏膜保护剂:能吸附病原体和毒素,维持肠细胞的吸收和分泌功能,与肠道黏膜糖蛋白相互作用可增强其屏障功能,阻止病原微生物的攻击,如十六角蒙脱石粉(思密达)。

4)抗分泌治疗:脑啡肽酶抑制剂消旋卡多曲,通过加强内源性脑啡肽来抑制肠道水电解质的分泌,治疗分泌性腹泻,如肠毒素性腹泻。

5)补锌治疗:急性腹泻补锌可以加快肠黏膜修复,缩短病程,减少慢性腹泻的发生。

WHO 建议腹泻小儿补锌 10～14 天,年龄＜6 个月补元素锌 10mg/d,年龄＞6 个月补元素锌 20mg/d。

6)避免用止泻剂:此类药物有抑制胃肠动力的作用,会增加细菌繁殖和毒素的吸收,对于感染性腹泻有时是很危险的,如洛哌丁醇。

2.迁延性和慢性腹泻治疗　因迁延性、慢性腹泻常伴有营养不良和其他并发症,病情较为复杂,必须采取综合治疗措施。

六、护理评估

1.健康史　评估喂养史,如喂养方式、喂何种乳品、冲调浓度、喂哺次数及每次量、添加辅食及断奶情况;注意有无不洁饮食史、食物过敏、腹部受凉或过热致饮水过多;了解是否有上呼吸道感染、肺炎等肠道外感染病史;既往有无腹泻史,有无其他疾病及长期使用抗生素病史。

2.身体状况　评估患儿生命体征,评估患儿神志、体重、前囟、眼窝、皮肤黏膜、循环状况和尿量等,评估脱水程度和性质,有无低钾血症和代谢性酸中毒等症状,评估肛周皮肤有无发红、破损等。了解血常规、大便常规、致病菌培养、血液生化等检查结果及临床意义。

3.心理-社会状况　评估患儿对疾病的心理反应及认识程度,评估家长对疾病的心理反应及认识程度、文化程度,喂养及护理知识等,评估患儿家庭的居住环境、经济状况、卫生习惯等。

七、常见护理诊断/问题

1.腹泻　与喂养不当、感染导致胃肠道功能紊乱等因素有关。

2.体液不足　与腹泻、呕吐致体液丢失过多和摄入量不足有关。

3.营养失调:低于机体需要量　与腹泻、呕吐丢失过多和摄入不足有关。

4.体温过高　与肠道感染有关。

5.有皮肤完整性受损的危险　与大便次数增多刺激臀部皮肤有关。

6.知识缺乏　家长缺乏喂养知识及相关的护理知识。

八、护理措施

(一)调整饮食

腹泻时进食和吸收减少而营养需要量增加,如限制饮食过严或禁食过久常造成营养不良,以致病情迁延不愈影响生长发育。故应强调继续饮食,满足生理需要,补充疾病消耗,以缩短腹泻后的康复时间。应根据疾病的特殊病理生理状况、个体消耗吸收功能和平时的饮食习惯进行合理调整。以母乳喂养的婴儿继续哺乳,暂停辅食;人工喂养儿可喂以等量米汤或稀释的牛奶或其他代乳品,由米汤、粥、面条等逐渐过渡到正常饮食。有严重呕吐者可暂时禁食 4～6h(不禁水),待好转后继续喂食,由少到多,由稀到稠。病毒性肠炎多有继发性双糖酶(主要是乳糖酶)缺乏,对疑似病例可暂停乳类喂养,改为豆制代乳品,或发酵奶,或去乳糖配方奶粉以减轻腹泻,缩短病程。患儿在应用无双糖饮食后腹泻仍不改善时,需考虑对蛋白质过敏(对牛奶或大豆蛋白过敏)的可能性,应改用其他饮食。少数严重患儿不能耐受口服营养物质者,可采用静脉高能营养。腹泻停止后逐渐恢复营养丰富的饮食并每日加餐一次,共

2周。

（二）维持水、电解质及酸碱平衡

根据病情可选择口服补液和（或）静脉补液。口服 ORS 补液时应指导家长让患儿多饮水，预防高钠血症发生；静脉补液时准确调整输液速度，并记录第一次排尿时间及 24h 出入量，以此作为调整补液方案的依据。

（三）控制感染

严格按肠道传染病消毒隔离，护理患儿前后需认真洗手，防止交叉感染。对患儿的衣物、尿布、用具及便盆分类消毒。遵医嘱使用抗生素。

（四）维持皮肤的完整性

1. 评估并记录患儿皮肤状况，观察皮肤的颜色及表皮有无破溃。

2. 指导家长保持患儿臀部清洁干燥，勤换尿布，每次便后用温水清洗臀部及会阴部并吸干，女婴尿道口接近肛门，故会阴部的清洁要特别注意，防止上行性尿路感染。

3. 宜选用柔软、吸水性强的纯棉织品做尿布，避免使用不透气塑料布或橡皮布，防止尿布皮炎的发生。

4. 及时更换卧位并给予良好的皮肤护理，以预防可能因脱水而产生的损伤。如局部皮肤发红，应涂以 5%鞣酸软膏或 40%氧化锌油并按摩片刻，促进局部血液循环；如局部皮肤发生溃疡可用灯泡局部烘照，每日 1～2 次，每次 20～30min，灯距离臀部患处 30～40cm，照射时护士必须坚持守护患儿，以防意外。

（五）观察病情

1. 监测生命体征　如神志、体温、脉搏、呼吸、血压等，观察有无全身中毒症状如发热、精神萎靡、嗜睡、烦躁等。体温过高时应给患儿多饮水、擦干汗液、及时更换汗湿的衣服，并予头部冰敷等物理降温。

2. 观察大便情况　观察并记录大便次数、颜色、气味、性状、量，做好动态比较，为输液方案提供可靠依据。

3. 观察水、电解质和酸碱平衡紊乱症状　如脱水情况及其程度、代谢性酸中毒表现、低钾血症表现。输液后应注意观察患儿的神志，有无口渴、皮肤、黏膜干燥程度、眼眶及前囟凹陷情况、尿量多少等。如补液合理，一般于补液后 3～4h 有尿排出，说明血容量恢复。补液后 24h 皮肤弹性恢复，眼眶凹陷消失，则表明脱水已纠正。

（六）健康教育

提倡母乳喂养，避免在夏季断奶，按时逐渐添加辅食，防止过食、偏食及饮食结构突然变动。注意食物新鲜，食具、奶具及玩具等定期消毒，避免肠道内感染。教育小儿饭前便后洗手，勤剪指甲。避免长期滥用广谱抗生素，指导患儿家长正确配制和使用 ORS 溶液。注意气候变化，防止受凉或过热，冬天注意保暖，夏天多喝水，居室要通风。加强体格锻炼，积极参加户外活动。

（乔燕霞）

第四节　急性坏死性小肠结肠炎

急性坏死性小肠结肠炎是一种常见的新生儿急腹症，因此也叫新生儿坏死性小肠结肠炎

(neonatal necrotizing enterocolitis,NEC),其总体发病率为(0.3~2.4)/1000 活产婴儿,90%以上为早产儿,目前国内该病的病死率为 10%~50%,幸存下来的患儿也常合并短肠综合征等后遗症,给社会及患儿家庭带来沉重的经济负担。

一、病因及发病机制

该病坏死肠管呈缺血性改变,而病变发生的部位多位于回盲部,此处为肠系膜上动脉的终末分支,容易发生缺血性损伤。

1. 早产　胎龄越小,NEC 的发病率越高。一方面,发育未成熟的胃肠道分泌胃液及胰液的能力降低,使得细菌易于在胃肠道内繁殖;另一方面,杯状细胞分泌黏液的能力不足而肠上皮细胞间的连接松弛,从而产生细菌移位,触发炎症反应而引起 NEC。早产儿肠蠕动减慢又延长了细菌在肠道内存留的时间,加重了细菌感染引发的炎症反应。

2. 肠道缺血缺氧　新生儿缺氧有关的损伤如机械通气、出生后低 Apgar 评分、吲哚美辛、长期脐动脉插管等也与 NEC 的发生有关。新生儿缺氧、窒息时引起机体的保护性反射(即所谓潜水反应),为了保证脑、心等重要器官的血供,体内的血液重新分布,胃肠道的血供急剧下降,肠壁因此受损。

3. 人工喂养　快速超量的人工喂养可因肠道渗透压增高、食物中缺少必要的生长因子和抗体、诱发细菌移位等原因引起肠壁损伤。

4. 细菌的增值　也与 NEC 发生密切相关,而调节肠道菌群也可减少 NEC 的发生率。

二、临床表现

本病多见于早产儿。大多在生后 2 周内(2~12 天)发病,极低出生体重儿可延迟至 2 个月。病初可表现为体温不升、呼吸暂停、心动过缓、拒乳、反应差、嗜睡及皮肤灰暗等,同时或继之出现不同程度的消化道症状,如胃潴留、呕吐、腹胀、腹泻、血便等。严重者可出现高热或体温不升、反应差,四肢、皮肤呈花斑样等休克表现。体格检查可见腹壁发红、肠型、腹部压痛、肠鸣音减弱或消失。常并发败血症,重者发生肠穿孔和腹膜炎等,最后发展为呼吸衰竭、休克、DIC 而死亡。

三、辅助检查

1. 腹部 X 线片　对诊断本病有重要意义。主要表现为麻痹性肠梗阻、肠壁间隔增宽、肠壁积气、门静脉充气征,重者肠襻固定(肠坏死)、腹水(腹膜炎)和气腹(肠穿孔)。肠壁积气和门静脉充气征为本病的特征性表现。

2. 血气分析、血常规、C 反应蛋白、血培养及 DIC 的监测。

3. 大便潜血试验及大便培养。

四、治疗原则

1. 禁食　疑似患儿禁食 3 天,确诊病例 7~10 天,重者 14 天或更长。待其临床表现好转,腹胀消失,大便潜血转阴后可逐渐恢复进乳。恢复喂养要从水开始,再试喂糖水、稀释奶,以后根据病情逐步增加稀释奶浓度。

2. 胃肠减压　禁食期间需进行胃肠减压。

3.抗感染 依据细菌培养及药敏试验结果选择敏感抗生素。疗程7～10天,重者14天或更长。

4.支持疗法或其他疗法 禁食期间应予以静脉营养维持水、电解质平衡及能量需求。有凝血机制障碍时可输新鲜全血或冰冻血浆。出现休克时给予抗休克治疗。

5.外科治疗 明显腹膜炎时可考虑手术,肠穿孔时应立即手术。

五、护理评估

1.健康史 详细询问健康史,是否早产、出生体重以及喂养方式等。

2.身体状况 评估发病情况,评估有无腹胀、呕吐、腹泻、便血,腹部平片有无显示肠管扩张、肠壁积气、血象升高或降低等。

3.心理—社会状况 评估患儿对疾病的心理反应,评估家长对疾病的心理反应及认识程度、文化程度,喂养及护理知识等,评估患儿家庭的居住环境、经济状况、卫生习惯等。

六、常见护理诊断/问题

1.腹泻 与喂养不当、感染导致胃肠道功能紊乱等因素有关。

2.疼痛 与肠道坏死、感染有关。

3.体液不足 与腹泻、呕吐致体液丢失过多和摄入量不足有关。

4.营养失调:低于机体需要 与腹泻、呕吐丢失过多和摄入不足有关。

5.潜在并发症 休克。

6.知识缺乏 家长缺乏喂养知识及相关的护理知识。

七、护理措施

1.详细记录体温、脉搏、呼吸、血压、神志、尿量的变化,观察肢端温度及皮肤有无淤斑。密切注意肠鸣音的变化、腹部体征、腹痛症状以及大便的性质、次数及量。一旦患儿出现面色发灰,精神萎靡,四肢发凉,脉搏细弱,应立即通知医生,并迅速建立静脉通路。

2.患儿一般需禁食,胃肠减压7～10天,重症可延长至14天或更长。腹胀消失,粪便潜血转阴,患儿有觅食表现,恢复喂养要从水开始,再试喂少量5%葡萄糖水。2～3次后无腹胀、呕吐可开始喂流食,由稀释奶少量开始,情况良好可加量,逐渐过渡到半流食、少渣饮食,直至恢复到正常饮食。在禁食期间,静脉补充能量、电解质及水分。在恢复饮食的过程中,要密切观察病情变化。

3.取侧卧位或半卧位,减轻腹部张力,缓解疼痛。腹胀明显者可进行肛管排气、胃肠减压。一般不宜使用止痛剂。

4.健康教育 指导家长观察患儿症状,注意患儿是否出现恶心、呕吐、腹痛、腹胀、血便等症状。注意食物,食具及玩具清洁,避免肠道内感染。加强体格锻炼,积极参加户外活动。注意清洁患儿的粪便及呕吐物,保持肛门清洁,避免感染。若进行手术,应向家长详细讲解手术后的注意事项。向家长讲解正常小儿粪便的性状、排便次数,以利于发现不正常的排便现象并及时来院就诊。

(陈丽丽)

第五节　急性感染性喉炎

急性感染性喉炎(acute infectious laryngitis)为喉部黏膜急性弥漫性炎症,以犬吠样咳嗽、声音嘶哑、喉鸣、吸气性呼吸困难为特征,多发生在冬春季节,婴幼儿多见。

一、病因

本病多由病毒或细菌感染引起,常为上呼吸道感染的一部分。有时可在麻疹或其他急性传染病的病程中并发。

二、临床表现

起病急、症状重,可有不同程度的发热、声音嘶哑、犬吠样咳嗽、吸气性喉鸣和三凹征。一般白天症状轻,夜间入睡后喉部肌肉松弛。分泌物阻塞导致症状加重。严重者迅速出现烦躁不安、吸气性呼吸困难、青紫、心率加快等缺氧症状。

体检可见咽部充血,间接喉镜检查可见喉部及声带充血、水肿。

临床上按吸气性呼吸困难的轻重,将喉梗阻分为4度。Ⅰ度:安静时无症状,活动后出现吸气性喉鸣和呼吸困难,肺部听诊呼吸音清晰,心率无改变。Ⅱ度:安静时出现喉鸣和吸气性呼吸困难,肺部听诊可闻喉传导音或管状呼吸音,心率增快(120～140次/分)。Ⅲ度:除上述喉梗阻症状外,患儿因缺氧而出现烦躁不安,口唇及指趾发绀,双眼圆睁,惊恐万状,头部出汗,肺部听诊呼吸音明显减弱,心音低钝,心率快(140～160次/分)。Ⅳ度:患儿呈衰竭状态,昏迷或昏睡、抽搐、面色苍白,由于无力呼吸,三凹征不明显,肺部呼吸音几乎消失,仅有气管传导音,心音低钝,心律不齐。

三、治疗原则

1. 保持呼吸道通畅　吸氧、雾化吸入,消除黏膜水肿。
2. 控制感染　多为病毒感染,一般不用抗生素。怀疑有细菌感染可用青霉素类、大环内酯类或头孢菌素类等,有气急、呼吸困难时,及时静脉输入足量广谱抗生素。
3. 应用肾上腺皮质激素　应用抗生素同时给予肾上腺皮质激素,以减轻喉头水肿缓解症状,常用泼尼松,每日1～2mg/kg,分次口服,重症可用地塞米松静脉推注,每次2～5mg;继之每日1mg/kg静脉滴注,用2～3天,至症状缓解。
4. 对症治疗　烦躁不安者给予镇静剂如异丙嗪。
5. 气管切开　有严重缺氧征象或有Ⅲ度喉梗阻者及时行气管切开。

四、护理评估

1. 健康史　询问患儿近期有无上呼吸道感染、传染病接触史、过敏史,有无过度用声、异物及外伤,有无受凉、过度劳累、机体抵抗力下降等诱因。
2. 身体状况　评估患儿起病情况,有无发热、声音嘶哑、犬吠样咳嗽、吸气性喉鸣和三凹征。有无发绀、烦躁不安、面色苍白、心率加快等缺氧症状。体检有无咽部充血等。
3. 心理—社会状况　应注意评估患儿及家长是否因缺乏相关疾病知识、对病情认识不足、不能及时就诊以及贻误治疗时机而产生愧疚、悔恨心理,评估在患儿发生喉梗阻时,患儿及家长是否因担心呼吸困难危及生命而出现紧张、恐惧情绪,评估其家庭支持系统及经济状况等。

五、常见护理诊断/问题

1. 低效性呼吸形态　与喉部炎症、水肿有关。
2. 体温过高　与上呼吸道感染有关。
3. 有窒息的危险　与严重喉部炎症、水肿致喉梗阻有关。
4. 焦虑　与呼吸困难不能缓解有关。

六、护理措施

(一)改善呼吸功能,保持呼吸道通畅

1. 保持室内空气清新,温湿度适宜以减少对喉部的刺激,减轻呼吸困难。置患儿舒适体位,及时吸氧,保持安静,用肾上腺皮质激素超声雾化吸入,以迅速消除喉头水肿,恢复气道通畅。

2. 遵医嘱给予抗生素、激素治疗以控制感染、减轻喉头水肿、缓解症状。

3. 密切观察病情变化,根据患儿三凹征、喉鸣、发绀及烦躁等的表现正确判断缺氧的程度,发生窒息后及时抢救,随时做好气管切开的准备,以免因吸气性呼吸困难而窒息致死。

(二)维持正常体温,促进舒适

1. 密切观察体温变化,体温超过 38.5℃时给予物理降温。

2. 补充足量的水分和营养,喂饭、喝水时避免患儿发生呛咳。

3. 保持患儿安静,尽可能将所需要的检查及治疗集中进行,以不打扰患儿的休息。一般情况下不用镇静剂,若患儿过于烦躁不安,遵医嘱给药,以达到镇静和减轻喉头水肿的作用。避免使用氯丙嗪,以免使喉头肌松弛,加重呼吸困难。

(三)健康教育

指导家长正确护理患儿,如加强体格锻炼,适当进行户外活动,定期预防接种,积极预防上呼吸道感染和各种传染病。

(陈丽丽)

第六节　肺炎

肺炎(pneumonia)是指由各种不同病原体或其他因素等所引起的肺部炎症。临床以发热、咳嗽、气促、呼吸困难和肺部固定性中、细湿啰音为特征,重症患者可累及循环、神经及消化系统而出现相应的临床症状,如心力衰竭、中毒性脑病及中毒性肠麻痹等。肺炎是发展中国家婴幼儿最常见疾病,占 5 岁以下小儿死亡的第一位原因,也是我国小儿重点防治的"四病"之一,加强对本病的防治十分重要。本病一年四季均可发病,以冬春季节多见。

一、分类

1. 按病理分类　可分为大叶性肺炎、小叶性肺炎(又称支气管肺炎)、间质性肺炎。

2.按病因分类　可分为病毒性肺炎、细菌性肺炎、支原体肺炎、衣原体肺炎、原虫性肺炎、真菌性肺炎、肺感染引起的肺炎等。

3.按病程分类　可分为急性肺炎(病程<1个月)、迁延性肺炎(病程1~3个月)、慢性肺炎(病程>3个月)。

3.按病情分类　可分为轻症(除呼吸系统外,其他系统仅轻微受累,无全身中毒症状)、重症(除呼吸系统外,其他系统亦受累,出现其他系统表现,全身中毒症状明显,甚至危及生命)。

4.按临床表现典型与否分类　可分为典型性肺炎(肺炎链球菌、金黄色葡萄球菌、肺炎杆菌、流感嗜血杆菌、大肠杆菌等引起的肺炎)、非典型性肺炎(肺炎支原体、衣原体、军团菌、病毒性肺炎等。

5.按肺炎发生的地区分类　可分为社区获得性肺炎(community acquired pneumonia,CAP)和院内获得性肺炎(hospital acquired pneumonia,HAP)。社区获得性肺炎指无明显免疫抑制的患儿在院外或住院48h内发生的肺炎,院内获得性肺炎指住院48h后发生的肺炎。

小儿以支气管肺炎最常见。临床上如果病原体明确,则按病因分类,有助于指导治疗,否则按病理或其他方法分类。

二、病因

本病常见病原体为细菌和病毒,也可为细菌、病毒的混合感染。发展中国家以细菌为主,发达国家以病毒为主。细菌中以肺炎链球菌多见,其次为金黄色葡萄球菌、革兰阴性杆菌等。病毒中以呼吸道合胞病毒常见,其次为腺病毒、流感病毒等;近年来肺炎支原体、衣原体和流感嗜血杆菌有增加趋势。

此外,小儿机体内在因素(SIgA不足)及诱发因素(居室拥挤、通风不良、营养不良、佝偻病、先天性心脏病等)也可引起肺炎的发生。

三、发病机制

病原体常由呼吸道入侵,少数经血行入肺,引起肺组织充血、水肿、炎性细胞浸润。炎症使肺泡壁充血水肿而增厚,支气管黏膜水肿,管腔狭窄,造成通气和换气功能障碍,导致缺氧和二氧化碳潴留,从而造成一系列病理生理改变。

1.呼吸功能改变　为增加通气和呼吸深度,出现代偿性的呼吸和心搏增快、鼻翼扇动、发绀、三凹征,严重时可出现呼吸衰竭。

2.酸碱平衡失调与电解质紊乱　缺氧和二氧化碳潴留致呼吸性酸中毒、呼吸衰竭;低氧血症、高热、进食少致代谢性酸中毒,所以重症肺炎常出现混合性酸中毒。缺氧及二氧化碳潴留,致肾小动脉痉挛而引起水钠潴留,缺氧致ADH分泌增加造成稀释性低钠血症。

3.循环系统　缺氧和二氧化碳潴留致肺动脉高压,引起右心负荷加重,加之病原体毒素作用于心肌,致中毒性心肌炎、心力衰竭。

4.神经系统　缺氧和二氧化碳潴留致脑毛细血管扩张,毛细血管通透性增加,引起脑水肿。病原体毒素作用也可引起脑水肿、中毒性脑病。

5.消化系统　低氧血症和病原体毒素可致中毒性肠麻痹,胃肠道毛细血管通透性增加,可致消化道出血。

四、临床表现

(一)轻症肺炎

仅表现为呼吸系统症状和相应的肺部体征。

1.症状 大多起病急,主要表现为发热、咳嗽、气促和全身症状。①发热:热型不定,多为不规则热,新生儿和重度营养不良儿可不发热,甚至体温不升;②咳嗽:较频,初为刺激性干咳,以后咳嗽有痰,新生儿则表现为口吐白沫;③气促:多发生在发热、咳嗽之后;④全身症状:精神不振、食欲减退、烦躁不安、轻度腹泻或呕吐。

2.体征 呼吸加快,40~80次/分,可有鼻翼扇动、点头呼吸、三凹征、唇周发绀。肺部可听到较固定的中、细湿啰音,以背部、两肺下方、脊柱两旁较易听到,深吸气末更为明显。

(二)重症肺炎

除呼吸系统症状和全身中毒症状外,常有循环、神经和消化系统受累的表现。

1.循环系统 轻者心率稍增快,重症者可出现不同程度的心功能不全或心肌炎。心肌炎表现为面色苍白、心率加快、心音低钝、心律不齐、心电图显示 ST 段下降和 T 波低平、倒置。

肺炎合并心力衰竭时表现为:①心率突然加快,超过180次/分;②呼吸突然加快,超过60次/分;③突然出现极度烦躁不安,明显发绀,面色发灰,指(趾)甲微循环充盈时间延长;④肝迅速增大;⑤心音低钝或有奔马律,颈静脉怒张;⑥尿少或无尿,颜面、眼睑或下肢水肿。若出现前5项者即可诊断为心力衰竭。此外,重症患儿可发生微循环衰竭、休克甚至弥散性血管内凝血,表现为血压下降,四肢凉,皮肤、黏膜出血等。

2.神经系统 发生脑水肿时出现烦躁或嗜睡、意识障碍、惊厥、前囟隆起、瞳孔对光反射迟钝或消失、呼吸节律不齐甚至停止等。

3.消化系统 表现为食欲减退、呕吐或腹泻。发生中毒性肠麻痹时出现明显的腹胀,呼吸困难加重,肠鸣音消失;发生消化道出血时出现呕吐咖啡样物,大便潜血试验阳性或柏油样便。

若延误诊断或金黄色葡萄球菌感染者可引起并发症。如在肺炎的治疗中,中毒症状及呼吸困难突然加重,体温持续不退或退而复升,应考虑脓胸、脓气胸、肺大疱等并发症的可能。

五、几种特殊病原体所致肺炎的特点

(一)呼吸道合胞病毒肺炎

呼吸道合胞病毒肺炎(respiratory syncytial virus pneumonia),由呼吸道合胞病毒(RSV)感染引起,是最常见的病毒性肺炎。本病多见于婴幼儿,尤多见于1岁以内小儿。起病急骤,喘憋发作,很快出现呼气性呼吸困难和缺氧症状,体征以喘鸣为主,肺底部可听到细湿啰音。

临床分两种类型:①喘憋性肺炎:以全身中毒症状重、呼吸困难明显为主,胸部 X 线改变常见为小片状阴影,肺纹理增多和肺气肿;②毛细支气管炎:有喘憋临床表现,但全身中毒症状不严重,胸部 X 线以肺间质病变为主,常有肺气肿和支气管周围炎。

(二)腺病毒肺炎

腺病毒肺炎(adenovirus pneumonia),为腺病毒感染引起,临床特点:①多见6个月~2岁幼儿;②起病急骤、全身中毒症状明显,体温达39℃以上,呈稽留热或弛张热,重症可持续2~3周;③咳嗽频繁,可出现喘憋、呼吸困难、发绀;肺部体征出现较晚,多在发热4~5日后开始

出现肺部湿啰音,可出现肺实变体征;④胸部 X 线改变较肺部体征出现早,表现为大小不等的片状阴影或融合成大病灶,肺气肿多见,病灶吸收需数周至数月。

（三）肺炎支原体肺炎

肺炎支原体肺炎（mycoplasma pneumoniae pneumonia）,由肺炎支原体引起,学龄期小儿和青年多见,婴幼儿感染率亦较高。起病多较缓慢,病初可有全身不适、乏力、头痛、低热或中度发热,热程 1～3 周。以刺激性干咳为突出表现,初为干咳,后转为顽固性剧咳,有时似百日咳样咳嗽,咯出黏液稠痰,甚至带血丝。咳嗽持续时间长,可达 1～4 周,而肺部体征常不明显。体征与剧咳及发热等临床症状不一致是本病的特点之一。

胸部 X 线分为 4 种改变:①肺门阴影增多;②支气管肺炎改变;③间质性肺炎改变;④均一的实变影。

（四）金黄色葡萄球菌肺炎

金黄色葡萄球菌肺炎（staphylococcal aureus pneumonia）多见于新生儿及婴幼儿。临床起病急、病情重、发展快。多呈弛张热,婴幼儿可呈稽留热。中毒症状明显,面色苍白,咳嗽,呻吟,呼吸困难。肺部体征出现早,双肺可闻及中、细湿啰音,易并发脓胸、脓气胸。常合并循环、神经及消化系统功能障碍。

（五）流感嗜血杆菌肺炎

流感嗜血杆菌肺炎（hemophilus influenza pneumonia）是由流感嗜血杆菌引起,此菌可分为非荚膜型和荚膜型,前者一般不致病,以后者 b 型（Hib）致病力最强。病变可呈大叶性或小叶性,但以前者为多。近年来,发病有上升趋势。临床特点:4 岁以下小儿多见,起病较缓,病程呈亚急性,但病情较重。全身中毒症状明显,发热、痉挛性咳嗽、呼吸困难、面色苍白或发绀、鼻翼扇动和三凹征等;肺部有湿啰音或实变体征。易并发脓胸、脑膜炎、败血症、心包炎、化脓性关节炎、中耳炎等。外周血白细胞增多,有时淋巴细胞相对或绝对增多。胸部 X 线表现多种多样,可为支气管肺炎、大叶性肺炎或肺段实变征象,常有胸腔积液征。

六、辅助检查

（一）外周血检查

1.白细胞检查　细菌性肺炎时白细胞总数和中性粒细胞增高,并有核左移现象,胞浆中可有中毒颗粒。病毒性肺炎白细胞大多数正常或降低。

2.C 反应蛋白（CRP）　细菌感染时,CRP 值上升,而非细菌感染时则上升不明显。

（二）病原学检查

1.细菌培养和涂片　气管吸出物、胸水、脓液及血液做细菌培养,明确细菌性致病菌和治疗有指导性意义。亦可做涂片染色镜检,进行初筛试验。

2.病毒分离　取鼻咽拭子或气管分泌物做病毒分离,虽阳性率高,但需时间较长,不能早期诊断。

3.病原特异抗原检测　检测到某种病原体的特异抗原即可作为相应病原体感染的确诊证据,常用对流免疫电泳（CIE）、免疫荧光法、聚合酶链反应（PCR）等方法。

4.病原特异抗体检测　取急性期与恢复期双份血清,测定血清中特异性抗体,若滴度升高 4 倍有诊断意义。

5.其他　血清冷凝集试验滴度≥1∶32 为阳性,可用于肺炎支原体的过筛试验。

（三）X线检查

早期肺纹理增强，透光度减低，以后两肺下野、中内带出现大小不等的点状或小斑片状影，或融合成片状阴影，甚至波及节段。可有肺气肿、肺不张。伴发脓胸时，早期患侧肋膈角变钝；积液较多时，可呈反抛物线状阴影，纵隔以及心脏向健侧移位；并发脓气胸时，患侧胸腔可见液平面；肺大泡时则见完整薄壁、无液平面的大泡。

七、治疗原则

采用综合治疗，原则为控制炎症、改善通气功能、对症治疗、防止和治疗并发症。

1. 一般治疗　室内空气要流通，以温度 18～20℃、湿度 60％ 为宜。给予营养丰富的饮食，重症患儿进食困难者，可给予肠道外营养。经常变换体位，以减少肺部淤血，促进炎症吸收。注意隔离，以防交叉感染。注意水和电解质的补充，纠正酸中毒和电解质紊乱，适当的液体补充还有助于气道的湿化。但要注意输液速度，过快可加重心脏负担。

2. 抗感染治疗　明确为细菌感染或病毒感染继发细菌感染者应使用抗生素。用药原则：①根据病原菌选用敏感药物；②选用的药物在肺组织中应有较高的浓度；③早期用药；④联合用药；⑤足量、足疗程，重者患儿宜静脉联用药。

3. 对症治疗　主要是吸氧、祛痰、平喘、退热以及防治心力衰竭、中毒性脑病、消化道出血、中毒性肠麻痹、感染性休克，呼吸衰竭时应用肾上腺皮质激素，常用地塞米松，每日 2～3 次，每次 2～5mg，疗程 3～5 天。

八、护理评估

1. 健康史　详细询问发病情况，了解有无呼吸道感染史，发病前是否有麻疹、百日咳等呼吸道传染病；询问出生史是否足月顺产，有无窒息史；生后是否按时接种疫苗，患儿生长发育是否正常，家庭成员是否有呼吸道疾病病史。

2. 身体状况　评估患儿有无发热、咳嗽、咳痰的情况，体温增高的程度、热型，咳嗽、咳痰的性质；有无呼吸增快、心率增快、肺部啰音；有无气促，端坐呼吸、鼻翼扇动、三凹征及唇周发绀等症状和体征；有无循环、神经、消化系统受累的临床表现。评估血常规、胸部 X 线、病原学等检查结果。

3. 心理—社会状况　了解患儿既往是否有住院的经历，家庭经济情况如何，父母的文化程度、对本病的认识程度等。评估患儿是否有因发热、缺氧等不适及对陌生环境产生焦虑和恐惧，是否有哭闹、易激惹等表现。评估家长的心理状态，患儿家长是否有因患儿住院时间长、知识缺乏等产生的焦虑不安、抱怨的情绪。

九、常见护理诊断/问题

1. 气体交换受损　与肺部炎症致通气、换气功能障碍有关。
2. 清理呼吸道无效　与呼吸道分泌物过多、痰液黏稠和（或）年幼体弱无力排痰有关。
3. 体温过高　与感染有关。
4. 营养失调：低于机体需要　与食欲下降、摄入不足及消耗增加有关。
5. 潜在并发症　心力衰竭、中毒性脑病、中毒性肠麻痹。

十、护理措施

（一）保持呼吸道通畅

1. 及时清除口鼻分泌物,分泌物黏稠者应用超声雾化或蒸汽吸入。分泌物过多影响呼吸时,应用吸引器吸痰,注意吸痰时不宜过频和过慢,以免损伤黏膜。

2. 采取半卧位或高枕卧位,并经常更换体位,指导患儿进行有效的咳嗽,定时拍背辅助排痰,方法是五指并拢、稍向内合掌,呈空心状,由下向上、由外向内的轻拍背部,边拍边鼓励患儿咳嗽,借助重力和震动作用促使肺泡和呼吸道分泌物排出。根据病情或病变部位进行体位引流。

3. 遵医嘱给予祛痰剂、平喘剂。

4. 保证摄入足够的水分,维持足够的体液以降低分泌物的黏稠度。

（二）改善呼吸功能

1. 凡有缺氧症状,如呼吸困难、口唇发绀、烦躁、面色灰白等情况时应立即给氧。一般采用鼻导管给氧。氧流量为 0.5～5L/min,氧浓度不超过 40%,氧气应湿化,以免损伤呼吸道黏膜。缺氧明显者可用面罩给氧,氧流量 2～4L/min,氧浓度 50%～60%。若出现呼吸衰竭,则使用人工呼吸器。应定时评估给氧效果并记录。

2. 保持病室环境清洁、舒适、安静,空气新鲜,室温维持在 18～22℃,湿度 55%～60% 为宜。病室应定时通风(避免对流),做好呼吸道隔离,防止交叉感染,不同病原引起的肺炎应分别收治。

3. 按医嘱使用抗生素治疗肺部炎症、改善通气,并注意观察药物的疗效及不良反应。

4. 患儿应卧床休息,各种操作应集中进行,避免哭闹,减少刺激,降低机体的氧耗保持患儿安静,避免哭闹以减少耗氧量。

（三）维持体温正常

发热者应注意体温的监测,警惕高热惊厥的发生,并采取相应的降温措施。

（四）维持适当的营养

饮食宜给予易消化、营养丰富的流质、半流质饮食,多喂水。少量多餐,避免过饱影响呼吸。喂哺时应耐心,哺母乳者应抱起喂,防止呛咳。重症不能进食时,给予静脉输液,输液时应严格控制输液量及滴注速度,最好使用输液泵,保持均匀滴入。

（五）密切观察病情

1. 若患儿出现烦躁不安、面色苍白、呼吸加快(>60 次/分)、心律增快(>160～180 次/分)、出现心音低钝或奔马律、肝短期内迅速增大时,考虑肺炎合并心力衰竭,应及时报告医生,立即给予吸氧、并减慢输液速度。若患儿突然口吐粉红色泡沫痰,应考虑肺水肿,可给患儿吸入经 20%～30% 乙醇湿化的氧气,间歇吸入,每次吸入不宜超过 20 分钟。

2. 若患儿出现烦躁、嗜睡、惊厥、昏迷、呼吸不规则等,应考虑脑水肿、中毒性脑病的可能,应立即报告医生并配合抢救。

3. 若患儿病情突然加重,体温持续不降或退而复升,咳嗽和呼吸困难加重,面色青紫,应考虑脓胸或脓气胸的可能,及时报告医生并配合抢救。

（六）健康教育

1. **疾病知识指导**　向患儿家长讲解疾病的有关知识和防护知识。

2.生活指导 指导家长合理喂养,婴儿期提倡母乳喂养;多进行户外活动;注意气候变化,及时增减衣服,避免着凉;一旦上感,及时治疗,以免继发肺炎;指导患儿不随地吐痰、咳嗽时应用手帕或纸巾捂住嘴,尽量不使痰、飞沫向周围喷射。

3.用药指导 让家长了解所用药物名称、剂量、用法及副作用。

(陈丽丽)

第七节 支气管哮喘

支气管哮喘(bronchial asthma),简称哮喘,是一种以慢性气道炎症为特征的异质性疾病;具有喘息、气促、胸闷和咳嗽的呼吸道症状病史,伴有可变的呼气气流受限,呼吸道症状和强度可随时间而变化。临床表现为突然的,反复发作的咳嗽、喘息,呼气性呼吸困难,常在夜间或清晨发作或加剧,可经治疗缓解或自行缓解。早期确诊及规范化治疗对预后至关重要。

支气管哮喘是小儿常见的慢性肺部疾病,全球大约有3亿哮喘患者,发达国家高于发展中国家,城市高于农村;根据第三次(2009—2010年)中国城市儿童哮喘流行病学调查,我国城市城区0~14岁儿童哮喘总患病率为3.02%,典型哮喘患病率为2.72%,咳嗽变异性哮喘患病率为0.29%。全球哮喘防治创议(Global Initiative For Asthma,GINA)委员会自1993年成立以来,一直致力于在全球范围内推广哮喘的防治策略。GINA方案1995年首次出版后不断更新,自2002年起,GINA报告每年更新一次,目前2014年新版的GINA已出版,成为防治哮喘的重要指南。

一、病因

哮喘的病因较为复杂,与遗传和环境因素有关。哮喘是一种多基因遗传病,患儿多具有特异性体质,多数患儿既往有婴儿湿疹、变应性鼻炎、药物或食物过敏史,不少患儿有家族史。环境因素的诱发因素有以下几种:

1.呼吸道感染 病毒感染是哮喘发作的重要原因,尤以呼吸道合胞病毒、副流感病毒为甚。

2.非特异性刺激物 如烟、尘螨、花粉、化学气体、油漆等。

3.气候变化 如寒冷刺激、空气干燥、大风等。

4.药物 如阿司匹林、磺胺类药物等。

5.食物 如牛奶、鸡蛋、鱼虾、食品添加剂等。

6.其他 如过度兴奋、大哭大笑、剧烈运动等。

二、发病机制

呼吸道高反应是哮喘基本特征。机体在发病因子的作用下,免疫因素、神经和精神因素以及内分泌因素导致了呼吸道高反应性和哮喘发作。

三、临床表现

(一)症状、体征

以咳嗽、胸闷、喘息和呼吸困难为典型症状,常反复出现,尤以夜间和清晨更为严重。发作前常有刺激性干咳、流涕、喷嚏,发作时伴呼气性呼吸困难,呼气相延长伴喘鸣声;重症患儿呈端坐呼吸,烦躁不安,大汗淋漓,面色青灰。

体检可见胸廓饱满,三凹征,叩诊过清音,听诊呼吸音减弱,双肺布满哮鸣音,但重症患儿哮鸣音可消失。

(二)哮喘持续状态

哮喘发作在合理应用常规缓解药物拟交感神经药和茶碱类药物治疗后,仍有严重或进行性呼吸困难者,称为哮喘危重状态(哮喘持续状态,status asthmaticus)。表现为哮喘急性发作,出现咳嗽、喘息、呼吸困难、大汗淋漓和烦躁不安,甚者表现出端坐呼吸、语言不连贯、严重发绀、意识障碍及心肺功能不全的征象。

(三)哮喘的分期和病情评估

根据患儿临床表现和肺功能将哮喘全过程划分为急性发作期、慢性持续期及临床缓解期。急性发作期指患儿出现以喘息为主的各种症状,其发作持续时间和程度不尽相同。慢性持续期指许多患儿没有急性发作,但在相当长的时间内总是不同频度和(或)不同程度地出现症状(喘息、咳嗽和胸闷),因此需依据就诊前临床表现、肺功能对其病情进行评价。临床缓解期是指哮喘患儿症状、体征消失,FEV_1 或 PEF≥80%预计值,并维持3个月以上。

哮喘严重程度评估是对已经规律控制治疗数月后的哮喘患者,根据能够有效控制哮喘症状和急性发作的控制治疗水平,进行评估。新版 GINA 指南对6岁及以上儿童哮喘,根据控制治疗水平,将哮喘严重程度分类如下。①轻度哮喘:第1或第2级治疗可以良好控制的哮喘;②中度哮喘:第3级治疗可以良好控制的哮喘;③重度哮喘:需要第4或第5级治疗的哮喘。

四、辅助检查

1. 血常规检查 嗜酸性粒细胞增高。
2. X 线检查 肺透亮度增加,呈过度充气状,肺纹理增多,并可见肺气肿或肺不张。
3. 肺功能检查 主要用1秒用力呼气容积/用力肺活量(FEV_1/FVC)和呼气峰流速(PEF)两种方法测定气流受限是否存在及其程度,适用于5岁以上的患儿。
4. 血气分析 PaO_2 降低,病初 $PaCO_2$ 可降低,病情严重时 $PaCO_2$ 增高,pH 下降。
5. 过敏原测试 将各种过敏原进行皮内试验,以发现可疑的过敏原。

五、治疗原则

祛除病因、控制发作和预防复发。坚持长期、持续、规范和个体化治疗。发作期治疗重点是抗炎、平喘,以便快速缓解症状;缓解期应坚持长期抗炎和自我保健,避免触发因素。常用药物有支气管扩张剂(茶碱类与拟肾上腺素类)及肾上腺糖皮质激素等。吸入治疗是首选的药物治疗方法。

六、护理评估

1. 健康史 了解患儿是否经常有上呼吸道感染,是否有家族性过敏史及哮喘史;询问哮喘病史及诱发因素。了解患儿日常的活动情况和生长发育状况及患儿有无咳嗽、胸闷、喘息和呼吸困难。询问目前的用药状况。

2. 身体状况　评估患儿生命体征;评估一般状态,有无面色苍白、端坐呼吸,观察口唇、指端有无发绀;评估咳嗽、咳痰情况,检查有无胸廓饱满,三凹征,叩诊过清音,呼吸音减弱,双肺哮鸣音等体征;评估哮喘的分期和哮喘病情严重程度分级。了解胸部 X 线、肺功能测定检查结果。

3. 心理-社会状况　评估患儿的心理状态和情绪状况;了解患儿既往是否有住院的经历,家庭经济情况如何,父母文化程度、了解家长对疾病诱因和防护知识的掌握情况。

七、常见护理诊断/问题

1. 低效性呼吸形态　与支气管痉挛、气道阻力增大有关。
2. 清理呼吸道无效　与呼吸道分泌物增多且黏稠有关。
3. 潜在并发症　呼吸衰竭。
4. 焦虑　与哮喘反复发作有关。
5. 知识缺乏　家长或患儿缺乏疾病预防和护理知识。

八、护理措施

(一)缓解呼吸困难

1. 给患儿取舒适坐位或半坐位以利呼吸,另外还可以采用体位引流以协助患儿排痰。
2. 给予氧气吸入,浓度以 40% 为宜,根据情况给予鼻导管或面罩吸氧。定时进行血气分析,及时调整氧流量,使 PaO_2 保持在 $70\sim90mmHg$。
3. 指导和鼓励患儿做深而慢的呼吸运动。
4. 监测患儿呼吸,并注意有无呼吸困难及呼吸衰竭的表现,必要时立即给予机械呼吸,做好气管插管的准备。
5. 按医嘱给予支气管扩张剂和肾上腺糖皮质激素,并注意观察疗效和副作用。

(二)保持呼吸道通畅

1. 保持室内空气新鲜,定时开窗通风。根据不同年龄小儿的需求,调节适宜的温湿度。避免诱发哮喘的因素,如尘螨、花粉、刺激性气体的吸入。
2. 为患儿定时拍背,指导并鼓励患儿有效咳嗽,促进分泌物的排出。病情许可时可采用体位引流。
3. 给予雾化吸入,每次 $15\sim20min$,每日 $3\sim4$ 次,以湿化气道、稀释痰液。必要时用吸引器清除痰液,保持呼吸道通畅。
4. 保证摄入足够的水分,鼓励患儿多饮水,维持足够的体液,以降低分泌物的黏稠度。由于不显性失水增加,液体入量应较平常增加 $40\%\sim50\%$。

(三)活动与休息

过度的呼吸运动、低氧血症使患儿感到极度的疲倦,给患儿提供一个安静、舒适的环境以利于休息,护理操作应尽量集中完成。协助患儿日常生活,指导患儿活动,依病情而定,逐渐增加活动量,尽量避免情绪激动及紧张的活动。患儿活动前后,监测其呼吸和心率情况,活动时如有气促、心率加快可给予持续吸氧、休息。

(四)密切观察病情

当患儿出现烦躁不安、发绀、大汗淋漓、气喘加剧、心率加快、血压下降、呼吸音减弱、肝在短时间内急剧增大等情况时,应立即报告医生并积极配合抢救。同时还应警惕发生哮喘持续状态,若发生哮喘持续状态,应立即吸氧并给予半坐卧位,协助医师共同处理。

（五）用药护理

1. 使用吸入治疗时应嘱患儿在按压喷药于咽部的同时深吸气,然后闭口屏气 10s,可获较好的效果。吸药后清水漱口可减轻局部不良反应。

2. 由于氨茶碱的有效浓度与中毒浓度很接近,故宜做血浓度监测,氨茶碱的副作用主要有胃部不适、恶心、呕吐、头晕、头痛、心悸及心律不齐等。

3. 拟肾上腺素类药物的副作用主要是心动过速、血压升高、虚弱、恶心、变态反应等,应注意观察。

4. 肾上腺素糖皮质激素是目前治疗哮喘最有效的药物,长期使用可产生较多的副作用,如二重感染、肥胖等,当患儿出现身体形象改变时要做好心理护理。

（六）心理护理

哮喘发作时应安抚并鼓励患儿,不要紧张、害怕。指导家长以积极的态度去应对疾病发作,充分调动患儿和家长自我护理、预防复发的主观能动性,并鼓励其战胜疾病的信心。采取措施缓解恐惧心理,确保安全、促使患儿放松。

（七）健康教育

1. 指导呼吸运动　呼吸运动可以强化膈呼吸肌,在执行呼吸运动前,应先清除患儿呼吸道的分泌物。

（1）腹部呼吸:①平躺,双手平放在身体两侧,膝弯曲,脚平放;②用鼻连续吸气,但胸部不扩张;③缩紧双唇,慢慢吐气直至吐完;④重复以上动作 10 次。

（2）向前弯曲运动:①坐在椅上,背伸直,头向前向下抵至膝部,使腹肌收缩,②慢慢伸直躯干并由鼻吸气,扩张上腹部;③胸部保持直立不动,将气由嘴慢慢吹出。

（3）胸部扩张运动:①坐在椅上,将手掌放在左右两侧的最下肋骨;②吸气,扩张下肋骨,然后由嘴吐气,收缩上胸部和下肋骨;③用手掌下压肋骨,可将肺底部空气排出;④重复以上动作 10 次。

2. 介绍有关防护知识　①增强体质,预防呼吸道感染;②协助患儿及家长确认哮喘发作的因素,避免接触过敏源,去除各种诱发因素;③使患儿及家长能辨认哮喘发作的早期征象、症状及适当的处理方法;④提供出院后使用药物资料(如药名、剂量、用法、疗效及副作用等);⑤指导患儿和家长选用长期预防及快速缓解的药物,并做到正确安全地用药;⑥及时就医,以控制哮喘严重发作。

（蔡莹莹）

第八节　先天性心脏病

一、概述

先天性心脏病(congenital heart disease,CHD)简称先心病,是胎儿时期心脏及大血管发育异常导致的先天性心血管畸形,是小儿最常见的心脏病。估计中国每年新增先天性心脏病患儿 15 万,约 1/3 的患儿在生后 1 年内可因病情严重和复杂畸形未经治疗而死亡。

随着心导管检查、超声心动图和心血管造影术等辅助诊疗技术的应用,介入性导管术、在低温麻醉和体外循环下心脏直视手术等医疗技术的进步以及术后监护技术的提高,先天性心脏病的诊治已取得跨越式发展。多数先心病患儿获得彻底根治,其预后也已大为改观,病死率明显下降。

先天性心脏病患儿症状轻重不一,轻者可无症状,重者可有乏力、活动后呼吸困难、发绀、晕厥等。各类先心病中以室间隔缺损最多见,其次为房间隔缺损、动脉导管未闭和肺动脉狭窄。

(一)病因

先天性心脏病的病因尚未完全明确,相关因素很多,是内因和外因相互作用的结果。目前认为其发病主要受遗传和环境因素的影响。

1.遗传因素 主要由染色体异常,单一基因突变,多基因病变引起。性染色体异常,如特纳综合征常合并有主动脉狭窄;单基因和染色体异常,如唐氏综合征常合并有心内膜垫缺损、房间隔缺损、室间隔缺损、动脉导管未闭。5%的先天性心脏病患儿出于同一家族,并且病种相同或相近。

2.环境因素 主要是宫内感染,如孕妇怀孕早期患风疹、流行性腮腺炎、流行性感冒和柯萨奇病毒等感染;其他如孕妇缺乏叶酸、接触大量的放射线,服用抗癫痫、抗癌等药物,患糖尿病、高钙血症、苯丙酮尿症等代谢紊乱性疾病,妊娠早期大量饮酒、吸毒、食用锂盐等均可能与发病有关。另外,氧气浓度低也容易引起先天性心脏病的发生,居住在高山等海拔高的地区,易发生动脉导管未闭。

虽然引起先天性心脏病的病因尚未完全明确,但对适龄妇女加强孕前和孕期的保健工作非常重要,同时可以在怀孕早、中期通过超声心动图及染色体、基因诊断等手段对先天性心脏病进行早期诊断和早期干预。

(二)分类

先天性心脏病的种类很多,且可以两种或两种以上的畸形并存。目前根据左、右两侧心腔及大血管之间有无直接分流和临床有无青紫,可分为以下三大类。

1.左向右分流型(lett-to-right shunt)(潜伏青紫型) 在左、右心腔之间或主动脉与肺动脉之间存在异常通路。正常情况下,由于体循环压力高于肺循环,血液从左向右分流而不出现青紫。当剧烈哭闹、屏气或任何病理情况下致肺动脉或右心室压力增高并超过左心压力时,则可使含氧低的血液自右向左分流而出现暂时性青紫,故此型又称潜伏青紫型。如房间隔缺损、室间隔缺损、动脉导管未闭等。

2.右向左分流型(right-to-left shunt)(青紫型) 某些畸形(右心室流出道狭窄等)的存在,致使右心压力增高并超过左心时,血液经常从右向左分流,或大动脉起源异常,导致大量回心静脉血进入体循环,均可引起持续性青紫,故此型又称青紫型,为先天性心脏病中最严重的一组。如法洛四联症、大动脉错位等。

3.无分流型(non-shunt)(无青紫型) 在左、右心腔之间或动、静脉之间没有异常通路或分流存在,故无青紫现象,此型又称无青紫型。如主动脉缩窄、肺动脉狭窄等。

二、临床常见的先天性心脏病

(一)室间隔缺损

室间隔缺损(ventricular septal defect,VSD)是心脏胚胎室间隔发育不全形成的左、右心室间的异常通道,是小儿最常见的先天性心脏病,占先天性心脏病的25%～50%。约25%单独存在,其余常合并其他复杂先心病。

1.分型　室间隔缺损的分类方法很多,主要介绍两种。

(1)与外科手术切口结合,按缺损解剖位置不同,可分为两大类型和若干亚型,缺损可单独存在,也可多个并存。此分类方法更具有实用性和直观性。①膜周部缺损:占60%～70%,位于主动脉下,由膜部向与其相接的区域(流入道、流出道或小梁肌部)延伸而成。②肌部缺损:约占10%,又分为窦部肌肉缺损、漏斗膈肌肉缺损及肌部小梁部缺损。③双动脉下型缺损:西方国家较少见,占5%～7%,在东方人发生率较高,占20%～30%。缺损的位置在肺动脉瓣下方,缺损上缘是两个动脉瓣的纤维环,可造成主动脉瓣脱垂,形成反流。

(2)按缺损大小分类,大致可分为3种类型(表11-1)。

表11-1　室间隔缺损的分类

	小型室缺(Roger病)	中型室缺	大型室缺
缺损直径(mm)	<5	5～15	>15
缺损面积(cm^2)	<0.5	0.5～1.5	>1.0
分流量*	少	中等	大
症状	无或轻微	有	明显
肺血管	可无影响	有影响	肺高压Eisenmenger综合征

*注:从肺动脉瓣(二尖瓣)血流量中减去主动脉瓣(三尖瓣)血流量即所谓的分流量

2.病理生理　正常情况下左心室的压力高于右心室,体循环阻力大于肺循环。缺损较小时,心室水平左向右分流量少,血流动力学变化不大,可无症状(表11-1);大型缺损,血液在两心室间自由交通,大量左向右分流使肺循环血流量增加,回流至左心房和左心室的血量增多,使左心房和左心室的负荷加重,导致左心房和左心室肥大,产生容量性肺动脉高压,疾病晚期可导致肺小动脉中层及内膜层发生改变,管腔壁变厚,管腔变窄,渐变为不可逆的阻力性肺动脉高压(图11-1)。右心压力增加超过左心时,左向右分流逆转为双向分流或右向左分流,患儿出现发绀,右心衰竭即艾森门格综合征。这一阶段的患儿已失去手术的机会,还容易并发感染性心内膜炎。

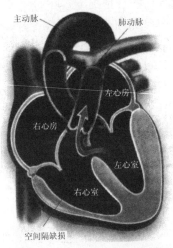

图11-1　室间隔缺损的解剖示意图

3.临床表现　临床表现取决于缺损大小及心室间压差。小型缺损多无临床症状,生长发育不受影响,一般活动不受限制。缺损较大时,患儿多生长迟缓,体重不增,面色苍白,喂养困难,活动后乏力,气短,多汗,易发生反复呼吸道感染及心力衰竭等。疾病晚期分流量大的室间隔缺损患儿可出现艾森曼格综合征。体格检查发现心界向左下扩大,心尖波动增强并向左下移位等,典型心脏杂音为胸骨左缘第3、4肋间可闻及Ⅲ～Ⅳ级粗糙的全收缩期杂音,可扪及收缩期震颤。明显肺动脉高压者,出现青紫,心脏杂音较轻而肺动脉第二音显著亢进。

室间隔缺损常见的并发症有感染性心内膜炎、支气管炎、支气管肺炎、肺水肿及充血性心力衰竭等。

4.辅助检查

(1)心电图检查:小型室缺可正常或表现为轻度左心室肥大,中型室缺以左心室肥厚为主,大型室缺为双心室或右心室肥厚。

(2)胸部X线检查:小型室缺无明显改变。中型以上缺损心影轻度至中度扩大,左、右心室增大,以左室大为主,肺纹理增粗,主动脉弓影缩小,肺动脉段凸出。出现艾森曼格综合征时,心影可基本正常或轻度增大,肺动脉主枝增粗,而肺外周血管影很少,形似枯萎的秃枝。

(3)超声心动图检查:二维超声可从多个切面显示缺损的直接征象,彩色多普勒超声可显示分流的起源、部位、数目、大小及方向。频谱多普勒超声可测量分流速度,估测肺动脉压,还可间接测量肺循环血流量(Qp)和体循环血流量(Qs)。此项检查是诊断先天性心血管畸形的主要手段。

(4)心导管检查:了解心脏及大血管不同部位的血氧含量和压力变化,明确有无分流及分流的部位。

(5)心血管造影:适用于心导管检查仍不能明确诊断而又考虑手术治疗的患儿。可显示心脏形态、大小及心室水平分流束的起源、部位、时相、数目与大小,除外其他并发畸形等。

5.治疗原则

(1)内科治疗

1)有反复呼吸道感染和充血性心力衰竭时进行抗感染、强心、利尿、扩血管等内科对症处理,直到能手术。大中型室缺和有难以控制的充血性心力衰竭者,密切观察肺动脉压力和肺循环量,及时处理。

2)介入性心导管封堵:可应用蘑菇伞等装置经心导管堵塞进行非开胸的介入治疗,初步应用表明该方法对关闭肌部、部分膜部室缺是安全有效的。

(2)外科治疗

1)中小型室缺可门诊随访至学龄前期,膜周部和肌部小梁部缺损有自然闭合可能。大中型缺损有难以控制的充血性心力衰竭,肺动脉压力持续超过体循环的1/2,或肺循环血量:体循环血量>2:1时,应在体外循环下直视行缝合术或补片关闭。

2)姑息法:将一段缩窄带环绕在肺动脉的周围,减少肺血流,控制心力衰竭。适用于肺水肿严重、年幼手术危险性高的患儿。

(二)房间隔缺损

房间隔缺损(atrial septal defect,ASD)是在胚胎发育过程中房间隔发育不良所致,是一种常见的先天性心脏病,占先天性心脏病发病总数的6%～10%。男女比例为1:2。小儿时期症状较轻,不少患者到成年后才被发现。

1.分型　根据胚胎发育缺陷,可分为原发孔型房间隔缺损(也称部分性心内膜垫型房间隔缺损,约占15%),继发孔型房间隔缺损(也称中央型,约占75%),静脉窦型房间隔缺损(分上腔型和下腔型,约占5%),冠状静脉窦型房间隔缺损(约占2%)。

2.病理生理　患儿出生后随着肺循环血量的增加,左心房压力高于右心房,分流自左向右,分流的大小取决于缺损的大小、左右心房的压差及右心室舒张期顺应性。随着年龄的增长,肺血管阻力及右心室压力下降,加之右心室壁较左心室壁薄,使得右心室充盈阻力也较左心室低,故分流量增加,造成右心房和右心室负荷过重而导致右心房和右心室增大(图11-2)。疾病晚期,随着肺动脉压力的升高,当右心房压力大于左心房时,出现右向左分流以及持续性青紫。

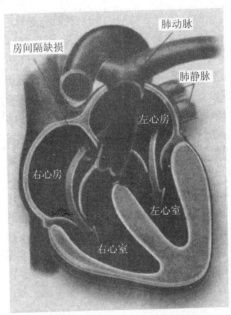

图11-2　房间隔缺损的解剖示意图

3.临床表现　临床表现根据缺损大小而不同。缺损小者,可无症状。缺损大者,可有易感乏力、面色苍白,活动后心悸、气短,反复呼吸道感染,生长发育落后等,还可出现暂时性青紫。肺动脉高压出现右向左分流者,表现为发绀,常见于口唇、鼻尖及指(趾)甲床。

体格检查可见心前区隆起,心尖冲动弥散,心浊音界扩大。典型心脏杂音可在胸骨左缘2、3肋间闻及收缩中期Ⅱ～Ⅲ级喷射样杂音;第一心音正常或分裂。肺动脉瓣区第二心音增强或亢进,呈固定分裂。

常见并发症为肺炎,至青、中年期可合并心律失常、肺动脉高压和心力衰竭。

4.辅助检查

(1)心电图检查:典型病例可见电轴右偏,右心房、右心室肥大,不完全性右束支传导阻滞。原发孔型房缺常见电轴左偏和左心室肥大。

(2)胸部X线检查:心影轻至中度增大,以右心房、右心室增大为主,肺动脉段凸出,肺野充血,主动脉影缩小,透视下可见"肺门舞蹈"征,心影略呈梨形。

(3)超声心动图检查:右心房和右心室内径增大。二维超声心动图可见房间隔回声中断,并可显示缺损的位置和大小。多普勒彩色血流显像可观察到分流的位置、方向并能估测分流的大小。

（4）心导管检查：可发现右心房血氧含量高于上、下腔静脉平均血氧含量。心导管可经缺损由右心房进入左心房。

5.治疗原则

（1）内科治疗：①对症、抗感染、抗心力衰竭治疗。②介入性心导管封堵，应用双面蘑菇伞等关闭缺损。

（2）外科手术治疗：小于 3mm 的缺损多在 3 个月内自然闭合，大于 8mm 的一般不会自然闭合。缺损较大影响生长发育者宜 3～5 岁时在体外循环下做房间隔缺损修补术。

（三）动脉导管未闭

动脉导管未闭（patent ductus arteriosus，PDA）指动脉导管异常持续开放导致的病理生理改变，占先天性心脏病的 12%～15%。大都单独存在，只有 10% 的病例合并其他心脏畸形。

1.分型　根据未闭的动脉导管的大小、长短和形态，分为管型、漏斗型、窗型。

2.病理生理　动脉导管的开放使主动脉和肺动脉之间存在通路。分流量大小与导管的粗细和主、肺动脉之间的压差有关。由于主动脉压力高于肺动脉压力，主动脉血流持续分流入肺动脉，肺循环血量增加，左心负荷加重，左心房、左心室扩大，心室壁肥厚。长期大量分流，可使肺动脉收缩，压力增高，导致肺动脉高压。当肺动脉压力超过主动脉时，肺动脉血液流入主动脉，产生右向左分流，患儿表现为差异性发绀（differential cyanosis），下半身青紫，左上肢轻度青紫，而右上肢正常（图 11－3）。

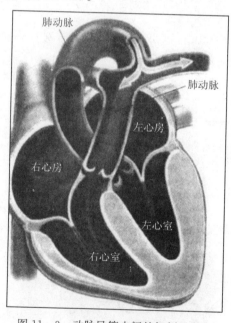

图 11－3　动脉导管未闭的解剖示意图

3.临床表现　临床症状轻重取决于动脉导管的粗细。导管口径较细者，分流量小，临床常无症状，仅在体检时发现心脏杂音；导管粗者分流量大，患儿生长发育落后、疲乏无力、咳嗽、气急、多汗，易合并呼吸道感染。

体格检查可见患儿多消瘦，轻度胸廓畸形，心前区隆起，心搏冲动增强，典型心脏杂音为整个收缩期和舒张期在胸骨左缘第 2～3 肋间可闻及粗糙响亮的连续性机器样杂音，可伴有震颤,肺动脉瓣区第二心音增强或亢进。婴幼儿期及合并肺动脉高压或心力衰竭时,主动脉与肺动脉舒张期压力差很小,往往仅能听到收缩期杂音。由于肺动脉分流使动脉舒张压降低,收缩压多正常,脉压增宽,可有周围血管征,如水冲脉、毛细血管搏动和股动脉枪击音等。

常见并发症为感染性动脉内膜炎、充血性心力衰竭、感染性心内膜炎、肺血管的病变等。

4.辅助检查

(1)心电图检查:分流量大者,可有不同程度的左心室增大,偶有左心房肥大。显著肺动脉高压者,左、右心室肥厚,严重者甚至仅有右心室肥厚。

(2)胸部 X 线检查:小分流量者,心血管影可正常。大分流量者,心胸比率增大,左心室增大,心尖向下扩张,左心房轻度增大。肺血增多,肺动脉段突出,肺门血管影增粗。肺动脉高压时,有右心室扩大肥厚征象。主动脉结正常或凸出。

(3)超声心动图:二维超声心动图能直接显示未闭合的动脉导管,脉冲多普勒可探测到收缩期及舒张期的连续湍流,对诊断极有帮助。

(4)心导管检查:可发现肺动脉血氧含量高于右心室,有时心导管可以通过未闭导管从肺动脉进入降主动脉。

(5)心血管造影:对复杂病例的诊断有重要价值。逆行主动脉造影,未闭的动脉导管能显影。

5.治疗原则

(1)对早产儿可应用吲哚美辛(消炎痛)等前列腺素合成酶抑制剂,诱导导管自然闭合。

(2)任何年龄、不同大小的动脉导管均应及时行内科心导管封堵或外科导管结扎术。

(四)法洛四联症

法洛四联症(tetralogy of Fallot,TOF)是婴儿期最常见的一种青紫型先天性心脏病,占先天性心脏病的 10%～15%。主要由 4 种畸形组成(图 11-4)。①肺动脉狭窄:以漏斗部狭窄多见;②室间隔缺损;③主动脉骑跨:主动脉根部骑跨在室间隔缺损上;④右心室肥厚。其中,右心室流出道狭窄是最主要的病理生理变化,它决定着病情严重程度及预后。

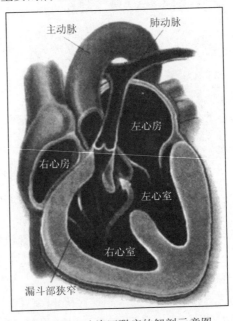

图 11-4　法洛四联症的解剖示意图

1. 病理生理　由于右心室流出道狭窄,血液进入肺循环受阻,右心室代偿性肥厚,同时,右心压力增高,当压力超过左心室时,血液从室间隔缺损处右向左分流,临床表现为青紫;骑跨的主动脉同时接收来自左心室和右心室的血液,来自右心室的静脉血被输送到全身各处,加重青紫程度。另外由于肺动脉狭窄,肺循环进行气体交换的血流减少,更加重了青紫的程度。

2. 临床表现

(1)青紫:为主要临床表现。多见于毛细血管丰富的浅表部位,如口唇、指(趾)甲床、球结合膜等。其出现的早晚和程度与右心室流出道的狭窄程度有关。因血氧含量下降,啼哭、情绪激动、寒冷等即可出现青紫加重。

(2)阵发性缺氧发作:多见于2岁以下小儿,常在晨起时、吃奶时、哭闹后、大便时或大便后出现阵发性呼吸困难、烦躁、青紫加重,重者可突然晕厥、抽搐或脑血管意外,甚至死亡。其原因在于狭窄的肺动脉漏斗部的肌部突然发生痉挛,发生一时性肺动脉梗阻,导致脑缺氧加重。年长儿常诉头晕、头痛。

(3)蹲踞:患儿常于行走、游戏时,主动蹲下休息片刻。蹲踞时,下肢屈曲,使静脉回心血量减少,从而减轻了心脏负担,同时,下肢屈曲血管受压,体循环阻力增加,使右向左分流减少,肺血流量增加,从而暂时缓解缺氧症状。对于小婴儿,常喜欢大人抱起,双下肢屈曲状。

(4)杵状指(趾):长期缺氧状态(发绀持续6个月以上)可使指(趾)端毛细血管扩张增生,局部软组织和骨组织也增生肥大,表现为指(趾)端膨大如杵状。

(5)常见并发症:由于长期缺氧,机体代偿机制使红细胞增加,使血液黏稠度增高,可引起脑血栓;若为细菌性血栓,易形成脑脓肿;还有亚急性细菌性心内膜炎等。

(6)体格检查:患儿生长发育较迟缓,青紫和杵状指(趾),智能发育亦可能稍落后。心前区稍隆起,典型心脏杂音为胸骨左缘第2~4肋间可闻及Ⅱ~Ⅲ级喷射性收缩期杂音,以第3肋间最响。一般无震颤。肺动脉第二心音减弱或消失。

3. 辅助检查

(1)实验室血液检查:周围血红细胞计数,血红蛋白浓度和血细胞比容明显增高。血小板降低,凝血酶原时间延长。

(2)心电图检查:典型病例示心电轴右偏,右心室肥大。严重者也可见右心房肥大。

(3)胸部X线检查:典型者为"靴形心",由右心室肥大使心尖圆钝上翘、漏斗部狭窄使肺动脉段凹陷所致。肺门血管影缩小,肺纹理减少。

(4)超声心动图检查:二维超声心动图显示主动脉内径增宽并且向右移位,左心室内径缩小,右心室内径增大,流出道狭窄。彩色多普勒血流显像可见右心室将血液直接注入骑跨的主动脉内。

(5)心导管检查:导管容易从右心室进入主动脉,还有时能从右心室进入左心室。测量肺动脉和右心室之间的压力差,根据压力曲线可辨别肺动脉狭窄的类型。股动脉血氧饱和度降低可证实右向左分流的存在。

(6)心血管造影:可发现有无伴随的畸形,对制订手术方案至关重要。造影剂注入右心室,可见主动脉和肺动脉几乎同时显影。还能看到主动脉影增粗,位置偏前、稍偏右,室间隔缺损的位置以及肺动脉狭窄部位、程度和肺血管的情况。

4. 治疗原则

(1)内科治疗:及时治疗呼吸道感染,有效防治感染性心内膜炎,经常饮水,及时补液,预防并发症的发生。

（2）缺氧发作的处理：①立即置于膝胸屈曲位,轻症者可立即缓解；②及时吸氧；③重者给予静注去氧肾上腺素(新福林)每次 0.05mg/kg,或普萘洛尔(心得安)每次 0.1mg/kg；④必要时皮下注射吗啡 0.1～0.2mg/kg；⑤可给予静注 5‰碳酸氢钠 1.5～5.0ml/kg 以纠正代谢性酸中毒。经上述处理仍不能控制发作者,可考虑急诊外科手术修补。

（3）外科治疗：以根治手术治疗为主。对年龄过小的婴幼儿及重症患儿宜先行姑息手术,待年长后肺血管发育良好,一般情况改善,再做根治手术。姑息手术是在体循环和肺循环之间做个通道,使更多的血液流入肺,增高血液中的含氧浓度。

（五）肺动脉瓣狭窄

肺动脉瓣狭窄(pulmonary stenosis,PS)是一种常见的先天性心脏病,占先天性心脏病的 10%～15%,约 20% 的先心病合并此畸形。

1.分型　根据病变累积的部位不同可分为：

（1）典型肺动脉狭窄：肺动脉瓣叶交界处互相融合,瓣叶结构完整,瓣环完整,瓣环正常,瓣口狭窄,肺动脉干呈狭窄后扩张。

（2）发育不良型肺动脉瓣狭窄：肺动脉瓣叶不规则畸形,明显增厚或呈结节状,启闭不灵活,瓣环发育不良,肺动脉干不扩张或发育不良。此病常有家族史。

2.病理生理　肺动脉狭窄是由于妊娠中晚期瓣叶融合而致。由于肺动脉瓣口狭窄,右心室向肺动脉射血受阻,因室间隔完整,导致右心室后负荷增加,右心室肥厚。狭窄严重者,右心室壁极度增厚使心肌供血不足,可发生右心衰竭。

3.临床表现　轻度肺动脉狭窄可无症状；中度狭窄在年长后体力劳动时气促、易疲乏；严重狭窄者,中度体力劳动可引起乏力、心悸、呼吸困难,甚至突有晕厥、猝死。也有时有胸痛或上腹痛。半数患儿面容硕圆,大多无青紫,面颊和指(趾)端可能暗红。生长发育多正常。

体格检查心前区可较饱满,在左侧胸骨旁可摸得右室的抬举搏动。典型心脏杂音在胸骨左缘第 2 肋间有洪亮的 Ⅳ/Ⅵ 级以上喷射性收缩期杂音。第一心音正常,第二心音分裂并减弱。

4.辅助检查

（1）心电图检查：显示右房扩大,P 波高耸。还可见右心室肥大,电轴右偏。严重狭窄时,T 波倒置,ST 段压低。

（2）胸部 X 线检查：轻中度狭窄时,心脏大小正常；重度狭窄时,心脏可轻度增大,若有心力衰竭,则右心室和右心房扩大,心脏明显增大。

（3）超声心动图检查：多普勒超声可较可靠地评估肺动脉瓣狭窄的程度。

（4）心导管检查：右心室压力明显增高,肺动脉压力明显降低,连续压力曲线显示明显的无过渡区的压力阶差。

（5）心血管造影：右心室造影可见明显"射流征"(图 11—5)。

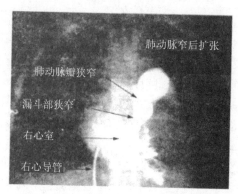

图 11-5　肺动脉瓣狭窄的心血管造影

5.治疗原则　球囊瓣膜成形术是大多患儿的首选治疗方案。如无该术适应证,则应接受外科瓣膜切开术。轻度肺动脉瓣狭窄可行狭窄解除手术。

三、先天性心脏病患儿的护理

(一)护理评估

1.健康史　详细询问母亲妊娠史,在孕期最初 3 个月有无病毒感染、接触放射线和服用过影响胎儿发育的药物,孕母是否有代谢性疾病。患儿出生时有无缺氧、心脏杂音,出生后各阶段的生长发育状况以及是否有下列表现:喂养困难、哭声嘶哑、易气促、咳嗽、潜伏性青紫或持续性青紫,青紫的程度及与活动的关系,有无蹲踞现象或阵发性缺氧发作,是否常有呼吸道感染或出现心力衰竭等。

2.身体状况　检查患儿是否有体格发育落后、皮肤发绀、杵状指(趾),脉搏增快,呼吸急促,鼻翼扇动和三凹征,肺部啰音、肝增大等表现等。胸廓有无畸形,有无震颤,听诊心脏杂音位置、时间、性质和程度,肺动脉瓣区第二音是增强还是减弱,是否有分裂。了解并初步分析 X 线、心电图、超声心动图、心导管、血液等检查结果的临床意义。

3.心理—社会状况　为了确立诊断及治疗,大多数先天性心脏病患儿均需要接受心导管检查等辅助检查及心脏手术或介入治疗。检查治疗过程以及高额的医疗费用对家庭经济造成的压力,都可能使患儿及其家长感到焦虑甚至恐慌。还要注意评估家长(尤其是母亲)是否有内疚感及其程度,患儿的智能发育、情绪和行为问题,自我意识及社会适应能力,尤其是亲子关系。

(二)常见护理诊断/问题

1.活动无耐力　与体循环血量减少或血氧饱和度下降有关。

2.生长发育迟缓　与体循环血量减少或血氧下降影响生长发育有关。

3.营养失调:低于机体需要　与喂养困难及体循环血量减少、组织缺氧有关。

4.有感染的危险　与肺血流量增多及心内缺损易致心内膜损伤有关。

5.潜在并发症　心力衰竭、感染性心内膜炎、脑血栓等。

6.焦虑　与疾病的威胁和对手术担忧有关。

(三)护理措施

1.活动无耐力的护理　动静适度,减轻耗氧。轻型无症状者应与正常小儿一样活动,有症状患儿应限制活动,避免情绪激动和剧烈哭闹,以免加重心脏负担;病情严重的患儿应卧床休息,给予妥善的生活照顾。若患儿活动时出现面色苍白、精神恍惚、发绀、眩晕、心悸等,要立即停止活动,卧床休息,抬高床头。护理操作相对集中,避免引起情绪激动和大哭大闹。介入治疗患儿治疗当天手术肢体要制动,动脉穿刺患儿应卧床休息 24h 以上,静脉穿刺患儿应至少卧床休息 12h,术后 3 天可进行适宜的床旁活动,术后 3 个月内应避免剧烈运动。

2.饮食护理 供给营养所需的足量高蛋白、高热量、高维生素饮食,以增强体质。适当限制食盐摄入,还要给予适量的蔬菜类粗纤维食品,以保证大便通畅。重型患儿喂养困难,可先吸氧再喂食,斜抱位间歇喂乳,应特别细心、耐心,少食多餐,必要时从静脉补充营养。

3.预防感染 向患儿及家长介绍自我保护、防止感染的知识,应避免与传染性疾病患者接触,不去公共场所。病室分室居住,空气新鲜,温湿度适宜。穿着衣服薄厚要适中,防止受凉。拔牙、小手术等术前给予足量抗生素,一旦发生感染应积极治疗。及时预防接种。

4.观察病情变化,防止并发症发生

(1)注意心率、心律、脉搏、呼吸、血压及心脏杂音的变化,必要时使用监护仪监测。

(2)法洛四联症患儿一旦发生缺氧,可立即置于膝胸屈曲位,吸氧,通知医师,并做好普萘洛尔、吗啡应用和纠正酸中毒等准备。

(3)青紫型先天性心脏病患儿,由于血液黏稠度高,暑天、发热、多汗、吐泻时体液量减少,加重血液浓缩,易形成血栓,造成重要器官栓塞,因此应注意多饮水,必要时静脉输液。

(4)合并贫血者,可加重缺氧,易导致心力衰竭,须及时纠正。饮食中宜补充含铁丰富的食物。

5.心理护理 关心患儿,建立良好护患关系。充分理解家长及患儿对检查、治疗、预后的心情,介绍疾病的有关知识、诊疗计划、检查过程、病室环境,消除恐惧心理,说服家长和患儿主动配合各项检查和治疗,使诊疗工作顺利进行。帮助家长正视患儿的智能发育、情绪和行为问题,促进健康、良好亲子关系的建立。

6.健康教育 指导患儿及家长根据病情建立合理的生活制度,安排合适的活动量,给予足够的营养支持,增强抵抗力,防止各种感染,掌握观察病情变化的知识。定期到医院复查,使患儿能安全达到适合手术的年龄。

(窦天荣)

第九节 病毒性心肌炎

病毒性心肌炎(viral myocarditis)是病毒侵犯心脏所致,引起以心肌细胞变性、坏死为主要病理特征的疾病,病变也可累及心包或心内膜。本病临床表现轻重不一,轻者大多预后良好,少数重症患儿可发生心力衰竭、心源性休克,甚至猝死。近年来,小儿病毒性心肌炎的发病率呈逐年上升趋势。

一、病因及发病机制

引起小儿心肌炎的病毒主要是肠道和呼吸道病毒,如柯萨奇病毒(B 组和 A 组)、埃可病毒、腺病毒、脊髓灰质炎病毒、流感和副流感病毒、单纯疱疹病毒、腮腺炎病毒等;另外,轮状病毒也可引起心肌的损伤。本病发病机制尚不完全清楚,一般认为与病毒及其毒素早期经血液循环直接损害心肌细胞有关,另外病毒感染后的变态反应和自身免疫也与发病有关。

二、病理生理

病变多以心肌间质组织和附近血管周围单核细胞、淋巴细胞和中性粒细胞浸润为主,心肌变性(肿胀.断裂、溶解和坏死等)者较少,病灶可呈局灶性、散在性或弥漫性。慢性心肌炎多有心肌间质炎症浸润和瘢痕组织(心肌纤维化形成)、心脏扩大。心包可有浆液渗出,个别会发生黏连。病变还可波及传导系统,甚至导致终身心律失常。

三、临床表现

本病临床表现轻重不一。轻症患儿可无自觉症状,仅表现为心电图的异常;部分病例起病隐匿,有乏力、心悸、胸痛等自觉症状;少数重症患者则会因心源性休克、急性心力衰竭而在数小时或数天内死亡。典型病例在起病前 1～3 周内多有前驱病毒感染史,如上呼吸道或肠道感染等。常伴有发热、周身不适、胸痛、咽痛、肌痛、腹泻和皮疹等症状;心肌受累时患儿常诉疲乏无力、气促、心悸和心前区不适或腹痛。会有烦躁不安、面色苍白、血压下降等体征。预后大多良好。部分病例可发展为扩张性心肌病。

体格检查发现心脏轻度扩大、心搏异常,心尖区第一心音低钝或奔马律,心动过速,肺部出现湿啰音,肝脾大,伴心包炎者还可听到心包摩擦音。严重时会有晕厥、心力衰竭及心源性休克体征。

四、辅助检查

(一)心电图检查

可见心律失常,持续性心动过速,Ⅱ度或Ⅲ度房室传导阻滞,多导联 ST－T 段下移和 T 波低平、双向或倒置,QT 间期延长,QRS 波群低电压。心电图缺乏特异性,需动态观察。

(二)实验室检查

1. 血清心肌酶谱测定 病程早期血清肌酸激酶(CK)及其同工酶(CK－MB)、乳酸脱氢酶(LDH)及其同工酶(LDH,)、血清谷草转氨酶(SGOT)均增高。

2. 心肌肌钙蛋白(cTnI 或 cTnT) 升高,具有高度的特异性。

3. 血象及血沉 急性期白细胞总数轻度增高,以中性粒细胞为主;部分病例血沉轻度或中度增快。

4. 病毒学检查 咽拭子、粪便、血液、心包液或心肌中分离出病毒,对诊断具有辅助意义。

5. PCR 在疾病早期可通过 PCR 技术检测出病毒核酸。

(三)X 线检查

透视下心脏搏动减弱,胸片示心影正常或增大。心功能不全时两肺呈淤血表现。

(四)心肌活检

是诊断的金标准,但取样部位具有局限性,阳性率不高。

五、治疗原则

1. 休息 十分必要,可以减轻心脏负荷,急性期需卧床休息。

2. 保护心肌和清除自由基的药物治疗

(1)1,6－二磷酸果糖(FDP):静脉滴注,可改善心肌细胞代谢。

（2）大剂量维生素 C：维生素 C 有清除自由基的作用，可改善心肌代谢及促进心肌恢复，对心肌炎有一定疗效。

（3）能量合剂：加强心肌营养、改善心肌功能。

（4）辅酶 Q_{10}：有保护心肌和清除自由基的作用。

（5）中药：在常规治疗的基础上加用生脉饮、丹参或黄芪等中药。

3. 应用大剂量丙种球蛋白　用于重症病例，2g/kg，单剂 24h 静脉缓慢滴注。

4. 应用肾上腺皮质激素　有改善心肌功能、减轻心肌炎性反应和抗休克作用，一般病程早期和轻症者不用，多用于急重病例。

5. 控制心力衰竭　常用的强心药有地高辛、毛花苷 C。重症患儿加用利尿剂时，尤应注意电解质平衡，以免引起心律失常。

6. 救治心源性休克　一般应用肾上腺皮质激素静脉大剂量滴注或大剂量维生素 C 静脉推注可取得较好的效果，如效果不满意可应用调节血管紧张度的药物如多巴胺、异丙肾上腺素和间羟胺等。

7. 其他治疗　可根据病情联合应用强心剂、利尿剂和血管活性药物等。

本病为自限性疾病，目前尚无特效治疗。

六、护理评估

1. 健康史　评估患儿发病前有无呼吸道或消化道感染病史，起病情况，用药情况，生长发育史，接种史，过敏史等。

2. 身体状况　评估患儿有无心前区不适、胸闷、气促、心悸、头晕、乏力、腹痛、多汗等症状；观察患儿有无烦躁不安、面色苍白、血压下降等；及时了解心电图、血液实验室检查及 X 线的结果及意义。

3. 心理－社会状况　评估患儿及家长对该病的了解程度，患儿有无住院经历，家庭经济状况，家长对患儿的照顾能力，家长和患儿有无焦虑、恐惧等不良心理反应，患儿居住环境及社区医疗条件。

七、常见护理诊断/问题

1. 活动无耐力　无耐力与心肌收缩力下降，组织供氧不足有关。

2. 潜在并发症　心律失常、心力衰竭、心源性休克、药物中毒等。

3. 焦虑　焦虑与病程长，活动受限制和休学后落课有关。

八、护理措施

（一）合理休息

休息能减轻心脏负担，很好地促进心肌的恢复。急性期完全卧床至少 8 周；一般需 3 个月后，X 线心影恢复正常，可轻微活动；恢复期至少半日卧床 6 个月；半年至一年后，可恢复全日学习；心脏增大者及心力衰竭者，需卧床半年以上至心脏恢复正常，心衰控制、心脏情况好转后再逐渐开始活动。

（二）严密观察病情，及时发现并处理并发症

1. 密切观察和记录心律，有明显心律失常者应连续心电监护，一旦发现异常（多源性期前

收缩、高度或完全性房室传导阻滞、频发室性期前收缩、心动过速、心动过缓等)应立即报告医生,协助采取紧急处理措施。

2.密切观察和记录患儿的精神状态、心率和呼吸频率。有胸闷、心悸、气促时应立即休息,必要时可给予吸氧。烦躁不安者可遵医嘱给予镇静剂。发生心力衰竭时应置患儿于半卧位'使其尽量保持安静,遵医嘱静脉给药时速度不宜过快。

3.密切观察和记录患儿面色、心率、呼吸、体温及血压的变化。心源性休克使用血管活性药物和扩张血管药物时,为避免血压波动过大,要准确控制滴速,最好能使用输液泵。

4.使用洋地黄时应严格掌握剂量,注意观察有无心率过慢,有无新的心律失常、恶心、呕吐等消化系统症状,熟知洋地黄中毒的征象,如有上述异常应暂停用药并与医生联系处理。

(三)心理支持与健康教育

1.倾听患儿及家长的倾诉,给他们提供表达的机会并耐心解答疑问。

2.对患儿及家长介绍本病的病因、治疗过程和预后,减少患儿和家长的焦虑、恐惧心理;让患儿和家长了解药物的名称、剂量、用药方法及副作用。

3.强调休息对本病恢复的重要性,使其能自觉配合治疗和护理。

4.告知预防呼吸道感染、消化道感染的常识,疾病流行期间尽量避免去公共场所。

5.指导患儿进食高蛋白、高维生素(尤其是维生素C)及易消化的食物,忌食油炸食品,少量多餐,适当限盐、限脂肪。

6.教会家长测量脉率、心律,发现异常要及时复诊。

7.嘱其出院后定期到门诊复查,复查时间分别在出院后1个月、3个月、6个月及1年。

(蔡莹莹)

第十节　小儿贫血

一、概述

贫血(anemia)是指外周血液中单位容积内红细胞数或血红蛋白量低于正常。小儿贫血国内诊断标准为:新生儿期血红蛋白(Hb)<145g/L,1～4个月时Hb<90g/L,4～6个月时Hb<100g/L者为贫血。6个月以上则按世界卫生组织(WHO)诊断标准:6个月～6岁Hb<110g/L,6～14岁Hb<120g/L者为贫血。海拔每升高1000米,血红蛋白上升4%。

(一)贫血的分度

根据外周血血红蛋白含量将贫血分为四度,即轻、中、重、极重(表11-2)。

表11-2　贫血的分度

	血红蛋白量(g/L)			
	轻度	中度	重度	极重度
新生儿	144～120	120～90	90～60	<60
小儿	120～90	90～60	60～30	<30

(二)贫血的分类

常采用病因学分类和形态学分类两种。

1. 病因学分类　根据发生贫血的原因分为以下 3 类：

(1)红细胞及血红蛋白生成不足

1)造血物质缺乏：如缺铁性贫血(铁缺乏)、巨幼细胞贫血(维生素 B_{12}、叶酸缺乏)。

2)骨髓造血功能障碍：如再生障碍性贫血、单纯红细胞再生障碍性贫血。

3)其他：慢性感染、炎症、慢性肾病、铅中毒、癌症等所致的贫血。

(2)溶血性贫血

1)红细胞内在异常：如遗传性球形红细胞增多症、葡萄糖－6－磷酸脱氢酶(G－6－PD)缺乏、地中海贫血等。

2)红细胞外在因素：如新生儿溶血症、自身免疫性溶血性贫血、感染、理化因素等。

(3)失血性贫血：包括急性失血和慢性失血所致的贫血。

2. 形态学分类　根据红细胞平均容积(MCV)、红细胞平均血红蛋白量(MCH)、红细胞平均血红蛋白浓度(MCHC)可分为以下 4 类(表 11－3)。

表 11－3　贫血的细胞形态学分类

	MCV(fl)	MCH(pg)	MCHC(%)
正常值	80～94	28～32	32～38
大细胞性	>94	>32	32～38
正细胞性	80～94	28～32	32～38
单纯小细胞性	<80	<28	32～38
小细胞低色素性	<80	<28	<32

二、营养性缺铁性贫血

缺铁性贫血(iron deficiency anemia,IDA)是由于体内铁缺乏致血红蛋白合成减少而引起的小细胞低色素性贫血。本病以 6 个月～2 岁小儿发病率最高,是小儿贫血中最常见的类型,也是我国重点防治的小儿疾病之一。

(一)病因

1. 先天储铁不足　胎儿在孕后期的 3 个月从母体获得铁最多,平均每日可获得铁 4mg,故足月新生儿从母体获得铁可维持生后 4～5 个月造血所需。因此,早产、双胎或多胎、胎儿失血和孕母严重缺铁等均可使胎儿储铁减少。

2. 铁摄入不足　铁摄入不足是小儿缺铁性贫血的主要原因。人乳、牛乳、谷物中含铁量均低,婴儿如不及时添加含铁丰富的辅食,年长儿如偏食、挑食等均可致铁摄入不足。

3. 生长发育快　婴儿期和青春期小儿生长发育迅速,血容量增加快；早产儿生长发育更快,铁需要量相对增加。

4. 铁吸收减少　食物搭配不合理可影响铁的吸收,胃肠炎或消化道畸形、慢性腹泻可致铁吸收减少。

5. 铁丢失过多　正常婴儿每天排泄铁量相对比成人多。人体每 1ml 血约含 0.5mg 铁,故慢性失血常可导致缺铁性贫血。小儿摄入未经加热的鲜牛奶,可因对蛋白质过敏而发生小量肠出血；溃疡病、肠息肉、膈疝、钩虫病、鼻衄等慢性小量出血,以及初潮后少女月经量过多等均可致铁丢失过多。

（二）发病机制

1. 对造血系统的影响 铁是合成血红蛋白的原料。缺铁时血红素生成不足，使血红蛋白合成也减少，导致新生的红细胞内血红蛋白含量不足，细胞质减少，细胞变小；而缺铁对细胞的分裂、增殖影响较小，故红细胞数量减少程度不如血红蛋白减少明显，从而形成小细胞低色素性贫血。

缺铁通常经过以下3个阶段才发生贫血。①铁减少期(ID)：此阶段体内储存铁已减少，但供红细胞合成血红蛋白的铁尚未减少，无贫血表现；②红细胞生成缺铁期(IDE)：储存铁进一步耗竭，红细胞生成所需的铁亦不足，但循环中血红蛋白的量尚未减少；③缺铁性贫血期(IDA)：此期出现小细胞低色素性贫血，还有一些非造血系统的症状。因此，缺铁性贫血是缺铁的晚期表现。

2. 对非造血系统的影响 铁缺乏使多种含铁酶(细胞色素C、单胺氧化酶、琥珀酸脱氢酶等)的活性减低，从而导致相应细胞功能紊乱出现一些非造血系统表现，如神经精神行为、胃肠道功能紊乱、免疫力下降而易感染等。缺铁还可引起组织器官的异常如口腔黏膜异常角化、舌炎、反甲等。

（三）临床表现

任何年龄均可发病，以6个月~2岁多见。发病缓慢，其临床表现随病情轻重而有不同。

1. 一般表现 皮肤黏膜逐渐苍白，以唇、口腔黏膜及甲床较明显。易疲乏，不爱活动，常有烦躁不安或精神不振。体重不增或增长缓慢。年长儿可诉头晕、眼前发黑、耳鸣等。

2. 髓外造血表现 肝、脾可轻度肿大。年龄越小、病程越长，贫血越重，肝脾大越明显。淋巴结肿大常较轻。

3. 非造血系统表现

（1）消化系统症状：可出现食欲减退、呕吐、腹泻，少数有异食癖(嗜食泥土、墙皮、煤渣等)；还可出现口腔炎、舌炎或舌乳头萎缩；重者可出现萎缩性胃炎或吸收不良综合征等。

（2）神经系统症状：表现为烦躁不安或精神萎靡，注意力不集中、记忆力减退，智力多数低于同龄儿。

（3）心血管系统症状：明显贫血时心率增快，严重者心脏扩大甚至发生心力衰竭。

（4）其他症状：如皮肤干燥、毛发枯黄易脱落、合并感染、反甲等。

（四）辅助检查

1. 血常规 血红蛋白下降比红细胞数减少明显，呈小细胞低色素性贫血。外周血涂片可见红细胞大小不等，以小细胞为多，中央淡染区扩大。网织红细胞数正常或轻度减少。白细胞、血小板一般无改变。

2. 骨髓象 增生活跃，以中、晚幼红细胞增生为主。各期红细胞均较小，胞浆少，染色偏蓝，显示胞浆成熟落后于胞核。粒细胞和巨核细胞系一般无明显异常。

3. 有关铁代谢的检查

（1）血清铁蛋白(SF)：$<12\mu g/L$ 时提示缺铁，较敏感地反映体内储存铁的情况。

（2）血清铁(SI)、总铁结合力(TIBC)、转铁蛋白饱和度(TS)：这三项反映血浆中铁的含量，通常在缺铁性贫血期(IDA)才出现异常。$SI<10.7\mu mol/L$、$TIBC>62.7\mu mol/L$，$TS<15\%$有诊断意义。

（3）红细胞原卟啉(FEP)：$>0.9\mu mol/L$ 时提示红细胞内缺铁。

（五）治疗原则

主要原则是去除病因和补充铁剂。

1．一般治疗　加强护理,保证充足睡眠;避免感染,如伴有感染者应积极控制感染;重度贫血者注意保护心脏功能。根据患儿消化能力,适当增加含铁质丰富的食物,注意饮食的合理搭配,以增加铁的吸收。

2．去除病因　对饮食不当者应纠正不合理的饮食习惯和食物组成,有偏食、挑食习惯者应予纠正。如有慢性失血性疾病,如钩虫病、肠道畸形等,应及时治疗。

3．铁剂治疗　铁剂是治疗缺铁性贫血的特效药,有口服和注射铁剂。

（1）口服铁剂:若无特殊原因,应采用口服法给药;二价铁盐容易吸收,故临床均选用二价铁盐制剂。常用的口服铁剂有硫酸亚铁(含元素铁 20%)、富马酸亚铁(含元素铁 33%)、葡萄糖酸亚铁(含元素铁 12%)、琥珀酸亚铁(含元素铁 35%)等,口服铁剂的剂量为元素铁每日 4～6mg/kg,分 3 次口服,一次量不应超过元素铁 1.5～2mg/kg。

（2）注射铁剂:注射铁剂较容易发生不良反应,甚至发生过敏性反应致死,故应慎用。常用注射铁剂有山梨醇枸橼酸铁复合物,专供肌内注射用;右旋糖酐铁复合物,可供肌内注射或静脉注射;葡萄糖氧化铁,供静脉注射用。

4．输红细胞　一般不需要,但重度贫血、合并严重感染及急需外科手术者,可考虑输血。贫血越严重,每次输注量越少。Hb 在 30g/L 以下者,应采用等量换血方法;Hb 在 30～60g/L 者,每次可输注浓缩红细胞 4～6ml/kg;Hb 在 60g/L 以上者,不必输红细胞。

（六）护理评估

1．健康史　向家长了解患儿的喂养方式和饮食习惯;小婴儿还应了解其母亲孕产史,如母亲孕期有无严重贫血,是否早产、双胎、多胎等;询问患儿生长发育情况,有无慢性疾病如慢性腹泻、反复感染等;青春期少女有无月经量过多等。了解有无乏力、烦躁或萎靡、记忆力减退、成绩下降等,年长儿有无头晕、耳鸣、眼前发黑。

2．身体状况　评估患儿贫血程度,观察皮肤黏膜颜色及毛发、指甲情况,贫血严重者要注意有无心率增快,心脏扩大及心力衰竭等表现,还应评估患儿有无异食癖、口腔炎、舌炎及生长发育情况。了解血液、骨髓检查及有关铁代谢检查结果。

3．心理社会状况　评估患儿及家长的心理状态,患儿有无因记忆力减退、成绩下降或智力低于同龄儿而产生自卑、焦虑等心理,患儿及家长对本病的病因及防护知识的了解程度,对健康教育的需求及家庭背景等。

（七）常见护理诊断/问题

1．活动无耐力　与贫血致组织器官缺氧有关。

2．营养失调:低于机体需要量　与铁摄入不足、吸收不良、丢失过多或消耗增加有关。

3．有感染的危险　与机体的免疫功能下降有关。

4．知识缺乏　家长及患儿缺乏营养知识及本病的防护知识。

（八）护理措施

1．休息与活动　评估患儿日常生活与活动的耐受力,合理安排患儿生活作息,活动适宜,满足患儿的基本生活需要。轻度贫血者,适当休息,可进行日常活动;中度贫血者,应限制活动,避免剧烈运动;重度贫血者,应卧床休息;极重度贫血者,应绝对卧床休息。对慢性贫血患儿,在活动时应给予关照。

2.合理喂养

(1)告知家长及年长儿不良饮食习惯会导致本病,协助纠正不良的饮食习惯。

(2)婴儿提倡母乳喂养,人乳含铁虽少,但吸收率高达50%,而牛奶中铁的吸收率仅为10%。按时添加含铁丰富的辅食或补充铁强化食品。婴儿6个月后应逐渐减少奶类的每日摄入量,以便增加含铁丰富的固体食物。

(3)告知家长含铁丰富且易吸收的食物如动物血、肝、肉类、鱼类、豆制品及干果等;维生素C、氨基酸、果糖等可促进铁的吸收,可与铁剂或含铁食品同时进食;茶、咖啡、牛奶、蛋类、植物纤维等可抑制铁的吸收,应避免与含铁食品同食。鲜牛奶必须加热处理后才能喂养婴儿,以减少因过敏而致肠出血。

(4)指导家长改进烹调方法,提高患儿食欲。

(5)对早产儿、低体重儿宜自生后2个月开始给予铁剂预防(2mg/kg),足月儿不晚于4个月给予铁剂(1mg/kg)。

3.指导正确应用铁剂,观察疗效与副作用

(1)告知家长患儿每日需要量,坚持全程治疗,疗程2~6个月。

(2)口服铁剂对胃肠道有刺激,可致恶心、呕吐、腹泻或便秘、厌食、胃部不适及疼痛等,可从小剂量开始并在两餐之间服用,以减少刺激。

(3)铁剂可与维生素C、果汁等同服,以利吸收;忌与茶、咖啡、牛奶等抑制铁吸收的食物同服。

(4)液体铁剂可使牙齿染黑,可用吸管或滴管服用,服用后立即刷牙,可减轻染色。

(5)口服铁剂后,大便变黑或呈柏油样,停药后即可恢复,应向家长或年长儿解释说明,以消除紧张心理。

(6)使用注射铁剂应深部肌内注射,精确注射剂量,抽吸药液后更换针头注射,每次更换注射部位,注射后勿按揉局部,以防药液漏入皮下组织使皮肤染色或刺激;偶见过敏性休克,首次注射观察1h。

(7)疗效观察:有效者在用药2~3天网织红细胞开始上升,5~7天达高峰,2~3周后降至正常。治疗1~2周后血红蛋白逐渐上升,3~4周达到正常。如服药3~4周仍然无效,应查找原因。

4.预防感染　适当增加户外活动,增强体质。勿与感染性患儿接触,按时接种各种疫苗,以防传染病。

5.健康教育

(1)向家长及年长儿讲解疾病的有关知识和护理要点。

(2)指导合理喂养,提倡母乳喂养,及时正确添加含铁丰富辅食。

(3)坚持全程用药,强调贫血纠正后,仍要合理安排小儿饮食,培养良好饮食习惯。

(4)因缺铁性贫血致智力减低、成绩下降者,应多与其父母沟通,使父母了解疾病导致患儿目前状况的可能性,与父母和年长儿共同制订学习计划,做好心理护理。

三、营养性巨幼细胞贫血

营养性巨幼细胞贫血(nutritional megaloblastic anemia,NMA)是由于维生素 B_{12} 和(或)叶酸缺乏所致的一种大细胞性贫血。主要临床特点是贫血、神经精神症状、红细胞胞体变大、骨髓中出现巨幼红细胞,用维生素 B_{12} 和(或)叶酸治疗有效。

(一)病因

1.储存不足　胎儿可从母体获得维生素 B_{12},并储存于肝内供生后利用。如孕母缺乏维生素 B_{12},可致婴儿维生素 B_{12} 储存不足。

2.摄入不足　人体内维生素 B_{12} 主要来自于动物性食物,如肝、肾、蛋类等,乳类中含量少,羊乳中几乎不含,植物性食物中含量甚少。体内叶酸来源于食物,绿色新鲜蔬菜、水果、酵母和动物肝、肾等富含叶酸,但经加热易被分解破坏。出生后单纯母乳喂养(尤其是乳母长期素食或患有维生素吸收障碍疾病者)或奶粉、羊乳喂养而未及时添加辅食的婴儿易致维生素 B_{12} 和(或)叶酸缺乏。年长儿偏食,挑食者易致缺乏。

3.需要量增加　生长发育迅速使需要量增加。严重感染使维生素 B_{12} 和叶酸消耗增加。

4.吸收不良　严重营养不良、慢性腹泻或吸收不良综合征可使维生素 B_{12}、叶酸吸收减少。

5.其他　肝病患儿和长期服用某些药物如新霉素等可致维生素 B_{12} 代谢障碍。长期或大量应用某些药物,如广谱抗生素可抑制肠道细菌合成叶酸;抗叶酸制剂(甲氨蝶呤)及某些抗癫痫药(苯妥英钠,苯巴比妥)等可致叶酸缺乏。先天性叶酸代谢障碍也可致叶酸缺乏。

(二)发病机制

维生素 B_{12} 或叶酸缺乏都可致细胞 DNA 合成减少。幼稚红细胞内的 DNA 合成减少使其分裂和增殖时间延长,导致细胞核的发育落后于胞浆发育,而血红蛋白的合成不受影响,使红细胞胞体变大,形成巨幼细胞,造成贫血。DNA 合成不足也可致粒细胞、巨核细胞核成熟障碍,出现巨大幼稚粒细胞和中性粒细胞分叶过多、巨核细胞核分叶过多现象。

维生素 B_{12} 缺乏,还可导致中枢和外周神经髓鞘受损,出现神经精神症状;机体对结核杆菌易感性增高。叶酸缺乏症主要引起情感改变,偶见深感觉障碍。

(三)临床表现

发病年龄以生后 6 个月～2 岁多见,起病缓慢。

1.一般表现　多呈虚胖或颜面轻度水肿,毛发纤细稀疏、黄色,严重者皮肤有出血点或淤斑。

2.贫血表现　皮肤常呈现蜡黄色,睑结膜、口唇、指甲等处苍白,偶有轻度黄疸,疲乏无力,常伴有肝、脾大;重症者心脏扩大或心力衰竭。

3.精神神经症状　可出现烦躁不安、易怒等症状。婴儿期发病多有典型的神经系统表现,与贫血的程度不完全平行。维生素 B_{12} 缺乏者表现为表情呆滞、目光发直、对周围反应迟钝,嗜睡、不认亲人,少哭不笑,智力、动作发育落后甚至退步。重症病例可出现不规则性震颤,手足无意识运动,甚至抽搐、感觉异常、共济失调、踝阵挛和巴宾斯基征阳性等。叶酸缺乏时不发生神经系统症状,但可导致神经精神异常。

4.消化系统症状　常出现较早,如厌食、恶心、呕吐、腹泻和舌炎等。

(四)辅助检查

1.血常规　呈大细胞性贫血,中心淡染区不明显,可见巨幼变的有核红细胞,中性粒细胞呈分叶过多现象。网织红细胞、白细胞、血小板计数常减少。

2.骨髓象　增生明显活跃,以红细胞系增生为主,粒、红系均出现巨幼变。中性粒细胞的胞浆空泡形成,核分叶过多。巨核细胞核有过度分叶现象。

3. 血清维生素 B_{12} 和叶酸测定　血清维生素 B_{12} 正常值为 $200\sim800ng/L$，$<100ng/L$ 为缺乏。血清叶酸水平正常值为 $5\sim6\mu g/L$，$<3\mu g/L$ 为叶酸缺乏。

（五）治疗原则

1. 药物治疗　维生素 B_{12} 肌内注射，每次 $100\mu g$，每周 $2\sim3$ 次，叶酸口服，每次 5mg，每日 3 次，连用数周，至临床症状明显好转，血象恢复正常为止。单纯维生素 B_{12} 缺乏者，不宜加用叶酸，以免加重精神神经症状。

2. 调整饮食　一般患儿在药物治疗时即可增加辅食。对震颤严重不能吞咽的，治疗早期可采用鼻饲。添加辅食顺利者，可以缩短药物治疗时间，有偏食习惯者应予纠正。

3. 对症处理　肌肉震颤者可给予镇静剂。

4. 输血治疗　除极重的病例外，不需要输血。重症患者可输注红细胞制剂。

（六）常见护理诊断/问题

1. 活动无耐力　与贫血导致组织缺氧有关。

2. 营养失调：低于机体需要　与维生素 B_{12}/叶酸摄入不足，吸收不良，代谢障碍等有关。

3. 生长发育改变　与营养不足、贫血及维生素 B_{12} 缺乏影响生长发育有关。

（七）护理措施

1. 合理安排休息与活动　根据贫血严重程度及患儿的活动耐力安排其休息与活动。轻度贫血患儿一般不需卧床休息，日常活动不受影响，严重贫血者适当限制活动，协助满足其日常生活需要。烦躁、震颤，抽搐者应遵医嘱使用镇静剂，防止外伤。

2. 指导喂养　改善哺乳母亲营养，及时添加辅食，注意饮食均衡，合理搭配患儿食物；年长儿避免偏食、挑食，应养成良好的饮食习惯，以保证能量和营养素的摄入。

3. 监测生长发育　评估患儿的体格、智力、运动发育情况。震颤消失减慢，大多需要 1 个月以上。少数患儿在治疗过程中震颤加重。治疗不及时可影响小儿智力发育。

4. 健康宣教　解释本病的临床表现和预防措施，强调预防的重要性，提供营养指导，指导合理用药知识。积极治疗和去除影响维生素 B_{12} 和叶酸吸收的因素。

（刘静）

第十一节　特发性血小板减少性紫癜

特发性血小板减少性紫癜（idiopathic thrombocytopenic purpura，ITP）又称免疫性血小板减少症，是小儿最常见的出血性疾病。主要特点为皮肤、黏膜自发性出血，血小板减少，出血时间延长和血块收缩不良。本病见于各年龄期小儿，以 $1\sim5$ 岁多见，春季发病较高。

一、病因

患儿在发病前常有病毒感染史。目前认为病毒感染不是导致血小板减少的直接原因，直接原因是病毒感染后机体产生相应的抗体（主要为 PAIgG，约占 95%），这类抗体可与血小板膜发生交叉反应，使血小板受到损伤而被单核－巨噬细胞系统所清除。血小板减少是导致出血的主要原因。附着有 PAIgG 的血小板异常及抗体损伤血管壁导致毛细血管脆性和通透性增加，是出血的促进因素。感染可加重血小板减少或使疾病复发。

二、临床表现

1. 急性型 多见于婴幼儿,占 $70\%\sim90\%$。患儿于发病前 $1\sim3$ 周常有急性病毒感染史,如上呼吸道感染、流行性腮腺炎、水痘、风疹、麻疹、传染性单核细胞增多症等,偶亦见于接种麻疹减毒活疫苗或接种结核菌素之后发生。多数患儿发疹前无任何症状,部分可有发热,以自发性皮肤、黏膜出血为突出表现,多为针尖大小的皮内或皮下出血点,或为淤斑和紫癜,少见皮肤出血斑和血肿。皮疹分布不均,通常以四肢为多,在易于碰撞的部位更多见。常伴有鼻出血或齿龈出血,胃肠道大出血少见,偶见肉眼血尿。青春期女性患者可有月经过多。少数患者可有结膜下和视网膜出血。颅内出血少见,一旦发生,则预后不良。出血严重者可致贫血,肝脾偶见轻度肿大,淋巴结无肿大。$80\%\sim90\%$ 的患儿于发病后 $1\sim6$ 个月内痊愈,$10\%\sim20\%$ 的患儿呈慢性病程。病死率为 $0.5\%\sim1\%$,主要致死原因为颅内出血。

2. 慢性型 病程超过 6 个月,多见于学龄期小儿,男女发病数为 1:3。起病缓慢,出血症状较轻,主要为皮肤、黏膜出血,可持续或反复发作出血,出血持续期和间歇期长短不一。约 1/3 患儿可自然缓解。反复发作者脾常轻度肿大。

三、辅助检查

1. 血常规 外周血象血小板计数常常低于 100×10^9/L。出血轻重与血小板数多少有关,血小板 $<50\times10^9$/L 时可见自发性出血,$<20\times10^9$/L 时出血明显,$<10\times10^9$/L 时出血严重。慢性型者可见血小板大小不等,染色较浅。失血较多可致贫血,白细胞数正常。出血时间延长,凝血时间正常,血块收缩不良。

2. 骨髓象 急性病例骨髓巨核细胞数增多或正常。慢性者巨核细胞显著增多;幼稚巨核细胞增多,核分叶减少,胞质少且常有空泡形成、颗粒减少等现象。

3. 血小板抗体测定 可见 PAIgG 增高。

4. 其他 束臂试验阳性,慢性 ITP 患者的血小板黏附和聚集功能可异常。

四、治疗原则

1. 一般治疗 在急性出血期间应卧床休息,尽量减少活动,避免外伤。应积极预防及控制感染,避免服用抑制血小板功能的药物(阿司匹林等)。

2. 糖皮质激素 降低毛细血管通透性,抑制血小板抗体产生,抑制单核—巨噬细胞系统破坏有抗体吸附的血小板。常用泼尼松,每日 $1.5\sim2$mg/kg,分 3 次口服。出血严重者可用冲击疗法:地塞米松每日 $0.5\sim2$mg/kg,或甲基泼尼松龙每日 $20\sim30$mg/kg,静脉滴注,连用 3 天,症状缓解后改服泼尼松。用药至血小板数回升至接近正常水平即可逐渐减量,疗程一般不超过 4 周。停药后如有复发,可再用泼尼松治疗。

3. 大剂量丙种球蛋白 常用剂量为每日 0.4g/kg 静脉滴注,连续 5 天;或每次 1g/kg 静脉滴注 $1\sim2$ 天,$3\sim4$ 周后再给药 1 次。

4. 血小板及红细胞输注 因患儿血循环中含有大量抗血小板抗体,输入血小板很快被破坏,故通常不主张输血小板;只有在发生颅内出血或急性内脏大出血、危及生命时才输注血小板,并需同时予以大剂量肾上腺皮质激素,以减少输入血小板破坏。贫血严重者可输浓缩红细胞。

5. 脾切除 脾切除有效率约 70%,适用于病程超过 1 年,血小板持续 $<50\times10^9$/L(尤其

是<$20\times10^9/L$),有较严重的出血症状,内科治疗效果不好者。手术宜在 6 岁以后进行,10 岁以内发病的患者,其 5 年自然缓解机会较大,尽可能不做脾切除。

6.其他治疗　免疫制剂、雄性激素、干扰素或脾栓塞术也可运用于部分病例的治疗。

五、常见护理诊断/问题

1.皮肤黏膜完整性受损　与血小板减少导致皮肤黏膜出血有关。

2.潜在并发症　颅内出血。

3.有感染的危险　与糖皮质激素和(或)免疫抑制剂应用致免疫功能下降有关。

4.恐惧　与严重出血有关。

六、护理措施

1.密切观察病情变化

(1)了解血小板计数的波动,观察皮肤自发性出血进展,对血小板极低者应严密观察有无进行性活动性出血。

(2)监测生命体征,观察患儿神志、面色,对活动性出血患儿记录出血的色、质、量,警惕失血性休克和颅内出血的发生;若呼吸变慢或不规则,双侧瞳孔不等大,对光反射迟钝或消失提示可能合并脑疝。如有消化道出血常伴腹痛、便血;肾出血伴血尿、腰痛等。

2.止血　口、鼻黏膜出血可用浸有 1%麻黄碱或 0.1%肾上腺素的棉球、纱条或吸收性明胶海绵局部止血,无效者,以油纱条填塞,2～3 天后更换。牙龈出血,可用冷盐水漱口,并用肾上腺素棉球或吸收性明胶海绵咬压止血。严重出血者遵医嘱给予止血药物。

3.避免损伤

(1)急性期应减少活动,避免创伤,广泛出血时应卧床休息。

(2)注意环境安全,床头、床栏及家具的尖角用软垫包裹,限制剧烈运动,忌玩锐利玩具等,以免碰伤、刺伤或摔伤出血。

(3)尽量避免肌内注射或深静脉穿刺抽血,必要时应延长压迫时间,以免形成深部血肿。

(4)禁食坚硬、多刺的食物,防止损伤口腔黏膜及牙龈出血。

(5)保持大便通畅,防止用力大便时腹压增高而诱发颅内出血。

4.预防感染　应与感染性疾病患儿分室居住。保持出血部位清洁,做好患儿个人卫生。

5.消除恐惧心理　出血及创伤性的医疗护理操作均可使患儿产生恐惧心理,表现为不合作、烦躁.哭闹等,使出血加重,故应关心、安慰患儿,以取得合作。

6.健康教育

(1)指导预防损伤,避免接触尖锐物品;不做剧烈运动,常剪指甲防止抓伤,选用软毛牙刷刷牙等。

(2)指导学龄前患儿学会自我保护,忌服阿司匹林或含阿司匹林的药物;服药期间不与感染性疾病患儿接触,去公共场所时戴口罩,衣着适度,尽量避免感冒,以防加重病情或复发。

(3)教会家长识别出血征象和学会压迫止血的方法,教会紧急情况下处理方法。

(4)脾切除患儿易患呼吸道和皮肤化脓性感染,且易发展为败血症。在术后 2 年内,应定期随访,并遵医嘱应用长效青霉素每月 1 次或丙种球蛋白,以增强抗感染能力。

(刘静)

第十二节　急性白血病

白血病(leukemia)是造血系统的恶性增生性疾病。其特点为造血组织中某一血细胞系统过度增生、进入血流并浸润到各组织和器官,从而引起一系列临床表现。在我国,小儿的恶性肿瘤中以白血病的发病率最高,<10 岁小儿的白血病发生率为 3/10 万～4/10 万,男孩发病率高于女孩。任何年龄均可发病,但以学龄前期和学龄期小儿多见。小儿白血病中 90％以上为急性白血病,慢性白血病仅占 3％～5％。

一、病因

病因尚未明了,可能与以下因素有关:

1.病毒感染　属于 RNA 病毒的反转录病毒可引起人类 T 淋巴细胞白血病。

2.理化因素　小儿对电离辐射较为敏感,在曾经放射治疗胸腺肥大的小儿中,白血病发生率较正常小儿高 10 倍;妊娠妇女照射腹部后,其新生儿的白血病发病率比未经照射者高 17.4 倍。苯及其衍生物、氯霉素、保泰松、细胞毒药物等均可诱发急性白血病。

3.遗传素质　在某些遗传性疾病的患儿中,如唐氏综合征、先天性睾丸发育不全症、先天性再生障碍性贫血伴有多发畸形以及严重联合免疫缺陷病等,其白血病发病率比一般小儿明显增高。此外,同卵孪生儿中一个患急性白血病,另一个患白血病的概率为 20％,比双卵孪生儿的发病率高 12 倍。以上现象均提示白血病的发生与遗传素质有关。

二、分类与分型

急性白血病的分类与分型对于诊断、治疗和提示预后都有一定意义。根据增生的白细胞种类的不同,可分为急性淋巴细胞白血病(acute lymphoblastic leukemia,ALL)和急性非淋巴细胞白血病(acute non－lymphoblastic leukemia,ANLL)两大类,前者在小儿中发病率较高。目前,常采用形态学(M)、免疫学(I)、细胞遗传学(C)和分子生物学(M),即 MICM 综合分型,以指导治疗和提示预后。急性淋巴细胞白血病根据形态学分型将其分为 3 种类型即 L_1、L_2、L_3 型,以 L_1 型最多见,占 80％以上;急性非淋巴细胞白血病根据形态学分型可分为以下 8 种类型:即原粒细胞白血病微分化型(M_0)、原粒细胞白血病未分化型(M_1)、原粒细胞白血病部分分化型(M_2)、颗粒较多的早幼粒细胞白血病(M_3)、粒—单核细胞白血病(M_4)、单核细胞白血病(M_5)、红白血病(M_6)和急性巨核细胞白血病(M_7)。

三、临床表现

各型急性白血病的临床表现基本相同,主要表现如下:

1.起病　大多较急,少数缓慢。早期症状有面色苍白、精神不振、乏力、食欲缺乏,鼻出血或齿龈出血等;少数患儿以发热和类似风湿热的骨关节痛为首发症状。

2.发热　多数患儿起病时有发热,热型不定,一般不伴寒战。发热原因之一是白血病性发热,多为低热且抗生素治疗无效;另一原因是感染,多为高热。

3.贫血　出现较早,并随病情发展而加重,表现为苍白、虚弱无力、活动后气促等。贫血主要是由于骨髓造血干细胞受到抑制所致。

4.出血　以皮肤、黏膜出血多见,表现为淤点淤斑、紫癜、鼻出血、齿龈出血、消化道出血和血尿。偶有颅内出血,是引起死亡的主要原因之一。出血原因是多方面的,主要是白血病细胞浸润骨髓,巨核细胞受抑制使血小板的生成减少。

5.白血病细胞浸润引起的症状和体征

(1)肝、脾、淋巴结肿大:白血病细胞浸润而发生肝、脾大,可有压痛,急性淋巴细胞白血病尤其显著。全身浅表淋巴结轻度肿大,但多局限于颈部、颌下、腋下和腹股沟等处,其肿大程度以急性淋巴细胞内血病较为显著。有时因纵隔淋巴结肿大而出现呛咳、呼吸困难和静脉回流受阻等压迫症状。

(2)骨和关节浸润:小儿骨髓多为红髓,易被白血病细胞侵犯,故患儿骨、关节疼痛较为常见。约25％患儿以四肢长骨、肩、膝、腕、踝等关节疼痛为首发症状,其中部分患儿呈游走性关节痛,局部红肿多不明显,并常伴有胸骨压痛。骨和关节痛多见于急性淋巴细胞白血病。

(3)中枢神经系统浸润:白血病细胞侵犯脑实质和(或)脑膜时即引起中枢神经系统白血病(central nervous system leukemia,CNSL)。常见症状为颅内压增高,出现头痛、呕吐、嗜睡、视盘水肿、惊厥,昏迷等;浸润脑膜时,可出现脑膜刺激征;浸润脑神经核或神经根时,可引起脑神经麻痹;脊髓浸润可引起横贯性损害而致截瘫。

(4)睾丸浸润:白血病细胞侵犯睾丸时即引起睾丸白血病(testicular leukemia,TL),表现为局部肿大、触痛,阴囊皮肤可呈红黑色。由于化疗药物不易进入睾丸,在病情完全缓解时,该处白血病细胞仍存在,因而常成为导致白血病复发的另一重要原因。

(5)绿色瘤:是急性粒细胞白血病的一种特殊类型,白血病细胞浸润眶骨、颅骨、胸骨、肋骨或肝、肾、肌肉等,在局部呈块状隆起而形成绿色瘤。此瘤切面呈绿色,暴露于空气中绿色迅速消退,这种绿色素的性质尚未明确,可能是光紫质或胆绿蛋白的衍生物。

(6)其他器官浸润:如皮肤、心脏等浸润而出现相应症状。

四、辅助检查

1.血常规　红细胞及血红蛋白均减少,大多为正细胞正血色素性贫血。网织红细胞数大多较低,少数正常,偶在外周血中见到有核红细胞。白细胞数增高者约占50％以上,其余正常或减少,但在整个病程中白细胞数可有增、减变化。白细胞分类示原始细胞和幼稚细胞占多数,血小板减少。

2.骨髓象　骨髓检查是确立诊断和评定疗效的重要依据。典型的骨髓象为该类型白血病的原始及幼稚细胞极度增生,幼红细胞和巨核细胞减少。但有少数患儿的骨髓表现为增生低下。

3.其他检查　如组织化学染色、肝功能检查、胸部 X 线检查等。

五、治疗原则

主要是以化疗为主的综合疗法,其原则是早期诊断、早期治疗;应严格区分白血病类型,按照不同类型选用不同的化疗方案;药物剂量要足,早期给予连续强烈化疗;要长期治疗,交替使用多种药物。同时要早期防治中枢神经系统白血病和睾丸白血病,重视支持疗法和造血干细胞移植。持续完全缓解 2~3 年方可停止治疗。

1.支持疗法　包括防治感染、营养支持、成分输血、防治高尿酸血症以及给予集落刺激因子。

2.联合化疗 是白血病治疗的核心,目的是杀灭白血病细胞,解除白血病细胞浸润引起的症状,使病情缓解、乃至治愈。

(1)诱导缓解:联合数种化疗药物,在白血病细胞还没产生耐药前,最大限度杀灭白血病细胞,达到完全缓解;

(2)巩固治疗:在完全缓解后立即进行几个疗程的强化治疗,最大限度杀灭微小残留白血病细胞,防止早期复发;

(3)预防髓外白血病:防止骨髓复发和治疗失败,使患儿获得长期生存;

(4)维持及加强治疗:进一步减少白血病细胞,巩固疗效,达到长期缓解或治愈。停药后仍需长期随访。

小儿白血病常用化疗药物有泼尼松(Pred)、长春新碱(ACR)、柔红霉素(DNR)、门冬酰胺酶(L-ASP)、阿糖胞苷(Ara-c)、环磷酰胺(CTX)、甲氨蝶呤(MTX)等。

3.造血干细胞移植 是一种高风险、高投入的医疗手段,即使移植成功,仍存在复发的可能性,故应严格掌握移植的时机。

六、常见护理诊断/问题

1.体温过高 与大量白细胞细胞浸润、坏死和(或)感染有关。

2.活动无耐力 与贫血致组织缺氧有关。

3.营养失调:低于机体需要量 与疾病消耗增加、摄入不足等有关。

4.疼痛 与白血病细胞浸润有关。

5.有感染的危险 与机体抵抗力低下有关。

6.潜在并发症 药物副作用、输血反应等。

7.预感性悲哀 与白血病久治不愈有关。

七、护理措施

1.维持正常体温 监测体温,观察热型、热度;遵医嘱使用退热药,但忌用安乃近和乙醇搽浴以免降低白细胞和增加出血倾向;观察降温效果,防治感染。

2.休息与活动 其活动量以不感到疲惫、不加重症状为度,待症状缓解后逐渐增加活动量。

3.饮食护理 给予高蛋白、高热量、富含维生素的饮食,避免坚硬、油炸及各种刺激性食物;不能进食者可静脉补充。

4.减轻疼痛 运用适当的非药物性止痛技术或遵医嘱使用止痛药,以减轻疼痛。监测患儿生命体征,注意有无烦躁、易激惹等症状,及时发现镇痛需要并评价止痛效果。提高诊疗技术,尽量减少因治疗、护理而带来的痛苦。

5.防治感染

(1)严格执行无菌技术操作,遵守操作规程。

(2)保护性隔离:与其他疾病患儿分室居住,防止交叉感染。粒细胞数极低和免疫功能明显低下者应住单间,有条件者住空气层流室或无菌单人层流床。房间每日消毒,限制探视人数,感染者禁止探视。接触患儿前认真洗手,必要时以消毒液洗手。

(3)注意个人卫生:教会家长及年长儿正确的洗手方法;保持皮肤清洁,每日沐浴,勤换衣裤;保持口腔清洁,进食前后以温开水或漱口液漱口;选用软毛牙刷刷牙,以免损伤口腔黏膜及齿龈,导致出血和继发感染;有黏膜真菌感染者,可用氟康唑或依曲康唑涂擦患处;保持大便通畅,便后用温开水或盐水清洁肛周,以防肛周脓肿,肛周溃烂者,每日坐盆。

(4)避免预防接种:免疫功能低下者,避免用麻疹、风疹、水痘、流行性腮腺炎等减毒活疫苗和脊髓灰质炎糖丸预防接种,以防发病。

(5)及早发现感染征象:监测生命体征尤其体温变化,观察有无齿龈肿痛、咽红、咽痛,皮肤有无破损、红肿,肛周、外阴有无异常。发现感染先兆,及时处理,遵医嘱使用抗生素。监测血象结果,中性粒细胞较低者,遵医嘱皮下注射集落刺激因子(CSF),使中性粒细胞合成增加,增强机体抵抗力。

6. 应用化疗药物时护理

(1)正确给药:①化疗药物多为静脉给药,且有较强的刺激性;药液渗漏可致局部疼痛、红肿,甚至坏死,故应注意保护血管,并尽量选择大血管。应用化疗药物注射前应确认静脉通畅,输液中应密切观察,发现渗漏,立即停止输液,并做局部处理。②某些药(门冬酰胺酶)可致过敏反应,用药前应询问用药史及过敏史,用药过程中要观察有无过敏反应。③光照可使某些药分解,静脉滴注时应避光。④鞘内注射时,宜缓慢推入,并密切观察患儿生命征,术后应去枕平卧 4~6h。⑤操作中护士要注意自我保护,防止污染环境和保证用药剂量。化疗结束前应用生理盐水充分冲净输液管中的药液,先关开关,后除去输液管路。

(2)观察及减轻药物毒副作用:①绝大多数化疗药物均可致骨髓抑制,应监测血象,预防感染;观察有无出血和贫血表现。②恶心、呕吐严重者,用药前给止吐药,建议患儿接受化疗前 2h 内避免进食,同时在治疗后以少量多餐方式,进食温和无刺激的食物,避免同时进食冷和热的食物,否则易刺激呕吐,呕吐严重者,给予补液,维持水、电解质平衡。③加强口腔护理,有溃疡者,宜给清淡、易消化的流质或半流质饮食;疼痛明显者,进食前可给局麻药、溃疡糊剂等。④使用可能致脱发的药物前,应告知家长及年长儿,患儿脱发后可鼓励戴假发或帽子。⑤环磷酰胺可致出血性膀胱炎,应保证液量摄入。⑥糖皮质激素应用后出现满月脸及情绪改变等,应告知家长及年长儿停药后会消失。

7. 防治出血 出血是白血病患儿死亡的又一主要原因。参见本章特发性血小板减少性紫癜的护理措施。

8. 正确输血 白血病患儿常有贫血、出血,在治疗过程中,常需输血。输注时应严格遵守输血制度,观察疗效及有无输血反应。

9. 心理护理

(1)鼓励患儿表达自己的感受,对其恐惧表示理解,并给予安慰。

(2)进行各项诊疗、护理操作前,应告知家长及年长儿操作的意义和过程、如何配合及可能出现的不适,以减轻或消除其恐惧心理。

(3)经常与患儿及家长一起回顾已取得的进步,增强信心;给家长和患儿提供沟通的机会,鼓励家长表示对患儿的关心和爱护。

(4)为新老患儿家长提供相互交流的机会,如定期召开家长座谈会。让患儿、家长相互交流成功的护理经验,从而提高自我护理和应对能力,增强治愈的信心。

10. 健康教育

(1)向患儿及家长讲述相关疾病的有关知识,增强患儿及家长治疗的信心,积极配合治疗。

（2）注意休息及营养，增强机体抵抗力。

（3）严重的出血会导致死亡，血小板计数$<10×10^9$/L的患儿应避免可能造成受伤和出血的活动，避免使用肛表或其他肛门栓剂。

（4）出院后感染的预防仍然相当重要，当患儿中性粒细胞计数$<0.5×10^9$/L，应避免去拥挤的公共场所。家庭成员应保持良好的洗手习惯，以防止病原体被带入家中。

（5）用药时指导患儿及家长遵医嘱用药，不滥用药物。

（6）定期随访。

（刘静）

第十三节　化脓性脑膜炎

化脓性脑膜炎（purulent meningitis）简称化脑，是由各种化脓性细菌感染引起的脑膜炎症，是小儿常见的中枢神经系统感染性疾病。临床上以发热、惊厥、意识障碍、颅内压增高，脑膜刺激征阳性及脑脊液脓性改变为主要特征，婴幼儿多见，约1/3幸存者遗留神经系统后遗症。

一、病因

多种化脓性细菌均可引起本病，本病2/3以上是由脑膜炎奈瑟菌、肺炎球菌和流感嗜血杆菌引起。致病菌种类与患儿年龄关系密切。新生儿及生后2个月内小儿以革兰阴性杆菌（大肠埃希菌、变形杆菌、铜绿假单胞菌）和金黄色葡萄球菌感染为主。2个月至3岁的小儿多由流感嗜血杆菌引起，年长儿则以脑膜炎奈瑟菌、肺炎链球菌最多见。

二、发病机制

致病菌大多从呼吸道、皮肤、黏膜或新生儿脐部入侵，通过血行播散透过血脑屏障到达脑膜。少数亦可由邻近组织器官感染扩散波及脑膜，如中耳炎等。颅脑外伤、脑脊髓膜膨出时，细菌可直接侵入蛛网膜下腔。

三、病理

病变以软脑膜、蛛网膜及表层脑组织的广泛炎性粘连和脓液集聚为主。炎症波及脑室内膜、脑实质时可引起脑室管膜炎、脑膜脑炎，导致硬膜下积液、积脓和脑积水。炎症累及周围神经则可出现相应的神经系统体征。

四、临床表现

1.典型表现　大多急性起病，发病数日前有呼吸道或消化道感染症状。

（1）全身感染中毒症状：包括高热，面色苍灰，烦躁不安或精神萎靡、嗜睡、昏睡，直至惊厥、昏迷。

（2）颅内压增高表现，剧烈头痛、喷射性呕吐，婴儿则表现前囟饱满、颅缝增宽。严重者发生脑疝，双侧瞳孔不等大，对光反射迟钝或消失。

(3)脑膜刺激征:颈项强直、Kernig 征和 Brudzinski 征阳性。

2.非典型表现　年龄小于 3 个月的幼婴和新生儿化脓性脑膜炎表现多不典型,主要差异在:①体温可高可低或不发热,甚至体温不升;②颅内压增高表现不明显,幼婴不会诉头痛,可能仅有吐奶、尖叫或颅缝分离;③惊厥可不典型,如仅见面部、肢体局灶或多灶性抽动、局部或全身性肌阵挛,或呈眨眼、呼吸不规则、屏气等各种不显性发作;④脑膜刺激征不明显,与婴儿肌肉不发达,肌力弱和反应低下有关。

3.并发症

(1)硬脑膜下积液:常发生于 1 岁以内的婴儿,一般出现在开始治疗 7～10 天以后,特点为经治疗临床表现不见好转甚至加重,或病情出现反复等,颅骨透照试验阳性加诊断性穿刺可明确诊断。

(2)脑积水:炎症渗出物粘连堵塞脑室内脑脊液流出通道所致。发生脑积水后,婴儿出现烦躁不安、嗜睡、呕吐、惊厥,头颅进行性增大,颅缝分离,前囟扩大饱满、头颅破壶音和头皮变薄及头皮静脉扩张。晚期,因持续性的颅内压增高使大脑皮质退行性萎缩,患儿出现听力丧失、视力损伤、进行性智力减退等表现。

(3)脑室管膜炎:多见于诊断治疗不及时的革兰氏阴性杆菌引起的小婴儿脑膜炎。特点为病情较重,治疗效果不理想,发热不退,惊厥频繁,前囟饱满,CT 检查可见脑室稍扩大,脑室穿刺检查脑脊液或进行细菌培养可确诊。

(4)抗利尿激素不适当分泌综合征:患儿表现为昏睡、惊厥、肌张力低下等。造成低钠的原因是由于炎症累及下丘脑及神经垂体,导致抗利尿激素异常分泌,引起水潴留,产生稀释性低钠。

(5)其他:颅神经受累可产生耳聋、失明等。脑实质受累可产生瘫痪、智力低下或继发性癫痫。

五、辅助检查

1.脑脊液　脑脊液检查是本病确诊的重要依据。化脓性脑膜炎典型的脑脊液改变为压力升高,外观混浊或呈脓性,白细胞数明显增多达 $1000 \times 10^6/L$ 以上,分类以中性粒细胞为主;蛋白明显升高,多在 1g/L 以上,糖和氯化物含量显著下降。

涂片革兰染色找菌,阳性率较高:脑脊液细菌培养加药敏,有利于指导治疗,应在使用抗、生素前进行。

2.其他

(1)血培养:对所有疑似化脓性脑膜炎的病例均应做血培养,以帮助寻找致病菌。

(2)皮肤淤点、淤斑涂片:是发现脑膜炎奈瑟菌重要而简便的方法。

(3)外周血象:白细胞总数大多明显增高,以中性粒细胞为主。但在感染严重或不规则治疗者,有可能出现白细胞总数减少。

(4)血清降钙素原:可能是鉴别无菌性脑膜炎和细菌性脑膜炎的特异和敏感的检测指标之一,血清降钙素原>0.5ng/ml 提不细菌感染。

(5)神经影像学:头颅 MRI 较 CT 更能清晰地反映脑实质病变,在病症中重复检查能发现并发症并指导干预措施的实施。增强显影虽非常规检查,但能显示脑膜强化等炎症改变。

六、治疗原则

1.抗生素治疗　采用敏感的、可通过血脑屏障的、毒性低的抗生素,力求及早足量、足疗程静脉用药。对确诊但病原菌尚未明确的患儿,目前主张选用对血脑屏障通透性好的第三代头孢菌素,如头孢曲松钠100mg/(kg·d),或头孢噻肟钠200mg/(kg·d),在患儿脑脊液中达到有效的灭菌浓度;病原菌明确后,治疗应参照细菌药物敏感实验的结果,选用病原菌敏感的抗生素。

抗生素治疗的疗程取决于病原菌和患儿的临床反应。流行性脑脊髓膜炎应用药7～10天;肺炎链球菌、流感嗜血杆菌脑膜炎应静脉滴注给药10～14天;金黄色葡萄球菌和革兰阴性菌脑膜炎,应用药21天以上。有并发症的患儿应适当延长给药时间。

2.肾上腺素皮质激素治疗　应用肾上腺皮质激素能抑制多种炎症因子的产生,降低血管通透性,减轻脑水肿及颅内高压症状。

3.对症及支持治疗

(1)保持水、电解质的平衡,维持内环境稳定。

(2)治疗脑水肿,高颅压:应用脱水剂、利尿剂。

(3)对症处理:降温、止惊及纠正休克。

4.并发症治疗

(1)硬膜下积液:少量液体不必穿刺,积液多时应采用硬膜下反复穿刺将积液放出,并可根据病情需要注入对病原菌敏感的抗生素。

(2)脑室管膜炎:可做侧脑室引流,以减轻脑室压力。

(3)脑性低钠血症:适当限制液体入量,逐渐补充钠盐,纠正低钠血症。

七、护理评估

1.健康史　评估患儿病前有无呼吸道、消化道或皮肤感染史,新生儿应评估出生史、有无脐带感染史等。

2.身体评估　监测生命体征,询问患儿有无头痛、恶心、呕吐等情况,注意患儿的意识状况、精神状况、面色、皮肤有无淤斑、婴儿注意囟门是否紧张等。掌握患儿的血象和脑脊液检查结果。

3.心理社会状况　评估患儿家长的紧张、焦虑程度,评估家长对疾病的了解程度、对护理知识的掌握程度等。

八、常见护理诊断/问题

1.体温过高　与细菌感染有关。

2.潜在并发症　颅内压增高。

3.有受伤的危险　与惊厥发作有关。

4.有皮肤完整性受损的危险　与长期卧床及意识障碍有关。

5.营养失调:低于机体需要　与摄入不足、机体消耗增多有关。

6.焦虑(家长)　与疾病预后不良有关。

九、护理措施

1.卧床休息 保持病室空气新鲜、舒适、安静;病室温度在 18～22℃,湿度 50%～60%;减少探视的人员及探视次数,治疗及护理工作应相对集中,减少不必要的干扰。

2.维持正常体温 鼓励患儿多饮水,每 4h 测体温一次并记录。体温大于 38.5℃时,应及时采取措施使体温降至正常水平,以减少大脑氧的消耗,预防惊厥发生。降温的方法可用物理降温(头枕冰袋、酒精擦浴、温水浴等)或遵医嘱使用药物降温。降温后 30min 测体温一次,并用降温曲线标明。

3.患儿生活护理 保持皮肤(尤其臀部)清洁、干燥,大小便不能控制者应及时更换并冲洗肛周,及时更换潮湿的衣服,注意保暖;保持肢体在功能位上,防止足下垂的发生,昏迷患儿每 1～2h 翻身 1 次,并按摩骨隆突处,翻身时避免拖、拉、抻等动作防止擦伤;口腔护理,每日 2～3 次。

4.饮食管理 给予高蛋白、高热量、高维生素、清淡易消化的饮食,少量多餐,每日 4～6 次,鼓励家长带患儿爱吃的食物,增加其食欲,以保证足够的热量供应;协助患儿进餐,防止呕吐发生;不能进食者,给予鼻饲或静脉营养。

5.观察病情及对症处理

(1)监测生命体征:15～30min 巡视病房一次,每 4h 测体温、脉搏、呼吸、血压一次并记录,发现问题及时通知医生,并做好抢救准备工作。准确记录 24h 出入量。

(2)严密观察病情变化,尤其注意患儿意识状况、瞳孔、囟门、生命体征等的变化,如患儿出现烦躁不安、脉搏减慢、呼吸节律不规则、瞳孔忽大忽小或两侧不等大、对光反射减弱或消失等情况,说明可能有脑疝等并发症出现,应及时通知医生并做好急救准备。

(3)防止颅内压增高:患儿头肩抬高 15°～30°侧卧位休息,以利于头部血液回流降低颅内压力。如已出现颅压增高情况时应平卧,避免发生脑疝。同时避免患儿哭闹,因哭闹可使颅内压进一步升高;按医嘱应用降低颅内压的药物,并严密观察患儿生命体征、眼球运动、瞳孔变化、呼吸节律、肌张力变化等,如有异常及时通知医生并做好抢救准备。

(4)维持体液平衡的护理:观察并记录患儿皮肤、黏膜的情况,记录 24h 出入量,记录呕吐物的量及性质,对发热的患儿要及时降温,鼓励患儿多饮水;观察有无体液不足的表现如前囟、眼窝凹陷、皮肤弹性差、尿量减少及血压下降等。暴发型流行性脑脊髓膜炎患儿可出现休克,应按医嘱静脉补充液体,扩充有效血容量,维持血压。

(5)预防惊厥的护理:保持安静,各种护理操作集中进行,避免各种对患儿的刺激,密切观察有无惊厥的先兆。惊厥发生时要注意保证患儿安全,拉好床挡,防止惊厥时受伤或发生坠床等。

6.健康指导

(1)向家长介绍疾病的知识及治疗和护理情况,减轻家长的紧张焦虑情绪,以积极配合治疗和护理工作。

(2)指导患儿家长如何观察病情,讲解并示范帮助患儿翻身、清洁皮肤并保持干燥等护理患儿的方法。

(3)恢复期患儿,应积极进行功能锻炼。

(4)加强社区护理,做好预防化脓性脑膜炎的卫生宣教并采取相应的预防措施;积极锻炼身体,预防上呼吸道感染,按时接种各种疫苗。

（刘静）

第十四节 病毒性脑炎

病毒性脑炎(viral encephalitis)是多种病毒感染引起的颅内急性炎症。若病变主要累及脑实质则称为病毒性脑炎,若病变主要累及脑膜则称为病毒性脑膜炎(viral meningitis)。大多数患儿病程呈自限性。

一、病因

多种病毒感染均可引起脑炎、脑膜炎,但 80% 为肠道病毒(柯萨奇病毒、埃可病毒)感染,其次为单纯疱疹病毒、腮腺炎病毒和虫媒病毒等。

二、发病机制

病毒经呼吸道、肠道等途径侵入人体后,先于淋巴细胞内繁殖,随血流到达各脏器,形成病毒血症,患儿可出现发热等全身症状,若病毒进一步繁殖,通过血-脑屏障侵犯脑实质和脑膜,出现中枢神经系统症状。此外,少数病毒还可以直接侵犯中枢神经系统,如单纯疱疹病毒经嗅神经入侵脑部,破坏脑组织,导致脑组织和脑膜弥漫性充血、水肿,血管周围有淋巴细胞浸润,胶质细胞增生及局部出血性软化坏死灶。另外,强烈的免疫反应可导致神经脱髓鞘病变。

三、临床表现

1. 病毒性脑膜炎 急性起病,多先有上呼吸道或消化道感染病史,主要症状为发热、恶心、呕吐,婴儿出现烦躁不安,易被激惹;年长儿可自诉头、颈、背、下肢疼痛,畏光等,但意识多不受累,可有颈强直等脑膜刺激征,无局限性神经系统体征。病程多在 1~2 周。

2. 病毒性脑炎 患儿开始时症状较轻,为不同程度的发热,后随体温增高出现不同程度的意识障碍,轻者出现表情淡漠、嗜睡,重者神志不清、谵妄、昏迷,或出现精神障碍。颅内压增高,表现为头痛、呕吐、局限性或全身性抽搐,严重者引起脑疝,甚至呼吸、循环衰竭死亡。由于中枢神经系统受损部位不同可出现不同局限性神经系统体征,如出现偏瘫、不自主运动、面瘫、吞咽障碍等。有患儿可出现神经情绪异常,病变累及额叶底部、颞叶边缘系统,可出现躁狂、幻觉、失语以及定向力、计算力与记忆力障碍等症状。病毒性脑炎病程在 2~3 周。多数完全恢复,但少数留有智力发育落后、肢体瘫痪、癫痫等后遗症。

四、辅助检查

1. 脑脊液检查 压力正常或增高,外观清亮,白细胞总数轻度增多,多在 $(10\sim300)\times10^6/L$,分类早期以中性粒细胞为主,后期以淋巴细胞为主;蛋白质轻度升高,糖和氯化物一般在正常范围内。

2. 病毒学检查 部分患儿病程早期取脑脊液、大小便、咽部分泌物可分离到病毒。恢复期患儿血清特异性抗体滴度高于急性期 4 倍以上时具有诊断意义。

3.脑电图 可见中、重度异常脑电图。合并癫痫或癫痫发作者,其表现为癫痫特有波形。

4.CT/MRI 患儿头部 CT 及 MRI 可正常或有局灶性病变,有强化。不同的中枢神经系统感染性疾病的影像学检查,可提高其诊断价值。

五、治疗原则

本病无特异性治疗,支持与对症治疗为主,适当选用抗病毒药物。

1.对症治疗与支持治疗 降温、镇静止痉、控制脑水肿、降低颅内压,积极抢救呼吸、循环衰竭。患儿卧床休息,维持体温正常及水、电解质平衡,合理供给营养,对营养状况不良者给予静脉营养剂或白蛋白。

2.抗病毒治疗 对于单纯疱疹病毒引起的脑炎可给阿昔洛韦治疗,对其他病毒感染可酌情选用干扰素、更昔洛韦、利巴韦林或静脉注射免疫球蛋白等。

3.抗生素应用 对于重症婴幼儿或继发细菌感染者,适当给予抗生素。

六、护理评估

1.健康史 评估患儿近 1~3 周有无呼吸道或胃肠道感染史,有无动物接触史或蚊虫叮咬史,了解预防接种史和流行病学史。

2.身体状况 评估患儿生命体征,精神状态、神志,有无头痛、呕吐、惊厥等表现;患儿有无肢体瘫痪,囟门是否紧张、隆起、有无脑膜刺激征等,分析辅助检查中脑积液结果的改变情况。

3.心理、社会状况 评估家长及患儿对本病相关知识的了解程度,是否产生焦虑或恐惧的心理,能否积极配合治疗及护理。

七、常见护理诊断/问题

1.体温过高 与病毒血症有关。

2.有受伤的危险 与惊厥有关。

3.急性意识障碍 与脑实质炎症有关。

4.躯体活动障碍 与昏迷、瘫痪有关。

5.营养失调:低于机体需要 与呕吐,摄入不足有关。

6.潜在并发症 颅内压增高。

八、护理措施

1.维持正常体温 监测体温,观察热型及伴随症状。出汗后及时更换衣物,体温>38.5℃时给予物理降温或遵医嘱药物降温、静脉补液。

2.促进脑功能的恢复 向患儿介绍环境,以减轻其不安与焦虑。明确环境中可引起患儿坐立不安的刺激因素,使患儿离开刺激源。为患儿提供保护性的看护和日常生活的细心护理。

3.促进肢体功能的恢复

(1)做好心理护理,增强患儿自我照顾的信心。

(2)卧床期间协助患儿洗漱、进食、大小便及个人卫生等。

（3）教给家长协助患儿翻身及皮肤护理的方法。适当使用气圈、气垫，预防压疮。

（4）保持瘫痪肢体于功能位置。病情稳定后，及早督促患儿进行肢体的被动或主动功能锻炼，活动时要循序渐进，加强保护措施防止碰伤。

4. 注意病情观察、保证营养供应

（1）患儿取平卧位，一侧背部稍垫高，头偏向一侧，以便让分泌物排出；上半身可抬高 20°～30°，利于静脉回流，降低脑静脉窦压力，利于降颅压。

（2）每 2h 翻身一次，轻拍背部促进痰液排出，减少坠积性肺炎。

（3）密切观察瞳孔及呼吸，以防因移动体位致脑疝形成和呼吸骤停。

（4）保持呼吸道通畅、给氧，如痰液堵塞，立即气管插管吸痰，必要时做气管切开或使用人工呼吸。

（5）对昏迷或吞咽困难的患儿，应尽早给予鼻饲，保证热量供应，做好口腔护理。

（6）输注能量合剂营养脑细胞，促进脑功能恢复。

（7）控制惊厥、保持镇静，因任何躁动不安均能加重脑缺氧。遵医嘱使用镇静药、抗病毒药、激素、促进苏醒的药物等。

5. 健康教育　向患儿及家长介绍病情，做好心理护理，增强战胜疾病的信心。向家长提供保护性看护、日常生活护理的有关知识。指导家长做好智力训练和瘫痪肢体功能训练。有继发癫痫者应指导长期正规服用抗癫痫药物。出院的患儿应定期随访。

（刘静）

第十五节　癫痫

癫痫（epilepsy）是多种原因所致的慢性脑功能异常综合征，是小儿神经系统常见疾病之一，其特征是脑内神经元群反复发作性过度放电引起突发性、暂时性脑功能失常，临床出现意识、运动、感觉、神经或自主神经功能障碍。癫痫发作（seizures）的表现与放电的部位、范围及强度有关，因此表现十分复杂。癫痫综合征是以一组症状和体征集合在一起为表现特点的癫痫。据国内多次大样本调查，我国癫痫的年发病率约为 35/10 万人口，累计患病率为 4‰～7‰，其中 60% 的患者起源于小儿时期。长期、频繁或严重的发作会导致进一步脑损伤，甚至出现持久性神经精神障碍。

一、病因

癫痫的病因可分为三大类：①特发性癫痫，即未能找到任何获得性致病因素的癫痫，病因与遗传因素密切相关。②症状性癫痫，即具有明确的导致脑功能受累的癫痫。③隐源性癫痫，即高度怀疑为症状性癫痫，但尚未找到确切病因者。

1. 遗传因素　多数为单基因遗传，病理基因影响到神经细胞膜的离子通道，使癫痫发作阈值降低而发病。

2. 脑内结构异常　先天、后天性脑损伤产生异常放电的致病灶或降低了癫痫发作阈值。如脑发育畸形、宫内感染、脑外伤后遗症等。

3. 诱发因素　许多体内外因素可促发癫痫的临床发作，如年龄、内分泌、睡眠等均与癫痫发作有关。饥饿、过饱、饮酒、劳累、感情冲动等均可诱发癫痫发作。

二、发病机制

癫痫发作的发生机制十分复杂,迄今尚未完全阐明。许多研究结果表明它的电生理本质是神经元过度同步放电的结果,与神经生化、神经生理、神经生物学、免疫学等均密切相关。

三、临床表现

(一)常见癫痫发作的临床表现

1.全身性发作 异常放电起始于双侧大脑半球,发作时常伴有意识障碍。

(1)强直—阵挛发作:又称大发作(grand mal),是小儿癫痫中最常见的发作类型。表现为意识突然丧失,可突然跌倒或尖叫,肌肉呈强直性收缩,四肢躯干强直,有时呈角弓反张状态,屏气发绀,双眼上翻,瞳孔散大,咬舌及尿失禁时有发生。持续数秒至数十秒钟进入痉挛期,随即出现节律性肢体阵挛抽动,口吐白沫;随后呼吸逐渐恢复,抽动减少,肌肉松弛。发作后嗜睡,醒后一般情况良好。婴幼儿典型大发作少见。

(2)失神发作:以意识障碍为主要症状。典型失神发作时起病突然,没有先兆,正在进行的动作停止,两眼凝视,持续数秒钟恢复,一般不超过30s,发作后常可继续原来的活动,对发作不能回忆。失神发作常发作频繁,每日数次至数十次。过度换气或耀眼强光容易诱发典型的失神发作。

2.局灶性发作 神经元过度放电起始于一侧大脑的某一部位,临床表现开始仅限于身体的一侧。

(1)单纯局灶性发作:发作开始意识不丧失,小儿时期以部分运动性发作多见,表现为癫痫灶对侧肢体或面部抽搐,口、唇、拇指、示指常受累。局灶性发作后,受累部位可能出现暂时性麻痹,持续几分钟至几小时,称为Todd麻痹。

(2)复杂部分性发作:即精神运动性发作。常见于颞叶癫痫和部分额叶癫痫。该类发作有不同程度的意识障碍如突然凝视、产生幻觉等,往往有精神症状,同时伴有反复刻板的自动症如咀嚼、吞咽、自言自语等行为。脑电图在发作时可有双侧颞、额区痫样放电。

(二)常见癫痫综合征

1.良性癫痫 是小儿癫痫最常见的类型之一,约占小儿癫痫的20%。2~14岁多见,其中9~10岁为发病高峰。多数患儿于入睡后或觉醒前呈局灶性发作。发作从门面部开始,表现为一侧口角抽动,喉头异常发声,唾液流出,患儿意识清楚但不能言语。年幼儿已发展成全面性发作而意识丧失。大多数患儿发作时间较短,发作频率不频繁。患儿影像学检查正常,不影响智力发育,预后良好,大多数在16岁前发作停止。

2.婴儿痉挛症 又称West综合征。多在3~8个月龄起病,发作时突然头与躯干前屈,似点头状,可连续出现数次至几十次痉挛发作;少数可突然头与躯干背屈;发作时可有尖叫或微笑,双臂前举,呈拥抱状。绝大多数患儿智力显著迟滞。脑电图高度失律。

3.Lennox—Gastaut综合征 起病多在2~5岁,常见肌阵挛、强直、失张力及非典型失神等多种发作,也可有大发作。发作频繁,并常因跌倒而受伤。智力发育落后或倒退。半数以上有脑损伤史,部分可由婴儿痉挛症演变而来。本型多数治疗困难,预后不良。

(三)癫痫持续状态

癫痫发作持续30min以上,或反复发作、发作间歇期意识不恢复者,称为癫痫持续状态

(status epilepticus)。临床多表现为强直—阵挛持续状态,常见于癫痫治疗过程中突然停用抗癫痫药物、药物中毒或其他诱发因素(高热)等。癫痫持续状态是儿科急症之一,需及时治疗。

四、辅助检查

1.脑电图　如发作期间脑电图记录到痫样放电是诊断癫痫最常用的依据。常用的检查方法有常规脑电图、剥夺睡眠脑电图、24h 脑电图、遥测和录像脑电图等。

2.影像学检查　常用 MRI 或 CT 检查。对明确癫痫的器质性病因具有重要意义。尤其对局灶性发作、神经系统检查有局灶体征的病因诊断意义更大。

五、治疗原则

祛除病因,避免诱发因素,坚持长期规律治疗。

1.抗癫痫药物的使用原则

(1)诊断明确后尽早开始合理的抗癫痫药物治疗。

(2)按照癫痫及癫痫综合征的类型选择用药,常用的抗癫痫药有卡马西平、苯巴比妥、丙戊酸、拉莫三嗪、妥泰(托吡酯)等。

(3)以单种药物治疗为主,注意观测用药疗效和药物的毒副作用。

(4)药物开始使用时,从总量的 1/2～2/3 剂量用起,逐渐增加全量,在医生指导下服用。

(5)坚持服药至癫痫末次发作后 2～4 年,再经 3～6 个月的逐渐减量过程后方可停药。

(6)监测药物血浓度,根据药物的血浓度调节药物,避免自行调整药量或突然停药。

2.癫痫持续状态时,可静脉注射足量的地西泮(安定),可于 1～2min 内止惊,必要时 0.5～1h 后重复使用,24h 内可用 2～4 次。

3.手术治疗　主要针对经合理规范的抗癫痫药物治疗且疗效不佳者,占 20%～25%,属于难治性癫痫,其中部分患儿可以考虑手术治疗。充分做好术前评估,选择好手术适应证是决定手术后疗效的关键。如颞叶病灶切术,术后约 67.9% 发作完全停止,24% 有不同程度的改善。

六、护理评估

1.健康史　询问患儿发病前有无饥饿、过饱.饮酒、劳累等诱发因素,家庭居住的气候、环境条件,家族中有无类似病史的成员等。

2.身体状况　监测生命体征,了解患儿发作时的临床表现、发作时间及次数等,了解相关影像学检查结果。

3.心理、社会状况　应注意评估患儿家长对该病的预后、疾病的护理方法、药物的副作用、复发的预防等知识的认识程度,焦虑或恐惧程度及应对方式。评估社区、家庭、托幼机构的卫生情况,了解可能引发疾病的社会及环境因素。对年长儿还需注意评估有无因长期休学带来的担忧。

七、常见护理诊断/问题

1.有窒息的危险　与喉痉挛、呼吸道分泌物增多有关。

2.有受伤的危险　与癫痫发作时抽搐有关。

3.潜在并发症　脑水肿、酸中毒、呼吸衰竭、循环衰竭。

4.知识缺乏　患儿家长缺乏癫痫发作的急救知识及正确服用抗癫痫药物的知识。

八、护理措施

1.避免诱发因素　培养良好的生活习惯,保证充足的睡眠和休息;积极参加各种集体活动,保证精神愉快,情绪稳定;避免单独进行有危险的活动,如登高、游泳等需要有人陪同,避免过度的兴奋和疲劳;避免长时间看电视和玩电子游戏等。

2.预防感染　适当参加体育锻炼,增强自身机体的抵抗力;预防上呼吸道感染,防止交叉感染的发生;保持口腔清洁;如体温超过38℃,应及时采取降温措施,防止诱发癫痫发作。

3.饮食管理　合理安排饮食,给以高营养、高热量、高维生素、清淡饮食,多食新鲜蔬菜或水果;忌暴饮暴食,忌过饥过饱,不饮咖啡、浓茶等含兴奋物质的饮料。

4.药物治疗的护理

(1)向家长及患儿介绍用药的原则。

(2)在医生指导下开始使用药物后,按疗程服药,不得中途自行增减药量、换药或停药。

(3)在服药期间,要定期检查血象、肝肾功能、药物血浓度等,监测药物的副作用,以便医生及时调整药量以达到最佳的治疗效果。丙戊酸主要不良反应包括食欲增加、肥胖、肝损害等;苯巴比妥为嗜睡、多动、兴奋、皮疹等;卡马西平为皮疹、白细胞减少等,妥泰为少汗、食欲减退、思维减慢等,拉莫三嗪为皮疹、困倦、共济失调、胃肠道反应等,苯妥英钠为牙龈增生、毛发增多、共济失调、皮修、白细胞减少、肝损害等。

5.癫痫发作的护理　患儿出现前驱症状时,应立即下蹲或平卧,防止摔伤;如在床上发作时,可拉起床挡防止坠床。癫痫发作时,应立即解开衣领,去枕平卧,头偏向一侧,清除口腔分泌物,保持呼吸道通畅,防止误吸或窒息。在上下牙齿之间,可放置牙垫等物品,防止咬伤舌头。如患儿牙关紧闭,不要强行撬开,以免损伤牙齿。发作时,不可强行按压肢体以免引起骨折,可用手扶住患儿头部或在头下垫衣物等柔软物品保护患儿头部;如有呼吸困难者应立即吸氧并备好人工呼吸机。患儿未彻底清醒前,应有专人陪护,防止患儿因精神恍惚而发生意外。有癫痫发作史的患儿,如遇高热时,应立即给予物理和药物降温。整个发作过程中,密切观察患儿发作形式、神志、瞳孔、呼吸、脉搏及面色变化,并给予记录。

6.心理护理　由于癫痫疾病的特殊性,癫痫患儿及家长多有不同程度的心理压力,应向患儿及家长讲解疾病的知识,多给予鼓励和心理疏导,解除他们的精神负担,避免患儿心理行为问题的发生,积极配合治疗。

7.健康教育　做好婚期检查,防止近亲结婚;做好围生期保健,产前注意保护母亲身体健康,避免各种可能导致癫痫的致病因素,如产伤、窒息、感染等因素的发生。对癫痫患儿应给予更多的关心爱护,避免社会歧视。

(刘静)

第十六节　幼年特发性关节炎

幼年特发性关节炎(juvenile idiopathic arthritis,JIA)是小儿时期常见的风湿免疫性疾病,本病以慢性关节滑膜炎为主要特征,可伴全身多系统损害,如长期不规则发热、皮疹、肝脾淋巴结肿大,少数可伴虹膜睫状体炎、胸膜和心包等内脏受损。年龄越小,全身症状越重,年长儿则以关节症状为主,是造成小儿致残和失明的重要原因。

一、病因

至今不明,可能与免疫遗传的易感性和外源性因素影响有关。

1. 遗传因素 不同 JIA 类型可能具有不同的遗传学背景。人类白细胞抗原的亚型 HLA—DR4、DR5、DR6 及 DR8 与本病易感性有关,全身型 JIA 可能跟部分非 MHC 类抗原相关。

2. 感染 如病毒(微小病毒、风疹病毒及 EB 病毒等)、支原体、链球菌及其他病原体感染与本病有关,但不能证实是引起本病的直接诱因。

3. 免疫因素 有证据证实本病为自身免疫性疾病:部分患儿血清和关节滑膜液中存在类风湿因子和抗核抗体,关节滑膜液中有 IgG 包涵体和类风湿因子吞噬细胞。多数患儿血清 IgG,IgM 和 IgA 上升,外周血 $CD4^+$ T 细胞克隆扩增,血清炎症性细胞因子增高。

4. 其他 如精神因素、外伤、吸烟、气候等环境改变均可成为触发因素。

二、发病机制

本病的发病机制尚不明确,可能为感染等诱因作用于具有一定遗传背景的个体,导致免疫功能异常,形成免疫复合物沉积于组织而出现关节慢性滑膜炎等病理改变。

三、病理

关节病变以慢性非化脓性滑膜炎为特征,早期受累滑膜充血、水肿及慢性炎性细胞浸润,关节腔内液体逐渐增多而形成关节腔积液。随着滑膜增厚形成绒毛突出于关节腔中,增生的滑膜绒毛与关节软骨粘连,形成血管翳。软骨下骨质被侵蚀,随之关节腔狭窄,关节面相互粘连,引起关节强直、畸形或脱位。胸膜、心包膜和腹膜呈非特异性纤维素性浆膜炎,类风湿皮疹的组织学改变为轻度血管炎,小血管周围有少量炎性细胞浸润。

四、临床表现

按照 2001 年国际风湿病学联盟新的分类标准分为 7 型:

1. 全身型 本型可发生于任何年龄,但以 5 岁前居多。以全身症状起病,发热和皮疹为典型症状,每次发热至少 2 周以上,呈弛张高热;皮疹特点为随体温升降而出现或消退;关节症状为关节痛或关节炎,常在发热时加重,热退后减轻。肝、脾、淋巴结常有不同程度肿大。约 10% 的全身型 JIA 可伴肝损害、出血及神经系统症状,发生巨噬细胞活化综合征(MAS),危及生命。

2. 少关节型 发病最初 6 个月有 1~4 个关节受累。分 2 个亚型①持续性少关节型 JIA:整个疾病过程中关节受累在 4 个及以下。②扩展性少关节型 JIA:病程 6 个月后关节受累数 ≥5 个。本型多见于女孩,多在 5 岁前起病,常见大关节受累,非对称性,预后较好。20%~30% 伴慢性虹膜睫状体炎而致视力下降。

3. 多关节型(类风湿因子阴性型) 发病最初 6 个月有 ≥5 个关节受累,类风湿因子阴性。本型可发生于任何年龄,以 1~3 岁和 8~10 岁女孩多见,受累关节多为对称性,部分患儿出现严重关节炎。

4.多关节型(类风湿因子阳性型) 发病最初6个月有≥5个关节受累,类风湿因子阳性。本型多见于女孩,与成人类风湿关节炎相似,关节症状严重,约半数以上发生关节强直变形。

5.银屑病性关节炎 单个或多个关节炎合并银屑病,以累及指(趾)关节、掌指关节、跖指关节等手足小关节为主,也可累及骶髂关节及四肢大关节,受累的关节不对称。关节炎症状较重者,其银屑病也较重,常伴有指(趾)甲病变。

6.与附着点炎症相关的关节炎 关节炎合并附着点炎症。表现为单关节炎、寡关节炎和肌腱附着点病变,多为下肢关节受累,附着点炎症先发生于足部,之后出现骶髂关节炎和脊柱炎。HLA-B27阳性,8岁以上男孩儿多见,常有HLA-B27相关的疾病(强直性脊柱炎,与附着点炎症相关的关节炎,急性前葡萄膜炎或骶髂关节炎)家族史。

7.未定类的幼年特发性关节炎 不符合上述任何1项或符合上述2项以上类别的关节炎。

五、辅助检查

1.血液检查 活动期多有轻-中度贫血,白细胞计数常增多,以中性粒细胞增高为主;血沉(ESR)增快,C反应蛋白增高,提示炎症活动性。如果白细胞、粒细胞、血小板及ESR突然下降,应警惕JIA并发MAS可能。

2.免疫学检查 血清免疫球蛋白IgG、IgM、IgA均增高,部分病例类风湿因子和抗核抗体可为阳性。

3.影像学检查 病程早期(1年左右)仅显示软组织肿胀,关节周围骨质疏松,关节附近呈现骨膜炎。晚期才出现关节面骨破坏和软骨间隙变窄,关节半脱位等,以损害手腕关节多见。MRI可早期发现肌腱、腱鞘及骨髓水肿等。

4.其他检查

(1)关节液分析和滑膜组织学检查:可鉴别化脓性关节炎、结核性关节炎、类肉瘤病、滑膜肿瘤等。

(2)骨放射性核素扫描、超声波均有助于发现骨关节损害。

六、治疗原则

治疗原则:控制临床症状,缓解疼痛,维持关节功能和预防关节畸形。

1.一般治疗 注意增加营养,除急性发热外,不主张过多地卧床休息。宜鼓励患儿参加适当的运动,尽可能像正常小儿一样生活。采用医疗体育、理疗等措施可减轻关节强直和软组织挛缩。为减少运动功能障碍,可于夜间入睡时以夹板固定关节于功能位。与附着点炎症相关的关节炎应睡木板或硬床垫,避免睡高枕。关节畸形者可施行矫形术。定期眼科检查及早发现虹膜睫状体炎。

2.药物疗法 应用非甾体类抗炎药物(萘普生、布洛芬,阿司匹林等)、甲氨蝶呤、羟氯喹、肾上腺皮质激素、免疫抑制剂等进行JIA治疗。

七、护理评估

1.健康史 询问患儿发病前有无上呼吸道感染的表现,有无皮疹,有无视力下降。家庭居住的气候、环境条件,家族中有无类似病史的成员。

2.身体状况　监测生命体征,注意体温变化,注意皮疹情况;检查四肢关节有无红、肿、热、痛及活动受限;了解实验室检查结果。

3.心理、社会状况　关节症状慢性经过,可迁延反复,易导致关节畸形,虹膜睫状体炎可致视力障碍,严重影响患儿的生命质量。应注意评估患儿家长对该病的预后、疾病的护理方法、药物的副作用、复发的预防等知识的认识程度。对年长儿还需注意评估有无因长期休学带来的担忧,由于关节畸形带来的自卑等。了解患儿家庭环境及家庭经济情况,既往有无住院的经历。

八、常见护理诊断/问题

1.体温过高　与非化脓性炎症有关。

2.疼痛　与关节炎症和肿胀有关。

3.躯体活动障碍　与关节疼痛、畸形有关。

4.焦虑　与关节强直畸形有关。

5.潜在并发症　关节强直畸形。

九、护理措施

1.发热的护理　密切监测体温变化,高温时采用物理或药物降温法,及时擦干汗液,更换衣服,保持皮肤清洁。观察有无皮疹、眼部受损,有无脱水体征。同时要保证患儿摄入充足水分及热量,并给予高热量、高蛋白、高维生素、易消化饮食。

2.关节炎的护理

(1)急性期应卧床休息,观察关节炎症状,有无晨僵、疼痛、肿胀、热感、运动障碍和畸形。可利用夹板、沙袋等固定患肢于舒适的位置,或用支架保护患肢不受压等以减轻疼痛。教给患儿用放松、分散注意力的方法控制疼痛或局部热敷止痛。经常变换体位,适当做关节活动,防止关节挛缩。

(2)急性期过后尽早开始关节的康复治疗,指导家长帮助患儿做关节的被动运动和按摩,设计出允许范围内的游戏方法,如游泳、抛球、踢球、骑自行车等以恢复关节功能、防止畸形。如运动后出现疼痛肿胀加重可暂时停止运动。

(3)对关节畸形的患儿,注意防止外伤。

3.用药护理　非甾体类抗炎药物常见副作用是胃肠反应,对凝血功能、肝、肾和中枢神经系统也有影响。故长期用药的患儿应每2～3个月检查血象和肝、肾功能,使用免疫抑制剂应注意观察药物副作用,如白细胞降低等。

4.心理护理　多与患儿沟通,以便了解病情,给予患儿和家长精神安慰。做好出院后的指导,使他们了解本病虽病程长但预后好,使他们树立战胜疾病的信心并自觉坚持长期治疗。

5.健康教育

(1)指导父母不要过度保护患儿,多让患儿接触社会,鼓励患儿参加正常的活动和学习,并且多尝试一些新的运动,以促进其身心健康地发展。

(2)对患儿及家长进行该病的知识教育,让其了解本病的诱因、治疗进展和有关康复信息,提高他们战胜疾病的信心。

(刘 静)

第十七节 过敏性紫癜

过敏性紫癜(anaphylactoid purpura,AP)又称亨-舒综合征(Henoch-Schonlein syndrome)是一种以全身小血管炎为主要病变的系统性血管炎。临床以血小板不减少性紫癜为特点,常伴关节肿痛、腹痛、便血、血尿和蛋白尿。其远期预后取决于肾受累的程度。多发生于2~8岁的小儿,男女比例为2:1,一年四季均有发病,以春秋季居多。

一、病因

病因尚未明确,一般认为微生物(细菌、病毒、寄生虫等)感染、食物(鱼、虾、蛋类、乳类等)过敏、药物(水杨酸类、苯巴比妥、抗生素等)、疫苗接种、麻醉、蚊虫叮咬、恶性病变等与过敏性紫癜发病有关,但均无确切证据。

二、发病机制

目前认为过敏性紫癜的发病机制可能为:各种刺激因子,包括感染原和过敏原作用于具有遗传背景的个体,激发 B 细胞克隆扩增,导致 IgA 介导的系统性血管炎。

三、病理

主要的病理变化为广泛的白细胞碎裂性小血管炎,以毛细血管炎为主,亦可波及小静脉和小动脉。

四、临床表现

多为急性起病,各种症状可以不同组合,出现先后不一,始发症状以皮肤紫癜多见,亦可同时或先后出现关节肿痛、腹痛便血以及肾损害等。起病前1~3周常有上呼吸道感染史。

1.皮肤紫癜　反复出现皮肤紫癜为本病特点。最常见于下肢伸侧面和臀部,尤以小腿多见,对称分布,分批出现,严重者延及上肢及躯干。紫癜大小不等,呈紫红色,稍高出皮肤,为可触性,少数重症病例紫癜可融合成大疱以致出血性坏死。可伴有荨麻疹、神经血管性水肿等其他皮肤损害。皮肤紫癜一般在4~6周后消退,部分患儿间隔数周、数月后又复发。

2.关节表现　1/3 患儿有关节肿痛,活动障碍。多为膝、踝等大关节,单发或多发,呈游走性,腔内可有积液。关节表现数日内即可消失,不遗留关节畸形,但可复发。

3.消化道表现　约见于2/3 病例。由血管炎引起的肠壁水肿、出血、坏死或穿孔是产生肠道症状及严重并发症的主要原因。一般以阵发性剧烈腹痛为主,常位于脐周或下腹部。常伴有恶心、呕吐、便血,可诱发肠套叠,发生肠穿孔、肠梗阻等。

4.肾表现　几乎所有病例在病理上均可累及肾,但临床表现为紫癜性肾炎者占30%～60%,多在病程1~8周内出现。症状轻重不一,与各型原发性肾小球肾炎很相似,多数为镜下或肉眼血尿和蛋白尿,部分表现为急性肾炎综合征、肾病综合征或肾炎综合征伴肾病综合征等。虽然有些病例肾损害持续数月至数年,但大多数能完全恢复,约 6%患儿发展为慢性肾炎,偶可发生急性肾衰竭而死亡。

5.其他表现　偶可发生颅内出血,导致抽搐、昏迷及各种神经系统定位症状、体征。心、肝、肺、脑、横纹肌和睾丸亦可受累，出现相应的症状、体征。也可有鼻出血等各脏器出血的表现。

五、辅助检查

1. 血常规　白细胞正常或增加，中性和嗜酸性粒细胞可增高；除非严重出血，一般无贫血。血小板计数正常甚至升高，出血和凝血时间正常。

2. 尿常规　可有红细胞、蛋白、管型。

3. 大便隐血试验　阳性。

4. 血沉正常或增快，血清 IgA 升高，IgG 和 IgM 正常亦可轻度升高；C_3、C_4 正常或升高，抗核抗体及 RF 阴性。

5. 影像学检查　腹部超声检查有利于早期诊断肠套叠，头颅 MRI 对有中枢神经系统症状患儿可予确诊，肾活检可了解肾病理改变，对指导治疗、判断预后提供帮助。

六、治疗原则

1. 一般治疗　急性发作期应卧床休息；尽可能寻找并避免过敏原，特别是应注意避免食用易过敏的食物和药物；积极治疗感染，应用抗生素或抗病毒药物；有荨麻疹或血管神经性水肿时应用抗组胺药和 H_2 受体阻滞剂；有消化道出血者可限制饮食或禁食。

2. 糖皮质激素和免疫抑制剂　常用泼尼松（1～2）mg/（kg·d），分次口服，或用氢化可的松、地塞米松静点，严重者可用甲泼尼龙（5～10）mg/（kg·d）静滴，症状缓解后停用。重症过敏性紫癜肾炎可用环磷酰胺、雷公藤总甙片等免疫抑制剂。

3. 抗凝治疗　阻止血小板凝聚和血栓形成的药物：阿司匹林（3～5）mg/（kg·d）或双嘧达莫（潘生丁）（3～5）mg/（kg·d），分次口服。以紫癜性肾炎为主要病变时，可选用肝素治疗。

4. 其他　非甾体类抗炎药，如吲哚美辛（2～3）mg/（kg·d），分次服用，有利于血管炎恢复。中成药，如复方丹参片、银杏叶片，口服 3～6 个月，可补肾益气，活血化瘀。

七、护理评估

1. 健康史　询问患儿发病前有无特殊药物使用史，近期有无特殊饮食史及疫苗接种史，有无尿量、色的改变，有无头痛、头晕。家庭居住的气候、环境条件，家族中有无类似病史的成员。

2. 身体状况　监测生命体征，注意皮疹情况；检查四肢关节有无红、肿、热、痛及活动受限，监测二便，了解实验室检查结果。

3. 心理、社会状况　本病预后一般良好。极少数病例可因消化道出血，颅内出血，肠坏死，肠穿孔，急、慢性肾衰竭而死亡。有肾损害者病程可迁延数月至数年。应注意评估患儿家长对该病的预后、疾病的护理方法、药物的副作用、复发的预防等知识的认识程度。对年长儿还需注意评估有无因长期休学带来的担忧。了解患儿家庭环境及家庭经济情况，既往有无住院的经历。

八、常见护理诊断/问题

1. 皮肤完整性受损　与血管炎有关。

2.疼痛　与关节和肠道变态反应有关。

3.潜在并发症　消化道出血、紫癜性肾炎。

九、护理措施

（一）皮肤护理

1.观察皮疹的分布、形态、颜色、数量，是否反复出现，每日详细记录皮疹变化情况。

2.衣着应干净、柔软、宽松，保持皮肤清洁，防擦伤和小儿抓伤，如有破溃应及时处理，防止出血和感染。

3.避免接触过敏源，按医嘱使用止血药、脱敏药等。

（二）关节护理

注意观察关节肿胀疼痛的情况，协助患儿于舒适体位，做好日常生活护理。遵医嘱使用肾上腺皮质激素以缓解关节肿痛。

（三）消化道护理

观察腹痛性质，有无阵发性腹痛和呕吐，应注意腹部体征并除外外科急腹症（肠套叠、肠穿孔等）。若排出柏油样大便，应及时与医师联系，以便给予适当处理；如患儿排出大量血样便，应及时配血和输血。一般腹型紫癜患儿应禁食异体蛋白，并给予无渣流食，严重者应禁食禁水，给予静脉高营养。

（四）肾护理

观察尿色、尿量，定期做尿常规检查，若有血尿和蛋白尿，提示紫癜性肾炎，按肾炎常规处理。

（五）健康教育

1.近期研究表明，微生物感染（尤其A组溶血性链球菌）可能为过敏性紫癜的重要诱因。本病以春、秋两季好发，故应向患儿和家长宣传春、秋季节预防感染的重要性，避免去人群集中的公共场所，避免受凉及交叉感染。

2.过敏性紫癜可反复发作和并发肾损害，给患儿和家属带来不安和痛苦，应根据情况给予解释，树立战胜疾病的信心。做好出院指导，让家长学会继续观察病情变化、合理调配饮食、定期门诊复诊。

（刘静）

第十八节　生长激素缺乏症

生长激素缺乏症（growth hormone deficiency，GHD）是由于生长激素合成或分泌不足，或生长激素（GH）分子结构异常所致的身材矮小，小儿身高低于同年龄、同性别、同地区正常身高均数减2个标准差或第3百分位数以下。发生率为20/10万～25/10万。

一、病因

生长激素缺乏症的病因有原发性、继发性和暂时性三种。

1.原发性　又可分为遗传性生长激素缺乏和下丘脑－垂体功能障碍。后者包括垂体发育异常和下丘脑功能缺陷。遗传性生长激素缺乏常由于生长激素基因缺陷、垂体Pit－1转录因子缺陷所致。少数患儿的病因是 GH 分子结构异常、GH 受体缺陷或 IGF-1 受体缺陷。

2.继发性 常继发于下丘脑、垂体或其他颅内肿瘤、感染、头颅创伤等。

3.暂时性 某些社会心理因素、原发性甲状腺功能减低等可引起暂时性 GH 分泌低下,消除外界不良因素或治疗原发病后即可恢复正常。

二、发病机制

GH 是 191 个氨基酸的肽类激素,由腺垂体前叶细胞合成与分泌。GH 可直接发挥作用,亦可通过胰岛素样生长因子(insulin-like growth factor,IGF)发挥作用。生长激素的释放受到下丘脑分泌的生长激素释放激素和生长激素释放抑制激素的调节。生理作用主要有①促生长效应,促进人体各种组织细胞增大和增殖,使身高长高,骨骼、肌肉和各系统器官生长发育。②促进蛋白质合成,对脂肪有降解作用;可减少外周组织对糖的利用,促进肝糖原分解,使血糖升高。

当下丘脑、垂体功能障碍或靶细胞对生长激素无反应时,促生长效应下降,人体组织细胞增大和增殖减缓,身高增长缓慢,可造成生长落后。蛋白质合成减少,脂肪降解减少,患儿脂肪较多,脸多圆胖。

三、临床表现

(一)原发性生长激素缺乏症

1.症状 主要表现为:

(1)身高增长缓慢。出生时身高、体重正常。一般 1 岁以后生长速度减慢,每年增长速度小于 5cm,身高低于同年龄、同性别正常健康小儿身高均数-2SD 或第 3 百分位数以下。

(2)出牙及囟门闭合延迟,牙列排列不齐。

(3)部分患儿同时伴有一种或多种其他垂体激素缺乏,有相应的激素缺乏症状,如促性腺激素缺乏者青春期无性器官和第二性征发育。

2.体征 身体上、下部量正常,体型匀称,面容幼稚,脸圆胖,皮肤细腻,头发纤细。促性腺激素缺乏者出现小阴茎。

(二)继发性生长激素缺乏症

可发生于任何年龄。患儿伴有原发疾病的相应症状。

四、辅助检查

1.骨龄检查 常用左手腕、掌、指骨正位片评定骨龄,患儿骨龄落后于实际年龄 2 岁或 2 岁以上。

2.生长激素刺激试验 刺激试验分为生理性和药物性,生理性刺激试验包括运动试验和睡眠试验,多作为初筛检查。药物刺激试验常用的药物有胰岛素、可乐定、左旋多巴和精氨酸等。常用两种作用不同的药物进行试验以助判断结果。GH 峰值<10μg/L 为分泌功能不正常,GH 峰值<5μg/L 为 GH 完全缺乏,5～10μg/L 为 GH 部分缺乏。

3.胰岛素样生长因子-1(IGF-1)和 IGFBP-3 的测定 IGF-1 主要以蛋白结合形式(IGFBPs)存在于血液循环中,其中以 IGFBP-3 为主(95% 以上)。IGF-I 和 IGFBP-3 呈非脉冲式分泌,目前一般可作为 5 岁到青春发育期前小儿 GHD 筛查检测。判断结果时应注意该指标受年龄、性别、营养状态、性发育程度和甲状腺功能状况等因素的影响,有一定的局限性,必须建立不同性别和年龄组小儿的正常参考值范围。

4.MRI 检查 了解下丘脑—垂体有无器质性病变,也是治疗前的必备检查。

5.其他内分泌检查 如 TSH、T_4 以及促甲状腺素释放激素(TRH)刺激试验和促性腺激素释放激素(LHRH)刺激试验以判断下丘脑—垂体—甲状腺轴和性腺轴的功能。

6.染色体检查 对身材矮小的患儿具有体态发育异常者应进行核型分析,排除常见的染色体疾病如 Turner 综合征等。

五、治疗原则

治疗原则为激素替代治疗。

1.人工合成的基因重组人生长激素(recombinant human growth hormone,rhGH) 已广泛用于临床,剂量 0.1U/(kg·d),每晚睡前皮下注射一次,每周 6~7 次,可持续用至骨骺愈合。第一年效果最佳,身高增长可达到 10~12cm 甚至以上,以后生长速率逐渐下降。治疗中应每 3 月随访 1 次,检测甲状腺功能和空腹血糖等,及时发现治疗引起的甲状腺功能低下和代谢异常;检测血清 IGF-1 和 IGFBP-3,评估 rhGH 治疗的疗效和安全性。

2.其他激素治疗 垂体前叶多种激素不足的患儿应同时给予相应激素治疗,如性腺发育不良的 GHD 患儿在骨龄达 12 岁时可给予性激素治疗。男性采用庚酸睾酮肌内注射,女孩可用炔雌醇。生长激素释放激素(GHRH)可用于下丘脑功能缺陷、GHRH 释放不足的 GHD 患儿。

六、护理评估

1.健康史 详细询问发病情况,了解有无颅内外伤史,有无其他内分泌疾病史;询问出生史是否足月顺产,有无窒息史;喂养史;是否按时接种疫苗;家庭成员是否有矮身材病史,父母身局、体重等。

2.身体状况(包括辅助检查) 身高、体重、骨龄检查、MRI、药物刺激试验结果、甲状腺功能、血生化检查。

3.心理—社会状况 家中有无重大事件发生,如亲人死亡、搬家等,患儿对自身的认识,有无自卑等心理问题;家中社会经济状况和家长对此病的认识。

七、常见护理诊断/问题

1.生长发育迟缓 与生长激素缺乏有关。

2.自我形象紊乱 与身高低于同龄人有关。

3.知识缺乏 患儿及家长缺乏生长激素注射技术。

八、护理措施

(一)用药指导

1.教会家长或小儿生长激素皮下注射的技术,并且每日更换注射部位。

2.告知 rhGH 注射的副作用

(1)注射部位红肿,停药后可消失;

(2)暂时性视盘水肿、颅内高压,较少见;

(3)股骨头骨骺部滑脱和坏死,但发生率低。

(二)定期随诊

每3个月随诊1次,复查血糖、IGF－1、IGFBP－3、甲状腺功能。如发生甲状腺功能低下,应及时补充甲状腺激素。

(三)心理护理

1. 帮助小儿正确看待自我形象的改变,树立正向的自我概念。

2. 正确看待每日注射,鼓励患儿表达自己的情感。

3. 家长应关注小儿有无心理和行为问题,如有,应及时就诊。

（刘 静）

第十九节　性早熟

性早熟(sexual precocity)是指女孩在8岁以前、男孩在9岁以前出现第二性征。本病女孩多见,男女发病之比约为1∶4。

一、病因

根据下丘脑－垂体－性腺轴是否提前发动,性早熟分为中枢性性早熟和外周性性早熟两类。

(一)中枢性性早熟(central precocious puperty,CPP)

性发育提前,患儿不仅有第二性征的发育,还有卵巢或睾丸的发育。性发育的过程与正常青春期发育的顺序一致。中枢性性早熟主要包括特发性性早熟、继发性性早熟两大类。

1. 特发性性早熟女孩多见,是CPP的主要病因,是由于下丘脑对性激素负反馈作用的敏感度下降,促性腺激素分泌过早增多,LH、FSH分泌增加,性腺和性器官得以发育。

2. 继发性性早熟继发于中枢神经系统的器质性病变,如颅内肿瘤、中枢神经系统感染、外伤、术后以及先天发育异常。

(二)外周性性早熟

亦称假性性早熟,有性激素水平升高,但无性腺的发育。多由于性腺肿瘤、肾上腺疾病、外源性含雌激素的药物、食物和化妆品所致。

二、发病机制

人体生殖系统的发育受到下丘脑－垂体－性腺轴的控制。下丘脑以脉冲形式分泌促性腺激素释放激素,刺激腺垂体分泌促性腺激素,促进卵巢和睾丸发育。青春期前小儿下丘脑－垂体－性腺轴处于较低水平,但是某些原因可使下丘脑神经抑制因子与兴奋因子的平衡失调,导致下丘脑－垂体－性腺轴提前兴奋,出现中枢性性早熟。早期患儿身高比同龄小儿高,但由于骨骺融合过早,成年后的身材较矮小。

三、临床表现

1. 中枢性性早熟　与正常青春期发育程序相似,不同患儿症状发展快慢不一。女孩8岁以前出现乳房发育,随后出现阴毛、腋毛、初潮等。男孩在 9 岁以前出现睾丸增大(≥4ml)。性发育的过程中,男孩和女孩皆有身高和体重过快增长和骨骼成熟加速,早期患儿身高较高,但最终身材矮小,低于一般群体。

2.外周性性早熟　外周性性早熟患儿有第二性征出现,但没有性腺发育,男童无睾丸发育,女童无卵巢发育。

四、辅助检查

1.骨龄测定　拍摄左手腕、掌骨、指骨正位片评定骨龄,通常可发现骨龄提前。

2.性激素测定　测定血中 FSH、LH、雌二醇(E_2)和睾酮水平。当 LH 基础值>5.0U/L,可考虑为中枢性性早熟,诊断可借助于 GnRH 刺激试验。常规用 GnRH(戈那瑞林)2.5μg/kg 静脉注射(最大剂量≤100μg),于注射前(0min)、注射后 30min、60min、90min、120min 时采血,测血清 LH 和 FSH 浓度。用放射免疫法测定时,LH 峰值在女童应>12.0U/L,男童>25.0U/L,LH 峰/FSH 峰>0.6～1.0 时可认为性腺轴功能已经启动;用免疫化学发光法(IC-MA)测定时,FSH 峰值>5.0U/L 或 LH 峰/FSH 峰>0.6(两性),可认为性腺轴功能已经启动。

3.腹部 B 超　判断子宫、卵巢、睾丸的发育情况,位关注有无卵泡发育。此外,还可排除有无肾上腺、性腺肿瘤等。若患儿有多个≥4mm 卵泡发育,卵巢体积大于 1ml,男童睾丸容积≥4ml,并随病程延长呈进行性增大,则提示青春期发育。

4.CT 或 MRI　可发现颅内肿瘤和肾上腺疾病。

五、治疗原则

本病的治疗目标为抑制或减慢第二性征发育,特别是阻止女孩月经来潮;抑制骨骼的过早成熟,改善最终身高;预防性早熟带来的社会心理问题。

(一)病因治疗

有明确病因者应针对病因治疗,如有肿瘤应予手术切除或进行放疗和化疗。先天性肾上腺皮质增生者采用肾上腺皮质激素治疗。接触外源性雌激素者应中止接触。

(二)药物治疗

1.促性腺激素释放激素类似物(GnRHa)　作用是竞争性抑制自身分泌的 GnRH,减少腺垂体分泌促性腺激素,使雌激素分泌减少。剂量为 80～100μg/kg,或最大量 3.75mg,每 4 周肌内注射 1 次,可延缓骨骺愈合,改善终身高。治疗有效的指标为:生长速率正常,乳腺组织回缩或未继续增大,男孩睾丸体积减少,GnRH 刺激试验提示促性腺激素抑制。

2.性腺激素　大剂量性激素可反馈抑制下丘脑一垂体促性腺激素分泌,但是不能改善最终身高,因此,临床目前使用较少。此类药物包括甲羟孕酮、环丙孕酮等。

3.生长激素　一般仅在患儿的预测成年期身高不能达到其遗传靶身高时使用生长激素。

六、护理评估

1.健康史　详细询问发病情况,了解近期生长情况,有无接触含雌激素的药物(避孕药)、食品、化妆品,询问出生时身高、体重;是否按时接种疫苗;家庭成员是否有性早熟病史。

2.身体状况(包括辅助检查)　测量身高、体重,女孩评估乳房发育分期,男孩测量睾丸容量,注意阴茎长度。骨龄检查是否大于生理年龄,女孩卵巢是否发育,有无滤泡;性激素检查;影像学检查颅内有无肿瘤、有无肾上腺肿瘤和腺皮质增生。

3.心理—社会状况　家庭中有无重大事件发生,评估小儿的心理状况,有无性早熟带来的社交障碍;与周围人的关系如何,父母对性早熟的态度。

七、常见护理诊断/问题

1.社交障碍　与性早熟致提前发育有关。

2.体像紊乱　与性早熟致体格发育有关。

3.知识缺乏　缺乏性早熟相关知识。

八、护理措施

1.用药指导　告知药物的作用、副作用以及药物的使用方法,避免患儿随意停药。患儿使用 GnRHa 后会出现生长速率下降,当生长速率过度下降时,可考虑加用生长激素。另外,有些患儿还会出现局部反应(红斑、硬化、水肿)、头痛、乏力、潮红等副作用;部分女孩可出现首次注射后撤退性阴道出血,告诉家长及患儿不要惊慌。性腺激素如达那唑的副作用有声音粗、毛发增多及出现粉刺等。

2.按时随诊　一般宜每3~6个月监测性发育的状态、生长速率、身高、子宫、卵巢容积改变、性激素水平。每年(快速进展型每半年)进行骨龄评估。根据患儿的性征发育情况、生长速率、骨龄变化、性激素水平等综合判断治疗效果。

3.心理支持　帮助患儿正确看待自我形象,树立正向的自我概念。

4.健康教育　告知性早熟的病因、临床表现、用药及饮食注意事项,如多吃含钙丰富的食物,加强体育锻炼。

(刘静)

第二十节　先天性甲状腺功能减低症

先天性甲状腺功能减低症(congenital hypothyroidism)简称先天性甲低,又称克汀病、呆小病,是由于甲状腺激素合成不足或受体缺陷导致的疾病,是小儿常见的内分泌疾病。本病分为两大类,即散发性先天性甲状腺功能减低症及地方性先天性甲状腺功能减低症。

一、病因

散发性先天性甲状腺功能减低症因先天缺陷引起,我国发病率为1/7000。

(一)散发性先天性甲状腺功能减低症

1.甲状腺不发育、发育不全或异位约占90%,多见于女孩,女与男的比例为2:1。

2.甲状腺素合成障碍　甲状腺素合成障碍所致的甲状腺功能减低(甲低)亦称家族性甲状腺激素合成障碍,多因中状腺激素合成和分泌过程中酶的缺陷而造成甲状腺素不足,为常染色体隐性遗传病。

3.垂体分泌 TSH 障碍　即下丘脑—垂体性甲状腺功能减退症或中枢性甲状腺功能减退症。甲状腺或靶器官反应低下较为罕见。

4.母亲因素　所致的甲低亦称暂时性甲低,多因母亲服用抗甲状腺药物(甲亢患者)或患自身免疫性疾病而存在抗甲状腺抗体,透过胎盘影响胎儿,造成甲低,患儿症状通常在 3 个月后消失。

(二)地方性先天性甲低

地方性甲低多见于甲状腺肿流行地区,主要是由于该地区水源、土壤和饮食中缺乏碘,致使孕妇饮食中缺碘,导致胎儿在胚胎期因碘缺乏而导致甲状腺功能低下。

二、发病机制

甲状腺的主要功能是合成甲状腺素(T_4)和三碘甲腺原氨酸(T_3)。甲状腺素的主要作用是加速细胞内的氧化过程,促进新陈代谢;促进蛋白质合成;促进糖吸收、糖原分解和组织对糖的利用;加速脂肪分解和氧化;促进组织细胞的生长和成熟,促进钙、磷在骨质中的合成代谢和骨、软骨的生长;促进中枢神经系统发育,尤其在胎儿期至婴儿期。若甲状腺素合成不足或不能发挥作用时,可引起新陈代谢率下降,患儿体温降低;消化系统生理功能下降,常有食欲缺乏,腹胀和便秘;糖、脂肪和蛋白质代谢障碍,蛋白合成降低,出现水肿;钙磷代谢异常,骨和软骨生长缓慢,肌肉虚弱无力,出现生长发育迟缓和肌张力低下。中枢神经系统发育受到影响,引起智能落后。

三、临床表现

本病症状出现的早晚和病情轻重与甲状腺功能低下的程度有关。先天性无甲状腺或酶缺陷患儿在婴儿早期即可出现症状,甲状腺发育不良者常在生后 3～6 个月出现症状,患儿的主要临床表现为智能落后、生长发育迟缓和生理功能低下。

(一)新生儿期

1.症状　最早表现为生理性黄疸时间延长,达 2 周以上,胎粪排泄迟缓,腹胀、便秘,吞咽困难,患儿常处于睡眠状态、哭声低。

2.体征　前囟大,体温低,四肢冷,皮肤出现斑纹或有硬肿,腹部膨隆,常有脐疝和肌张力低下。

(二)典型表现

多数先天性甲低患儿常在出生半年后出现如下典型症状。

1.症状

(1)特殊面容和体态:头大、颈短、身材矮小,四肢短小,上部量与下部量的比值大于 1.5。皮肤粗糙,面色苍黄,头发稀疏而干枯,眼距宽,鼻梁宽平,舌大而宽厚,常伸出口外,形成特殊面容。

(2)发育迟缓:表现为大运动、精细运动发育障碍,翻身、坐、立、走的时间均落后于正常小儿,表情淡漠,反应迟钝。

(3)生理功能低下:多睡少哭、少动、食欲差、食量小,对周围事物反应少,体温低,怕冷少汗。

2.体征

(1)脉搏慢而弱,血压低,心音低钝,心电图低电压、T 波低平,PR 间期延长。

(2)全身肌张力较低,肠蠕动减慢。

(三)地方性甲状腺功能减低症

其临床表现主要为 2 种不同的症候群。

1. 神经性　以共济失调、痉挛性瘫痪、聋哑和智力低下为特征,但是身材正常,甲状腺功能减低的其他表现不明显。

2. 黏液性水肿性　以黏液性水肿为特征,临床上有显著的生长发育和性发育落后、智力低下等,但神经系统检查正常,25%伴有甲状腺肿大。

四、辅助检查

1. 新生儿筛查　本病为我国新生儿筛查的疾病之一,出生后 2～3 天的新生儿干血滴纸片检测 TSH 浓度作为初筛,当 TSH>20mU/L 时,进一步检测血清 T_4、TSH 以确诊。低出生体重儿可在生后 2～4 周或体重超过 2500g 时重新检测。

2. 血清 T_3、T_4、TSH 测定　任何新生儿筛查结果可疑或临床有可疑症状的小儿都应检测血清 T_4 和 TSH 浓度,若血清 T_4 降低、TSH 明显增高即可确诊。血清 T_3 在甲状腺功能减低时可降低或正常。

3. 骨龄测定　患儿骨龄常明显落后于实际年龄。

4. TRH 刺激试验　当血清 T_4、TSH 均低,怀疑 TSH、TRH 分泌不足时,用来鉴别下丘脑或垂体性甲低。静脉注射 TRH 7μg/kg,检测 TSH 峰值出现时间。如未出现高峰,应考虑垂体病变,不能对 TRH 发生反应。如 TSH 峰值很高或出现时间延长(正常者在注射 20～30min 后,出现 TSH 峰值)则提示下丘脑病变。

5. 放射性核素检查　可检测患儿甲状腺发育情况、大小、性质和位置。

五、治疗原则

治疗原则为早治疗,终身服用甲状腺素,保证智力和体格发育正常。

1. 药物治疗

(1)L-甲状腺素钠(优甲乐):人工合成制剂,肠道吸收好,作用稳定,为首选治疗药物,年龄越小,剂量越大,一般起始剂量为(8～9)μg/(kg·d),大剂量(10～15)μg/(kg·d)。

(2)甲状腺片:来源为畜类甲状腺,长期服用可致血清 T_3 升高,临床效果常不稳定,现已基本不用。

药物治疗必须个体化,用药量应根据甲状腺功能和临床表现进行适当调整。开始每 1～2 周增加剂量一次,并根据患儿临床症状、生长发育、骨龄、血清 T_3 和丁 TSH 水平,随时调整剂量。

六、护理评估

1. 健康史　详细询问发病情况,询问孕母怀孕期间饮食习惯、是否服用过抗甲状腺药物,是否有自身免疫性疾病;患儿的运动、语言发育是否较同龄儿落后;患儿精神、食欲、活动情况,是否有喂养困难、便秘。询问出生史,是否过期产,有无黄疸时间延长;了解患儿家族中是否有类似疾病。

2. 身体状况(包括辅助检查)　观察患儿是否有特殊面容,测量身高、体重、头围、上部量与下部量的比值,前囟大小;观察牙齿发育情况,检查智力水平;拍手和手腕部 X 线片,测定血清 T_3、T_4,TSH 水平,甲状腺核素扫描。

3.心理—社会状况 了解家庭经济及环境状况；了解父母心理状况，是否有焦虑心理存在，注意了解家长是否掌握与本病有关的知识，对患儿进行智力、体格训练的方法等。

七、常见护理诊断/问题

1.生长发育迟缓 与甲状腺素合成不足有关。

2.营养失调：低于机体需要量 与食欲差有关。

3.体温过低 与低代谢率有关。

4.便秘 与肌张力降低、肠蠕动减慢有关。

5.知识缺乏 患儿家长缺乏有关疾病的知识。

八、护理措施

（一）保证营养供给

提倡母乳喂养，添加维生素 D 和钙剂，促进体格生长。对吸吮困难者要耐心喂养，必要时可采用鼻饲或滴管。

（二）保暖

保持室内温度，注意给患儿保暖，以免受凉。

（三）保持大便通畅

1.每日顺肠蠕动方向按摩腹部数次，养成定时排便的习惯；

2.增加患儿活动量；

3.必要时使用大便软化药、缓泻剂或灌肠。

（四）用药护理

1.告知对家长及患儿终生服药的必要性。

2.用药后应密切观察患儿的食欲、活动量及排便情况，定期测体温、脉搏，避免用量不足或过量。剂量适当的临床表现如下：血清 TSH 浓度正常，血清 T_4 正常或稍高；小儿食欲好转，大便正常，腹胀消失；心率维持在小儿 110 次/分，婴儿 140 次/分；智力进步。剂量过小，患儿身高及骨骼生长迟缓；过大，则有烦躁、多汗、体重减轻、腹痛、腹泻等症状。应根据临床表现和实验室检查结果调节药物剂量。

3.按时随诊 要密切观察患儿生长曲线、智商、骨龄及血清 T_4、T_3 和 TSH 的变化等，随时调整剂量。治疗开始时每 2 周随访 1 次，血清 TSH 和 T_4 正常者每 3 个月 1 次，服药 1~2 年后，每 6 个月 1 次。

（五）健康教育

1.重视新生儿期筛查，尽早开始替代治疗，若在出生后 3 个月内治疗，预后佳，智力绝大多数可达到正常；若未能及早诊断而在 6 个月后才开始治疗，智力会受到严重损害。

2.坚持终生服药，向家长及患儿解释终生服药的重要性和必要性，嘱其坚持长期服药治疗，不可随意停药或变更剂量，告知监测甲状腺素服用过量所致的表现，如烦躁、多汗、腹痛、腹泻、发热，指导家长掌握患儿体温、脉搏、血压、体重的测量方法。

3.与家长共同制订患儿的合理饮食方案、行为及智力训练方案，并增强其战胜疾病的信心，对患儿多鼓励，帮助其正确地看待自我形象的改变。

（刘静）

第二十一节　小儿糖尿病

糖尿病(diabetes mellitus,DM)是由于胰岛素相对或绝对缺乏,以高血糖为主要特征,伴有糖、脂肪和蛋白质代谢紊乱的全身慢性代谢病。小儿期糖尿病多为1型糖尿病,为胰岛素依赖型糖尿病(insulin dependent diabetes mellitus,IDDM),占98％。2型糖尿病较常见于肥胖小儿,近年有增加的趋势。本节主要叙述1型糖尿病。

一、病因

1型糖尿病的发病机制尚未完全阐明,可能是在遗传易感基因的基础上,在外界环境因素促进下引起的自身免疫反应,导致胰岛B细胞被破坏,产生的胰岛素减少至正常的10％时,就会出现临床症状。

1.遗传易感性　1型糖尿病存在遗传易感性。组织相容抗原(HLA)D区Ⅱ类抗原基因与本病发生有关。其中与HLA－DR3和DR4的关联显著。

2.自身免疫反应　新近研究证实1型糖尿病是T细胞介导的胰岛自身免疫性疾病。约90％新发病的IDDM患儿体内胰岛细胞自身抗体(Islet cell autoantibody,ICA)阳性,还可有胰岛素自身抗体(insulin autoantibody,IAA)、谷氨酸脱羧酶(glutamic acid decarboxylase,GAD)自身抗体、胰岛素受体自身抗体(insulin receptor antibody,IRA),胰岛B细胞膜抗体(Islet beta cell surface antibody,ICSA)。

3.环境触发因素

(1)病毒感染,如风疹病毒、腮腺炎病毒、柯萨奇病毒等,常发生于春、秋季节;

(2)饮食中的蛋白,如牛奶蛋白、酪蛋白;

(3)化学毒素,如亚硝胺、链尿菌素;

(4)胰腺缺血损伤等。

二、发病机制

胰岛素是人体内唯一能促进能量储存的激素,当胰岛素分泌不足时,可引起以下改变:

1.糖代谢紊乱　胰岛素分泌减少,使葡萄糖利用减少;同时反调节激素(胰高血糖素、生长激素、皮质醇)作用增强,致肝糖原分解和糖原异生增加,导致血糖升高。当血糖超过肾糖阈10mmol/L时出现糖尿。自尿中排出的葡萄糖可达到200～300g/d,导致渗透性利尿症状,临床表现为多尿症状,每日丢失水分3～5L,钠和钾200～400mmol,从而造成严重的电解质失衡(低钠、低钾)和慢性脱水。由于机体的代偿,患儿渴感增强、饮水增多。组织不能利用葡萄糖,能量不足而产生饥饿感,引起多食。

2.脂肪代谢紊乱　胰岛素不足,使脂肪合成减少、分解增加,血液中脂肪酸增高,临床表现为消瘦。肌肉和胰岛素依赖性组织利用这类游离脂肪酸供能以弥补细胞内葡萄糖不足,从而产生大量脂肪酸进入肝,生成乙酰辅酶A,超过了三羧酸循环的氧化代谢能力,致使中间代谢产物堆积,包括乙酰乙酸、丙酮、β－羟丁酸,导致酮症酸中毒。酸中毒时CO_2严重潴留,兴奋呼吸中枢,产生深快呼吸,呼气中含有烂苹果味(丙酮味)。

3.蛋白质代谢紊乱　胰岛素分泌减少,可使蛋白质合成减少、分解增加,出现负氮平衡。

患儿消瘦、乏力、体重下降,生长发育减缓,抵抗力下降,易发感染。病程长,血糖控制欠佳的患儿可出现糖尿病性侏儒。

三、临床表现

(一)小儿糖尿病的一般表现

1.症状　起病较急,多数小儿常有诱发因素,如感染、饮食不当、情绪激动等。

(1)多数患儿有典型的多饮、多尿、多食和体重下降(三多一少),但婴儿多饮、多尿不容易发现,很快可发生脱水和酮症酸中毒。

(2)少数患儿无多食,表现为消瘦伴乏力,精神萎靡等。

(3)学龄小儿亦可因夜间遗尿就诊。

(4)起病缓慢,病程长或治疗不当者生长发育受影响,可有肝大。

(5)约有40%患儿以酮症酸中毒为首发症状,常因感染、过食等因素诱发,年龄越小,发病率越高,表现为精神萎靡、意识模糊甚至昏迷、厌食、恶心、呕吐、腹痛、关节或肌肉疼痛、呼吸深快、呼气有酮味、脱水甚至脉搏细速、血压下降等休克症状。

2.体征

(1)体重减轻或消瘦。

(2)酸中毒时有深快呼吸,脉搏细速,血压下降,意识改变等。

(3)血糖长期控制不良的糖尿病患儿有生长落后、智能发育迟缓、肝大。

(二)小儿糖尿病特殊的自然病程

1.急性代谢紊乱期　严重者表现为糖尿病酮症酸中毒,一般为高血糖、糖尿和酮尿。

2.暂时缓解期　表现为临床症状消失、血糖下降、尿糖减少或转阴,又称为蜜月期。一般持续数周,最长可达半年以上。此期患儿胰岛素用量较少,甚至可以不用。

3.强化期　此时,患儿的血糖增高,尿糖不易控制,胰岛素用量增多,青春期更明显。

4.永久糖尿病期　青春期后,病情稳定,胰岛素用量恒定。

四、辅助检查

(一)尿液检查

1.尿糖(定性和定量)　可间接反映血糖控制情况,尿糖定性一般阳性。糖尿病治疗期间,可测量段尿和次尿,了解24h内尿糖变化,作为估计病情和调整胰岛素用量的依据。

2.尿酮体　酮症酸中毒时尿酮体呈阳性。

3.尿微量白蛋白　定期检测,可以及时发现肾的病变。

(二)血液检查

1.血液检查

(1)血糖:我国目前采用国际通用的WHO糖尿病专家委员会(1999)提出的诊断和分类标准,符合下列任一标准即可诊断为糖尿病:①有典型糖尿病症状且餐后任意时刻血糖水平≥11.1mmol/L。②空腹血糖(FPG)≥7.0mmol/L。③2h口服葡萄糖耐量试验(OGTT)血糖水平≥11.1mmol/L。

(2)糖化血红蛋白HbA1c:HbA1c反映最近2～3个月的血糖水平,正常人HbA1c为3%～7%。治疗良好的糖尿病患儿HbA1c<7.5%,如>9%则表示血糖控制不理想。

(3)葡萄糖耐量试验(OGTT)：对临床无症状、尿糖阳性，但空腹血糖和任意血浆葡萄糖浓度<11.1mmol/L，不能确诊为糖尿病者，才做此项检查。试验方法：试验当日0时禁食；清晨口服葡萄糖(1.75g/kg)，最大量不超过75g，每克加水2.5ml，于3～5min内服完；测定口服前(0min)及口服后60min、120min和180min的血糖浓度。结果：正常值为0min血糖<6.7mmol/L，注射葡萄糖后60min和120min后血糖分别低于10.0mmol/L和7.8mmol/L；糖尿病患儿120min血糖值>11.1mmol/L。

(4)血气分析：对酮症酸中毒的诊断和治疗有指导意义。当血气分析显示患儿血pH<7.3，HCO_3^-<15mmol/L时，即有代谢性酸中毒存在。

(5)血脂：血清胆固醇、甘油三酯、游离脂肪酸明显升高，治疗后可下降。

(6)激素基础水平和胰岛B细胞功能试验：如血胰岛素释放实验和C肽释放实验可用来鉴别1型和2型糖尿病。

(7)血清胰岛细胞自身抗体测定、GAD抗体等也可用于鉴别1型和2型糖尿病。

五、并发症

糖尿病是终生疾病，死亡多由并发症所致。小儿糖尿病的急性并发症有糖尿病酮症酸中毒、低血糖、感染；常见的中期并发症有骨关节异常、生长障碍、性成熟延迟、白内障。慢性并发症和成人一样，包括糖尿病视网膜病、糖尿病肾病、糖尿病周围神经病变、大血管病变等。

六、治疗原则

治疗强调综合治疗，包括合理利用胰岛素，自我血糖监测，饮食治疗和运动疗法，使患儿能正常生长发育，预防并早期治疗并发症。

1. 胰岛素治疗　胰岛素仍是治疗1型糖尿病的主要药物，可以分为短效、中效、长效胰岛素以及长效胰岛素类似物(甘精胰岛素和地特胰岛素)。新诊断的患儿，轻症胰岛素一般用量为0.5～1U/(kg·d)，临床症状明显以及酮症酸中度恢复期开始治疗时胰岛素需要量往往超过1U/kg，青春期胰岛素用量增加。疗效好的为强化治疗方案如每日3～4次注射胰岛素(基础-餐时大剂量)或持续皮下胰岛素输注方案。前者为三餐前注射短效或速效胰岛素，睡前给予中效或长效胰岛素类似物。夜间胰岛素用量占全日总量的30%～50%，余量3餐前分次注射。后者把胰岛素的全日总量分为基础量和餐前追加量，比例为1∶1。其中日夜间基础量之比为2∶1。在治疗过程中，可根据血糖监测或饮食热量多少调整剂量。

2. 饮食治疗　1型糖尿病的饮食治疗，应满足小儿正常生长发育，又能使血糖控制在预期值。

(1)每日总热量(kcal千卡)=1000+[年龄×(80～100)]。对年幼患儿宜稍偏高，对年长患儿宜偏低。此外，还要考虑体重、食欲及运动因素。

(2)热量成分分配：糖类(碳水化合物)占总热量的50%～55%，蛋白质15%～20%，脂肪30%。动物蛋白应占50%以上，水果和蔬菜最好每日5种以上，适当增加含纤维素的食物。

(3)三餐热量分配：全日热量分为三餐和三次点心，即早餐20%，午餐和晚餐各40%，另每餐分5%分至3次点心，早、午餐间和午、晚餐间和睡前。

3. 运动疗法　运动可在糖代谢紊乱纠正、血糖控制良好后开始，应制订合理的运动计划，建议每天在固定时间做1h运动。运动前减少胰岛素用量，运动前后适当加餐以防发生低血糖。

4.血糖监测　包括家庭日常血糖自我监测和定期总体血糖监测,应教会家长和患儿。临床常用<3.6mmol/L作为低血糖处理的临界值。美国糖尿病学会(ADA)血糖控制目标见表11-4。

表11-4　美国糖尿病学会(ADA)血糖控制目标

年龄	餐前血糖(mmol/L)	夜间血糖(mmol/L)	HbA1c(%)
学龄前(0~6岁)	5.6~10	6.1~11.1	7.5~8.5
学龄小儿(6~12岁)	5~10	5.6~10	<8
青少年(13~19岁)	5~7.2	5~8.3	<7.5

5.酮症酸中毒治疗　目标是纠正脱水酸中毒,维持血糖接近正常,避免相关并发症,治疗要点是补液和应用小剂量胰岛素等降低血糖,纠正酮症酸中毒。

(1)紧急评估和对症处理:立即测量生命体征,急诊化验血糖、血酮、电解质和血气分析,判断脱水和酸中毒的程度以及给予心电监护、血氧监测、吸氧等对症治疗,必要时呼吸支持。

(2)液体治疗:酮症酸中毒时脱水量约为100ml/kg,一般为等渗性脱水。快速补液:对于中重度脱水的患儿,尤其休克者,最先给予生理盐水10~20ml/kg,于30~60min以内快速输注扩容,根据外周循环情况可重复给予,但第1h一般不超过30ml/kg。第2~3h,给予静滴0.45%氯化钠溶液,剂量为10ml/kg。患儿开始排尿后应尽早将含钾液加入上述液体中,并逐渐减慢输液速度。外周循环稳定的患儿,可采用48h均衡补液法(国际上推荐采用):每日液体总量一般不超过每日维持量的1.5~2倍,48h均衡补充累积损失量及维持量,总液体张力为1/2~2/3。

(3)小剂量胰岛素的应用:一般在补液后患儿休克恢复、含钾盐水补液开始后,自另一静脉通道滴注胰岛素,可以避免钾突然从血浆进入细胞内导致心律失常。小剂量胰岛素最初剂量为0.1U/(kg·h),可使用输液泵输入。胰岛素输注速度一般不低于0.05U/(kg·h)。小剂量胰岛素静脉输注应持续至酮症酸中毒纠正(连续2次尿酮阴性,血pH>7.3,血糖下降至12mmol/L),必要时可输入含糖的1/3~1/2张液体,以维持血糖水平为8~12mmol/L,然后过渡到皮下注射,每4~6h1次,剂量为0.25~0.5U/kg。在停止静滴胰岛素前30min应皮下注射短效胰岛素0.25U/kg。

(4)病情观察:补液过程中每小时检测血糖1次,监测生命体征、电解质和酸碱平衡,精确记录出入量,严重酮症酸中毒患儿需要心电监测。

6.糖尿病的长期管理和监控

(1)建立病历:定期复诊,做好家庭治疗记录。

(2)监控内容:血糖或尿糖和尿酮体、糖化血红蛋白、尿微量白蛋白、血脂、体格检查,每次复诊均应测量血压、身高、体重和青春期发育状况,病程5年以上或青春期患者每年检查眼底1次。

7.防治并发症　积极防治微血管病变所致的肾损害、视网膜病变。

七、护理评估

1.健康史　详细询问发病情况,了解有无呼吸道感染、压力大等诱发因素,有无多饮、多食、多尿、体重降低,有无遗尿;询问出生史是否足月顺产,有无窒息史;是否按时接种疫苗;家庭成员是否有糖尿病病史。

2.身体状况　患儿神志是否清楚,有无酸中毒表现,测量生命体征,呼吸中是否有烂苹果味,测量体重,婴儿前囟是否凹陷,有无脱水症状。测量血糖、尿糖、尿酮体,有无尿蛋白,酮症酸中毒者测量血气、电解质等。

3.心理-社会状况　包括家庭经济状况如何、父母文化水平、对糖尿病是否有正确的认识,患儿对患病的态度、认识等。

八、常见护理诊断/问题

1.营养失调:低于机体需要　与胰岛素缺乏致代谢紊乱有关。

2.有感染的危险　与糖尿病致抵抗力降低有关。

3.知识缺乏　患儿及家长缺乏糖尿病有关的知识和技能。

4.潜在并发症　酮症酸中毒、低血糖、高血糖。

九、护理措施

1.饮食控制　向家长及患儿强调饮食控制的重要性,教会家长食物热量转换方法,患儿每日进食应定时定量,不吃额外食品,能量在“段时间”内应保持不变。

2.预防感染　保持良好的卫生习惯,避免皮肤破损,定期进行检查。

3.健康教育　教育要个体化,不同年龄的小儿可给予相应的健康教育内容。除了低血糖的预防、识别和处理,学龄期小儿应该学会根据学校的课程、饮食和锻炼调整胰岛素的使用,青春期小儿教育重点要解决随意饮食、疾病、运动和低血糖问题。具体内容如下:

(1)指导胰岛素的使用:①注射部位:有计划地选择上臂外侧、大腿内侧、腹壁等部位,按排列顺序注射,每针间隔2cm,1个月内不在同一部位重复注射以免皮下脂肪萎缩或增生影响吸收。②抽取胰岛素时,先抽取短效后抽吸中、长效制剂。10岁以上小儿可以进行自我注射。

(2)自我血糖监测:鼓励和指导患儿及家长掌握血糖或尿糖的监测,正确使用血糖测量仪,一般在餐前、餐后2h和临睡前进行检测,操作时应严格消毒,预防感染并正确记录(表11-5)。

表11-5　糖尿病患儿胰岛素用量及血糖监测记录表

日期	胰岛素用量(U)								血糖监测结果(mmol/L)											
	早餐	执行人	午餐	执行人	晚餐	执行人	睡前	执行人	早餐后	早餐后	执行人	午餐后	午餐后	执行人	晚餐后	晚餐后	执行人	睡前	执行人	夜间	执行人

(3)运动锻炼:血糖稳定后,患儿可进行运动,时间选在进餐后1h,运动强度不宜过大,不在空腹时运动。

(4)注意胰岛素过量或不足导致的临床症状。胰岛素过量可导致Somogyi现象,即午夜至凌晨时低血糖,清晨高血糖。胰岛素不足,可导致清晨现象,即清晨5~9时呈现血糖或尿糖增高。

(5)教会患儿及家长识别低血糖反应并及时处理:低血糖:胰岛素用量过大、用胰岛素后未按时进食或剧烈活动后均易发生低血糖,低血糖时患儿心悸、出汗、有饥饿感、头晕、震颤等,严重者可发生惊厥和昏迷。发生低血糖时应及时加餐或饮用含糖饮料,严重者静脉滴注葡萄糖或皮下注射胰高血糖素。告诉家长低血糖严重和长期反复发生者可发生永久性脑损伤,应认真对待。

4.心理支持　每日注射胰岛素对患儿来说,可能是沉重的思想负担,应为患儿提供心理支持。定期组织糖尿病患儿的集会和野营活动,对患儿有很大帮助。

(刘静)

第二十二节　小儿惊厥

惊厥(convulsion)是指由于神经细胞异常放电引起全身或局部骨骼肌群发生不自主强直性或阵挛性收缩,常伴轻重不等的意识障碍。惊厥是儿科临床常见急症,反复发作可引起脑组织缺氧性损害。小儿期发病率为 $4\%\sim6\%$,较成人高 $10\sim15$ 倍。年龄越小,发病率越高。新生儿及婴儿常有不典型惊厥发作。

一、病因

(一)感染性疾病

1.颅内感染　细菌、病毒、寄生虫、真菌等病原体引起的脑膜炎或脑炎。

2.颅外感染　非颅内感染性疾病引起的惊厥发作。

(1)热性惊厥:是儿科最常见的急性惊厥,可能与小儿大脑发育不完善有关。任何突发高热的颅外感染均有可能引起惊厥。

(2)感染中毒性脑病:大多并发于败血症、重症肺炎、细菌性痢疾、百日咳等严重细菌性感染疾病,主要与细菌毒素作用、人体对病原体过敏反应有关。

(二)非感染性疾病

1.颅内疾病　各型癫痫、颅内占位病变、颅脑损伤与出血、颅脑发育异常、脑积水。

2.颅外疾病　缺氧缺血性脑病、水及电解质紊乱(重度脱水、水中毒、低血钙、低血镁、低血钠、高血钠)、药物或毒物中毒、全身性疾病(低血糖、尿毒症等)、遗传代谢性疾病(苯丙酮尿症、半乳糖血症)及肝肾衰竭及瑞氏综合征(Reye综合征)。

二、发病机制

惊厥是一种暂时性神经系统功能紊乱。因婴幼儿大脑皮质发育尚未完善,神经髓鞘未完全形成,故大脑皮质易由于各种刺激而形成强烈兴奋灶并迅速泛化,如脑缺血、缺氧、低血糖、炎症、水肿、坏死、中毒、变性等,导致神经细胞突然异常反复放电而引起惊厥。

三、临床表现

(一)典型惊厥

惊厥为突然发作,意识丧失,双眼凝视,斜视或上翻,口吐白沫、牙关紧闭,头向后仰,面部及四肢肌肉呈强直性或阵挛性收缩,面色青紫,部分患儿有大小便失禁。惊厥持续时间为数秒至数分钟或更长时间,发作停止后患儿多入睡。惊厥的典型表现常见于癫痫大发作。

(二)不典型惊厥

多见于新生儿或小婴儿,可出现呼吸暂停、反复眼睑抖动或频繁眨眼、流涎、出汗、口角抽动等不典型症状。

(三)惊厥持续状态

惊厥持续状态(statural convulsivus)是指惊厥持续 30min 以上或两次发作间歇期意识不能完全恢复。惊厥持续状态为惊厥的危重型,多见于癫痫大发作、破伤风、严重颅内感染、代谢紊乱、脑瘤等。往往导致脑水肿、呼吸衰竭而危及生命。

(四)热性惊厥

热性惊厥(febrile seizures,FS)是小儿时期最常见的惊厥性疾病,发病年龄多为生后 6 个月～5 岁,体温在 38℃以上时突然出现惊厥,排除颅内感染和其他导致惊厥的器质性和代谢性疾病。患儿多有热性惊厥家族史。男孩稍多于女孩。分单纯性热性惊厥和复杂性热性惊厥 2 种类型。

1.单纯性热性惊厥(又称典型热性惊厥)　在热性惊厥中约占 80%。好发年龄为 6 个月～5 岁。发作在体温骤升 24h 内为全身强直－阵挛性发作,持续数秒至 10min,可伴有发作后短暂嗜睡。发作后,除原发病的表现外,一切如常,不留任何神经系统的体征。在一次发热疾病过程中,大多只有一次,仅半数患儿在以后的发热时会再次发作。热退 2 周内脑电图恢复正常。

2.复杂性热性惊厥　在热性惊厥中约占 20%。好发年龄 3 岁以上,尤其 5 岁以上小儿多发。惊厥呈部分性发作,发作后有暂时性麻痹,惊厥发作持续 15min 以上,24h 以内反复多次发作≥2 次以上;热性惊厥反复发作 5 次以上,发作后清醒慢,有可能发展为癫痫。

四、辅助检查

1.血、尿、便常规检查　白细胞增高、核左移,提示细菌性感染;流行性乙型脑炎在发病早期白细胞也可增高;嗜酸性粒细胞显著增多,应考虑脑寄生虫病;不明原因的感染性惊厥,在夏秋季,必须做便常规,以排除中毒性菌痢可能。

2.血生化检验　根据病情选择血电解质、肝肾功能等检查。

3.脑脊液　凡病因不明的惊厥,特别是有神经系统征或怀疑有颅内感染时,应争取做腰穿,脑脊液检查是颅内疾病鉴别诊断的主要方法。高热惊厥和中毒性脑病时脑脊液正常,颅内感染时脑脊液检查多有异常。

4.脑电图　是诊断癫痫等惊厥性疾病的重要手段。

5.头颅 CT 及磁共振成像(MRI)　对颅内出血、颅内肿瘤、颈脑畸形等有较高诊断价值。

五、治疗原则

1.积极控制惊厥发作

(1)地西泮:为惊厥首选药物,1～3min 起效。每次(0.1～0.3)mg/kg 静脉推注,静脉注射速度一般不超过(1～1.5)mg/min,一般不采用肌内注射;必要时 15～30min 可重复用药,但避免过量注射,防止发生呼吸抑制、血压降低等现象。

(2)劳拉西泮(氯羟安定):首量(0.05～0.1)mg/kg 静脉注射,总量不超过 4mg,静脉注射速度 1mg/min;或氯硝西泮每次(0.03～0.06)mg/kg 静脉注射,速度<0.1mg/s,为惊厥持续状态的首选药。

(3)苯巴比妥钠:首剂 10mg/kg,缓慢静脉注射,必要时 20～30min 后再给 10mg/(kg ·

d),如惊厥得以控制,于初次给药后 12~24h 给予维持量 5mg/kg。新生儿抗惊厥首选此药物(新生儿破伤风应首选地西泮)。本药抗惊厥作用维持时间较长,也有呼吸抑制及降低血压等副作用。

(4)苯妥英钠地西泮无效时可选用,适用于癫痫持续状态,需监测心率及血压以防心律失常。

(5)10%水合氯醛:临床常用,每次 0.5ml/kg,一次最大剂量不超过 10ml,由胃管给药或加等量生理盐水保留灌肠,作用较快,必要时 30~60min 后可重复使用。因用法方便,临床上广泛使用。

2.对症治疗 保持气道通畅,吸氧,高热者药物和(或)物理降温,脑水肿者可静脉应用甘露醇、呋塞米或肾上腺皮质激素。

3.病因治疗 尽快找出病因,采取相应的治疗措施。

六、护理评估

1.健康史 详细询问发病情况,了解患儿出生情况,包括是否顺产,有无窒息史,预防接种情况;了解有无惊厥史及其次数,有无发热、感染及颅内病变,有无中毒及全身性疾病,有无遗传代谢性疾病(苯丙酮尿症、半乳糖血症等),有无惊厥及癫痫家族史。

2.身体状况 评估发热程度,面色是否潮红或发绀,双眼有无上翻凝视,双侧瞳孔对光反射,前囟,心肺情况,神经系统体征,评估有无外伤。必要时了解血清电解质化验结果,脑脊液、脑电图、头颅 CT、MRI 等相关辅助检查结果。

3.心理-社会状况 评估家长对小儿惊厥的了解程度及心理反应,如父母文化程度、对本病的认识程度、有无焦虑和抱怨的情绪等;患儿家庭对患儿的照顾能力,患儿既往有无住院经历等。

七、常见护理诊断/问题

1.有窒息的危险 与惊厥时意识不清发生误吸有关。

2.有受伤的危险 与抽搐、意识障碍有关。

3.急性意识障碍 与惊厥发作有关。

4.体温过高 与感染或惊厥持续状态有关。

5.潜在并发症 脑水肿。

八、护理措施

1.惊厥的护理 惊厥发作时应就地抢救,立即让患儿平卧,头偏向一侧,松解患儿颈部衣扣,清除口鼻咽分泌物、呕吐物,防止因分泌物吸入而窒息,保持呼吸道通畅。必要时放置牙垫,防止咬破舌头。将舌轻轻向外牵拉,防止舌后坠阻塞气道造成呼吸不畅。按医嘱给予止惊药物,并观察用药后反应。备好急救用品,如开口器、吸痰器、气管插管等抢救用物。氧气吸入,鼻前庭给氧(0.5~1)L/min,面罩给氧(2~4)L/min。

2.安全护理 惊厥发作时应在上下齿之间放置牙垫,防止舌咬伤;牙关紧闭时,不要强力撬开,以免损伤牙齿。床边放置床挡,防止坠床,同时将床上硬物移开,防止碰伤。抽搐时严禁强力按压或牵拉患儿肢体,以免脱臼甚至骨折。

3. 高热的护理 婴儿使用温水擦浴，年长儿可用冷盐水灌肠或冰敷降温，冰袋应放置于颈旁、腋下及腹股沟等大血管处，严禁放在胸、腹、足底等，必要时遵医嘱给予药物降温，需密切观察体温变化，避免体温骤降。

4. 密切观察 病情变化保持病室环境及患儿安静，避免因刺激致惊厥加剧或时间延长。密切观察患儿体温、脉搏、呼吸、血压、心率、心音、面色、意识及瞳孔、对光反应等重要生命体征变化。出现脑水肿早期症状时，应遵医嘱使用脱水剂。病情不稳定者，需24h密切监护，以及时发现惊厥症状，及时抢救。

5. 健康教育 向家长讲解引起惊厥的病因和诱因，取得配合。告诉家长及时控制体温是预防惊厥的关键。教会家长预防和控制惊厥的紧急措施（避免体温过高，惊厥发作时按压人中、合谷穴等）以及物理降温的正确方法。惊厥发作时保持镇静，发作缓解后立即将患儿送往医院，进一步诊断和治疗。

（刘静）

第十二章　老年病护理

第一节　老年人安全用药与护理

合理用药是防病、治病、促进老年人健康的重要手段。随着年龄的增长，老年人各脏器的组织结构和生理功能逐渐出现退行性改变，尤其是肝肾功能减退，影响机体对药物的吸收、分布、代谢和排泄且老年人常患多种疾病，治疗中常常合并使用多种药物，用药时间较长，发生药物不良反应（ARD）的几率较青壮年高 2～3 倍。因此，了解老年人的药物代谢特点，观察老年人用药过程的反应，正确指导老年人安全用药是老年护理工作的主要职责之一。

一、老年人药物代谢和药效学特点

老年人患病率高，病情复杂，肝肾功能减退，药物的代谢和排泄受到影响，容易发生药物不良反应或药物中毒。因此，老年人用药过程中，需结合老年人生理特点正确分析每种药物的药动学和药效学，严密观察，做到合理用药、安全用药。

（一）老年人药物代谢特点

老年人药物代谢的动力学（Pharmacokinetics In the Elderly）简称老年药动学，是研究老年人机体对药物处置的科学。即研究药物在老年人体内的吸收、分布、代谢（生物转化）和排泄过程及药物浓度随时间变化规律的科学。

1. 药物的吸收　药物的吸收是指药物从给药部位转运至人体血液的过程。老年人用药大多数是口服给药，通过胃肠道吸收后进入血液循环，再达靶器官发挥效应。老年人胃肠道药物吸收的影响因素如下。

（1）胃液 PH 值升高：老年人胃腺萎缩，胃酸分泌减少，影响了药物的吸收。

（2）胃肠道蠕动减慢，胃排空时间延长：药物停留在胃肠道的时间增加，干扰了药物的吸收，因而达不到使用药物的预期效果。

（3）胃肠及肝血流量减少：胃肠及肝血流量随年龄的增长而减少，可影响药物的吸收速率。胃肠道及肝血流量减少还会使药物的首关效应减弱。

2. 药物的分布　药物的分布是指药物吸收进入体循环后向各组织器官及体液转运的过程。老年人药物分布的影响因素如下。

（1）细胞内液减少：老年人细胞内液减少致机体总水量减少，使水溶性药物如乙醇、吗啡等分布容积减小，血药浓度增加。

（2）脂肪组织增加：老年人脂肪组织增加，非脂肪组织逐渐减少（骨骼肌、肝、肾、脑），使脂溶性药物如安定、利多卡因等在老年人组织中分布容积增大，药物作用持续较久，半衰期延长。

（3）血浆蛋白含量减少：使与血浆白蛋白结合率高的药物如华法林、保泰松、苯妥因钠、地高辛等的游离型成分增加，分布容积加大，药效增强，易引起不良反应。因此，应减少剂量使用。

3. 药物的代谢　药物代谢是药物在体内发生化学变化，又称生物转化。药物代谢主要在肝脏内进行。老年人肝脏的血流量和细胞量比成年人降低 $40\%\sim65\%$。肝脏微粒体酶系统的活性也随之下降,肝脏代谢速度只有年轻人的 65%。因此,药物代谢减慢,半衰期延长,易造成某些主要经肝脏代谢的药物蓄积。如老年人使用利多卡因、普萘洛尔、保泰松和异戊巴比妥等后,血药浓度增高,半衰期延长。即使肝功能正常的老年人,某些可能损害肝脏的药物,如呋喃妥因、四环素、红霉素、异烟肼、利福平、氯丙嗪等,也很容易引起胆汁郁积和肝细胞的损害。故老年人的用药剂量应为年轻人的 $1/2\sim2/3$。

4.药物的排泄 药物的排泄是指药物及其代谢产物经机体的排泄或分泌器官排出体外的过程。药物主要排泄途径有肾、呼吸道、汗腺等。其中,肾脏是排泄药物的主要器官。老年人的肾脏体积减小,肾小球数量减少,肾小管的基底膜增厚,肾血流减少至 50%。使其肾小球的滤过、肾小管分泌及重吸收功能均减退。故老年人使用主要经肾脏排泄的药物时,药物容易在体内蓄积,血药浓度升高,清除率降低,血浆半衰期延长,易发生不良反应。因此,老年人用药剂量应减少,给药间隔应适当延长,特别是地高辛、氨基苷类抗生素等尤需引起注意。老年人如有失水、低血压、心力衰竭或其他病变时,可进一步损害肾功能,用药更应小心,最好能监测血药浓度。

(二)老年人药效学特点

药物效应动力学(Pharmacodynamics In the Elderly)简称药效学,是研究药物对机体的作用及作用机制的科学。老年人由于药物作用的靶器官或靶组织的功能改变以及靶细胞和受体的数目、亲和力的改变,导致对药物的敏感性增高、作用增强,对少数药物的敏感性降低、耐受性下降,药物不良反应发生率增加,用药依从性降低。

1.对中枢神经系统药物的敏感性增高 老年人大脑重量减轻、脑血流量减少、高级神经系统功能衰退。因而,对中枢神经系统药物特别敏感,包括镇静催眠药、抗精神病药、抗抑郁药、镇痛药等。如老年人用麻醉性镇痛药吗啡,较小剂量即可缓解疼痛,用成年人常用剂量时,则可能出现呼吸抑制和意识模糊,尤其是当老年人缺氧、发热时更为严重。因此,老年人出现精神紊乱时首先应排除中枢神经系统药物所致。

2.对抗凝药的敏感性增高 老年人对抗凝药非常敏感,一般治疗剂量即可引起持久的凝血障碍并有自发性内出血的危险如 70 岁以上的患者使用华法林的剂量为 $40\sim60$ 岁患者的 30%,血药浓度相似,而产生的抗凝作用更强。对抗凝药敏感性增高的原因:一是肝脏合成凝血因子的能力下降;二是饮食摄入维生素 K 不足或胃肠道吸收障碍引起维生素 K 相对缺乏;三是血管的病理改变,包括血管壁变性、弹性下降,使止血反应发生障碍。

3.对心血管系统药物反应的改变

(1)对利尿药、降压药等的敏感性增高:老年人调节血压与维持水电解质平衡的功能减弱,使利尿药与降压药的药理作用增强,另一方面应用许多药物包括吩噻嗪类、β 受体阻滞药剂、血管扩张药剂、左旋多巴、三环类抗抑郁药与利尿药等都可引起体位性低血压,其发生率与严重程度均较青壮年为高。因此,对于老年人,抗高血压药的选药原则应当是安全性能好,降压作用温和。一般要求用药后数周至数月,血压逐渐降低且不产生体位性低血压和其他不良反应为宜。

(2)对洋地黄类强心药的敏感性降低:由于心血管系统的结构和功能发生显著改变,老年人对洋地黄类强心药如地高辛的正性肌力作用的敏感性降低,而对其毒性反应的敏感性增高,治疗安全范围缩小,极易发生中毒反应,故用药时应注意减少剂量。

（3）对肾上腺素 β 受体激动药剂及拮抗药的敏感性降低：老年人心脏肾上腺素 β 受体敏感性降低，对肾上腺素 β 受体激动药剂及拮抗药反应均减弱。如要使 65 岁患者每分钟休息时心率增加 25 次，需要的异丙肾上腺素静滴剂量为 25 岁所需剂量的 5 倍。

（4）对阿托品增加心率的作用减弱：老年人对阿托品的兴奋作用减弱，可能与老年人迷走神经对心脏控制减弱有关。

4. 对胰岛素和口服降糖药的敏感性增高　老年人应用降糖药物时，易发生低血糖反应。

5. 对糖皮质激素类药物的不良反应发生率明显增高　老年人应用糖皮质激素类药物时，较年轻人更易出现消化性溃疡、出血和骨质疏松等。

二、老年人常见药物不良反应及原因

（一）老年人常见药物不良反应

药物不良反应（Adverse Drug Reactions，ADR）是指在常规剂量下，由于药物作用或相互作用发生的意外、与防治目的无关、对机体不利或有害的反应。包括药物副作用、毒性反应、后遗效应、过敏反应等，老年人对药物的敏感性增加，药物不良反应发生率随年龄增加而增高。国外有统计资料显示，住院患者中，发生药物不良反应约为 3％。其中，60 岁以上者占 40％，发生率高出青年组 15 倍。

1. 体位性低血压　由于老年人压力感受器敏感性下降、血管运动中枢调节功能减退，在没有服用药物情况下，也会因体位的改变而产生头晕当使用降压药、扩血管药等药物时更易发生体位性低血压，应特别防护。

2. 精神症状　老年人中枢神经系统对某些药物的敏感性增高，可引起精神错乱、抑郁和痴呆等。如老年人使用中枢抗胆碱药，如 8mg 安坦就会发生精神紊乱和幻觉；患痴呆症的老年人使用左旋多巴，可引起大脑兴奋，从而加重痴呆；另有报道，老年人服用洋地黄、消心痛、皮质激素等，可引起抑郁症。因此，用药时应注意观察老人认知、情感等方面的变化。

3. 耳毒性　老年人由于内耳毛细胞数目减少，听力有不同程度的减退，体弱者在应用氨基糖苷类抗生素和多黏菌素可导致听神经损害。前庭损害出现眩晕、头痛、恶心和共济失调；耳蜗损害时可出现耳鸣、耳聋毛细胞损害后不易再生而导致永久性耳聋，所以老年人应用氨基糖苷类抗生素应减少用药剂量，最好避免使用这类药物。

4. 尿潴留　老年人使用抗胆碱药物（如阿托品、颠茄）时易引起尿潴留，故前列腺肥大患者禁用；三环类抗抑郁药和抗帕金森病药对副交感神经有阻滞作用，从而引起尿潴留，因此在使用在类药物时应从小剂量开始，然后逐渐加量；前列腺增生症老年人在使用强效利尿药时可以引起尿潴留，故用药需谨慎。

5. 药物中毒　老年人机体重要脏器功能明显减退，尤其是肝脏解毒作用、肾脏排毒功能明显下降。因此，老年人用药时容易出现药物中毒。

（二）老年人常见药物不良反应的原因

1. 衰老所致的生理变化　老年人因肝肾功能减退等衰老变化，导致对药物的代谢、排泄能力下降，半衰期延长，易在体内蓄积产生毒性作用；对药物的敏感性增高、作用增强或减弱，药物不良反应发生率增加。

2. 多种药物相互作用　老年人药物不良反应的发生率与药物种类密切相关，据统计同时用 5 种药物以下者，发生率为 6％～8％，同时用 6～10 种为 40％，同时用 15～20 种发生率

70%～80%。老年人常常患多种疾病，用多种药物治疗，药物不良反应的几率相应增高。

3.不合理的用药造成药物不良反府增加　老年人由于一人多病，容易出现不合理用药现象，特别是重复用药，严重时可致生命危险。重复用药的主要原因是老年人患有多种疾病，求治心切，而且目前治疗同一种疾病的合成药的主要成分大同小异，但药名不同，患者自行购药，将药名不同但成分相近的药物同服。

4.心理依赖　老年人全身各系统功能普遍退化，往往产生失去健康的心理压力和危机感，甚至将大部分的注意力集中于健康问题上，积极地想保持现存的身体功能。其中，使用药物成为维持健康最直接的方法。许多老年人喜欢自行购药、服药，心理上对药物产生严重的依赖。

5.社会支持不足　机体功能的衰退，使老年人在日常生活中衣、食、住、行等各方面对他人尤其是对家属的依赖增加。一旦生病了，疾病的治疗及生活上的照顾，家属、亲友都扮演着重要的角色。但有些老年人缺乏这些社会支持，致使无法配合应有的治疗，产生错用、漏用、重复用药等现象，如长期用药的慢性病患者，没有家人协助就医、服药；糖尿病患者无家人的协助，而且也不能自行胰岛素的注射等，导致不能持续用药。

三、老年人安全用药及护理

(一)老年人用药原则

根据老年人的药物代谢特点和用药特点，要求对老年人用药时坚持正确的用药原则，做到安全、有效。

1.药物选择原则　用药前先评估老人的健康史、既往用药史及目前用药情况，做出正确诊断，选择疗效确切而且毒副作用小的药物；遵循先老药后新药、先外用药后内服药、先内服药后注射药、先中药后西药的选药原则；联合用药时，应遵循少而精、先重急、后轻缓的原则，选用疗效协同、毒副反应相拮抗的药物，用药品种要少，最好5种以下；合理使用滋补药、抗衰老药和维生素；慎用或不用敏感药物如降压药中的胍乙啶、抗生素中的四环素、链霉素、庆大霉素等。重视饮食疗法、心理疗法、物理疗法等非药物疗法。

2.小剂量和递增原则　由于药动学和药效学的改变，老年人使用成人剂量的药物时，药物效应和毒副作用有可能增加。因此，用药应从小剂量(成人剂量的 $1/4\sim1/3$)开始，且老年人个体差异大，有效剂量可相差数倍至数十倍，应密切观察用药反应，逐渐增至最合适剂量，以获得最大疗效和最小的副作用，做到剂量个体化。

3.择时原则　根据疾病、药动学和药效学的昼夜节律，选择最合适的用药时间。如抗心绞痛药物的应用要求其有效时间能覆盖心绞痛发作的高峰时段，变异型心绞痛多在午夜至早晨6点发作，主张睡前用长效钙拮抗剂，也可在睡前或半夜用短效拮抗剂，注意调整次晨用药时间等。

4.及时停药原则　老年人长期用药十分常见，应随时了解老年人的病情和用药情况，根据病情及时调整、更换或停用药物。凡疗效不确切、毒副作用大、不必要的药物均应及时停用。

5.监测原则　密切观察老年人用药后的病情变化和用药反应，定期监测血药浓度和肝肾功能，正确评价药物疗效，及时发现药物不良反应。

(二)老年人安全用药护理

医护人员应提高自身素质，加强药学知识的学习，熟悉药物商品名和通用名，注意药物配伍禁忌,根据老年人的用药特点遵循老年人的用药原则,密切观察药物的反应,维护老年人的用药安全。

1.护理评估

(1)用药史评估:询问老年人以往和现在的用药情况,包括药名、剂量、用法、效果和不良反应,建立完整的用药记录,了解老年人对药物的认知情况。特别注意询问是否有曾引起过敏或不良反应的药物。

(2)各系统功能状况评诂:全面评估老年人各系统各脏器的功能状况,如肝、肾功能的生化指标。肝肾功能有明显减退或出现障碍者在使用药物时,应尽量避免用经肝代谢和肾脏排泄的药物,以免药物蓄积中毒。

(3)服药能力评估

1)视力:老年人由于视力下降,对药物形状、药瓶标签与内容不符以及过期药物等常常导致误服现象。

2)听力与理解:65岁以上的老年人中约1/3存在有不同程度的听力障碍,因听力障碍造成多服药或少服药或将服药时间混淆。

3)记忆力:由于老年人近期记忆减退,易导致漏服药或重复服药现象。

4)阅读能力:部分老年人由于文化水平低或视力下降不能阅读和使用说明书,存在盲目用药问题。

5)其他因素:老年人因获取药物的能力、打开药瓶的能力、吞咽能力、发现不良反应的能力下降不同程度地影响老人的用药。

(4)心理-社会状况评估:了解老年人的家庭、经济状况、饮食习惯、文化程度和家属的支持情况,评估其对治疗方案的认知程度和满意度,对药物有无依赖、期望、反感、恐惧或其他心理。

2.常见护理诊断/问题

(1)执行治疗方案无效:与老人理解力、记忆力减退、经济困难等有关。

(2)不依从行为:与老年人的健康观、对有关知识和技能缺乏、照料者的支持照顾不够、经济紧张有关。

(3)潜在并发症:药物不良反应与老年人生理功能减退、用药种类多、个体差异大有关。

3.护理措施　老年人安全用药的目标是:能按时遵医嘱用药;能了解所用药物的作用、用法、注意事项和不良反应,做到按时用药;药物疗效好,未发生不良反应。主要的护理措施如下。

(1)选择合适的给药途径

1)口服给药:口服是最常用、最安全、最方便的给药途径。由于口服给药吸收缓慢,故不用于急诊患者。

2)皮下或肌内注射:对患糖尿病需长期皮下注射胰岛素的老人,应有计划地交替更换注射部位。老年人的肌肉对药物的吸收能力较差,注射后痛感明显且易形成硬结,故一般不主张给老年人用肌肉注射;必须肌内注射时,应严格执行无菌技术操作,注射前认真选择注射部位,选择适当的注射器。

3)静脉给药:静脉给药适合于患急重症的老年人。选择静脉给药时,应根据老年人的病情和心肺功能状况,尽量减慢给药的滴速和减少输入液体的总量,一般每天输液量应控制在

1500mL 以内,输入生理盐水的量不超过 500mL,输注葡萄糖之前,首先要明确老年人有无糖尿病。

4)其他途径:可根据老年人的病情和安全性等,选用其他给药途径,如舌下含化、雾化吸入、直肠给药等。

(2)指导老年人合理用药

1)严格遵医嘱用药:坚持按时、按量服药,不能擅自增减药量或停药,不随意混用其他药物改变药物剂量和方案时,须征得医务人员的同意。

2)勿滥用药物:身体健康的老年人保持乐观的心态、合理饮食、适宜的运动等即可延年益寿,一般不需要服用滋补药、保健药、抗衰老药和维生素等。体弱多病者,应在医务人员的指导下恰当应用滋补药、保健药等,切勿盲目服用或过度服用,以免发生中毒反应;能用非药物方式缓解症状或痛苦时,尽量不用药物。

3)掌握服药技巧:服用药片多时,可分次吞服,以免发生误咽;吞咽片剂或胶囊有困难时,可选用液体剂型如冲剂、口服液等;药物刺激性大或异味较重时,可将其溶于水,用吸管吸服,用后可饮果汁以减轻不适。

4)注意药物与食物之间的相互作用:服药期间,吸烟、饮酒要有节制。

5)预防或减少药物的不良反应:注意个体差异,随时观察药物的疗效及全身反应等。①利尿剂:尽可能在白天给药,防止因尿频而影响老人夜间睡眠;记录 24h 出入液量;应注意利尿剂的不良反应如低钾、低钠等,定期检测血电解质浓度等。②降压药:小剂量开始,坚持长期用药,注意动态监测血压,预防体位性低血压。③抗心律失常药:其不良反应随着年龄增长而增加,如具有正常血清肌酐水平的老年患者地高辛清除率平均降低 50%,因而开始用维持剂量要低(0.125mg/d),以后根据药物效应和血清地高辛水平加以调整。抗心律失常药物的使用最好有心电监护,老人有胸闷、心前区疼痛不适要及时按铃。④抗凝血药:有研究发现,年龄大于 75 岁,有心房颤动的患者其脑出血的危险增加,一般使用华法林需要降低其负荷剂量(<7.5mg)和维持剂量(<5mg/d)。老年人如果停用药物(如手术前),恢复正常凝血状态也较缓慢,应注意停药时间。⑤催眠药:寻找失眠的原因和非药物处理方法,尽可能不用药。使用时宜应用短效和中效的半衰期少于 24h 的苯二氮䓬类如地西泮(安定)等,其副作用有嗜睡、乏力、记忆损害以及平衡力下降,应注意预防跌倒。⑥降血糖药:降血糖药、胰岛素等的用药剂量存在明显的个体差异,应注意监测血糖,合理调整药物剂量,避免低血糖反应。⑦镇痛药:非甾体抗炎药(NSAID)有引起消化性溃疡和上消化道出血的严重不良反应。某些非甾体抗炎药(如布洛芬、双氯芬酸、双水杨酯)应饭后服药,可减少对胃肠道的刺激,也可加用奥美拉唑或兰索拉唑,以减少发生消化性溃疡的危险性。当 NSAID 与华法林合并应用时,诱发上消化道出血的危险增加 10 倍以上,应慎用。

(3)口服用药指导

1)服药时间:需空腹、饭后、睡前服用的药物应按要求服用,如胃肠解痉药阿托品等应饭前服;消化药如稀盐酸、胃蛋白酶等需饭后服用;心绞痛发作频繁的患者,大便前吞服硝酸甘油片可预防发作;对胃有刺激性药物如阿司匹林等需饭后服;催眠药如巴比妥类需睡前服。

2)水送服:内服药片或胶囊时,可用 250mL 温开水送服,水量过少药易粘在食管壁上,刺激食道又延缓吸收。补铁剂忌用茶水、胶体次枸橼酸铋忌用牛奶送服。磺胺类药物经肾排泄,溶解度低易析出结晶引起结晶尿、血尿、尿痛等,故服用时需多喝水或同服等量的碳酸氢钠。

3）服药体位：用药的姿势以站立最佳，坐位也可，卧位时尽可能抬高头部，吞下药后约1min再躺下。

4）用药方式：舌下含服硝酸甘油者不可吞服；控释片、缓释片以及肠溶片不宜掰碎后服；复方炉甘石洗剂属于混悬剂，用时必须摇匀。

5）用药配伍：维生素 B_{12} 不宜与制酸剂如氢氧化铝、胃舒平等同服，若需要应间隔 4～5h；红霉素与普鲁苯辛不可同用，若需要应间隔 2h 后；链霉素与庆大霉素等氨基糖甙类避免任何两种合用，并提醒患者用药期间注意听觉反应。

6）定期复查：遵医嘱定期复查，如对造血系统有抑制作用的药物注意复查血常规，对肝脏或肾脏有损害作用的药物定期复查肝功能或肾功能。

7）用药后特殊反应：如服用维生素 B_2 后尿液呈黄绿色；服用利福平后尿液、唾液、汗液等排泄物呈橘红色；铋盐可使粪便呈黑色等。应了解这些为正常用药后的改变，应坚持正常服药，停用后即恢复正常。

（4）药物保管：帮助老年人定期整理药柜，检查药物品质，废弃过期和变质的药品，保留常用药和正在服用的药物并按有效期合理的服用。

（5）行为监测：观察老年人的服药行为和日常生活行为习惯，将药物固定放在老人易见、易取处，使用闹铃或醒目小卡片等方法提醒其按时服药；鼓励老人做好病情自我观察记录。当老人服药依从性好时，及时给予表扬和鼓励。

（6）建立良好医护患关系：认真听取老人对治疗方案的意见，鼓励老人表达治疗、用药过程中的感受，并根据其意愿和实际情况酌情进行调整。发现老人存在不自觉否定疾病、"忘记"有病、对药物治疗有错误认识和恐惧感、不肯服药等情况时，要及时与其交谈，帮助解除疑虑，提高老人的服药依从性。

（7）指导家属应对

1）注意观察用药后反应：指导家属注意观察老年人服药后的反应和病情变化，一旦发生异常，立即停药并时就诊。

2）督促、协助老年人按时按量服药：对于自理能力较好的老年人，家属应督促、检查其按时按量服药；对于自理能力差的老年人，家属或照顾者应耐心协助，如提前配好每次所用药物，并放于不同颜色的药袋中（如将早、中、晚服用的药物分别放于绿、红、黄色的药袋中）。

3）学会使用必要的护理用具：经济条件允许者，应购买配置体温计、血压计等，家属或照顾者随时监测老人的生命体征。

4. 健康指导　治疗方案应简单可行，护理人员要运用通俗易懂、简洁明了的话语或老年人能接受的方式讲解用药的目的、用量、用法、疗程、副作用和注意事项等，并附以书面说明；同时，也可以在药品标签上以醒目的颜色和大字标明药品的名称、剂量和用法；应及时评价老人的服药行为和用药知识掌握程度，以避免药物不良反应的发生；指导家属照料、关心老年人，帮助老年人不断提高自我管理能力和服药依从性。

（仲梅）

第二节　老年人常见心理问题及护理

老年人因生理上衰老、心理承受能力、应对复杂变化应激能力的下降,生活中遇到各种负性事件时,都会产生不良的生理、情绪反应,对身心健康发生严重影响。

一、离退休综合征

离退休综合征是指老年人在离退休后不能适应新的社会角色、生活环境和生活方式的变化而出现的焦虑、抑郁、悲哀、恐惧等消极情绪,或因此产生偏离常态行为的一种适应性障碍。主要是由于老年人退休后不能很好地进行角色转换,也就是不能很快地从工作状态转换到休闲状态。

(一)原因

则查研究表明,离退休综合征一般是发生在老年人离退休后的上半年,大多数老人在过了一年之后,就会慢慢地适应退休生活,心平气和地度过人生的又一个春天心理专家研究发现,是否做好退休心理准备、性格特点、职业性质、文化程度、性别差异、兴趣爱好等因素都与老年人的退休综合征的产生有着密切的关系。

1.心理准备不足　进入老年期,机体处于衰老、退化阶段,如对离返休这一重大生活事件缺乏足够的心理准备,离退休后常常自感情绪烦躁与不安,容易破坏人体的内环境稳定,造成中枢神经功能失调,内分泌功能失常。

2.性格特征　平常工作繁忙、事业心强、严谨、争强好胜的人,易患离退休综合征。因为他们过去每天都紧张忙碌,突然变得无所事事,其心理适应比较困难;相反,那些平时工作清闲、个性较为散漫的人,则不易出现离退休综合征。

3.兴趣爱好　工作型、爱好少的老年人,由于退休后失去了精神寄托,生活变得枯燥、乏味,容易发生心理障碍;而退休前爱好广泛的老年人则不同,工作重担卸下后,可以充分享受闲暇所带来的生活乐趣,则不易出现心理异常。

4.人际关系　不善交际的老年人容易感到孤独,烦恼无处倾诉,情感需要得不到满足易引发离退休综合征;相反,老年人如果人际交往广,善于结交新朋友,则不易出现负性情绪。

5.职业性质　离退休是一种正常的角色转变。但不同职业群体的人,对退休的心理感受不同。管理者在退休之前,有较高的社会地位和广泛的社会关系,退休以后,家庭琐事成为生活的重心,社会联系骤然减少,难以适应;而普通劳动者退休后免除了沉重的体力劳动,有更充裕的时间料理家务、消遣娱乐,并且有一定的退休金和公费医疗保障,因此内心容易满足,不易出现离退休综合征。

6.性别　一般来说,男性比女性更难适应离退休的各种变化。中国传统的家庭模式是"男主外,女主内"。男性退休后,活动范围由"外"转向"内",这种转换比女性更为明显,因此容易出现适应障碍。

(二)主要表现

1.焦虑症状　表现为坐卧不安,心烦意乱,敏感,怀疑他人有意批评自己;做事缺乏耐心,急躁冲动,容易发怒,对任何事都不满或不快;行为重复,小动作多,无法自控;严重者产生高度紧张、恐惧感,伴有出汗、心慌等症状。

2.抑郁症状　表现为情绪低落,郁闷、沮丧,意志消沉、萎靡不振;有强烈的失落感、孤独感和衰老无用感,对未来生活感到悲观失望;自信心下降,行为退缩,兴趣减退,不愿主动与人交往;行为明显不同于以前,对现实不满、容易怀旧;严重时个人生活不能自理。

3.躯体不适症状　表现为头痛、头晕、失眠、胸闷或胸痛、腹痛、乏力、全身不适等症状,是现有躯体疾病无法解释的症状。

统计结果表明,绝大多数老人在一年内能基本恢复,对性情急躁而较固执的老年人则所需时间较长,应警惕转化为抑郁症而出现的自杀倾向。

(三)护理措施

1.培养兴趣爱好　老年人离退休以后,空闲时间增加,日久就会觉得空虚、寂寞、无聊。因此,老年人可根据自己的特点和条件,积极参加各种社会活动,培养广泛的兴趣爱好,如定时游山玩水、垂钓、种植、养花、养宠物或鸟类、集邮、阅读、弈棋、练书法、绘画等。这些爱好既可丰富生活色彩,激发对生活的兴趣;对大脑又是一种具有积极意义的休息,可协调平衡神经系统的功能活动,使神经系统更好地调节全身各系统、各器官的生理功能,对延缓衰老具有积极的作用。

2.丰富社交生活　很多老年人一旦离退休后,整天待在家里,不愿外出,这极不利于其身心健康。因此,老年人应积极融入社会生活中去,多交朋友,多走亲访友,积极参加各种集体活动。在人与人的交往中,可以交流思想,抒发感情,相互安慰鼓励,学习交流生活经验。这样,使老年人感到生活充实,心情愉快。

3.鼓励老有所为　离退休老人不要把离退休当成自己人生的终点,要看作是人生的一个新起点。离退休后,要根据自己的实际情况,寻找适合自己的工作,做一些力所能及的事情,也可积极参加社会公益活动或社会福利事业。这样既可减轻无用感、孤独空虚感,使老年人真正感到老有所用,内心充实,心情愉快;又可发挥自己的余热,继续为社会做贡献。

4.坚持老有所学　坚持适量经常的脑力劳动,脑细胞经常接受神经信息的刺激,从而使其功能经常保持活跃状态,对延缓脑的衰老和脑功能退化具有重要意义。研究发现,对老年人的听、视、味、触的器官进行适当的刺激,可增进他们的感觉、知觉功能和提高他们的记忆力、智力,延缓躯体功能和心理功能的衰退。因此,老年人应坚持活到老学到老,经常关心国家大事,多看书看报,不断更新知识,有造诣的知识分子可著书立说,总结一生经验,留予后代;或以自己丰富的知识和经验,辅导年轻一代,当好他们的参谋,帮助他们成长等。诸如此类的活动,可使老年人精神有所寄托,晚年的日子过得很有意义,感到青春常在。

5.帮助认识和调整家庭关系　不少人在离退休后,感到自己在社会和家庭的地位降低了,产生无用感。所以,要帮助老年人适应家庭生活,体现在其家中的长者地位,扮演好家庭角色。一方面,鼓励老年人主动调整自己与其家庭成员的关系,如自己与子女或儿媳、女婿间的关系,多关心下一代,建立良好的亲情。在夫妻关系上,重新认识"少来夫妻老来伴",增进老年夫妻间的相互依赖、相互照顾。另一方面,指导家庭成员理解老年人的性格特点,多关心和体谅老年人的心情,遇事主动与老年人商量,多听教诲,不过于在意老年人的苛刻、固执,不当面顶撞老人,尊重老年人的成就感和权威感,维护老年人在家庭中的尊严和地位。

二、空巢综合征

"空巢"是指老年人家庭中无子女或子女成人后相继离开家庭,形成老年人独守空房、缺乏交流的特点,特别是老年单身家庭,西方国家称之为"空巢"现象;空巢综合征是指老人处于"空巢"环境中,由于人际疏远而产生被疏离、舍弃的感觉,出现孤独、空虚、寂寞、伤感、精神萎靡、情绪低落等一系列情感、心理和躯体不适的综合征。

随着社会文明的进步,我国家庭结构由组合家庭向核心家庭转变,大的组合家庭逐渐解体,出现空巢家庭的现象日益显著。目前,我国至少有 2340 万老年人独守"空巢",在城市老年家庭中,空巢家庭至少超过 30%,意味着近 1/3 的老人身边无子女照料。一旦到了高龄,丧失了自理能力,他们的生活便会非常困难。而且,独居的老年人在经济支持、健康医疗、日常照料和精神慰藉等方面,面临的问题比夫妇同居老年人更为严峻。空巢老年人的数量和比例正以前所未有的速度增长,空巢不再是一个局部社会问题,而是一个普遍的社会问题。

(一)原因

1. 传统观念冲击　大多数老年人有"养儿防老"的传统思想,对子女情感依赖性强。进入老年期后,生理功能衰退或疾病缠身需要子女照顾时,儿女却不在身边;也有部分子女长期不探望老年人,导致其心情郁闷、沮丧、孤寂、凄凉、伤感、精神萎靡,在体弱多病、行动不便时,上述消极感会加重,久之,机体免疫功能降低,导致老年人易患心身疾病。

2. 老人独居时间增多　现代社会,年轻人外出打工、经商、子女出国等人口流动增多,子女无法与老年人居住在一起;请人照顾,部分老年人对保姆难以满意;住房紧张、子女不能与老年人生活在一起;年轻人追求自由与自己的生活方式等,造成不能或不愿意与父母住在一起;社会竞争激烈,子女工作繁忙,年轻人顾不上照顾老年人,尤其是久病老年人,子女不堪重负等。所有这些因素,均会导致老年人独居时间多,形成"空巢"。

3. 社会支持力量不够　由于社会养老设施,保障机制不健全,致使老年人无法到养老院或由社区安排安度晚年。

(二)主要表现

1. 情感方面　老年人常感孤独、自怜和无助等复杂的情感体验,有空巢感的老年人,大都心情抑郁,空虚、寂寞、伤感、精神萎靡、情绪低落。

2. 认知方面　多数老年人出现自责倾向,认为过去忙于工作,没有尽到父母的责任与义务,对子女的关心、照顾不够;一部分老年人认为子女成人后对父母的回报、孝敬不够,而让老人独守空巢。

3. 行为方面　社交活动减少,兴趣减退,深居简出,很少与社会交往,表现为闷闷不乐、愁容不展,说话有气无力,时常发出叹息,甚至偷偷哭泣,并伴有食欲减退、睡眠障碍,严重时生活不能自理。

4. 躯体健康方面　可出现失眠、头痛、乏力、心慌气短、消化不良等症状,重者还可罹患消化道溃疡、高血压、心律失常、冠心病等疾病。

(三)护理措施

1. 提前做好计划和心理准备　只有积极正视"空巢",才能有效防止其带来的家庭情感危机,使老年人产生安全感,适应社会和生活环境。

2. 调整心态积极应对"空巢"　老年人把子女长大离家看做是自己抚养的成就,把独立生活当作锻炼自己社会适应能力的机会,从而战胜空巢综合征。

3. 子女多关心　子女要充分认识到老年人在生理上和心理上可能出现的问题,做到心里有数,有的放矢地为父母做些事情,经常与父母进行思想交流。如果子女离家太远,要创造条件常回家看看,给予父母更多的精神慰籍。

4.政府重视并采取相应措施　各级政府和有关部门相互配合,做好老年人的养老保险、医疗保障、老年人的文化活动等的合法权益的维护工作。同时,建设好老年人服务中心和老年人护理中心等养老设施,为老年人提供稳定的、规范化的服务。

5.必要的心理和药物治疗　当老年人出现身体不适、情绪低落、心情不佳时,要及时主动寻求帮助,特别是有严重焦虑不安或失眠的老年人,可以在医生的指导下进行心理和药物治疗。

三、焦虑

焦虑是个体感受到威胁时产生的一种紧张的、不愉快的情绪状态,表现为紧张、不安、急躁、失眠等,但无法说出明确的焦虑对象。适度的焦虑有益于个体更好地适应变化,有利于个体通过自我调节保持身心平衡等。但持久过度的焦虑则会严重影响个体的身心健康。通常老年焦虑患者有以下 3 种心理状态:①担心生命;②担心丧失生活和工作能力;③担心家庭经济及子女。

(一)原因

1.生理因素　进入老年期后,脑细胞功能常有不同程度的下降,从而使大脑对应激性生活事件的敏感性增高,如离退休、丧偶、丧子,经济窘迫,家庭关系不和、搬迁、社会治安以及日常生活常规的打乱等。

2.心理社会因素　老年人离开工作岗位后,社会活动空间缩小,人情冷漠,使人感到自己的渺小和无能为力。若家庭再不和睦,或经济条件恶劣,或躯体多病、生理素质下降,或对子女赡养能力有所怀疑等,常常使其对前途充满担忧。

3.性格因素　某些特殊类型的人格是该病发病的基础,如精神衰弱型人格表现为容易焦虑紧张、多敏感疑、对人对事过于敏感、行为有无患得患失、谨慎、严肃,克制,拘泥于形式等。这种类型的人格是焦虑症的性格基础。

(二)主要表现

1.急性焦虑　主要表现为急性惊恐发作。典型的表现是老人正在进行日常活动,如看书、进食、散步、开会或操持家务时,突然产生不明原因的惊慌、心烦意乱、坐卧不安、失眠或激动、哭泣,常伴有潮热、大汗、口渴、心悸、气促、脉搏加快、血压升高、尿频、尿急等躯体症状。严重时,可以出现阵发性气喘、胸闷,引起脑出血、心肌梗死、青光眼眼压骤升或发生跌伤等意外。因此,老人惊恐万分,并产生妄想和幻觉,伴有濒死感有时甚至精神失控,大声惊叫、呼救或逃出室外此种发作一般持续 5～20min,很少超过 1h,发作后又复平静发作期间始终意识清楚,发作后仍心有余悸 60% 的老人因担心发病时得不到帮助而产生回避行为,如不敢去人多热闹的场所,发展为场所恐惧症。

2.慢性焦虑　又称为广泛性焦虑。表现为经常或持续的、无明确对象或固定内容的紧张不安,或对现实生活中的某些问题过分担心或烦恼,整日提心吊胆,处于高度的警觉状态,容易激怒,生活中稍有不如意就心烦意乱,易与他人发生冲突,注意力不集中,健忘等。这种紧张不安、担心或烦恼与现实很不相称,使患者感到难以忍受,但又无法摆脱还有的老年人出现自主神经功能兴奋症状如口干、上腹不适、或吞咽困难、胀气、腹泻、或呼吸急促、心悸、胸痛、心动过速、或尿频、尿急、阳痿、性欲缺乏等。

(三)护理措施

1.提供安全和舒适的环境 为老人创造安静无刺激性的环境。室内光线要柔和,减少噪声。严重焦虑者,应将其安置在舒适的房间,避免干扰,病室及床单位要简单安全;严重惊恐发作时,设专人看护遵医嘱用药,抗焦虑药物最大的缺点是易产生耐受性和依赖性,突然停药可产生戒断症状,用药后注意评估药物的效果和观察不良反应长期服药者,应防止耐药性和药物依赖。

2.心理护理

(1)认同老年人的感受:以和善、真诚、理解的态度对待老人,承认老人的感受,充分理解老人的焦虑心态,协助老人认识存在的问题,解除其心理压力。当老人主诉躯体不适时应做好切实的身体评估,虽然有时客观依据解释不了其症状的存在,护理人员也应耐心接受倾听。

(2)鼓励老人表达自己的情绪感受:护士在与老人交流时,应音调柔和、语速减慢、字句简明,使他们感受到被尊重,并学习自我表达,提升其自我价值感这有利于帮助老人认识自己的焦虑,也可帮助护士发现其心理问题。

(3)与老人共同探讨压力源,协助解决问题:护理人员应从老人的描述中,倾听出其中所隐藏的信息,包括老人生活中的压力源及其焦虑;还应从老人的言行中发现代表内在焦虑的生理信号,如不安、出汗和脸红等,把老人内存的焦虑提升到意识层面,让其了解焦虑与健康之间的关系,并找出有效方法去解决某些会引起焦虑的压力源。帮助分析问题时,应协助确立解决的方法,但护士不能代替老人做决定,而应鼓励老人自己做出决定。

(4)减轻紧张情绪:应用各种方法,分散老年人的注意力,减轻其紧张度,如缓慢的深呼吸、放松全身肌肉、气功、音乐、静坐等,必要时护理人员可与老人一起体验。

(5)社会支持:帮助老年人尽快适应新生活、新角色,进行心理疏导,协助家属解决具体问题。护理人员要协助分析老年人可能存在的家庭困扰,确认正向的人际关系,并寻求解决方法,如家庭治疗或夫妻治疗等。还可鼓励老人发展新的支持系统,如加入群众互助团体,或根据其生活习惯、受教育程度及文化背景,来指导老人采取有效的应对方式以减轻焦虑,如松弛疗法。

3.生活护理 部分自理缺陷者,护理人员应为其制订针对性的日常生活计划,并督促检查执行情况,必要时协助完成。另外,老人如有食欲减退、体重下降等情况时,护理人员要鼓励其进食,帮助选择易消化、富于营养和色香味可口的食物。

4.健康指导 老年人应积极治疗原发疾病,定期进行健康检查,做到早发现、早治疗,尽量减轻疾病对身心健康的损害。

四、抑郁

抑郁是一种以持续的情绪低落为特征的情感性心理障碍,是老年人常见的精神疾患之一。抑郁症大都在60岁以后发病,有的人虽然会在青壮年时发病,但进入老年期后常加重或发作次数增多。老年期抑郁症的发病原因迄今未明,但与社会心理因素和老年自身各方面功能减退有关。

(一)原因

1.心理社会因素 多数老人在发病前曾受过多种身心上的创伤和刺激,如离退休、丧偶、经济窘迫、家庭关系不和以及消极的认知应对方式等;与子女分居老年人感到空虚、寂寞、孤独、消极等。

2.生理、病理因素 增龄引起的生理功能退化,慢性疾病如高血压病、冠心病、糖尿病及癌症等躯体功能障碍和因病致残导致自理能力下降或丧失。

(二)主要表现

1.兴趣意志力下降 老人表现言行减少,好独处,不愿与人交往,精力减退,精神不振,无愉快感。

2.自我评价下降 老人常自罪自责,对前途悲观失望,有厌世心理。

3.疑病倾向 据调查,60%的老年抑郁症患者会出现疑病症,自觉病情严重。

4.自杀倾向 反复出现想死的念头或有自杀倾向。据研究,患抑郁症的老人有10%以上会采取自杀行为。

5.睡眠、食欲欠佳 易失眠早醒,体重明显减轻。

此外,也会有记忆力明显下降、反应迟钝的症状,80%左右的老年患者会出现记忆力衰退。

(三)护理措施

1.心理护理 护理人员应为老人提供宽松、保密的环境,平等、热情地接纳老人,鼓励其主动对亲人、朋友敞开心扉,向他们诉说自己的痛苦,以得到感情上的支持。帮助他们解决现实的困难,倾听他们的痛苦,在精神上给予鼓励和安慰,树立战胜挫折的信心,明确生活的意义,增强自我防卫能力和对环境的适应能力。

2.社会支持 研究发现,家人、朋友、同事的社会支持可缓冲心理压力,从而起到预防或减轻抑郁的作用。护理人员应经常与老人谈心,密切朋友关系,提倡老年夫妻之间的关心、尊重,有助于病情康复。通过社会支持,可以改变老人的不良认知,提高其适应能力,有助于改善人际关系。

3.提高生活情趣,杜绝自杀行为 为老人制订切实可行的日程安排,如按时起床、适当的体育锻炼、读书看报、做饭、午休、找朋友聊天等。由老人自己坚持,护士和家人监督执行。在护理过程中,向亲属、亲朋等了解老人有无自杀言行,做好预防工作。

4.药物护理 五羟色胺再摄取抑制剂对老年期抑郁症有一定的疗效,尤以百忧解的疗效为佳。三环类抗抑郁剂虽然疗效尚可,但副作用较大,特别对老年人,不良反应更明显,应引起重视。

五、老年丧偶后心理障碍

进入老年期后,伴随老年人生理功能的老化,其心理防御和心理适应能力也相应减退。一旦遭遇老伴亡故这样强烈的生活事件,难以重新建立心理活动的平衡,持续下去就会引发包括抑郁症在内的各种精神疾患,加重原有的躯体疾病,甚至导致死亡。有资料报道,在近期内失去配偶的老年人因心理失衡而导致死亡的人数是一般老年人死亡的7倍。因此,了解丧偶老人的心理状态,进行有效的心理干预,使他们尽快摆脱丧偶带来的心理障碍,是老年专科护理人员的重要职责。

(一)原因

1.心理失衡 俗话说"少年夫妻老来伴",几十年的相依相伴,一方突然暴病而去,这种恶性刺激事件,让老人难以接受,精神崩溃。尤其是老年男子生活适应能力较女性差,受到的心理创伤更大。常可出现退缩、惧怕、紧张、失眠、忧愁等心理不平衡表现。

2.空虚、失望　老伴突然离去,让生者失去心理支持和依靠,孤苦伶仃,导致内心一片空白,茫然无助,对生活失去信心。

(二)主要心理反应

遇到至亲离世,悲伤是必然的,但表现程度和持续时间因人而异,且在不同的阶段可以出现不同的心理反应。丧偶老人的心理变化剧烈,其心理活动可依次分为以下 5 个阶段,各阶段时间长短也因人而异。

1.震惊　很多老年人在得知老伴亡故的消息后,都表现得麻木不仁,呆若木鸡。这并不意味着情感淡漠,而是情感休克的表现。麻木不仁可以看作是对这个坏消息的排斥,也是对这种无力驾驭的强烈情感的无奈。有的老人感到痛不欲生,甚至拒绝死者火化或下葬,自罪自责,焦虑不安,吃不下,睡不着,终日坐卧不宁,心神不定。这个阶段可能持续几个小时至一星期。

2.情绪波动　强烈的情绪激动、悲伤、紧张、焦虑后使人身心疲累? 在无望配偶再生时,生者可产生抑郁、消极情绪,甚至自杀行为。长期的疲惫、悲观失望会引起机体免疫功能下降,引发精神和躯体疾病。也有对死者或其他人发怒或带有敌意,常会对着照片中的配偶生闷气,并迁怒于其他人,容易无缘无故地和别人争吵。

3.孤独　居丧的老年人在强烈的悲哀之情稍稍平息后,会产生对死者的深深怀念。这时,在他们的头脑中会反复出现老伴的身影,时而感到失去他(她)之后,自己是多么的孤独无助,希望得到别人的同情和理解进餐、睡前,头脑中都会出现老伴的身影,甚至幻听到他(她)的声音。每看到遗物,更是触景生情,以前美好的时光与过分清静、孤独的场面形成明显反差,很容易引起抑郁情绪这个阶段可能持续几个星期甚至几年。

4.绝望　此时,老人已清醒地意识到,配偶已永远地失去了,正常的生活已被彻底的打乱了,整个心被绝望占据。

5.重建　老人开始从绝望中恢复,重新安排新的生活,把情感转移到其他人或事上去,主动地压抑悲痛的情绪。

(三)心理干预措施

老年人丧偶后心理变化剧烈,但现实无法改变因此,应帮助老年人尽快做好自我调整,以良好的心理状态克服消极悲观的不良情绪。

1.心理支持　在刚刚得知老伴去世的消息后,老年人可能会出现情感休克。护理人员要通过语言和非语言行为陪伴在老人身旁,对老人进行安慰,使老人感到并非独自面对不幸。在安慰老人的同时,还要帮助他料理家务、处理后事,提醒老人的饮食起居,保证其得到充分的休息。

2.鼓励发泄　应允许并鼓励居丧的老年人反复地哭泣、诉说回忆,或鼓励他(她)用写日记等形式寄托自己的哀思,这对老人的心理健康是非常有益的。传统的观念把哭泣看做是软弱的表现。所以,有的老年人痛失伴侣后,在外人面前强忍悲伤,不便表露,这样会使他(她)感到更加压抑或消沉。

也有很多老年人在老伴亡故后会出现内疚、自责的现象总觉得对不起逝者,甚至认为对方的死自己要负主要责任。这种内疚心理,使老年人整天唉声叹气,愁眉不展,削弱了机体免疫功能,常诱发其他躯体疾病以致过早衰老。因此,要鼓励老年人说出他自己的内疚感以及引起这种内疚感的想法、事件等，帮助他(她)分析，自己是否已尽最大努力，帮助他正视对肉己的苛求是改变不了现实的，要学会原谅自己，消除内疚。

3.转移注意力　过度悲哀会使人心身憔悴。所以，在照顾好老人饮食起居的同时，应建议老人读读书、听听音乐、进行体育锻炼等，同时还做一些有利于他人的力所能及的事。这样，不仅可以缓解紧张、焦虑的情绪，而且可以防止因悲哀诱发的其他身心问题。

4.调整生活方式　应该帮助老人重整生活方式，让老人与子女、亲友重新建立和谐的依恋关系，使老人感受到虽然失去了一个亲人，但家庭成员间的温暖与关怀依旧，感到生活的连续性，也有安全感，从而使他们尽快走出丧偶的阴影，投入新的生活。在安慰丧偶老人的时候，应让老人明白，痛苦和悲哀不是衡量某种关系价值的指标，正常的悲哀反应会随着时间的推移逐渐淡化，悲哀的正常淡化并不意味着对死者的背叛。

5.广泛培养爱好，增加社交活动　帮助老人采取有效的心理调适方法，如到公园散步、聊天、小跑、练气功、打太极拳、种花、养鸟、下棋等，使老人能摆脱痛苦，稳定情绪，而且可以拓展自己的生活圈，交知心朋友，尽快走出丧偶后的心理阴影。

(林春敏)

第三节　高血压

高血压是老年人最常见的疾病之一，是导致冠心病、心力衰竭、脑卒中、肾衰竭等的重要危险因素。随着人口老龄化，高血压已成为影响老年人健康、生活质量的主要疾病。高血压分为原发性和继发性两类，老年人以原发性的为主，临床上称高血压病。据统计，高血压病的患病率，60岁以上者可达33%；65岁以上者可达65%，其中半数以上是收缩期高血压。

一、原发性高血压

（一）概述

原发性高血压是一种以血压升高为主要临床表现而病因尚未明确的综合征，可引起心、脑、肾严重并发症，发病率高。血压水平随年龄而增高，尤其是收缩期高血压，老年人较为常见。WHO/ISH 高血压的诊断标准为：未服抗高血压药的情况下，收缩压≥140mmHg(18.7kPa)和(或)舒张压≥90mmHg(12kPa)。需要在不同时间测量3次均达到高血压诊断标准或通过动态血压监测确定。并排除由其他疾病导致的继发性高血压。

（二）病因与发病机制

本病发生的原因和机制尚不完全清楚，目前认为是多种因素参与的结果。

1.性别、年龄、遗传、肥胖、摄盐量、职业、吸烟、长期的噪声影响、精神刺激、持久的紧张状态等均与高血压的发生有一定关系。

2.发病机制与中枢神经和交感神经系统、肾素－血管紧张素醛固酮系统(RAAS)、血管内皮系统生成、激活和释放的各种血管活性物质、胰岛素抵抗所致的高胰岛素血症等有关。

3.除了上述共同因素外，老年人高血压的发病还与大动脉硬化、总外周血管阻力升高、不良生活方式等因素有关。

（三）临床表现

1.症状　大多数患者起病缓慢，早期多无症状，偶尔体检时发现血压升高，亦可有头痛、头晕、眼花、耳鸣、失眠、乏力等症状,症状与血压水平未必一致。体检时可听到主动脉瓣第二心音亢进,心尖部第四心音亢进。

2.并发症表现　老年人在长期高血压的影响下,往往引发冠心病、肾小动脉硬化、肾衰竭、脑出血、左心室肥大、扩张,进而左侧心力衰竭形成高血压心脏病。

3.高血压急症　恶性高血压、高血压危象、高血压脑病。

4.老年高血压病特点　临床上以收缩期高血压为多见;血压波动大,一天内波动亦大;易发生直立性低血压,收缩压在立位可比卧位低 20mmHg(2.7kPa)以上;易发生心力衰竭;肾缺血是老年高血压发病的重要因素;在我国老年人高血压的并发症中以脑卒中和心脏疾病较多。

5.辅助检查

(1)常规检查:血、尿常规、肾功能、血尿酸、脂质、糖、电解质、心电图、胸部 X 线和眼底检查。

(2)血压测量:出于老年人血压波动较大,仅一次偶测血压值难以确诊,因此,应注意多次测量血压,动态血压监测对诊断有价值。

(四)治疗原则

1.非药物治疗　适合于各型高血压患者,通过改变不良的生活方式来达到降低血压的目的,包括以下措施。

(1)限制钠摄入,一般每天摄入食盐量不超过 6g 为宜。

(2)减轻体重,尤其是对肥胖的患者。

(3)适当运动,以有氧运动为宜。

(4)限制饮酒量,戒烟。

(5)健康的饮食习惯,减少膳食脂肪,补充适量蛋白质,多吃蔬菜和水果,摄入足量的钾、镁、钙。

(6)劳逸结合,保证充足的睡眠及良好的休息。

(7)减少紧张与恐惧,以良好的心态对待生活,保持乐观态度。

2.药物治疗　应选用 WHO/ISH 建议的五种第一线药物,即利尿药、β受体阻滞药、血管紧张素转换酶抑制药、钙拮抗药、α受体阻滞药。

3.老年高血压病治疗特点　一般首选利尿药;避免选用可引起直立性低血压、抑郁症的药物;用量宜从小剂量开始,逐渐加量,并以能控制血压的最小剂维持,以免发生副作用;最好不在夜间服药,以防止脑血栓发生;对有症状、中重度高血压者,应积极降压。一般以缓慢降压为妥,将血压降至 140/90mmHg 为宜,对伴有糖尿病者应以 135/85mmHg 为宜;不应强求一定要将血压降至正常人水平,尤其对伴有心、脑供血不足者。

二、继发性高血压

(一)概述

继发性高血压是指继发于其他疾病或病因的高血压。由某些确定的疾病或病因引起的血压升高,约占所有高血压的 5%,如原发性醛固酮增多症、嗜铬细胞瘤、肾血管性高血压、肾素分泌瘤等,可通过手术得到根治或改善。

(二)病因与发病机制

引起继发性高血压的原因主要有以下几种。

1.肾性高血压 是继发性高血压中最为多见的,包括急慢性肾小球肾炎、慢性肾盂肾炎(晚期影响到肾功能时)、肾动脉狭窄、肾肿瘤等。

2.血管疾病 主动脉狭窄、多发性大动脉炎等。颅脑病变使颅内压增高也可引起继发性高血压。

3.内分泌疾病 如肾上腺皮质功能亢进、原发性醛固酮增多症和嗜铬细胞瘤等。

(三)临床表现

继发性高血压的临床表现主要是原发病的症状和体征,高血压仅是其中的一部分。

1.肾动脉狭窄 可为单侧或双侧性。老年人多为动脉粥样硬化性。多为进展迅速或突然加重的高血压。

2.嗜铬细胞瘤 出现阵发性或持续性血压升高伴心动过速、头痛、出汗、苍白症状。

3.原发性醛固酮增多症 临床上以长期高血压伴顽固的低血钾为特征,可有肌无力、周期性瘫痪(麻痹)、烦渴、多尿等。血压多为轻、中度增高。

4.库欣综合征 除高血压外,有向心性肥胖、满月脸水牛背、皮肤紫纹、毛发增多、血糖增高等特征。

5.辅助检查

(1)测定血液中的胆固醇及三酰甘油,同时应做心电图、超声心动图检查,拍X线胸部正位片。

(2)检查肾功能。

(3)测定血中钙、尿酸的水平。

(4)糖代谢。

(5)电解质检查。

(6)怀疑原发性醛同酮增多症:检查电解质及酸碱平衡,测定醛固酮,测定血浆肾素活性,B超、肾上腺CT、肾上腺磁共振显像可确立病变性质和部位。

(7)怀疑嗜铬细胞瘤:测定血压儿茶酚胺及其代谢产物,必要时还可以做B超,CT扫描,磁共振显像,放射性核素可作定位诊断。

(8)怀疑皮质醇增多症:测定血、尿皮质醇及尿17-羟皮质类固醇,小剂量地塞米松抑制试验等。颅内蝶鞍X线检查、肾上腺CT扫描及放射性核素检查可用于病变定位。

(9)肾动脉造影可明确诊断肾动脉狭窄。

(四)治疗原则

1.手术治疗 大多数嗜铬细胞瘤为良性,可做手术切除。约10%嗜铬细胞瘤为恶性,肿瘤切除后可有多处转移灶,用^{131}I-MIBG可有一定疗效。肾动脉狭窄治疗包括手术、经皮肾动脉成形术(PTRA)和药物治疗。手术治疗包括血供重建术、肾移植术、肾切除术。经皮肾动脉成形术手术简便、疗效好,为首选治疗。

2.药物治疗 根据不同病因所致血压升高,合理选用降压药。ACE抑制药对肾脏有保护作用,除降低血压外,还可减少蛋白尿,延缓肾功能恶化。ACE抑制药有降压效果,但可能使肾小球滤过率进一步降低,使肾功能恶化,尤其对双侧肾动脉狭窄不宜应用。钙通道阻滞药有降压作用,并不明显影响肾功能。螺内酯是醛固酮拮抗药,可使血压降低,血钾升高,症状减轻。

三、高血压的评估与护理

(一)护理评估

1.病史评估 一般情况,患者的年龄、性别、职业、婚姻状况、营养状况等,尤其注意与现患疾病相关的病史和药物应用情况及过敏史、手术史、家族史、遗传病史和女性患者生育史等。

2.身体评估 有受伤的危险,评估患者头痛的程度、持续时间,是否伴有头晕、眼花、耳鸣、恶心、呕吐等症状。

(二)护理要点及措施

治疗护理的主要目标是最大限度地降低心血管死亡和致残的总危险,提高老年高血压患者的生活质量。

1.全面评估患者 头痛的程度、持续时间,是否伴有头晕、眼花、耳鸣、恶心、呕吐等症状。解释这些症状主要与血压升高有关,血压恢复正常且平稳后可减轻或消除。保持病室安静,光线柔和,尽量减少人员探视,保证充足的睡眠。操作宜相对集中,动作轻巧,防止过多干扰加重患者的不适感。待患者头痛缓解后,与患者一起讨论引起或加重头痛的因素,如劳累、缺乏睡眠、情绪激动、精神紧张、吸烟、酗酒、环境嘈杂、不规律服药等。告诉患者合理安排工作与休息,放慢生活节奏,坚持服药,戒烟酒,保持情绪平和,避免在嘈杂的环境中久留等。

2.心理护理 当患者出现头痛时嘱其卧床休息,抬高床头,改变体位时动作要缓慢。护士要陪在患者身边,给患者心理上的支持,指导患者使用放松技术,如心理训练、音乐治疗、缓慢呼吸等。

3.用药护理 遵医嘱予以降压药治疗,测量用药后的血压以判断疗效,并观察药物副作用。使用噻嗪类和襻利尿药时应注意补钾,防止低钾血症;用β受体阻滞药应注意其抑制心肌收缩力、心动过缓、房室传导时间延长、支气管痉挛、低血糖、血脂升高的副作用;钙通道阻滞药硝苯地平的副作用有头痛、面红、下肢水肿、心动过速,而地尔硫草可致负性肌力作用和心动过缓;血管紧张素转换酶抑制药可有头晕、乏力、咳嗽、肾功能损害等副作用,警惕服降压药后可能发生的急性低血压反应:服药后如有晕厥、恶心、乏力时,立即平卧,取头低足高位,以促进静脉回流,增加脑部血流;避免体位突然改变,服药后不要站立太久,因长时间站立会使腿部血管扩张,血流淤积于下肢,脑部血流量减少;避免用过热的水洗澡或蒸汽浴,防止周围血管扩张导致晕厥。

4.异常生命体征的观察 如发现患者意识发生改变,应绝对卧床休息,床头抬高 $15°\sim30°$,做好口腔护理和皮肤护理,以避免口腔溃疡和压疮的发生。伴恶心、呕吐的患者,应将痰盂放在患者伸手可及处,呼叫器也应放在患者手边,防止取物时摔倒,必要时病床加用床档。

5.生活护理 如患者有头晕、眼花、耳鸣等症状时应卧床休息,如厕或外出时有人陪伴,指导患者及家属识别并避免潜在的危险因素,如剧烈运动、迅速改变体位、活动场所光线暗、病室内有障碍物、地面滑、厕所无扶手等,若头晕严重,护士应协助患者在床上大小便并做好晨晚间护理,如刷牙、洗脸、泡脚等。

6.饮食护理 注意改进饮食结构,减少钠、脂肪的摄入,多吃富含钾、钙的食物,并补充优质蛋白质。

7.高血压急症的预防及护理

(1)向患者说明保持良好的心理状态和遵医嘱服药对于预防发生高血压急症的重要意义。

(2)定期监测血压,严密观察病情变化,发现血压急剧升高、剧烈头痛、呕吐、大汗、视物模糊、面色及神志改变、肢体运动障碍等症状,立即通知医师。

(3)一旦发生高血压急症,应绝对卧床休息,抬高床头,避免一切不良刺激和不必要的活动,协助生活护理。保持呼吸道通畅,吸氧。安定患者情绪,必要时用镇静药。连接好心电、血压、呼吸、氧饱和度监护。迅速建立静脉通道,遵医嘱尽早准确给药,如硝普钠静脉滴注过程中应避光,调整给药速度,严密监测血压,脱水药滴速宜快等。

(三)健康教育

1.向患者及家属解释引起原发性高血压的生物、心理、社会因素及高血压对机体的危害,以引起患者足够的重视,坚持长期的饮食、运动、药物治疗,将血压控制在接近正常的水平,以减少对靶器官的进一步损害,避免突然改变体位,不用过热的水洗澡和蒸汽浴,禁止长时间站立。

2.指导患者坚持低盐、低脂、低胆固醇饮食,限制动物脂肪、内脏、鱼子、软体动物、甲壳类食物,多吃新鲜蔬菜、水果,防止便秘。肥胖者控制体重,减少每日总热量摄入,养成良好的饮食习惯:细嚼慢咽,避免过饱,少吃零食等。

3.嘱患者改变不良的生活方式:劝戒烟,限饮酒,劳逸结合,保证充分的睡眠。学会自我心理平衡调整,保持乐观情绪。家属也应该给患者以理解、宽容与支持。

4.指导患者根据病情选择慢跑、骑车、健身操、太极拳等有氧运动。当运动中出现头晕、心悸、气短等症状时就地休息,避免竞技性运动和力量型运动如球类比赛、举重、俯卧撑等。适当运动有利于大脑皮质功能恢复,还能增加患者对生活的信心。

5.告知患者及家属有关降压药的名称、剂量、用法与副作用,并提供书面材料。教育患者服药剂量必须遵医嘱执行,不可随意增减药量或突然撤药物。教会患者自测血压,每日定时、定位测量血压,定期复查,出现胸痛、水肿、鼻出血、血压突然升高、心悸、剧烈头痛、视物模糊、恶心呕吐、肢体麻木、偏瘫、嗜睡、昏迷等病情变化时立即就医。

(林春敏)

第四节　稳定型心绞痛

一、概述

稳定型心绞痛(stable angina pectoris,UAP)亦称稳定型劳力性心绞痛,是在冠状动脉固定性严重狭窄的基础上,由于心肌负荷的增加引起心肌急剧的、暂时的缺血与缺氧的临床综合征。

二、临床表现

1.症状　心绞痛以发作性胸痛为主要临床表现,疼痛特点如下。

(1)部位:主要在胸骨体中段或上段之后可波及心前区,有手掌大小范围,界限不清楚,常放射至左肩、左臂内侧达环指和小指,或至颈、咽或下颌部。

(2)性质:胸痛常为压迫、发闷或紧缩性,也可有烧灼感,但不像针刺或刀扎样锐痛,偶伴濒死样的恐惧感,发作时往往被迫停止正在进行的活动直至症状缓解。

(3)诱因:常由体力活动或情绪激动等诱发。

(4)持续时间:疼痛出现后逐步加重,然后3~5min消失。

(5)缓解方式:一般在停止原来活动后即可缓解;舌下含服硝酸甘油也可在几分钟内缓解。

老年人不典型的心绞痛,疼痛可位于胸骨下段、左心前区或上腹部,放射至颈、下颌、左肩胛部或右前胸,疼痛可很快或仅有左前胸不适发闷感以及牙痛等。

2.体征 发作时常见心率加快、血压升高、表情焦虑、皮肤冷或出汗,有时出现第四或第三心音奔马律。

3.辅助检查

(1)心电图检查;

(2)心脏 X 线检查;

(3)放射性核素检查;

(4)冠状动脉造影。

可直接或间接反映心肌缺血。

三、治疗原则

1.发作时治疗

(1)休息;

(2)药物治疗如舌下含服硝酸甘油或硝酸异山梨酯。

2.缓解期的治疗 尽量避免各种确知足以诱致发作的因素,调节饮食,禁止饮酒、吸烟,调整日常生活和工作量,减轻精神负担,保持适当的体力活动,使用作用持久的抗心绞痛药物如β受体阻滞药、硝酸酯制剂、钙通道阻滞药等,必要时可行介入治疗及手术治疗。

四、护理评估

1.一般情况 患者的年龄、性别、职业、婚姻状况、营养状况等,尤其注意与现患疾病相关的病史和药物应用情况及过敏史、手术史、家族史、遗传病史和女性患者生育史等。

2.相关因素 男性患者是否吸烟,女性患者是否有饮咖啡的习惯等。

3.身体状况。

4.辅助检查 包括特殊检查及有关手术耐受性检查的结果。

五、护理要点及措施

1.全面评估患者 包括健康史及其相关因素、身体状况、生命体征,以及神志、精神状态、行动能力、既往发病特点。

2.做好饮食护理 指导患者多进食富有营养、易消化、口味清淡的膳食,不可过饱,减轻心脏的负担。

3.协助患者做好术前相关检查工作 如影像学检查、心电图检查、胸部 X 线片、血液检查、尿便检查等。

4.发作时护理措施

(1)限制活动,卧床休息,遵医嘱予硝酸酯类药物。

(2)根据病情给予吸氧,氧流量 2~3L/min。

(3)经常巡视患者,询问疼痛情况。

(4)避免情绪激动、过度劳累,避免寒冷刺激,避免暴饮暴食。

六、健康教育

1.指导患者遵医嘱服药。

2.嘱患者注意避免各种诱因　情绪激动、过度劳累,避免寒冷刺激,避免暴饮暴食。调整日常生活与工作量;减轻精神负担;保持适当的体力活动,但以不致发生疼痛症状为度;一般不需卧床休息。在初次发作(初发型)或发作加多、加重(恶化型),或卧位型、变异型、中间综合征、梗死后心绞痛等,疑为心肌梗死前奏的患者,应予休息一段时间。注意饮食,应少吃富含脂肪、胆固醇的食物,尽量控制糖的摄入,多食水果蔬菜,多吃鱼,可喝牛奶。每天的盐摄入量控制在 6g 以下;多吃有利改善血管状态的食物:大蒜、洋葱、山楂、黑木耳、大枣、豆芽、鲤鱼等食物;避免吃刺激性食物和胀气食物如浓茶、咖啡、辣椒、咖喱等。戒烟。坚持适当的体育锻炼。保持良好的心情和心态。有身体不适症状及时就医。

3.向患者介绍该病的危险性　由于无症状的患者可能突然转为心绞痛或心肌梗死,也可能逐渐演变为心肌纤维化出现心脏增大,发生心力衰竭或心律失常,个别患者也可能猝死。嘱患者外出时需有人陪同并携带药物。并定期复查。

(仲梅)

第五节　急性冠脉综合征

急性冠脉综合征(acute coronary syn—drome,ACS)是一组由急性心肌缺血引起的临床综合征,包括急性心肌梗死(AMI)及不稳定型心绞痛(UAP),其中 AMI 又分为 ST 段抬高的心肌梗死(STEMI)及非 ST 段抬高的心肌梗死(NSTEMI)。老年人 ACS 常为多支血管病变,病变复杂,症状不典型,无胸痛或胸痛程度较轻,常表现为气促、出汗、恶心、呕吐、晕厥等。老年人发生 ACS 后更容易失代偿,甚至导致多器官功能衰竭。

急性冠脉综合征是以冠状动脉粥样硬化斑块由稳定转为不稳定,继而破裂或糜烂,继发完全或不完全闭塞性血栓形成为病理基础的一组临床综合征。

一、不稳定型心绞痛

1.概述　不稳定型心绞痛的发病机制是冠脉内不稳定的粥样斑块继发病理改变,使局部心肌血流量明显下降,如斑块的出血、纤维帽出现裂隙,表面有血小板聚集及刺激冠状动脉痉挛,导致缺血加重。可因劳力负荷诱发,但负荷中止后胸痛并不缓解。这类心绞痛临床上存在不稳定性,有进展为心肌梗死的高度危险性。

2.临床表现　胸痛的部位和性质与稳定型心绞痛相似但具有以下特点:

(1)原为稳定型心绞痛,在 1 个月内疼痛发作的频率增加,程度加重、时限延长、诱发因素变化,硝酸类药物缓解作用减弱;

(2)1 个月内新发生的心绞痛并因较轻的负荷所诱发;

(3)休息状态下发作心绞痛或轻微活动即可诱发,发作时表现有 ST 段抬高的变异性心绞痛也属此列。不典型表现包括:主要于休息时发生的胸痛、上腹部痛、新发的消化不良、刺穿性胸痛、某些肋膜炎特征的胸痛或渐增性呼吸困难。

二、急性心肌梗死

(一)概述

急性心肌梗死是指因持久而严重的心肌缺血所致的部分心肌急性坏死。在临床上常表现为胸痛、急性循环功能障碍以及反映心肌损伤、缺血和坏死等一系列特征性的心电图改变。临床表现常有持久的胸骨后剧烈疼痛、急性循环功能障碍、心律失常、心功能衰竭、发热、白细胞计数和血清心肌损伤标记酶的升高以及心肌急性损伤与坏死的心电图进行性演变。

老年人急性心梗以心前区疼痛为主,但常以无痛型出现,表现为昏睡、呼吸困难、瘫痪、心律失常、休克、心力衰竭等。典型的胸痛性质与心绞痛相似,但更剧烈,时间长。不典型的常发生猝死,易发生在睡眠中、饱餐后或用力排便后,难以有效预防。老年患者病死率和再次心肌梗死发生率较高,应尽早开通梗死相关冠状动脉血管、达到有效的血液灌流,以降低心肌梗死病死率、缩小梗死范围。

当心肌缺血心电图上出现相应区域 ST 段抬高时,除变异性心绞痛外,表明相应的冠脉已经闭塞而导致心肌全层损伤,伴有心肌坏死标记物升高,临床上诊断为 ST 段抬高性心肌梗死;胸痛如不伴有 ST 段抬高,常提示相应的冠状动脉尚未完全闭塞,心肌缺血损伤尚未波及心肌全层,心电图可表现为 ST 段下移和(或)T 波倒置等,临床上列为非 ST 段抬高性心肌梗死,此类心肌梗死如果处置不当,可发展为 ST 段抬高性心肌梗死。

(二)临床表现

1.先兆　半数以上患者在发病前数日有乏力、胸部不适,活动时心悸、气急、烦躁、心绞痛等前驱症状,其中以新发生心绞痛和原有心绞痛加重最为突出,心绞痛发作较以前频繁,硝酸甘油疗效差,应警惕心梗的可能。老年人胸痛不典型,尤其是伴有糖尿病的高龄老年人可无胸痛,有的老年人表现为牙、肩、腹等部位的疼痛或出现胸闷、恶心、休克、意识障碍等表现。

2.症状

(1)疼痛最先出现,多发生于清晨,疼痛部位和性质与心绞痛相同。但程度重,持续时间长,休息或硝酸甘油无效,可伴濒死感,少数老年人一开始就休克或急性心力衰竭。

(2)全身症状发热、心动过速、白细胞增高和红细胞沉降率增快等。发热多在疼痛发生后24~48h 后出现,体温多在 38℃左右。

(3)胃肠道症状:恶心、呕吐和上腹胀痛,重症者有呃逆。

(4)心律失常多发生在起病 1~2d,而以 24h 内最多见。以室性心律失常最多,尤其是室性期前收缩。房室和束支传导阻滞亦较多。

(5)低血压和休克多在起病后数小时至数口内发生,多为心源性。

(6)心力衰竭主要是急性左侧心力衰竭。为梗死后心肌收缩力减弱或收缩不协调所致。

3.体征

(1)心脏体征,心界扩大,心率快,心尖部第一心音减弱,可出现第四心音奔马律,多在 2~3d 有心包摩擦音。心尖区可出现粗糙的收缩期杂音或收缩中晚期喀喇音,为二尖瓣乳头肌功能失调或断裂所致,叶有各种心律失常。

(2)血压降低。

4.检查

(1)心电图特征性改变:ST 段抬高的 MI 者其心电图表现为,①坏死区出现病理 Q 波,在面向透壁心肌坏死区导联出现。②损伤区 ST 段弓背向上型抬高,在面向坏死区周围心肌损伤区导联出现。③缺血区 T 波倒置,在面向损伤区周围心肌缺血区导联出现。④背向心梗区 R 波增高,ST 段压低和 T 波直立并增高。非 ST 段抬高性 MI 者心电图有 2 种类型:①无病理性 Q 波,有普遍性 ST 段压低≥0.1ml,但 aVR 导联 ST 段抬高或有对称性 T 波倒置;②无病理性 Q 波,仅有 T 波倒置。

(2)心肌酶谱:肌红蛋白在 AMI 后出现最早,十分敏感,但特异性不很强。cTnT 和 cTnI 出现稍延迟,但特异性高。CK－MB 对早期(<4h)AMI 的诊断有较重要的价值,其增高水平与心肌梗死范围及预后明显相关。

(3)血象:白细胞增多,中性粒细胞增多,嗜酸性粒细胞减少或消失,红细胞沉降率加快,血清肌凝蛋白轻链增高。

(三)治疗原则

1.监护和一般治疗

(1)绝对卧床休息 24h,保持环境安静。

(2)吸氧,鼻导管或面罩吸氧。

(3)多功能监护仪监测,至少 5~7d,必要时监测血流动力学变化。

(4)护理,患者急诊入院 24h 内,启动急救程序,加强急救管理,严密监护,动态观察病情至关重要。严密监测患者血压、心率、心律及尿量,要求绝对卧床休息,保持环境安静,限制探视,减少干扰;病情稳定后可逐渐增加活动量,预防深静脉血栓形成、便秘、肺部感染等并发症;做好患者心理护理。

2.解除疼痛常用药物　哌替啶肌注或吗啡皮下注射,最好和阿托品合用;轻者可用可待因或罂粟碱;硝酸油或硝酸异山梨酯,舌下含用或静滴,注意心率加快和低血压;中药制剂;心肌再灌注疗法亦可解除疼痛。

3.再灌注　心肌起病 3~6h 内,使闭塞冠脉再通。

(1)溶解血栓疗法常用尿激酶、链激酶、重组组织型纤维蛋白溶酶原激活剂。

(2)经皮穿刺腔内冠状动脉成形术。

4.消除心律失常

(1)室性期前收缩或室性心动过速用利多卡因,亦可用胺碘酮;

(2)心室颤动时,采用非同步直流电除颤,药物治疗室性心动过速不满意时,及早用同步直流电复律;

(3)缓慢的心律失常可用阿托品静注;

(4)二、三度房室传导阻滞宜用临时人工心脏起搏器;

(5)室上性心律失常药物不能用洋地黄、维拉帕米控制时,用同步直流电复律或用抗快速心律失常的起搏治疗。

5.控制休克

(1)补充血容量,右室梗死、中心静脉压升高不一定是补充血容量的禁忌;

（2）应用升压药；

（3）应用血管扩张药如硝普钠、硝酸甘油等；

（4）其他对症治疗，纠正酸中毒保护肾功能，应用糖皮质激素。

6. 治疗心力衰竭　梗死发生后 24h 内宜尽量避免使用洋地黄制剂，右室梗死慎用利尿药。

7. 其他治疗

（1）促进心肌代谢药物，维生素 C、辅酶 A、细胞色素 C、维生素 B_6 等。

（2）极化液疗法：极化液由氯化钾、胰岛素、葡萄糖配成，促进心肌摄取和代谢葡萄糖。

（3）右旋糖酐—40 或羟乙基淀粉。

（4）β 受体阻滞药、钙通道阻滞药和血管紧张素转换酶抑制药，对前壁心梗伴交感神经亢进，可防止梗阻范围扩大。

（5）抗凝疗法，氯吡格雷、华法林等，同时监测凝血酶原时间。

8. 恢复期处理　进行康复治疗，逐步做适当的体育锻炼。

三、护理要点及措施

1. 一般护理

（1）病情观察：老年急性冠状动脉综合征患者常常病情变化快，并发症多，应在 CCU 连续监护 3～5d，为抢救赢得时机。

①严密监测神志、心率、心律、呼吸、血压、瞳孔、尿量、电解质和动脉血气分析的变化。

②出现充血性心力衰竭、恶性心律失常、心源性休克，说明患者处于危险期中。

③监测心电图变化及心肌酶变化。必要时监测血流动力学参数，了解心功能变化。

④观察使用药物后的作用和不良反应，如心绞痛是否缓解，用亚硝酸类药后是否出现头痛、头胀、面红、头晕等血管扩张作用的表现。对此药物敏感者易发生直立性低血压。

⑤观察心绞痛的程度、持续时间、有无面色苍白、大汗、恶心、呕吐，如疼痛性质发生变化或心绞痛发作频繁、加重，疼痛持续 15min 以上或服药不缓解，要警惕心肌梗死的发生。

（2）立即停止活动，绝对卧床休息，吸氧。

（3）合理膳食：给低热量、低脂、低胆固醇、高维生素、易消化的清淡饮食，少量多餐，不宜过饱，避免刺激性食物，禁烟、酒。

（4）保持大便通畅。

（5）了解患者心理状态，消除不良情绪，避免各种诱发因素。

2. 溶栓的护理　急性心肌梗死后早期用药溶栓（冠状动脉内或静脉）可挽救已受到损害但仍存活的心肌，达到限制心肌梗死的最终范围的目的，从而降低病死率。目前认为发病 6h 之内溶栓效果更好，若条件允许，可在发病现场就地溶栓。护士要意识到给药时间对患者的重要性，详细了解溶栓治疗的目的、常用药物的使用步骤、各种药物的特性及配伍、用药过程的注意事项及要求，并向患者及家属说明溶栓的重要性，以取得配合。要正确给药，详细记录输液速度、给药量、减量情况及停药时间。注意溶栓后可能发生的并发症，如休克、心力衰竭、心律失常、再梗死、出血，特别是颅内出血。

3. 制订康复训练计划　目前认为长期卧床可导致体力下降、肌肉萎缩、肺部感染、血栓形成、开始坐立时头晕、眼花或直立性低血压，而早期活动则可增加患者的体力活动量，改善精神及社会功能,减轻症状,降低再梗死的发生率,早日恢复病前的生活方式和社会活动。一般认为老年人以 4 周程序为妥,活动应从被动到主动,从半卧位到坐位,逐渐增加每日活动的次数或延长每次活动的时间,循序渐进。活动中注意监护,询问自觉症状,避免负荷过度。运动时注意:不发生胸痛、气急、疲劳、眩晕等心肌缺血的症状,心衰<120/分,ST 段移位<1mm,不出现严重心律失常,收缩压升高不超过 30mmHg 或下降不超过 20mmg,上述任何一种表现发生,则应停止活动,待次日再试,无危险者,再进行下一阶段练习。

4.保持良好心理 减少不良心理刺激,调整患者的心理状态,使患者尽可能正确认识疾病,对治疗护理充满信心。老年急性冠状动脉综合征患者面对突然而来的疾病打击,面对CCU 的环境以及高额的医疗费用常常不知所措,表现为易怒、焦虑、紧张、恐惧、忧郁、情绪紊乱等,这些不良的心理反应影响着预后。护士要理解患者当得知自己生命受到威胁时的发怒、指责,耐心细致照料患者,满足患者的需求,与患者一起讨论他的病情、治疗、护理,使患者理解治疗的意义,稳定情绪,积极配合,与家属一起通过暗示、说服、示范、诱导等方法让患者学会放松自己,变消极为积极,唤起患者心理正性反馈,保持心理平衡。

5.健康教育

(1)合理安排患者的休息与活动,保证充足的睡眠,每日 6~8h,午休 30~60min,高龄老人可在早餐后休息 30min,限制会客,防止过度疲劳,避免加重心脏负担。

(2)认识劳累、情绪激动、饱餐、用力排便、寒冷刺激均是心绞痛的诱发因素,应尽量避免。

(3)饮食指导:低脂肪(占总热量的 30% 以下)、低胆固醇(每日摄取 300mg)、高纤维素食品对患者有益,尽量少摄取含有丰富饱和脂肪酸的食品,如猪肉、牛肉、奶油、奶酪,多吃水果、蔬菜、谷类、豆类和鱼。劝阻患者少饮酒、不饮酒,不吸烟,少摄取兴奋性或刺激性饮料,如咖啡、浓茶,以免刺激心脏,增加心脏负担。注意餐后休息。

(4)积极治疗糖尿病、高血压,控制体重。

(5)病情稳定后经医师同意可恢复工作及性生活。

(6)用药指导:由于老年患者健忘,常常误服、漏服药物,将服药的剂量、名称、时间混淆。护士要给患者标明药名、形状、作用、服用方法、顺序,告诉患者可能发生的不良反应与简易处理方法。不能擅自停药,提醒患者外出携带保健盒。若患者不能自理,家属要学会服药方法。

(7)患者及照顾者要掌握急救方法:当发生心绞痛时,立即停止取有活动,舌下含服硝酸甘油 0.6mg,若 5min 不缓解,则口含第二片硝酸甘油,可含 3 次。如疼痛仍不缓解,需及时就医。照顾者要学会心肺复苏术,以备心跳骤停时,紧急施救。

(8)按时复查。

(林春敏)

第六节 无症状性心肌缺血

一、概述

无症状性心肌缺血(silent myocardial ischemia,SMI)是无临床症状,但客观检查有心肌缺血表现的冠心病,亦称隐匿型冠心病。其心肌缺血的心电图表现可见于静息时,或在增加心脏负荷时才出现,常为动态心电图记录时发现。老年冠心病常以无症状心肌缺血为多见,发作隐匿,易被忽视,病死率更高。动态心电图是监测 SMI 的重要方法之一,对评估 SMI 的预后有重要意义。无症状心肌缺血近年来受到心脏病学家的重视,但其发病机制尚不清楚。其机制主要涉及心肌缺血的机制,缺血心肌的代偿调节作用及心肌活动缺血而无疼痛等方面。影响因素可能为:①患者产生大贵的内源性阿片类物质使患者痛阈提高。②心肌缺血较轻或有较好的侧支循环。③糖尿病患者的无痛性心肌缺血和无痛性心肌梗死可能与自主神经疾病有关。

由于无症状的患者可能突然转为心绞痛或心肌梗死,也可能逐渐演变为心肌纤维化出现心脏增大,发生心力衰竭或心律失常,个别患者也可能猝死。及时发现这类患者,可为他们提供及早治疗的机会。

二、临床表现

1. 分型 本病有 3 种类型。

(1)完全无症状性心肌缺血:患者有冠脉狭窄引起心肌缺血的客观证据,但从无心肌缺血的症状。

(2)心肌梗死后的无症状性心肌缺血:患者曾患心肌梗死,有心肌缺血但无心绞痛症状,其死亡率较高。

(3)心绞痛伴有的无症状心肌缺血:不稳定心绞痛患者中,伴无症状心肌缺血常可引起致命性心律失常。

2. 辅助检查

(1)运动心电图:特异性为 $69\% \sim 90\%$。

(2)动态心电图:既可检出无症状心肌缺血,也可观察其持续时间、严重程度、发作规律及频度。

(3)运动核素心肌灌注显像:是最为敏感的方法,对测量运动时心肌缺血的范围、严重性及推测冠状动脉狭窄的部位、程度及判断预后均有意义。

三、治疗原则

采用防治动脉粥样硬化的各种措施,硝酸酯类、钙离子拮抗药和 β 受体阻滞药均可减少或消除无症状性心肌缺血的发作,联合用药效果更好。药物治疗仍持续有心肌缺血发作者,应行冠状动脉造影以明确病变的严重程度,并考虑进行血管再通手术。

四、护理评估

①健康史;②相关因素:男性患者是否吸烟,女性患者是否有饮咖啡的习惯等;③身体状况;④辅助检查:包括特殊检查及有关手术耐受性检查的结果。

五、护理要点及措施

1. 全面评估患者 包括健康史及其相关因素、身体状况、生命体征,以及神志、精神状态、行动能力等。

2. 做好饮食护理 指导患者多进食富有营养、易消化、口味清淡的膳食,不可过饱,减轻心脏的负担。

3.协助患者做好术前相关检查工作　如影像学检查、心电图检查、胸部 X 线片、血液检查、尿便检查等。

六、健康教育

1.指导患者遵医嘱服药。
2.嘱患者避免情绪激动、过度劳累,避免寒冷刺激,避免暴饮暴食。
3.向患者介绍该病的危险性,特别强调外出时需有人陪同并携带药物。并定期查体。

(仲梅)

第七节　缺血性心肌病

一、概述

缺血性心肌病是由于心肌的血供长期不足,心肌组织发生营养障碍和萎缩,或大面积心肌梗死后以致纤维组织增生所致的一类冠心病。其临床特点是心脏逐渐扩大,发生心律失常和心力衰竭。由于心肌长期供血不足导致心肌弥漫性纤维化,病变主要累及左心室心肌及乳头肌,可波及起搏传导系统。患者的冠状动脉多呈广泛而严重的粥样硬化,管腔明显狭窄,但可无闭塞。

二、临床表现

1.心脏增大　患者有心绞痛或心肌梗死的病史,心脏逐渐扩大,以左心室扩大为主,后期则两侧心脏均扩大。部分患者可无明显的心绞痛或心肌梗死史。
2.心力衰竭　心力衰竭多逐渐发生,大多先呈左侧心力衰竭,然后继以右侧心力衰竭,出现相应的症状。
3.心律失常　可出现各种心律失常,这些心律失常一旦出现将持续存在,其中以期前收缩(室性或房性)、心房颤动、病态窦房结综合征、房室传导阻滞和束支传导阻滞为多见。
4.辅助检查
(1)心电图检查可见心律失常,还可见到冠状动脉供血不足的变化,包括 ST 段压低、T 波低平或倒置、QT 间期延长、QRS 波群电压低等。
(2)放射性核素检查示心肌缺血和室壁运动异常。
(3)二维超声心动图也可显示室壁的异常运动。
(4)选择性冠状动脉造影和冠状动脉内超声显像可确立诊断。

三、治疗原则

治疗在于改善冠状动脉供血和心肌的营养,控制心力衰竭和心律失常。在纠正各种类型的缺血性心血管病时,应注意以下几点:
1.病态窦房结综合征和房室传导阻滞而有阿—斯综合征发作者,宜及早安置永久性人工起搏器。起搏器术后,需按照起搏器植入术后的护理常规护理。
2.心房颤动的患者,如考虑转复窦性心律,应警惕其同时存在病态窦房结综合征的可能,避免转复窦性心律后,心率极为缓慢,反而对患者不利。

3.发生严重室性心律失常者,除药物治疗外,还考虑用埋藏式自动复律除颤器治疗。

4.终末期缺血性心肌病患者是心脏移植的主要适应证之一。

四、护理评估

1.病史评估　评估心肌缺血的危险因素及表现:如患者的性别、年龄、职业;有无高脂血症、高血压、糖尿病、吸烟等危险因素。患者直系亲属中有无与遗传相关的缺血性心肌病患者。

2.身体评估　主要观察生命体征、心率、心律、心音变化,有无心脏杂音及肺部湿啰音等。

3.实验室及其他检查评估　血常规、血脂分析、血清心肌酶和肌钙蛋白等。连续监测心电图的动态变化,注意有无心肌缺血的改变。

五、护理要点及措施

1.按心脏病护理常规。

2.全面评估患者　包括患者有无缺血性心肌病史及胸痛、胸闷、憋气等心肌缺血表现的症状。有无高血脂、高血压、糖尿病等危险因素。

3.心理护理　当患者发生胸痛、胸闷症状时,护士要陪在患者身边,给患者心理上的支持,鼓励患者表达内心的感受。患者入院时,向患者介绍病区环境,减轻陌生环境给患者心理上带来的压力。避免在患者面前讨论病情。

4.用药护理　嘱患者坚持按医嘱用药,及时发现药物的不良反应,告知医生。

5.异常心率、心律、心电图的观察　监测患者的心率、心律,及时发现异常的心电图改变,如冠状动脉供血不足时,出现的 ST 段压低、T 波低平或倒置、QT 间期延长、QRS 波群电压低等,一旦发现以上改变,应立即报告医生。

6.饮食护理　告知患者摄入低热量、低脂、低胆固醇、低盐、高纤维素饮食,少食多餐,避免过饱,以促进心肌代谢,增强机体抵抗力。戒烟酒,肥胖者控制体重。

六、健康教育

1.指导患者积极预防动脉粥样硬化,避免缺血性心肌病的诱发因素,如高血脂、感染、过度劳累等。

2.嘱患者饮食宜清淡、易消化、富营养,每餐小宜过饱,多食蔬菜水果,防止便秘。劝其戒烟酒。

3.指导患者合理安排活动与休息,尽最从事轻工作,避免重体力劳动,建议患者进行散步、打太极拳、练气功等运动。适当活动有利于提高心脏储备力,提高活动耐力,改善心理状态和生活质量。

4.强调严格遵医嘱用药,不随意增减或撤换药物的重要性。告知患者服用洋地黄中毒反应的表现;指导用血管扩张药者,改变体位时动作不宜过快,以防止发生直立性低血压。

5.教育家属给予患者积极的支持,帮助患者树立战胜疾病的信心,保持情绪稳定。

6.嘱患者定期门诊随访,防止病情发展。

(仲梅)

第八节　反流性食管炎

一、概述

由胃和十二指肠内容物,主要是酸性胃液或酸性胃液加胆汁反流至食管,引起食管黏膜的炎症、糜烂、溃疡和纤维化等病变。其中胃食管反流病(GERD)常并发反流性食管炎(RE)。

反流性食管炎是由于胃食管反流引起的食管黏膜损伤,其发病机制主要为:食管抗反流防御机制减弱,包括反流屏障、食管对反流物的清除及黏膜对反流物攻击的抵抗力;反流物对食管黏膜的攻击作用增强。社会心理因素也可以通过精神内分泌途径影响食管和胃的动力。老年患者食管黏膜逐渐萎缩、食管的蠕动功能下降、食管下括约肌松弛、导致食管结构和功能改变使反流性食管炎的发病率增加。老年人户外活动减少,体重增加。食物中脂肪含量增多,使胃排空时间延长,饮酒、吸烟均可增加反流机会。老年人心血管病发生率较高,服用一些刺激消化道黏膜及影响食管胃动力药物的机会较多,糖尿病患者常伴有胃肠动力障碍,易引起排空延迟;随着年龄的增长,老年人外分泌腺逐渐萎缩,唾液量、重碳酸分泌量减少,中和酸、强化黏膜屏障的能力下降;此外,老年人脊柱后弯及便秘较常见,诸多因素都可能促进老年人反流性食管炎的发生发展。

二、临床表现

典型症状,有胃灼热、反酸、胸痛、腹胀;非典型症状为胸痛、上腹部疼痛和恶心;消化道外症状包括口腔、咽喉部、肺及其他部位(如脑、心)的一些症状,如反流性咳嗽综合征、反流性喉炎综合征、反流性哮喘综合征和反流性蛀牙综合征。

1.胃灼热　50%以上的患者有此症状,多出现于饭后 1~2h。某些体位也可引发胃灼热感觉,如仰卧、侧卧(特别是右侧卧位)、向前屈身弯腰、做剧烈运动、腹压增高(举重、用力排便)等。

2.胸痛　位于胸骨后、剑突下或上腹部,常向胸、腹、肩、颈、下颌、耳和上肢放射,也可向左臂放射。

3.吞咽困难　初期可因食管炎引起的食管痉挛而出现间歇性吞咽困难,后期则可因瘢痕形成而出现食管狭窄,此时胃灼热感可逐步减轻,但吞咽困难呈进行性加重,严重者可日渐消瘦。

4.反胃　大多数患者有此症状。进食、用力或体位改变,特别是卧位或弯腰时更易发生。

5.并发症　食管狭窄出血、溃疡;穿孔;Barrett 食管:癌变率高,老年患者的食管炎常更严重,并发 Barrett 食管、癌的发病率随年龄增加而增高;Delahunty 综合征;胃食管反流还是支气管哮喘发病的重要原因之一;出血及贫血。

6.辅助检查

(1)胸骨后烧灼感或烧灼痛可通过食管腔内 pH 测定、食管腔内测压以及食管闪烁显像以确定有无 GERD,应用食管滴酸试验则可确定症状是否由 GERD 所致,必要时可做食管内镜及活组织检查以明确诊断。

(2)钡剂检查:可发现下段食管黏膜皱襞增粗、不光滑、可见龛影、狭窄、蠕动减弱。头低位时可能显示胃内钡剂向食管反流,部分患者有食管裂孔疝表现。

(3)内镜检查:可显示不同程度的反流性食管炎,明确食管良、恶性病变及 Barrett 食管。

三、治疗原则

缓解或消除胃食管反流的症状;预防和治疗重要的并发症;重视治疗原发病,预防 GERD 复发。

1.轻度食管炎者,可服用抗酸药或硫糖铝,此外还可用枸橼酸铋钾或盖胃平。

2.对中度食管炎,可选用 H_2 受体拮抗药,如西咪替丁 400mg,12 小时 1 次,或法莫替丁 20mg,每 12 小时 1 次;或用促动力药,如多潘立酮(吗丁啉)10mg,3/d,西沙必利 5mg,3/d;饭前 30min 服用。

3.对重度的可加大剂量或次数,或改用质子泵抑制药如奥美拉唑 20mg,每日 1 次或每 12 小时 1 次,饭前 30min 服用。目前有五种 PPIs(奥美拉唑、兰索拉唑、雷贝拉唑、泮托拉唑和埃索美拉唑),所有这些药物在处方剂量都可以控制 GERD 症状和促进食管炎愈合。

4.促进食管胃排空药和制酸药联合应用有协同作用,能促进食管炎的愈合,亦可用多巴胺拮抗药或西沙必利、质子泵抑制药或 H_2 受体拮抗药联合应用。

5.扩张治疗 有严重食管狭窄时,可考虑进行内镜扩张治疗。

6.手术治疗。

四、护理评估

了解患者有无焦虑、抑郁等不良情绪,有无生命体征异常。患者胃灼热、反酸、胸痛、吞咽困难及困难程度,有无服用 NSAIDs 或抗胆碱能药物等。是否有饮咖啡的习惯。有无上腹部疼痛和恶心反胃、咳嗽、哮喘等;有无出现食管狭窄、出血、穿孔、溃疡、气管炎、吸入性肺炎等并发症的发生。有无进食困难、体重下降、营养不良。

五、护理要点及措施

1.抬高床头,半卧位休息,保持病房整洁,定时通风。

2.饮食护理 常规给予低脂肪饮食,出现吞咽困难给予半流质或流质饮食,必要时禁食。

3.病情观察 观察剑突后烧灼感出现的时间、规律、放射部位、疼痛程度、反流物颜色和性质。

4.胃灼热、反酸的护理

(1)指导肥胖患者减肥。

(2)指导患者戒烟、酒、咖啡、巧克力。

(3)睡眠时,可将头侧床脚垫高 15~20cm,这对减轻平卧反流是行之有效的办法。要改变不良睡姿,如将两上臂上举或枕于头下,这样可引起膈肌抬高,胃内压力增加,从而使胃液反流而上。

(4)要避免过度弯腰、快速行走等。

(5)穿着宽松舒适衣物。

(6)加强口腔护理,反流后及时漱口,防止口腔溃疡发生。

5.吞咽困难护理

(1)观察吞咽困难是否进行性加重等,如同时发现患者有食物反流、食物由鼻孔流出、呕血及呛咳等伴随症状,应通知医师并嘱其取侧卧位,以防反流物吸入呼吸道,发生肺部感染或窒息。

(2)轻度吞咽困难患者可适当活动。重度因不能进食时致失水、营养不良、酸碱失衡等全身不适的患者应卧床休息,并给予生活照顾。

(3)饮食护理:根据吞咽困难的程度选择饮食,轻者给无渣软饭;中度者给流质饮食,采取少量多餐供给;重度者应禁食,提供肠外高能量营养如优质蛋白、碳水化合物、多种维生素、微量元素等。禁食刺激性强的食物,如辣椒、咖啡等,忌烟、酒。

6. 用药护理

(1)制酸药:常用的药物有奥美拉唑、兰索拉唑、法莫替丁、复方氢氧化铝、氧化镁、雷尼替丁等,饭前半小时服用。

(2)胃动力药:常用的药物有多潘立酮、西沙比利、枸橼酸莫沙比利,饭前半小可服用。

(3)黏膜保护药:嚼碎服用可缓解症状。

(4)忌服有降低食管括约肌肌力、促进食物反流作用的药物,如茶碱、异丙肾上腺素、多巴胺、安定和钙通道阻滞药如硝苯地平、维拉帕米等。

7. 注意生活规律,要起居有常。保持良好心态,避免情绪紧张、激动。适当参加家务劳动,但要注意劳逸结合,避免劳累过度。

8. 心理护理　由于该病反复发作,且老年患者常合并其他疾病如呼吸道、心血管疾病等,常导致患者营养不良,抵抗力下降、情绪低落、烦躁、对治疗丧失信心。根据患者的社会背景、个性、对疾病的认知程度,对每个患者提供个体化心理支持,并给予心理疏导和安慰,以增强战胜疾病的信心。

六、健康教育

1. 在患者出院前,为患者讲解继续治疗与预防复发的注意事项,将有关资料交给患者或家属,告知患者定期复查。

2. 指导患者少量多餐,避免过饱;宜清淡,应少饮含气或酸性饮料和刺激性饮品,如橘汁、柠檬汁、汽水、浓茶、咖啡等;少食甜品和高脂饮食,如巧克力、肥肉、煎鸡蛋等;禁吸烟、饮烈酒。

3. 告知患者适当锻炼身体,肥胖者适当减肥,以增强体质。

4. 指导患者遵医嘱按时服药,向患者详细讲解所用药物的作用、有效剂量、维持量、使用方法、治疗特点及药物不良反应等,提高患者的用药依从性,避免和减少由于患者对药理机制及作用认识不足而导致的不遵医嘱服药和随意要求医生停药的现象。

5. 应根据患者的文化程度、接受能力和知识需求,对疾病相关知识选择不同的教育内容。

(林春敏)

第九节　老年胃肠道肿瘤

一、胃癌

(一)概述

胃癌是指来源于胃黏膜的恶性肿瘤其发病在不同年龄、各国家地区和种族间有较大差异。男性胃癌发病率和死亡率均高于女性,男女之比为 2∶1,发病年龄以中老年居多,55～70 岁高发年龄段。早期胃癌多无症状或仅有轻微症状。当临床症状明显时,病变已属晚期。其发病与遗传因素、性别因素、年龄因素、幽门螺旋杆菌感染、食物、血型、癌前期变化有关。

(二)临床表现

早期胃癌 70%以上无任何症状,中晚期胃癌的症状如下。

1. 全身症状 乏力、食欲缺乏、消瘦、贫血、发热、皮肤干燥、毛发脱落等。

2. 消化系统症状 上腹部疼痛;消化道出血;呃逆、吞咽困难;幽门梗阻症状。

3. 局部可触及肿块,质硬而不规则,可有压痛;肿瘤转移可引起腹水、肝大、黄疸等相应症状。

4. 晚期症状 消瘦和贫血;上腹疼痛明显且持续时间较长,不易缓解,还伴有食欲缺乏、恶心呕吐、饱胀、吞咽困难等症状。

5. 辅助检查

(1)胃肠 X 线检查:为胃癌的主要检查方法,口服钡剂,进行不同充盈度的摄片以显示黏膜相,气钡双重造影方法对于检出胃壁微小病变很有价值。

(2)内镜检查:可直接观察胃内各部位黏膜,对胃癌,尤其对早期胃癌的诊断价值很大。①早期胃癌有时病变极不典型,仅呈边界不清、不规则的黏膜粗糙,甚至仅表现为色泽变化。②进展期胃癌,常呈形态不规则的隆起或凹陷性改变,呈菜花、菊花状或溃疡样改变,表面糜烂、出血、污秽,镜下较易诊断。

(3)实验室检查。血液检查:常有不同程度的贫血,红细胞沉降率增快;血肿瘤标志物检测升高;粪便隐血检查:多持续阳性。胃液检查:胃液可混有血液或呈咖啡色样沉渣;胃酸缺乏;乳酸浓度多增高。

(三)治疗原则

早期发现、早期诊断、早期治疗。早期手术治疗,不需辅助治疗;中期以手术根治为主,辅以化学治疗、放射治疗;晚期以非手术治疗为主。

(四)护理评估

评估患者有无生命体征异常;有无食欲下降、体重减轻、乏力、便血、呕血等症状;有无恶病质;患者腹部疼痛的时间、部位、性质、节律性、与进食的关系,腹部是否扪及包块,包块的大小、部位、活动度等。

(五)护理要点及措施

1. 病情和体力允许时可适量活动,以增加机体抵抗力。有疼痛或出血时卧床休息,保持病房安静,温湿度适宜。

2. 口腔护理 呕血时加强口腔护理,及时清理口腔,保持口腔清洁。

3. 饮食护理

(1)让患者了解充足的营养支持对机体恢复有重要作用,对能进食者鼓励其尽可能进食易消化、高热量、高蛋白、营养丰富的流质或半流质饮食。

(2)静脉营养支持:对有吞咽困难者,中、晚期患者应按医嘱静脉输注高营养物质,以维持机体代谢需要。

(3)营养监测:每周测量体重,监测血清白蛋白和血红蛋白等营养指标。

4. 病情观察 严密观察患者生命体征变化,包括体温、脉搏、呼吸、血压,观察并记录生命体征每小时 1 次。观察腹痛的部位、性质、持续的时间、节律性。观察大便颜色、性状、量,监测便常规结果。

5. 幽门梗阻时,行胃肠减压,观察胃液颜色、性状、量、气味。

6. 疼痛的护理

(1)观察患者腹痛的部位、持续时间、性质、有无节律性,是否伴有严重的恶心和呕吐、吞咽困难、呕血及黑粪等症状。保持舒适安静的环境,减少不良刺激,保证休息。

(2)观察止痛药物治疗效果,用药后疼痛缓解时间,疼痛间隔时间,止痛药物的不良反应。

(3)疼痛发作时及时到患者床旁安慰鼓励患者。

7. 化疗期间的护理

(1)如果实施静脉输入化疗药,应通过中心静脉化疗,并及时巡视,防止化疗药物外渗。

(2)观察化疗的反应,及时报告医生,给予对症处理。经常与患者交谈,提供一个安全、舒适、单独的环境。

(3)在做检查、治疗和护理前,要依据患者的了解程度给予说明,并注意保护性医疗。

(4)鼓励患者或家属参与治疗和护理计划的决策过程。

(5)寻找合适的支持系统,如建议单位领导或同事给予关心,鼓励家庭成员进行安慰,必要时陪伴患者。

8. 心理护理 根据患者的社会背景、个性及对疾病的认知程度,对每个患者提供个体化心理支持。患者在知晓自己的诊断后,预感疾病的预后不佳,加之躯体的痛苦,会出现愤怒、抑郁、焦虑,甚至绝望等负性心理反应,而这些又会加重其躯体不适。因此应做到以下几点:

(1)护理人员应运用倾听、解释、安慰等技巧与患者沟通,关心与体贴患者。

(2)耐心听取患者自身感受的表白,给予患者表达情绪的机会和时间,并给予支持和鼓励。当患者表现悲哀等情绪时,应表示理解。

(3)向患者介绍有关胃癌治疗进展的信息,提高患者治疗的信心。

(4)指导患者保持乐观的生活态度,用积极的心态面对疾病,树立战胜疾病、延长生存期的信心,并给以心理疏导和安慰。

(六)健康教育

1. 向患者及家属详细讲解胃癌的相关知识,介绍出院后有关事项,并将有关资料交给患者或家属,告知患者每隔 2～3 个月复查 1 次,以监测病情变化和及时调整治疗方案。

2. 教会患者及家属如何早期识别并发症,发现异常及时就诊。

3. 嘱患者遵医嘱继续免疫治疗。

4. 指导患者合理使用止痛药,慎服对胃黏膜刺激性药物。

5. 嘱患者养成定时定量、细嚼慢咽的进食习惯,少食过冷、过烫、过辛辣的煎炸食物,且忌吸烟酗酒。胃大部切除术后胃容积减少,宜少量多餐进高营养饮食。

6. 嘱患者劳逸结合,形成规律的健康生活方式,加强自我情绪调整,保持乐观进取的心态。

二、结肠癌

(一)概述

结肠癌是常见的恶性肿瘤之一,可能与饮食、结肠息肉、慢性结肠炎、遗传等因素有关。

70～80岁人群发病率最高,是我国老年人常见恶性肿瘤。腺瘤癌变是一个长期的过程,一般认为至少5年,平均10～15年。腺瘤体积大、数目多、绒毛成分多,严重非典型增生者易发生癌变。一般而言,≤1cm腺瘤的癌变率为1％,1～2cm为10％,>2cm则高达50％,管状腺瘤癌变率为5％～9％,管状绒毛状腺瘤为20％～30％,绒毛状为40％～50％。

(二)临床表现

1.全身临床表现 如低热、贫血,晚期患者有进行性消瘦、恶病质、黄疸和腹水等表现。

2.排便习惯改变 表现为腹泻或糊状大便,或腹泻与便秘交替出现。

3.血便 一般结肠下段或直肠癌肿常以血便为突出表现,或有痢疾样脓血便。

4.肿块 直肠指检发现质地坚硬、表面呈结节状的肿块,肠腔狭窄。引起环形狭窄的癌多在左侧。中晚期可在右腹膜到质坚、表面呈结节感的肿块。

5.腹痛 由于常并发肠梗阻而引起腹绞痛,伴有腹胀、肠鸣音亢进与肠型,右侧结肠癌表现为右腹钝痛,合并感染时有压痛。

6.辅助检查

(1)内镜检查:直接观察病变的部位、形态,同时进行活检,以此获得确诊。

(2)影像学检查:X线钡剂灌肠检查可显示肿瘤的部位与范围,有钡剂充盈缺损、肠腔狭窄、黏膜皱襞破坏等征象;计算机X线体层摄影(CT)、磁共振成像(MRI)或直肠内超声检查,显示结肠癌的肠壁与肠外浸润深度及淋巴结有无转移。

(3)实验室检查:血常规、便常规、血清癌胚抗原检测、血生化检查。

(三)治疗原则

1.手术治疗 外科手术是目前治疗结直肠癌最重要和最有效的方法。

2.化学治疗 尽管结直肠癌对化疗药物一般不是很敏感,但化疗对于提高结直肠癌患者的生活质量及延长生存期,还是得到大多数学者的认可。

3.分子靶向药物治疗 与新的化疗药物联合应用使得结直肠癌的治疗取得了长足的进步。

(四)护理评估

了解患者意识是否清楚,生命体征有无异常;有无食欲下降、体重减轻、乏力、便血等症状,有无恶病质;有无黑粪;腹部疼痛的时间、部位、性质;腹部是否扪及包块,包块的大小、部位、活动度、是否有压痛等。

(五)护理要点及措施

1.保持病房整洁、安静,环境适宜,定时通风。晚期患者情况较差者需绝对卧床休息。

2.口腔护理 每日2次,观察口腔黏膜和牙龈是否有出血。

3.饮食的护理 可进高热觉、高营养、高维生素、易消化、低脂食物,少食多餐,细嚼慢咽。少进食乳制品,以免肠道气体产生过多。为避免术后排便困难影响伤口愈合,可给予粗纤维饮食及收敛药物。对于进食少或不能进食者通过静脉补充营养。

4.病情观察 监测患者神志及生命体征变化,尤其是心率、血压变化并每小时记录生命体征1次。观察大便次数、颜色、性状、量,是否混有血液或黏液。观察腹部体征变化,监测体重及腹围变化。观察有无肝大、黄疸、腹水、锁骨上淋巴结肿大等。

5.疼痛的护理

(1)根据患者的表情、体位、脉快、血压高或低、呼吸浅快等,判断患者疼痛的部位、强度和性质。用 1～10 级疼痛量表评估患者的疼痛等级并记录，及时报告医生。

（2）评估切口处有无红肿，评估尿管和引流管是否通畅。

（3）观察患者有无腹胀、腹痛，了解肠鸣音情况。

（4）在患者活动前给予镇痛药，以增加活动量。用药后半小时评估镇痛药物的效果。

（5）指导非药物缓解疼痛的方法，如变换体位、分散注意力、减少周围环境刺激、放松疗法。

（6）指导患者咳嗽和深呼吸可按压切口的方法。

（7）会阴部伤口疼痛的护理，需要更多的护理与指导。指导患者用 38～42℃ 的温水坐浴 10～20min，每天 3～4 次，促进局部血液循环。

6. 结肠造口的护理

（1）评估造口所在的肠段位置，使用合适的造口袋。使用透明的、末端可以打开的造口袋，以利于观察和倾倒排泄物。

（2）经常观察造口外观和周围皮肤情况，造口黏膜应是粉红色的。保护造口及其周围皮肤，在造口周围皮肤上涂抹皮肤保护剂。

（3）及时更换造口袋，造口袋内容物达到 1/3 时，应倾倒或更换造口袋。

（4）必要时行结肠造口灌洗。

（5）进行必要的心理疏导，帮助患者从心理上适应身体上的变化，

7. 生物靶向治疗的护理　及时了解患者的心理状态，提前告知治疗的过程，使患者对靶向治疗有充分认识。生物靶向治疗过程应在心电监护下完成。生物靶向治疗药物禁止冷冻，开启后立即使用，静脉输入前后应用生理盐水冲洗输液管，并用过滤输液器。开始时 15min 应减慢速度，如无异常速度可以加快。如出现轻中度反应时，减慢输液速度或服用抗组胺药物。若反应严重立即停止输液，更换输液器，静推肾上腺素、糖皮质激素、抗组胺药，并给予支气管扩张药及吸氧。密切观察生命体征。

8. 放射治疗的护理

（1）心理干预：护理人员应及时了解患者的心理状态，主动帮助患者解决细小的需求，使患者对护理人员信任有加，是心理干预得以实施的关键。心理干预须因人而异，根据患者的不同情况，不同患者的不同心理区别对待。

（2）饮食护理：放疗后的肿瘤患者，应多服健脾和胃、养血补气之品，如薏米粥、山核、鸡蛋、猪肝、鲜鱼等，出现放射性肠炎时，宜食用少渣、低脂及产气少食物。

（3）皮肤的护理：放疗后，放射野（即照射的范围）的标记应在医生的指导下拭去，禁用肥皂擦洗。放疗后皮肤干燥和瘙痒，可用滑石粉、痱子粉、皮炎平霜等涂擦。避免阳光直接照射皮肤，避免接触强风、过热或过冷以及盐水等有明显刺激作用的物质。出现放射性肠炎时，保持肛门及会阴部清洁，症状明显者给予止血、止泻治疗。

9. 化学治疗的护理

（1）心理护理：患者对化疗均存有恐惧及焦虑心理，害怕毒副作用。化疗前向患者及家属讲解药物作用、目的、效果及用药过程中可能出现的毒副作用，给予充分安慰和鼓励，消除患者的顾虑。请同病患者现身说法，帮助患者树立信心，在最佳的心理状态下积极配合治疗。

（2）静脉的护理：化疗周期通常较长，保护患者的静脉血管至关重要。通常采用中心静脉插管。

(3)饮食护理:应给予高蛋白、高维生素、营养丰富、易消化的食物,鼓励患者多饮水,以少食多餐为宜,指导患者和家属调节可口的饮食,保证患者的食量,满足机体的需求,以增强机体对化疗的耐受力。

(4)胃肠道反应的护理:对出现恶心呕吐、食欲缺乏者,对症处理的同时注意配合心理护理,对患者多询问、多关心,采取分散注意力的方法减轻患者心理压力和焦虑情绪,饮食以清淡、易消化半流食为主,且要少食多餐,使患者顺利完成化疗。

(5)骨髓抑制的护理:采用保护性隔离,加强防止感染的措施,减少探视及人员流动,严格遵守各项无菌操作,并用紫外线照射病室,每日2次,每次30min,尽量避免侵入性操作。

(6)脱发的护理:向患者解释脱发的原因和性质,给予开导和安慰,鼓励患者表达感受,使其认识脱发是暂时现象,化疗停止后可逐渐恢复正常,鼓励患者通过戴帽子或假发改变现有的现象,树立生活的勇气和信心。

10.心理护理 评估患者的心理状态,有无焦虑、恐惧等不良情绪。疾病是否影响患者日常生活和睡眠。对于病情危重者,医护人员应陪在患者身边安慰患者,使其保持情绪稳定,增强战胜疾病的信心。主动倾听患者和家属的主诉,鼓励他们表达有关情绪反应。鼓励患者观察和触摸造口。如果患者身体状况允许,护理人员可鼓励患者参与结肠造口的护理。尊重患者的文化和宗教习惯,鼓励他们使用这些资源来加强应对。鼓励患者和家属讨论目前状况对家庭成员、结构、功能的潜力影响。如果可能,向患者提供癌症支持组织、社会服务机构信息。

(六)健康教育

1.嘱患者注意饮食卫生,多食含纤维、营养丰富的食物,少食高脂肪、高蛋白质食物。保持正常体重。

2.指导患者进行适当体育活动,如散步、太极拳等,增加机体的免疫功能。保持乐观豁达的心理状态,对生活充满信心,利于疾病康复。

3.给患者讲解造瘘的必要性,使其能正确地对待术后生活的改变。

4.指导并教会患者正确护理结肠造瘘口,教给患者有关人造肛门袋的排空和更换知识,如食物的选择、肛门袋的处理等,并保护好周围皮肤。

5.告知患者为防止造瘘口狭窄,经常用示指扩张造瘘口。

6.告知患者每日坚持多饮水,养成定时排便的好习惯。如有便秘,可经造瘘口灌肠。

7.让患者了解进一步治疗的必要性,如放疗、化疗、生物靶向治疗等,使其恢复自信心,且能正常与人交往。

8.嘱患者观察病情变化,定期复查,如有腹痛、便血等症状及时就诊,以保证生活质量。

(林春敏)

第十节　功能性肠病

一、功能性消化不良

(一)概述

功能性消化不良(functional dyspepsia,FD)是指持续或间隙性上腹部中心部位的疼痛、不适、腹胀、反酸、嗳气、恶心、呕吐等症状且不能用器质性疾病或解剖结构的改变来解释的一系列症候群。流行病学调查显示,FD 占消化不良患者的 30%~50%,占消化专科门诊的 30%~40%。依据 FD 患者对症状的主诉将其分为溃疡样型、运动障碍样型、非特异型、反流样型等。老年患者中以运动障碍样型多见。FD 的发病机制至今尚未彻底阐明,可能包括多种发病机制,普遍认为 FD 的病因与发病机制与下列因素有关。

1. **胃肠动力异常**　大量的临床研究表明,FD 的病理生理机制可能与胃动力障碍、胃感觉异常、胃电节律紊乱等胃源性因素关系密切。胃动力障碍的病理生理改变可能是 FD 发病的主要机制。老年患者中 50%有胃排空障碍,亦多见结肠及小肠功能紊乱。

2. **胃肠感觉异常**　50%的 FD 患者较少的进餐量即可产生上腹部不适和疼痛,可能是内脏感觉的敏感性增高所致,普遍认为主要是中枢机制引起了内脏感觉的高敏感性。

3. **胃肠激素水平低**　胃肠激素对消化道运动有显著影响,胃动素、促胃泌素等能引起胃电节律加快,从而增强胃窦的收缩,促进胃排空。大量资料显示,FD 患者空腹和餐后血浆胃动素低于正常人水平。

4. **幽门螺杆菌(HP)感染**　HP 产生的尿素酶可水解胃内的尿素,在正常体温下每天可产生一定量的 CO_2,参与腹胀、嗳气的形成。

5. **其他因素**　FD 的发病与年龄、心理障碍和神经异常、环境因素等也有一定的关系。

（二）临床表现

1. **上腹痛**　为常见症状,部分患者以上腹痛为主要症状,伴或不伴有其他上腹部症状。上腹痛多无规律性,部分患者上腹痛与进食有关,表现为饱痛,进食后缓解,或表现为餐后 0.5~3.0h 腹痛持续存在。

2. **早饱、腹胀、嗳气**　亦为常见症状,可单独或同时出现,伴或不伴有腹痛。早饱是指有饥饿感但进食后不久即有饱感,致摄取食物明显减少。上腹胀多发生于餐后,或呈持续性进餐后加重。早饱和上腹胀常伴有嗳气。

3. **恶心、呕吐**　并不常见,往往发生在胃排空明显延迟的患者,老年 FD 患者以胃排空延缓为主要特征。呕吐多为当餐胃内容物。

4. 不少患者同时伴有失眠、焦虑、抑郁、头痛、注意力不集中等精神症状,这些症状与部分患者"恐癌"心理有关。

5. **体征**　体征较少,多无特异性,可有上腹部压痛。

6. **辅助检查**

（1）实验室检查:进行血常规、肝功能、肾功能检查,必要时做血糖、甲状腺功能等相关内分泌的检查,甚至免疫学检查,以除外糖尿病、甲状腺功能亢进(或减退)症及结缔组织病等全身性疾病。FD 患者空腹和餐后血浆胃动素低于正常人水平。

（2）超声波、X 线等检查:排除肝、胆、胰、肠道器质性病变。

（3）内镜检查:排除食管炎、胃及十二指肠溃疡、糜烂、肿瘤等器质性病变。

（4）全消化道钡餐:在怀疑有机械性肠梗阻时有一定的诊断价值。

（5）空腹体表胃电图分析:功能性消化不良的患者主要表现为胃电节律过缓或过速。

（6）胃排空试验:对于治疗效果欠佳者,可行胃肠动力检查以指导治疗,但近期的研究资料认为,仅有部分 FD 患者存在胃排空延迟,即使行胃排空试验亦不会影响患者的治疗方案,因此不列为常规的检查方法。

（7）幽门螺杆菌检查:血清幽门螺杆菌抗体检测,功能性消化不良患者多见幽门螺杆菌感染。

（三）治疗原则

对 FD 患者治疗选择从理论上讲应采用个体化的治疗方案。对溃疡型和动力障碍型消化不良，可分别采用抗分泌或促动力药物作为一线的治疗。当症状对患者生活质量产生明显影响时，可以考虑采用间歇性治疗（如 2～4 周）。在极少数症状持续存在和不能停药的患者，则需持续治疗。应用促动力药，特别是西沙必利治疗 FD 疗效可达 60%～90%，多潘立酮治疗FD 也有效且副作用较甲氧氯普胺少。对溃疡-运动障碍混合型 FD 患者应用法莫替丁加西沙必利较单一用药更有效。用中药调治功能性消化不良症效果好，可口服枳实消痞丸、香砂养胃丸等。对于某些明显伴有抑郁、焦虑情绪，并且消化不良症状较重的 FD 患者，还需加用抗抑郁、抗焦虑药物治疗，这样可显著提高疗效。

（四）护理评估

了解患者的起病时间、原因或诱因、病程长短；有无嗳气、恶心、呕吐等症状，伴或不伴腹胀、腹痛；腹痛的部位、性质、规律及持续时间；患者的全身营养状况、精神状况、神志、生命体征等状况。

（五）护理要点及措施

1. 一般护理　注意休息，规律作息，避免精神紧张，嘱患者按时足量用药。

2. 心理护理　功能性消化不良一般病程较长，尤其是老年人，随着年龄的日渐增高，除本病之外的其他疾病还会不断伴随而生，因此，他们的心理压力往往比年轻患者要大得多。护理人员应有针对性地向患者介绍有关本病的医学知识，使患者对本病有一个大概的了解，知道其治疗预后情况，从命消除思想顾虑，全身心地配合治疗和护理。

及时评估患者的生理、心理反应及心身防卫和应对能力，找出护理问题，制定相应的护理计划，通过心理护理使患者避免精神紧张，消除焦虑情绪，减少对自身病情的关注，促进患者康复。针对性地行心理治疗和护理，包括支持性心理治疗、个别心理治疗、患者互助治疗、社会与家庭支持性心理治疗、认知治疗、暗示疗法和放松训练等。

3. 饮食护理　功能性消化不良对饮食要求比较严格，其重要性有时甚至胜过药物治疗，特别是老年 FD 患者，合理的饮食调养常可收到事半功倍之效，一般来说，本病应以清淡、易消化、富有营养的食物为主。劝导患者改变不良的饮食习惯，注意生活规律，饮食要合理，定时定量，少食刺激性强、生冷及油腻食物，戒除烟酒，不暴饮暴食。积极补充维生素和蔬菜、水果，坚持围绕疾病调整饮食，制定适宜的食谱。对于老年 FD 伴便秘患者，饮食中要有适量的纤维素，每天进食一定量的蔬菜与水果；适当食用些粗粮；配合腹部按摩，加强通便作用。

4. 用药护理　功能性消化不良属多病因的复杂性疾病，临床治疗方法多样，加之老年患者多伴有其他系统的疾病，用药往往非常繁杂，因此，务必告诫患者谨慎用药。胃肠动力药及胃黏膜保护药应餐前服用；对胃肠功能有损害但又必须使用的药物，应饭后服用，以减少对胃黏膜的不良刺激。用中药治疗时可在煎剂中加入姜、枣等物，以暖胃护脾，并应浓煎少量多次服用，以减轻胃肠负担。服药期间，严禁进食辛辣、海腥、油炸之物。另要做好长期服药的准条，按时足量用药。

（六）健康教育

1. 对患者进行与疾病相关的健康知识宣讲，对病程长、经多次住院或门诊治疗效果不佳者，讲解功能性消化不良的发病原因。

2.让患者在充分知情并认可各项检查结果均正常的前提下,加强理解沟通,启发患者对疾病的主动认知及积极配合,解除其对疾病的顾虑、恐惧等不良心理应激。

3.加强腹式呼吸　对于因生理因素引起的消化功能不良患者,指导患者进行腹式呼吸,每天锻炼 3～4 次,每次 10～15min。加强腹式呼吸可增加肺通气量,促进肺循环,使血液中的含氧量明显增加,改善全身各系统的功能。同时,膈肌和腹肌起落运动增强,对五脏六腑起到按摩和被动牵拉运动的作用,从而促进了胃肠蠕动和消化腺的分泌,对促进食物的消化和吸收,改善功能性消化不良的各种症状具有一定的治疗作用。

4.锻炼腹肌　对于各年龄段不间生活、饮食习惯导致的功能性消化不良,可指导患者做增加腹肌张力的运动(禁忌证除外),即每天收缩腹肌数次;或使脚后跟着地,膝部轻度弯曲,保持半坐位的姿势;仰卧时举起下肢,但要保持膝部伸直。

5.调节饮食　由于饮食不合理而致的功能性消化不良,最关键的是调节饮食,如腹胀时不食产气食物如豆类、洋葱、红薯等,便秘时尽可能进食高纤维食物,如蔬菜、水果等。

6.改变生活方式,创造良好的生活环境　指导患者适当参加活动,缓解抑郁、焦虑情绪,保持乐观及稳定的情绪。对卧床休息的患者,对其床上的饮食起居要提供便利条件。

二、肠易激综合征

（一）概述

肠易激综合征(irritable bowel syndrome,IBS)指的是一组包括腹痛、腹胀、排便习惯改变和大便性状异常、黏液便等表现的临床综合征,持续存在或反复发作,经检查排除可以引起这些症状的器质性疾病,常与其他功能性肠病的症状重叠。根据临床特点可分为腹泻型、便秘型、腹泻便秘交替型以及胀气型。老年肠易激综合征患者通常有长期的肠功能紊乱史,某些人始于儿童期或青春期。肠易激综合征的确切病因不清,但公认与以下因素有关。

1.精神、神经因素　研究认为,本病症状发作或加重均与情绪紧张有关,焦虑、抑郁、激动、恐惧等情绪不安因素刺激机体,影响了自主神经功能,从而引起结肠和小肠的运动功能改变及分泌功能失调。老年人常见的精神刺激有家庭不和、恐癌、配偶病故等。

2.遗传因素　肠易激综合征有明显的家族聚集倾向。国外 33% 的患者有家族史,国内与此接近,而且同一家族中肠易激综合征患者的临床表现雷同。

3.感染因素　约 1/4 肠易激综合征患者的症状起自胃肠炎、痢疾或其他直接影响胃肠功能的疾病。研究认为各种细菌、病毒感染可引起肠黏膜下巨细胞或者其他炎性细胞释放细胞因子,引起肠道功能紊乱而发生肠易激综合征。

4.饮食因素　多数肠易激综合征患者症状的出现与进食的种类、性状有关,如富含纤维素的食物、生冷食物、高脂高蛋白食物、海鲜类食物、酒类饮品等,肠易激综合征患者对这些食物的不耐受可能是发病机制之一。

5.药物因素　已知一些抗生素、麻醉药、抗酸药等有诱发肠易激综合征的作用。研究发现,这些药物通过影响胃肠道平滑肌的兴奋性和肠道的内分泌引发症状。

（二）临床表现

1.腹痛　几乎所有肠易激综合征患者都有不同程度的腹痛。部位不定,以下腹和左下腹多见。多于排便或排气后缓解。

2.腹泻　一般每日 3～5 次,少数严重发作期可达数十次。大便多呈稀糊状,也可为成形软便或稀水样。多带有黏液,部分患者粪质少而黏液量很多,但绝无脓血。有些患者腹泻与便秘交替发生。

3.便秘 排便困难,粪便干结、量少,呈羊粪状或细杆状,表面可附黏液。

4.腹胀 位于脐周或全腹,白天夜间均可发生,一般腹围不增大。

5.体征 体征多无特异性,可在相应部位有轻压痛,部分患者可触及腊肠样肠管,直肠指检可感到肛门痉挛、张力较高,可有触痛。

6.辅助检查

(1)实验室检查:粪常规检查可见大量黏液或正常,血尿常规、大便隐血、细菌培养(至少3次)、甲状腺功能测定、肝胆胰肾功能、红细胞沉降率、电解质、血清酶学检查等均正常。

(2)X线检查:X线钡灌肠可见结肠充盈迅速及激惹征,但无明显肠结构改变;全消化道钡剂有时可见钡剂通过小肠过速,钡头于 0.5～1.5h 即可到达回盲部。在进行钡灌肠检查时,宜用温生理盐水灌肠,因为肥皂水或寒冷液体灌肠可引起结肠痉挛而产生激惹现象。

(3)结肠镜检查:肉眼观察黏膜无异常或仅有较度充血水肿和过度黏液分泌,结肠黏膜活检正常。有的患者进行结肠镜检查时,因痛觉过敏,常因腹痛不能耐受而中途终止检查或不能检查。有的患者检查后,有较长时间腹痛、腹胀,且较难恢复,可能与肠镜检查时刺激有关。

(4)结肠运动功能检查:乙状结肠压在无痛性腹泻者降低,便秘者则增加;直肠压在便秘者增加,腹泻者则降低,并可有肛门松弛;不论便秘或腹泻者,均可导致乙状结肠和直肠的运动指数增高。

(三)治疗原则

多主张综合性全身治疗,或针对可能的病因进行对抗治疗,提高患者的生活质量。对精神紧张、焦虑、多疑、烦躁的患者,应尽力解除精神压力,必要时给予抗焦虑药、镇静药等;应避免过分辛辣、甜、酸、凉和粗硬的食物,少饮含碳酸的饮料,戒烟限酒,对缓解症状有一定作用;解痉药可解除平滑肌痉挛,减缓肠蠕动,对腹痛、腹泻、排便不尽感有效;动力药可促进胃肠蠕动,对便秘型有效;动力—感觉调节药适用于便秘型肠易激综合征;消胀剂可吸收气体,减轻腹胀。

(四)护理评估

了解患者的起病时间、原因或诱因、病程长短;粪便的性状、次数和量;有无腹痛、里急后重、恶心、呕吐或发热等伴随症状;患者的全身营养状况、精神状况、神志、生命体征、尿量、皮肤弹性等;肛周皮肤情况。

(五)护理要点及措施

1.一般护理 注意休息和腹部保暖,嘱患者定时按量服药,但药物主要是对症处理,对治疗疾病无作用,因此,如无必要,可不使用药物治疗。

2.心理护理 多数患者由于工作、家庭、生活等因素引起长期而过度的精神紧张,因此对他们应该给予更多的关怀,自入院始尽可能提供方便,使他们对新的环境产生信任感和归属感。在明确诊断后更要耐心细致地给患者讲解病情,使其对所患疾病有深刻的认识,避免对疾病产生恐惧,消除紧张情绪,耐心细致地讲解,也会使患者产生信任感和依赖感,有利于病情缓解。

3.饮食护理 肠易激综合征不论哪种类型都或多或少与饮食有关。腹泻型患者应避免进食冷、辛辣等刺激性食物,减少煎、炸食物;避免含有大量小易吸收的碳水化合物的食物,包括脂肪、小麦及含麸质食物如面包、面条及其他面粉制品、苹果、梨子、李子、玉米、燕麦、马铃薯等；避免饮碳酸饮料；控制海鲜、甜牛奶等有可能导致腹泻的食物摄入，少量多餐。在急性腹泻期间，有时需要短暂禁食，以使肠道得以休息，但必须补大量的水分。对于便秘型患者，饮食中必须有适量的纤维素，每天要进食一定量的蔬菜与水果；主食不要过于精细，要适当进食粗粮；晨起空腹饮一杯淡盐水或蜂蜜水，配合腹部按摩或转腰，让水在肠胃振动，加强通便作用。

4.腹泻护理　观察腹泻患者大便的次数、性状、量、气味、有无黏液及脓血。必要时按医嘱予止泻的药物抑制肠蠕动，延长肠内容物停留时间，促进小肠对胆盐、水分吸收。腹泻患者要注意卧床休息，以减少体力消耗和肠蠕动次数。另外要注意患者的腹部保温，受凉会使病情加重。做好肛周皮肤的护理，每次便后嘱患者用软纸轻拭并用温水清洗，条件允许可坐浴。行缩肛运动，促进肛周血供。肛周局部涂以无菌凡士林或其他无菌油膏，以保护皮肤。

5.便秘护理　嘱便秘患者每天锻炼腹肌，引发便意。养成定时排便的习惯，防止粪便堆积，每次排便时间不宜过长，不可过于用力。必要时予缓泻药，如开塞露等。

6.中药保留灌肠　灌肠用中药药方为柴胡、白芍、炙甘草；腹痛者加延胡索；腹泻者加五倍子；黏液便者加黄连；便秘者加大黄。先做好解释工作，使患者了解中药灌肠具有清热解毒、软坚散结、解痉镇痛等作用，另外灌肠可促进排出大便、细菌和毒素，能清洁肠道，减少肠内容物非正常分解与发酵，减少气体产生，有效减轻腹胀。灌肠时，协助患者取左侧卧位，药液温度调至 38～40℃，药液量 100～200ml，抬高臀部 10cm，插入肛管 15～20cm，灌入时液面距肛门不超过 30cm，在 15～20min 缓慢灌入，灌入后嘱患者先屈膝仰卧，抬高臀部 10～15min 后取出臀下小枕，再嘱其静卧休息 1h 以上。

（六）健康教育

1.指导患者适当参加文体活动，缓解精神紧张和疲劳，积极锻炼身体，增强体质，预防疾病，选择既能长期坚持又有益于身体的有氧运动，例如：快走、慢跑、游泳等，每周运动 3～5 次，运动量因人而异，以不出现疲劳为宜。

2.告知患者应保证足够的睡眠，规律的作息时间，睡前温水泡脚，不饮咖啡、浓茶等兴奋性饮料，避免从事令人兴奋的活动。

3.告知患者对可疑不耐受的食物，如虾、蟹、牛奶、花生等尽量不食，辛辣、冰冻、油腻、生冷食物及烟酒要禁忌。同时避免泻药及理化因素对肠道的刺激。饮食定量，不过饥、过饱，养成良好的生活习惯。

4.嘱患者避免精神刺激，解除紧张情绪，经常保持乐观豁达及稳定的情绪，以应对各种应激情况。

5.指导患者经常做腹部按摩，以增强肠道运动功能和免疫功能。

（王红霞）

第十一节　肝硬化与肝性脑病

一、肝硬化

（一）概述

肝硬化是临床常见的慢性进行性肝病，是以肝组织弥漫性纤维化、假小叶和再生结节形成为特征的慢性肝病。临床上有多系统受累表现，以肝功能损害和门静脉高压为主要表现，晚期常出现消化道出血、肝性脑病、继发感染等严重并发症。引起肝硬化的病因很多，在我国以病毒性肝炎所致肝硬化为主，国外以酒精中毒多见。

（二）临床表现

通常肝硬化起病隐匿，病程发展缓慢，病情较轻微，可潜伏 3～5 年或 10 年以上，少数因短期大片肝坏死，3～6 个月便发展成肝硬化。常分代偿性肝硬化和失代偿性肝硬化两类临床表现。

1.代偿性肝硬化　可无症状或症状不典型，缺乏特异性。以乏力、食欲减退出现较早且较突出，可伴有腹胀不适、恶心、上腹隐痛、轻微腹泻等。上述症状多呈现间歇性，因劳累、感染而诱发，经适当休息、治疗可以缓解。

2.失代偿性肝硬化　肝硬化患者出现黄疸、腹水、低蛋白血症、消化道出血及肝性脑病者，提示进展至失代偿期。主要表现为肝功能减退和门静脉高压症两类症状。

（1）乏力、体重减轻：主要原因是进食的热量不足，糖、蛋白质、脂肪等中间代谢障碍，致使能量产生不足，肝功能损害或胆汁排泄不畅、血中胆碱酯酶减少，影响神经、肌肉的正常生理功能；乳酸转化为肝糖原的过程障碍，活动后，肌肉内乳酸蓄积过多。体重减轻为消化功能及吸收功能障碍所致。

（2）消化系统症状：食欲减退、上腹不适、腹胀，对脂肪耐受性差，易腹泻。

（3）低热：部分患者可出现不规则低热，一般不超过 38.5℃，持续的高热常提示有并发的感染。

（4）出血及贫血：出血倾向常见，严重者可出现胃肠黏膜及皮肤广泛出血。

（5）内分泌失调的表现：男性患者睾丸萎缩、性功能减退、毛发脱落等。

（6）皮肤表现：肝病面容、蜘蛛痣、肝掌。蜘蛛痣主要分布在面颈部、上胸、肩背和上肢等，下腔静脉引流区域，形似蜘蛛，用火柴梗按压蜘蛛痣中心，周围即褪色，放松按压即恢复。

（7）黄疸：肝硬化患者出现黄疸，是由于肝细胞摄取、结合及排泄胆红索的功能发生障碍，故黄疸性质属于肝细胞性。

（8）腹水：腹水是肝硬化由代偿转化为失代偿的重要标志之一，肝窦静水压力升高及低蛋白血症是其形成的基本因素。

（9）脾大、脾亢：门脉高压，脾静脉回流受阻，引起脾脏淤血性肿大；此外，肝脏坏死所产生的毒性产物或其他港物可引起增生性脾大。

（10）侧支循环建立开放：是门静脉高压症的特征性表现，脾大、侧支循环建立开放（食管和胃底静脉曲张、腹壁静脉曲张、痔静脉扩张）、腹水、胸腔积液。

（11）肝硬化的实验室检查

①血常规：脾功能亢进时白细胞和血小板计数减少。

②尿常规：失代偿期可有蛋白尿、血尿和管型尿。有黄疸时可有胆红素、尿胆原增加。

③肝功能：代偿期正常或轻度异常，失代偿期多有异常。

④免疫功能检查：血清 IgG 显著升高，T 淋巴细胞数常低于正常。

⑤腹水检查：为漏出液。

⑥影像学检查：如 X 线钡剂检查、CT 检查等。

⑦纤维内镜检查：可直视静脉曲张及其分布和程度。

⑧腹腔镜检查:直接观察肝脾情况。

(12)并发症:上消化道出血;肝性脑病;感染;功能性肾衰竭(肝肾综合征);原发性肝癌;其他如电解质、酸碱平衡紊乱。

(三)治疗原则

积极病因治疗,同时加强静脉营养支持、保肝、抗感染、预防并发症及对上消化道出血、肝性脑病、功能性肾衰竭等并发症的对症支持治疗。限制钠水摄入、使用利尿药、放腹水,加输注入血白蛋白治疗,提高血浆胶体渗透压。对难治性腹水进行浓缩回输、腹腔－颈静脉引流及经颈静脉肝内门体分流(TIPSS)治疗。

(四)护理评估

了解患者发病过程,有无肝炎或输血史;有无恶心、呕吐、腹胀,粪便的性状及颜色;观察患者精神状态,对人物、时间、地点的定向力;肝脾有无压痛;有无腹水;皮肤和黏膜有无黄染、出血点、蜘蛛痣;有无体重下降及消瘦程度。

(五)护理要点及措施

1.病情观察　观察患者生命体征及神志变化,每周测量腹围、体重1次。观察腹胀、腹泻、腹痛部位、程度,并及时报告医生。正确记录24h出入量。

2.饮食护理　饮食以高热量、高蛋白质、低脂肪、低盐、多维生素而易消化软食为主,忌食粗糙过硬食物。伴有水肿和腹水的患者应限制水和盐摄入(3～5g/d),进水量限制在每日1000ml左右,应用排钾利尿药时应进食含钾多的食物。肝功能不全昏迷期或血氨升高时,限制蛋白质摄入,控制每日30g左右。禁烟、忌酒、咖啡等刺激性饮料及食物。

3.体位及皮肤护理　肝硬化患者应多卧床休息,卧床时尽量取平卧位,阴囊水肿者可用托带托起阴囊。大量腹水者可取半卧位,抬高下肢。肝硬化患者每日用温水擦浴,保持皮肤清洁,衣着宜柔软宽大,床铺应平整,定时更换体位,防止发生压疮和感染。将患者的指甲剪短,防止抓伤。皮肤瘙痒时应注意用温水清洗,不要用刺激性药物或肥皂擦洗。

4.心理护理　由于该病病程长、预后差,且老年患者常合并其他疾病如呼吸道、心血管疾病等,抵抗力下降,常有情绪低落、烦躁表现,对治疗丧失信心。根据患者的社会背景、性格、家庭环境、对疾病的认知程度,对每个患者提供个体化心理支持,并给予心理疏导和安慰,以增强战胜疾病的信心。

5.腹腔穿刺放腹水的护理要点　放腹水水前向患者说明注意事项、操作目的,以取得合作,测量体重、腹围、生命体征,嘱患者排空膀胱以免误伤。术中及术后监测生命体征,观察有无不适反应;放液速度不宜过快,放液量不宜过多,一次放腹水量不宜超过3000ml。术毕用无菌敷料覆盖穿刺部位,如有溢液可用吸收性明胶海绵处置,术后使用腹带包扎,以免腹内压骤然下降;记录抽出腹水的量、性状和颜色,标本及时送检。

6.做好并发症的观察和护理　如上消化道出血、肝性脑病、电解质及酸碱平衡紊乱。

二、肝性脑病

(一)概述

肝性脑病是肝细胞功能衰竭的最常见和最严重的表现之一,是由各种急慢性肝病引起的、以代谢紊乱为基础的中枢神经系统功能失调的综合征。其主要临床表现是意识障碍、行为失常和昏迷。临床上一般可分为急性和慢性肝性脑病两大类。慢性肝性脑病血氨可明显升高。

（二）临床表现

急性肝性脑病常见于急性重型肝炎所致的急性肝衰竭；慢性肝性脑病多见于肝硬化和慢性肝衰竭。根据精神、神经表现、脑电图检查及智力试验，可将慢性肝性脑病分为 5 期（级）。

0 期（隐性期）：既往称为亚临床肝性脑病，现多称为轻微型肝性脑病。表面观察患者完全正常，经智力检查发现智力低下、反应时间明显延长或操作能力减退等。

Ⅰ期（前驱期）：轻度性格和行为异常。欣快激动或淡漠少言，或行为失常，可有扑翼样震颤。脑电图仅轻度异常改变。历时数天或数周或更久。

Ⅱ期（昏迷前期）：以精神错乱、意识模糊、睡眠障碍为主。此期出现明显神经体征，例如腱反射亢进、肌张力增高、踝阵挛及巴宾斯基征阳性等，扑翼样震颤和脑电图异常均很明显，具有一定的特征性。患者可出现不随意运动及运动失调。

Ⅲ期（昏睡期）：以昏睡和精神错乱为主，各种神经体征持续加重。患者大部分时间呈昏睡状态，但可以唤醒，醒时尚能应答问话，但常有神志不清或幻觉。扑翼样震颤仍可引出，肌张力增强，四肢被动运动常有抗力。脑电图也有异常发现。

Ⅳ期（昏迷期）：患者完全丧失意识，不能唤醒。腱反射和肌张力仍亢进，有时成张目凝视状，由于患者不能合作，扑翼样震颤不能引出。深昏迷时，各种反射消失，肌张力降低，瞳孔散大，可出现阵发惊厥、踝阵挛和换气过度。

伴肝功能严重损害的肝性脑病患者尚有黄疸、出血倾向和肝臭表现，易并发各种感染、肝肾综合征、脑水肿等情况，使其临床表现更为复杂。患者死亡原因常与感染和呼吸道功能或肾衰竭有关。

（三）治疗原则

目前针对肝性脑病的治疗仍采取消除诱因、避免诱发和加重肝性脑病、减少肠内毒物的生成和吸收、促进有毒物质的代谢清除、纠正氨基酸代谢紊乱、对症支持疗法，以及纠正水、电解质和酸碱平衡失调等综合性治疗措施。

（四）护理评估

评估患者的精神、神经表现及呼吸、血压、瞳孔等生命体征的变化，特别要注意有无神志丧失、扑翼样震颤，肌张力增强，四肢被动运动等表现。

（五）护理措施及要点

1. 饮食护理　控制与调整饮食中蛋白质的摄入量，能量供给应以糖类为主，每日供给热量 1200～1600kcal 和足量的维生素，并保持糖类和蛋白质的比例均衡（一般为 5∶1）。蛋白质摄入量不宜超过 70g/d，但不能低于 40g/d，以免引起负氮平衡。以碳水化合物为主要食物，可口服蜂蜜、葡萄糖、果汁、面条、稀饭等。昏迷患者以鼻饲葡萄糖液供给能量。患者神志清楚后，可逐步增加蛋白质饮食，以植物蛋为好。

2. 维持水、电解质平衡　密切观察患者的生命体征，神志，皮肤黏膜的颜色、体重的变化，准确记录出入量，严格控制补液的速度及量。控制每日水入量，入量一般为每日尿量加 1000ml，每日总入量以不超过 2500ml 为宜。

3. 维持有效呼吸功能　观察患者呼吸形态，监测血气分析；协助患者半卧位，利于患者肺扩张和通气；给予低流量吸氧，保持呼吸道通畅，协助患者翻身、叩背，鼓励患者深呼吸、咳嗽、咳痰；痰多不易咳出者可给予雾化吸入；若患者出现严重呼吸困难及缺氧症状，应及时行气管插管或切开,呼吸机辅助呼吸。

4.保护脑细胞功能,防止脑水肿　高热时用冰帽以降低颅内温度,降低能量消耗,是保护脑细胞功能的有效措施。抬高床头 20°,可有效降低颅内压,但勿高于 30°。

5.控制感染　根据医嘱使用抗生素。保持室内空气新鲜,定时开窗通风,注意保暖。协助患者做深呼吸、有效咳嗽及排痰;加强基础护理,预防口腔、肺部和尿路感染。

6.保持大便通畅　遵医嘱应用导泻药物,注意观察用药效果。

7.做好肝性脑病患者的安全防护　对于烦躁患者应注意保护,可加床档,必要时使用约束带,防止发生坠床和撞伤等意外。

(六)健康教育

1.指导患者保证足够的休息和睡眠,保持乐观情绪。

2.指导患者合理饮食,进食高热量、高蛋白质、高维生素、易消化饮食,忌食过多的蛋白质;已经发生过肝性脑病或有肝性脑病前兆的患者,更应严格限制蛋白质的摄入量,每天每千克体重不应超过 0.5g;忌食糖过多;忌食辛辣食物。

3.指导患者忌酒、烟　尼古丁有收缩血管作用,造成肝脏供血减少,影响肝脏的营养,不利于肝病稳定。

4.指导患者注意保暖及个人卫生,预防感染。

5.指导患者正确遵医嘱用药,教会患者观察药物疗效和不良反应,有异常及时就诊。

6.安慰家属,要理解关心患者,给予细心的照顾。教会患者及家属如何早期识别并发症,以监测病情变化和及时调整治疗方案。

(王红霞)

第十二节　糖尿病

一、概述

糖尿病(diabetes mellitus,DM)是由遗传和环境因素相互作用而引起的一组以慢性高血糖为共同特征的代谢异常综合征。因胰岛素分泌或作用的缺陷,或两者同时存在而引起的碳水化合物、蛋白质、脂肪、水和电解质等代谢紊乱。随着病程的延长可出现多系统损害,导致眼、肾、神经、心脏、血管等组织的慢性进行性病变,引起功能缺陷及衰竭。重症或应激时可发生酮症酸中毒、高渗性昏迷等急性代谢紊乱。糖尿病分为四型,即胰岛素依赖型糖尿病(1 型糖尿病)、非胰岛素依赖型糖尿病(2 型糖尿病)、其他特殊类型糖尿病和妊娠糖尿病。其中非胰岛素依赖型糖尿病也叫成人发病型糖尿病,多发生在 40 岁以上和老年人中,占糖尿病患者 90% 以上。其特征为胰岛素抵抗、胰岛素分泌不足、肝糖输出增多。

中国糖尿病协会 2010 年最新调查发现,我国的糖尿病发病率高达 9.7%,糖尿病患者接近 1 亿,毫无疑问我国已成为全球范围糖尿病增长最快的地区,且超过印度成为糖尿病第一大国。糖尿病已成为严重威胁人类健康的世界性公共卫生问题。

二、临床表现

1.多尿、烦渴、多饮　由于血糖浓度增高,超过肾糖阈值,导致尿糖、尿渗透压升高,而肾小管重吸收水减少,尿量和尿次数增多,一昼夜可 20 余次,总量达 2～3L。由于多尿,患者口渴多饮。但非胰岛素依赖型糖尿病老年患者常无典型的"三多"症状,仅在体检时发现血糖升高。

2. 多食善饥 由于排出大量糖尿,糖未能充分利用,加之血糖增高后刺激机体分泌胰岛素,因此食欲亢进,有饥饿感,每日进食 5～6 次,每餐可达 0.5～1kg,但有时仍不能满足饥渴。

3. 体重减轻、疲乏无力 由于糖代谢失常、能量利用减少、负氮平衡、失水等,患者感疲乏、虚弱无力。发现糖尿病时明显超重或肥胖者大多数为非胰岛素依赖型糖尿病,肥胖越明显,越易患非胰岛素依赖型糖尿病;胰岛素依赖型糖尿病患者在起病前体重多属正常或偏低。无论是胰岛素依赖型糖尿病或非胰岛素依赖型糖尿病,在发病之后体重均可有不同程度降低,而胰岛素依赖型糖尿病往往有明显消瘦。

4. 其他 由于高血糖及末梢神经病变导致皮肤干燥和感觉异常,患者常有皮肤瘙痒,尤其多见于女性外阴,由于尿糖刺激局部而引起;或并发真菌感染,瘙痒更加严重。另外,四肢麻木、腰痛、月经失调、性功能障碍、便秘等也常见。

5. 并发症

(1)糖尿病的急性并发症,包括糖尿病酮症酸中毒、非酮症性高渗性昏迷、糖尿病乳酸性酸中毒、低血糖昏迷。

(2)糖尿病的慢性并发症,包括动脉粥样硬化性糖尿病大血管病变、糖尿病肾病、视网膜病变、心肌微血管病变,以周围神经病变最常见的糖尿病神经病变,以及糖尿病足部病变等。

其中胰岛素依赖型与非胰岛素依赖型糖尿病均可发生各种急慢性并发症,但在并发症的类型上有一定差别。就急性并发症而言,胰岛素依赖型糖尿病容易发生酮症酸中毒,非胰岛素依赖型糖尿病较少发生酮症酸中毒,但老年患者易发生非酮症高渗性昏迷。就慢性并发症而言,胰岛素依赖型糖尿病容易并发眼底视网膜病变、肾脏病变和神经病变,发生心、脑、肾或肢体血管动脉硬化性病变则不多见,而非胰岛素依赖型糖尿病除可发生与胰岛素依赖型糖尿病相同的眼底视网膜病变、肾脏病变和神经病变,此外,心、脑、肾血管动脉硬化性病变的发生率较高,合并高血压也十分常见。因此非胰岛素依赖型糖尿病患者发生冠心病及脑血管意外的机会远远超过胰岛素依赖型糖尿病患者,尤其是老年患者。

6. 辅助检查

(1)尿糖测定:尿糖阳性是诊断糖尿病的重要指标,但受肾糖阈的影响,不能准确地反映血糖的变化情况,目前多被微量血糖检测仪所取代。在检测血糖条件不足的情况下,每天 4 次尿糖定性试验(3 餐前和晚上 9～10 时),以及 24h 尿糖定量可作为判断疗效指标和调整降血糖药剂量的参考。

(2)尿酮体测定:尿酮体阳性对新发病者提示为胰岛素依赖型糖尿病,对非胰岛素依赖型糖尿病或正在治疗中的患者,提示疗效不满意或出现重要的并发症。

(3)血浆葡萄糖(血糖)测定:血糖升高是诊断糖尿病的主要依据,也是评价疗效的主要指标。有静脉血和毛细血管葡萄糖测定两种方法。糖尿病诊断需依据静脉血浆葡萄糖测定,毛细血管血葡萄糖测定仅用于糖尿病的监测。空腹血糖值正常范围为 3.9～6.2mmol/L(70～110mg/dl);≥7.8mmol/L(140mg/dl)为糖尿病;糖尿病酮症酸中毒时血糖多为 16.7～33.3mmol/L(300～600mg/dl),有时可达 55.5mmol/L(1000mg/dl)以上;糖尿病高渗性昏迷血糖常高至 33.3mmol/L(600mg/dl)以上。

（4）糖化血红蛋白（HbAlc）和糖化血清蛋白（GA）测定：HbA1c 在总血红蛋白中所占的比例能反映取血前 8～12 周的平均血糖水平，与点值血糖相互补充，作为糖尿病血糖控制的监测指标，正常值<6.5%。血清内蛋白在血中浓度相对稳定，半衰期为 17～19d，GA 测定可反映近 2～3 周的平均血糖水平。HbA1c 和 GA 测定一般不作为糖尿病的诊断依据。但是现在有大量的研究认为 HbA1c 可以作为判断糖尿病的指标，但是标准切点尚未统一。

（5）葡萄糖耐量试验：①口服葡萄糖耐量试验（OGTT）：血糖高于正常范围但又未达到糖尿病诊断标准者，需进行 OGTT。②静脉注射葡萄糖耐量试验：只适用于胃切除术后、胃空肠吻合术后及吸收不良综合征者，或作为评价葡萄糖利用的临床研究手段。

（6）血浆胰岛素和 C—肽测定：血胰岛素水平测定对评价胰岛细胞功能有重要意义，C—肽能较准确反映 B 细胞功能。正常人空腹基础胰岛素水平为 5～20mU/L；基础 C—肽水平为：0.4nmol/L。

三、治疗原则

1. 健康教育　是重要的基本治疗措施之一，贯彻于糖尿病诊治的整个过程。内容包括：糖尿病基础知识教育、糖尿病心理教育、饮食治疗教育、运动治疗教育、药物治疗教育及糖尿病自我监测、自我保健教育。

2. 饮食治疗　是所有糖尿病治疗的基础，是糖尿病自然病程中任何阶段预防和控制糖尿病必不可少的措施。合理控制总热量、热能摄入量以达到或维持理想体重为宜；平衡膳食，选择多样化、营养合理的食物；提倡少食多餐，定时定量进餐。使用"手掌法则"选择食物营养搭配（图 12—1）。

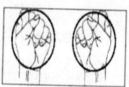
糖类（淀粉和水果）：可以选用相当于2个拳头大小的淀粉类食物，水果则相当于1个拳头大小

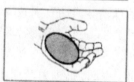
蛋白质：选择1块相当于掌心大小的，厚度相当于小指厚度

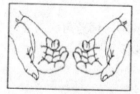
蔬菜：选择您两个手能够抓住的菜量，当然这些蔬菜都是低糖类蔬菜——绿豆或黄豆、卷心菜等

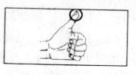
脂肪：限制脂肪仅在拇指的尖端（第一节），第餐不超过250ml低脂奶

图 12—1　手掌法则

3. 运动疗法　适当的运动有利于减轻体重，提高胰岛素敏感性，改善血糖和脂代谢紊乱，还可减轻患者的压力和紧张情绪，使人心情舒畅。运动治疗的原则是适量、持之以恒和个

体化。

4.药物治疗

(1)口服药:促胰岛素分泌药、双胍类药物、噻唑烷二酮类、葡萄糖苷酶抑制药、磺脲类。

(2)胰岛素:普通(短效)胰岛素(RI)、短效人胰岛素、中效胰岛素(NPH)、长效胰岛素(PZI)、超短效人胰岛素类似物、超长效人胰岛素类似物、预混胰岛素(30R、50R)。

(3)肠降血糖素:艾塞那肽是拟肠降血糖素药,可以模拟葡萄糖依赖性胰岛素分泌增强作用和肠降血糖素其他抗高血糖药作用。

5.血糖监测　血糖控制差的患者或病情危重者应每天监测 4～7 次,直到病情稳定,血糖得到控制。当病情稳定或已达血糖控制目标时可每周监测 1～2d。使用胰岛素治疗者在治疗开始阶段每日至少测血糖 5 次,达到治疗目标后每日自我监测血糖 2～4 次,使用口服药和生活方式干预的患者每周监测血糖 2～4 次。

四、护理评估

1.了解患者患病的有关因素,如有无糖尿病家族史,病毒感染等;询问患者起病时间、主要症状及特点,如有无烦渴多饮、多食、多尿、腹胀、便秘和腹泻、体重减轻、伤口愈合不良、感染等。对糖尿病原有症状加重,伴食欲减退、恶心、呕吐、头痛、嗜睡、烦躁者,应警惕酮症酸中毒的发生,注意询问有无感染、胰岛素治疗不当、饮食不当,以及有无应激状态等诱发因素。对病程长者要注意询问患者有无心悸、胸闷及心前区不适感;有无肢体发凉、麻木或疼痛和间歇期跛行;有无视物模糊;有无经常发生尿频、尿急、尿痛、尿失禁、尿潴留及外阴瘙痒等情况。了解患者的检查和治疗经过,目前用药情况和病情控制情况等。

2.评估患者的生命体征、精神和神志状态。酮症酸中毒昏迷及高渗性昏迷患者,应注意患者瞳孔的大小及对光反射情况。体温、血压、心率及心律有无异常,有无呼吸节律、频率的改变,以及呼气中出现烂苹果味等。

3.评估患者的营养状况及皮肤、黏膜,观察患者有无消瘦或肥胖,特别是腹型肥胖。观察有无皮肤的湿度和温度改变,特别是足部末梢有无皮温下降,足背动脉搏动有无减弱;足底有无胼胝形成;下肢的痛觉、触觉、温觉有无异常;局部皮肤有无发绀或缺血性溃疡、坏疽,或其他感染灶的表现,有无不易愈合的伤口等;有无颜面和下肢水肿。

4.评估眼部、神经和肌肉系统。了解有无白内障、视力减退、失明,肌张力及肌力有无减弱,腱反射有无异常,有无间歇性跛行。

5.了解血糖变化的特点,血糖高峰值与低谷值的时间,对各类降糖药与胰岛素的敏感性。是否发生过低血糖,是在什么时候发生的,发生时的血糖值是多少。

五、护理要点及措施

1.饮食护理　建议每日至少 3 餐,注射胰岛素者 4～5 餐为宜,可预防低血糖的发生;按1/3、1/3、1/3 或 1/5、2/5、2/5 分配。定时定进餐,与药物作用、运动时间保持一致,使血糖不会波动太大;少量多餐既能保证营养充足,又可减轻胰腺负担,有利于控制血糖。合理饮食调配,少进糖食、根茎类蔬菜,如土豆、白薯、山药。要适当限制水果。应多进粗纤维的食物,如糙米、玉米、豆类、绿叶蔬菜、白菜、绿豆芽、黄瓜、芹菜、西红柿等。多食用精蛋白,如瘦肉、蛋、奶、鱼类。选用植物油,少进动物内脏类食物等。

2.运动护理　鼓励患者持之以恒、循序渐进的规律运动。最大安全运动心率＝220－年龄。坚持适当的活动,适当规律的活动是治疗糖尿病的一种重要手段,可采取多种活动方式,如散步、做健美操、打太极拳、跳老年迪斯科舞、打乒乓球、游泳、跑步。可根据自己的身体情况和爱好,选择活动方式。要持之以恒。活动时间选餐后1～1.5h开始,此时是降血糖的最佳时间。老年肥胖患者早起床后可轻度活动。注射胰岛素的老年人,应避开高峰时间活动,以免发生低血糖。

3.糖尿病足护理

(1)评估老年患者的一般情况,包括年龄、生活方式,以及预防糖尿病皮肤病变的相关知识,评估其生活自理程度、家属及陪护人员的照顾水平。评估老年糖尿病患者易于引发皮肤病变的危险因素,是否存在吸烟者、末梢神经感觉丧失、末梢动脉搏动减弱或消失,是否有足畸形,如高足弓及爪形趾者,是否有足部溃疡或截肢史等。

(2)指导患者做有利于下肢血液循环的运动,坚持每日30～60min的中速行走,同时练习做改善下肢血液循环的提脚跟运动、踮脚尖运动、弯膝运动、坐椅运动、上楼梯运动、抗衡运动等。

(3)帮助老年患者修剪趾甲时应平直修剪,不要剪得太短,趾甲的长度修剪后应与趾尖成平行,不要将趾甲的边缘修成圆形或有角度。可用趾甲锉将趾甲尖锐的角边缘锉滑。

(4)做好老年选购鞋子时注意事项的指导,选购鞋子的时间最好是在下午或黄昏;如果双脚大小有别,应以较大的一只脚的尺码为标准。购鞋时,最好能用尺准确地度量脚与鞋的尺码;尽量选择软皮面、绢面或布面等透气性好、圆鞋头、厚胶底(1～1.5寸)的运动鞋,款式宜简单;避免穿尖头鞋、凉鞋,以免双足受损伤。

(5)做好老年患者穿鞋时注意事项的指导,首次穿着新鞋,时间不宜过久。最好先试穿1～2h,等适应后再逐渐增加穿着时间。试穿新鞋后,要仔细检查双脚,若发现水疱、皮肤破损或有任何红肿现象即表示新鞋的尺码或鞋形不合,不宜再穿。每次穿鞋前要检查一下鞋子内,清除鞋内沙石等异物。

(6)做好老年糖尿病患者穿袜时注意事项的指导,应选购柔软的棉质袜,具有吸汗和透气性。同时应选择浅颜色,不宜穿弹性过强的袜子,尤其是袜头、袜腰部分不可过紧,以免影响血液循环。也不要穿着有破洞的袜子,防止影响血液循环,导致严重后果。

(7)常见足部问题不正确的处理方法

①陷甲:陷甲(向内生长的指甲)不可自行修剪,应到医院请足病诊疗师处理;如果趾甲底部遇到压力,很容易会引起细菌感染,所以必须用抗生素治疗及冲洗。必要时甚至要手术切除。为防止趾甲向内生长,平时剪趾甲,要平着横剪,两边切勿剪得太深。

②水疱:一旦水疱发生,尽量避免切开,宜在无菌操作下抽出液体,以无菌纱布敷盖,水疱干枯后形成痂皮,切勿强行剥脱,要任其自然脱落。个别的水疱需要切开包扎并给予抗生素治疗。

③皮肤皲裂及磨伤:可预防性使用润肤膏保持皮肤湿润;如系真菌感染(足癣)应请专科医生诊治,足部患处涂抗真菌药;足趾间多汗可使趾间皮肤浸软引起皲裂,因此洗脚后要擦净擦干;保持鞋袜干燥,要穿合适的鞋子,避免鞋内有异物。

④鸡眼和胼胝:预防鸡眼和胼胝的发生,应穿合脚的鞋子,不穿尖头鞋;足部发生鸡眼和胼胝,禁忌自己用刀片割或用市面上的鸡眼药水或贴鸡眼胶布、药膏。如发生鸡眼和胼胝要

及时到医院请足病诊疗师处理。

⑤真菌感染：发生足癣后，应在医生的指导下，使用抗真菌药膏如脚气灵软膏、惠氏软膏、达克宁霜等，涂于患处，防止真菌繁殖。及时治疗，避免恶化造成溃烂。同时预防脚癣的关键是每天洗脚、更换袜子，穿着透气性好的鞋袜，保持足部干燥。

⑥甲沟炎：预防甲沟炎的关键是修剪指甲时要小心，勿损伤甲沟；指甲旁长有肉刺时，不要用手撕拉肉刺，要用指甲刀剪掉，并涂以酒精消毒。发生甲沟炎时应立即到医院请专科医师处理。除全身应用抗生素外，局部如有脓液要切开引流，每日更换消毒纱布，必要时要拔甲引流。另外老年患者应该卧床休息，抬高受伤肢体，促进伤口愈合。

4. 口服用药的护理　护士应了解各类降糖药的作用、剂量、用法、不良反应和注意事项，指导患者正确服药。磺脲类降糖药治疗应从小剂量开始，于早餐前半小时口服，该药的主要不良反应是低血糖，少见有肠道反应、皮肤瘙痒、胆汁淤滞性黄疸、肝功能损害、再生障碍性贫血、溶血性贫血、血小板减少等。此外还应注意水杨酸类、磺胺类、保泰松、利血平、β受体阻滞药等，可通过减弱葡萄糖异生，降低磺脲类与血浆蛋白结合，降低药物在肝的代谢和肾的排泄等机制，增强磺脲类降糖药物的作用。而噻嗪类利尿药、呋塞米、依他尼酸（利尿药）、糖皮质激素等，因抑制胰岛素释放，或拮抗胰岛素作用，或促进磺脲类降糖药在肝降解等，可降低磺脲类降血糖作用。双胍类药物不良反应有腹部不适、口中金属味、恶心、畏食、腹泻等，严重时发生乳酸血症，餐中或餐后服药或从小剂量开始可减轻不适症状。α葡萄糖苷酶抑制药应与第一口饭同时服用，服用后常有腹部胀气等症状。瑞格列奈应餐前服用，不进餐不服药。噻唑烷二酮主要不良反应为水肿，有心力衰竭倾向和肝病者应注意观察。

5. 按医嘱记录出入量　作为衡量体重增减的指标。

6. 老年糖尿病患者的心理护理

(1)首先了解老年糖尿病患者不良情绪的类型，了解老年糖尿病患者一般情况，包括年龄、性别、文化程度、宗教信仰、家庭成员、爱好以及特殊的生活习惯等，以便在与老年患者的交流中相互沟通。对处于否认期的老年糖尿病患者，耐心讲解老年糖尿病的诊断依据和方法，帮助老年患者正视糖尿病。尽管糖尿病是一种终身性疾病，但是它是一种可以有效控制的疾病，只要在治疗中积极与医护人员配合，管理好"五驾马车"，血糖将会得到良好的控制，有效延缓或减少并发症的产生和发展。

(2)护理人员要正确引导老年糖尿病患者的求医方法，介绍系统治疗糖尿病知识，并进行心理疏导，指导患者认真学习有关糖尿病知识，切忌盲目乱投医，按医护人员的指导科学对待。

(3)面对喜怒无常的老年糖尿病患者，要积极寻找与他们交流的话题切入点，通过与患者亲切、诚恳的交谈，取得患者的信任，建立良好的护患关系，使患者愿意表达内心的想法，也可采用宣泄法让患者发泄自己的愤怒情绪，与患者进行心灵的沟通，使老年患者能够接受护理人员的劝导，调整心态，以积极的方式和科学的方法与糖尿病作斗争。让患者知道良好的心理状态，稳定的情绪，是保持血糖平稳的基础。

(4)对于自暴自弃的老年糖尿病患者，护理人员要耐心疏导，可以用真人实例向老年糖尿病患者介绍成功的治疗经验，选取患者熟悉的病友，鼓励老年患者参加糖尿病健康教育培训班和糖尿病病友联谊会，使他们接受系统的糖尿病知识培训，为老年患者提供与病友交流的机会，相互鼓励、相互帮助，树立战胜疾病的信心和勇气，保持良好健康心态，科学地对待疾病。

六、健康教育

1.向老年患者系统讲解疾病知识,采取多种方法指导老年患者、家属及陪护人员,通过面对面讲解、播放录像、发放健康教育资料等,让他们了解糖尿病的病因、临床表现、诊断与治疗方法,提高老年患者及家人对治疗的依从性,使之以乐观积极的态度配合治疗。

2.指导可参与学习的老年糖尿病患者掌握自我监测的方法,包括监测血糖、血压、体质指数等,了解糖尿病的控制目标。

3.帮助老年患者提高自我管理水平,包括向患者详细讲解口服降糖药及胰岛素的名称、剂量、给药时间和方法,教会其观察药物疗效和不良反应。使用胰岛素的患者,应教会患者或家属掌握正确的注射方法。

4.指导老年糖尿病患者掌握饮食、运动的调整原则及方法。养成良好的生活方式,戒烟酒。同时指导其掌握各种并发症的观察方法和应对措施。

5.指导老年糖尿病患者定期复诊,一般 2~3 个月复查 HbA1c,如原有血脂异常,每 1~2 个月监测 1 次,如原无异常每 6~12 个月监测 1 次即可,每 1~3 个月测体重 1 次,以了解病情控制情况,及时调整用药剂量。每 3~6 个月门诊定期复查,每年全身查体 1 次,有利于及时预防慢性并发症的发生。

6.建议患者随身带卡片,卡片上注明自己的姓名、家庭成员联系电话、自己所患疾病名称,以便意外发生时医院在第一时间确诊。

7.做好老年患者日常足部皮肤护理知识宣教

(1)养成每天使用"五步"洗脚的良好习惯,每天晚上用温水(<40℃)及温性肥皂清洗足部。水温不能太冷或太热,洗前用手或温度计测试水温,如果对温度不太敏感应请家人协助。

(2)勿将足部浸泡超过 5min,洗脚时避免使用毛刷,以免皮肤受损。

(3)洗净后,用柔软的干毛巾轻轻擦干,尤其是脚趾间,切莫用力,以免擦破皮肤。

(4)洗脚后仔细检查足部、趾间,并用小镜子协助检查脚掌,如果自己看不清楚,可由家人代劳。检查双脚有无皮肤皲裂、水疱、割伤、红肿、变色、皮温高、脚癣、鸡眼等,足部动脉搏动及皮肤感觉是否正常。

(5)皮肤干燥者,清洁后在双脚涂上润肤膏,以保持皮肤柔润,防止皮肤皲裂,但注意不要涂在脚趾间。

(6)脚汗过多者,不宜用爽身粉,以免闭塞毛孔。可用棉花棒将酒精涂于趾缝间,再用纱布分隔开来,这样可以加速水分挥发,保持脚部干爽。

(7)任何时候,即使在家也不要赤足走路,以免足部受伤。

(8)不要自行随便修剪及利用化学药物清除脚趾的鸡眼或胼胝,要去医院请医生或足病诊疗师处理。

(9)在冬天里,不要用热水袋或电热毯等温暖足部,北方农村的热火炕亦容易灼伤足部,可选用厚毛巾袜取暖。

(10)每日做小腿和足部运动,以保持血液流通;如脚部发现任何问题,应尽快去医院治疗,避免延误时机,造成不良后果。同时建议老年糖尿病患者每年到专科就诊全面检查脚部一次,包括感觉改变和血管搏动情况。

(王红霞)

第十三节　高尿酸血症与痛风

一、高尿酸血症

（一）概述

高尿酸血症是指体内嘌呤代谢紊乱，尿酸生成过多或排出过少，引起血尿酸升高，超过血浆正常浓度，高尿酸血症是痛风的生化基础及特征，其并发症是关节、皮肤、肾脏等组织器官的损害。人体 37℃时，血清尿酸的饱和浓度约为 7mg/dl，高于此值即为高尿酸血症。

高尿酸血症可分为原发性和继发性两大类。

1. 原发性高尿酸血症发病有关因素主要有以下两个方面　①尿酸排泄减少：尿酸排泄障碍是引起高尿酸血症的承要因素，包括肾小球尿酸滤过减少、肾小管重吸收增多、肾小管尿酸分泌减少以及尿酸盐结晶在泌尿系统沉积。②尿酸生成增多：若限制嘌呤饮食 5d 后，如每日尿酸排出超过 3.57mmol/L，可认为是尿酸生成过多。

2. 继发性高尿酸血症　由于肾的疾病致尿酸排泄减少；骨髓增生性疾病致尿酸生成增多；某些药物抑制尿酸的排泄等多种原因导致的高尿酸血症所致，在某些原发性高尿酸血症中也存在继发性因素。

（二）临床表现

主要分为以下五期。

1. 无症状期　仅有血尿酸持续性或波动性增高。

2. 急性关节炎期　常午夜起病，突然发作下肢远端单一关节红、肿、热、痛和功能障碍。最常见为踇趾及第一关节，其余依次为踝、膝、腕、指、肘关节。

3. 痛风石及慢性关节炎期　痛风石可以存在于任何关节、肌腱和关节周围软组织，导致骨的破坏及周围组织的纤维化和变性。

4. 肾病变　痛风肾病和尿酸性尿路结石。

5. 高尿酸血症与代谢综合征　高尿酸血症患者常伴有肥胖、冠心病、血脂异常、高脂血症、糖尿量减低及非胰岛素依赖型糖尿病，统称代谢综合征。

（三）治疗原则

1. 迅速终止急性关节炎发作，通过控制高尿酸血症通常可有效减少发作，使病情逆转。

2. 控制尿酸性肾病与肾石病，保护肾。急性关节炎期应绝对卧床休息，抬高患肢，避免受累关节负重，持续关节疼痛后 72h 方可逐渐恢复活动。同时尽早予以药物治疗使症状缓解，根据情况使用秋水仙碱、非甾体类抗炎药（NSAID）、抑制尿酸合成药物，以及促进尿酸排泄等药物治疗。

3. 无临床症状的高尿酸血症一般无需进行药物治疗，但应适当进行生活方式的调整，以降低尿酸水平，包括保持理想体重、控制血脂、避免过量饮酒等。

4. 慢性高尿酸血症者的治疗目标是使血尿酸维持在 360μmol/L（6.0mg/dl）以下。

5. 伴肥胖或代谢综合征者要同时控制其他指标（包括体重），减少并发症的发生。

（四）护理

1. 评估患者的一般情况，包括患者的年龄、身高、体重、腰围、腹围、个人生活习惯、饮食、饮酒嗜好等。

2.评估老年患者有无高血脂、高血压、家族遗传性疾病情况以及是否应用利尿药等。

3.观察患者关节疼痛的部位、性质、间隔时间,有无午夜因剧痛而惊醒的症状发生;观察受累关节有无红、肿、热和功能障碍;观察患者有无过度疲劳、寒冷、潮湿、紧张、饮酒、饱餐、脚扭伤等诱发因素。观察患者有无痛风石的体征,了解结石的部位及有无症状;观察患者的体温变化,有无发热。

4.心理护理 由于疼痛影响进食和睡眠,疾病反复发作导致的关节畸形和肾功能的损害,均可导致老年患者思想负担的加重,常常表现为情绪低落、焦虑、孤独等负性情绪,护士应积极与老年患者进行交流沟通,给予精神上的安慰和鼓励。

5.做好疾病知识的宣教 给老年患者、家属及陪护人员讲解疾病的有关知识,并嘱患者保持心情愉快、避免情绪紧张;选择合适的鞋袜,避免太小、太紧;同时注意保暖,防止受凉、劳累、感染、外伤等。

6.针对肥胖的老年患者讲解如何通过适度的运动减轻体重:运动后疼痛超过 1~2h,应暂时停止此项运动;使用大肌群,如能用肩部负重者不用手提,能用手臂者不要用手指;交替完成轻、重不同的工作,不要长时间持续进行重体力活动;经常改变姿势,保持受累关节舒适,若有局部温热和肿胀,尽可能避免其活动。

7.指导患者严格控制饮食,避免进食高蛋白和高嘌呤的食物,忌饮酒,保持每天至少饮水2000ml,特别是在使用排尿酸药物时更应多饮水,有助于尿酸随尿液排泄。

8.教会老年患者及陪护人员平时如何用手触摸耳郭及手足关节处,检查是否产生痛风石,定期复查血、尿酸的变化,及时随诊。

二、痛风

(一)概述

痛风是机体长期嘌呤代谢障碍、血尿酸增高引起组织损伤的一组异质性疾病。临床特点是高尿酸血症、特征性的关节炎反复发作,在关节滑液的白细胞内可找到尿酸钠结晶、痛风石形成,严重时关节活动障碍和畸形、肾尿酸结石和(或)痛风性肾病。防治原则有:迅速终止急性发作、止痛、纠正高尿酸血症、防止尿酸结石形成和肾损害。

血液中尿酸长期增高是痛风发生的关键原因。由于各种因素导致酶的活性异常或肾脏排泄尿酸发生障碍,从而导致尿酸生成过多,使尿酸在血液中聚积,产生高尿酸血症。其直接病理机制是肾小管对尿酸盐的清除率下降。也与先天遗传基因有关,痛风任何年龄都可能发生,可能与受寒、劳累、饮酒、食物过敏或吃高嘌呤食物有关。感染、创伤和手术为常见诱因。

(二)临床表现

1.多见于中老年男性、绝经后妇女,5%~25%患者有痛风家族史。发病前常伴有高尿酸血症病史,常在午夜突然发病因足痛而惊醒。

2.体征 最初发作为单一关节,以跗趾及第 1 跖趾关节多见,然后是足弓、踝、跟、膝、指、肘关节受累致疼痛。偶有双侧同时或先后发作。疼痛高峰在 24~48h,如刀割或咬噬状。

3.关节周围及软组织出现红肿热痛、功能障碍,大关节腔内的积液,可有发热、白细胞增高、红细胞沉降率增快。一般在三天或几周后可自然缓解;恢复期关节局部皮肤可出现脱屑和瘙痒。

4. 辅助检查

(1)血尿酸测定。正常男性为：血尿酸＞420μmol/L(7.0mg/dl)，正常女性为：血尿酸＞35μmol/L，可确诊为高尿酸血症。未经治疗的痛风患者血尿酸多数升高，继发性较原发性痛风升高更为明显。

(2)24h 尿酸测定：限制嘌呤饮食 5d 后，每日尿酸排出量超过 3.57mmol/L 可认为尿酸生成增多。

(3)关节滑液检查：痛风性关节炎患者的滑液量增多，外观呈白色而不透亮，黏性低，在偏光显微镜下，白细胞内有双折光现象的针形尿酸盐结晶，同时白细胞增多。

(4)组织学检查：对于可疑的痛风石组织可作活检。

(5)X 线检查：早期急性关节炎时，仅受累关节周围软组织肿胀。反复发作时，可在软组织内出现不规则团块状致密影，即痛风结节。

(三)治疗原则

目前尚无有效办法根治原发性痛风。

1. 一般治疗　调节饮食，控制总热量摄入；限制嘌呤食物，严禁饮酒；适当运动，减轻胰岛素抵抗，防止体重超重和肥胖；多饮水，增加尿酸的排泄；避免使用抑制尿酸排泄的药物；避免各种诱发因素和积极治疗相关疾病等。

2. 急性痛风性关节炎期的治疗。口服秋水仙碱，对治疗炎症、止痛有特效，越早越好。非甾体抗炎药有吲哚美辛、双氯芬酸、布洛芬、美洛昔康、塞来昔布、罗非昔布等，效果不如前者，但较温和，发作超过 48h 也可应用，症状消退后即可减量。糖皮质激素在上述两种药无效或禁忌时用，一般尽量不用。

3. 发作间歇期和慢性期处理目的是使血尿酸维持正常水平。无症状性高尿酸血症应积极寻找病因和相关因素，如利尿药的应用、体重增加、饮酒、高血压、血脂异常等。

(四)护理评估

了解患者关节疼痛的部位、性质和程度以及间隔时间，有无午夜因剧痛而惊醒等症状，观察患者受累关节有无红、肿、热和功能障碍，有无痛风石的体征。

(五)护理要点及措施

1. 观察患者的体温变化，有无发热等。急性发作时绝对卧床休息至疼痛缓解后 72h，抬高患肢，避免负重，局部不宜用冷敷或热疗。指导患者使用减轻负重的方法，如拐杖等。

2. 局部症状护理　手、腕或肘关节受累时，为减轻疼痛，可使用小夹板固定制动，也可在受累关节给予冰敷或 25％硫酸镁湿敷，消除关节的肿胀和疼痛。痛风石严重时，可能导致局部皮肤溃疡发生，避免发生感染。

3. 饮食护理　减少嘌呤摄入最量，增加维生素 C、纤维素的含量。急性期应严格限制饮食中嘌呤的摄入，食物中的嘌呤量控制在 100～150g/d，同时提高蛋白质，脂肪控制在 50g/d，同时提高碳水化合物的含量。选嘌呤低的蔬菜水果，如白菜、青椒、洋葱、青菜、可乐、汽水、苏打水、梨、蜂蜜、奶油、核桃等。避免食用动物内脏、沙丁鱼等喋呤高的食物，饮食控制不可过度，以免导致营养失衡加重痛风。高血压、肥胖、高脂血症者限制钠盐的摄入。选植物油，少选动物油，避免饮酒、限制吸烟。多吃碱性食物，补充钾、钠、氯离子，维持酸碱平衡。多吃蔬菜，多饮水，临睡前饮水可使夜尿增加，有助于小结石排出和控制感染。但肾功能不全时，适量减少水分摄入。

4.心理护理　密切观察患者的情绪变化,患者由于疼痛影响进食和睡眠,疾病反复发作导致关节畸形和肾功能损害,思想负担重,常表现情绪低落、忧虑、孤独,护士应积极与患者交流,并宣教痛风的有关知识,讲解食物与疾病的关系,给予患者精神上的安慰与鼓励,使患者正确对待疾病,积极配合治疗。

5.用药护理　指导患者正确服药,观察药物疗效,及时处理不良反应。口服秋水仙碱常有胃肠道反应,静脉使用时慎防外渗,以免造成组织坏死。丙磺舒、磺吡酮、苯溴马隆可有皮疹、发热、胃肠道反应。使用期间嘱患者多饮水、口服碳酸氢钠等碱性药。应用非甾体类抗炎药(NSAID)时,注意观察有无活动性消化性溃疡或消化道出血发生。使用别嘌醇者除有皮疹、发热、胃肠道反应外,还有肝损害、骨髓抑制等,在肾功能不全者,宜减半量应用。使用糖皮质激素应密切观察疗效,观察有无"反跳"现象,若同时口服秋水仙碱可预防"反跳"现象。

6.避免过度疲劳、寒冷、潮湿、紧张、饮酒、饱餐、关节损伤等诱发因素。适当参加体育活动;卧床患者做好基础护理,有关节活动障碍者,可做理疗和体疗。预防并发症的发生。

(六)健康教育

1.向患者及家属介绍疾病的有关知识,说明本病是一种终身性疾病,但经过积极有效治疗,患者可以维持正常生活和工作。嘱其保持心情愉快,避免情绪紧张;生活要有规律性;肥胖者应减轻体重。

2.告知患者防治高血压、冠心病、糖尿病和肥胖,避免受寒、劳累、感染、创伤和进高嘌呤饮食,以免诱发痛风发生。

3.饮食指导　指导患者严格控制饮食,避免进食高蛋白和高嘌呤的食物,忌饮酒,每天至少饮水 2000ml,特别是在用排尿酸药时更应多饮水,有助于尿酸随尿液排出。

4.适度运动与保护关节。

(1)运动后疼痛超过 1~2h,应暂时停止此项运动。

(2)使用大肌群,如能用肩胛部负重者不用手提,能用手臂者不要用手指。

(3)交替完成轻、重不同的工作,不要长时间持续进行重体力劳动。

(4)经常改变姿势,保持受累关节舒适,若局部湿热和肿胀,尽可能避免其活动。

5.让患者了解痛风是一种终身性疾病,轻者经有效治疗可维持正常的工作。若病情反复发作可导致关节僵硬、畸形、肾结石和肾衰竭,导致患者生活质量下降。引起患者的重视,积极配合治疗、护理。

6.教会患者平时用手触摸耳郭及手足关节部位,检查是否产生痛风石。定时监测尿的 pH、血尿酸,门诊随访。

(王红霞)

第十四节　老年骨质疏松症

一、概述

骨质疏松症(osteoporosis)是一种系统性骨病,其特征是骨量下降和骨的微细结构破坏,表现为骨的脆性增加,因而骨折的危险性大大增加,即使是轻微的创伤或无外伤的情况下也容易发生骨折。老年性骨质疏松症(senile osteoporosis,SOP)又称为Ⅱ型骨质疏松症。女性一般在绝经后 20 年以上，男性年龄大约在 70 岁以上，其发病率女性为男性的 2 倍。常见于绝经后妇女和老年人。随着年龄的增长，老年性骨代谢中骨重建处于负平衡。发病机制一方面是由于破骨细胞的吸收增加；另一方面是由于成骨细胞功能的衰减导致骨量减少。

二、临床表现

1.身高缩短和驼背　正常人每人 24 节椎体，每个椎体高度约 2cm，老年性骨质疏松症每个椎体缩短 2mm，身长平均缩短 3～6cm。

2.腰背疼痛　在老年骨质疏松症中占 70%～80%，疼痛由脊柱向两侧扩散，久坐久立疼痛加重，仰卧或坐位疼痛减轻，新鲜胸腰压缩性骨折，亦可产生急性疼痛，在相应部位脊柱棘突有强烈压缩痛，一般 2～3 周后可逐渐减轻，产生慢性腰痛。

3.呼吸功能下降　脊柱压缩性骨折、脊柱后弯、胸廓畸形，可使肺活量和组织换气量显著减少。患者往往可出现胸闷、气短、呼吸困难等症状。

4.骨折　是骨质疏松的最常见和最严重的并发症。髋、腕及椎体骨折这三种骨折在 65 岁以上妇女占 6%。有调查显示，北京 50 岁以上女性腰椎骨折患病率为 15.0%，80 岁以上为 36.6%。髋部骨折随年龄增加发病率明显增高。

5.辅助检查

(1)X 线检查：X 线为一种较易普及的检查骨质疏松症的方法。

(2)骨密度测定。

(3)骨转化的生化测定：包括与骨吸收有关的生化指标和与骨形成有关的生化指标。

三、治疗原则

老年骨质疏松主要提倡预防和对症治疗。积极治疗一些能引起骨质疏松的内科疾病；50 岁以上的人慎用糖皮质激素、肝素等以免导致骨质疏松。少吸烟、少饮酒。酒精中毒将导致肾上腺皮质功能亢进而引起骨质疏松；老年人骨折者，石膏固定弊多利少，长期卧床及活动减少将加重骨质疏松。

1.药物治疗　补钙。

(1)钙制剂：分无机钙和有机钙二类。

(2)钙调节剂：钙调节剂主要包括维生素 D、雌激素、降钙素。

(3)氟化物：主要能刺激成骨细胞的成骨活性和骨形成能力。

(4)二膦酸盐：如阿仑膦酸钠、依替膦酸钠能抑制骨转化，对骨密度有明确的增加作用。

2.营养疗法　多食用含钙食品，主要是奶制品及豆制品，3 杯牛奶能提供 900mg 元素钙。

四、护理评估

了解疾病的发病时间、发病特点以及有无对生活质量的影响。了解患者有无身高缩短、腰背疼痛、呼吸功能下降等。

五、护理要点及措施

1.注意保暖，避免寒冷刺激。冷寒交替时，注意保暖，睡卧时盖好衣被，避免着凉和使用冷水；多走平地，勿持重物。睡硬床板，鼓励患者多进行户外活动，多晒太阳，应注意减少和避免患者受伤的可能性。

2. 摄入足够的钙。老年人一般应每日摄入钙不少于 850mg。若已发生了骨质疏松症,则每日补钙应达 1000～2000mg。而且食物中的钙磷比值要高于 2：1,才有利于骨质疏松症的预防和治疗。膳食要富含蛋白质和维生素 C,高蛋白膳食可明显增加钙的吸收。每日供给优质蛋白质 60～70g,维生素 C 300mg 以上,主要从鱼、虾、奶、黄豆制品及富含维生素 C 的蔬菜、水果中获得。

3. 每日坚持体操锻炼。如扩胸运动、深呼吸运动、伸背运动、下肢后提运动、收腹运动和下肢外展运动等,早晚各一次,每次约 20min。每日也可参加气功、太极拳、舞剑等活动。

4. 保持良好生活方式,调节心情和自身压力,避免熬夜。可防止酸性物质沉积,保证骨代谢的日常进行。吸烟影响甘峰的形成,过量饮酒不利于骨骼的新陈代谢,喝浓咖啡会增加尿钙排泄,影响身体对钙的吸收,应避免上述不良生活习惯。

5. 指导患者使用骨科辅助器具如背架、紧身衣等,以限制脊椎的活动度,给予有效的支撑力度。

6. 准确评估患者疼痛的部位、性质、程度以及持续的时间等,疼痛明显或有骨折的患者应卧硬板床休息,或给予消炎止痛药并结合中药热敷、理疗。平时增加钙片、维生素 D、雌激素的补充。

7. 加强心理干预。骨质疏松症的老年患者由于疼痛及害怕骨折,常常不敢运动而影响日常生活,当发生骨折时,需要限制活动,不仅患者本身需要角色适应,其家属亦要正视病情。因此护士应协助患者及家属尽快适应角色与责任,尽量减少对患者康复治疗的不利因素。同时针对不同患者的具体病情,给予必要的康复指导,耐心解释,使患者了解疾病的原因,以解除他们因病痛所带来的精神压力,减轻思想负担,帮助正确认识和对待疾病,并争取家属和陪护人员的配合。

8. 严格掌握用药方法及注意事项。患者服用钙剂时最好空腹服药,并增加饮水量,以增加尿量,减少泌尿结石形成的危险,同时应注意观察有无食欲减退、恶心、颜面潮红等不良反应。同服维生素 D 时,不可和绿叶蔬菜一起服用,以免形成整合物而减少钙的吸收。服用雌激素应定期进行妇科检查和乳腺检查,反复阴道出血应减少用量或停药,使用雄激素的女患者应定期监测肝功能。服用二膦酸盐时,应空腹服药,同时饮清水 200～300ml,至少在半小时内不能进食或喝饮料,也不能平卧,需采取立位或坐位,以减少对食管的刺激。

六、健康教育

1. 做好防病知识教育,让患者了解到随着年龄的增长均有不同程度的骨量丢失,在达到峰值骨量就应开始预防骨质疏松症,以争取获得较理想的峰值骨量。

2. 告知患者合理的生活方式和饮食习惯可以在一定程度上降低骨量减少的速率和程度,延缓和减轻骨质疏松症的发生及发展。其中运动、保证充足的钙剂摄入是行之有效的方法之一。

3. 鼓励患者多晒太阳。紫外线能刺激维生素 D 合成,促进钙质在骨骼中沉积,达到预防骨质疏松症的作用。每天 1～2 次,每次 10min,不可在阳光最强的时候暴晒,以上午 10 点以前和下午 3 点以后为佳。

4. 嘱患者按时服用各种药物,学会自我监测药物不良反应。应用激素治疗的患者应定期检查,以便及时发现可能出现的不良反应。

5.指导老年患者进行户外活动,鼓励进行肌肉和关节的协调性和平衡性锻炼,指导患者进行步行、游泳、慢跑、骑自行车等运动,但应避免剧烈的、有危险的运动。同时运动要循序渐进、持之以恒。

6.加强预防跌倒的宣传和教育,积极采取家庭、公共场所防滑、防绊、防碰等防护措施,避免不安全事件的发生。

7.指导患者出院后坚持服药,定期复诊。

(王红霞)

第十五节　老年痴呆症

老年痴呆症又称为阿尔茨海默病(Alzheimer's disease,AD),AD 是发生于老年和老年前期,以进行性认知功能障碍和行为损害为特征的中枢神经系统退行性病变。临床表现为记忆障碍、失语、失用、失认、视空间能力损害、抽象思维和计算力损害、人格和行为改变等。AD 是老年期最常见的痴呆类型,占老年期痴呆的 50%～70%。

一、病因与发病机制

目前,病因尚未完全清楚。研究发现与下列多种因素有关。

(一)遗传因素

40%的患者有阳性家族史,与一级和二级亲属的痴呆史有关。呈常染色体显性遗传及多基因遗传。有人提出和 Down 综合征一样,在第 21 对染色体上均有淀粉样变性基因。AD 一级亲属有 10%危险性,90 岁时一级亲属有 23%的危险性。

(二)环境因素

1.铝的蓄积　AD 患者颅内某些脑区的铝浓度可达正常人脑铝浓度的 10～30 倍,老年斑(SP)核心中有铝沉积。铝选择性地分布于神经纤维缠结(NFT)的神经之中,铝与核内的染色体结合后影响基因的表达,故有学者提出"铝中毒学说"。

2.感染　发现许多感染性疾病可发生在形态学上类似于 AD 的神经纤维缠结和老年斑的结构变化。如羊瘙症、Creutzfeldt－Jacob 病(C－J 病)等。其临床表现中都有痴呆症状。

(三)免疫系统机能障碍

老年人随着年龄增长,AD 患病率明显增高,免疫系统衰退与年龄增长有关。主要是免疫球蛋白在老年斑中呈淀粉样改变。

(四)神经递质学说

研究证实,AD 患者的大脑皮质和海马部位乙酰胆碱转移酶活性降低,直接影响了乙酰胆碱的合成和胆碱能系统的功能以及 5－羟色胺、P 物质减少。

(五)神经纤维缠结和老年斑

老年人随着年龄增长,神经纤维缠结和老年斑在脑组织中大量出现,此为 AD 特征性病理改变,尤其是 75 岁之后明显。神经纤维缠结出现影响神经递质的传递,老年斑影响脑细胞的正常代谢,导致过氧化物堆积,致脑细胞凋亡。70～74 岁老年人中老年痴呆的患病率为 3%,75～79 岁的老年人患病率为 7%,80～84 岁的老年人患病率为 17%,85 岁以上的老年人患病率为 29%。

（六）雌激素作用

长期服用雌激素的妇女患 AD 危险性低，研究表明雌激素可保护胆碱能神经元。

（七）其他因素

如胆固醇过高、高血压、动脉硬化、糖尿病、中风等疾病因素也可出现老年痴呆症，其还与受教育程度低、不爱动脑、性格内向、不良生活习惯（如吸烟嗜酒）等有关。

二、临床表现

（一）记忆障碍

记忆障碍早期表现为短期内思维迟缓、情感不稳、注意力不集中、做事马虎，进而出现进行性遗忘。以近记忆障碍为最典型特征，随后远期记忆力也丧失，最终发展为遗忘自己熟悉的姓名、年龄、家人，并常伴有计算力下降，同时有定向力障碍（出门不知回家路线，如厕完毕不知卧室）。理解力及判断力差，严重时无法与人交流。联想困难，理解力减退，判断力差。严重时，无法理解他人的言谈，令其脱衣则张口，令其伸手则久站不动等。

（二）行为改变

行为改变表现为常出现幼稚、强迫及无目的行为。例如翻箱倒柜，乱放东西，爱藏废物，视作珍宝；不注意个人卫生习惯，衣脏不洗，晨起不漱。也有动作日渐少，端坐一隅，呆若木鸡。晚期均行动不能，卧床不起，二便失禁，生活不能自理，形似植物状态。

（三）情感障碍

情感障碍表现为早期情绪激动、有欣快感，后期表情呆板、迟钝。缺乏耐心，易生气、哭闹等。

（四）人格改变

老年痴呆症患者人格改变多见。额叶、颞叶受损的老年人常有人格改变。患者不愿意交往、自私、易激惹，无故打骂人，哭闹。随地大小便，与原来的素质和修养不相符合。

（五）神经症状

神经症状多见于晚期痴呆症患者，可出现强握反射、下颌反射，如面部不自主动作如吸吮，撅嘴等；颞叶受损时表现为严重视觉失认，不能命名或描述三种熟悉的物品；出现乱食症，患者将面前的东西往嘴里放，过多口部行为和性欲改变，吞咽困难等；还可有幻觉、幻视、妄想等。

（六）外貌改变

部分老年痴呆症患者体貌老态龙钟，满头白发，齿落嘴瘪，瞳孔反应迟钝，生理反应迟缓，体重减轻，躯体弯曲，步态蹒跚。

（七）思维障碍

思维障碍表现为出现各种失用、失认、失算症及书写困难等症状。最终认识能力可全部丧失。

（八）言语障碍

言语障碍表现为口齿含糊，失语，对语言反应迟钝或听不懂语言，熟悉的亲人说不出名字，不能称呼等。

三、辅助检查

(一)实验室检查

血常规、尿常规、血生化检查均正常,脑脊液检查可发现 $A\beta_{42}$ 水平降低,总 Tau 蛋白和磷酸化 Tau 蛋白增高。

(二)脑电图检查

可见非特异性的弥漫性慢波,α 波节律变慢、波幅变低;脑血流图示,大脑皮质的局部脑血流量减少,脑氧代谢率下降。

(三)影像学检查

CT 扫描或 MRI 检查常显示不同程度的脑室扩大和皮质萎缩、脑沟变宽(图 12-2)。

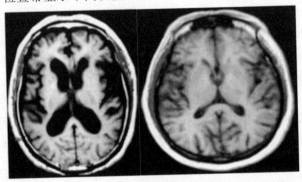

图 12-2 头颅核磁:脑萎缩

(四)心理学检查

简易智力状态检查表(MMSE)用于痴呆筛查,成人韦氏智力量表可进行智力测量,韦氏记忆量表可测量记忆。

四、治疗要点

老年痴呆症目前没有特效治疗方法,但早期发现非常重要,一般采取以下治疗措施。

(一)促进或改善认知药物

1. 促进脑代谢药 吡拉西坦片(脑复康)促进大脑对葡萄糖和氧的作用,提高大脑神经的代谢功能,对痴呆等有改善作用。

2. 胆碱酯酶抑制剂 盐酸多奈哌齐片(安理申)能改善认知功能,服用 6 个月可见到症状无加重;重酒石酸卡巴拉汀胶囊(艾斯能)选择性作用于脑皮质和海马乙酰胆碱酯酶抑制剂,可以延缓症状;石杉碱甲片(哈伯因)改善认知和日常生活能力等药物对轻度、中度老年痴呆有一定延缓效果。

3. 中药 临床试验有报道,银杏叶提取物对老年痴呆症亦有良好的延缓疗效;中医中药一般多从脑、心、肾等不同脏腑及气、血、痰、瘀、火、郁等病机论治。近年日本对 AD 应用当归芍药散、钩藤散及黄连解毒汤等从郁、风、热、毒等角度进行研究,认为对 AD 有一定改善学习记忆功效。

(二)对症治疗

主要针对痴呆伴发的焦虑,可用苯二氮䓬类药物;有抑郁症状可用 5-羟色胺再摄取剂等;有攻击性行为或幻觉精神症状者可用小剂量奥氮平等。

五、主要护理诊断

1. 有受伤的危险　与神智错乱、走路不稳、记忆遗忘有关。

2. 自尊紊乱　与短时记忆遗忘有关。

3. 思维过程紊乱　与认知能力改变有关。

4. 社交障碍　与患者的理解力下降、记忆力减退有关。

5. 自理能力缺陷　与患者智力减退有关。

六、护理措施

（一）一般日常生活护理

1. 环境要求　居住环境要清洁、空气新鲜、温度适宜；地面平整、无水渍，防止患者滑倒；室内物件摆放、布局有选择性；病室有条件时最好置于监护人的视野内，防止意外发生。

2. 起居护理　合理安排患者作息时间，使之生活规律；陪护其进行适度功能锻炼，白天尽量活动，不要睡得过多；睡前排空大小便，保证其夜间睡眠。协助晨晚间护理，协助患者洗澡。定期更换患者衣服，选择扣子简单、前面开口的宽松衣服，鞋子要求舒适简单、易穿脱的平底鞋。定期修剪患者指甲、头发和刮胡须，保持皮肤清洁，防止皮肤感染。

3. 饮食护理　定时、定量进食，固体食物和液体食物分开进食，对暴饮暴食患者要控制其进食量，对于拒绝进食的患者，应鼓励其与他人一起进餐，以增进食欲；对自理困难者，要协助喂食，一次不要喂食太多，速度不宜太快，防止呛噎；饮食应冷热适宜，保证患者充足的营养，如患有其他疾病，按其他疾病需求进行饮食护理。

（二）安全护理

1. 减少或防止危险因素的发生，如行走步态不稳者给予搀扶，穿防滑鞋，防跌伤、碰伤；避免让患者独处。

2. 洗澡时水温不可过高，热水瓶放在不宜碰到的地方，有毒物品加锁保管，锐器物品放在隐蔽处，远离明火，避免老年人使用电热毯等，防止患者烫伤、误食、割伤、烧伤、触电等。密切观察患者病情、心理和行为变化，及时采取有效应对措施并反馈医生。

3. 严重痴呆症患者需专人陪护，同时要给患者佩戴身份识别卡，以防走失。

（三）病情观察

老年痴呆症患者大都起病隐匿，病情发展缓慢，病程呈进行性发展。所以，护理人员要细心观察患者的病情变化，特别是当患者因人格改变继而出现精神症状的时候，要及时通知医生处理，避免因患者出现幻觉、错觉、妄想等精神症状而发生自伤或其他意外情况。

（四）对症护理

1. 对行为退缩、生活懒散的患者要进行行为训练，同时鼓励患者参加工娱治疗活动，以促进患者记忆和行为的改善。

2. 对记忆障碍的患者，回忆治疗是一项有效的护理措施，当痴呆老人由衷地谈论记忆起的愉快事件时，他们的语言变得较流畅；对健忘老人应多尊重、爱护和鼓励，避免大声训斥；经常用老人敏感且愉快的语言刺激，呼唤记忆力的恢复。

3. 定向力障碍的老年痴呆患者，原则上不允许患者单独外出，但为了防止意外走失，要让其随身携带写有家庭地址、亲属联系方式和回家路线的卡片。

(五)用药护理

注意观察药物疗效和不良反应,石杉碱甲(哈伯因)对认知功能、日常生活能力有改善,主要副作用是消化道症状。多奈哌齐(安理申)虽可改善患者的认知功能,但会出现腹泻、肌肉痉挛、乏力、恶心、失眠等不良反应。患者服药时护理人员应注意看服到口,重症老人不宜吞服时可溶解到水中再服下,管理好药物防止有抑郁症状的老年人藏药自杀。

(六)心理护理

部分老年痴呆症患者内心孤独、压抑、固执、自我、脆弱、敏感,护理人员要有职业道德观和同理心,理解患者的内心感受,耐心倾听患者的主诉,语言应亲切、礼貌,合理运用肢体语言,与患者沟通,并及时给予认同、安慰和鼓励。对存在精神异常、情感障碍较重的患者,给予恰当的心理疏导可明显改善患者的病态情感反应;对反应较迟钝及智力减退的患者,要更加重视,维护老人的自尊。

(七)健康教育

1. 疾病知识指导　给患者及家属介绍该病的特征、临床表现,指导家属为患者做好日常生活照料,正确认识患者的生理和心理变化特征,以及如何帮助患者进一步恢复生活功能和社会功能,延缓痴呆进展速度。

2. 社区及家庭护理指导　患者要住在熟悉的环境,由熟悉的人来照顾,合理安排患者的日常生活,督促患者尽量外出参加简单的劳动和文体活动。指导家属掌握与老年痴呆症患者沟通交流及社交能力训练方法,比如训练进食、如厕、正确使用物品等;对于记忆力减退者训练其使用备忘录等。

3. 预防指导　AD预防应从中年开始,积极用脑,劳逸结合,保持良好的兴趣和开朗的性格,多吃富含锌、锰、硒等健脑食品,如海产品、乳类、豆类、坚果类等,戒烟戒酒,避免使用铝制厨具,预防脑血管病、糖尿病,避免使用镇静药等。

(韩赛男)

第十六节　帕金森病

帕金森病(Parkinson's disease,PD)又称震颤麻痹,主要是由中脑黑质多巴胺能神经元变性死亡,纹状体多巴胺含量显著减少而致,以静止性震颤、肌强直、运动迟缓和体位不稳为主要临床特征,是老年常见的神经系统变性疾病。

目前,确切病因仍不明确,可能与遗传、环境、年龄老化、氧化应激等因素有关,多见于中老年人,平均发病年龄为60岁左右。有资料统计,我国65岁以上人群PD的患病率大约是1.7%,大部分帕金森病患者为散发病例。

一、病因与发病机制

(一)年龄老化

PD的患病率随年龄的增长而增加,多在60岁以上发病,随年龄增长纹状体内多巴胺含量显著减少,这提示发病与衰老有关。

(二)遗传因素

遗传因素在PD发病机制中的作用越来越受到学者们的重视,帕金森病中仅5%～10%

有家族史。目前至少有 6 个致病基因与家族性帕金森病相关,PD 黑质受到严重破坏,多巴胺生成减少,神经末梢多巴胺不足,纹状体失去抑制,乙酰胆碱兴奋性相对增强,表现为帕金森症状。

（三）环境因素

长期接触杀虫剂、除草剂或某些工业化学品等可能是 PD 发病的危险因素。嗜神经毒 1 －甲基－4－苯基－1,2,3,6－四氢吡啶(MPTP)和某些杀虫剂、除草剂可能抑制黑质细胞线粒体呼吸链复合物Ⅰ活性,使 ATP 生成减少,自由基生成增加,导致 DA 能神经元变性死亡,故环境中与 MPTP 分子结构类似的工业和农业毒素可能是本病的病因之一。研究中人们也证实了原发性 PD 患者线粒体呼吸链复合物Ⅰ活性在黑质内有选择性地下降。

二、临床表现

目前,学术界普遍将帕金森病分为四种类型,各型临床表现基本相似,现介绍如下。

（一）静止性震颤

约 70% 的患者以震颤为首发症状,多始于一侧上肢远端,静止时出现或明显,随意运动时减轻或停止,精神紧张时加剧,入睡后消失。手部静止性震颤在行走时加重。典型的表现是频率为 4～6Hz 的"搓丸样"震颤。部分患者可出现合并姿势性震颤。

（二）肌强直

患者合并有肢体震颤时,可在均匀阻力中出现断续停顿,如转动齿轮,故称"齿轮样强直",多见于原发性 PD。各方向均匀一致的强直,类似弯曲软铅管的感觉,故称为"铅管样强直",多见于继发性 PD。

（三）运动迟缓

运动迟缓是指动作变慢,始动困难,主动运动丧失,尤其是重复运动时,患者的运动幅度减少,如面部表情动作、瞬目等减少,称为面具脸。

（四）姿势步态障碍

临床常见姿势步态表现异常有三:种现象,即慌张步态、姿势反射异常及冻结现象（始动困难）。

1.慌张步态　PD 患者在行走时,常常会越走越快,不易止步。

2.姿势反射异常　在疾病的中晚期,患者不易维持身体的平衡,稍不平整的路面即有可能跌倒。

3.冻结现象　表现为行走时突然出现短暂的不能迈步,双足似乎粘在地上,须停顿数秒钟后才能再继续前行或无法再次迈步。冻结现象常见于开始行走时（始动困难）、转身、接近目标时或担心不能越过已知的障碍物时,如穿过旋转门。

（五）非运动症状

非运动症状包括情绪低落、焦虑、睡眠障碍、认知障碍等,幻觉、欣快、错觉等精神症状。

三、辅助检查

1.CT 检查　头颅 CT 检查可显示脑部不同程度的脑萎缩表现。

2.功能显像检测　正电子发射断层显像(PET)或单光子发射计算机化断层显像(SPEC)可发现 PD 患者脑内的 DAT 功能显著降低,DA 受体活性改变,DA 递质合成减少。

四、治疗要点

(一)治疗原则

1.综合治疗 药物治疗是帕金森病最主要的治疗手段,左旋多巴制剂仍是最有效的药物。手术治疗是药物治疗的一种有效补充。康复治疗、心理治疗及良好的护理也能在一定程度上改善症状。

2.用药原则 用药宜从小剂量开始逐渐加量,以较小剂量达到较满意疗效。用药在遵循一般原则的同时也应强调个体化,根据患者的病情、年龄、职业及经济条件等因素采用最佳的治疗方案。

3.保护性治疗 帕金森病一旦确诊就应及早予以保护性治疗。目前临床上作为保护性治疗的药物主要是单胺氧化酶 B(MAO-B)抑制剂。

(二)常用治疗药物

1.复方左旋多巴 发挥补充多巴胺的作用,应从小剂量开始,逐渐缓慢增加剂量直至获较满意疗效,不求全效。剂量增加不宜过快,用量不宜过大。

2.单胺氧化酶 B 抑制剂 具有神经保护作用,因此原则上推荐早期使用。

3.多巴胺受体激动剂 可直接刺激多巴胺受体而发挥作用,应从小剂量开始,逐渐加量。

4.金刚烷胺 可促进多巴胺在神经末梢的合成和释放,阻止其重吸收,对异动症可能有效。

5.儿茶酚-氧位-甲基转移酶(COMT)抑制剂 通过抑制儿茶酚-氧位-甲基转移酶减少左旋多巴在外周的代谢,从而增加脑内左旋多巴的含量。COMT 抑制剂包括恩他卡朋和托卡朋。

6.抗胆碱能药物 主要是通过抑制脑内乙酰胆碱的活性,相应提高多巴胺效应,临床常用的是盐酸苯海索。

(三)非运动症状的治疗

1.精神障碍的治疗 患者在疾病晚期或药物治疗期间均可产生精神症状,故加用抗精神病药物,如氯氮平、喹硫平等。

2.自主神经功能障碍的治疗 出现便秘,可减少抗胆碱能药物的剂量或服用通便药物。泌尿障碍时可试用奥昔布宁、莨菪碱等外周抗胆碱能药。出现体位性低血压可加用 α-肾上腺素能激动剂米多君。

3.睡眠障碍 可在晚睡前加服左旋多巴控释剂。若调整抗 PD 药物后仍无法改善睡眠时可选用镇静安眠药。

(四)手术治疗

适用于症状限于一侧或一侧较重的患者,年龄在 60 岁以下,药物治疗无效或不能耐受药物治疗者。手术方法主要有两种,即神经核毁损术和脑深部电刺激术(DBS)。脑深部电刺激术因其微创、安全、有效,已作为手术治疗的首选。

五、主要护理诊断

1.躯体活动障碍 与黑质病变、锥体外系功能障碍所致震颤、肌强直、体位不稳、随意运动异常有关。

2.自理缺陷 与肌张力明显增强,吞咽动作不协调有关。

3.知识缺乏 缺乏本病相关知识与药物治疗知识。

4.营养失调:低于机体需要 与吞咽困难、饮食减少等有关。

六、护理措施

(一)一般护理

1.环境要求 居住室内地面平坦、减少障碍、采用防滑地板,夜间照明光线充足,床头灯开关设在顺手的地方,床周围安置以便于起、卧、翻身的扶手等助力设施。洗漱间的设施要防滑、防碰,有条件时安装呼叫铃。

2.休息与活动 早期采取舒适体位,晚期采取有利于呼吸的体位;活动以不感到疲劳、不加重症状为宜,鼓励患者床上锻炼。

3.饮食护理 应给予易咀嚼、易消化、营养平衡饮食,食物以碳水化合物为主,多吃含有低蛋白质、低脂肪、维生素、粗纤维素的食物,病情较重的患者可能存在吞咽困难,嘱患者细嚼慢咽,注意进食安全,加强进食护理,需要时帮助进食,防止噎食发生。必要时采用鼻饲,以防误吸引起肺部感染。

(二)心理护理

患者一方面由于疾病导致机体功能障碍,另一方面由于入院环境和生活习惯的改变,可产生恐惧、失落、焦虑、自卑等心理,护理人员要敏锐观察患者的心理、行为变化,建立良好的护患关系,耐心倾听患者的诉求,耐心讲解疾病的相关知识,鼓励患者积极参与适宜的娱乐活动,鼓励其树立乐观的生活态度。

(三)病情观察

密切观察患者临床症状的变化:对治疗用药如多巴胺类药物的疗效及副作用进行观察;对呛咳与吞咽困难患者的进餐过程进行观察,上述情况发现异常及时报告医师并采取有效的护理措施。

(四)对症护理

帕金森病患者存在不同程度的运动障碍,因此特别要注意防止患者摔倒发生意外。床单位加用防护栏,行走时使用拐杖,日常用品忌用易碎物品,选用拉链、自粘胶代替有纽扣的衣物,以避免患者出现精神症状时吞咽自杀或外伤。对于晚期运动严重障碍卧床患者,应加强生活护理,协助洗漱、进食、沐浴、穿脱衣服、处理大小便等。

(五)用药护理

护理人员一方面要指导患者如何正确服药,另一方面要观察药物疗效及不良反应,如长期服用多巴胺类药物的"开关"现象,服多巴胺应安排在饭前 30～60mm,饮食上要注意减少脂肪含量,因高脂肪饮食会影响药物吸收。安坦(盐酸苯海索片)易产生幻听、幻觉等精神症状,以及便秘、尿潴留等,应及时发现及时反馈医生。抗抑郁剂,尤其是 5-羟色胺再摄取抑制剂,由于起效作用慢,应督促患者坚持按时按量服用。

(六)健康教育

1.康复锻炼指导 护理人员为患者及家属讲解疾病知识,帮助并指导患者学会按摩面部、四肢、腹部肌肉及足底、手掌穴位,每日 4～6 次,每次 30min。锻炼呼吸肌,如每日练习深呼吸 4～6 次,每次 5min;提肛法锻炼会阴部肌肉等,按摩后肌张力减低,可进行运动锻炼。

2.保健指导　护理人员告知患者出院后仍需按医生嘱咐坚持服药;患者因震颤和不自主运动,出汗多,易造成皮肤刺激和不舒适感,皮肤抵抗力降低,可导致皮肤破损和继发皮肤感染,应勤洗勤换,保持皮肤卫生;中晚期患者因运动障碍,卧床时间增多,应勤翻身勤擦洗,防止局部皮肤受压和改善全身血液循环,预防压疮;坚持适当的运动和体育锻炼,加强日常生活动作训练,卧床患者协助被动活动关节和按摩肢体,预防关节僵硬和肢体挛缩;定期门诊复查,动态了解血压和肝肾功能、血常规的变化,发现异常现象时,随时就诊。

(韩赛男)

第十七节　脑梗死

脑梗死(cerebral mfarction)又称缺血性脑卒中,是指各种原因所致脑部血液供应障碍,导致脑组织缺血缺氧性坏死,出现相应神经功能缺损的一种疾病。脑梗死是脑血管病的最常见类型,占全部脑血管病的70%～80%。脑梗死的病因分型目前主要采用 TOAST 分型,包括大动脉粥样硬化型、心源性栓塞型、小动脉闭塞型、其他病因型和不明原因型。依据局部脑组织发生缺血坏死的发病机制可将脑梗死分为三种主要病理、生理学类型:脑血栓形成、脑栓塞和血流动力学机制所致的脑梗死。脑梗死后出现的局限神经功能缺损征象,与梗死的部位、受损区侧支循环、参与供血的动脉变异以及既往脑细胞损伤情况有关。

一、病因与发病机制

(一)动脉粥样硬化
脑动脉血管壁内动脉粥样硬化是老年脑梗死的根本原因,各动脉斑块形成血栓并脱落阻塞血管是脑梗死的首要病因。

(二)动脉炎
脑动脉炎症性改变、吸烟、高血压等多可使血管壁发生改变,管腔狭窄而形成血栓。

(三)疾病因素
疾病因素包括药源性、血液系统疾病(如红细胞增多症、血小板增多症、弥散性血管内凝血等)、遗传性高凝状态(如蛋白 C 缺乏、蛋白 S 缺乏等)、脑淀粉样血管病、烟雾病和颅内外(颈动脉和椎动脉)夹层动脉瘤等致血流缓慢,形成栓子,随血流进入颅内动脉,栓子流经与其直径大小相同的血管时,则栓子堵塞血管,引起脑组织缺血缺氧,出现瘫痪等症状。房颤、冠心病等也是脑梗死常见病因。

二、临床表现

(一)症状
1.一般特点　动脉粥样硬化性脑梗死多见于中老年人,动脉炎性脑梗死以中青年居多。25%老年患者发病前有短暂性脑缺血史,如一过性的头晕、麻木、黑矇、晕厥、无力等,常在安静或睡眠中发病,也可在活动中发病,局灶性体征多在发病后 10 余小时或 1～2 天达到高峰,临床表现取决于梗死灶的大小和部位。65 岁以上老年人脑梗死无症状发生率可达 28%,患者一般意识清楚。当发生基底动脉血栓或大面积脑梗死时,可出现意识障碍,甚至危及生命。
2.各脑血管闭塞的临床表现　脑梗死因脑血管供应不同脑组织表现出不同闭塞临床表

现,主要梗死的脑血管有颈内动脉闭塞、大脑中动脉闭塞、大脑前动脉闭塞、大脑后动脉闭塞、椎-基底动脉闭塞等。

3.特殊类型的脑梗死

(1)大面积脑梗死:其表现为病灶对侧完全性偏瘫、偏身感觉障碍及向病灶对侧凝视麻痹。病程进行性加重,易出现明显的脑水肿和颅内压增高征象,甚至发生脑疝死亡。

(2)分水岭脑梗死:这是由相邻血管供血区交界处或分水岭局部缺血导致,也称边缘带脑梗死,纠正病因后病情易得到有效控制。主要分型有皮质前型、皮质后型、皮质下型。

(3)出血性梗死:这是在脑梗死灶内的动脉血管壁损伤、坏死的基础上,血管腔内血栓溶解或侧支循环开放等原因使已损伤的血管血流得到恢复,则血液会从破损的血管壁漏出,引发出血性脑梗死,常见于大面积脑梗死后。

(4)多发性脑梗死:这是指两个或两个以上不同部位脑血管闭塞引起的梗死,一般由反复多次发生脑梗死所致。

(二)体征

患者体查可见不同程度的意识状态、肌力、感觉等神经功能改变。

(三)并发症

常见的并发症有心肌缺血、肺部感染、尿路感染、肾功能不全、压疮、关节挛缩、应激性溃疡、继发性癫痫、痴呆等。

三、辅助检查

(一)血液和心电图检查

这些检查有利于发现脑梗死的危险因素,对鉴别诊断也有价值。

(二)神经影像学检查

CT检查早期不能显示病灶,发病24h后逐渐显示低密度梗死灶,但对排除脑出血至关重要。大面积脑梗死有脑水肿和占位效应,出血性梗死呈混杂密度(图12-3)。MRI可清晰显示早期缺血性梗死、脑干或小脑梗死、静脉窦血栓形成等。血管造影DSA、CTA、MRA可以发现血管狭窄、闭塞及其他血管病变。

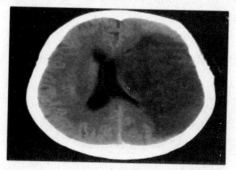

图12-3　头颅CT:左侧颞顶大片低密度阴影

(三)其他检查

脑梗死腰穿检查无异常表现,但可以鉴别其他疾病。经颅多普勒超声(TCD)检查可以分析颈动脉硬化程度等、超声心动图检查用于检测心脏瓣膜及其附着赘生物等。

四、治疗要点

(一)一般治疗

一般治疗主要为对症治疗,包括维持生命体征和处理并发症。

1. 调整血压　缺血性卒中急性期血压升高通常不需要特殊处理(高血压脑病、蛛网膜下腔出血、主动脉夹层分离、心力衰竭和肾衰竭除外),如收缩压大于 220mmHg 或舒张压大于 120mmHg 及平均动脉压大于 130mmHg 则需降压,血压应调整到稍高于正常血压,如收缩压 160mmHg 左右,舒张压 90mmHg 左右。如果出现持续性的低血压,需首选补充血容量和增加心输出量,无效可应用升压药。

2. 给氧和通气支持　对脑干卒中和大面积梗死等病情危重患者或有气道受累者,需要气道支持和辅助通气。

3. 调整血糖　脑卒中急性期高血糖较常见,可以是原有糖尿病的表现或应激反应。应常规检查血糖,当超过 11.1mmol/L 时应立即予以胰岛素治疗,将血糖控制在 8.3mmol/L 以下。

4. 降低脑水肿　脑水肿多见于大面积脑梗死,常于发病后 3～5 天达到高峰。治疗目标是降低颅内压、维持足够的脑灌注和预防脑疝的发生。可应用 20％甘露醇、呋塞米、甘油果糖静脉给药。

5. 控制感染　脑卒中患者(尤其是存在意识障碍者)急性期容易发生呼吸道、泌尿系统感染等,一旦发生应及时根据细菌培养和药敏实验应用敏感抗生素。

6. 处理消化道出血　高龄和重症脑卒中患者急性期容易发生应激性溃疡和消化道出血,应进行冰盐水洗胃、局部应用止血药;出血多引起休克者,输注新鲜全血或者红细胞成分输血。

7. 降温　脑梗死患者下丘脑体温调节中枢受损、并发感染、吸收坏死组织、脱水可致发热。中枢发热患者以物理降温为主。

8. 预防血栓形成　高龄、严重瘫痪和心房纤颤均会增加深静脉血栓形成的危险。护理人员应鼓励患者尽早活动下肢,避免下肢静脉输液(尤其是瘫痪侧)。可选用低分子肝素抗凝治疗,症状无缓解者应给予溶栓治疗。

9. 纠正水、电解质紊乱　脑卒中时由于神经内分泌功能紊乱、进食减少及脱水治疗常并发水、电解质紊乱,主要包括低钾血症、低钠血症和高钠血症。应对脑卒中患者常规进行水、电解质监测并及时加以纠正。

10. 防心脏损伤　脑卒中合并的心脏损伤是脑心综合征的表现之一,及时发现心脏损伤及时治疗。措施包括减轻心脏负荷,慎用增加心脏负担的药物,注意输液速度及输液量,积极处理心肌缺血、心肌梗死、心律失常或心功能衰竭等。

11. 治疗癫痫　一般不使用预防性抗癫痫治疗,如有癫痫发作或癫痫持续状态时可给予相应处理。脑卒中 2 周后如发生癫痫,应进行长期抗癫痫治疗。

(二)特殊治疗

特殊治疗包括以下几种治疗方式。

1. 超早期溶栓治疗　超早期溶栓治疗分为静脉溶栓和动脉溶栓,严格按照溶栓适应证及禁忌证在 6h 时间窗内进行。常用的溶栓药物有尿激酶(UK)、重组组织型纤溶酶原激活物

（rt—PA）。

2.抗血小板聚集治疗　常用的抗血小板聚集药物有阿司匹林和氯吡格雷。未进行溶栓治疗的急性脑梗死患者应在48h之内服用阿司匹林100～325mg/d。对阿司匹林过敏或不能使用时,可用氯吡格雷替代,口服75mg/d。

3.抗凝治疗　抗凝治疗主要包括肝素、低分子肝素和华法林。一般不推荐急性缺血性卒中后急性期应用抗凝药。但对长期卧床、合并高凝状态有形成深静脉血栓和肺栓塞的趋势者,可以使用低分子肝素预防治疗。心房纤颤的患者可以应用华法林治疗。

4.脑保护治疗　脑保护剂包括自由基清除剂、阿片受体阻滞剂、兴奋性氨基酸受体阻滞剂等。

5.血管内治疗和外科治疗　对于颈动脉狭窄大于70%的患者,而神经功能缺损与之相关的,可根据患者的具体情况考虑进行相应的血管治疗。对于有或无症状、单侧重度颈动脉狭窄大于70%的患者,或经药物治疗无效者可以考虑进行颈动脉内膜切除术。

6.其他药物治疗　其他药物治疗包括降纤治疗、中药制剂等。

7.康复治疗　康复治疗应早期进行,并遵循个体化原则,制订短期和长期治疗计划,分阶段、因地制宜地选择治疗方法,对患者进行针对性体能和技能训练,降低致残率,增进神经功能恢复,提高生活质量。

五、主要护理诊断

1.躯体活动障碍　与偏瘫或肌张力增高有关。

2.语言沟通障碍　与语言中枢梗死有关。

3.吞咽障碍　与意识障碍有关。

4.有受伤的危险　与癫痫发作、偏瘫、平衡能力降低有关。

5.焦虑　与担心疾病预后有关。

6.潜在并发症　肺部感染、泌尿系统感染、消化道出血、压疮、便秘、失用综合征。

六、护理措施

（一）一般护理

1.环境要求　居室环境清洁、空气新鲜、安静;床铺要设有保护性床栏;走廊、厕所要有扶手,以方便患者起坐、扶行;地面保持平整干燥、防滑,无障碍物;呼叫器和经常使用的物品置于床头。

2.休息与活动　如患者昏迷尽量减少搬动,急性期患者应卧床休息,取平卧位,宜取头低位或放平床头,以改善头部的血液供应;恢复期患者枕头也不宜太高,患者可自由采取舒适的主动体位;大小便协助下进行;护理人员应注意保持偏瘫肢体功能位置并被动运动患肢与关节,指导和协助家属被动运动和按摩患侧肢体,指导患者进行有计划的肢体功能锻炼,做到运动适度、方法得当,防止运动量过度而造成肌腱牵拉伤。

3.饮食护理　患者饮食以低脂、低胆固醇、低盐(高血压者)、丰富维生素为原则,少食肥肉、猪油、奶油、蛋黄、带鱼、动物内脏及糖果甜食等,多吃瘦肉、鱼虾、豆制品、新鲜蔬菜、水果和含碘食物,提倡食用植物油,戒烟酒。患者吞咽困难、饮水呛咳时,护理人员可给予糊状流质或半流质小口缓慢喂食,必要时给予鼻饲流质。

（二）心理护理

患者失去社会交往和自理能力，成为家人负担，特别是偏瘫患者，生命质量、生活幸福指数均下降，会产生焦虑、悲观、内疚、不平衡等复杂心理，表现为喜怒无常，甚至人格改变。护理人员要密切观察患者心理及行为变化，耐心细致地做好心理疏导并安慰鼓励，给予患者社会关爱和精神支持，稳定患者的情绪，鼓励其面对未来，配合医护治疗及康复护理，树立战胜疾病的信心。

（三）病情观察

护理人员应密切观察患者神志、瞳孔、血压、呼吸、体温、脉搏等生命体征的变化；发病后48h至5天为脑水肿高峰期，观察患者有无头痛、呕吐、意识障碍等颅内压增高表现；观察各种并发症的变化；观察各种引流管道有无堵塞、折返、脱落、移位等现象，记录引流液的性质及量；观察各部位皮肤；观察静脉用药时针头穿刺血管的部位有无渗液现象，机体受压部位有无压疮发生，对采取约束带的躁动患者，观察约束带对四肢皮肤是否有损伤；观察会阴、肛周部位皮肤是否完整、有无感染等；观察用药后的效果及药物不良反应；对康复期的患者观察其心理、行为变化及康复效果等。

（四）对症护理

1. 避免颅内压增高　注意观察患者的意识状态、瞳孔及生命体征变化；保持患者半坐卧位或床头抬高 15°～30°，以促进脑部血液回流，减轻脑水肿；给患者翻身时动作轻缓，避免突发的动作；遵医嘱严格控制液体的摄入量；保持大便通畅；防止颅内高压诱发脑疝发生。

2. 防止肺部感染　卧床期间患者多翻身，经常取侧卧位，加强翻身叩背，及时清理呼吸道分泌物，避免误吸、窒息等，保持呼吸道通畅。

3. 防止下肢深静脉血栓形成　对长期卧床者，应首先帮助他们减少形成静脉血栓的因素，采取抬高下肢 20°～30°，避免膝下垫枕，过度屈髋，影响静脉回流。对肢体瘫痪患者最有效预防深静脉血栓形成的方法是增加患者的活动量，另外，还应鼓励患者深呼吸及咳嗽，早期下床活动。注意观察高危人群肺栓塞的三联征表现：血痰、咳嗽、出汗；血痰、胸痛、呼吸困难；胸痛、呼吸困难、恐惧等，及早发现肺栓塞。下肢深静脉是静脉血栓形成的好发部位，避免在下肢输血、输液。

4. 安全护理　急性期患者意识不清、神昏谵语、躁动不安，应加保护性床挡；恢复期有运动障碍的患者要防止跌倒。上肢肌力下降的患者不要自行活动，活动时选用三脚手杖等合适的辅助工具，并有人陪护。

5. 语言障碍的护理　鼓励患者说话，说话时用短而清楚的句子，速度比正常缓慢一点，对于有严重沟通障碍者，可以用手势、面部表情或借助文字及图片或多媒体的方式来沟通。

6. 引流管的护理　加强对各种引流管道的护理，如导尿管、鼻饲管、吸氧管、气管切开套管、输液管等，保证无堵塞、无折返、无脱落、无移位等现象，准确并及时记录各种引流液的性质及用量。

7. 预防并发症　保护患者关节功能，防止患肢肌肉萎缩及保护皮肤的完整性等同脑出血的护理。

（五）用药护理

护理人员注意观察患者药物疗效和不良反应，注意特殊药物的用法：静脉应用扩血管药物时，滴速宜慢，每分钟 30 滴左右，并注意血压变化；使用改善微循环药物（如低分子右旋糖酐),可有过敏反应,如发热、皮疹等,应注意观察;使用溶栓、抗凝药物时,应严格掌握药物剂量,注意有无出血倾向;口服阿司匹林者应注意有无黑便情况。

(六)健康教育

1.疾病知识指导 护理人员为患者及家属讲解疾病及并发症的相关知识,提高家庭康复护理能力。指导患者及家属应注意以下几方面:患肢衣袖要宽松柔软,可装拉锁以便测量血压;穿衣时先穿患侧,后穿健侧,脱衣时先脱健侧,后脱患侧;注意开发健肢的潜能;对于后遗症,如偏瘫、失语等,可通过康复治疗恢复自理功能;在网上查找或购买一些有关方面的书籍和录像带,在家自己进行康复锻炼。康复宜早,病后 6 个月内是最佳时机。

2.偏瘫的肢体功能恢复指导 在病情稳定情况下,指导和辅助其进行功能锻炼,要将患肢放在功能位置,取仰卧或侧卧位。从简单的屈伸开始,要求活动每天 2～4 次,每次 5～10mm。并配合药物治疗,按摩患侧肢体,针刺穴位等。

3.康复指导 护理人员告知患者及家属脑梗死属于高复发性的慢性脑血管意外疾病,脑梗死患者出院后仍需按医生嘱咐坚持服药,控制好血压、血脂、血糖等,患者应坚持肢体功能锻炼及语言沟通,合理饮食、睡眠,适度活动锻炼,定时监测血压,定期到医院复查。

(仲梅)

第十八节 脑出血

脑出血(cerebral hemorrhage)俗称脑溢血,属于“脑中风”的一种,是指非外伤性脑实质内血管破裂引起的出血,主要表现为意识障碍、肢体偏瘫、失语等神经系统的损害,是中老年高血压患者常见的严重脑部并发症。

脑出血最常见的发病机理是在原有高血压、脑动脉硬化、颅内血管畸形等基础上,因用力、情绪激动等因素诱发血压急骤升高.血液突破血管流入且压迫脑组织而引起的症状。故大多在活动中突然发病,临床上脑出血发病十分迅速,病情凶险、死亡率高,是中老年人常见致死性疾病之一,男性稍多于女性,冬、春两季发病率较高。

一、病因与发病机制

(一)高血压病

60％高血压患者合并脑小动脉硬化,30％高血压患者合并脑动脉瘤或脑动－静脉血管畸形,血压短时间升高突破血管致脑出血,脑出血是高血压病最常见、最严重、最高级别的并发症之一。

(二)其他病因

血液病(如白血病、再生障碍性贫血、血小板减少性紫癜、血友病等)因为血液呈低凝状态,在情绪激动或活动过程中易渗出血管引起脑出血。脑淀粉样血管病变等因为血管淀粉样变失去弹性引起脑出血。

(三)诱发因素

1.气候变化 脑血管病的发生在季节变化时尤为多见,如春夏、秋冬交界季节,气温短时间变化较快致血管调节不适应引起脑出血。

2.情绪改变 情绪改变是脑出血的又一重要诱因,包括极度的悲伤、兴奋、恐惧等,多数脑出血患者发病之前都有情绪激动病史,临床证实近30%的患者因生气、情绪激动可导致脑出血。

3.不良生活习惯　吸烟、饮酒、过度劳累、缺少体育锻炼等也是诱发脑出血的重要因素。

二、临床表现

(一)一般症状

患者多有头痛、呕吐和不同程度的意识障碍,如嗜睡或昏迷等,大约10%脑出血病例有抽搐发作、血压明显升高、颅内压升高等症状。

(二)局限性定位症状

脑出血局限性定位症状取决于出血量和出血部位,现介绍如下。

1.基底节区出血

(1)壳核出血:壳核出血最常见,约占脑出血病例的60%,常有病灶对侧偏瘫、偏身感觉缺失和同向性偏盲,出现双眼球向病灶(出血侧)凝视,呈"凝视病灶"状。优势半球受累可有失语。

(2)丘脑出血:丘脑出血占脑出血病例的5%～10%,常有对侧偏瘫、偏身感觉障碍,通常感觉障碍重于运动障碍。深浅感觉均受累,而深感觉障碍更明显。可有特征性眼征,如上视不能或凝视鼻尖、眼球偏斜或分离性斜视、眼球会聚障碍和无反应性小瞳孔等。小量丘脑出血致丘脑中间腹侧核受累可出现运动性震颤和帕金森综合征样表现;累及丘脑底核或纹状体可呈偏身舞蹈-投掷样运动;优势侧丘脑出血可出现丘脑性失语、精神障碍、认知障碍和人格改变等。

(3)尾状核出血:尾状核出血较少见,常有头痛、呕吐、颈强直,神经系统功能缺损症状并不多见,故临床酷似蛛网膜下腔出血。

2.脑叶出血　脑叶出血占脑出血的5%～10%,出血以顶叶最常见,其次为颞叶、枕叶、额叶,也有多发脑叶出血的病例。如额叶出血可有偏瘫、排大小便障碍、Broca失语、摸索和强握反射等;颞叶出血可有精神症状、对侧上象限盲;枕叶出血可有视野缺损;顶叶出血可有偏身感觉障碍、轻偏瘫、对侧下象限盲,非优势半球受累可有构象障碍。

3.脑干出血

(1)脑桥出血:脑桥出血约占脑出血的10%,出血灶多位于脑桥基底部与被盖部之间。大量出血(血肿＞5mL)累及双侧被盖部和基底部,常破入第四脑室,患者迅即出现昏迷、双侧针尖样瞳孔、呕吐咖啡样胃内容物、中枢性高热、中枢性呼吸障碍、眼球浮动、四肢瘫痪和去大脑强直发作等。小量出血可无意识障碍,表现为交叉性瘫痪和共济失调性偏瘫,两眼向病灶侧凝视麻痹或核间性眼肌麻痹。

(2)中脑出血:中脑出血较少见,常有头痛、呕吐和意识障碍。轻症表现为一侧或双侧动眼神经不全麻痹、眼球不同轴、同侧肢体共济失调;重症表现为深昏迷,四肢弛缓性瘫痪,可迅速死亡。

(3)延髓出血:延髓出血更为少见,临床表现为突然意识障碍,影响生命体征,如呼吸、心率、血压改变,继而死亡。

4.小脑出血　小脑出血约占脑出血的10%,常有头痛、呕吐,眩晕和共济失调明显,起病突然,可伴有枕部疼痛。出血量较少者,主要表现为小脑受损症状,如患侧共济失调、眼震和小脑语言等,多无瘫痪;出血量较多者,尤其是小脑蚓部出血,病情迅速发展,发病时或病后 12～24h 内出现昏迷及脑干受压征象,双侧瞳孔缩小至针尖样、呼吸不规则等。暴发型则常突然昏迷,在数小时内迅速死亡。

5.脑室出血　脑室出血占脑出血的 3%～5%,常有头痛、呕吐,严重者出现意识障碍,如深昏迷、脑膜刺激征、针尖样瞳孔、四肢弛缓性瘫痪及去脑强直发作、高热、呼吸不规则、脉搏和血压不稳定等症状。临床上易误诊为蛛网膜下腔出血。

（三）体征

由于出血部位、出血量不同,体征各异,一般有肌力下降、肌张力增高或减低,病理征(如巴氏征、查多克征等)阳性、双侧或单侧瞳孔异常等。

三、辅助检查

（一）CT 检查

颅脑 CT 扫描是诊断脑出血首选的重要方法,可清楚显示出血部位、估计出血量、血肿形态、是否破入脑室以及血肿周围有无低密度水肿带和占位效应等(图 12－4)。

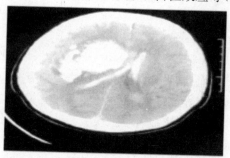

图 12－4　头颅 CT:右侧基底节区出血灶

（二）MRI 和 MRA 检查

MRI 和 MRA 检查对发现结构异常、明确脑出血的病因很有帮助。对脑干和小脑的出血灶和监测脑出血的演进过程优于 CT 扫描,对急性脑出血诊断不及 CT 检查。

（三）脑脊液检查

脑出血患者一般无需进行腰椎穿刺检查,以免诱发脑疝形成,如需排除颅内感染和蛛网膜下腔出血,可谨慎进行。

（四）数字减影血管造影(DSA)

脑出血患者一般不需要进行 DSA 检查,除非疑有血管畸形、血管炎或 moyamoya 病需外科手术或血管介入治疗时才考虑进行。DSA 可清楚显示异常血管和造影剂外漏的破裂血管及部位。

（五）其他检查

其他检查包括血常规、血液生化、凝血功能、心电图检查和胸部 X 线摄片检查。外周白细胞可暂时增高,血糖和尿素氮水平也可升高,凝血活酶时间和部分凝血活酶时间异常提示有凝血功能障碍。

四、治疗要点

治疗要点为安静卧床、脱水降颅压、调整血压、防治继续出血、加强护理防治并发症,以达到挽救生命、降低死亡率和残疾率及减少复发的目的。

1. 一般治疗　患者应卧床休息,保持呼吸道通畅,吸氧,鼻饲,预防感染等。

2. 调控血压　患者在急性期一般不急于降血压,当血压高于 200/110mmHg 时,在降颅内压的同时可慎重进行降血压治疗,使血压维持在 180/105mmHg 左右或略高于发病前水平,降压幅度不宜过大,以免造成脑低灌注。

3. 降低颅内压　颅内压增高是脑出血患者死亡的主要原因,因此,控制脑水肿、降低颅内压是脑出血急性期处理的一个重要环节。常用药物有 20% 甘露醇、甘油果糖、呋塞米(速尿)、七叶皂苷钠等。

4. 止血药物　止血药物在凝血功能障碍时可使用,时间不超过 1 周。

5. 手术治疗　大脑半球出血量在 30mL 以上和小脑出血量在 10mL 以上可考虑手术治疗,开颅清除血肿,对破入脑室者可行脑室穿刺引流,也可行经皮颅骨钻孔血肿穿刺抽吸治疗方法。

6. 早期康复治疗　脑出血病情稳定后宜尽早进行康复治疗,多数脑出血患者康复治疗在病后 10～14 天开始进行。有条件的医院应建立卒中单元(stroke unit,SU),将卒中患者收入 SU 治疗。

五、主要护理诊断

1. 急性意识障碍　与脑出血、脑水肿所致大脑功能受损有关。

2. 清理呼吸道无效　与疾病导致意识障碍、长期卧床有关。

3. 潜在并发症　脑疝、上消化道出血、便秘、误吸。

4. 语言沟通障碍　与脑出血致语言中枢受损有关。

5. 自理能力缺陷　与脑出血所致意识障碍、运动障碍或长期卧床有关。

6. 焦虑　与社交障碍及担心疾病预后、手术等有关。

六、护理措施

(一)一般护理

1. 环境要求　居室环境清洁、安静,空气新鲜,避免一切噪声。特别是发病 2 周内,减少亲属探望以保持情绪稳定,避免各种不良情绪影响。

2. 休息与活动　治疗时间尽量集中,以利于患者有足够的时间休息和睡眠,急性期应卧床休息 2～4 周,进食、大小便须在床上进行;在病情稳定后,宜在早期进行康复治疗和锻炼。

3. 饮食护理　发病 24h 内,患者颅内压增高所致呕吐、消化功能减退等宜暂时禁食;对意识不清患者遵医嘱行胃管鼻饲;病情稳定期或康复期患者饮食宜清淡,多吃富含蛋白、维生素及粗纤维食品(如鱼肉、鸡肉、蛋、奶、新鲜蔬菜及水果),以保证足够蛋白质的摄入,同时以利防止便秘。高血压患者应控制食盐的摄入,每天少于 6g 为宜,戒烟酒。

(二)心理护理

瘫痪患者意识恢复,接受康复治疗时应给予心理疏导。患者由于突然患病卧床,不适应角色转换,丧失生活自理能力,成为家人的负担,自身舒适度改变且担心预后等,会产生恐惧、焦躁、悲观、内疚和失望的复杂心理,护理人员要密切观察患者心理及行为变化,耐心做好心理疏导,及时解除患者各种顾虑,给予其社会关爱和精神支持,稳定患者情绪,鼓励其正确面对未来,配合医护治疗及康复护理,树立战胜疾病的信心。

（三）病情观察

对危重患者应予以心电监测,密切观察患者神志、瞳孔、血压、呼吸、体温、脉搏、血氧饱和度等生命体征的变化;因患者意识不清、躁动不安,所以重点观察各种引流管道有无堵塞、折返、脱落、移位等现象,及时准确记录引流液的性质及量;重点观察输液部位有无渗液、静脉留置针局部皮肤有无感染、受压部位有无褥疮发生,采取约束带患者的四肢皮肤是否有损伤,二便失禁患者肛周皮肤是否破溃,观察用药效果及不良反应。对恢复期的患者观察其心理、行为变化、康复效果等,发现问题及时反馈医生并实施有效护理措施。

（四）对症护理

1.安全护理　急性期患者意识不清、躁动不安,应加保护床挡,必要时使用约束带。

2.各种引流管的护理　同脑梗死的护理。

3.语言沟通障碍护理　同脑梗死的护理。

4.预防并发症

(1)避免颅内高压:患者予以半坐卧位或床头抬高 15°～30°,以促进脑部血液回流,减轻脑水肿,翻身时动作轻缓,遵医嘱控制液体入量,保持大便通畅等,防止颅内高压诱发脑疝。

(2)预防肺部感染:老年人长期卧床易肺部感染,多翻身拍背、加强营养,增强免疫力。对于痰多不易咳出者,除药物祛痰外,应加强翻身叩背,给予雾化吸入、电动吸痰等措施促进排痰。

(3)防止压疮发:患者应经常变换体位,每 2～4h 翻身一次;床铺保持干燥、清洁、平整、柔软;对受压部位及骨骼隆突处,每天早晚用温水(或 50％酒精)擦浴按摩等。

(4)保护关节功能:加强瘫痪肢体护理,保持关节功能位置;加强按摩护理,防止肌萎缩,预防关节挛缩变形。

(5)加强会阴肛周皮肤护理:大小便失禁患者局部皮肤易被尿液、大便长期浸渍而破溃感染,要及时做好局部皮肤清洁、干燥护理。

（五）用药护理

注意观察药物疗效和不良反应,注意特殊药物的用法。脑出血患者常用甘露醇或呋塞米等降颅内压,其中甘露醇给药速度快,要求 30min 内滴完,避免药液外渗,否则易引起组织坏死;服用降压药物要按时定量,不能随意增减药量,防止血压骤升骤降加重病情;注意止血药物的适应证选择等。

（六）健康教育

1.疾病知识指导　护理人员针对疾病稳定期或康复期的患者讲解疾病相关知识,提高患者对疾病的认知程度,进而提高患者的自我防范和应对能力,提高其自觉遵医嘱的依从性。如指导患者保持生活规律,饮食合理,运动适度,心情舒畅,自觉戒烟戒酒,控制血压,坚持康复锻炼,防止或降低各种并发症的发生。

2.告知患者识别病情变化的危险信号　有高血压病史的老年人,一旦出现以下症状:突发头痛并逐渐加重;突发头晕或原有头晕明显加重;突发一侧肢体或头面、舌部短暂性发麻、乏力或活动欠灵活;突发嘴角流水、舌头发硬、咬字不准、吐字不清或突发血压持续升高不降。应立即停止活动,采取正确的防治措施尽快就医。

3.康复指导　告知患者出院后定期到门诊随访,监测血压血脂等;适当体育活动,如散步,太极拳等。患者病情稳定后一般 7～10 天可进行康复训练(如床上活动、坐位平衡训练、床椅间转移、坐站控制练习、站立练习),对恢复期患者的神经功能、生活质量的提高有益。

(七)偏瘫家庭康复指导

1. 功能锻炼的意义　功能锻炼是偏瘫患者家庭护理的重要措施,功能锻炼可促进瘫痪肢体血液循环和肌肉收缩,有利于患病机体康复。同时,功能锻炼需要循序渐进,持之以恒。

2. 完全性偏瘫阶段　患者采用按摩、推拿和被动活动进行功能锻炼。动作由轻到重,再由重到轻,被动活动不要用力过度,每天数次,每次锻炼 15～30min。保持瘫痪肢体功能位,肘关节弯曲、腕和手指关节伸直、踝关节保持垂直。

3. 部分功能恢复阶段　这一阶段要继续前一阶段的各项锻炼。帮助患者翻身、起坐、站立锻炼(如站立练习先扶床架、椅背站立,然后徒手站立)、肢体运动锻炼(如上肢的上举、外展、外旋,肘关节、下肢和足的伸屈活动)。

4. 基本恢复阶段　在站立和上肢简单活动的基础上开始练习步行,手精细动作练习和语言功能练习。步行锻炼先在扶持下左右移动身体,两腿轮流负重,继之踏步,逐步过渡到手扶拐杖独自行走。出现划圈步态时,应练习屈膝和提腿动作。上肢锻炼可练习拿碗、汤匙、筷子、穿脱(衣服),编织;打算盘等精细活动。失语者要帮助其进行语言功能恢复锻炼,如采用发音、纸片识字、组词等方式。

(仲梅)

第十九节　老年性神经病

精神病(psychosis)是指患有严重的心理障碍,患者的认识、情感、意志、动作行为等心理活动均可出现持久的明显异常,不能正常学习、工作、生活,动作行为难以被一般人理解,在病态心理的支配下,有自杀或攻击伤害他人的动作行为。

老年精神病及许多精神症状的患者,都伴有脑组织衰老退化的特点。老年期最容易发生急、慢性脑综合征。急性脑综合征的主要症状是意识障碍,常伴有幻觉和神经兴奋,意识障碍多为阵发性或一过性,即发作后很快恢复。慢性脑综合征的主要症状是痴呆,可分为脑血管性痴呆和老年性痴呆两大类。痴呆是不可逆的,呈进行性加重,这两组症候群在各种老年精神病的发病过程中都可不同程度地显现出来。

一、病因

老年期精神障碍是由多种原因造成的,主要有遗传、躯体疾病、心理因素、社会因素等方面,这都可能是导致老年精神异常的重要因素。

(一)生物学因素

1. 遗传　迄今为止,比较公认的是一些精神疾病与遗传因素有肯定的关系,如精神分裂症、情感性精神病、某些神经症的发生,均属于一种多基因遗传疾病。

2. 躯体因素　呼吸系统、内分泌系统、消化系统、神经系统、泌尿系统、结缔组织和血液等系统的疾病,引起机体水和电解质代谢紊乱、组织缺氧、器官衰竭及一系列毒性代谢产物的产生等,导致脑器质性病变,影响脑功能正常进行等,如肝性脑病、肺性脑病、脑膜炎等,均可导致精神障碍。

3.理化因素　颅脑外伤引起脑组织损伤,也可导致短暂的或迟发而持久的精神障碍。精神活性物质(如镇静药、催眠药、鸦片类物质)的长期应用,以及有毒物质(如一氧化碳、农药中毒)均可影响中枢神经系统导致意识和精神障碍。

(二)社会心理因素

1.精神应激因素　精神应激是生活中某些事件,引起个体精神紧张和感到难以应付而造成的心理压力。老年群体会面对各种问题,如社会地位失落,子女赡养不理想,处于空巢、失独状况及物质、精神生活条件较差(如长期压抑,不平衡心理)等,可引发精神症状。

2.其他　社会因素(如环境改变)、个性因素(如性格孤僻、敏感多疑)、机能老化等可导致精神障碍。

二、临床表现

(一)症状

老年人常有多疑、孤独、被遗弃、死亡恐惧、焦虑、抑郁等心理特点。常表现为以下症状。

1.脑血管病变引起的精神症状　抑郁常见,表现为心情压抑、唉声叹气、情绪低落、缺乏热情和兴趣、进食差、睡眠障碍等。

2.精神病性的症状　表现为幻听、多疑,怀疑有人害他、财产被人偷窃、配偶有外遇等,考虑可能与老年人记忆障碍有关,常会出现冲动伤人举动。

3.痴呆症状　表现为记忆障碍,理解、判断、计算障碍,空间定向障碍(如出家门后回不了家);不知羞耻,行为幼稚,收集废物视为珍宝;睡觉节律改变,昼卧夜出。

4.情感障碍　大部分老年患者常有无精打采、郁郁寡欢、兴趣下降、有孤独感,自觉悲观和绝望等抑郁情绪,严重者可有自杀倾向,情感反应略显淡漠或迟钝。也有患者有突出的焦虑烦躁症状,也有表现为敌意和易激惹。

(二)体征

无明显异常,随疾病进展可出现躯体疾病的体征。

三、辅助检查

(一)脑电图检查

老年脑器质性疾病患者、精神障碍患者脑电图异常率较高;老年精神分裂症及情感性精神病患者脑电图没有特殊异常变化。

(二)颅脑CT检查

部分患者有脑室扩大、额叶变小、脑沟增宽、小脑萎缩等症状。

四、治疗要点

(一)一般治疗

1.轻症患者　对于此类患者应加强心理支持和行为指导,使患者尽可能地保持生活自理和人际交往能力。

2.重症患者　重症患者常因进食障碍出现营养失调、电解质紊乱,应注意加强饮食护理,给予患者富含营养的食物。对厌食者,从小剂量开始,逐步增量,采取液体、半流食、软食、普食过渡;对拒绝进食者,给予鼻饲喂食;防止水、电解质、酸碱平衡紊乱;并预防各种并发症发生。

（二）对症处理

1.失眠、情绪激动、焦虑的患者　使用抗焦虑药,如安定、利眠宁、硝基安定、舒乐安定等。

2.抑郁情绪明显的患者　使用三环抗抑郁药,如多塞平、氯丙咪嗪、阿米替林等。新型抗抑郁剂包括选择性5-HT再摄取抑制剂(SSRI),如氟西汀、帕罗西汀、舍曲林、氟伏沙明、西酞普兰等。

3.兴奋及妄想患者　可选用甲硫嗪或奋乃静,需合理使用,注意掌握剂量。

4.改善认知功能　选用促进脑代谢药,如吡乙酰胺、吡硫醇、肌苷、三磷酸腺苷等;改善脑血循环的药,如西比灵、尼莫地平及大量维生素等。

五、主要护理诊断

1.有自杀的危险　与情绪低落、孤独、有被遗弃感有关。

2.有受伤的危险　与神志不清、走路不稳、遗忘、误食或意外等有关。

3.自理能力缺陷　与患者认知能力丧失有关。

4.焦虑　与健康状况改变及精神症状有关。

5.营养失调:低于机体需要量　与进食不规律、食欲减退等有关。

6.睡眠型态紊乱　与幻觉、妄想等因素有关。

7.社会功能障碍　与不能正确地自我评价和孤独、缺乏人际沟通有关。

六、护理措施

（一）一般护理

1.环境要求　创造安静、舒适的休养环境,室内光线柔和,地面平坦,空气新鲜流通。

2.休息与活动　很多老年精神病患者都会出现睡眠障碍的情况,原因是多方面的,如兴奋、躁动、紧张、恐惧、焦虑情绪的影响,以及身体不适或环境因素等,均可影响患者睡眠。护理人员要根据患者睡眠障碍的原因及表现进行护理。护理人员应指导患者养成按时睡眠的习惯,夜晚睡前禁饮浓茶、咖啡等饮料,避免进行刺激性的娱乐和谈心活动。根据病情安排病室,以免互相干扰,晚间入睡前用温水洗脚,兴奋患者睡前给予药物辅助入睡等。

3.饮食护理　在老年精神病患者中,饮食障碍是多种多样的,既有因症状的支配而暴饮暴食或拒食,也有挑食、厌食,吞咽困难或噎食等,因此,要评估不同情况进行有效护理,特别是对服用抗精神病药产生锥体外系副作用的患者,防止噎食发生。对年老体弱或因药物副反应进食困难的老年精神病患者,应给以半流或流质饮食;对暴饮暴食的患者,要限制其进食量,并密切观察患者进食情况;对拒食的患者,做好耐心的解释工作,打消患者的顾虑;为患者挑选营养丰富、柔软、易消化的饮食,注意食物的色、香、味,以促进食欲。

（二）心理护理

心理护理对老年精神病患者非常重要,尤其对那些精神异常、情感障碍较重患者,恰当的心理护理,可明显改善患者的病态情感反应。护理人员应态度和蔼,语言亲切,尊重爱护患者,建立良好的护患关系。对躁动的患者,护理人员要充满爱心、耐心,避免刺激患者;对情绪抑郁的老年精神患者,要做好心理疏导工作,耐心与患者交谈,减轻患者的焦虑情绪;对拒食的患者,应找出患者拒食的原因,采取不同的心理护理;对于有自杀企图的老年精神病患者,护理人员要帮助其树立生活的信心和勇气,并根据患者的爱好,利用工娱治疗,转移患者注意力,增强患者的信心。

（三）病情观察

老年精神病患者的精神表现及躯体症状主要依靠临床观察协助诊断,所以,护理人员要密切关注患者心理、行为及行动的变化;观察意识及生命体征的变化;观察各种症状及异常的表现。善于从患者异常的表情、行为中发现诊断治疗的依据,及时反馈医师,并对患者的治疗、护理等做出预见性的评估。

（四）对症护理

1.安全护理　评估患者可能受伤的危险因素,采取以下护理措施:禁止患者单独活动;防止患者因智力障碍而产生错误判断、分析,做出危险的应对行动;对抑郁情绪的老年精神病患者,实行24h监护,严格交接班,防止其自杀;对精神运动性兴奋或意识障碍等的患者,因其有突然的冲动性攻击行为,要做好双向防护,既照顾好患者不出意外,也需做好自身防护,治疗和护理时尽可能地不单独与患者接触。

2.基础护理　因患者自知力、定向力等不完整,生活自理能力下降,应做好皮肤、头发、口腔、指（趾）甲、大小便、约束带、床单位等方面的护理,防止并发症发生,积极配合医生给予支持性的护理。

（五）用药护理

患者因思维障碍、智力不完整,口服药物不一定主动配合,护理人员应注意以下几点:首先,保证患者确实服药;其次,准确给药,护理人员要认真查对医嘱,做到及时核对用药剂量的增减,发药精准无误;最后,观察患者用药后的疗效及不良反应,因为患者不会准确表述自我感受,应在第一时间发现异常信息及时反馈医师。

（六）健康教育

1.疾病知识指导　向患者或家属介绍精神疾病的相关知识,指导患者或家属,视疾病情况可适当参加一些劳动,注意劳逸结合。为保证晚间睡眠,患者睡前不做易兴奋的活动,不饮咖啡、浓茶等。指导患者家属理解患者的病态行为,不要惩罚他们的病态行为,给予其家庭的亲情关爱。对重度精神病患者指导患者家属防止患者突发意外,如出走、噎食、暴力、自杀等。

2.精神病复发的先兆　指导患者家属识别精神病复发的先兆,如自知力动摇、睡眠障碍、生活能力减退、情绪不稳定、躯体不适、精神症状再现。

3.避免复发　护理人员应指导患者坚持服药;正确处理各种心理应激;识别复发的"预警症状";采取有效便利的求助策略;保持良好的社会角色;避免使用精神活性物质,如酒精、毒品等。

4.出院指导　患者应遵照医嘱坚持服药、定期复查,服药期间监测肝功能、肾功能;适时进行家庭个人卫生整理及简单家务能力训练;适当参加社会老年活动,恢复社会交往能力。

（仲梅）

第二十节　颈椎病

颈椎病（cervical spondylosis）又称颈椎综合征,主要是由于颈椎长期劳损、骨质增生、椎间盘破裂脱出、韧带增厚等原因导致颈椎脊髓、神经根或椎动脉受压及颈椎动脉血流受阻,引发头、颈、肩、背、手臂酸痛、僵硬，严重时可出现活动受限、功能障碍等症状，是一种以退行性颈椎间盘病理改变为基础的颈椎疾病。包括颈椎骨关节炎、增生性颈椎炎、颈神经根综合征、颈椎间盘突出症等。

从生物力学角度来看，第5～7颈椎受力最大，故此段受损最常见。有统计表明，50岁左右的人群中颈椎病发病率大约为25％，60岁左右则达到50％，70岁左右几乎为100％，此病是中老年人的常见病和多发病。现在，颈椎病已出现低龄化现象，临床发现患者中从事微机操作、司机和职业人员为多，发病率男性高于女性。

一、病因

(一)颈椎间盘退行性变

颈椎间盘退行性变是颈椎病的最基本原因。早期为颈椎间盘变性，髓核含水量减少，纤维环肿胀、变粗，继而发生玻璃样变性，甚至破裂。颈椎间盘变性后，其耐压性及耐牵拉性降低。当头颅的重力和头胸间肌肉牵拉力的作用于变性的椎间盘时，椎间盘向四周隆起突出，椎间盘间隙变窄、关节突重叠、错位，椎间孔纵径变小，相邻脊神经、血管受压。

(二)外伤

头颈部较易引起外伤，常见于交通及矿工事故中。颈椎突然发生不协调的活动，会加重原有颈椎病变的程度，重症外伤更易造成颈椎骨折脱位，据统计，2/3的颈椎病患者曾有多次头颈部外伤史。

(三)发育异常

颈部发育不良，如椎管先天性狭窄、先天性颈椎管小于正常值(14～16mm)、颈椎生理曲度先天性畸形、先天性颈部肌肉疾病等是颈椎病原因之一。

(四)长期肌肉劳损

日常生活和工作中长期不良姿势、习惯均为加重因素。如长期不良睡眠姿势、从事文案工作、长期使用电脑、长期扭头看电视、长期驾驶汽车等。

二、临床表现

(一)一般症状

主要表现为颈肩痛、头晕、头痛、上肢麻木、肌肉萎缩，严重者双下肢痉挛、行走困难、大小便障碍，甚至出现瘫痪。

(二)临床分型

根据受损组织和结构的不同，颈椎病分为如下四种类型。

1. 神经根型颈椎病　此型最常见，占颈椎病的50％～60％，是椎间盘向后外侧突出致椎钩关节或椎间关节增生、肥大，进而刺激或压迫神经根所致。主要表现为头、颈、肩及上肢疼痛，麻木不能持物，上肢灼热感或针刺样疼痛，也可出现肌萎缩。

2. 脊髓型颈椎病　占10％～15％，由后突的髓核、椎体后缘的骨赘、增生肥厚的黄韧带及钙化后纵韧带压迫或刺激脊髓所致。主要表现为上肢麻木无力、肌肉萎缩、下肢跛行无力或瘫痪。

3. 椎动脉型颈椎病　由颈椎横突孔增生狭窄、颈椎稳定性下降、椎间关节活动移位等直接压迫或刺激椎动脉，使椎动脉狭窄或痉挛，造成椎底动脉供血不足所致。主要表现为头痛、眩晕、记忆力减退，头转一侧头晕加重，重时出现恶心、呕吐等。

4.交感神经型颈椎病　由颈椎各种结构病变刺激或压迫颈椎旁的交感神经节后纤维所致。主要表现为烦躁、口干、失眠、多梦、头痛、眩晕、多汗潮红、心律失常、血压不稳。

单纯的颈椎病类型少，一般以一个类型为主，几个类型混合在一起，称为复合型颈椎病。

三、辅助检查

（一）颈椎 X 线检查

X 线片常表现为颈椎正常生理曲度消失或反张、椎间隙狭窄、椎管狭窄、椎体后缘骨赘形成，颈椎过伸过屈位片上还可以观察到颈椎节段性不稳定。

（二）颈椎 CT 检查

CT 检查可更清晰地观察到颈椎的增生钙化情况，对椎管狭窄、椎体后缘骨赘形成有明确的诊断价值。

（三）颈椎 MRI 检查

MRI 检查可以清晰地观察到椎间盘突出压迫脊髓，常规作为手术前诊断的依据，用以明确手术切除部位。

（四）椎－基底动脉多普勒

椎－基底动脉多普勒用于检测椎动脉血流的情况，也可以观察椎动脉的走行，对于以眩晕为主要症状的患者来说鉴别价值较高。

（五）肌电图

肌电图适用于以肌无力为主要表现的患者，主要用途为明确病变神经的定位，与侧索硬化、神经变性等神经内科疾病相鉴别。但对检查条件要求较高，检查结果假阳性率高。

四、治疗要点

（一）非手术治疗

1.药物治疗　目前尚无治疗颈椎病的特效药，早期常进行对症治疗，如非甾体抗炎药、肌松弛剂、镇静剂及神经营养药等。

2.中西医结合综合疗法　按摩、推拿、颈椎牵引、理疗、口服药物、外用、温热敷等。

（二）手术治疗

已诊断明确的颈椎病，经非手术治疗无效、反复发作或脊髓型症状进行性加重者，适于手术治疗，手术方式可分为前路手术和后路手术。

五、主要护理诊断

1.疼痛　与神经、血管受压或刺激有关。

2.有受伤的危险　与肢体活动受限及眩晕有关。

3.潜在并发症　吞咽障碍、颈心综合征。

4.感知改变　与脊髓、神经根受压有关。

六、护理措施

（一）一般护理

1.环境要求　居住环境要清洁、空气流通、温度适宜、防寒冷和潮湿；患者夜间睡眠时，头部避开门、窗、空调等;选择利于保持脊柱平衡的硬板床。

2.休息与活动

(1)轻者可以进行适度功能锻炼,重者采用颈部支具制动。

(2)合理睡眠,避免过度疲劳,以利于颈椎充分休息。

(3)长时间一个姿势工作时,应经常起身活动,做颈部操,眼睛眺望远方。

(4)避免头颈负重物,避免突然转头动作。

3.饮食护理饮食 调理应遵循的原则:

(1)合理搭配,不可单一偏食,多吃富含钙、蛋白质、B族维生素、维生素 C 和维生素 E 的食物;

(2)饮食有度,不吃生冷和过热的食物,戒烟限酒。

(二)心理护理

颈部长时间疼痛、活动功能受限会影响工作、学习,严重时自理能力下降,患者情绪焦躁、身心痛苦、对疾病治愈信心不足。护理人员应理解患者心理变化,认同并给予其心理疏导和安慰,鼓励其树立乐观的态度,增强战胜疾病的信心,对接受手术的患者做好术前指导工作,降低其恐惧心理。

(三)病情观察

观察患者生命体征、症状、心理及行为的变化,关注相关检查结果的变化。对手术患者做好术前及术后的观察,如有变化及时反馈医师。

(四)对症护理

1.减轻颈椎疼痛 颈椎疼痛较强的患者,睡眠体位应保持自然仰伸位,采用质地柔软的元宝形枕头,维持颈椎的生理弧度,适当结合理疗和专业按摩。对有骨质疏松、体质消瘦的老年患者按摩时,应用力谨慎,必要时遵医嘱采用头颈牵引治疗。

2.颈部制动 对采用头颈牵引患者,增高床头,维持有效牵引,牵引重量不可随意增减或移动,并保持悬空。护理人员应防止患者皮肤擦伤,吊带不可压迫两耳及头面部两侧,保护颌下皮肤。保持吊带清洁、干燥,且注意饮食不宜过多。呼吸肌不全、年迈及身体虚弱者,睡眠时不能牵引,以防止呼吸道梗阻或颈动脉窦受刺激致心跳停止。

3.术前护理

(1)颈椎前路手术前 7~10 天,在医护人员的指导下进行手术体位和推拉气管的练习。为了保证手术后颈部的稳定,术前一般给患者准备合适的颈托。

(2)颈椎后路的患者因手术时采用俯卧位,应练习俯卧位下深呼吸,每日 2 次,30~60 分/次,为手术做好准备。

(3)吸烟者腰戒烟,目的是降低术中气管对插管的敏感性和减少气管黏液的分泌量。

4.术后护理

(1)固定颈部:搬运患者回病房时注意颈部固定。回房后取平卧位,颈部取稍前屈位置,两侧颈肩部放置沙袋限制颈部偏斜。

(2)病情观察:呼吸困难是前路手术后最危急的并发症,因前路手术中要反复牵拉气管,可使气管黏膜受损而发生水肿,所以要密切观察患者呼吸状况及生命体征,床边要常规备气管切开包。

(3)伤口护理:观察伤口敷料、引流状况,防止伤口渗血、出血。

（4）并发症的预防和护理：遵医嘱合理应用抗生素预防切口感染，勤翻身、拍背，协助患者有效排痰，防止压疮。

（5）术后卧床3～5天后，佩戴颈托可下床活动。下床的方法如下：先侧身坐起，逐渐将身体移至床旁，双足下垂适应片刻，无头晕时再站立行走，以免发生体位性（直立性）低血压而摔倒。

（6）尽早进行四肢功能锻炼，患者颈部制动时每日数次进行上肢、下肢和小关节活动。

（五）用药护理

指导患者定时、定量、准确服药，注意观察药物用后疗效和不良反应；非甾体抗炎药如阿司匹林、布洛芬等对胃黏膜刺激性较大的药物应饭后服用；对外敷用药者，如有皮肤过敏性损伤者进行局部外科换药处理。

（六）健康教育

1. 疾病知识指导　向患者介绍本病的相关知识，提高其对疾病的认识和自身防护意识。伏案或持续使用计算机不宜过久。应坚持做颈肩部肌肉的锻炼，既可缓解疲劳，又能锻炼肌肉韧度，从而有利于颈段脊柱的稳定性。注意端正头、颈、肩、背的姿势，不要偏头耸肩，谈话、看书时要正面注视，保持脊柱的力学稳定性。

2. 功能锻炼指导　此为康复的重要方法，通过肩、臂的整体运动，可以改善血液、淋巴循环，舒缓痉挛组织，松解粘连。康复锻炼要持之以恒，一般每天锻炼2～3次，每次30min。

3. 康复指导　指导患者劳逸结合，加强功能锻炼；选择合适的枕头；坐姿、睡姿要正确，自然放松，以利于保持颈部软组织的平衡，避免外力损伤。

（仲梅）

第二十一节　腰椎病

腰椎病（lumbar spondylosis）是指因腰椎及腰椎周围软组织急慢性损伤或腰椎间盘退变、腰椎骨质增生等原因引起，在临床上表现为以腰腿痛、腰部活动受限为主要症状的一组疾病。

腰椎病包括急慢性腰部损伤，如腰肌劳损、腰椎骨折、腰椎间盘损伤等；腰椎退行性病变，如腰椎间盘突出、腰椎管狭窄、腰椎骨质增生等；先天性脊椎疾病，如先天性脊椎裂、脊柱侧凸畸形、椎体先天性发育异常或融合等；原发性和继发性腰椎肿瘤及其他脊椎疾病等，如姿势性脊柱侧弯、炎症性病变（脊柱结核、化脓性脊柱炎、类风湿及风湿性脊柱炎、强直性脊柱炎）。老年腰椎病主要因为腰椎退行性病变所致，其中腰椎间盘突出症是引起老年人腰腿痛最常见的原因之一。现以腰椎间盘突出症做论述。

老年腰椎间盘突出症是指由于年龄增长，椎间盘变形退化、纤维环破裂、髓核组织突出刺激和压迫马尾神经或神经根所引起的一种综合征（图12—5）。

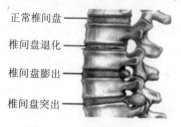

正常椎间盘——
椎间盘退化——
椎间盘膨出——
椎间盘突出——

图12—5　腰椎间盘突出

一、病因

(一)腰椎间盘退变

腰椎间盘退变是腰椎间盘突出的基本病因,随着年龄增长,纤维环和髓核的含水量逐渐减少,使髓核张力下降、弹性降低、椎间盘变薄,常出现向心性小裂隙。MRI证实,15岁青少年也可发生椎间盘退行性变,无退变的椎间盘可承受 6865 kPa(70 kgf/cm^2)压力,但已退变的椎间盘仅需 294 kPa(70 kgf/cm^2)压力即可破裂。本病多发于第4、5腰椎及第5腰椎、第1骶椎之间。

(二)外伤

积累伤力是椎间盘变性的主要原因,也是椎间盘突出的诱因。积累伤力中,反复弯腰、扭转动作或姿势最易引起椎间盘损伤,故本症与某些职业、工种有密切关系;另一种情况是用力不当或者用力过度,当突然负重或闪腰,尤其是腰部前屈加旋转动作时,容易导致纤维环破裂,髓核突出。

(三)环境因素

长期处于寒冷、潮湿环境及某些特殊职业等增加了椎间盘损害的机会。

(四)遗传因素

有色人种本症发病率较低,约 32% 老年患者有青年病史及家族史。

二、临床表现

(一)症状

1. 腰痛　95% 以上的腰椎病患者有此症状。患者自觉腰部持续性钝痛,平卧位减轻,站立则加剧。

2. 坐骨神经痛　多数患者出现此症,常在腰痛减轻或消失后出现,表现为由腰部至大腿及小腿后侧的放射性疼痛或麻木感,部分直达足底部。重者可为由腰至足部的电击样剧痛,且多伴有麻木感。疼痛轻者不影响行走,重者呈跛行状态。

3. 下肢麻木、冷感及间歇性跛行　患者自觉患肢发凉、麻木与感觉异常,行走数百米后常出现腰腿痛、麻木感加重,需要蹲位或坐位数分钟后症状缓解,再次行走,症状再次出现,称为休息间歇性跛行。常见于严重椎间盘突出症患者,原因同行走时椎管内受压静脉丛扩张加重神经根压迫有关。

4. 马尾神经症状　主要见于中央型髓核脱出症,临床上较少见。可出现会阴部麻木、刺痛,大小便功能障碍。女性可出现尿失禁,男性可出现阳痿,严重者可出现大小便失控及双下肢不全性瘫痪。

(二)体征

1. 脊柱运动受限　当椎间盘突出后,常有脊柱单侧或双侧腰肌痉挛和继发性脊柱畸形出现,限制了脊柱的活动。

2. 叩压痛　腰椎棘突旁 1~2cm 处常有深压痛、叩击痛,并常可引出向下肢的放射痛。

3. 直腿抬高试验及加强试验阳性　略。

4. 其他　个别患者可能出现感觉、运动减弱,自主神经功能障碍,膝、跟腱反射减弱或消失等。

三、辅助检查

（一）腰椎 X 线检查

腰椎 X 线检查是腰椎患者的常规检查。一般需摄正位、侧位和左右斜位片，必要时加摄颈腰部前屈和后伸时的侧位片。

（二）腰椎 CT 检查

可清晰显示椎体前后缘的骨赘，硬脊膜囊、脊髓、神经根的受压部位和程度，测得椎管前后径和横径，还能了解椎间孔和横突孔有无狭小、椎板有无肥厚。

（三）腰椎 MRI 检查

可清晰显示间盘组织后突、压迫硬脊膜囊和脊髓的情况，以及有无静脉回流受阻、受压局部脊髓内有无囊性变等情况。

（四）其他

1.电生理检查（肌电图、神经传导速度及体感诱发电位）　可协助确定神经损害的范围及程度，或观察治疗效果。

2.B超检查　具有无创性和操作简单的优点，但操作难度大，定位困难，需进一步研究总结。

四、治疗要点

早期腰椎病症状轻微，不需要特殊的治疗。注意卧床休息和锻炼腰部肌肉力量，纠正不良姿势。症状明显或加重时，可采取以下治疗方法。

（一）非手术治疗

1.绝对卧床休息　卧床及床上大小便大约三周。

2.药物治疗　目前尚无治疗腰椎病的特效药物，所用药物属于对症治疗，常常加用非甾体抗炎药、肌松弛剂、镇静剂及神经营养药等。

3.封闭疗法　常采用皮质类固醇激素及局麻药硬膜外注射治疗。

4.腰椎牵引　可增大椎间间隙，解除对椎间盘和神经根的压迫。

5.物理疗法　常用按摩、推拿、针灸、电疗、拔罐、激光、超声波、石蜡疗法等，此类疗法也主要以消炎止痛、活血化瘀为主，有很好的治疗效果，但不能从根本原因上治疗。

6.中医正骨疗法　矫正腰椎排列异常或畸形，增强腰部的肌力，使腰椎稳定，改善椎间各关节功能，减少神经刺激，消除疼痛等不适。

（二）手术治疗

经常发作、症状较严重者，经保守治疗无效可以手术，但要严格掌握手术指征，慎重选择术式。

五、主要护理诊断

1.疼痛　与椎间盘突出压迫神经、肌肉痉挛有关。

2.躯体活动障碍　与疼痛、肌肉痉挛及术后活动受限有关。

3.潜在并发症　肌肉萎缩、神经根粘连。

4.焦虑　与疾病知识缺乏及担心疾病预后有关。

六、护理措施

(一)一般护理

1.环境要求　居住环境要清洁、空气流通,温度适宜、防寒冷和潮湿。选择有利于保持脊柱平衡的硬板床。冬季被褥要厚实干燥,避免腰骶部受寒凉。

2.休息与活动　急性期患者要绝对卧床休息,睡眠姿势自然放松、舒展;恢复期患者应进行适度腰部功能锻炼,站姿或坐姿工作持续时间长时,需经常起身活动;禁忌搬重物或做过度弯腰等活动。

3.饮食护理　由于油腻食物不利于血液以及神经组织的代谢,所以日常饮食要以清淡为主,忌烟酒、忌油腻、忌生冷食品等。多吃富含钙、蛋白质、B族维生素、维生素 C、纤维素 E、补肝肾的食物,可预防骨质疏松,修复受压神经。

(二)心理护理

老年腰椎病患者腰部疼痛和功能受限,影响了生活自理能力。患者因卧床养病,情绪焦急,身心痛苦,护理人员要理解患者的心理,认同并鼓励其表达内心的感受并给予疏导和安慰,建议患者在床上听音乐、看电视等。宣教疾病知识,对接受手术的患者做好术前指导,消除或降低其恐惧心理,鼓励其树立乐观的生活态度,增强战胜疾病的自信心。

(三)病情观察

对病情较轻的患者观察其活动(饮食、坐姿、站姿等习惯)和症状的变化;对牵引治疗患者重点观察患者体位、牵引线及重量是否正确有效;对手术患者术后密切观察其意识、血压、脉搏、心率和体温的变化,观察伤口有无渗血和出血情况,观察患者下肢温度及大小便,如有异常及时反馈医生。

(四)对症护理

1.腰腿疼痛的护理　急性期患者绝对卧床休息 3~5 天,饮食、大小便均在床上进行,翻身由人协助,避免坐起动作。恢复期患者可在床上适度进行腰背肌功能锻炼(健康指导),增强腰肌及韧带的柔韧性及耐受性;自行起、卧床时要侧身,以手臂协助支撑起立;严重时戴钢板围腰,以促进受损组织修复。日常生活中,要注意腰间保暖,加强腰背部的保护,可以限制腰部肌肉及软组织活动,不要做弯腰用力的动作(如拖地板);注意劳动姿势,避免长久弯腰、过度负重、长时间地坐着和站立;要睡硬板床,可以减少椎间盘承受的压力;对于牵引的患者要防止压疮发生。

2.手术后伤口护理　观察伤口有无渗血和出血情况,有出血者先遵医嘱止血,无出血者进行外科常规换药护理。避免大小便污染伤口敷料,有异常及时反馈。

(五)用药护理

患者接受药物治疗时,指导其定量、定时、准确服药,注意观察药物服用后的疗效和不良反应;对胃黏膜刺激性较大的非甾体抗炎药注意饭后服用;防止接受封闭注射和各种贴膏药的局部皮肤感染。

(六)健康教育

1.疾病知识指导　指导患者保持良好的站姿和坐姿,胸部挺起,腰部平直;同一姿势不应保持太久,适当进行腰背部活动;睡硬板床,不可过度弯腰;不提及重物、不穿高跟鞋;防止腰腿受凉,休息与活动一定要遵从医嘱。

2.腰背肌锻炼方法

(1)五点式:仰卧,两下肢伸直,两脚后跟、两肘和头后部着地,尽力挺胸 3～5s,重复 10 次。

(2)半桥式:仰卧,两腿弯曲 90°,两上肢自然放松伸直,然后将髋、背抬起 5～10s,重复 10 次。

(3)飞燕式:俯卧,两下肢及上肢伸直并连头部同时抬起 3～5s,重复 5 次。

(4)下蹲式:站立,两上肢自然放松或两手抱住头后部,然后下蹲 3～5s,再站立,重复 5 次。

(5)弯腰式:站立,双手叉腰,向下弯腰,最大程度为 90°,重复 20 次。

(6)后伸式:站立,双手叉腰,做腰背后伸,重复 10 次。

3.康复指导　首先加强腰背肌功能锻炼,这是腰椎病患者恢复最基本的方法。日常注意要少坐、少站、多平卧,平卧时腰椎所受压力最小。在病情允许情况下,进行直腿抬高训练,防止神经根粘连。腰椎病患者最适合的体育锻炼是游泳,但是不可过久。

(王芳)

第二十二节　肾小球肾炎

一、急性肾小球肾炎

(一)概述

急性肾小球肾炎(acute glomerulonephritis),简称急性肾炎,是一组起病急,以血尿、蛋白尿、水肿和高血压为主要表现,可伴有一过性氮质血症的疾病。本病常有前驱感染,多见于链球菌感染后,其他细菌、病毒和寄生虫感染后也可引起。急性肾小球肾炎可分为 3 型:Ⅰ型为抗肾小球基膜型;Ⅱ型为免疫复合物型;Ⅲ型为非免疫复合物型。老年人发生的多属Ⅲ型,提示为细胞免疫介导所致,可能与血管炎有关。在老年人群中,肾小球肾炎的发生率可能比过去公认的高很多,或许比 60 岁以下人群高。其中最常见的诊断是原发性肾小球肾炎,占所报告病例的 65%～70%。

(二)临床表现

在老年人群,急性肾小球肾炎和急进性肾小球肾炎往往表现为 ARF,肾小球病理表现和年轻人相似,多为新月体肾炎。事实上,新月体肾炎是此类老年患者肾活检中发现的最普遍的肾脏损害。老年 ARF 患者肾活检结果 6%～8% 为感染后性肾小球肾炎,临床特征与年轻人相同,但高血压、氮质血症和 ESRD 的发生率较高。

1.血尿　常为起病的第一个症状,几乎所有患者均有血尿,40% 为肉眼血尿。尿色呈均匀棕色、浑浊或呈洗肉水样,但无血凝块,酸性尿中可呈酱油样棕褐色,持续 1～2 周,镜下血尿可持续 1～6 个月,少数病例可持续半年或更久,但绝大多数均痊愈。

2.蛋白尿　几乎全部患者均有程度不同的蛋白尿,但多数低于 3.0g/d,少数超过 3.5g/d,常为非选择性蛋白尿,部分患者就诊时尿蛋白已转至微量。

3.水肿　常为起病早期症状,80% 以上患者可出现水肿,多表现为晨起眼睑水肿,面部肿胀感,呈"肾炎面容",可伴有下肢轻度凹陷性水肿。少数患者出现全身性水肿、胸腔积液、腹水等,若水肿持续发展,常提示预后不良。

4.高血压 70%～80%患者出现高血压,多为轻、中度的血压增高,偶可见严重的高血压。一般恢复较迅速,高血压与水肿的程度常平行一致并且随利尿消肿而恢复正常。若血压持续升高2周以上且无下降趋势者,表明肾脏病变较严重。少数出现高血压脑病、急性左侧心力衰竭等。

5.少尿 大部分患者起病时尿量减少(400～700ml/d),少数100～400ml/d,且伴一过性氮质血症,尿沉渣中可有红细胞管型、颗粒管型等。早期尿中白细胞、上皮细胞稍增多,2周后尿量渐增,肾功能恢复。

6.肾功能减退 血清 C_3 及总补体发病初期下降,于8周内恢复正常,对本病诊断意义很大。血清抗链球菌溶血素"O"滴度可增高,部分患者血循环中免疫复合物(CIC)阳性。肾功能检查可有 Cr 降低,血 BUN、血肌酐升高。极少数由少尿发展成无尿,尿素氮及血肌酐轻度升高,若尿素氮≥21.4mmol/L(60mg/L),肌肝≥352μmol/L(4.0mg/L),应警惕发生急性肾衰竭。

7.全身表现 患者常有疲乏、厌食、恶心、呕吐、头晕、头痛,偶与风湿热并存。最轻的亚临床型患者,仅出现镜下血尿,甚或尿检也正常,仅血 C_3 呈规律性改变,急性期明显下降,6～8周恢复。肾活检有典型病理改变。

(三)治疗原则

1.一般治疗 急性期注意休息、保暖,待肉眼血尿消失、水肿消退、血压恢复正常后逐渐增加活动量。

2.对症治疗 利尿治疗可消除水肿,降低血压,通常利尿治疗有效。利尿后高血压控制不满意时,可加用降压药物。

3.控制感染灶 对于反复发作的慢性扁桃体炎,待肾炎病情稳定后,可做扁桃体摘除,手术前后两周应注射青霉素。

4.透析治疗 对于少数发生急性肾衰竭者,应予血液透析或腹膜透析治疗至肾功能恢复,一般不需长期维持透析。

(四)护理评估

1.病史 发病前2周左右有无上呼吸道和皮肤感染史,起病缓急程度,就诊原因是水肿还是肉眼血尿,水肿的部位、程度,有无头昏、头痛、失眠等症状,能承受的活动量,每日尿量,既往是否经常有上呼吸道感染史。

2.身体评估 体检要确定水肿的部位(睑部、下肢或全身性水肿),血压增高程度,有无局部感染灶存在。

3.实验室及其他检查 血尿及蛋白尿的程度,肾功能检查是否正常,B型超声检查结果,肾病理检查是否符合毛细血管内增生性肾炎。

(五)护理要点及措施

1.护理要点

(1)注意饮食护理(低盐、限水、依肾功能调理蛋白),准确记录出入量并观察体重;观察水肿情况;防止继发感染和压疮。

(2)注意休息(急性期绝对卧床,水肿消退、肉眼血尿消失、血压恢复正常后逐步开始活动);加强生活和心理护理(良好环境、各项生活护理)。

（3）给予疾病相关知识的健康教育。预防并发症,发生并发症积极治疗。

2.护理措施

（1）提供良好、舒适的环境,保持病室空气新鲜。限制探视人员,防止呼吸道感染,避免受凉,注意保暖。

（2）合理的膳食:饮食方面应根据每种疾病的情况对患者进行个体化的饮食指导,低盐饮食钠<2g/d,适当限制蛋白质的摄入量,提供优质蛋白、清淡易消化的高热量、高蛋白的流质或半流质食物。

（3）遵医嘱给予利尿药、抗高血压药,并观察药物的疗效及不良反应。尽量避免肌内或皮下注射,注射后按压稍长时间,防止继发感染。

（4）下肢水肿严重时,少站立,抬高下肢,会阴部肿胀明显时,应及时用纱布垫托起,防擦伤皮肤或糜烂。水肿明显者给无盐饮食,水肿减轻后,给低盐饮食,钠不超过每日3g。

（5）限制摄入水及液体入量,一般为前一日尿量再加500ml。

（6）准确记录24h出入量,监测体重、血压。尿少时,限制钾的摄入,出现氮质血症少尿症状时,限制蛋白质（20～30g/d）摄入量。给予富含维生素的低盐饮食。

（7）穿舒适的全棉内衣。急性期嘱患者卧床休息,无肉眼血尿、水肿。血压正常后,可逐渐活动,避免过度劳累。

（8）向患者说明疾病过程及治疗方案,讲解定期检查的必要性,70%的患者能康复,部分患者可能会导致慢性肾小球肾炎或急性肾衰竭。

（9）适量饮水不憋尿,尿液潴留在膀胱,细菌会经输尿管感染肾脏。泌尿道结石要处理,尤其是输尿管结石很容易造成肾积水,造成肾脏损坏。

（六）健康教育

1.指导患者合理用药,并告知药物的作用与副作用,慎用一些肾毒性药物,如抗生素、一些镇痛药物等。

2.严格禁酒　酒精的中间代谢产物有比较明确的肝毒性,并且加重肾脏的负担。凡是含有酒精的饮料一律不能饮用（包括葡萄酒）。饮酒后酒在胃肠道内很快被吸收,约90%以上的酒精成分（乙醇）在肝脏内代谢,而乙醇有直接刺激、损害肝细胞的毒性作用,可使肝细胞发生变性、坏死,加剧肾脏组织的病变。因此对乙肝肾炎患者而言,禁酒是自我疗养的基本要求。

3.注意饮食　肾病患者有消化系统的疾患,消化吸收能力比较差,一定要注意在适当加强营养的同时控制脂肪和糖的摄入,勿服霉变食物,多吃富含蛋白质与提高免疫力的食物。如鱼、肉、蛋、牛奶、豆制品、菌类和新鲜水果蔬菜。

4.合理作息　急性肾小球肾炎患者必须保证每天得到充分的休息,在力所能及的情况下,可以适当做一些活动。由于个体差异很大,具体的活动量需要自己灵活掌握,没有量的规定。一般以活动结束后没有明显的疲劳感为宜。老年患者活动项目以散步、太极拳等比较舒缓的运动为宜。需要注意的是绝对不能从事重体力劳动。保证7～8h睡眠,中午最好能午休0.5h。

5.调整心态　正确对待疾病,保持心情舒畅,树立战胜疾病的信心。避免忧郁、愤怒等不良情绪刺激。过度兴奋、愤怒都会加重病情,特别要防止发怒,处事待人要胸怀宽广、冷静。只有保持愉快的心情,才有利于急性肾小球肾炎的康复。

6.预防感染　急性肾小球肾炎患者在患病时身体处于免疫失衡状态,如果感冒、发热会加重肝肾的损伤。另外,急性肾小球肾炎患者机体免疫力低下,易引起感冒、支气管炎、泌尿系感染等,这样会使病情复发或加重。

7. 控制糖尿病和高血压 肾脏就是由数百万个微血管球组成,血压控制不好、糖尿病太久都会造成血管硬化。

8. 定期检查 最好每半年做一次尿液和血液肌酐和尿素氮检查。

二、慢性肾小球肾炎

(一)概述

慢性肾小球肾炎(chronic glomerulonephritis),简称慢性肾炎。是指起病隐匿,病情迁延,病变进展缓慢,最终将发展成慢性肾衰竭的肾小球疾病。由于不同的病理类型及病程阶段不同,疾病表现可多样化。慢性肾炎病情迁延,最终将发展成为慢性肾衰竭。病变进展速度主要取决于其病理类型,也与保健和治疗效果有关。一般认为持续性肾功能减退或有明显高血压者、新月体肾小球肾炎、局灶性节段性肾小球硬化预后较差。

(二)临床表现

慢性肾炎是病因多样,病理形态不同,而临床表现相似的一组肾小球疾病,它们共同的表现是水肿、高血压和尿异常改变。

1. 水肿 在整个疾病的过程中,大多数患者会出现不同程度的水肿。水肿程度可轻可重,轻者仅早晨起床后发现眼眶周围、面部肿胀或午后双下肢踝部出现水肿。严重的患者,可出现全身水肿。然而也有极少数患者,在整个病程中始终不出现水肿,往往容易被忽视。

2. 高血压 对慢性肾炎患者来说,高血压的发生是一个迟早的过程,其血压升高可以是持续性的,也可以间歇出现,并以舒张压升高(高于 12.7kPa)为特点,高血压的程度也有很大的个体差异,轻者仅(18.7~21.3)/(12.7~13.3)kPa,严重者甚至可以超过 26.7/14.7kPa。

3. 尿异常改变 尿异常包括尿量变化和镜检的异常。有水肿的患者会出现尿量减少,且水肿程度越重,尿量减少越明显,无水肿患者尿量多数正常。当患者肾脏受到严重损害,尿的浓缩—稀释功能发生障碍后,还会出现夜尿量增多和尿比重下降等现象。在尿沉渣中可以见到程度不等红细胞、白细胞、颗粒管型、透明管型。当急性发作时,可有明址的血尿,甚至出现肉眼血尿。

4. 肾功能损害 呈慢性进行性损害,进展速度主要与相应的病理类型有关。已有肾功能不全的患者当遇应激状态时(如感染、劳累、血压增高、肾毒性药物的应用等),肾功能可急剧恶化,如能及时祛除这些诱因,肾功能仍可在一定程度上恢复。

(三)治疗原则

慢性肾炎的治疗应以防止或延缓肾功能进行性衰退为目标,主要治疗如下。

1. 限制食物中蛋白质及磷的摄入量,氮质血症的患者应予优质低蛋白、低磷饮食,并辅以酸和肾衰氨基酸(含 8 种必需氨基酸和组氨酸)来治疗,低蛋白及低磷饮食可减轻肾小球内高压、高灌注及高滤过状态,延缓肾小球的硬化。

2. 高血压是加速肾小球硬化,促使肾功能恶化的重要因素,因此应积极控制高血压。ACE 抑制药能直接降低肾小球内高压,减轻高滤过,从而减少蛋白尿,延缓肾功能的恶化。

3. 血小板解聚药,应用大剂量双嘧达莫,或小剂量阿司匹林(40~300mg/d),有抗血小板聚集的作用,对系膜毛细血管性肾小球肾炎有一定疗效。

4.避免加重肾损害的因素,如避免劳累、感染、妊娠、应用肾毒性药物如氨基糖苷类抗生素等。

(四)护理评估

1.病史　了解发病方式、起病缓急、首发症状、病程长短、有无反复发作病史、既往是否就诊、曾做过哪些检查、是否明确诊断、曾用过哪些治疗方法。

2.身体评估　营养状况、有无贫血貌、水肿的部位和程度、血压的高低。

3.心理社会资料　了解患者对目前健康状况及对预后的认识,是否有焦虑、悲观情绪,如担心有发展为慢性肾功能不全的可能,有无坚持长期用药的思想准备,家属对疾病的认识及应对能力。

(五)护理要点及措施

1.病情观察　慢性肾炎患者的水肿一般不重,但少数患者可出现肾病综合征的表现,注意观察患者的尿量,水肿程度有无加重,密切观察血压的变化,血压突然升高或持续高血压可加重肾功能的恶化。监测肾功能如 CCr、血肌酐、血 BUN,定期检查尿常规,监测水、电解质酸碱平衡有无异常。

2.饮食护理　慢性肾炎患者一般给予低盐、适量蛋白质、高维生素的饮食。对于有氮质血症的患者,应限制蛋白质的摄入,一般为 $0.5\sim0.8g/(kg \cdot d)$。向患者及家属解释低蛋白饮食的重要性,因摄入高蛋白饮食可使肾功能进一步恶化。宜给予优质的动物蛋白,使之既能保证身体所需的营养,又可减少蛋白质代谢的产物,起到保护肾功能的作用。高血压患者应限制钠和高脂肪的摄入。水肿时应限制水分的摄入。

3.用药护理　长期服用降压药者,应使患者充分认识降压治疗对保护肾功能的作用,嘱患者不可擅自改变药物剂量或停药,以确保满意的疗效。有明显水钠潴留的高血压患者遵医嘱用利尿药,注意观察利尿药的效果及副作用。激素或免疫抑制药常用于慢性肾炎伴肾病综合征的患者,应观察该类药物可能出现的副作用。肾功能不全的患者在使用 ACE 抑制药时要注意监测有无出现高血钾。用血小板解聚药时注意观察有无出血倾向,监测出血、凝血时间等。

4.心理护理　多数患者病程较长,肾功能逐渐恶化,预后差,因此心理护理尤为重要,特别是对于那些由于疾病而影响了正常的工作、学习和生活的患者。应指导患者注意避免长期精神紧张、焦虑、抑郁等,这些不良心理可造成肾血流量的减少,加速肾功能的减退。

(六)健康教育

老年人由于反应性差,语言表达能力下降,不能完整地叙述病史,加之早期症状不典型,给诊断和治疗带来困难,致使病情加重,或由急性转为慢性,病情迁延,严重者引发肾衰竭。因此,对这些患者的健康教育显得尤为重要。

1.指导正确对待疾病,保持乐观情绪。由于慢性肾炎患者患病时间长,病情常反复,治疗义缺乏有效方法,故使得不少患者容易烦躁不安、悲观失望,甚至产生自暴自弃情绪,这会直接损害患者身心健康,影响病情。

2.嘱患者注意自我保护,预防感染。任何感染都会加重肾炎病情。慢性肾炎患者机体抵抗力低,很容易感染,感染部位常在呼吸道、泌尿系统及皮肤,应注意口腔、会阴及皮肤等处清洁。如有感染前驱症状发生,就应立即就医,及时治疗,切莫拖延。

3.嘱患者要进行适当体力活动,但要避免过劳,慢性评炎患者不应长期卧床休息。如果长期不进行适度体力活动及社交活动,会使体质及抗病力进一步下降。每日有适度活动而又不致劳累,劳逸结合,以增进体质,有利肾病康复。

4.告知患者饮食注意事项。对慢性肾炎患者而言,饮食控制对患者病情的康复有利。慢性肾炎患者应遵循低盐、低脂、优质低蛋白、高纤维饮食原则。肾炎饮食的控制情况直接影响着慢性肾炎治疗和预后情况。

5.指导家属关注患者心理。针对老年人的心理变化特征,做好沟通工作,解除患者的疑虑。如对冷漠者,应主动与其交谈,重点讲明疾病知识及治疗的重要性;对紧张恐惧者,多关心体贴,耐心解释,缓解紧张情绪,并寻求社会支持系统;对多疑心理者,除了宣讲卫生知识,还要正确引导,消除或减轻心理障碍,提高其心理健康水平。

(王芳)

第二十三节 糖尿病肾病

一、概述

糖尿病性肾病仅指糖尿病所特有的与糖代谢异常有关的糖尿病性肾小球硬化症,属全身性微小血管病变的一部分,也是糖尿病肾脏危害的主要表现。近年来,随着糖尿病发病率的增高,糖尿病性肾病也有逐年增多的趋势,成为导致糖尿病死亡的主要原因之一。一般认为糖尿病性肾病所具有的肾小球硬化症是糖尿病微血管病变的一部分。其发病机制直接涉及糖尿病血管病变的发病机制,包括遗传和代谢两个方面,但更多的临床研究证明代谢紊乱、慢性高血糖是引起糖尿病微血管病变的主要原因,新的研究证明多元醇通过活性增高是糖尿病性肾病发病的重要原因。但至今有关糖尿病肾病的发病机制尚未完全阐明。

二、临床表现

糖尿病肾病是以持续性蛋白尿和进行性肾功能下降及血压升高为特征的临床综合征。起病隐匿,进展缓慢,可存在多年而患者无临床症状。随着病情发展,逐渐出现蛋白尿、肾功能减退、肾衰竭等一系列临床表现。

1.临床蛋白尿是糖尿病性肾病的可靠证据,也是糖尿病性肾病最先出现的临床征象。初期为间歇性蛋白尿,常在劳累,运动或糖尿病控制不佳时出现,随着肾病进展为持续性蛋白尿。蛋白排出率为$\geq 20\mu g/min$,尿蛋白持续阳性,尿蛋白排出量增多,常$>1.5g/24h$,一般不多于$5g/24h$,若$\geq 5g/24h$提示预后较差。

2.水肿早期一般不明显,进入疾病后期,随着尿蛋白的增多,血浆蛋白降低,有明显的水肿现象,眼睑等疏松部位局部水肿,少数患者出现全身水肿、高度蛋白尿及血浆脂蛋白增多的肾病综合征。

3.高血压多见于弥漫性肾小球硬化合并肾动脉硬化及肾功能减退患者。糖尿病性肾病的高血压常表现为低肾素型,提示与肾小球旁细胞障碍或交感神经系统异常有关。

4.肾功能减退,早期肾小球滤过率增加,肾脏肿大,随着病情进展,肾小球滤过率下降,蛋白尿出现,肾功能多有下降。一般血肌酐可不超过$133\mu mol/L$,当高达$200\mu mol/L$常表示肾功能将迅速减退,呈下降趋势。

5.糖尿病视网膜病变,肾病有明显蛋白尿者,几乎100%有糖尿病视网膜病变,其中半数以上为增殖性病变,合称为糖尿病视网膜－肾脏病变。

6.晚期阶段常出现肾衰竭,常伴有高血正、水肿、贫血、酸中毒、呼吸困难等肾功能不全的临床表现。

三、治疗原则

1.基础治疗

(1)控制高血糖:早期糖尿病肾病,通过胰岛素治疗,控制血糖在正常范围,不仅可使增高的GFR(肾小球滤过率)恢复正常,而且可使轻度增高的尿微量白蛋白排泄率逆转到正常范围,控制高血糖是基本的治疗方法,可阻止肾脏微血管病变的发生与发展。以小剂量胰岛素治疗为宜,随时调整用量。

(2)控制高血压:高血压为肾病及心血管合并的恶化因索,加速糖尿病肾小球损害的进展,并与尿微量白蛋白排泄率增多成正相关,加重糖尿病视网膜病变,因此降低血压非常重要。

(3)饮食疗法:糖尿病性肾病,在控制总热量的前提下,强调低蛋白、高维生素、低盐饮食。糖尿病肾病注意控制食盐的摄取,有明显水肿者,控制钠摄入在2g左右,无水肿者,控制2～4g/d。

2.对症治疗

(1)利尿消肿:水肿明显者,纠正低蛋白血症的同时注意饮食中水和钠的含量,适当采取口服利尿药。

(2)纠正蛋白尿和低蛋白血症,除调整蛋白质的摄取外,可小剂量的胰岛素治疗。胰岛素不仅改善糖尿病性肾病的糖代谢,还可通过蛋白质和脂肪的合成代谢而有利于保存机体的蛋白,对有蛋白尿而肾功能损害不严重时,口服双嘧达莫,通过抑制血小板凝集功能使糖尿病肾病得到改善,减少尿蛋白。

(3)降低肌酐和尿素氮,可选择应用包醛氧淀粉口服,每次5～10g,每日2～3次,降低血中尿素氮。肌酐尿酸吸收剂,口服每次3～4片,降低血中肌酐。

(4)纠正贫血,血红蛋白常低于5～8g,有的甚至低于3g,一般当血红蛋白低于4～5g,积极纠正贫血防止贫血性心脏病;促红细胞生成素,用量为(200～300)U/kg。

(5)透析疗法,糖尿病性肾病发展到慢性肾衰竭时,血糖时高时低,不易达到严格控制血糖的目的,透析疗法是解除症状,延长寿命的有效措施之一。

四、护理评估

1.了解患者的治疗、用药及发病过程。
2.评估身体健康状况、生活卫生习惯、营养状况及饮食控制情况。
3.重点监测尿液性质、尿比重及血糖变化。

五、护理要点及措施

1.护理要点
(1)监测血压,维持血压在16/12kPa左右,水肿消失。
(2)控制体重,体重维持在理想体重±1kg。

(3)做好心理护理。

(4)控制感染,没有感染症状和体征。

2.护理措施

(1)每日详细记录出入量及测空腹体重,长期应用利尿药患者应注意有无水、电解质紊乱。做各种穿刺前应推开皮下水分和组织后进针,拔针后注意按压局部,避免药物及组织液外渗;输液时应控制滴数以防加重心力衰竭。每 4h 测血压 1 次,嘱患者改变体位时要缓慢,以免出现直立性低血压。

(2)详细向患者及家属讲述合理饮食的意义及食物选择的范围、量及烹调方法,每天多关心患者进餐情况,嘱患者按计划定时定量进餐;若无饱足感,可食用低糖高纤维蔬菜。

(3)为患者提供一个安静、舒适的环境。教其使用放松术,分散注意力,减轻焦虑,介绍治疗较好病例,讲解有关知识及通过连续性护理,建立良好的护患关系。安慰鼓励患者,使其产生安全感、信赖感,以增加战胜疾病的信心。

(4)保持皮肤清洁,减轻干燥和瘙痒,避免损伤。对所有侵入性操作严格遵守无菌技术以防交叉感染。改善患者营养状况,提高抗感染能力,监测抗生素使用情况。对患者进行健康教育,学会预防感染的自我保护措施。

(5)指导患者及家属完成糖尿病的自我监测,按要求完成尿糖、血糖测定,以便为调整用药提供依据。

(6)督促患者按医嘱服药,并注意观察治疗效果,要严格控制血糖和尿糖,一般来说,空腹血糖应控制在 5.6～7.8mmol/L,合并高血压者应将血压控制在(16.7～17.5)/(10.5～11.5)kPa。

(7)防止泌尿道感染。泌尿道感染会使糖尿病加重,最后导致肾衰竭,所以,积极预防和治疗泌尿道感染非常重要。指导患者做好个人卫生,尤其是妇女要注意会阴部清洁卫生。对有感染者应查明感染细菌或做药敏试验,选择适当抗生素治疗。

(8)定期做尿微量白蛋白检测、尿常规、肾功能检查,以便及时掌握病情变化。

(9)注意保护肾脏。避免使用对肾脏有损害的药物及造影剂。

(10)尽量避免泌尿道各种器械检查及导尿,以免诱发感染。

六、健康教育

1.指导患者改变原有不良生活方式,控制体重,戒烟,严格遵守糖尿病饮食原则。减少盐的摄入,控制饱和脂肪酸和胆固醇的摄入量、增加体力活动。理想的体重指数(BMI)应控制在正常范围内,男性为 $18.5～25kg/m^2$,女性应 $<24kg/m^2$。

2.嘱患者限制饮酒,特别是肥胖、高血压和高三酰甘油的患者因乙醇可诱发应用胰岛素促泌剂和胰岛素治疗的患者出现低血糖。为防止引起低血糖,饮酒的同时应摄入适量的糖类(碳水化合物)。

3.给予饮食指导,糖尿病肾病患者应进食低蛋白、高热卡饮食,限制蛋白摄入。主张"限量保质",以高生物效价的动物蛋白为主,制订合理的低蛋白饮食治疗方案。合并肝病患者不宜过度限制蛋白。鸡、鱼中含有较多的亚麻酸,深海鱼中含有较多的不饱和脂肪酸,都可以改善肾小球高滤过状态,对糖尿病患者的肾脏有保护作用。建议以鱼、鸡肉代替肉类。

(韩赛男)

第二十四节 肾病综合征

一、概述

肾病综合征(nephrotic syndrome,NS)是指由多种肾脏疾病引起的具有以下共同临床表现的一组综合征:①大量蛋白尿(尿蛋白定量>3.5g/d);②低蛋白血症(血浆清蛋白<30g/L);③水肿;④高脂血症。随着人口老龄化,老年肾病综合征的发病率呈上升趋势。由于老年人各系统生理功能减退、动脉硬化,常集多种病变于一身,致使基础肾功能较差,加上治疗过程中长期使用激素及细胞毒类药物造成免疫功能低下,疾病本身的水肿、营养不良,均可使患者容易出现感染、高凝、电解质紊乱等多种并发症,轻者可影响患者的治疗效果,重者可致命。

肾病综合征可由多种肾小球疾病引起,分为原发性和继发性两大类。原发性肾病综合征是指原发肾小球本身的病变。继发肾小球肾病综合征是指继发于全身系统性疾病或先天遗传性疾病,如系统性红斑狼疮、糖尿病、过敏性紫癜淀粉样变、多发性骨髓瘤、先天性遗传疾病等。

二、临床表现

由于症状常常不典型,肾病综合征在老年患者中不易识别。因为许多老年患者肾组织充盈不佳,水肿常常只在身体的相互关联部分产生。而且许多肾病综合征的老年患者在血浆白蛋白高于成年人时就产生水肿,高凝是肾病综合征的常见并发症,尤其易发于卧床的老年患者。在一系列事件中,有诸如深静脉血栓或肺栓塞等严重并发症的患者比例接近50%。与成年人相比,肾病综合征的老年患者高血压、高血脂、非选择性蛋白尿的发病率更高,GFR 更低,并且常伴有镜下血尿。镜下血尿在有微小病变或高血压性肾小球肾炎的老年患者尤其常见。活检证实为微小病变的老年个体存在30%的持续血尿病例和44%的高血压病例。

1. 症状

(1)大量蛋白尿和低蛋白血症:当肾小球滤过膜的屏障作用,尤其是电荷屏障受损时,滤过膜对血浆蛋白(以清蛋白为主)的通透性增高,当原尿中蛋白含量超过肾小管的重吸收能力时,导致大量蛋白尿,这是低蛋白血症的主要原因。另外,肝代偿合成血浆蛋白不足,胃黏膜水肿引起蛋白质摄入减少等因素也加重了低蛋白血症。除血浆清蛋白降低外,血中的其他蛋白成分如免疫球蛋白、抗凝及纤溶因子金属结合蛋白等也减少,因而机体易产生高凝、微量元素缺乏、免疫功能低下等并发症。

(2)水肿:低蛋白血症造成血浆胶体渗透压下降是患者出现水肿的主要原因。水肿往往是肾病综合征患者最明显的体征。严重水肿的患者还可出现胸腔积液、腹水、心包腔积液。

(3)高脂血症:低清蛋白血症刺激肝脏合成蛋白代谢增加,加之脂蛋白分解减少,使得血中胆固醇三酰甘油含量升高,低及极低密度脂蛋白的浓度也增高。

(4)并发症

①感染:是常见的并发症,与大量蛋白尿和低蛋白血症、免疫功能紊乱及激素治疗有关。患者可出现全身系统的感染,常见的如呼吸道、泌尿道、皮肤及腹腔感染等。感染是肾病综合征复发和疗效不佳的主要原因之一。

②血栓、栓塞：多数肾病综合征患者的血液呈高凝状态，加之高脂血症、血液黏稠度增加、强利尿药的应用等因素易导致血管内血栓形成和栓塞，以肾静脉血栓最为多见（发生率10%～40%，其中大部分病例无临床症状）。此外，下肢深静脉血栓、肺血管血栓、脑血管血栓、冠状血管血栓也不少见。

③急性肾衰竭：低蛋白血症使血浆胶体渗透压下降，水分从血管内进入组织间隙，引起有效循环血容量的减少，肾血流量不足，易导致肾前性氮质血症，经扩容利尿治疗可恢复；少数患者可出现肾实质性急性肾衰竭，多见于50岁以上的患者，无明显诱因出现少尿、无尿，扩容、利尿无效，其机制可能是肾间质高度水肿压迫肾小管及大量蛋白尿管型阻塞肾小管，导致肾小腔内高压，肾小球滤过率骤然减少所致。

④其他：长期高脂血症易引起动脉硬化、冠心病等心血管并发症，增加血液黏稠度，也促进了肾小球系膜细胞增生及肾小球硬化。长期大量蛋白尿可导致严重的负氮平衡和蛋白质营养不良，引起肌肉萎缩。由于金属结合蛋白及维生素D结合蛋白减少，可导致铁、锌、铜缺乏及钙、磷代谢障碍。

2. 实验室及其他检查

(1)尿液检查：尿蛋白定性一般为＋＋＋～＋＋＋＋，尿中可有红细胞、管型等。24h尿蛋白定量超过3.5g。

(2)血液检查：血浆清蛋白低于30g/L，血中胆固醇、三酰甘油、低及极低密度脂蛋白增高。

(3)肾功能检查：肾衰竭时血尿素氮、血肌酐升高。

(4)肾活组织病理检查：可明确肾小球的病变类型，对指导治疗及明确预后具有重要意义。

(5)肾B超检查：双肾正常或缩小。

三、治疗原则

1. 对症治疗

(1)利尿消肿：常用噻嗪类利尿药和保钾利尿药作基础治疗，二者并用可提高利尿药的效果，同时可减少钾代谢的紊乱。静脉输注血浆或血浆清蛋白，可提高胶体渗透压，再加襻利尿药也可起到良好的利尿作用。

(2)减少尿蛋白：应用ACE抑制药和其他降压药，可通过有效地控制高血压，而达到不同程度的减少尿蛋白的作用。

2. 抑制免疫与炎症反应的治疗

(1)糖皮质激素：该药可能是通过抑制免疫与炎症反应，抑制醛固酮和抗利尿激素的分泌，影响肾小球基膜通透性而起治疗作用。与年轻人比较，微小病变的老年患者往往预后良好，并且对激素治疗有较好的反应，泼尼松治疗停止后复发也较少。复发患者的治疗与年轻人相同。激素抵抗的老年患者可应用环磷酰胺，应用剂量应考虑GFR随年龄下降的因素。多数情况下，年轻人通常应用1～2mg/kg，老人应减量，并检测白细胞计数。肾病综合征患者对激素治疗的反应可分为三种类型：激素敏感型，治疗8周内肾病综合征缓解，激素依赖型，药量减到一定程度即复发，急速抵抗型，对激素治疗无效。

(2)细胞毒药物：目前国内外最常用的细胞毒药物为CTX，其用量为2mg/(kg·d)，分1

～2次口服,或隔日静注200mg,总量达到6～8g后停药。细胞毒药物常用于"激素依赖型"或"急速抵抗型"肾病综合征,它配合激素治疗有可能提高缓解率,一般不首选或单用。

(3)环孢素:该药可选择性抑制辅助T细胞及细胞效应T细胞,用量为5mg/(kg·d),分2次口服,2～3个月后减量,总的疗程为6个月左右。近年来已开始用该药治疗激素及细胞毒药物都无效的难治性肾病综合征,但此药昂贵,副作用大,停药后病情易复发,因而限制了它的广泛应用。

3.并发症防治

(1)感染:用激素治疗时,不必预防性使用抗生素,因其不能预防感染,反而可能诱发真菌双重感染,一旦出现感染,应及时选用敏感、强效无肾毒性的抗生素。

(2)血栓及栓塞:当血液出现高凝状态时应给予抗凝药如肝素,并辅以血小板解聚药如双嘧达莫。一旦出现血栓或栓塞时,应及早予尿激酶或链激酶溶栓,并配合应用抗凝药。

四、护理评估

1.病史 水肿为肾病综合征患者最常见和最突出的表现,应询问患者出现水肿之前有无明显的诱因如上呼吸道感染,起病方式的缓急,水肿部位、程度、特点及消长情况。有无出现胸闷、气促、腹胀等胸腔积液、心包积液、腹水的表现。有无肉眼血尿、高血压、尿量减少等。有无出现发热、咳嗽、咳痰、尿路刺激征、腹痛等感染征象。有无出现腰痛、下肢疼痛等肾静脉血栓、下肢静脉血栓的表现。既往健康状况,做过哪些检查及用药情况,询问激素的剂量、方法、减药情况、疗程、疗效有无副作用等。

由于本病病程长,易反复发作,因而患者可能会出现各种不良的情绪反应,如焦虑、悲观、失望等。应了解患者及家属的心理反应,评估患者及家属的应对能力。对患者的社会支持情况、患者出院后的社区保健资源也应进行评估。

2.身体评估 患者的精神状况、生命体征、水肿的范围、特点,有无出现胸腔积液、心包积液、腹水征、阴囊水肿等。

3.实验室及其他检查 血尿常规,24h尿蛋白定量结果,血浆清蛋白浓度的变化;肝肾功能、血清电解质、血脂浓度的变化、凝血功能的变化等;肾活组织的病理检查结果。

五、护理要点及措施

1.护理要点

(1)准确记录出入量,观察患者各部位水肿情况。

(2)督促患者遵医嘱服药,观察用药效果及副作用。

(3)观察患者营养状况,给予合理饮食,定期监测血浆清蛋白、血红蛋白等指标。

(4)观察有无感染征象,监测生命体征,注意有无体温升高,有无咳嗽、咳痰等。

2.护理措施

(1)休息与活动:全身严重水肿,合并胸腔积液、腹水,出现呼吸困难者应绝对卧床休息,取半坐卧位,因卧床休息可增加肾血流量,使尿量增加。为防止血栓形成,应保持肢体的适度活动。出病情缓解后,可逐渐增加活动量,以利于减少并发症的发生。对于高血压的患者,应限制活动量。

(2)用药护理

①激素和细胞毒药物：应用环孢素的患者，服药期间应注意监测血药浓度，观察有无副作用的出现，如肾毒性、高血压、高尿酸血症、高血钾、多毛及牙龈增生等。

②利尿药物：观察利尿药的治疗效果及有无副作用，如低血钾、低钠、低氯血症性碱中毒等，以配合医生给予对症处理。

③中药：如雷公藤制剂，应注意其对血液系统、胃肠道、生殖系统等的副作用。

④抗凝药：如肝素双嘧达莫等，若出现皮肤黏膜、口腔、胃肠道、生殖系统等的出血倾向时，应及时减药并对症处理，必要时停药。

(3)饮食护理：①给予优质蛋白、低脂、低盐饮食。②监测营养指标：定期监测血浆清蛋白、血红蛋白等的指标，反应机体营养状态。

(4)积极预防感染：保持病区环境清洁舒适，定期做好病室的空气消毒。严格探视制度。观察感染征象，监测生命体征，观察有无出现皮肤感染、咳嗽、咳痰、尿路刺激征等，并配合医生给予对症处理。

六、健康教育

1.指导患者注意休息，避免受凉、感冒，避免劳累和剧烈体育运动。

2.嘱患者保持乐观开朗的情绪，增强对疾病治疗的信心。

3.指导患者适度活动，避免产生肢体血栓等并发症。

4.告知患者有水肿时注意限盐，同时勿摄入过多蛋白。

5.教会患者每天用浓缩晨尿自测尿蛋白，此为疾病活动的可靠指标。

6.嘱患者遵医嘱用药，勿自行减量或停用激素，告知激素及细胞毒药物的副作用。

7.告知患者定期随访，密切监测肾功能的变化。

（韩赛男）

第二十五节　急性肾衰竭

一、概述

急性肾衰竭(acute renal failure,ARF)是一种临床常见的危急病症。是由多种病因引起短时间内肾功能急剧下降，水、电解质和酸碱平衡失调，体内毒性代谢产物蓄积的一种综合征。

2005年9月来自全球多个国家地区的医学专业专家，组成急性肾损伤网络(acute kidney injury network,AKIN)专家组，在阿姆斯特丹召开会议，制定了新的急性肾损伤(AKI)共识。再次确定AKI的定义为：病程在3个月以内，包括血、尿、组织学及影像学检查所见的肾脏结构与功能的异常。同时制定新的AKI诊断标准：48h内血肌酐上升26.5pmol/L(0.3mg/dl)或较原先水平增高50%；和(或)尿量减少<0.5ml/(kg·h)，持续6h以上(排除梗阻性肾病或脱水状态)。

全球人口逐步进入老龄化，年龄超过65岁的人口增加迅速，65岁及以上人口占8.87%。肾衰竭特别是急性肾损伤(AKI)发病率也日益增高，老年人急性肾损害的病情错综复杂，可涉及多学科、多专业和多领域的问题。死亡率明显高于年轻人AKI(63.8%比36%)。因此，充分认识"高龄化"和"急危重症化"趋势对于提高老年人 AKI 患者生存质量,优化防治措施,降低死亡率,减轻个人和国家沉重的医疗负担是十分重要的。

二、临床表现

前驱症状可数小可或 1～2d 后出现典型的急性肾衰表现。按尿量可分为两型:少尿型和非少尿型。非少尿型多由肾毒性所致,以氨基糖苷类抗生素或造影剂引起者为多,而少尿型则多由肾缺血导致。

1.少尿型　急性肾小管坏死占大多数。典型的临床表现为在外伤、手术或误输异型血等情况后(数小时至 48h),亦可在肾毒素作用一周后,突然发生尿量减少,血 BUN、Cr 等代谢产物逐渐增高,水、电解质和酸碱平衡紊乱,出现尿毒症症状。临床过程分为少尿期、多尿期和恢复期 3 个阶段,分述如下。

(1)少尿期:一般为 7～14d(短者 2～3d、长者可达 4 周以上)。由于少尿(<400ml/d)或无尿(<100ml/d),致使血压升高;水、电解质和酸碱失衡,高血钾、高血磷、高血镁、高尿酸血症、低血钙、低钠及低氯血症等以及代谢性酸中毒;出现全身水肿,严重者可引起心力衰竭、肺水肿、脑水肿等,甚而危及生命。首先出现消化系统症状,食欲减退、恶心、呕吐、腹胀、腹泻等症状,严重者可出现应激溃疡或胃肠道出血。呼吸系统除肺水肿外,尚有呼吸困难、咳嗽、胸痛、胸腔积液等尿毒症肺炎症状。心血管系统因毒素潴留、高钾血症、严重贫血及酸中毒可引起心肌病变,又因尿少、水钠负荷,高血压和电解质紊乱常导致难治性的心力衰竭或心律失常,少数患者还可发生心包炎,甚至心包压塞。中枢神经系统受累可出现意识障碍、嗜睡、躁动、谵妄、抽搐、昏迷,惊厥较少见,有时有幻听、幻视、妄想等。血液系统可有出血及轻度贫血现象。病情危重、食欲缺乏、营养不良及免疫力低下,易合并严重感染,常为呼吸道、泌尿道及手术伤口感染。

(2)多尿期:患者度过少尿期后,尿量超过 400ml/d,即进入多尿早期,这是肾功能开始恢复的信号,此时肾单位功能尚未恢复,血中氮质代谢废物不能充分排出,血尿素氮、肌酐并不下降,可继续上升。随着尿量逐渐增多,代谢产物排泄能力加强,血尿素氮、肌酐逐渐下降,尿毒症症状减轻。当每日尿量增多至 1500ml 以上为多尿期,5～7d 后可多达 4000～6000ml。由于多尿可出现脱水、电解质和酸碱紊乱,低血钾、低血钠等症状,可引起心律失常甚至停搏、死亡。约 1/4 患者因心血管并发症、电解质紊乱和感染死于多尿期。多尿期一般持续 1～3 周,个别患者可持续几个月,持续时间长者多有肾浓缩功能严重受损。

(3)恢复期:由于大量耗损,患者多软弱无力、消瘦、肌肉萎缩,多于半年内体力可望恢复到原来健康水平,3～12 个月肾功能逐渐改善,血尿素氮、肌酐降至正常范围,而肾小管功能恢复相对慢些。还有少数患者遗留不同程度的慢性肾功能损害,甚至发展为慢性肾衰,需长期透析疗法以维持生命。

2.非少尿型　ATN 非少尿型是指无少尿表现,每日平均尿量>1000ml。近几年发现非少尿型患者占 ATN 的 30%～60%。临床表现较少尿型者为轻,严重并发症也较少见,病死率低、需透析者少、肾功能恢复较快、预后较好。除高龄、体弱、原有肾脏病患者、漏诊和延误治疗者外,很少死亡。

3.实验室及其他检查

血液检查:可有轻、中度贫血,白细胞增多;尿素氮每天升高大于 3.6～10.7μmol/L,血清

钾大于 $5.5\mu mol/L$,血气分析示代谢性酸中毒,血钠、血钙可降低,血磷增高。

尿液检查:尿外观多浑浊,尿色深,可有红细胞、蛋白等。尿钠含量增高,多在 $40\sim$ $60\mu mol/L$。

肾活检:组织病理学检查对于诊断肾小球疾病、肾间质疾病及原因不明的急性肾衰竭具有诊断意义。

三、治疗

随着人们对 ATN 的认识提高和透析治疗的进展,ATN 的防治水平已取得了长足进步,但本病死亡率仍较高。处理上要争分夺秒,采取恰当的对策。

1.病因治疗　积极治疗 ATN 的原发病,纠正休克,控制感染,维持水、电解质和酸碱平衡,避免使用肾毒性药物,卧床休息。

2.少尿期治疗

(1)饮食和营养:供给足够的热量,控制蛋白质的摄入以减少分解代谢,维持机体的正常代谢和营养状况,每日应补充 $5439\sim8368kJ$($1300\sim2000kcal$)总热量,蛋白质每日 $0.5\sim$ $0.8g/kg$,以富含必需氨基酸的高生物效价的蛋白质为主,如鸡蛋、鱼、牛奶和瘦肉等,并补充各种维生素,特别是水溶性维生素及微量元素。不能口服或高分解代谢的重症患者,予以静脉高营养。

(2)维持水平衡:严格控制水、钠入量,应以"量出为入"的原则控制液体入量,每大液体入量=前一天液体排出量(包括尿量、大便量、呕吐物及创口渗出量)+500ml(为不显性失水量—内生水量)。

(3)纠正代谢性酸中毒:轻度代谢酸中毒可口服小苏打治疗,严重酸中毒时即二氧化碳结合力(CO_2-CP)降至 $38vol\%$($17mmol/L$),碳酸氢根(HCO_3^-)< $13mmol/L$($30vol\%$)应输入碱性液体。原则上每降低 $4.5mmol/L$($10vol\%$)约补 5% 碳酸氢钠液 $200ml$。纠正酸中毒同时静脉注入 10% 葡萄糖酸钙 $10\sim20ml$ 以防止低钙性抽搐。

(4)防治电解质紊乱,纠正高血钾症:轻度高钾血症< $6mmol/L$,密切观察,严格限制含钾高的食物和药物。如血钾> $6.5mmol/L$,并有心电图改变应积极处理。

(5)防治并发症,重视感染的防治:一丝出现感染的迹象,应尽早使用有效抗生素控制。避免选用肾毒性药物。纠正心力衰竭,在应用洋地黄类药物时,要按肾功能状况调整剂量。纠正贫血,当血色素下降至 $8\sim10g/L$ 左右,可应用重组人红细胞生成素,若血色素降至 $60\sim$ $80g/L$,则考虑输新鲜红细胞尽快纠正贫血。为了及时发现隐匿性消化道出血,应经常观察大便,并做隐血试验及监测血细胞比容。早期透析可减少并发症的发生率和死亡率。

(6)透析疗法:急性肾衰强调早期预防性透析,有利于减少并发症的发生,降低死亡率。透析指征:①少尿或无尿 2 天;②血尿素氮> $28.6mmol/L$,或每天上升 $10.6mmol/L$;③血钾> $6.0mmol/L$,或每天升高 $1mmol/L$;④ HCO_3^- < $13mmol/L$,重症酸中毒;⑤肌酐清除率较正常下降超过 50%,血肌酐高于 $44.2\mu mol/L$($5mg/dl$);⑥严重高血容量、显著水肿、心力衰竭、脑水肿,血钠≤ $130mmol/L$;⑦有显著尿毒症症状。

3.多尿期治疗　重点是维持水电解质及酸碱平衡,加强支持疗法,适当增加蛋白质以促进康复。

4.恢复期治疗　加强调养和适当锻炼,避免使用肾毒性药物。监测尿常规、肾功能等指标。避免使用肾毒性药物,定期复查肾功能。

总之,掌握 ATM 患者的特点,注意水、电解质和酸碱平衡,改进透析技术,减少并发症,可望提高 ATN 的救治水平。

四、护理评估

1. 评估患者神志及生命体征变化,营养状况,发病前有无摄入过少,体液丢失情况。有无水肿及发生部位,尿液的颜色、性质及有无皮肤黏膜干燥,颈静脉充盈情况。

2. 了解发病方式、起病缓急、首发症状、基础疾病、过敏史及治疗用药情况。

3. 评估患者心理状况,是否有焦虑、悲观情绪,如担心预后差等。

五、护理要点及措施

1. 少尿期和无尿期护理

(1)一般护理:老年急性肾损伤患者的特点为并发症多,病情危重,发展快,要密切观察体温、脉搏、呼吸、血压及神志的变化。绝对卧床休息,准确记录出入量。同时动态观察尿液的颜色及量的变化。维持水、电解质和酸碱平衡。补液原则为"量出为入,宁少毋多",补液速度宜缓慢。待尿量恢复正常后即进入恢复期,一般 3～6 个月,注意保养,定期复查肾功能。一般要待病情得到初步缓解时,才开始适量的下床活动,但不能进行较重的体力活动。

(2)饮食护理:早期应严格限制蛋白质,给高糖、高维生素半流质饮食,酌情限制水分,严格限制含钾食物。合理营养,给予充足的营养支持。少尿期给予高热量、低蛋白饮食。维持水的平衡,水入量少于前 1 天液体总排出量(包括尿量、大便、呕吐、出汗、引流液等)加 500ml。多尿期给予足够热量及维生素,并适当增加蛋白质以促进康复。注意低盐、优质蛋白饮食。

(3)密切监测血钾浓度:当血钾超过 6.5mmol/L,心电图有变化时可在医师的指导及心电监护下静滴 5% $NaHCO_3$,静脉注入 10% 葡萄糖酸钙或用 50% 葡萄糖 50～100ml 加普通胰岛素 6～12U 静滴对抗高血钾、酸中毒。

(4)做好血液透析、血液滤过、腹膜透析的准备工作:若保守治疗无效时患者可能进行透析治疗。

(5)预防感染:严重感染是引起急性肾损伤的突出因素。告知患者应听从医护人员的指导,服从诊疗计划。

(6)心理护理:急性肾衰竭患者起病急,发展快,症状多,患者多有顾虑和恐惧心理,此期护理人员应以关心、鼓励患者,并以实际行动解除患者痛苦,使患者对医护人员增强信任感,积极配合治疗和护理。保持良好的心理状态。由于肾损伤者就诊急、伤势重、病情变化快,治疗期间卧床时间长,会存在血尿、发热、疼痛等不适症状,患者会产生较大的心理压力,这种心理压力会引起机体的病理改变,直接影响疾病的预后和恢复,因此,应指导患者消除紧张情绪,积极配合治疗,增强与疾病作斗争的信心。

(7)皮肤护理:由于患者卧床时间较长,应注意皮肤的护理,防止压疮的发生。保持床单位的整洁,活动无耐力者给予 2h 翻身一次,按摩骨突部位。

2. 多尿期护理

(1)准确记录出入量,特别要准确记录尿量。根据 24h 尿量适当补充液体,以口服补充为主,必要时经静脉补充。

（2）观察生命体征及意识,防止因大量利尿发生脱水、虚脱、低钠血症和低钾血症。

（3）给予高营养、高维生素食物。

（4）做好保护性隔离,预防感染发生。多尿期患者的机体抵抗力极低,易发生细菌和真菌感染,故预防感染十分重要。保持室内空气新鲜,严格控制探视人员,各种介入性操作要严格无菌,由于患者卧床时间较长,注意皮肤的护理,防止压疮的发生。保持床单位的整洁,活动无耐力者给予2h翻身一次,按摩骨突部位。

（5）肾区疼痛的患者,密切观察疼痛性质、程度及局部肿块的变化,遵医嘱正确及时应用镇痛药物。

3.恢复期护理

（1）恢复期患者自觉症状好转,但因肾功能和肾脏病变尚未完全恢复,故不可麻痹大意,应预防感染和劳累,适当增加体力活动,增强机体抵抗力。

（2）避免一切加重肾脏负担的因素,如高血压、高灌注、高滤过等。

（3）指导患者勿乱用药物,避免使用肾毒性的药物,以免加重肾脏损害,如磺胺类。药物治疗无效早期行透析治疗。

（4）定期复查肾功能,如出现少尿、严重感染、水肿等病情变化及时就医。

六、健康教育

1.指导患者休息与活动　少尿期应绝对卧床休息,保持安静,以减轻肾脏的负担。当尿量增加、病情好转时,可逐步增加活动量。注意利尿后可能出现过分代谢症状,如有肌肉无力的现象,防止独自下床活动以免跌倒。注意加强个人卫生,注意保暖。

2.指导饮食注意事项　少尿期患者进食蛋白质应限制在 $0.5g/(kg \cdot d)$,其中 60% 为优质蛋白。尿素氮过高时应进食无蛋白饮食,透析患者为高蛋白饮食。无法经口进食时,可经静脉补充葡萄糖。少尿期时尽量减少钠、磷、钾、氮的摄入。多尿期不必过度限制。高血钾患者减少紫菜、菠菜、苋菜、香蕉、香菇、山药、坚果等高钾饮食的摄入。注意观察低钙症状。

3.指导观察药物副作用　使用甘露醇、速尿等利尿剂时,注意观察有无溶血、耳聋等副作用;使用血管扩张剂时注意观察血压的变化;纠正高血钾、酸中毒时注意监测电解质;使用抗凝药物时,观察有无皮下、内脏出血症状;避免使用肾毒性药物。

4.指导患者进行自我病情监测　学会自测体重、尿量;指导患者识别高血压脑病、左心衰竭、高钾血症、代谢性酸中毒的症状,如有异常,及时就医。定时复查,检测肾功能和电解质。

（林春敏）

第二十六节　慢性肾衰竭

一、概述

慢性肾衰竭(chronic renal failure,CRF)是指由各种原因导致的慢性肾脏疾病所引起肾组织损伤和肾小球滤过率下降,以及由此产生一系列临床症状和代谢紊乱的综合征。

二、病因

1. 原发性肾小球肾炎　慢性肾小球肾炎,如 IgA 肾病、膜增殖性肾小球肾炎、局灶节段性硬化性肾小球肾炎和系膜增殖性肾小球肾炎等。

2. 继发性肾小球肾炎　狼疮性肾炎、血管炎肾脏损害、多发性骨髓瘤、糖尿病肾病及淀粉样变性肾病等。

3. 间质小管疾病　感染性肾病如慢性肾盂肾炎、肾结核等,药物及毒物中毒如马兜铃酸性肾病、镇痛药性肾病、重金属中毒性肾病等,其他如痛风等。

4. 肾血管性疾病　如高血压病、肾小动脉硬化症等。

5. 遗传性肾病　如多囊肾、Alport 综合征等。

6. 梗阻性肾病　如尿路结石、肿瘤、前列腺肥大等导致泌尿道梗阻。

三、临床表现

肾功能不全早期一般出现无力、神情萎靡、易疲劳,而后出现食欲差、晨起恶心、呕吐、自觉口中有异味,以后逐渐发生面色苍黄、头晕心悸、皮肤瘙痒、肢体感觉异常、足部麻木等症状。晚期肾衰竭患者可出现高血压、心力衰竭、呼吸困难、贫血、精神异常等多系统症状,且常有水、电解质及酸碱平衡的紊乱,蛋白质、糖类、脂肪和维生素代谢紊乱以及各系统的临床症状。老年 CRF 的临床表现与非老年人基本相同。但因为老年人各器官系统生理结构、生理功能的变化,以及伴随全身随龄性疾病的增多,使老年 CRF 有一些自己的特点。

1. 心血管并发症较多　心血管疾病(CVD)是 CRF 患者的常见并发症,亦是首要死亡原因,在老年人尤为突出。

2. 营养状况较差　老年人肠道黏膜、绒毛萎缩,消化吸收功能减退,容易出现营养不良。

3. 贫血较重　老年 CRF 患者贫血一般较重,且常较早出现症状,可能与营养不良、毒素对造血功能影响较大等有关。

4. 神经系统症状多见　老年人往往伴有脑动脉硬化,脑血流量下降,脑组织供血不足,当水、电解质紊乱、贫血及酸中毒时,容易出现神经系统表现。

四、治疗

尽早发现进展的肾脏疾病,给予干预治疗;延缓肾功能不全的发生和进展,防治尿毒症的并发症发生;治疗目标是:消除毒素,缓解症状,延缓病情进展。

1. 非透析治疗

(1)治疗原发病和纠正可逆因素:各种原发性肾小球病早期治疗至关重要。

(2)高热量、低蛋白饮食(LPD):给予高热量、优质低蛋白、低磷饮食配以必需氨基酸、适当的维生素、矿物质和微量元素。合理饮食的调理在肾功能受损的早期就要实施。饮食治疗是治疗 CRF 的重要措施之一,但老年本身存在胃肠消化、吸收功能减退,营养摄取少,因此对于老年患者不应过分强调限制蛋白,而是改变不良饮食习惯,重视对饮食食谱的指导。

(3)严格预防并发症并给予积极治疗:常见的严重并发症有水电解质紊乱、代谢性酸中毒、高血压、心功能不全、贫血与出血等。

2. 透析治疗　当非透析治疗无法维持时,可采用透析治疗。一般认为透析指征为尿毒症症状明显;血浆肌酐值达到 $707\mu mol/L(8mg/dl)$ 以上;尿素氮达到 $30mmol/L(80mg/dl)$ 以上;和(或)肌酐清除率<10ml/min 时,可采用透析治疗。有条件者可行肾移植术,是治疗 CRF 有效措施。根据患者情况的变化在不同阶段可改变肾脏替代治疗方法,以提高患者存活率和生活质量。

五、护理评估

绝大多数的老年患者有多年的慢性肾脏病史,少数患者可以无任何肾脏表现,直至终末期肾衰才被发现,护理人员应全面细致地收集资料,详细地了解病史、发病诱因、病程长短、水肿及尿量情况。了解有无血红细胞减少、血红蛋白下降以及尿素氮、肌酐升高的程度等。慢性肾衰常导致患者及家属思想负担及经济负担过重,护理应及时了解患者及家属心理活动,家属给予患者心理支持的程度等。

六、护理要点及措施

老年慢性肾衰竭是由多种病因引起肾脏损害并进行性恶化,当发展到终末期肾衰,临床出现显著的各系统症状和血生化异常,患者失去全部或部分生活自理能力。因此,加强对老年慢性肾衰竭患者的护理尤为重要。

1.护理要点

(1)控制好血压。

(2)防止感染。

(3)保持出入量平衡。

(4)准确记录出入量。

(5)做好饮食护理。

(6)合理用药,观察药物反应。

(7)严密预防并发症的发生。

2.护理措施

(1)心理护理:调整心态很重要。慢性肾衰竭是各种慢性肾脏病的晚期,病程长,病情易反复,患者在治疗过程中多产生各种不良情绪和心理应激反应,如恐惧、烦躁、抑郁悲观、自私固执或苛求他人等。护理人员要主动地接近患者,耐心倾听患者的主诉,多体谅患者。进行护理操作时,注意与患者之间的沟通交流,分散患者对自身疾病的注意力,帮助患者树立战胜疾病的信心,安定患者的情绪。指导家属不要将悲观不安的情绪感染患者,要用喜悦之情唤起患者的愉快情绪。鼓励患者适当休息,保持良好的心态,以乐观恬淡的心情对待疾病,避免情绪波动,积极参与治疗与护理,做好长期随诊治疗的准备,提高自信心。

(2)一般护理:保持室内安静舒适,让患者有充足的睡眠,减少探视和人员流动,防止交叉感染。观察体温、脉搏、呼吸、血压及神志的变化,尤其是血压的变化。严格控制血压是干预慢性肾脏病进展最重要的措施。

①注意卧床休息,以减轻肾脏负担。病情严重者,如有高血压、心力衰竭、心包炎、酸中毒、烦躁不安等,必须绝对卧床休息,躁动不安者要有保护措施,防止坠床。

②在无尿或少尿期间,严格限制液体的入量。应控制总入量,分次给予。若患者饮水后尿量增加,但无水肿,不要控制摄水量,必要时,指导患者多饮水,以促进废物的排泄。对于少

尿者应严格控制摄水量,每日测量体重变化。维持大便通畅,以防止氮质代谢产物等毒素蓄积体内。

③充分的营养支持,特别是胃肠道营养能提高患者的免疫力。饮食管理是治疗疾病的重要措施之一。它可以改善患者的代谢紊乱,降低尿毒症毒素水平,延缓病程的进展,保持良好的营养状况。应摄取高热量、高维生素、高钙、低磷和优质低蛋白饮食,主食应是高热量、低蛋白食物,如以麦淀粉、玉米淀粉、藕粉等替代米、面长期食用。一般每口保持在 33g 以上。肥胖患者也应保证一定的热量,不宜过快减肥,以免组织分解过多,增加代谢产物的排泄。适当限制钠盐和钾盐,注意补充维生素和矿物质,尤其是钙的补充。禁食腌酱制品、豆制品、坚果及杏仁类食品。饮水量按前 1 天尿量加 500ml 计算。肾性骨病患者给予低磷饮食,限制含磷高的食物,如动物肝脏、肉松、黄豆等。配合医生制定合理饮食,忌烟限酒。指导患者选择低蛋白、低磷、高钙、高热量饮食。对进行血液透析的患者,不进行严格的蛋白质控制;对未进行血液透析的患者给予高热能低蛋白饮食,同时还要注意补充维生素 B、维生素 C、维生素 D 和钙、锌、铁等微量元素。水、钠、钾的限制和补充应根据病情而定。蛋白质应选用蛋类、乳类、瘦肉、鱼及家禽类等优质蛋白,但禁食动物肝、肾、心、鱼卵等,因可能转变为尿酸和其他代谢废物而增加肾脏负担;对植物蛋白如黄豆、玉米、面粉等应控制在总蛋白量的 40% 以下。有条件者可选用麦淀粉作为部分主食,少量多餐。

④做好基础护理和生活护理。老年慢性肾衰竭患者抵抗力差,易发生并发症,应加强生活护理。

a. 房间常通风,保持空气清新,注意保暖,防止感冒。注意个人卫生。由于慢性肾功能不全患者体内尿素不能正常排出,体内酸性代谢产物大量积滞,口腔中散发出臭味,当病情好转时口中尿味会减少。因此,要注意口腔清洁。早晚刷牙,经常漱口。有口腔溃疡时可用 1:5000 呋喃西林或 1% 氯己定溶液漱口;发生真菌性口腔炎时,用 1% 制真菌素或 4% 碳酸氢钠液漱口,也可用紫外线照射治疗。如发生感染,体温升高应及时就医,不能在家随意使用抗生素。使用抗生素后要观察有无发热、血尿、皮疹等表现,一旦发现,应立即停药。

b. 皮肤护理:由于尿素对皮肤的刺激和营养状况较差,患者皮肤干燥、无弹性、皮肤瘙痒。当皮肤有不适感或瘙痒时,可每日用温水擦洗皮肤,涂凡士林润肤霜,或用止痒洗剂擦洗,服抗组胺药以缓解瘙痒。同时修剪指甲,以防抓伤皮肤造成感染。保持皮肤清洁,忌用肥皂和酒精,勤换衣裤被单。

c. 对慢性肾衰竭终末期患者,应注意肺部护理,如定时翻身、叩背、咳嗽、深呼吸,预防感冒。

⑤应遵医嘱用药,建立严格的遵医用药行为,观察药物的作用,了解药物的不良反应并加以预防。服用中药时要把握药物的特性,谨慎用药,依照医生的指导,不能信服"偏"方,急病乱投医。

⑥早期治疗防发展。住院期间或就诊时发现疾患应及早参与早期预防疾病发展的健康宣教。

⑦严密观察并发症并配合治疗。尿毒症期是慢性肾功能不全的终末期,患者机体抵抗力差,血容量不足,感染,血压突然升高,用药不当会使肾功能损害加重,应及时发现并纠正。a. 少尿、无尿患者会出现高钾血症,高钾会导致心律失常,心脏停搏危及生命。b. 慢性肾功能不全患者由于钙磷代谢的紊乱,直接损害了骨骼的生长和骨质形成,医学上称之为肾性骨营养

不良,又称肾性骨病。表现为骨痛、关节酸痛、肌肉无力和震颤等。应给予早期医治,定期检查血钙磷、骨密度。c.肾性贫血时要遵医用药。在治疗过程中,保持血压的平稳,血压的控制标准应低于 130/80mmHg(或低于 125/75mmHg)。

⑧早期透析疗效好。症状加重,病情进展时,易尽早改用透析治疗。做好透析治疗指导和护理。

七、健康教育

1. 教育患者定期复查。主要为血常规、血生化、尿比重、尿渗透压及尿蛋白。当出现乏力、恶心、呕吐、少尿、呼吸深快、血压高、自觉口中有异味等症状应警惕,及时就医。出现肾病活动迹象如蛋白尿、肉眼血尿、肾功能减退等症状,除及时就医外,应充分卧床休息,监测生命体征的变化,留取尿标本。

2. 教育患者严格遵医嘱用药,避免使用肾毒性药物。

3. 疾病知识指导:向患者及家属讲解慢性肾衰竭的相关知识,鼓励家属协助参与学习相关保健知识,及时发现患者病情变化,为救治争取最佳时间。

4. 指导患者准确记录每天的尿量和体重,并根据病情合理控制水钠的摄入。指导患者监测生命体征变化。

5. 告知患者预防感染,注意防寒保暖,防感冒,尽量避免去公共场所,进行适当活动,增强机体抵抗力,避免劳累。

6. 指导患者严格遵从慢性肾衰竭的饮食原则,强调合理饮食的重要性,保证足够的热量,限制蛋白质和水钠的摄入,高钾血症的患者应限制摄入含钾高的食物。

(林春敏)

第十三章　临床常见急危重症护理

第一节　心脏骤停与心肺脑复苏

一、概述

（一）心脏骤停的病因

心脏骤停又称心源性猝死，是指由于各种原因引起心脏泵血功能突然停止，导致血液循环中断，全身缺血、缺氧。心脏骤停可由心脏泵衰竭或心律失常引起，分为心源性心脏骤停和非心源性心脏骤停。

1. 心源性心脏骤停的病因　又称原发性心脏骤停，各种原因的心脏疾病均可诱发。

（1）冠状动脉粥样硬化性心脏病：急性冠状动脉供血不足或急性心肌梗死可使心肌血流量和供氧量急剧减少，使其丧失电稳定性，引起心律失常，导致心脏骤停，是成人心脏骤停的最常见病因。

（2）心肌病变：原发性心肌病及急性心肌炎常引发室性心动过速或严重的房室传导阻滞，继而致心脏骤停。

（3）主动脉疾病：主动脉发育不全、主动脉狭窄及主动脉瘤破裂均可致心脏骤停。

（4）其他心脏病：先天性心脏病、肺源性心脏病、心肌梗死后瘢痕形成或心室纤维化引起的心力衰竭等均可导致心脏骤停。

2. 非心源性心脏骤停　心脏正常时，其他器官系统功能障碍或衰竭也可致继发性心脏骤停。

（1）呼吸系统疾病：各种原因所致呼吸衰竭、急性上呼吸道堵塞、头部外伤、脑卒中、镇静催眠药物过量等致呼吸困难，甚至停止，使心肌急剧缺氧，出现心脏骤停。

（2）中枢神经系统疾病：脑炎、脑血管疾病（包括脑出血、脑血栓、脑梗塞等）、严重颅脑损伤等原因可使颅内压迅速升高，形成脑疝，压迫脑干致心跳、呼吸停止。

（3）急剧血容量丢失：严重创伤失血时，机体最初通过加快心率和收缩血管代偿，短期内能维持重要脏器灌注。后期心排出量不能满足重要脏器（包括心脏）的代谢需要，可出现心脏骤停。

（4）严重代谢失常：严重的低血钾或高血钾、高血钙或低血钙、高血镁可引起心脏骤停。严重酸中毒或碱中毒时，血钾浓度发生改变，最终可导致心脏骤停。

（5）药物中毒或过敏：静脉内快速注射氯化钙、利多卡因、苯妥英钠等药物时可致心脏骤停。洋地黄类、奎尼丁等药物中毒可致心脏骤停。青霉素、链霉素及某些生物制品导致严重过敏反应时也可致心脏骤停。

（6）其他：麻醉或手术意外、受电击、雷击等。

（二）心脏骤停的病理生理

心脏骤停后，血液循环随后停止，全身器官组织的血液灌注量锐减。缺血、缺氧初期，组织细胞的葡萄糖供应缺乏，三磷酸腺苷（ATP）的合成、分解受到严重影响；此后如未及时恢复血供,ATP迅速耗竭,蛋白质和细胞膜发生变性,线粒体和细胞核破裂,胞浆空泡化,最后溶酶体大量释出,细胞的内在环境稳定性被严重破坏,发生不可逆坏死。

正常体温时,不同的组织器官对缺血、缺氧的耐受力不同,大脑细胞耐受缺氧的时间为4~6分钟,小脑为10~15分钟,延髓为20~25分钟,心肌和肾小管细胞约为30分钟。心脏骤停后,脑组织在人体器官中最易受缺血、缺氧损害,这是由脑细胞的高代谢率、高氧耗量和对高血流量的要求决定的。整个脑组织重量只占体重的2%,但静息时,它消耗的氧占人体总耗氧量的20%,血流要求占心排出量的15%。心脏骤停后,无氧性缺血可使脑组织中的ATP含量迅速减少90%,约10~15秒,患者出现意识丧失;20~30秒呼吸停止;60秒瞳孔开始散大、固定;4分钟后脑细胞内葡萄糖的无氧代谢停止,5分钟后脑内ATP枯竭,能量代谢完全停止,脑组织发生不可逆损害。

因此心脏骤停后应及早实施抢救,恢复自主循环与呼吸,以减少脑组织损害。大量临床实践证明,心脏骤停后4分钟内实施有效心肺复苏,抢救成功率可达50%,且脑功能可完全恢复。

(三)心脏骤停的表现与诊断

1.临床表现 心脏骤停后,由于脑组织对缺氧最为敏感,因而循环系统和神经系统表现最为显著。

(1)意识突然丧失:可伴有短暂全身性抽搐。

(2)大动脉搏动消失:颈动脉、股动脉处无法扪及搏动,血压无法测得。

(3)心音消失。

(4)呼吸停止:呼吸突然变慢,可呈喘息样,随后停止。呼吸停止可能先于心脏骤停出现,也可能继心脏骤停之后。

(5)瞳孔散大,对光反射消失。

(6)皮肤苍白或发绀。

(7)大小便失禁。

2.心电图改变 心脏骤停时,心电图的表现主要为四种类型。

(1)心室颤动(ventricular fibrillation,VF):简称室颤,常出现在心脏骤停早期。室颤时无有效的心排血量和冠状动脉灌注,是心肌缺血患者猝死的常见原因。急性心肌梗死发生室颤,复苏易于成功;其他原因所致室颤,预后不良。

(2)心脏停搏(ventricular standstill,VS):又称心室静止,常为广泛性心肌梗死所致,是所有无脉搏心脏节律的最终表现。

(3)心脏电—机械分离(electro—mechanical dissociation,EMD):心肌存在生物电活动,但无对应有效的机械收缩。急性血容量减少、严重低钙血症和心肌病可导致心脏电—机械分离。是死亡率极高的一种心电图表现。

(4)无脉室性心动过速(ventricular tachycardia,VT):是一种恶性室性心动过速,心室快速收缩,但不射血或微量射血。

3.临床诊断 临床上患者一旦出现意识丧失、大动脉搏动消失即诊断为心脏骤停。心脏骤停必须在5~10秒内做出诊断,不应为诊断而延迟开始抢救的时间。

二、心肺脑复苏

心肺脑复苏(cardiac pulmonary cerebral resuscitation,CPCR)是指通过机械、生理和药理学的方法救治心搏、呼吸停止患者,使其恢复自主呼吸和循环,并及早实现脑保护的紧急医疗救护措施。发生心脏骤停后,复苏开始时间越早,存活几率越高,预后越好。

完整的心肺脑复苏术分为三个阶段,即:基础生命支持(basic life support,BLS)、进一步生命支持(advanced cardiac life support,ACLS)和延续生命支持(prolonged life support,PLS)。心肺脑复苏术的成功主要取决于复苏措施是否及时、有效。目前,在加强和提高医务人员的心肺复苏知识和技能的同时,提倡在公众中普及复苏知识与技能,使复苏技术社会化,提高社会总体复苏成功率。专业医务人员实施复苏强调以团队形式进行,提倡由多名施救者同时分工完成多个抢救措施。

(一)基础生命支持(BLS)

基础生命支持(BLS)亦称现场急救,徒手心肺复苏,是指专业或非专业人员在现场通过简单易行的抢救措施,迅速为心脏骤停者建立循环和呼吸支持,以保证其重要脏器的供血、供氧,为进一步复苏创造有利条件。BLS的主要实施步骤包括突发心脏骤停的识别、紧急反应系统(EMSS)的启动、早期心肺复苏(CPR)、迅速使用自动体外除颤仪(AED)除颤。心肺复苏(CPR)环节包含:建立有效循环(C:circulation)、开放气道(A:airway)和人工呼吸(B:breathing)。

1. 成人基础生命支持见表13-1。

表13-1　成人基础生命支持

操作步骤	操作内容	操作说明
识别心搏、呼吸停止	·意识突然丧失:轻摇、轻拍双肩,大声呼喊,患者无反应 ·颈动脉搏动消失:用2~3个手指触摸气管旁1~2cm处(胸锁乳突肌前缘凹陷处),未扪及搏动(图13-1) ·呼吸停止或呈喘息样	·施救者确认现场环境安全 ·做到轻拍重唤 ·单侧触摸颈动脉,力度适中,勿压迫气管 ·非专业人员可不检查脉搏 ·10秒内迅速判断
呼救	·单人施救:立即呼救,启动紧急反应系统(EMSS)或拨打120,请求携带自动体外除颤器(AED)支援 ·两人以上施救 ·一人呼救,启动紧急救援系统(EMSS),其余人实施就地抢救	·呼救时,说明患者情况、准确地点、抢救者姓名、联系方式 ·淹溺或窒息导致心脏骤停者,应先实施5个循环CPR,再呼救
安置体位	·体位:患者去枕仰卧于平地或硬板上,头稍后仰,双上肢置于身体两侧,头、颈与躯干处于同一平面,平直,无扭曲 ·松解衣领、腰带	·安置体位需翻转时,注意保持患者头、颈与躯干在同一轴面,即轴线翻身(图13-2) ·条件允许,应尽量暴露胸廓

操作步骤	操作内容	操作说明
建立有效循环(C)	• 抢救者位置:站或跪于患者一侧,靠近肩部的腿与肩平齐(图13—3) • 按压部位:胸骨中、下段1/3交界处(图13—4) • 按压手法:一手掌根放在按压区,另一手掌根重叠于其上,两手手指交叉上翘,不接触胸壁(图13—5) • 按压姿势:抢救者双臂肘关节伸直,肩、肘、腕关节连线与患者胸骨平面保持垂直,借助上半身体重和肩、上臂肌肉的力量,垂直向下按压(图13—6) • 按压深度:胸骨下陷至少5cm • 按压和放松时间比:1:1 • 按压频率:至少100次/分	• 定位方法:抢救者靠患者足侧的手中指沿患者肋弓下缘移至胸骨下切迹处,该手示指靠拢中指,示指上方的胸骨正中区域即为按压区 • 按压时,掌根与胸骨纵轴保持一致,且不离开胸壁 • 按压放松时,确保胸壁完全回弹
开放气道(A)	• 清理口、鼻腔异物,有义齿者,取出活动义齿 • 仰头提颏法:抢救者一手置于患者前额,手掌用力向后压使头后仰,另一手置于下颏部,将下颏向前、向上提起,使下颌角与耳垂的连线垂直于地面(图13—7) • 仰头抬颈法:抢救者一手置于患者前额,手掌用力向后压使头后仰,另一手于颈向上抬颈(图13—8) • 托下颌法:抢救者位于患者头部,双肘置于患者背部同一水平面上,用双手托住患者两侧下颌角,向上托提,使头后仰(图13—9)	• 戴指套或手缠纱布清理口鼻 • 如有气道内异物,使用哈姆立克法清除 • 使用仰头提颏法时,勿压迫颏下软组织 • 仰头抬颈法禁用于头、颈部外伤者 • 托下颌法适用于颈部损伤者
人工呼吸(B)	• 口对口人工呼吸:抢救者一手拇指、示指轻捏住患者鼻孔,深吸气后,双唇包住患者口部吹气;吹气后,离开口部,松开捏鼻的手指(图13—10) • 口对鼻人工呼吸:抢救者一手掌向后压患者额部,另一手上抬下颏,使口唇紧闭,深吸气后,双唇包住患者鼻部吹气;吹气后,离开鼻部,放松口唇 • 口对面罩人工呼吸:抢救者用面罩封住患者口鼻,并使面罩边缘紧贴面部,深吸气后对面罩吹气,吹气后,离开面罩 • 吹气持续时间:1秒 • 吹气与放松比:1:2 吹气频率:8~10次/分 • 按压与人工呼吸比:30:2	• 条件允许,可在患者口、鼻处覆盖纱布后吹气,以避免交叉感染 • 单人施救使用面罩时,抢救者位于患者一侧,固定面罩时位于额部的手拇指、示指压紧面罩上缘,另一只手提下颏的同时压紧面罩下缘 • 双人施救时,抢救者位于患者头部正上方位置,固定面罩使用E—C钳手法,即一手的拇指、示指压紧罩上、下缘呈"C"形,其余三指提起下颌角呈"E"形
自动体外除颤(D)	• 抢救者将AED置于患者体侧 • 开启AED,将电极片贴于患者裸露的胸部,一个贴于右胸第二肋间(锁骨正下方),另一个贴于左胸第五肋间与腋中线相交处(图13—11) • AED自动分析时,抢救者离开患者 • AED建议电击时,抢救者确保无人接触患者后,按下"电击" • 电击后,如AED提示"无除颤指征",应立即开始胸外按压 • 2分钟或5个CPR循环周期后,再次使用AED	• 8岁以上患者使用成人电极片

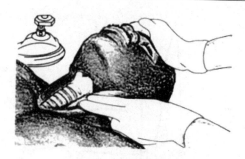

图 13-1　触摸颈动脉

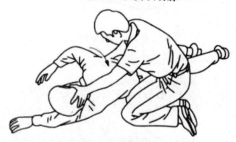

图 13-2　轴线翻身

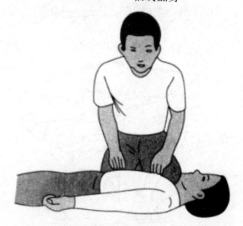

图 13-3　抢救者位置

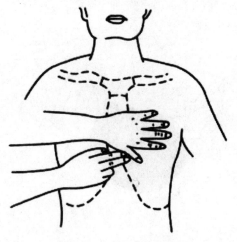

图 13-4　抢救者位置

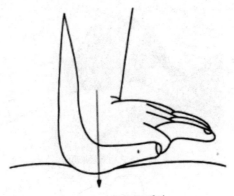

图 13-5 按压手法

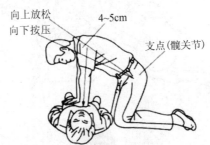

图 13-6 按压姿势

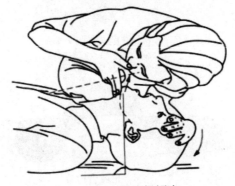

图 13-7 仰头提颏法

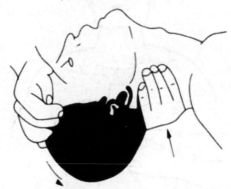

图 13-8 仰头抬颈法

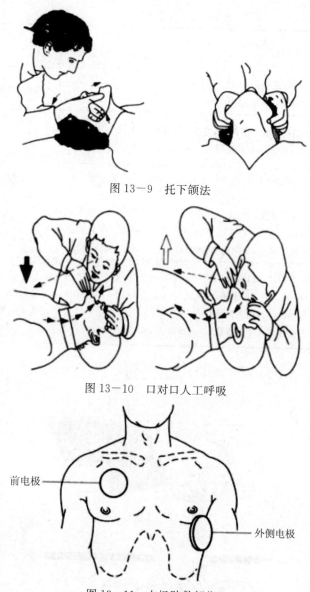

图 13-9　托下颌法

图 13-10　口对口人工呼吸

前电极

外侧电极

图 13-11　电极贴敷部位

2. 儿童基础生命支持　儿童基础生命支持步骤基本同成人一致,但由于儿童身体特点有别于成人,具体实施 CPR 时应做相应改变。儿童基础生命支持(BLS)的特点,见表 13-2。

表 13-2　儿童 BLS 的特点

年龄段 BLS特点	1 岁以内	1 岁～14 岁
识别心搏、呼吸停止	·拍打患儿足跟部,如能哭泣则为有意识 ·检查肱动脉,无搏动	·检查颈动脉或股动脉,无搏动
呼救	如目击患儿心脏停搏,先呼救再实施 CPR;如未目击,先实施 5 个 CPR 环后呼救	如目击患儿心脏停搏、先呼救再实施 CPR;如未目击,先实施 5 个 CPR 循环后呼救
建立有效循环(C)	·按压部位:婴儿两乳头连线与胸骨正中交点下一横指处 ·按压手法:单人施救用两指按压(图 13-13),双人施救用双拇指环绕按压 ·按压深度:至少为胸壁前后径的 1/3,即下陷约为 4cm	·按压手法:单手掌根按压(图 13-12) ·按压深度:至少为胸壁前后径的 1/3,即下陷约为 5cm
人工呼吸(B)	·可用口对口鼻人工呼吸:抢救者一手掌向后压患者额部,另一手上抬下颏,深吸气后,双唇包住患者口鼻部吹气;吹气后,离开口鼻部 ·按压与人工呼吸比:单人施救 30：2,双人施救 15：2	·按压与人工呼吸比:单人施救 30：2,双人施救 15：2

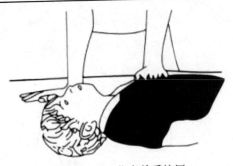

图 13-12　儿童单手按压

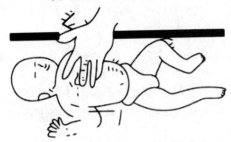

图 13-13　婴儿两指按压手法

3.注意事项

(1)胸外按压时部位要准确,放松时,掌根不可离开胸壁,以免移位。按压部位偏移可造成肋骨、胸骨骨折、肺损伤、心脏挫伤或者肝脾破裂。

(2)按压手法和姿势要正确,手指应离开患者胸壁,肘关节绷直勿弯曲,应垂直向下适度用力,避免冲击式施力。

(3)人工呼吸时要确保呼吸道畅通,以吹气时胸廓抬高且能感知患者气道阻力逐渐升高,放松时胸廓复原且能听到或感觉到气流呼出为人工通气有效的标志。

（4）如使用高级气道通气，呼吸频率应维持在每分钟8～10次（每6～8秒一次），但不与胸外按压同时进行。

（5）为成人实施CPR，无论单人或双人，胸外按压和人工呼吸比例均为30：2。通常循环实施5组CPR，约2分钟后，要对患者进行复苏体征评估。

（6）如有两人以上施救者，应在每5个CPR周期后换人，换人应在胸外按压后、吹气间隙进行，不得中断心脏按压超过5秒。

（二）进一步生命支持（ACLS）

进一步生命支持（ACLS）又称高级生命支持，是指在基础生命支持（BLS）的基础上，借助辅助设备、特殊技术和药物，建立和维持更为有效通气和血液循环，逆转心跳、呼吸停止的过程。ACLS包括：继续BLS；建立人工气道和维持有效的通气；循环支持；建立给药通道；尽快明确致病原因并行对症治疗。条件具备时，ACLS应尽早与BLS同时进行。

1. 建立人工气道

（1）口咽气道通气管或鼻咽通气管：两者都是非常重要的维持气道开放的工具，主要用于解除舌后坠所致气道梗阻。口咽通气管主要用于有自主呼吸、出现舌后坠和舌咬伤倾向时的昏迷患者。鼻咽通气管适用于牙关紧闭不能插入口咽通气道的患者。

口或鼻咽通气管使用时要因患者具体情况选择合适的型号，口咽通气管长度以从门齿至下颌角为宜，鼻咽通气管长度以从鼻尖至外耳道口为宜。安置时使舌根离开咽后壁，解除气道梗阻，确保患者呼吸气流通畅。

（2）食管－气管联合导管（ETC）：当传统气管内插管因各种原因发生困难时，可使用食管－气管联合导管实施盲插，以紧急给患者供氧。食管－气管联合导管（图13－14）具有阻塞食管和常规气管内通气的功能，能迅速、有效地开放气道，并能减少胃内容物的误吸等致命并发症发生。

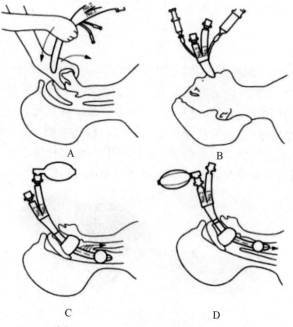

图13－14　食管－气管联合导管

（3）喉罩（LMA）：喉罩气道常用于颈部损伤以及气管内插管不能达到合适位置的患者。

与其他人工气道相比,喉罩气道(图13-15)更为安全、可靠。喉罩主管呈90°弯曲,有通气管和引流管的设计,能防止胃胀气和返流误吸;其远端位于食管开口,好固定,不易移位;且与咽喉部解剖匹配,密封性更好。喉罩应用操作简便、快捷、容易掌握、效果可靠。操作时不需要特殊的体位,不需要中断胸外按压。在遇到困难气管插管时,可用于紧急的气道处理代替传统的气管插管,能迅速建立人工气道,获得满意的通气效果。

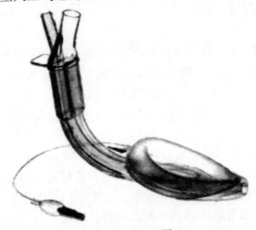

图13-15 喉罩

(4)气管内插管:如有条件,应尽早作气管内插管,它能保持呼吸道通畅,减少气道阻力,便于清除呼吸道分泌物,减少解剖死腔,保证有效通气量,为供氧、加压人工通气、气管内给药等提供有利条件。

(5)气管切开:呼吸困难明显而病因不能消除者、下呼吸道分泌物阻塞及需长期进行人工通气者可考虑实施气管切开。通过气管切开,可较长期的保持呼吸道通畅,防止或迅速解除气道梗阻,清除气道分泌物,减少气道阻力和解剖无效腔,增加有效通气量,也便于吸痰、加压给氧及气管内滴药等。

2.维持有效通气

(1)氧疗:心脏骤停后,循环停止,如立即实施CPR,组织血液灌注量能维持在正常血供的25%～30%。包括神经细胞在内的大多数组织细胞和器官,虽能满足最低生理需要量,但自主循环恢复前,缺氧仍持续存在。通过给氧,能有效改善缺氧状况。

(2)简易人工呼吸器通气:该方法操作简便、快捷、容易掌握,是心肺脑复苏早期最常用的人工通气方法。呼吸器通气的频率一般为12～16次/分,如有自主呼吸,需保持与患者自主呼吸节律一致。球囊后可接氧气及储气袋提高吸入氧浓度(图13-16)。

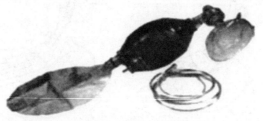

图13-16 简易人工呼吸器

(3)机械辅助通气:基础生命支持阶段不宜使用呼吸机。有效自主循环恢复后,可由专业人员操作使用呼吸机。

3.循环支持

(1)心电监测:进行心电监测和必要的血流动力学监测,明确引起心跳骤停的原因,用以指导除颤和治疗;并通过观察心律变化,了解复苏效果。

(2)人工辅助循环

1)机械辅助胸外按压:胸外心脏按压是心肺复苏中最重要的手段之一,还没有其他方法可完全代替它,抢救者长时间徒手按压体力消耗大,不易保证按压力量、幅度、频率的有效性,影响按压效果。因此复苏时间较长或患者需要转运时,可使用胸外心脏按压器。胸外心脏按压器有电动和气动两种。

2)开胸心脏按压法:适用于严重胸廓畸形、胸外按压20分钟无效、胸主动脉瘤破裂需行体外循环、开胸手术发生心跳骤停、心脏压塞等情况。自患者胸骨左缘2cm处起至腋中线作第四肋间开胸,可单手或双手伸入胸腔行心包外按压或切开心包按压心脏,成人频率60~80次/分。注意无菌操作,忌用手指端着力,术毕仔细止血,安置胸腔闭式引流。

(3)除颤

1)心前区叩击:约70%的心跳骤停是由心室颤动引起,因此除颤是抢救成功的关键。当目击心跳骤停,但无法及时获得电击除颤仪器和药物注射时,可迅速叩击心前区,通过震动刺激心脏,把机械转变为电能,起到除颤、调整心律引发心脏复跳的作用。具体方法是抢救者右手握拳,小鱼际距离胸骨20cm处,用力连续快速的叩击胸骨中、下端三至五次。若无效时,应立即开始CPR。

2)电击除颤:电击除颤是终止心室颤动的最有效方法,应早期除颤。研究表明,除颤每延迟1分钟,抢救成功的可能性就下降7%~10%。除颤波形分为单相波和双相波两类,不同的波形对能量的需求所不同。成人发生室颤和无脉性室速,应给予单向波除颤器能量360J/次除颤,双向波除颤器为120~200J/次。如对除颤器不熟悉,推荐用200J作为除颤能量。早期双相波形电除颤使用150~200J,即可有效终止院前发生的室颤。低能量的双相波终止室颤的效果与高能量单相波除颤相似或更有效。儿童除颤第1次2J/kg,以后按4J/kg计算。电除颤后,一般需要20~30秒才能恢复正常窦性节律,因此电击后仍应立刻继续进行CPR,直至能触及颈动脉搏动为止。持续CPR、纠正缺氧和酸中毒、静脉注射肾上腺素(可连续使用)可提高除颤成功率。

4.建立给药通道　静脉通道是心跳骤停患者进行给药、补液、营养支持等治疗的首选途径,同时也是进行生理学监测的基础。但静脉通道的建立在心跳骤停早期不是非常必要,首先应着眼于有效的心肺复苏和电除颤,在此基础上再考虑建立静脉通道,给复苏药物。

(1)周围静脉通道:该通道建立方便、不需中断心脏按压、并发症少。缺点是药物峰值低,发挥药效较慢,因此给药时应采用"弹丸式"推注。最常用的外周静脉是肘正中静脉,避免选择如手部远端的静脉。

(2)中心静脉通道:该通道建立需专业人员实施,对技术及时间要求高。优点是药物作用起效快,可作血流动力学监测在周围静脉通道无法建立、有充足的时间时,考虑中心静脉穿刺

(3)骨髓腔(IO)通道:IO通道输注法可将药液迅速输入骨髓腔内非萎缩性静脉网,不但可用于给药,也可以用于液体复苏。同静脉通道相比,IO通道的建立耗时低于1分钟,对儿童和成人的操作成功率达70%~100%。因此心肺复苏期间,建议儿科患者首选IO通道给药;成人在外周静脉穿刺2次不成功后马上建立IO通道。IO输注选择的部位,儿童主要在胫骨

的近端或远端、股骨的远端,成人多选择在胸骨柄或胫骨。

(4)气管通道:不能及时经静脉、骨髓腔通道给药时,可考虑经气管插管给药。肾上腺素、利多卡因等药物可经气管插管给药,剂量一般为静脉给药的2～2.5倍。向气管导管内推注药物时,应停止胸外按压。

5.复苏用药

(1)复苏用药的目的:在于提高心脑灌注压,增加心肌和脑的血液灌注量;提高心脏按压效果,激发心脏复跳和心肌收缩力;提高室颤阈值或心肌收缩力,以有利于除颤,减轻酸中毒和纠正电解质失衡。

(2)复苏药物给药时间的选择:复苏药物的使用,在建立静脉通道,骨髓腔通道及气管通道后就可以考虑。给药时间应在检查心律后和进行CPR时,也可在除颤器充电时,或在释放电击后进行CPR时。原则上给药时不应中断CPR。一般在下次检查心律前,急救人员应准备下次给药,以便检查心律后尽快给药。用复苏药,血管收缩药物一般选在第一次或第二次电击后给。在2～3次电击、实施CPR和使用血管收缩药物后仍持续室颤(VF)或无脉搏室速(VT)时,应考虑使用抗心律失常药。

(3)常用复苏药物

1)正性肌力药和血管活性药:①肾上腺素:通过α受体兴奋作用使外周血管收缩(冠状动脉和脑血管除外),有利于提高主动脉舒张压,增加冠脉灌注和心、脑血流量;其β-肾上腺素可增加心肌做功和减少心内膜下心肌的灌注。对心搏骤停无论何种类型,肾上腺素常用剂量为每次1mg静脉注射,必要时每隔3～5分钟重复1次如IV/IO通道延误或无法建立,肾上腺素可气管内给药,每次2～2.5mg。2010年国际心肺复苏指南推荐也可以用一个剂量的血管加压素40U(IV/IO),替代第一或第二次剂量的肾上腺素。②多巴胺:去甲肾上腺素的化学前体,与去甲肾上腺素有类似的作用。常与间羟胺联合应用于CPR后心脏搏动已恢复,但尚不能维持正常血压时。给药剂量为2～20μg/(kg·分钟),静脉点滴。加200mg多巴胺于5%葡萄糖液250ml或低分子右旋糖酐液,即得800μg/ml的溶液,用输液泵由较小剂量开始输注,调整到所需剂量。③血管加压素:是一种强力的非肾上腺素性血管收缩剂,直接兴奋平滑肌V_1受体和/或增强血管对内源性儿茶酚胺的敏感性,使内脏、冠脉、肌肉及皮肤的血管收缩。适用于VF/无脉性VT以及心脏停搏和PEA;可替代第一或第二次剂量肾上腺素。用药方法为通过静脉或骨髓腔途径单次40U给药。④多巴酚丁胺:是强有力的加强心肌收缩的β受体兴奋剂。是治疗心肌收缩无力所致心功能受损的第一线药物。与硝普钠联合使用时,有协同作用。给药剂量2.5～20μg(kg·分钟),静脉点滴,用输液泵由较小剂量开始输注,调整到所需剂量。加250mg多巴酚丁胺于5%葡萄糖液500ml,制成500μg/ml的溶液使用。注意使用多巴酚丁胺时,应进行血液动力监测。剂量大于20μg/(1kg·分钟)时,心率可以加速,可能加重心肌缺血。如患者原为阻塞性肥厚性心肌病,多巴酚丁胺是禁用的。⑤硝普钠:同时扩张周围动、静脉,降低心脏的前、后负荷,从而增加心排出量。作用开始很快,停止用药,其作用几乎也立即停止,因此心电监测。给药剂量0.5～1.0μg/(kg·分钟),静脉点滴,用输液泵由较小剂量开始输注,逐步调整到所需剂量。加50mg硝普钠于5%葡萄糖液250ml,配制成200μg/ml的溶液使用。输液器及滴管均应用黑布或黑纸包裹避光。

2)抗心律失常药物:严重心律失常是导致心脏骤停甚至猝死的主要原因之一,药物治疗是控制心律失常的重要手段。①胺碘酮作用机制复杂,即可影响钠、钾和钙通道,又对α受体和β受体有阻滞作用,可在室颤和无脉性室速对 CPR、除颤、血管升压药无反应时应用。首次剂量 300mg 静脉/骨内注射,对血流动力学不稳定的 VT 或有反复或顽固性 VF 或 VT 患者,可考虑再追加 150mg,然后按 1mg/分钟的速度持续泵入 6 小时,再减量至 0.5mg/分钟,每日最大剂量不超过 2g。②阿托品:为抗副交感剂,用于心室停搏。它可以通过解除迷走神经张力作用,加速窦房率和改善房室传导。剂量:静脉推注 1.0mg,5 分钟后可重复。亦可经气管注入。应注意的是,如心搏已恢复,心率又较快,就不宜用阿托品,特别是急性心肌梗死的患者。因加速心率,可以加重心肌缺血,扩大梗死面积。《2010 年国际心肺复苏及血管急救指南》建议:对高度阻滞应迅速准备经皮起搏。在等待起搏时静脉给予阿托品 0.5mg。阿托品的剂量可重复直至总量达 3mg。如阿托品无效,则开始起搏。在等待起搏器或起搏无效时,可以考虑输注肾上腺 2~10μg/分钟或多巴胺 2~10μg/(kg·分钟)。

3)碳酸氢钠:它已不再作为心脏骤停时的第一线药物。早期应用良好的通气设施,就有可能有效地保持酸碱平衡,另外过多地应用碳酸氢钠可引起的 PCO_2 升高。据临床资料统计证实,碳酸氢钠并没有增加复苏的成功率。目前认为在复苏的最初 10 分钟内,不宜使用碳酸氢钠。仅在 CPR 实施 10 分钟后 PH 低于 7.2,且心跳骤停前即存在代谢性酸中毒伴有严重的高钾血症时,可给予碳酸氢钠治疗。给药剂量为 1.0mmol/kg 静滴。

6.心肺复苏(CPR)有效的指征　实施心肺复苏(CPR)时,应随时观察复苏效果。每实施 5 个 CPR 循环或 2 分钟后,要对患者的意识、瞳孔、呼吸及大动脉搏动进行检查评估。心肺复苏有效的指征包括:

(1)面色、皮肤、口唇黏膜、甲床色泽转红。

(2)颈动脉或股动脉处可扪及搏动,上肢肱动脉收缩压高于 60mmHg。

(3)自主呼吸恢复。

(4)昏迷程度变浅,可出现反射或四肢活动。

(5)散大的瞳孔缩小,对光反射出现。

7.终止复苏　现场复苏时,终止心肺复苏应慎重。出现以下情况时可终止复苏:

(1)心肺复苏成功:经积极抢救,患者自主循环、呼吸及意识恢复,可终止复苏。

(2)不可逆性心脏停搏:实施心肺复苏 60 分钟后,患者仍表现为顽固性心电静止,无自主呼吸时,可终止复苏。

(3)已发生脑死亡者:患者出现持续深昏迷、瞳孔散大固定、自主呼吸停止、脑干反射消失、脑电波呈直线 24 小时无改变,提示脑死亡。需排除使用中枢神经抑制剂和严重低体温者。

(三)延续生命支持(PLS)

延续生命支持(PLS)又称为脑复苏,是指在恢复循环、呼吸基础上,采取有效措施保护脑组织,以实现最大程度的智能恢复。脑复苏主要任务是防治脑水肿和颅内压增高,以减轻或避免脑组织灌注损伤,保护脑细胞功能。心肺复苏后患者能否康复取决于脑组织的损害程度,因此从现场进行基础生命支持开始,就应着眼于脑复苏。

1.脑缺血缺氧后的病理生理　大脑缺血 4 分钟以上,脑细胞发生不可逆损害。当自主循环功能恢复,脑组织再灌注后,就会相继发生脑出血、脑水肿及持续低灌流状态,使脑组织继续缺血、缺氧,导致更多脑细胞变性坏死,称为脑再灌注损害。

2.脑复苏

(1)维持脑灌注:心跳骤停后,脑血流自动调节功能丧失,有效的 BLS 和 ACLS 能保证适当的脑灌注压(85～90mmHg),减轻脑细胞的损害。自主循环恢复后,应尽量维持血压正常,以促进脑内血液再流通。可应用胶体溶液如低分子右旋糖酐扩容;另外适当的稀释血液,使血细胞比容降至20%左右,以防止红细胞及血小板聚集,避免脑内低灌注。

(2)减轻脑水肿:脱水、降温和肾上腺皮质激素是现今较为行之有效的防治急性脑水肿的措施。

1)体位:脑复苏时应采取头部抬高15～30°,下肢抬高10～20°的体位,以利于静脉回流,增加脑血供,减轻脑水肿。

2)机械通气:脑复苏患者都应该实施机械通气,不仅能保持患者氧合良好,还可借轻度的过度通气($PaCO_2$ 25～35mmHg)造成呼吸性碱中毒,引起脑血管收缩以减轻脑水肿的发展。

3)脱水:以渗透性利尿为主,快速利尿药(如速尿)为辅,主要减少血管外液和细胞内液。一般在第3～4天脑水肿达到高峰,因此脱水治疗应持续5～7天。脱水时应维持血浆胶体渗透浓度在280～330mmol/L。常用利尿剂有:①渗透性利尿剂:其作用相对缓和且持久,可作为脱水治疗主药。临床常用的有20%甘露醇,每次0.5～1.0g/kg静滴,每日4～6次。②袢利尿剂:这类药利尿作用迅速,但其利尿作用主要是排钠,长期大量应用不利于电解质平衡,低钠时利尿效果不佳,常用于脱水治疗早期,或在其他利尿剂效果不显著时联合用药,如估计心搏停止超过4分钟以上病例,在呼吸和循环恢复并稳定后可用速尿,0.5～1.0mg/kg。渗透性利尿剂治疗效果欠佳,可联合应用速尿,并与渗透性利尿剂间隔给药,20～40mg,每日4～6次。③蛋白血浆制剂:其利尿作用缓和、持久,且有利于血浆胶体渗透压和血容量,以缓解应脱水而使血容量紧缩的不利影响。常用制剂有白蛋白、血浆等。

(3)复苏后低温:低温是脑复苏综合治疗的主要组成部分,低温可使脑细胞的氧需量降低,从而维持脑氧供平衡,起到脑保护作用。体温每降1℃,可使代谢下降5%～6%。

1)低温治疗的适应证:循环停止时间较久或患者呈现体温升高或痉挛性麻痹者,应予降温。心搏停止未超过4分钟或患者已呈现软瘫状态时,不是低温治疗适应证。

2)低温治疗,降温时间要"早",速度要"快",低温程度要"够",持续时间要"长"。一般要求在3～6小时将体温降至32～35℃。如超过复苏后6小时开始降温,通常无效。

3)降温方式:全身降温。头部用冰帽重点降温,全身可用冰毯或用冰袋置于颈、腋、腹股沟等大血管经过的部位,力争在3～6小时内使鼻咽部、食管或直肠温度降至32～35℃。

4)低温治疗的药物:为了防治至全身降温所引起的寒战反应降温前首先必须使用药物抑制寒战反应。这类药物有丙嗪类、地西泮、巴比妥类药物。临床常用冬眠合剂1、2、4号[1号:氯丙嗪50mg,异丙嗪50mg,哌替啶100mg(小儿50mg);2号:异丙嗪50mg,氢麦角碱0.6mg,哌替啶100mg(小儿50mg);4号:异丙嗪50mg,哌替啶100mg,乙酰丙嗪20mg]。

5)低温治疗持续时间:低温治疗持续时间要视患者中枢神经系统功能恢复程度而定。当患者神智开始恢复或好转时即可终止低温治疗。此后,即可停用冰帽、冰袋,任其自行复温至36～37℃。镇静药物的使用应持续至体温恢复正常后1～2天再行停药。低温治疗过程中病房温度应保持在18～22℃为宜,复温时保持在22～26℃为宜。

6)低温治疗的并发症:低温治疗的并发症主要与患者病情过重,降温过低<28℃,持续时间过长有关,主要并发症有干扰造血功能,导致出血倾向及抗感染能力下降;影响心血管功能,导致心律失常及血压下降;影响胃肠道功能导致胃潴留,腹胀及上消化道出血;以及复温困难等。

（4）药物治疗

1）巴比妥类：可用于脑复苏的辅助治疗，控制和预防癫痫发作，降低脑代谢和颅内压。

2）钙离子通道阻滞剂：Ca^{2+} 离子超载而引起的一系列脑细胞损害。常用的有尼莫地平、异搏定等。

3）自由基清除剂：缺血再灌注时自由基大量释放是引起脑细胞损伤的重要原因之一。此类药物有：维生素 E、维生素 C、过氧化物歧化酶（SOD）等。

4）其他：如兴奋性神经递质拮抗剂、激素、促进脑细胞代谢药、前列腺素抑制剂等。

（5）高压氧治疗：用于完全性脑缺血的治疗，已取得肯定效果。高压氧一方面提高了血液和组织的氧张力，增加了脑组织中氧的弥散距离，对脑水肿时脑细胞的供氧十分有利，另一方面由于高浓度氧对血管的直接刺激，引起血管收缩，血流量减少，从而使颅内压降低，改善脑循环，对受损脑组织的局部供血有利。

三、复苏后的监测与护理

自主循环恢复患者易在复苏后首个 24 小时内死亡，为保证其脑和其他重要脏器的灌注和功能稳定，应在重症监护病房（ICU）停留 24 小时以上，持续对循环、呼吸、肾功能、电解质及酸碱平衡等进行监护与治疗。

（一）复苏后的监测

1. 循环系统的监测

（1）心电监护：复苏后的心律是不稳定的，应给予心电监护，密切观察心电变化，如出现室性期前收缩，室性心动过速等心律失常时，应给予相应处理。

（2）脉搏、心率和血压的监护：每 15 分钟测量脉搏、心率和血压 1 次至平稳。血压一般维持在 $90\sim100/60\sim70mmHg$，脉压差小于 $20mmHg$ 时，可用血管活性药物，药物的浓度可根据血压回升情况及心率变化而适当调整，使用血管扩张药物时，不可突然坐起或变换体位，以防体位性低血压。测量脉搏、心率时应注意其节律、频率和强弱的变化。

（3）心血管功能监测：包括动脉压、中心静脉压、肺动脉楔压、心排出量、周围血管阻力等监测，通过监测，能及时了解心脏功能及全身循环情况，对调整输液量和指导用药有一定的意义。

（4）末梢循环的观察：末梢循环可通过皮肤、口唇的颜色、四肢温度、湿度、指（趾）甲的颜色及静脉的充盈情况来观察，如肢体湿冷，甲床苍白发绀，末梢充盈不佳，即使血压正常，也应认为循环血量不足，如肢体温暖，指甲色泽红润，肢体静脉充盈良好，则提示循环功能良好。

（5）尿量：记录单位时间内的尿量，以此评价心排血功能。

2. 呼吸系统的监测

（1）保持呼吸道通畅：注意观察呼吸道湿化和清除呼吸道分泌物。

（2）肺部并发症的监护：心脏骤停后由于循环中断，呼吸停止，咳嗽反射停止、免疫抗感染机能低下及应用冬眠药物（抑制咳嗽反射）等因素的影响，肺部感染在所难免，是心肺复苏后期常见并发症，为此要严密观察并早进行防治，包括定时翻身、拍背、湿化气道、排痰，应用抗生素等措施。

（3）合理使用人工呼吸机：根据病情变化调整潮气量，吸气与呼气之比及呼吸的频率；加强气道湿化；气管切开者应注意更换局部敷料，预防感染，观察有无气管阻塞，衔接松脱，气管黏膜溃疡,皮下气肿,通气过度或通气不足等;控制吸氧浓度及流量。

3.缺氧的监测　脑缺氧是心跳、呼吸骤停后主要致死原因之一,可造成不可恢复的脑损害。复苏后应观察患者的神志,瞳孔的变化及肢体的活动情况。应及早应用低温疗法及脱水剂,以头部降温为主,保持32℃左右,不宜低于30℃体温保持适当水平,避免体温过高或过低,否则导致室颤等并发症的可能。

4.肾功能监测

(1)使用血管收缩药物时应每小时测量尿液一次,每8小时计算出入量一次,每24小时总结一次。

(2)观察尿液的颜色及比重。如血尿和尿少同时存在,且尿比重大于1.010或尿素氮、肌酐升高应警惕肾功能衰竭。

5.脑缺氧监测

(1)观察患者意识,发现有烦躁不安、嗜睡、表情淡漠、发绀等脑缺血、缺氧加重症状,应立即采取措施。如意识逐渐清醒,瞳孔缩小、对光反射恢复则表明脑功能在恢复。

(2)监测颅内压根据颅内压及时调整药物治疗,保持颅压在15mmHg(2.0kPa)以下。

(二)复苏后的护理

1.保持空气新鲜,注意患者及室内卫生。

2.在患者清醒前,应按昏迷患者进行护理。患者去枕仰卧,抬高头部约30°,以降低颅内压。

3.做好皮肤护理,保持皮肤清洁。病情许可,应定时为患者翻身拍背,防止压疮及继发感染的发生。

4.注意口腔清洁,每天做1～2次口腔护理,防止黏膜干燥及溃疡。

5.使用人工气道通气者,及时清除患者呼吸道分泌物,保持气道通畅,并注意无菌操作。

6.加强营养支持。一旦肠蠕动恢复,可经胃管饲食。一般每日总热量应达209kJ/kg。

7.心理护理。患者神志恢复后,应及时向患者及家属说明目前的病情,治疗与预后,鼓励患者及家属表达自身感受和要求,鼓励家属参与治疗和护理过程。通过加强对患者的护理,增加沟通交流,减少患者的孤独、恐惧感。

(高锐)

第二节　休克

一、概述

休克是指机体受到各种不良因素的强烈刺激后,突发循环血量减少,器官组织灌注不足,引起以微循环障碍,组织细胞代谢紊乱和器官功能受损为主要特征的一种临床症候群。

休克是临床各科常见的一种危重症,通常发病急促,病情进展迅速。若未能及时发现和治疗,可发展为多器官功能衰竭(MOF),导致患者死亡。因此,及早识别休克,积极采取防治措施尤为重要。

(一)病因与分类

1.根据引起休克的病因　可将休克分为五类,见表13-3。

表 13-3　休克的类型

休克类型	发病机制	常见病因
低血容量性休克	由于各种原因引起的循环血容量减少,导致心脏前负荷降低、心搏出量减少,外周血管收缩和低灌注	·血容量丢失 显性失血:创伤出血、胃肠道出血、咯血 隐匿性失血:血气胸、腹腔出血、动脉瘤破裂等 ·血浆容量丢失 富含蛋白质的体液丢失:大面积烧伤、剥脱性皮炎 脱水:呕吐、腹泻、糖尿病酮症酸中毒、肾上腺皮质功能不全、过度利尿治疗等 ·隐匿性体液丢失:腹膜炎、肠梗阻、急性坏死性胰腺炎等
神经源性休克	由于容量血管明显扩张,而导致循环血容量相对不足。又称分布性休克	·神经损伤:脊髓损伤、脑损伤 ·药物过量:麻醉药、动静脉扩张药、巴比妥类 ·内分泌疾病如肾上腺皮质功能减退症
心源性休克	由于心脏泵血功能衰竭引起心排血量急剧下降所致	·心肌损伤或抑制:急性心肌梗死、心肌炎、心肌病、酸中毒、心脏压塞等 ·机械性损害:室间隔破裂、室壁瘤、主动脉狭窄、心脏肿瘤 ·心律失常:严重心动过缓或过速、心室颤动、心脏阻滞
感染性休克	由于细菌及其毒素刺激机体,造成循环血量减少所致。又称内毒素性休克,常见于革兰阴性杆菌感染	·败血症、急性化脓性腹膜炎、急性梗阻性化脓性胆管炎、绞窄性肠梗阻、泌尿系统感染等
过敏性休克	由于机体对某种药物或生物制品过敏,引起容量血管扩张,毛细血管通透性增加所致	·接触或使用易致敏药物或生物制品,如:青霉素、头孢类抗生素,破伤风抗毒素、碘造影剂、血制品等

2. 根据休克时血流动力学改变的特点　可分为两类。

(1)低排高阻型休克:又称低动力型休克,其特点是外周血管收缩致外周循环阻力增加,循环血量减少,末梢皮肤湿冷,故也称冷休克。除神经源性休克,其余休克都属此类。

(2)高排低阻型休克:称高动力型休克,其特点是外周血管扩张致外周循环阻力降低,循环血量增加,末梢皮肤温暖,故也称暖休克。神经源性休克,革兰阳性菌致感染性休克属此类。

(二)病理生理

根据机体微循环、代谢的改变和内脏器官的损害程度等演变过程,可将休克分为三个阶段。

1. 休克早期　又称休克代偿期。此期循环血量急剧减少,刺激机体启动一系列代偿反应,其中包括主动脉弓和颈动脉窦内的压力感受器产生加压反射;肾素-血管紧张素-醛固酮系统、交感-肾上腺素轴活性增加,分泌血管紧张素、醛固酮等活性物质;毛细血管通过其前括约肌收缩和后括约肌相对开放,从而减低血管内流体静压,实现组织间液的回吸收等。其结果表现为心率加快、心肌收缩力增强、小血管收缩外周阻力增加,血压得到维持。由于此期机体代偿能力正常,能保证心、脑等重要脏器的血供,无重要器官的损害。如能及时去除诱因,纠正休克,患者可完全康复。

2. 休克期　又称进展期或失代偿期。此期持续的组织缺血、缺氧导致乳酸堆积,引起体内代谢性酸中毒,使毛细血管前括约肌开放,大量血液进入毛细血管网,导致静脉回心血量明显减少,组织灌注进一步减少,器官组织功能损害。此期如能得到有效治疗,患者常能存活。

3.休克晚期 又称不可逆期。失代偿期持续微循环衰竭,组织细胞出现严重功能障碍,甚至凋亡,继而发生弥散性血管内凝血(DIC)和多器官功能衰竭(MSOF)。此期重要脏器损害后,较难恢复。

(三)临床表现

各种类型休克在临床表现上既有共同之处,也有其特征性表现。

1.共性临床表现 不同类型的休克都会出现有效循环血量不足和组织器官灌注减少的表现。

(1)休克早期(微循环收缩期):患者多表现为烦躁不安,皮肤苍白、出汗,口渴,呼吸增快,脉搏增快(大于100次/分),血压变化不大,脉压差变小(小于30mmHg),尿量正常或轻度减少(25~30ml/h)等。

(2)休克期(微循环淤滞期):此期患者常表情淡漠,反应迟钝,皮肤黏膜发绀或出现花斑,四肢湿冷,甲床按压后毛细血管再充盈时间超过2秒,脉搏细速(大于100次/分)、呼吸急促,血压进行性下降(收缩压70~90mmHg),出现少尿(24小时小于400ml)。

(3)休克晚期(微循环衰竭期):此期患者往往意识模糊或昏迷,全身皮肤、黏膜紫绀,甚至出现瘀点、瘀斑,四肢厥冷,呼吸微弱或不规则,脉搏微弱,血压难以测得(收缩压低于70mmHg),出现无尿(24小时小于100ml)。并发DIC者,可出现鼻腔、牙龈、内脏出血等。

2.特征性临床表现 见表13-4。

表13-4 各型休克特征性表现

休克类型	血压改变	血流动力学改变	伴随症状
低血容量性休克	早期正常,可出现直立性低血压,但外周静脉塌陷,脉压差变小,中晚期下降明显	心排出量降低,中心静脉压、肺动脉毛细血管楔压降低,外周阻力增加	有血液或体液大量丢失
神经源性休克	早期正常或轻度升高,脉压差增大;中晚期明显下降	早期心排出量增加,外周阻力降低;晚期心排出量减少,外周阻力增加	有脊柱或颅脑损伤,意识障碍
心源性休克	早期血压变化不大,脉压差变小;中晚期明显下降	心排出量降低,中心静脉压、肺动脉毛细血管楔压增加,外周阻力增加	有呼吸困难、端坐呼吸,异常心音、心律
感染性休克及过敏性休克	早期正常或变化不大,脉压差变小;中晚期下降明显	心排出量降低,中心静脉压、肺动脉毛细血管楔压降低,外周阻力增加	有发热、寒战等感染症状,或皮肤红肿瘙痒、呼吸困难、喉头水肿等过敏症状

二、休克的诊断及分期

(一)休克的诊断

休克的诊断应结合患者病史、临床表现及实验室检查进行判断。

1.病史 核实患者是否存在创伤出血、脱水、急性心肌梗死、严重感染、药物过量或药物过敏等诱发休克的病因、病史。

2.休克的临床表现 察患者有无休克症状及体征。

(1)有意识障碍。

（2）皮肤、黏膜发绀或花纹，四肢湿冷，毛细血管再充盈时间超过 2 秒（胸骨部位皮肤、甲床指压阳性）。

（3）脉搏细速，超过 100 次/分或不能触及。

（4）收缩血压低于 70mmHg，脉压差小于 20mmHg，或原有高血压者，收缩血压较原水平下降 30% 以上。

（5）尿量少于 17ml/h 或无尿。

临床上常用的判断标准是：凡有休克诱因，同时具备意识、皮肤黏膜、脉搏表现中的两项和低血压或尿量中的一项者，即可诊断为休克。

3. 辅助检查

（1）实验室常规检查：测定红细胞计数、血红蛋白和红细胞压积，以了解血液稀释或浓缩情况；血浆电解质主要是钾、钠、氯测定。进行血气分析，借以了解血液氧合、二氧化碳潴留和酸碱变化情况；尿常规检查、肝、肾功能检查等。其他检查如心电图（ECG），X 线片，胸、腹腔穿刺分泌物细菌学检查等视伤情和病情而定。

（2）血流动力学监测：主要包括中心静脉压（CVP），肺毛细血管楔压（PCWP），心排出量（CO）和心脏指数（CI）等。

（3）胃黏膜内 pH 测定：这项无创的检测技术有助于判断内脏供血状况，及早发现以内脏缺血为主要表现的"隐性代偿性休克"，也可通过准确反映胃肠黏膜缺血缺氧改善情况，指导休克复苏治疗的彻底性。

（二）休克的分期

1. 根据休克患者的病理生理变化特点，可将休克分为三期，即：代偿期、失代偿期和不可逆期。

2. 根据休克患者的临床表现，也可将休克分为三期，即：休克早期、休克期和休克晚期。

（三）病情判断

在判断患者是否处于休克状态的同时，还应迅速鉴别其休克的程度。临床上常根据患者的临床表现，将休克划分为轻、中、重三种程度，见表 13—5。

表 13—5 休克程度的划分

观察顺序	临床表现	轻度休克	中度休克	重度休克
一看	意识皮肤口唇色泽口渴现象毛细胞血管再充盈时间四肢浅静脉	正常或烦躁不安正常或苍白有稍长轻度收缩	表情淡漠，反应迟钝苍白显著延长，大于 2 秒显著萎陷（下肢尤甚）	意识模糊或出现昏迷灰暗，发绀十分显著，但无法表达非常迟缓，远大于 2 秒萎陷如条索
二摸	皮肤温度脉搏	正常或稍凉正常或稍快，低于 100 次/分	湿冷细速，100～120 次/分	厥冷微弱，不易触及
三测	血压	稍高、正常或稍低，脉压差变小	平均动脉压下降	平均动脉压降至 50mmHg 以下，或无法测得
四量	尿量	正常	少尿	少尿或无尿

三、休克的救治与护理

（一）休克的救治

休克是临床上常见的紧急情况，应该抓紧时间进行救治，有助于遏止病情发展，改善患者的预后。

1.休克的抢救

(1)一般紧急治疗:通常取平卧位,有条件时采取中凹卧位,即头和躯干抬高 20°～30°、下肢抬高 15°～20°,以利于呼吸和下肢静脉回流,同时保证脑灌注压力;保持呼吸道通畅,并可用鼻导管法或面罩法吸氧,必要时建立人工气道,呼吸机辅助通气;维持体温在正常范围,低体温时注意保温,高温时予以降温;及早建立静脉通路,维持血压。保持患者安静,避免不必要的人为搬动,可视情况用小剂量镇痛、镇静药,但应避免引起呼吸和循环抑制。

(2)病因治疗:各型休克的临床表现及中后期的病理过程基本相似。但引起休克的原因各异,根除或控制导致休克的原因对阻止休克的进一步发展十分重要,如某些外科疾病引起的休克,其治疗的原则为尽快恢复有效循环血量,对原发病灶做手术处理。有时即使病情尚未稳定,为避免延误抢救的时机,在积极抗休克的同时亦可进行针对病因的手术。

(3)液体复苏:多数休克治疗的首要目标是恢复组织灌注,最有效的办法是早期补充足够的血容量,即液体复苏。休克确诊后,可立即建立两条静脉通道,一条用于给药、补充血容量,一条用于抽取血标本或放置中心静脉导管。液体复苏不仅要补充已失去的血容量,还要补充因毛细血管床扩大引起的血容量相对不足,因此往往需要过量的补充,以确保心输出量。即使是心源性休克有时也不应过于严格地控制入量,而应在连续、动态监测动脉血压、尿量和 CVP 的基础上,结合患者皮肤温度、末梢循环、脉率及毛细血管充盈时间等情况,判断所需补充的液体量。有条件时可在漂浮导管监测肺动脉楔压的指导下输液。

休克治疗的早期,多以大量输入晶体液、血浆代用品以扩充血容量,维持适当的血压,从而改善组织灌注。随着休克的逐渐控制,输入液体的主要目的是防止水电解质和酸碱平衡紊乱,防止系统和脏器并发症,维持能量代谢、组织氧合和胶体渗透压。

选择扩容剂的原则是:按需补充,同时兼顾晶体及胶体的需求及比例。常用的溶液有①晶体液:生理盐水、林格氏液、葡萄糖盐水、高渗盐水等;②血浆代用品:右旋糖酐和 403 代血浆、706 代血浆、血定安等,一般 500～1000ml,总量不超过 1500ml;③人血胶体物质血浆、白蛋白;④全血:急性出血量超过 30%,考虑输注全血。

(4)纠正酸碱平衡失调:休克时由于微循环障碍组织缺氧,产生大量酸性物质。休克早期在积极扩容改善微循环障碍情况下,一般酸中毒较易纠正。但重度休克发生严重酸中毒时,应立即输入 5%碳酸氢钠,用药后 30～60 分钟应复查动脉血气,具体剂量应视酸中毒程度和血气分析结果来确定

(5)应用血管活性药物:血管活性药物主要包括两大类,即缩血管药和扩血管药,通常采用联合用药法。

1)缩血管药物:主要用于部分早期休克患者,以短期维持重要脏器灌注为目的。也可作为休克治疗的早期应急措施,不宜长久使用,用量也应尽量减小。常用的药物有间羟胺 8～15μg(kg·分钟)、多巴胺 5～15μg/(kg·分钟)、多巴酚丁胺 5～10μg/(kg·分钟)、去甲肾上腺素 0.5～1.0μg(kg·分钟)。此类药物使用时应从最小剂量和最低浓度开始,逐渐调节至有效剂量。

2)扩血管药物:主要扩张毛细血管前括约肌,以利于组织灌流,适用于扩容后 CVP 明显升高而临床征象无好转者。常用的药物有异丙基肾上腺素、酚妥拉明(苄胺唑啉)、苯苄胺、妥拉苏林、阿托品、山莨菪碱、东莨菪碱、硝普钠、硝酸甘油、消心痛、氯丙嗪等。在使用扩血管药

时，前提是必须充分扩容，否则将导致明显血压下降，用量和使用浓度也应从最小开始。

(6)改善心功能：心功能障碍既可以是休克的原因，也可以是休克的结果，尤其易出现在休克的中晚期或既往有心脏病者，此时应适当使用强心药。多巴胺、多巴酚丁胺兼有缩血管和强心作用，必要时可予西地兰 0.2～0.4mg，缓慢静注，以增强心肌收缩力，减慢心率，但需注意勿引起心律失常等中毒反应。

(7)预防 DIC：在重度休克患者，尤其是有 DIC 倾向时，适当使用肝素 0.5～1mg/(kg·次)，每 6～12 小时一次，即可以防止 DIC 的发展，还能防止红细胞聚集，改善微循环。必要时，使用抗纤维蛋白溶解药、抗血小板黏附聚集药等。

(8)其他治疗

1)应用抗菌药物：感染性休克必须应用抗菌药物控制感染；低血容量性休克，患者机体抵抗力降低，加之留置各种导管，使感染的危险性增加，也应使用抗菌药预防感染。

2)应用糖皮质激素：适用于严重休克，特别是感染性休克。其主要作用如下：①抑制炎性因子的产生，减轻全身炎症反应综合征，使微循环血流动力学恢复正常，改善休克状态；②稳定溶酶体膜，减少心肌抑制因子的形成；③扩张痉挛收缩的血管、增强心肌收缩力；④提高机体对细菌内毒素的耐受力。

2. 不同类型休克的治疗　在实施休克急救的基础上，不同类型的休克有其治疗侧重点不同。

(1)低血容量性休克：治疗的目的是迅速恢复有效循环血量。首先要保证气道通畅，立即给予氧疗。对有严重休克和循环衰竭的患者，还应该进行气管插管，给予机械通气。其次终止血液、体液丢失，这是控制低血容量性休克发生和发展的重要措施。对于出血部位明确的休克患者，在实施压迫止血的基础上，及早进行手术止血。无法确定出血部位的休克患者，应进一步评估以便及早处理。三是迅速建立两条输液通道，立即实施液体复苏。液体复苏治疗时可以选择晶体溶液(如生理盐水和等张平衡盐溶液)和胶体溶液(如人工胶体液、血制品)。5%葡萄糖溶液很快分布到细胞内间隙，因此不推荐用于液体复苏治疗。对出血未控制的失血性休克患者，早期采用控制性液体复苏，使其收缩压维持在 80～90mmHg，以保证重要脏器的基本灌注，并尽快止血；出血控制后再积极进行容量复苏。对合并颅脑损伤的多发伤患者、老年患者及高血压患者应避免控制性液体复苏。

(2)心源性休克：治疗的目的在于迅速恢复心肌灌注，改善心肌缺血，减少心脏负荷。针对性的治疗有：止痛、镇静。急性心肌梗死所致休克者立即舌下含服硝酸甘油，也可用吗啡 3～5mg 或度冷丁 50mg，静注或皮下注射，同时给予安定、苯巴比妥(鲁米那)；去除病因，急性心肌梗死可采用溶栓、冠脉置支架、活血化瘀等治疗；心包压塞者及时行心包穿刺放液或切开引流，心脏肿瘤者宜尽早切除。

(3)神经源性休克：在纠正休克的基础上，查清病因，立即去除神经刺激因素。停止诱发休克的各种诊疗措施，如停止胸腔、腹腔或心包穿刺，停止静脉注射麻醉药；剧烈疼痛引起休克者，予以镇痛药物如吗啡 5～10mg 静脉注射或肌注或派替啶 50～100mg 肌注，情绪紧张者给予镇静药物如地西泮 10mg 肌注。

(4)感染性休克：控制感染是救治感染性休克首要环节。在无明确病原菌前，一般应以控制革兰阴性杆菌为主，兼顾革兰阳性球菌和厌氧菌，宜选用杀菌剂，避用抑菌剂。给药方式以静滴或静注为主，一般不采用肌注或口服。休克时肝肾等器官常受损，故在选择抗生素的种类、剂量和给药方法上，应予注意。

(5)过敏性休克:患者一旦出现过敏性休克表现,应立即停止接触或移除可疑的过敏原或致病药物。立即皮下注射 0.1% 肾上腺素 0.5~1ml,小儿酌减,若症状无缓解,可每隔 30 分钟重复使用。必要时可将 0.1% 肾上腺素 0.5~1ml 稀释至 5~10ml,静注。给予抗过敏药物,如苯海拉明 50~100mg,异丙嗪 12.5~25mg,肌注或静注。

(二)休克的护理

1.护理评估

(1)健康史:了解引起休克的各种原因:有无大量失血、失液,严重烧伤、损伤或感染、过敏物质接触史等。

(2)身体状况:通过对症状体征、辅助检查、重要脏器功能的评估了解休克的严重程度。

1)全身状况:①神志、表情有无改变,如休克早期,患者表现烦躁、激动,若渐转为表情冷漠、模糊,甚至昏迷,提示缺氧加重。②皮肤温度与色泽:皮肤、口唇黏膜有无苍白,发绀,四肢皮肤是否湿冷。③体温变化:休克时通常体温偏低,感染性休克时可高于正常。④脉搏细弱而快速,是休克早期的表现,严重休克时脉搏扪不到。⑤呼吸的频率、节律、深浅度是否正常,呼吸异常的程度视休克的严重程度和酸碱平衡紊乱的不同而异。⑥血压是否逐渐低于正常,且脉压差变小。⑦颈静脉及外周静脉萎陷,提示血容量不足。⑧尿量测定,留置导尿管连续观察排尿变化,若每小时不到 20~30ml,提示肾血流不足,肾功能趋于衰竭。

2)局部状况:有无局部组织器官严重感染或损伤、出血。如观察腹部损伤者有无腹膜刺激征和移动性浊音。

3)辅助检查:了解实验室检查和血流动力学监测结果。

(3)心理和社会支持状况:观察、了解患者及家属的情绪变化,心理接受能力以及对病情治疗和预后的了解程度,及时沟通、协调,减少不良情绪反应。

2.护理诊断

(1)体液不足:与大量失血、失液、体液分布异常有关。

(2)心排血量减少:与体液不足、回心血量减少或心功能不全有关。

(3)组织灌注量改变:与有效循环血量减少有关。

(4)气体交换受损:与肺组织灌流量不足、肺水肿有关。

(5)体温异常:与感染、组织灌注不足有关。

(6)有感染的危险:与侵入性监测、留置导尿管、免疫功能降低、组织损伤、营养不良有关。

(7)有受伤的危险:与烦躁不安、神志不清、疲乏无力等有关。

3.护理目标

(1)患者生命体征平稳,体液平衡,面色红润,肢体温暖。

(2)患者心排血量恢复正常。

(3)组织血液灌注量得到改善。

(4)呼吸通畅、平稳,气体交换正常。

(5)体温恢复正常。

(6)患者未发生感染,或感染被及时控制。

(7)患者未发生意外损伤。

4.护理措施

(1)妥善安置患者:病情允许时,应尽快转运、安置休克患者于有监护设备的病房,如

ICU。给予特级护理。保持病室安静、整洁,通风良好,控制室内温度在 22~24℃,湿度 50%~60%。调整患者呈中凹卧位(休克卧位),即头部和胸部抬高 10°~20°,下肢抬高 20°~30°;严重休克患者发生昏迷时,应将患者头偏向一侧。休克卧位可增加回心血量,防止脑水肿,且有利于呼吸的通畅。对患者及家属说明体位安置的重要性,减少不必要的搬动。

(2)迅速补充血容量,恢复有效循环血量

1)建立静脉通路:迅速建立两条以上静脉通路,必要时建立中心静脉插管,可同时检测中心静脉压。

2)合理补液:补液的一般原则为先快后慢,先晶后胶,见尿补钾。有条件者可进行中心静脉压监测。外周血压和中心静脉压低时,应快速补液;其高于正常时,应减慢补液速度,限制补液量,预防肺水肿和心力衰竭。

3)记录出入量:输液时,尤其在抢救过程中,应准确记录输入液体量、时间、速度,并详细记录 24 小时出入总量,以作为后续治疗的依据。

(3)改善组织灌注

1)休克体位:休克未纠正前,应保持该卧位。

2)正确使用抗休克裤(图 13-17):非心源性休克患者,可使用抗休克裤。使用方法:将抗休克裤展开(必要时抗休克裤平铺在担架上),从侧方垫入患者的身下;腹囊上缘裹围位于肋缘和剑突下,下肢囊分别裹围好下肢;依次向下肢囊、腹囊充气,直至气体从放气阀释出(囊内气压约 40mmHg)且患者生命体征稳定,停止充气。

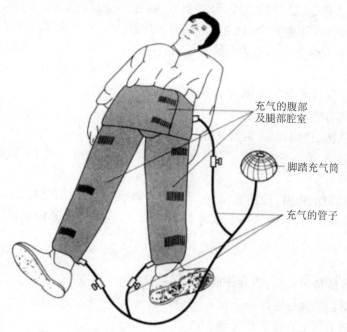

充气的腹部
及腿部腔室

脚踏充气筒

充气的管子

图 13-17 抗休克裤

3)应用血管活性药物的护理:给药过程中应严密监测血压、心排量、心电图及尿量变化,并依此指导给药。①给药浓度和速度取决于病情和需补液量。给药前应进行稀释调整,通常使用微量泵从低浓度开始,慢速输注。②选择粗大静脉进行穿刺输液,缩血管药最好通过中心静脉输入。一旦发现注射部位红肿、疼痛,应立即更换输液部位,用 50%硫酸镁湿热敷,避免皮下组织坏死。药物外渗面积较大时,还可配合局部封闭、理疗。③血管活性药物不与其他药物同一通道输注。④停止给药:给药过程中血压发生异常变化时,应减慢或停止给药;使用药物后,血压平稳,可逐渐减低给药浓度、剂量,减慢滴速后停药,不可突然停药引起不良反应。

4)增强心肌功能:心功能不全者,遵医嘱给予增强心肌功能的药物,并注意观察心率变化及药物的副作用。

(4)改善缺氧

1)保持呼吸道通畅:鼓励或协助患者排出呼吸道分泌物,必要时吸痰。

2)吸氧:休克时患者全身组织缺氧,应常规吸氧提高动脉血中氧含量,一般给予 6～8L/分钟的氧流量,情况好转后可间歇进行。对心功能不全、肺水肿的患者用 20%～30% 乙醇湿化给氧,可改善通气。

3)血压平稳可给予半卧位以利呼吸,指导患者做深呼吸以增加肺泡通气量。使用呼吸机辅助呼吸时应做好相应的护理。

(5)维持正常体温:根据不同的情况实施保温或降温措施。休克患者常由于组织灌注不良,可有体表温度偏低、畏寒现象,要给予适当的保温措施改善微循环,增加组织灌流量。如调整室温在 20～22℃ 左右,或给患者加盖被褥,输血前将库存血复温后再输入等。避免任何形式(热水袋、电热毯)的体表加温,以免扩张局部血管,增加局部氧耗,加重组织缺血、缺氧。对感染性休克患者的高热,应采取积极的降温措施,如物理降温。

(6)严密观察病情:密切观察患者生命体征变化,每隔 15～30 分钟测量、记录一次生命体征;观察患者意识表情、皮肤黏膜色泽、肢端温度、瞳孔及尿量的变化;准确记录输液量、急救措施、各种治疗、药物名称和剂量,并随时观察有无疗效。若患者从烦躁转为平静,唇色转红,肢端温暖,每小时尿量大于 30ml,说明休克好转。

(7)预防感染

1)严格遵守无菌技术操作原则。

2)遵医嘱应用有效抗生素,观察疗效及不良反应。

3)协助患者咳嗽、排痰,必要时雾化吸入、吸痰,预防肺部感染。

4)保持床单位清洁、平整、干燥。至少每 2 小时为患者翻身一次,注意观察、按摩受压部位,预防压疮。

5)有创面或伤口的患者,应注意观察,及时给予清理、更换无菌敷料,保持其清洁干燥。

(8)预防意外损伤:对于烦躁不安或神智不清的患者,应加床旁护栏以防坠床,必要时使用约束带。

5.护理评价

(1)患者血容量是否补足,生命体征是否平稳,尿量、周围循环、皮肤是否恢复正常;

(2)患者各器官功能是否恢复正常;

(3)患者酸碱平衡是否得到纠正;

(4)患者呼吸道通畅,气体交换正常;

(5)患者免疫力增强,无感染表现;

(6)患者未发生意外损伤。

6.健康教育

(1)积极治疗原发疾病,如胆道感染、胃溃疡、严重心脏疾病等。

（2）减少接触易引起过敏的物质，使用易过敏药物前做过敏试验。

（3）加强自身防护，以减少意外损伤的发生。

（4）对引起休克的病因做好相应的健康指导，如烧伤患者强调功能锻炼、心理指导。严重胆源性感染患者强调门诊随访、饮食指导及劳逸结合。

（张芹芹）

第三节 创伤

现全球每年因创伤致死者数百万人，受伤数千万人以上，故有人将创伤称之为"现代文明的孪生兄弟"。在美国，创伤是第 4 位死因，而 20 世纪初仅为第 7 位死因；在中国，创伤已成为第 5 位死因，占总死亡人数的 6.17%，是 35 岁以下居民的第 1 位死因。由此可见，创伤已造成严重的社会危害，成为主要致死性疾病之一，提高院前急救水平和规范院内救治流程是降低创伤死亡率的关键，积极开展创伤救治与预防是急救医学，急危重症护理的重要任务。

一、概述

创伤（trauma）的含义有广义和狭义之分。广义的创伤是指机体遭受外界某些物理性（如机械性、高热、电击等）、化学性（如强酸、强碱及糜烂性毒剂等）、生物性（如虫、蛇、狂犬的咬蛰等）致伤因素作用后所引起的机体结构完整性的破坏和（或）功能障碍，又称为损伤（injury）。狭义的创伤是指机械性致伤因素作用于人体所造成的机体结构完整性破坏和（或）功能障碍。创伤护理是指在创伤急救中全面配合医生对院前、院内和创伤中心的伤员进行护理评估、计划、提出护理问题、实施干预措施和评价。

（一）创伤分类

创伤分类的目的是为了对此类疾病的病情做出快速、准确的判断，以使伤员得到及时有效的急救和治疗。

1.根据致伤原因分类　可分为挫伤、刺伤、擦伤、冷武（兵）器伤、火器伤、烧（烫）伤、冻伤、挤压伤、化学。

2.根据损伤类型分类　按损伤后皮肤或黏膜是否有伤口分为开放性损伤和闭合性损伤。

（1）开放性创伤是指皮肤或黏膜表面有伤口，且伤口与外界相通，常见如擦伤、切伤、砍伤、刺伤、撕裂伤、贯通伤、盲管伤、火器伤、开放性骨折等。

（2）闭合性创伤是指皮肤或黏膜表面完整，常见如挫伤、挤压伤、扭伤、震荡伤、关节脱位或半脱位、闭合性骨折、闭合性内脏伤等。

3.按损伤部位分类　分为颅脑伤、颌面颈部伤、胸部伤、腹部伤、骨盆部（阴臀部）伤、脊柱脊髓伤、上肢伤、下肢伤、多发伤等。

4.按受伤组织与器官的多少分类　根据受伤组织与器官的多少分为单发、多发伤。

5.按伤后伤情的轻重及是否需要紧急救治分类

（1）轻伤：是指伤员无生命危险，现场无需特殊处理，或只需小手术处理者。如扭伤、轻微的撕裂伤、闭合性四肢骨折、局部软组织伤、局限性烧伤等。

（2）重伤：是指伤员暂时无生命危险，生命体征基本稳定者。应严密观察，力争在伤后 12 小时内处理。如胸外伤未发生呼吸衰竭、胸腹贯通伤而无大出血、深部或广泛软组织损伤未发生休克、颌面颈部伤未发生窒息等。

(3)危重伤:是指伤员有生命危险,需行紧急救命手术或治疗,以及治愈后有严重残疾者。分类核查表(triage checklist)列出的危及生命的条件包括:①收缩压<90mmHg,脉搏>120次/分和呼吸次数>30次/分或<12次/分;②头、颈、胸、腹或腹股沟部穿透伤;③意识丧失或意识不清;④腕或踝以上创伤性断肢;⑤连枷胸;⑥两处或两处以上长骨骨折;⑦3m以上高空坠落伤。符合以上一项者即为危重伤。

(二)创伤的病理生理

创伤发生后,在致伤因素的作用下,机体迅速产生各种局部和全身性防御反应,以维持机体自身内环境的稳定。

1.局部反应 创伤后的局部反应主要表现为局部炎症反应,其本质与核心是生长因子的调控及其结果。在致伤因素的刺激下,伤后数小时内就会出现炎症反应,即局部红、肿、热、痛。其病理变化与一般急性炎症基本相同。创伤性炎症反应是非特异性的防御反应,有利于清除坏死组织、杀灭细菌及组织修复。但是,过度的炎症反应可因大量血浆渗出而使血容量减少,局部组织内压过高,血液循环受阻,造成更多的组织坏死,导致更严重的损害。

2.全身反应 创伤后,失血、疼痛和精神紧张等因素可引起机体一系列神经内分泌系统变化,由此产生各种功能和代谢改变。

(1)神经内分泌系统变化:创伤后机体通过分泌大量儿茶酚胺、抗利尿激素、醛固酮激素等一方面强心、缩血管,另一方面减少尿量恢复血容量,从而维持血压以保证重要脏器血液灌注,但代偿是有限的。

(2)代谢变化:大量分解激素分泌致机体能量消耗增加;糖异生增加,糖原分解加快,胰岛素分泌抑制及胰岛素抵抗,导致高血糖症;脂肪分解加速成为创伤患者的主要能量来源之一;此外,蛋白质分解显著增强,合成代谢受抑制,即使摄入大量蛋白质,仍会发生负氮平衡,约10天左右进入蛋白质合成期。通过上述代谢变化提高机体应急能力,满足创伤组织修复。同时,血球蛋白、纤维蛋白并不降低,相反有所升高,有利于抗感染与凝血。

(3)免疫功能改变:严重创伤可引起机体免疫功能紊乱,导致感染脓毒症或全身炎症反应综合征(SIRS)。最后诱发患者出现多器官功能障碍综合征(MODS)而死亡。

(三)创伤评分系统

创伤评分是将生理指标、解剖指数和诊断名称等作为参数予以量化和权重处理,用计算机计算出分值以显示患者全面伤情的严重程度的方法。其目的是估计损伤的严重程度,指导合理的治疗,评价治疗效果。目前已建立的创伤评分系统按使用场合,可分为院前评分、院内评分和ICU评分。

1.院前评分 院前评分是指在到达医院之前,医务人员根据所得数据(包括损伤部位、损伤类型、循环状态、呼吸状态和中枢神经状态,并结合解剖和生理因素)对伤情迅速做出判断,决定该伤员是否送创伤中心、大医院治疗或送一般医疗单位处理。院前评分对院前重症伤员的抢救成功率有着重要意义。

修正的创伤记分法(RTS)于1989年提出,是采用了经权重处理的格拉斯哥昏迷评分(GCS)分值、呼吸频率和收缩压三项指标作为评分参数,每项记0~4分。RTS值为三项相加,评分愈低伤情愈重(表13-6)。RTS总分为0~12分。总分>11分为轻伤,总分<11分为重伤,总分<12分应送到创伤中心。RTS提高了对伤势的正确判断率,是目前较常采用又

简便的创伤严重度评分。

表 13—6　修正的创伤计分(RTS)

分值	4	3	2	1	0
意识状态 GCS(E)	13~15	9~12	6~8	4~5	3
呼吸次数(次/分)(A)	10~29	>29	6~9	1~5	0
循环收缩压(mmHg)(C)	>89	76~89	50~75	14~9	0

注意:RTS=E+A+C

2. 院内评分　院内评分是指患者到达医院后,依据损伤类型及其严重程度对伤情进行定量评估的方法。它主要用于预测预后及比较各级医疗单位救治水平。

简明创伤分级法(abbreviated injury scale,AIS)于 1971 年发表,是以解剖学为基础对组织、器官损伤严重度进行量化的评分法,其后 20 年中历经 6 次修订,现在最新版本为 AIS08。该法按人体分区进行诊断编码,按损伤程度进行伤情分级。在 AIS 编码手册中,每一个伤员的伤情都可用一个 7 位数字表示,记为"××××××××"小数形式。小数点前的 6 位数为损伤的诊断编码,小数点后的 1 位数为伤情评分(有效值 1~6 分)。左起第 1 位数字表示身体区域,用 1~9 分别代表头部、面部、颈部、胸部、腹部(包括盆腔脏器)、脊柱、上肢、下肢(包括骨盆和臀部)和未特别指明的部位。左起第 2 位数字代表解剖类型,用 1~6 分别代表全区域、血管、神经、器官(包括肌肉/韧带)、骨骼及头、意识丧失(loss of consciousness,LOC)。左起第 3、4 位数字代表具体受伤器官代码,该区各个器官按照英文名词的第一个字母排序,序号为 02~99。左起第 5、6 位数字表示具体的损伤类型、性质或程度(按轻重顺序),从 02 开始,用两位数字顺序编排以表示具体的损伤,同一器官或部位,数字越大代表伤势越重。左起第 7 位(即小数点后面一位)表示伤情严重性的代码,共分为六级,即 AIS1 为轻度伤;AIS2 为中度伤;AIS3 为较严重伤;AIS4 为严重伤;AIS5 为危重伤;AIS6 为极重伤。器官/部位不明确或资料不详的损伤编码用 AIS9。研究发现,AIS 评分值与各系统损伤严重度记分之间呈非线性关系,不能由后者简单相加或平均求得,故对多发伤很难进行评定与比较,仅适用于单个损伤的评定。该编码应用难度较大,实际编码应用评分工具。在此基础上有人提出了损伤严重度评分(injury severity score,ISS)等。

3. ICU 评分　急性生理学及既往健康评分(acute physiology and chronic health evaluation,A—PACHE)是一种评价危重创伤患者,尤其是 ICU 患者病情严重程度及预测预后较为科学、客观、可信的评分系统。该系统由 Knaus 等建立,目前有 APACHE Ⅰ~Ⅳ四个版本,最常使用的是 APACHE Ⅱ。

APACHE Ⅱ 评分是由反映急性疾病严重程度的急性生理评分(acute physiology score,APS)、年龄评分(B)及患病前的慢性健康评分(CPS)三部分组成(表 13—7、表 13—8)。三部分得分之和即为 APACHE Ⅱ 总分。APS 分(A)为入 ICU 后第 1 个 24 小时内最差的 12 项生理参数评分,每项为 0~4 分,总分为 0~60 分;年龄分 0~6 分;CPS 分 2~5 分。APACHE Ⅱ 总分为 0~71 分,分值越高,伤情越重,但实际上 55 分以上者基本没有。当 APACHE Ⅱ≥20 分时,院内预测死亡率≥50%,所以 20 分为重症点。

表13-7 APACHEⅡ APS部分评分(A)

生理参数	分值								
	+4	+3	+2	+1	0	+1	+2	+3	+4
肛温	≥41	39~40.9		38.5~38.9	36~38.4	34~35.9	32~33.9	30~31.9	≤29.9
平均动脉压(mmHg)	≥60	130~159	110~129		70~109		50~69		≤49
心率(次/分)	≥180	140~179	110~139		70~109		55~69	40~54	≤39
呼吸(次/分)	≥50	35~49		25~34	12~24	10~11	6~9		≤5
$AaDO_2$(mmHg)	≥500	350~499	200~349		<200				
PaO_2(mmHg)					>70	61~70		55~69	<55
Na^+(mmol/L)	≥180	160~179	155~159	150~154	130~149		120~129	111~119	<110
K^+(mmol/L)	≥7	6~6.9		5.5~5.9	3.5~5.4	3~3.4	2.5~2.9		<2.5
肌酐(μmol/L)*	≥309	169~308	133~168		53~132		<53		
血细胞比容	≥0.60		0.50~0.599	0.46~0.499	0.30~0.459		0.20~0.299		<0.20
WBC(10^9/L)	≥40		20~39.9	15~19.9	3~14.9		1~2.9		<1

CCS评分=15-实际GCS得分

* 若伴有肾衰竭,肌酐加倍计分

表13-8 APACHEⅡ 年龄评分(B)及慢性疾病评分(C)

年龄(岁)	分值	慢性疾病	分值
≤44	0	择期手术	2
45~54	2		
55~64	3		
65~74	5	非手术或急诊手术后	5
≥75	6		

二、多发伤、复合伤

(一)多发伤

多发伤是多发性创伤(multiple trauma)的简称,是指在同一致伤因素作用下,人体同时或相继有两个以上的解剖部位或器官受到创伤,且其中至少有一处是可以危及生命的严重创伤,或并发创伤性休克者。

1.病因及诱因 由同种致伤因素引起。

2.发病机制 同一致伤因素致多发伤伤情重、变化快,死亡率高;休克发生率高;低氧血症发生率高；容易漏诊和误诊；并发症发生率高；伤情复杂，治疗困难，造成患者死亡。

3.健康史　应及时对清醒伤员或目击者追问主诉、受伤史、既往史、过敏史、服药史、最后饮食情况及事故经过及伤后处理等情况，注意与发病或创伤有关的各种细节。

4.身心状况伤情评估

(1)对危及生命的伤情进行评估：判断有无致命性损伤并及时实施干预。一般要求在2分钟内快速有序地完成。评估内容可用ABCDE口诀协助记忆。

1)A(airway)气道：在保护颈椎的同时检查有无气道不畅或阻塞。

2)B(breathing)呼吸：观察有无自主呼吸、呼吸速率，有无通气不良、呼吸困难及胸廓运动是否对称。特别注意有无张力性气胸、开放性气胸及连枷胸。

3)C(circulation)循环：判断有无脉搏，脉搏速率及强弱，有无活动性出血及血压情况。

4)D(disability)神志状况：判断有无意识，瞳孔大小与对光反射，有无偏瘫或截瘫等。

5)E(exposure)暴露：小心安全地将伤员完全暴露以便无遗漏全面检查伤情，特别是主要伤情，但应注意保护伤员隐私和保暖。同时，切记所有衣物将可能作为司法证据，需妥善保存。

(2)全身伤情评估：在进行紧急处理后，生命体征稳定的情况下，及时进行全身伤情评估，以找出所有损伤并收集资料，作为复苏和救护的依据。可采用CRASHPLAN方案，即心脏(cardiac)、呼吸(respiration)、腹部(abdomen)、脊髓(spine)、头颈(head)、骨盆(pelvis)、四肢(limbs)、动脉(arteries)、神经(nerves)，进行有顺序地检查，以减少漏诊、误诊。

(3)辅助检查：若病情允许，应进行全面的辅助检查，以提高对伤情诊断的准确性，确定救治优先次序。

1)实验室检查：血常规和红细胞压积可判断失血或感染情况；尿常规可提示泌尿系统损伤和糖尿病；血电解质、血气分析、肝肾功能检测可分析水、电解质和酸碱平衡紊乱及肾功能的情况；疑有胰腺损伤时应作血或尿淀粉酶测定等。

2)影像学检查：X线拍摄平片可检查各部位的骨折、胸腹伤或异物存留。超声波检查可观察伤后体腔有无积液，观察肝、脾等脏器损伤。CT扫描可用于检测颅脑、肝、脾、胰等器官损伤和胸、腹腔积液。

3)诊断性穿刺和导管试验：诊断性穿刺是一种简单、安全的辅助方法。可在急诊室内进行。如血气胸、腹腔积液、腹膜炎等，阳性时能迅速确认，但阴性时也不能排除。放置导尿管或灌洗可诊断尿路或膀胱的损伤。

4)内镜检查：直接观察气管、食管、直肠、膀胱等空腔器官的损伤。

需要注意的是伤情会随着时间和治疗等因素而发生变化，此时应重复进行上述评估，找出原因并进行干预，同时做好记录。

(4)确立多发伤诊断：凡因同一伤而致下列伤情两条以上者可确定为多发伤。

①颅脑损伤：颅骨骨折、颅内血肿、脑挫伤、颌面部骨折。②颈部损伤颈部外伤伴大血管损伤、血肿、颈椎损伤。③胸部损伤多发性肋骨骨折、血气胸、肺挫伤、纵隔损伤。④腹部损伤腹内出血、内脏损伤、腹膜后大血肿。⑤泌尿生殖系统损伤肾、膀胱破裂，尿道断裂，阴道、子宫破裂。⑥骨盆骨折伴有休克。⑦脊椎骨折伴有神经损伤。⑧上肢肩胛骨、长骨干骨折。⑨下肢长骨干骨折。⑩四肢广泛撕脱伤。

(5)心理社会状况：多发伤患者伤情复杂、严重，往往给其及家庭造成沉重打击。应注意评估患者及其家属对疾病的认识以及家庭的经济承受能力。

5.护理问题

(1)急性疼痛:与组织损伤有关。

(2)清理呼吸道无效:与脑损伤后意识障碍、胸部损伤、疼痛等有关。

(3)组织灌注不足:与外伤出血、体液丢失等有关。

(4)有感染的危险:与开放性损伤有关。

(5)潜在并发症:呼吸心跳骤停、休克、MODS等。

6.护理目标

(1)患者疼痛得到缓解或控制,自述疼痛减轻。

(2)患者呼吸道保持通畅,呼吸平稳未发生误吸。

(3)患者组织灌流改善;各器官系统的功能得到维持。

(4)患者未发生感染或感染被有效控制。

(5)患者未发生并发症或者并发症被及时发现和处理。

7.护理措施

(1)一般护理:视病情取合适体位;病情不稳者,严禁随意搬动患者;根据病情适当给予镇静和镇痛药物;加强饮食护理。

(2)治疗配合:多发伤病情一般都比较危重,抢救应遵循"先救命,后治伤"的原则,必须迅速、准确、有效,才能提高伤员的生存率,减少伤残率,降低死亡率。包括现场急救、转送、急诊室的救治。

1)现场救护:原则是先抢救生命,后保护功能;先重后轻,先急后缓。做到抢救争分夺秒。有心搏呼吸骤停、窒息、大出血、张力性气胸和休克等必须优先抢救。①立即脱离危险环境,放置合理体位如将伤员从倒塌的建筑物或火场中抢救出来,转移到通风、安全、保暖、防雨的地方进行急救。搬运伤员时动作必须轻、稳,切记将伤肢从重物下硬拉出来,防止再度损伤或继发性损伤。对疑有脊椎损伤者应立即予以制动,避免造成瘫痪。在不影响急救的前提下,急救人员应协助伤员取安全舒适体位。②现场心肺复苏(CPR)严重创伤会引起心跳呼吸骤停,应尽快进行现场处理或现场心肺复苏术。③解除呼吸道梗阻呼吸道梗阻或窒息是伤员死亡的主要原因,应根据情况立即采取清理呼吸道异物及分泌物、托下颌等方法来确保呼吸道通畅。④处理活动性出血应迅速采取直接加压等有效的局部止血措施。⑤处理创伤性血气胸在紧急处理过程中应同时行抗休克等综合治疗。⑥抗休克现场防治休克的主要措施是迅速有效的临时止血,输液扩容,必要时使用抗休克裤,并给予保暖、吸氧等。⑦保存好离断肢体伤员离断的肢体可采用干燥冷藏法保存(图13-18),即将离断肢体用无菌或清洁敷料包裹,置入塑料袋中密封,再放于加盖的容器内,外周放入冰块低温(0℃~4℃)保存。切忌将离断肢体浸泡在任何液体中。离断肢体应随同伤员一起送往医院,以备再植手术。⑧伤口处理创面与伤口主要给予包扎,以达到保护伤口、减少污染和止血、固定的作用。操作中应注意:伤口内异物或血凝块不要随意去除以免发生再次大出血;创面中有外露的骨折断端、肌肉、内脏,严禁随意将其回纳入伤口以免加重损伤或将污染带入伤口;有骨折或严重软组织损伤的伤员要进行临时固定;脑组织脱出时,应先在伤口周围加垫圈保护脑组织,不可加压包扎。⑨现场观察了解伤因、暴力情况、受伤的详细时间、受伤时体位、神志、出血量及已经采取的救治措施等。

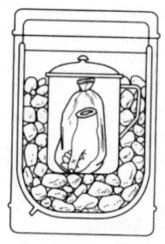

图 13—18　断手的保存法

2）迅速转运和途中监护：对伤员初步救护后，必须迅速转送到医院作进一步检查和确定性治疗。

3）院内救治：伤员到达急诊科后，应尽快对伤情进行进一步判断，并迅速采取针对性措施进行救治。①继续呼吸支持保持呼吸道通畅，视病情给予气管插管、机械通气、足够有效的氧气等。②继续循环支持主要是抗休克，建立并维持静脉通路通畅。补充有效循环血容量，按医嘱给予输液，必要时输血。③控制出血根据情况可在原包扎的伤口外面再用厚敷料加压包扎，并抬高出血肢体。对较大活动性出血应迅速清创止血，对内脏大出血应立即进行手术处理。④对症支持治疗对剧烈疼痛者可在不影响病情观察的情况下按医嘱给予镇静止痛药物；防治感染，遵医嘱使用有效抗生素，开放性创伤常规加用破伤风抗毒素；维持水、电解质和酸碱平衡；营养支持。⑤专科处理对颅脑损伤、泌尿系统损伤、四肢骨折等情况，给予急诊处理后，送专科或监护病房救治。

（3）病情观察：严密观察病情变化，及时发现并发症并报告医生协助处理。

（4）心理护理：加强心理护理，缓解患者及家属对疾病的恐惧和焦虑。

（5）健康教育

1）加强安全教育，避免和减少创伤的发生。

2）宣传和培训自救、互救知识。

3）发生创伤及时转送医院，尽早获得确定性治疗。

（二）复合伤

复合伤是指两种以上的致伤因素同时或相继作用于人体所造成的损伤，通常分为放射性复合伤和非放射性复合伤两大类。常见类型：放射复合伤、烧伤复合伤、化学复合伤。放射复合伤是指人体遭受放射损伤的同时或相继又受到一种或几种非放射性损伤（如烧伤、冲击伤等）。烧伤复合伤是指患者在遭受热能（如热辐射、热蒸汽、火焰等）损伤的同时或相继遭受到其他创伤所致的复合损伤，较常见的是烧伤合并冲击伤。化学复合伤是指机体遭受暴力作用的同时，又合并化学毒剂中毒或伤口直接染毒者。多见于战时使用军用毒剂，平时也可见于民用化学致伤因素，非战时最常见的是农药、强酸强碱、工业有害气体与溶剂。

1.病因及诱因　由不同种致伤因素引起。

2.发病机制　复合伤常以一伤为主，主要致伤因素在疾病的发生、发展中起主导作用；伤情易被掩盖和多有复合效应,使整个伤情变得更为复杂。

3.健康史 应详细了解受伤史,包括伤前、伤时、伤后处理情况。如伤前有无饮酒、有无疾病史;受辐射剂量、烧伤及其他损伤等情况。

4.身体状况

(1)伤情评估

1)放射复合伤伤情评估以放射损伤为主,主要有放烧冲复合伤、放冲复合伤和放烧复合伤。

①伤情轻重、存活时间、死亡率主要取决于辐射剂量。

②病程经过具有放射病特征。一般说来,病程包括初期(休克期)、假愈期(假缓期)、极期和恢复期四个阶段;伤员常有造血功能障碍、感染、出血等特殊病变和临床症状。

③放射损伤与烧伤、冲击伤具有复合效应。

④伤口愈合延迟。

2)烧伤复合伤伤情评估

①烧伤复合伤常以烧伤为主,按伤情可分为轻度复合伤、中度复合伤、重度复合伤、极重度复合伤。

②伤情特点:a.整体损伤加重。两伤合并后,出现相互加重效应。b.重要脏器损伤。如有心肌损害、肺出血、肝功能障碍等表现。

3)化学复合伤伤情评估:伤情特点:伤口染毒后,毒物吸收加快,中毒症状明显加重,常有复合效应。化学毒剂可经呼吸道、消化道、皮肤或黏膜等途径进入人体,引起中毒甚至死亡。毒剂种类不同,临床表现各异。常见的毒剂有神经性毒剂、糜烂性毒剂、全身中毒性毒剂、窒息性毒剂、失能性毒剂、刺激剂等。

(2)辅助检查:病情允许尽快完善相关检查,如实验室检查等。

(3)心理社会状况:复合伤伤情复杂、严重,往往给患者及其家庭造成沉重打击。应注意评估患者及其家属对疾病的认识以及家庭的经济承受能力。

5.护理问题

(1)组织灌注不足:与外伤出血、体液丢失、伤口沾染糜烂性毒剂等有关。

(2)气体交换受损:与呼吸道烧伤、吸入窒息性毒剂、神经性毒剂等有关。

(3)有感染的危险:与开放性损伤、烧伤致皮肤完整性受损有关。

(4)焦虑和恐惧:与放射性损伤等有关。

(5)潜在并发症:窒息、休克、MODS、造血功能异常等。

6.护理目标

(1)患者组织灌流改善;各器官系统的功能得到维持。

(2)患者呼吸道保持通畅,呼吸平稳。

(3)患者未发生感染或感染被有效控制。

(4)患者焦虑和恐惧缓解或减轻。

(5)患者未发生并发症或者并发症被及时发现和处理。

7.护理措施

(1)一般护理:视病情取合适体位;病情不稳者,严禁随意搬动患者;疼痛明显者,遵医嘱合理使用镇静和镇痛药;加强换药和饮食护理;给予休养环境。

（2）治疗配合

1）现场救护：①保持环境的安全并迅速脱离险境。②维持呼吸循环稳定（保持呼吸道通畅；抗休克。③放射复合伤者应早期抗辐射处理。对病情稳定的伤员尽早脱掉衣物和废弃所带来的物品并进行洗消，污物和洗消的污水用深坑掩埋，防止扩散。胃肠道沾染者可催吐、洗胃、导泻等，尽快服用碘化钾 100mg，必要时可采用加速排出措施。烧伤复合伤者烧伤创面应予以冷疗、包扎处理。化学复合伤者应尽快清除毒剂，若皮肤染毒，可用装备的皮肤消毒剂（或粉）消毒局部。消毒时，应先用纱布、手帕等蘸去可见液滴，避免来回擦拭扩大染毒范围，然后用消毒剂消毒。消毒剂对局部皮肤有一定刺激，消毒 10 分钟后应用清水冲洗局部。无消毒剂时，肥皂水、碱水、清水等都可以应急消毒使用。大面积皮肤染毒局部处理不彻底时，应进行全身清洗消毒。伤口染毒者应立即除去伤口内毒物，四肢伤口上方扎止血带，以减少毒剂吸收。用消毒液加数倍水或大量清水反复冲洗伤口，简单包扎，半小时后松开止血带。眼染毒应立即用 2% 碳酸氢钠液、0.5% 氯氨水溶液或清水彻底冲洗。经口中毒者应立即用手指刺喉（或舌根）反复催吐，最好用 2% 碳酸氢钠、0.02%～0.05% 高锰酸钾或 0.3%～0.5% 氯氨水溶液，每次 500ml 反复洗胃 10 余次，水温及压力要适当，动作要轻，以免加重胃黏膜损伤。洗胃后取药用活性炭粉 15～20g 混于一杯水中吞服。洗出的胃液及呕吐物及时予以消毒处理。

2）迅速转运。

3）院内救治。

①放射复合伤者：a. 防治感染早期、适量、交替使用抗生素；加强创面护理；严重感染时可输注新鲜全血；防治厌氧菌感染。b. 防治出血促进造血，有条件时尽早进行骨髓移植。③创面处理手术应在早期进行（如伤后 24～48 小时），争取创面、伤口在极期前愈合，极期内一般禁止手术。

②烧伤复合伤者：继续保持呼吸道通畅，补液、抗休克；合理使用抗生素和预防注射破伤风抗毒素；配合手术处理创面。

③化学复合伤者：a. 及时实施抗毒疗法确诊后立即对症实施抗毒疗法。神经性毒剂可使用抗毒剂阿托品、氯解磷定等；糜烂性毒剂可使用硫代硫酸钠、二巯丙醇、二巯丙磺钠等；全身性毒剂可使用亚硝酸异戊醋、硫代硫酸钠等；窒息性毒剂可使用乌洛托品、氧气雾化吸入氨茶碱、地塞米松、普鲁卡因等合剂；刺激性毒剂可使用抗烟剂（氯仿、酒精、氨水等合成）吸入、滴眼、外涂二巯基类；失能性毒剂可使用毒扁豆碱、解毕灵等。b. 保护重要器官功能尤其肺功能和心肌功能。c. 防治并发症：中毒性休克伴肺水肿者，禁输血和等渗盐水。疑发生肺水肿者时，应掌握好输液的速度和量。

（3）病情观察：严密观察病情变化，及时发现并发症并报告医生协助处理。

（4）心理护理：加强心理护理，缓解患者及家属对疾病的焦虑和恐惧。

（5）健康教育

1）加强安全防护教育，避免和减少各种复合伤的发生。

2）宣传和培训自救、互救知识。

三、重要脏器的损伤

（一）颅脑损伤

颅脑损伤无论在战时还是在平时都很常见，其发生率在全身各部位损伤中占第 2 位，仅次于四肢损伤,但病死率和致残率均居首位。

1.病因及分类 平时主要因交通事故、坠落、跌倒等所致,战时则多因火器伤造成。

(1)按损伤部位分类:可分为头皮损伤、颅骨骨折、脑损伤。

(2)按伤情分类:国内目前最常用,是根据格拉斯哥昏迷计分(GCS)所做的伤情分类法。

1)轻型颅脑损伤:指伤后原发性昏迷时间在半小时内,常有"近事遗忘"表现,GCS 计分 13~15 分。

2)中型颅脑损伤:伤后原发性昏迷时间在 12 小时以内,醒后可出现颈项强直或脑膜刺激征,GCS 计分 9~12 分。

3)重型颅脑损伤:伤后昏迷时间通常超过 12 小时,神经系统和生命体征都有明显改变,GCS 计分 5~8 分。

4)特重型颅脑损伤:伤后呈持续性深昏迷,已有晚期脑疝,包括双瞳孔散大、生命体征严重紊乱或呼吸已停止,GCS 计分 3~4 分。

2.发病机制 暴力大小、方向、性质等决定了颅脑损伤情况。

3.护理评估

(1)健康史:应详细了解受伤史,包括伤前情况、伤时情况以及伤后处理情况。如伤前有无饮酒;伤后是否即刻昏迷,有无逆行性遗忘,有无瞳孔及生命体征的变化等;伤后现场急救的措施等。

(2)身心状况

1)症状

①意识状态:它是反映颅脑损伤病情最客观的指标之一,其程度和持续时间代表脑损伤的严重程度。意识障碍由轻到重的表现为:嗜睡、矇眬、浅昏迷、昏迷、深昏迷。目前国际上多采用 Glasgow 昏迷评分法。

②头痛、呕吐:颅脑创伤头痛多因蛛网膜下腔出血、颅内血肿、颅内压异常等引起。

2)体征

①眼球变化:瞳孔变化是判断脑损伤后颅内压增高和脑疝形成的简单而可靠的指标之一。伤后一侧瞳孔进行性散大、对侧肢体瘫痪、意识障碍,提示脑受压或脑疝;双侧瞳孔散大、对光反应消失、眼球固定伴深昏迷或去皮质强直,多为原发性脑干损伤或临终表现。

②肢体运动、感觉情况:伤后一侧肢体少动或不动,对疼痛刺激反应迟钝或无反应,有锥体束征,并呈进行性加重,应考虑血肿引起脑疝或血肿压迫运动中枢,出现大脑强直为脑疝晚期。

③生命体征变化:伤后体温不升或中枢性高热常提示损伤累及间脑或脑干。伤后血压上升、脉搏缓慢有力、呼吸深慢,提示颅内压升高,应特别警惕颅内血肿或脑疝发生。枕骨大孔疝者可突然发生呼吸心跳骤停。

3)辅助检查

①X 线检查:对颅骨骨折,尤其是颅盖骨骨折有较大意义。

②CT 及 MRI:CT 检查是颅脑损伤患者的首选检查项目,可以及时诊断颅内血肿,了解损伤的病理及范围,同时,还可以动态地观察病变的发展与转归,对于一些特征性脑损害、迟发性病变及预后的判定亦有重要意义。MRI 检查有助于明确诊断。

4)心理社会状况:患者的心理状态取决于损伤的程度。严重损伤患者多需要住院和手术处理,因此形成的压力会影响到患者和家属的心理状态。

4.护理问题

(1)急性疼痛:与颅脑损伤、颅内压增高等有关。

(2)清理呼吸道无效:与脑损伤后意识障碍有关。

(3)组织灌注不足:与颅内压增高、外伤出血等有关。

(4)有感染的危险:与颅脑开放性损伤有关。

(5)潜在并发症:颅内压增高、脑疝。

5.护理目标

(1)患者疼痛得到缓解或控制,自述疼痛减轻。

(2)患者呼吸道保持通畅,呼吸平稳未发生误吸。

(3)患者组织灌流改善;各器官系统的功能得到维持。

(4)患者未发生感染或感染被有效控制。

(5)患者未发生并发症或者并发症被及时发现和处理。

6.护理措施

(1)一般护理:醒者取头高脚低斜坡卧位,以利于颅内静脉回流。昏迷或吞咽功能障碍者取侧卧位或侧俯卧位,防止呕吐物、分泌物误吸。根据病情适当予以镇静和镇痛。加强营养支持。

(2)治疗配合

1)现场急救:颅脑损伤患者的抢救是否有效,取决于急救是否及时与正确。①维持呼吸道通畅并吸氧,维持循环稳定,积极止血抗休克。②妥善保护伤口或膨出的脑组织。③优先处理危及生命的合并伤。

2)迅速转运。

3)院内救治:①配合手术处理颅内血肿。需紧急开颅清除血肿者,应争取30分钟内作好剃头、配血、导尿等术前准备。②非手术治疗。绝大部分轻、中型和重型中的大部分患者无需手术治疗,主要是降颅压与支持治疗。

(3)病情观察:密切观察生命体征,对伤后疑有颅内血肿的伤员以及重型颅脑伤术后早期的伤员,应加强生命体征、意识、瞳孔及眼部体征的观察,并做好记录。血压升高、脉搏缓慢而洪大、呼吸深而慢的所谓"两慢一高征"常见于急性颅内压升高;脉搏细速,血压下降者应考虑合并休克;加强脑室引流液观察及颅内压监护,必要时送 ICU[对格拉斯哥昏迷评分法(GCS)在 8 分以下的昏迷患者,均应进行监护,有条件的最好送入 ICU 病房]。

(4)心理护理:与患者及家属加强沟通交流,同情安慰患者,稳定其情绪。

(5)健康教育

1)宣传安全防护措施尽一切可能避免或减少颅脑外伤的发生。

2)现场救护知识宣教。

(二)胸部损伤

胸部损伤发生率仅次于四肢和颅脑损伤。因胸部损伤而死亡人数占创伤死亡的 25%,其中 60% 以上在运送途中死亡。迅速正确救护是提高胸部损伤抢救成功率的关键。

1.病因及分类　多由减速性、挤压性、撞击性、冲击性、火器或锐器暴力所致。

(1)根据损伤是否造成胸膜腔与外界沟通可分为开放性损伤和闭合性损伤。

(2)根据暴力性质不同可分为钝性伤和穿透伤。

(3)依据危及生命的严重程度可分为快速致命性胸伤和潜在致命性胸伤。

快速致命性胸伤包括心脏压塞、进行性或大量血胸、张力性气胸、开放性气胸和连枷胸；潜在致命性胸伤，包括食管破裂、膈肌破裂、肺挫伤、心脏钝挫伤。

2.发病机制　严重胸部损伤导致气胸、血胸，胸膜腔内压改变，造成患者呼吸循环改变。伴发心脏大血管损伤时常致循环衰竭。

3.护理评估

(1)健康史：详细了解受伤史，注意受伤方式和受力点，如摔滚伤、撞击伤、挤压伤等。不同受伤方式所致受伤部位、受伤性质、受伤程度是不同的。

(2)身体状况

1)症状

①胸痛：是胸部损伤的主要症状，多位于受伤部位且呼吸时加重。

②呼吸困难：胸部创伤患者因胸部疼痛使胸廓活动受限、大量气胸或血胸压迫造成肺萎陷、胸壁软化引起反常呼吸运动等均可引起不同程度的呼吸困难，严重时可表现为呼吸急促、端坐呼吸、烦躁不安等。

③咯血：肺或支气管损伤时可引起痰中带血或咯血。肺爆震伤患者多为血性泡沫痰。

④休克：可因大出血、胸膜肺休克以及心脏本身挫伤或心包填塞引起。

2)体征

①伤处触痛、压痛；伤侧呼吸运动减弱或消失。

②多根多处肋骨骨折时，可出现胸壁软化，称为"外伤性浮动胸壁"或"连枷胸"；开放性气胸时会出现纵隔摆动。

③张力性气胸时可见明显皮下气肿，叩诊呈鼓音，听诊呼吸音消失。

3)辅助检查

①影像学检查：常规胸部 X 线检查是胸部损伤诊断中常用的方法，可以明确有无骨折及其部位和性质；判断有无气胸、血胸及其严重程度。

②穿刺检查：在紧急情况下，对怀疑有血气胸、血心包的患者，应先做诊断性穿刺（包括胸腔穿刺和心包穿刺）。

③心肌酶学检查：对怀疑有心肌损伤的患者应进行心电图和心肌酶谱的检查。有手术指征的患者应及早行开胸探查。

④其他：对危重患者应做血气分析、心电监护及中心静脉压测定，并记录尿量。

4)心理社会状况：评估患者及家属对突发各种胸部损伤状况的心理承受能力、对预后的担心程度及家庭经济承受能力。

4.护理问题

(1)气体交换受损：与胸部损伤、疼痛、胸廓活动受限或肺组织受压萎陷有关。

(2)组织灌注不足：与失血引起的血容量不足有关。

(3)急性疼痛：与组织损伤有关。

(4)潜在并发症：胸腔或肺部感染。

5.护理目标

(1)患者能维持正常的呼吸功能，呼吸平稳。

（2）患者体液维持平衡，表现为生命体征平稳，尿量正常。

（3）患者疼痛得到缓解或控制，自述疼痛减轻。

（4）患者病情变化能够被及时发现和处理，未发生胸腔或肺部感染。

6.护理措施

（1）一般护理：患者一般取半卧位，有利于呼吸、咳嗽和引流，若合并休克应取中凹卧位。患者明显胸痛时，可采用药物镇痛、肋间神经阻滞或镇痛泵持续注入镇痛剂的方法。加强饮食护理。

（2）治疗配合

1）现场急救：以抢救生命为首要原则。维持呼吸、循环稳定。有效处理快速致命性胸伤、控制外出血、补充血容量，镇痛、固定长骨骨折、保护脊柱（尤其是颈椎）。

2）迅速转运。

3）院内救治：必要时紧急手术处理，如遇活动性血胸、心脏大血管损伤者。

（3）病情观察：注意神志、瞳孔、胸腹部情况和肢体运动，疑有复合伤时立即报告医生并协助处理；必要时监测血流动力学，测定中心静脉压（CVP），注意有无心音遥远、颈静脉怒张等心包填塞征象，一旦出现立即报告医生并配合积极抢救；注意观察尿量、皮肤色泽、温度及末梢循环情况；行胸腔闭式引流者若引流血量≥200ml/h，并持续2～3小时以上，提示胸内有活动性出血，应及时报告医生积极处理。

（4）心理护理：关心患者，加强与其沟通。向患者及家属解释胸部损伤后的病情特点及各种必要的治疗、检查措施等。

（5）健康教育

1）加强安全防护知识宣传，避免和尽可能减少腹部损伤的发生。

2）加强急救、互救知识普及。

3）一旦发生胸部损伤，及时就诊，避免延误救治时间。

4）指导患者有效咳嗽、咳痰及腹式呼吸。

（三）腹部损伤

腹部损伤占非战时各种损伤的0.4%～1.8%，战时可高达50%左右。单纯腹壁损伤一般较轻，伴有腹内脏器伤大多数为严重创伤。其病情的严重程度取决于所涉及的腹腔内脏和是否有多发性损伤。

1.病因及分类 腹部损伤按是否穿透腹壁、腹腔是否与外界相通可分为开放性和闭合性两大类，开放性损伤有腹膜破损者为穿透伤（多伴内脏损伤），无腹膜破损者为非穿透伤（偶伴内脏损伤）。其中投射物有入、出口者为贯通伤，有入无出口者为盲管伤。

（1）开放性损伤：多由刀、弹片等锐器损伤而引起。腹部穿透性损伤的伤口内可有血液或胃肠道内容物外溢，或有某一内脏脱出。

（2）闭合性损伤：常由撞击、挤压、坠落、钝性暴力打击等因素引起。可因致伤因素的强度、速度、硬度等造成腹壁及腹腔内脏损伤。

2.发病机制 暴力的大小、性质等决定了腹部损伤的情况。其严重度取决于是否伴有腹内脏器损伤腹内实质性脏器比空腔脏器更容易损伤，饱食后比空腹更容易伴发内脏损伤。

3.护理评估

（1）健康史：详细了解受伤史，包括受伤前、伤时、伤后的各种情况。尤其注意伤前有无饮食、受暴力性质、强度、速度、着力部位以及力的作用方向、作用方式等。

（2）分体状况

1）症状及体征

①腹痛：空腔脏器破裂时以腹痛、压痛、反跳痛、肌紧张等明显的腹膜炎为主要临床表现。伤员所述最先疼痛和疼痛最重的部位，往往是损伤脏器所在部位。

②恶心、呕吐：腹壁伤无此症状腹内脏器损伤刺激腹膜均可引起反射性的恶心、呕吐。伤后呕血应考虑胃、十二指肠损伤。

③腹胀：创伤后短期内进行性加重的腹胀，提示腹腔内有出血或积气。血腹提示有实质性脏器或血管破裂伤；气腹则提示有胃肠破裂。膀胱破裂可产生尿性腹水。腹膜炎可导致肠麻痹及水电解质平衡紊乱出现低血钾，两者均可出现持续性腹胀，且肠鸣音减弱或消失。

④内出血：实质性脏器破裂以内出血为最主要表现。血液对腹膜刺激较轻，腹膜炎表现不明显。但脉率加速、脉搏细弱、面色苍白、血压不稳、口渴等血容量不足征象较为明显，严重者出现腹胀、移动性浊音，甚至发生出血性休克。胰腺挫裂伤累及胰管者，胰液入后腹膜间隙及腹膜腔，可出现类似急性胰腺炎的一系列病理生理变化，临床表现为剧烈腹痛，并向腰背部放射。

2）辅助检查

①实验室检查：定时测定血常规，对比观察红细胞、血红蛋白和血细胞比容是否下降，白细胞和中性粒细胞比例是否上升。

②诊断性腹腔穿刺术和腹腔灌洗术：诊断阳性率可达90%以上，对判断腹腔脏器有无损伤和哪一类脏器损伤有很大帮助。

③其他辅助检查：B超检查主要用于诊断实质性脏器的损伤，可提示脏器损伤的部位和程度；X线检查主要用于诊断空腔脏器损伤。视伤情选择CT、腹腔镜等检查。

3）心理社会状况：评估患者及家属对突发各种腹部损伤状况的心理承受能力、对预后的担心程度及经济承受能力等。

4.护理问题

（1）体液不足：与损伤致腹腔内出血，严重腹膜炎、呕吐、禁食有关。

（2）急性疼痛：与腹部损伤有关。

（3）潜在并发症：损伤器官再出血、脓肿、失血性休克、感染性休克。

5.护理目标

（1）患者体液维持平衡，生命体征平稳，尿量维持正常。

（2）患者疼痛得到缓解，自述疼痛减轻。

（3）患者未发生并发症或者病情变化时及时发现和处理。

6.护理措施

（1）一般护理：病情不稳者禁止随意搬动。无休克者宜采用半卧位。保持输液通畅。病因明确者或术后明显疼痛者适当使用止痛药，也可采用镇痛泵止痛。术后继续抗感染，胃肠减压护理。加强营养支持。

（2）治疗配合

1）现场急救：首先处理危及生命的损伤如首先处理心肺复苏、解除窒息，其次控制明显的外出血、处理开放性或张力性气胸，控制休克和进展迅速的颅脑损伤。无上述情况者，应立即处理腹部损伤,如有肠管外溢者应禁止当场回纳,应予特殊包扎后转运。

2)迅速转运。

3)院内救治:①再次迅速进行全身检查,尽早判断有无腹腔内脏器损伤和其他部位多发伤。②维持呼吸循环功能,必要时给予吸氧或气管内插管。③及早建立静脉通路抗休克。④放置尿管,并记录尿量。⑤放置胃肠减压管,抽净胃内容物,观察有无出血,并持续胃肠减压。⑥抗感染开放性创伤和大肠伤除大量应用抗生素外,还应注射破伤风抗毒素 1500IU;⑦每 15 分钟测量血压、脉搏、呼吸,并进行比较分析。每 30 分钟检查一次腹部体征,并查血常规、血细胞比容,进行对比,必要时行诊断性腹腔穿刺或反复腹腔灌洗。⑧明确诊断以前禁止使用止痛剂,并禁食禁水。⑨尽快完善术前准备,如备血、备皮、放置胃管及尿管,对危重伤员最好置入中心静脉压导管、Swan-Gam 管,以进行血流动力学监测。

经以上方法未能排除腹内脏器损伤或在观察期间考虑有内脏损伤时应及时手术处理。

(3)病情观察:严密观察病情变化。注意术后有无出血、肠瘘、胆瘘等情况。加强引流管护理。

(4)心理护理:关心患者,加强与其沟通。向患者及家属解释腹部损伤后的病情变化及各种必要的治疗、检查措施等,鼓励患者说出内心真实感受,以便正确疏导。

(5)健康教育

1)加强社区安全防护知识宣传,避免和尽可能减少腹部损伤的发生。

2)加强急救、互救知识普及。

3)一旦发生腹部损伤,无论轻重,及时就诊,避免延误救治时间。

(四)脊柱损伤

随着社会经济水平的提高及现代化建设步伐的加快,各种工伤事故、车祸、灾害的不断增加,创伤日渐增多,其中脊柱损伤患者也逐年递增。能否采取及时、正确的抢救护理措施,是降低其致残率、死亡率的关键。

1.病因及分类　常由直接或间接暴力引起。

(1)依据损伤机制分类:分为压缩骨折、屈曲-分离骨折、旋转骨折、伸展-分离骨折等。

(2)依据骨折的稳定性,Denis 将脊柱稳定性分为四类。

1)稳定性骨折:轻度和中度的压缩骨折,脊柱后柱完整。

2)不稳定性骨折:①脊柱三柱中二柱骨折,如屈曲分离损伤累及后柱和中柱;②爆裂骨折;③骨折-脱位累及脊柱三柱的骨折脱位,常伴有神经损伤症状。

2.发病机制　各种暴力引起脊柱骨折或(和)脱位,引起畸形和疼痛,严重者并发脊髓损伤,导致截瘫,甚至造成呼吸循环功能紊乱。

3.护理评估

(1)健康史:患者有明显的外伤史,如车祸、高处坠落、躯干部挤压伤等。应详细询问病史、受伤方式、受伤时姿势,特别注意评估伤后有无感觉及运动障碍。

(2)身体状况

1)症状及体征

①检查时脊柱可有畸形,脊柱棘突骨折可见皮下淤血伤处有局部疼痛及压痛。

②颈、胸椎骨折常可并发脊髓损伤,腰椎骨折可并发脊髓圆锥和马尾神经损伤。这些损伤可致患者表现为四肢瘫、截瘫和大小便功能障碍等。出现完全或不完全性感觉、运动和括

约肌功能障碍。

2)辅助检查

①X线检查:凡疑有脊柱损伤者均应摄 X 线片检查以了解损伤部位、损伤类型、严重程度。

②CT 和 MRI 检查:CT 检查可从轴状位了解椎体、椎弓和关节突损伤情况以及椎管容积之改变。MRI 检查对于有脊髓和神经损伤者为重要检查手段,可了解椎骨、椎间盘对脊髓的压迫,脊髓损伤后的血肿、液化和变性等。

3)心理社会状况:评估患者及家属对脊柱损伤的心理承受能力及家庭经济承受能力。

4.护理问题

(1)潜在并发症:脊髓损伤。

(2)低效型呼吸形态:与外伤及高位脊髓损伤有关。

(3)有皮肤完整性受损的危险:与活动障碍和长期卧床有关。

(4)有失用综合征的危险:与脊柱骨折长期卧床有关。

5.护理目标

(1)患者并发症未发生或被及时发现并处理。

(2)患者能维持正常的呼吸功能,呼吸平稳。

(3)患者皮肤保持完整,不发生褥疮。

(4)患者不发生肢体挛缩等畸形,不发生受伤,能够配合功能锻炼。

6.护理措施

(1)一般护理:加强基础护理防止压疮,指导功能锻炼,加强饮食护理。

(2)治疗配合

1)现场急救原则:凡怀疑或明确有脊柱损伤时,一律要求伤员不能随意改变体位,切不可盲目搬动患者,保持身体中轴稳定,以免发生继发性脊髓损伤。

2)确定环境安全后,立即对患者现场评估。首先判断患者意识、瞳孔、测量生命体征、呼吸道堵塞情况。若清醒患者,询问其是否有颈、腰等部位的疼痛,以及肢体感觉、运动障碍等,凡怀疑有脊柱脊髓损伤者一律按脊椎骨折处理。

3)保持呼吸道通畅并给氧:及时清除口鼻腔分泌物。颈椎骨折合并脊髓损伤的患者应严密观察其呼吸,备好氧气、吸引器及各种急救药品防止中枢性呼吸衰竭。若出现严重呼吸困难立即行气管插管或气管切开,必要时行呼吸机辅助通气。

4)搬运:正确的方法是采用硬担架、木板或门板运送。先使伤员双下肢伸直,保持头颈躯干在同一条直线上,担架放在伤员一侧,要求 3~4 人用平托法或滚动法将伤员移到担架上。颈椎损伤者必须另有一人将伤员头颈部固定。无论采用何种搬运方法,都应该注意保持伤员脊柱,尤其是颈部的稳定性,以免加重脊髓损伤(图 13—19、图 13—20)。

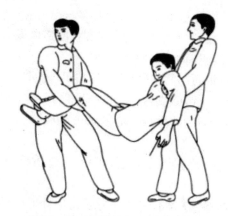

图 13—19　脊柱骨折不正确搬运法

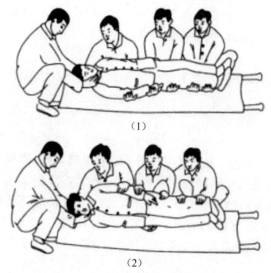

（1）

（2）

图 13—20　脊柱骨折正确搬运法

（1）平托法；（2）滚动法

5）迅速转运：对于颈椎损伤伤员注意保护颈椎。

6）院内救治：单纯性压缩性胸腰椎骨折、稳定型颈椎骨折以非手术治疗为主；爆破型骨折采取手术治疗。

（3）病情观察：特别注意观察和预防脊髓损伤。观察患者肢体感觉、运动、反射和括约肌功能是否随着病情发展而变化，及时发现脊髓损伤征象，报告医生并协助医生处理。尽量减少搬动患者，搬动时保持患者脊柱中立位，避免造成和加重脊髓损伤。

（4）心理护理：帮助患者掌握正确的应对技巧，提高其自我护理能力。

（5）健康教育

1）加强安全防护知识宣传，尽可能避免和减少脊柱损伤的发生。

2）加强脊柱损伤后的现场救护知识宣传与培训。

3）指导患者自理及功能锻炼。

（五）骨及骨关节损伤

骨与关节损伤位居全身损伤发生率最之首。常造成骨及关节周围软组织的损伤。严重的多发性骨关节损伤伤情重、伤情复杂多变、并发症多、存在治疗矛盾、死亡率较高,特别是其永久伤残率高达创伤死亡人数的 2 倍左右,给家庭和社会造成极大负担。

1.病因及分类　常有直接或间接暴力引起。

(1)按骨折端与外界是否相通:分为开放性骨折与闭合性骨折。

(2)按解剖部位:分为骨干(近、中或远 1/3)、干骺端、经关节等。

(3)按骨折的形状与走向:分为线性(横向、斜形或螺旋)或粉碎;嵌插、压缩、青枝骨折或骨骺分离。

(4)按骨折的原因:分为外伤性骨折、病理性骨折(如骨质疏松症、肿瘤所致的骨折)、应力骨折。

(5)按骨折错位程度和形态:分为不完全骨折或完全骨折(由于骨承受多次反复载荷后,疲劳裂纹的扩展,可形成不完全或完全骨折)。

2.发病机制　各种暴力引起骨与关节骨折或(和)脱位,引起疼痛、畸形和功能障碍,甚至并发大出血、骨筋膜室综合征、脂肪栓塞等严重并发症造成患者死亡。

3.护理评估

(1)健康史:详细了解和评估骨关节损伤情况。骨关节损伤除了与外来暴力密切相关以外,还与伤者自身条件有关。

(2)身体状况

1)症状及体征

①一般表现:a.疼痛和压痛:骨关节损伤患者都有疼痛,有时疼痛和压痛是骨折的唯一表现。b.局部瘀斑与肿胀:是软组织损伤的主要表现。c.功能障碍。

②特殊表现:a.骨折专有体征包括畸形(骨折部位出现成角、旋转和缩短)、反常活动(肢体非关节部位出现类似关节部位的活动)、骨擦音或骨擦感(骨折断端摩擦产生)。b.关节损伤脱位时,其正常外形和骨性标志丧失或失去正常关系。表现为关节畸形、关节盂空虚、弹性固定等。

2)辅助检查

①X 线检查:骨折首选检查项目,有助于骨折的诊断,指导骨折复位、手术定位,判断治疗效果。常规拍摄包括临近一个关节在内的正、侧位片,有时需要摄特定位置或健侧对比 X 线片。

②CT 和 MRI:有必要时可以行 CT 或 MRI 检查以发现结构复杂的骨折和其他损伤。

③骨扫描:有助于确定骨折的性质和并发症,如有无病理性骨折。

3)社会心理状况:患者的心理状态取决于损伤的范围和程度,严重损伤的患者多需要住院和手术处理,因此形成的压力会影响到患者和家属的心理状态及相互关系。

4.护理问题

(1)潜在并发症:休克、脂肪栓塞综合征等。

(2)疼痛:与骨折部位神经损伤、软组织损伤、肌肉痉挛和水肿有关。

(3)焦虑与恐惧:与创伤引起的疼痛、出血及手术有关。

(4)有外周神经血管功能障碍的危险:与骨和软组织损伤、外固定不当有关。

5.护理目标

(1)患者并发症未发生或被及时发现并处理。

（2）患者主诉骨折部位疼痛减轻或消失，感觉舒适。

（3）患者肢端维持正常的组织灌注，皮肤温度和颜色正常，末梢动脉搏动有力。

（4）患者不发生肢体挛缩等畸形，不发生受伤，能够配合功能锻炼。

6.护理措施

（1）一般护理：协助患肢取功能位。缓解患者疼痛，根据疼痛原因，对症处理，护理操作应轻柔、准确。协助患者功能锻炼及加强饮食护理，多饮水。

（2）治疗配合

1）现场急救：迅速使伤员脱离危险现场；紧急进行心肺复苏；及时处理威胁生命的合并伤；预防和抢救创伤性休克，止血包扎，及早进行大量快速输血、输液。妥善固定。

2）迅速转运：患者经初步处理后，应尽快地转运至就近的医院进行治疗。

3）院内救治：骨折或脱位及时复位与固定开放性骨、关节伤者及时清创处理。

（3）骨折固定及牵引的护理：加强骨折小夹板、石膏固定护理及骨折后皮牵引、骨牵引的护理，防止出现并发症，如骨筋膜室综合征、脂肪栓塞等。

（4）病情观察：观察患者意识和生命体征，患肢远端感觉、运动和末梢循环等情况。发现异常或骨折并发症及时报告医生协助处理。

（5）心理护理：护士应在减轻患者痛苦的基础上，耐心解释病情及各种处理措施的意义和必要性，以减轻其焦虑。随时留在患者身边，保持适度的关心。

（6）健康教育

1）社区宣传：加强劳动保护、安全生产、户外活动安全、安全行车、交通法规等知识宣传，避免意外损伤的发生。

2）现场救护知识普及普及：各种急救知识，在发生意外事故时，能进行简单的急救或自救。

3）及时就诊：损伤后及时取得专业人员的救治，防止延误病情。

（张芹芹）

第四节　脏器功能衰竭

一、急性心力衰竭

急性心力衰竭（acute heart failure,AHF）是指急性心血管疾病引起的在短时间内心肌收缩力减弱，或心室负荷加重而导致心排血量减少，不能满足机体组织细胞代谢需要和急性瘀血的临床综合征。临床上可分为左心、右心及全心衰竭。其中以急性左心衰竭最为常见，发病迅速，以急性肺水肿、心源性休克、心脏骤停为主要临床表现，须及时抢救。而右心衰竭多为慢性，较少单独出现，常继发于大面积肺栓塞或急性右室心肌梗死。本节主要讨论急性左心衰竭。

（一）病因及诱因

1.病因

（1）急性心肌严重损害：如急性广泛性心肌梗死或心肌缺血等，当病情严重，病变广泛，大量心肌细胞发生水肿、变性和坏死，丧失正常的舒缩功能而导致急性心力衰竭。

(2)急性左室后负荷过重：多发生于急性高血压，严重的心脏瓣膜狭窄，心房黏液瘤或血栓堵塞瓣膜口等疾病，导致心脏流出道梗阻，后负荷骤然增高。

(3)急性左室前负荷过重：输血、输液过多过快，急性瓣膜穿孔、心内膜炎、瓣膜关闭不全或某些有分流的先心病发作时，都可以导致左心前负荷过重。

(4)心室充盈受限：如急性心脏压塞、限制性心肌病、缩窄性心包炎等都会使心室舒张功能障碍，影响心室充盈，使心排血量降低。

(5)严重心律失常：如房颤伴快速心室率、室上性或室性心动过速、室颤等，使心脏丧失有效的射血功能。

2.诱发因素　常见的有感染，以呼吸道和心内膜感染最常见、心律失常、输血或输液不当、过度体力活动、饱餐、疲劳、情绪激动、妊娠和分娩、电解质紊乱和酸碱失衡、贫血、外科大手术、药物应用不当，如过量使用洋地黄或利尿剂等均可诱发心力衰竭。

(二)发病机制

由于以上病因或诱因的作用下，导致心脏排血量骤然减少，左室舒张末期压升高，肺毛细血管压力急性升高，超过血管内的胶体渗透压，使血管内液体渗透到肺间质和肺泡内，形成急性肺淤血或肺水肿。严重者甚至发生心搏骤停。

轻型急性左心衰竭表现为阵发性夜间呼吸困难，患者入睡后突然出现胸闷、气急，而被迫突然坐起，重者可出现哮鸣音，端坐休息后缓解，称为"心源性哮喘"，其发生与以下因素有关：平卧使肺血流量增加；腹腔脏器移动膈肌上抬，压迫心脏；夜间迷走神经兴奋性增加等。

(三)健康史

询问患者或家属发病期是否有心脏病病史，近期有无呼吸道感染，劳累过度，情绪激动，妊娠与分娩，输液过快过多，心律失常，不当使用药物如洋地黄制剂、抑制心肌收缩力的药物或突然停用强心剂等。

(四)身体状况评估

1.症状

(1)呼吸困难：为左心衰竭最早、最突出的表现。表现为突发性呼吸困难，端坐呼吸，频率增快，烦躁不安，大汗，口唇发绀；患者早期会出现劳力性呼吸困难或阵发性夜间呼吸困难，患者入睡后突然出现胸闷、气急，而被迫突然坐起，重者可出现哮鸣音，端坐休息后缓解，称为"心源性哮喘"。

(2)咳嗽、咳痰：由支气管黏膜和肺泡淤血所致。患者频繁咳嗽，咳大量粉红色泡沫样痰。

(3)心源性休克：因心排出量降低，有效循环血量减少，重要脏器组织灌注不足导致，出现皮肤湿冷、血压下降、脉压缩小、心率增快、少尿，以及烦躁不安、意识模糊等神志的改变。

(4)心搏骤停：表现为意识丧失，呼吸停止，血压、脉搏测不到，心音消失，瞳孔散大等。

2.体征　心率增快、肺动脉瓣区第二心音亢进，心尖部第一心音低钝，可闻及收缩期杂音和舒张期奔马律。双肺满布哮鸣音和湿啰音。

3.辅助检查

(1)X线检查：胸片可见心影扩大、肺动脉段突出，病情进展至肺泡水肿，两肺出现广泛分布的斑片状阴影，常融合成片，聚集于以肺门为中心的肺野中心部分，呈"蝴蝶状或翼状"，肺尖、肺底及肺野外围部分清晰。

(2)动脉血气分析：因急性肺水肿直接影响呼吸功能和气体弥散，而二氧化碳的弥散力是氧的 20 倍,故病情早期血气为低氧血症及代谢性酸中毒,二氧化碳分压因呼吸频率快、过度通气,反而降低;病情晚期,患者呼吸无力或神志改变时,二氧化碳分压可能升高。

(3)血流动力学:急性左心功能衰竭时,肺毛细血管楔压(PCWP)、左心室舒张末期压(LVEDP)升高,心排出量(CO)、心脏指数(CI)、射血分数(EF)降低。其中 PCWP 和 LVEDP 是监测左心功能的敏感指标。

(4)心电图:可确定心脏的节律,帮助确定急性心力衰竭的病因并评价心脏的负荷情况。

(5)超声心动图:可以评价衰竭心室的收缩机能和舒张机能变化的程度及心脏结构性改变,协助病因诊断;评价治疗效果等。

4.社会心理状况　急性心力衰竭患者因起病急、病情重,可出现恐惧感及烦躁濒死感;家属因患者的病情其心理也会产生沉重的负担。

(五)护理问题

1.气体交换受损　与肺瘀血、肺水肿有关。

2.恐惧　与病情突发、严重呼吸困难、窒息等有关。

3.活动无耐力　与心排血量下降有关。

4.潜在并发症　洋地黄中毒、休克。

(六)护理目标

1.患者呼吸困难减轻或消失。

2.患者情绪放松,表情恢复平静。

3.患者活动耐力逐渐增加。

4.不发生或及时发现、处理并发症。

(七)护理措施

1.一般护理　安置患者于重症监护室,并协助患者取坐位或半坐位,两腿下垂,必要时轮流结扎四肢,以利于呼吸和减少回心血量;注意给患者提供合适支撑物,以减少患者体力消耗;消除患者不安、恐惧、烦躁等情绪,减轻心脏负荷;给予低热量、低钠、高蛋白、高维生素及清淡易消化的饮食;加强皮肤、口腔黏膜的护理;同时应加强防护,防止坠床等意外。

2.治疗配合

(1)吸氧:给予高流量吸氧,6～8L/分钟。常用 20%～30% 的酒精湿化氧气,降低肺泡内泡沫的表面张力,使泡沫破裂,以改善肺泡通气;为防止氧中毒,高浓度吸氧时间不宜过长;若 $PaO_2<60mmHg$ 时,应给予机械通气辅助呼吸,常采用呼气末正压通气(PEEP)。

(2)用药护理:①吗啡:患者在使用吗啡时,应严密监测血压和呼吸的变化,防止呼吸抑制、血压下降等。②利尿剂:应注意伴发的低血钾症和低血容量。观察尿量的变化,严格记录出入量。③血管扩张药:严格控制输液速度并监测血压以调整剂量。使用硝普钠时应现配现用,避光滴注,连续使用不得超过 24 小时。④强心药:稀释后静脉缓慢注入,进行心电监护,密切观察心率、脉搏和尿量等。

3.病情观察　严密观察患者的生命征、咳嗽咳痰、呼吸困难的程度、下肢有无水肿等。

4.心理护理　加强与患者的沟通,及时了解患者的心理变化。抢救时护理人员应表情镇静、操作熟练,使患者产生信任感和安全感,并积极配合治疗。

5.健康教育

(1)向患者及家属介绍急性心力衰竭的病因或诱因、并发症及自我护理的方法,积极采取预防和治疗措施。

（2）嘱患者在静脉输液前主动告知心脏病史，以便护士在输液时控制输液的量和速度。

（3）对患者进行饮食指导，使患者理解低盐、清淡、高蛋白、高维生素饮食的重要性。

（4）教会患者根据心功能合理安排工作，保持情绪稳定，注意保暖，避免感染尤其是呼吸道感染。

（5）指导患者及家属警惕急性心衰的早期表现，如患者出现突发严重呼吸困难、端坐呼吸、咳嗽、咳大量白色或粉红色泡沫痰等，应及时采取措施或立即送医院抢救。

（6）嘱患者定期门诊随访，根据病情及时调整药物剂量，尽早发现病情变化，尽早进行处理。

（八）护理评价

1. 患者的活动耐受力是否逐步提高，能进行日常的生活与工作。

2. 呼吸困难是否缓解，发绀有无减轻，肺部啰音和哮鸣音是否消失，血气分析是否恢复正常。

3. 恐惧是否消除，情绪是否稳定。

二、急性呼吸衰竭

呼吸衰竭（respiratory failure，RF）是由于各种原因引起的肺通气和（或）换气功能严重损害，以致不能进行有效的气体交换，导致缺氧和（或）二氧化碳潴留，从而出现一系列生理功能和代谢紊乱的临床综合征。

静息条件下呼吸大气压空气时，动脉血氧分压（PaO_2）＜60mmHg，伴或不伴二氧化碳分压（$PaCO_2$）＞50mmHg 即为呼吸衰竭。呼吸衰竭有多种分类方法：根据二氧化碳是否升高，分为Ⅰ型（低氧血症，二氧化碳分压正常）和Ⅱ型呼吸衰竭（低氧血症伴二氧化碳潴留）；根据病程，分为急性和慢性呼吸衰竭。急性呼吸衰竭（acute respiratory failure，ARF）简称急性呼衰，其起病急骤，发展迅速，患者可在短期内由于缺氧而死亡。本节主要讨论急性呼吸衰竭。

（一）病因

1. 导致气管阻塞的疾病　急性病毒、细菌性感染或喉头水肿、烧伤、急性支气管哮喘发作、肿瘤或异物吸入等使气道阻力增加。

2. 胸壁胸廓疾病　大量胸腔积液、气胸、广泛胸膜肥厚粘连、胸廓畸形、外伤、手术等影响胸廓、肺的弹性和扩张，从而降低换气的有效性。

3. 肺实质疾病　重症肺炎、重症肺结核、肺间质纤维化、肺叶切除、肺栓塞、成人呼吸窘迫综合征（ARDS）等使有效的气体交换面积减少，出现缺氧或二氧化碳潴留。

4. 神经传导系统以及呼吸肌疾病　影响中枢神经系统的疾病如脑肿瘤、急性脑炎、颅脑外伤、脑血管疾病等；影响周围神经传导系统及呼吸肌的疾病有脊髓灰质炎、重症肌无力、高位颈髓损伤、抗胆碱酯酶药物中毒等。

（二）发病机制

1. 肺泡通气不足　正常空气中，健康成人约需 4L/分钟的肺泡通气量才能保证有效的氧和二氧化碳交换维持血氧和二氧化碳分压正常。上述病因致使呼吸停止或呼吸肌无力，肺泡通气不足，妨碍正常氧气和二氧化碳的交换，从而降低呼吸功能。肺泡通气功能障碍的产生主要有两种原因：因肺泡扩张受限引起的称为限制性通气功能障碍，因气道阻力增高引起者称为阻塞性通气功能障碍。

2.肺通气血流比例失调(V/Q) 正常肺泡通气量(V)为4L/分钟,肺血流量(Q)为5L/分钟(即V/Q为0.8)。如果通气/血流比例>0.8通气过度而血流量不足,为"有气无血"无效腔样效应;如果通气血流比例<0.8,即有血流灌注而无通气,称为"有血无气"经过肺泡的血流未经过气体交换就进入肺静脉,形成分流效应。两者均影响气体交换。

3.弥散功能障碍 肺泡内的气体与毛细血管中血液之间进行气体交换是一个物理弥散过程,气体弥散的速度取决于肺泡毛细血管膜两侧的气体分压差,膜的面积与厚度,气体的弥散能力等因素,其中气体的弥散能力与其分子量、溶解度有关。当上述疾病导致肺泡毛细血管膜面积减少、厚度增加,继而影响气体的弥散。由于二氧化碳的弥散力是氧气的20倍,所以弥散功能障碍首先引起低氧血症,只有当弥散功能严重受损时,才会影响二氧化碳的弥散,引起二氧化碳滞留。

(三)健康史

了解患者有无基础疾病如重症肺炎、重症肺结核、肺气肿、重症哮喘、胸廓畸形、重症肌无力等病史;有无呼吸道感染、外伤、手术等诱因;了解生活环境及是否吸烟。

(四)身体状况评估

1.症状

(1)呼吸困难:早期表现为呼吸频率加快,鼻翼煽动、呼吸急促、点头或提肩呼吸、可出现三凹征。缺氧严重或中枢神经和心血管系统功能发生障碍时,呼吸变浅、变慢,甚至停止呼吸。

(2)发绀:为缺氧的典型表现,可见患者口唇黏膜、甲床部位发绀。发绀的表现取决于缺氧的程度、血红蛋白量、心功能等因素的影响。一般氧饱和度低于85%,即可观察到发绀。

(3)神经系统表现:严重缺氧可导致脑功能障碍,出现神志恍惚、烦躁、谵妄、抽搐、昏睡甚至死亡等症状;轻度二氧化碳潴留表现为兴奋症状,如失眠、烦躁、躁动等;严重二氧化碳潴留则出现中枢抑制,引起"肺性脑病",出现神志淡漠、肌肉颤动、嗜睡甚至昏迷等症状。

(4)循环系统表现:轻度缺氧时,心率增快,血压升高;严重缺氧出现血压下降、心律失常、心室颤动甚至心跳骤停。此外,二氧化碳可使血管扩张,表现为皮肤温暖、潮湿多汗、脉搏洪大有力,严重二氧化碳潴留时血压下降。

(5)其他:缺氧和二氧化碳潴留对胃肠道、肝、肾功能均有影响,可引起消化道出血、转氨酶升高、蛋白尿、血尿素氮升高等,均为可逆性,可随呼吸衰竭的纠正而好转。

2.辅助检查

(1)血气分析:是诊断呼吸衰竭的重要指标。因动脉血能反应肺泡气与肺循环密切配合的综合功能,故临床常取动脉血做血气分析。$PaO_2 < 60mmHg$ 时即可诊断为 I 型呼衰,若同时伴有 $PaCO_2 > 50mmHg$,则为 II 型呼衰。

(2)肺功能的监测:能判断通气功能障碍的性质及是否合并换气功能障碍,并通过通气和换气功能障碍的程度进行判断而呼吸肌功能测试能够提示呼吸肌无力的原因和严重程度。

(3)胸部影像学检查:包括普通 X 线胸片、胸部 CT 和放射性核素肺通气/灌注扫描、肺血管造影。

3.社会心理状况 由于受长期慢性基础疾病的折磨,加上病情突然加重,患者常出现恐惧、焦虑、绝望等心理。

(五)护理问题

1.气体交换受损　与气道不畅、有效肺组织减少有关。

2.恐惧　与疾病危重、呼吸窘迫、失去自控能力等有关。

3.清理呼吸道无效　与咳嗽无力、分泌物过多等有关。

4.潜在并发症　感染、休克、消化道出血

(六)护理目标

1.患者缺氧和二氧化碳潴留症状得到改善。

2.患者紧张或焦虑感缓解。

3.患者呼吸道保持畅通。

4.无并发症的发生。

(七)护理措施

1.一般护理　患者取半卧位或坐位,以利于呼吸和舒适体位;保持室内安静,温度适宜(室温湿度60%~78%)备好各种抢救物品,如呼吸机、气管切开包、气管插管箱等;指导并协助患者进行呼吸和有效咳嗽、咳痰,及时清除呼吸道分泌物,保持呼吸道通畅;清醒的患者给予高热量、高蛋白、易消化饮食,昏迷者可采用胃肠外营养或静脉营养等营养支持。

2.治疗配合

(1)氧疗护理根据不同类型的呼衰、不同的病情决定氧浓度或氧流量,监测脉搏、氧饱和度、血气分析。记录吸氧方式(鼻导管、面罩等)、吸氧的时间及吸氧的浓度。对Ⅰ型呼衰患者采取高流量吸氧,但要严格控制吸氧时间,防止氧中毒;对Ⅱ型呼衰患者一般采用低流量吸氧,以免造成二氧化碳潴留。

(2)用药护理:对使用呼吸兴奋剂(如尼可刹米、洛贝林等)的患者必须保持呼吸道通畅,液体给药不宜过快。用药后,若出现恶心、呕吐、烦躁、面部抽搐等药物反应时,应及时与医生联系;对烦躁不安、夜间失眠的患者慎用镇静剂,以防引起呼吸抑制。对使用广谱抗生素的患者,须加强口腔护理,防止口腔真菌感染。

(3)机械通气患者的护理:上机前向患者及家属讲明呼吸机的功能及配合行为;记录上机时间、设置的参数,监测通气量,保持接口紧密,保证呼吸机正常运转并及时发现并防治机械通气的并发症;上机后加强人工气道的管理,如湿化、吸痰、换药、气囊充放气等,同时观察患者的反应,防止肺部感染和其他并发症。

3.病情观察

(1)观察缺氧及二氧化碳潴留的状况,如有无发绀、球结膜有无充血水肿、肺部有无啰音、观察神志和瞳孔的变化,警惕有无肺性脑病的表现;

(2)监测体温、心率、脉搏、血压等生命体征,尤其是呼吸频率、节律和深度等;

(3)其他如尿量、肾功能情况,有无腹胀、消化道出血、营养状况、电解质变化等。

4.心理护理　经常巡视、了解和关心患者,特别是对建立人工气道和使用机械通气的患者。采用各项医疗护理措施前,向患者作简要说明,给患者安全感,取得患者信任和合作。指导患者应用放松技术、分散注意力。

5.健康教育

(1)生活指导:劝告吸烟患者戒烟,避免吸入刺激性气体;改进膳食,增进营养,提高机体抵抗力。指导患者制定合理的活动与休息计划,劳逸结合,以维护心、肺功能状况。

（2）疾病知识指导：向患者及家属介绍疾病发生、发展与治疗、护理过程，与其共同制定长期防治计划。指导患者和家属学会合理家庭氧疗的方法以及注意事项。

（3）疾病预防指导：指导患者呼吸功能锻炼和耐寒锻炼，如缩唇呼吸、腹式呼吸及冷水洗脸等；教会患者有效咳嗽、咳痰、体位引流及拍背等方法。若病情变化，应及时就诊。

（4）用药指导：遵医嘱正确用药，了解药物的用法、用量和注意事项及不良反应等。

（八）护理评价

1. 患者呼吸困难、发绀是否减轻。

2. 气道是否通畅，痰鸣音是否消失。

3. 焦虑、恐惧是否消除，情绪是否稳定。

4. 意识状态是否好转。

5. PaO_2、$PaCO_2$ 等指标是否得到改善。

三、急性肝衰竭

急性肝衰竭（acute liver failure，ALF）是有多种因素引起肝细胞大面积坏死或严重肝功能损害，出现以黄疸、腹水、肝性脑病和凝血功能障碍等为主要表现的一种临床综合征。包括暴发性肝衰竭（fulminant hepatic failure，FHF）和亚暴发性肝衰竭（subfulminant hepatic failure，SHF）。急性肝衰竭发病快，死亡率高（达60%～80%），近年来随着肝移植、人工肝等技术的发展，病死率有很大的下降。

（一）病因

1. 病毒性肝炎　是急性肝衰竭的常见原因。甲、乙、丙、丁、戊型肝炎病毒均可引起，在我国以乙型肝炎最为常见。

2. 肝疾病或外伤　肝癌合并肝硬化易并发急性肝衰竭，严重肝外伤、大范围肝切除、肝内胆管结石反复发作、妊娠急性脂肪肝等都可能发生急性肝衰竭。

3. 中毒　利福平、异烟肼、四环素、铅、酒精等均可引起严重的肝损害；误食毒菌也可引起急性肝衰竭。

（二）发病机制

急性肝衰竭的发病机制目前尚不清楚。不同原因引起急性肝衰竭的发病机制可能不同，甚至同一病因引起肝衰竭的不同阶段，其发病机制也有差异。可以是由于肝细胞的缺血缺氧（肝血管阻塞、休克）、对肝细胞的毒性作用（如药物中毒）、免疫反应（如病毒性肝炎）以及有关的细胞因子和炎性介质（如肿瘤坏死因子、白介素、干扰素）等，造成肝细胞溶解破坏、肝坏死和肝功能障碍，引起一系列代谢紊乱。

（三）健康史

了解患者有无肝炎后肝硬化、肝癌等病史。是否长期接触对肝脏有损害的毒物，有无严重的肝外伤、大范围的肝切除。

（四）身体状况评估

1. 症状及体征

（1）早期表现：起病急，进展快，缺乏特异性，表现为全身无力、恶心、呕吐和食欲减退等症状；

（2）黄疸：进行性加深，进展速度快。

（3）肝性脑病：部分学者认为是急性肝衰竭必备表现，可分为四期，早期为神经、精神改变，烦躁、谵妄、计算力与定向力障碍、抽搐、嗜睡，晚期出现昏迷，详细分期和表现见表 13－9。

表 13－9　肝性脑病临床分期

分期	主要症状	体征	脑电图
一期（前驱期）	轻度性格改变和行为失常	扑翼样震颤可引出	正常
二期（昏迷前期）	意识错乱、睡眠障碍、行为失常	扑翼样震颤。腱反射亢进，肌张力增高，锥体束征阳性	特征性异常
三期（昏睡期）	昏睡和精神错乱	扑翼样震颤。腱反射亢进，肌张力增高，锥体束征阳性	明显异常
四期（昏迷期）	浅昏迷、深昏迷	扑翼样震颤不能引出。浅昏迷时腱反射和肌张力增高，深昏迷时各种反射消失	明显异常

（4）凝血功能障碍：由于肝脏合成凝血因子和血小板减少，出血倾向明显，表现为皮肤、黏膜、内脏广泛出血，严重时可危及生命。

（5）脑水肿：大部分患者可出现脑水肿，与肝昏迷症状相似，表现为昏迷程度迅速加深、频繁抽搐、呼吸不规则、瞳孔异常变化、血压持续升高、视乳头水肿等。

（6）肝臭：呼气有特殊甜酸味（相似烂苹果味）。是由于含硫氨基酸在肠道经细菌分解生成硫醇增多，且不能被肝脏代谢而从呼吸道排出所致、

（7）肝进行性缩小：提示肝脏有大面积坏死，并可出现肝臭、扑翼样震颤，为发生肝昏迷的先兆。

（8）肝肾综合征：急性肝衰竭引起的急性肾衰竭，患者出现少尿或无尿、氮质血症、酸中毒、高钾血症等表现，大多数为功能性。当急性肝衰竭经治疗改善后，肾衰竭会有好转。

2.辅助检查

（1）肝炎病毒学检查大部分患者可检测到肝炎病毒。

（2）肝功能：转氨酶升高和胆红素均迅速、明显升高，数日内胆红素升至 $171\mu mol/L$ 或每日上升 $17\mu mol/L$，当出现"酶胆分离"现象，即胆红素继续上升，转氨酶反而下降时，提示预后不良。同时可出现白球蛋白比例倒置，血氨升高等。

（3）血气分析：早期因通气过度呈呼吸性碱中毒，低钾可致代谢性碱中毒，肝肾综合征时出现代谢性酸中毒。

（4）血生化：①肾功能异常，如血尿素氮和肌酐升高。②电解质紊乱，如低钾、低钠、低钙、低镁等。③低血糖：空腹血糖 $<2.22mmol/L$。④血胆固醇降低：是因为肝细胞脂肪代谢障碍，不能正常合成胆固醇，当血胆固醇 $<2mmol/L$ 时预后不良。

（5）凝血功能检查：凝血酶原时间延长 >15 秒，血纤维蛋白原减少 $<1.25g/L$，血小板 $<50\times10^9/L$，血清胆碱酯酶活力 $<40\%$。

（6）脑电图：脑电图变化对本病诊断和预后均有一定意义。典型改变为节律变慢，有时可出现 δ 波。

3.社会心理状况　急性肝衰竭起病急，病情重，患者可出现恐惧、抑郁、焦虑感；家属因患者的病情心理也会产生沉重的负担。

（五）护理问题

1.意识障碍　与血氨升高，干扰脑细胞能量代谢引起大脑功能紊乱有关。

2.营养失调：低于机体需要量 与肝功能衰竭、消化吸收障碍、限制蛋白质摄入有关。

3.知识缺乏 缺乏预防肝性脑病的有关知识。

4.潜在并发症 感染、出血、肝肾综合征等。

(六)护理目标

1.患者意识逐渐恢复正常。

2.患者能遵循饮食计划，营养状况得到改善。

3.不发生或及时发现、处理并发症。

(七)护理措施

1.一般护理 绝对卧床休息以减少体能消耗，降低肝脏负荷；定时翻身、叩背、吸痰，平卧，头偏向一侧，保持呼吸道通畅，注意观察口腔、肺部、胃肠道有无感染征象；有腹水者取半卧位；对烦躁患者加强防护；给予高糖、低脂、适量蛋白质、易消化饮食，保证供给足够的热量和维生素，避免进食粗糙、坚硬或刺激性食物，禁食增加肝脏解毒负荷的食物和药物；保持皮肤清洁卫生，水肿部位的皮肤防止受压和皮肤破损，可用海绵垫或棉垫垫起受压部位，并改善血液循环。皮肤瘙痒者应及时给予止痒处理，不得用手搔抓，以免感染。

2.治疗配合

(1)腹水护理：对大量腹水的患者，采取半卧位，使横膈下降，增加肺活量，有利于呼吸；定期测量腹围，观察腹水情况；记录液体出入量和体重；限制每日的入水量，低盐或无盐饮食；使用利尿剂者注意监测电解质变化；腹水严重患者可酌情放腹水，一次放液量以不超过3000~5000ml为宜，同时补充白蛋白。

(2)昏迷护理：取平卧位，头偏向一侧，保持呼吸道通畅；做好口腔、皮肤的护理；可采用鼻饲流质喂食；尿潴留的患者给予留置导尿；给患者做肢体的被动运动，防止静脉血栓形成和肌肉萎缩。

(3)用药护理：遵医嘱用药，使用降氨药，患者尿少时少用钾剂；明显水肿和腹水时慎用钠剂；应用精氨酸时不宜与碱性药物配用；乳果糖在肠道产气多，应用时应从小剂量开始。

3.病情观察

(1)观察生命体征及瞳孔变化，严密观察病情和意识的改变及性格、行为的异常，注意意识是否清楚，有无昏迷，观察黄疸的程度，是否进行性加深；

(2)监测24小时的出入量并观察尿量的变化及尿的颜色和性质；

(3)定期复查血氨、肝功能、肾功能、电解质、凝血功能和血气分析，发现异常及时协助医生进行处理。

4.心理护理 介绍疾病相关的知识，消除患者思想顾虑，主动配合治疗；多关心体贴患者，指导其保持乐观情绪，消除恐惧心理，增强战胜疾病的信心；对清醒的患者告知该病的原因，提供情感支持。

5.健康教育

(1)向患者及家属介绍急性肝衰竭的病因或诱因，积极采取预防和治疗措施；

(2)指导患者和家属根据病情调整饮食，制定合理的饮食计划，不进食过量的蛋白质食物，避免进食粗糙、刺激性的食物；

(3)指导患者按医嘱规定的剂量、用法服药，告知药物的主要不良反应及应对方法，并定期随访复诊，告知患者和家属出院后继续保肝治疗、定期复查肝功能，警惕急性肝衰竭的早期表现,做到早发现、早治疗。

（八）护理评价

1. 患者意识是否恢复正常,生命体征是否平稳。

2. 患者是否能遵循饮食计划,营养状况有无改善。

3. 患者能否正确描述预防急性肝衰竭的相关知识。

四、急性肾衰竭

急性肾衰竭(acute renal failure,ARF)是由于各种原因引起的肾功能在短时间(数小时至数天)内突然下降而出现的临床综合征。主要表现为代谢产物潴留,水、电解质和酸碱平衡失调及全身各系统并发症。若及时预防、早期诊断和救治,ARF 大多数是可逆的,仅有部分病情严重的将转为慢性肾衰竭。

（一）病因

1. **肾前性急性肾衰竭**　主要是由各种原因引起的血容量减少、有效动脉血容量减少和肾血流灌注不足而导致急性肾功能损害。主要原因:

(1)急性血容量不足:各种休克,如出血性、感染性和过敏性休克,各种原因引起的大出血等;

(2)心排血量急骤减少:如充血性心力衰竭、急性心肌梗死、严重心律失常等;

(3)严重感染性疾病:脓毒症、细菌性败血症、中毒性菌痢等。如能及时去除病因,肾功能可迅速恢复。

2. **肾性急性肾衰竭**　由各种肾实质性疾病或肾前性肾衰竭发展而来。其中急性肾小管坏死是 ARF 的常见原因,主要引起肾毒素和肾缺血。肾毒素主要是使用肾毒性药物、重金属中毒、异常输血等所致;肾缺血主要是肾前性的因素持续存在或加重引起肾实质的损害。另外,各型急进性肾小球肾炎、急性弥漫性狼疮性肾炎、急性肾间质炎症、严重高钙血症、高尿酸血症等也会造成肾小球和肾小血管疾病,最终导致肾功能损害。

3. **肾后性急性肾衰竭**　各种原因引起的急性尿路梗阻所致的肾功能损害。可见于结石、血块、肿瘤、前列腺肥大、坏死肾组织等引起的尿路梗阻,以及输尿管外肿瘤压迫、纤维组织粘连引起的梗阻。如能及时纠正,肾功能有望得到恢复。

（二）发病机制

急性肾衰竭发病机制尚未完全明了,可能与以下因素有关。

1. **肾血流动力学异常**　由于肾缺氧、缺血等因素作用,通过一些血管活性物质,使肾血流量下降及肾内血管收缩,肾内血流重新分布,表现为肾皮质血流量减少、肾髓质充血,肾小球滤过率进一步下降。

2. **肾小管上皮细胞代谢障碍**　细胞缺血缺氧使 ATP 减少,细胞内外离子转运发生障碍,细胞损害的酶被激活及细胞骨架蛋白破坏,导致细胞水肿,胞浆中钙离子蓄积,细胞功能障碍和死亡。

3. **肾小管损伤学说**　肾小管损伤严重时,上皮细胞变性坏死和脱落,在管腔中形成管型,管腔被堵塞,压力升高,加剧了已有的肾间质水肿,加重肾缺血,降低肾小球滤过率。

（三）健康史

详细询问患者有无大出血、心力衰竭、休克及严重脱水等病史;有无严重创伤、大面积烧伤、急性溶血、脓毒病、肾间质或肾实质病变等疾病；有无肾结石、尿路结石及双侧肾盂积水、前列腺增生等疾病。

（四）身体状况评估

1.症状　ARF 的典型临床经过可分为少尿期（或无尿期）、多尿期和恢复期。

（1）少尿期（或无尿期）：病情严重，是病程的主要阶段。表现为少尿（每日尿量少于 400ml）或无尿（每日尿量少于 100ml），一般为 7～14 天，持续时间越长，病情越重。主要表现如下：①水电解质和酸碱平衡失调：主要表现为"三高三低二中毒"，即高钾血症、高镁血症、高磷血症、低钙血症、低钠血症、低氯血症、水中毒及代谢性酸中毒其中高钾血症是最危险的并发症，严重者可导致心脏骤停。②氮质血症：血尿素氮、肌酐明显升高。出现头痛、烦躁、恶心、呕吐等，重者嗜睡、昏迷，甚至死亡。③消化系统：是最早出现的症状，如厌食、恶心、呕吐、腹胀、消化道出血等。④呼吸系统：肺部感染、呼吸困难、咳嗽、胸痛等。⑤循环系统：尿少、体液过多及电解质紊乱可出现高血压、心律失常、心力衰竭等。⑥神经系统：可因神经毒素潴留、脑水肿而出现神志模糊、抽搐、昏迷等症状。⑦血液系统：贫血、血小板质量下降，各种凝血因子缺乏，有严重的出血倾向。⑧其他：常合并感染，是主要死亡原因之一。

（2）多尿期：当尿量＞400ml/24 小时时，即进入多尿期，通常持续 1～3 周，尿量可达 3000ml/24h，有时高达 5000～7000ml/24h。患者可能出现脱水、血压下降，血尿素氮、肌酐可进一步升高，并可能出现感染、其他脏器功能衰竭等并发症。

（3）恢复期：多尿期之后，血肌酐、尿素氮逐渐下降，尿素氮稳定后即进入恢复期。肾功能恢复正常约需 3 个月到 1 年，部分患者可演变为慢性肾功能不全。

2.辅助检查

（1）血液检查：可有贫血，血肌酐每日升高＞44.2μmmol/L，血 BUN 每日升高≥3.6mmol/L；血钾、血磷、血镁升高，血钠、血钙、血氯降低，血 pH 值降低。

（2）尿液检查：尿液外观多混浊，尿中常含蛋白、管型等。尿比重降低且固定，多在 1.015 以下。

（3）影像学检查：主要用于诊断肾后性 ARF，常用的有尿路超声显像、CT、X 线或放射性核素检查、肾血管造影等。

（4）肾穿刺：通常用于无明确致病原因、临床表现不典型，难以确定治疗方案的肾实质性急性肾衰。

3.社会心理状况　因起病急，病情危重，会使患者产生对于死亡和失去工作的恐惧，昂贵的医疗费用又会进一步加重患者及家属的心理负担，产生抑郁和悲观，甚至绝望的心理。

（五）护理问题

1.排尿异常　与急性肾功能受损有关。

2.营养失调：低于机体需要量　与食欲减退、低蛋白质饮食及透析等因素有关。

3.有感染的危险　与贫血、营养不良、机体抵抗力下降等有关。

4.有皮肤完整性受损的危险　与体液过多、抵抗力下降有关。

5.恐惧　与肾功能急剧恶化、病情危重有关。

6.潜在并发症　感染、高钾血症、水中毒、脑水肿、心律失常、多脏器功能衰竭等。

（六）护理目标

1.患者排尿恢复正常。

2.患者食欲改善,有足够的营养物质摄入,营养状况好转。

3.水肿减轻或消退,无皮肤受损;无感染发生。

4.患者情绪稳定,恐惧心理得到有效缓解。

5.不发生或及时发现、处理并发症。

(七)护理措施

1.一般护理 绝对卧床休息以减轻肾脏的负担,下肢水肿患者抬高下肢,对意识障碍者加床护栏;能进食者给予高热量、高维生素、适量蛋白、低钾、低钠饮食,不能进食者,可用鼻饲或静脉补充营养物质,少尿期患者严格记录24小时出入液量,坚持"量出为入"的原则补充入液量。恢复期患者应多饮水或遵医嘱及时补液和补充钾、钠等,防止脱水、低钾和低钠血症的发生;注意个人卫生,保持皮肤清洁。对卧床及身体虚弱患者,应定时翻身,防止压疮和肺部感染,加强口腔护理。

2.治疗配合

(1)血液透析患者的护理:①告知患者及家属血液透析治疗的目的、并发症及注意事项。解除患者顾虑,同时监测生命体征、意识、体重等;②透析中严格无菌操作,妥善固定血管通路,穿刺部位每天换药,动静脉导管端用无菌纱布包裹;③合理调节透析机参数,观察设备各部位运转是否正常等,交待患者透析后注意事项。

(2)腹膜透析患者的护理:①患者取仰卧位或半坐卧,术前给患者做好透析的准备工作,透析液注入腹腔前加温至37.0℃;②透析过程中严格无菌操作,加强透析管口处观察与评估,做好透析管的护理,防止牵拉或扭曲;③准确填写透析记录,记录透析液进出量及时间,观察透析液的颜色;④保持透析管引流通畅,观察局部有无渗液渗血;⑤观察患者有无腹膜炎、腹膜管外口和隧道感染、腹腔出血等并发症的发生。

(3)用药护理:遵医嘱用药,选择对肾毒性或毒性低的抗生素;高钾血症是临床危急表现,应密切监测血钾的浓度,当血钾超过6.5mmol/L,心电图表现为QRS波增宽等明显变化时,可使用10%葡萄糖酸钙,稀释后缓慢静注(不少于5分钟),禁止与碱性药物同时使用。此外,高钾血症患者禁用库存血,限制摄入含钾高的食物,停用含钾药物,并及时纠正酸中毒。

3.病情观察

(1)密切观察患者有无急性肾衰竭的全身并发症;

(2)有无恶心、呕吐、四肢麻木、烦躁、胸闷、心率减慢及心律不齐等高钾血症表现;

(3)有无深长呼吸、恶心、呕吐、疲乏及嗜睡等酸中毒表现;

(4)有无水肿、体重增加、高血压及乏力、疲倦、意识障碍及抽搐等水潴留和低钠血症表现;

(5)监测患者生命体征、尿量、血尿素氮、血肌酐及血电解质的变化,发现异常,及时报告医师。

4.心理护理 加强与患者的沟通,在精神上给予患者安慰和支持,通过介绍治疗进展信息,解除患者恐惧心理,增加患者康复的信心,争取患者能积极配合治疗;通过与社会机构的联系,为患者和家属争取社会的经济支持,解除患者的经济忧患;加强护理,使患者具有安全感、信赖感和良好的心理状态。

5.健康教育

(1)积极治疗引起急性肾衰竭的原发病。

(2)禁用库存血,避免感染、手术和外伤,避免接触肾毒物质等。

(3)学会自测尿量、体重。

(4)教会患者识别心力衰竭、高钾血症及代谢性酸中毒的表现,定期随访,监测肾功能、电解质等。

(5)严格掌握用药指针,慎用氨基糖苷类抗生素。

(6)指导患者合理安排活动和休息,劳逸结合,防止劳累。

(7)严格遵守饮食计划,加强营养,避免发生负氮平衡,注意个人清洁卫生,避免感冒。

(八)护理评价

1.患者是否有足够的营养物质摄入,营养是否均衡。

2.水肿是否消退、皮肤是否保持完整。

3.有无感染发生;恐惧心理是否得到有效缓解。

五、多器官功能障碍综合征

多器官功能障碍综合征(muhiple organ dysfunction syndrome,MODS)是指当机体受到严重休克、创伤及大手术、严重感染、心跳骤停等打击后,两个或两个以上器官发生序贯性急性功能衰竭或衰竭的临床综合征。本综合征在概念上强调:①原发致病因素是急性的,且较严重,不能将慢性疾病器官退化失代偿时归属于 MODS;②致病因素与发生 MODS 必须间隔一定时间(>24 小时),常呈序贯性器官受累;③器官功能障碍是可逆性,一旦发病机制阻断,及时救治器官功能可望恢复。MODS 病死率可高达 60%,四个以上器官受损几乎 100% 死亡,故是当前危重病医学中一个复杂棘手难题,同时也是导致重症患者死亡的主要因素之一。

(一)病因及临床分型

1.病因

(1)组织损伤:如严重创伤、大手术、冻伤、挤压伤、大面积深部烧伤等都可能出现急性MODS。

(2)感染:为主要病因,尤其脓毒症、腹腔感染、急性坏死性胰腺炎、重症肺炎等可诱发心、肺、肝、肾等重要器官衰竭。

(3)休克:各种休克可导致组织灌注不良,缺血缺氧均可引起 MODS。

(4)心脏、呼吸骤停后造成各脏器缺血、缺氧,而复苏后又可引起"再灌注"损伤,同样可诱发 MODS。

(5)过量输液、大量输血、长期大剂量激素及滥用抗生素等均可导致 MODS。

2.临床分型

(1)一期速发型:是指原发急症发病 24 小时后有两个或更多的器官系统同时发生障碍,如 ARDS+ARF、ARDS+ARF+AHF。

(2)二期迟发型:是指先发生一个重要系统或器官的功能障碍,经过一段近似稳定的维持时间,继而发生更多的器官系统功能障碍。

(二)发病机制

目前尚未完全阐明。病因不同、发病机制也有差异。但往往多种发病机制共同存在并相互作用,促使 MODS 的发生。目前主要的学说有:

1.缺血再灌注和自由基学说 当心脏骤停、休克发生时器官缺血,血液对器官产生"缺血再灌注"，随之而来细胞线粒体内呼吸链受损氧自由基泄漏，中性粒细胞激活后产生大量氧自由基，此外"再灌注"时将次黄嘌呤经黄嘌呤氧化酶作用分解为尿酸，在此过程中生成大量氧自由基和毒性氧代谢物。继而造成细胞膜或细胞内膜脂质过氧化引起细胞损伤。当细胞蛋白质受自由基攻击表现膜流体性丧失，继而细胞器或整个细胞破坏，引起 Ca^{2+} 内流，细胞进一步损伤。

2. 炎症失控学说　创伤后机体产生大量刺激物（如氧自由基、细菌、内毒素、坏死细胞等）使机体中的炎症细胞或参与免疫反应的细胞（如中性粒细胞、淋巴细胞、单核－巨噬细胞等）释放大量化学介质和生物活性物质。这些炎症介质直接作用于呼吸、循环、凝血等系统，从而攻击和破坏靶物质，并使机体出现全身炎症反应，它是机体的重要防御反应，但如果炎症持续发展甚至失控，就会损伤自身细胞。从而导致全身内环境紊乱，最后形成 MODS。

3. 肠道动力学说　肠道是机体最大的细菌和毒素库，在感染、创伤或休克发生时，肠道对缺血缺氧很敏感，在短期内就会造成肠上皮细胞损伤，破坏肠道的屏障功能，肠道内细菌和内毒素趁机进入机体内，形成肠源性菌血症和脓毒症，从而激活肠道及相关的免疫炎症细胞，导致大量炎症介质的释放，参与 MODS 的发病。

4. 二次打击学说　早期的严重中毒、创伤、休克等致病因素为第一次打击，此时机体的炎性细胞被激化而处于一种"激发状态"，如存在感染等第二次打击，不管其强度如何，亦可使处于"激发状态"的炎性细胞大量释放炎性介质和细胞因子，形成"瀑布样"反应。这种失控的炎症反应不断发展，直至导致组织细胞损伤和器官功能衰竭。

5. 基因诱导假说　缺血－再灌注和全身异常反应综合征能促进应激基因的表达，可通过热休克反应、氧化应激反应、紫外线反应等可促进创伤、休克、感染、炎症等应激反应，细胞功能受损导致 MODS 发生。细胞凋亡则相关基因表达增强，启动细胞内所固有程序所执行的细胞"自杀"过程，表现细胞肿胀、破裂、内容物溢出并造成相邻组织炎症反应。也参与了MODS 的发生。

（三）健康史

详细询问患者有无各种感染引起的脓毒血症、败血症等病史；有无严重创伤、大面积烧伤、冻伤、大手术等；是否属于各种原因导致的休克和心跳骤停复苏后。

（四）身体状况评估

1. 症状　MODS 的演变常为序贯性变化，多以某一器官开始，以后其他器官发生病变，呈多米诺效应（Domino effect）。最常见的器官是肺。其次是肾、肝、心、中枢神经系统、胃肠、免疫反应及凝血系统。

MODS 的临床表现个体差异很大，一般情况下，MODS 病程大约 14～21 天，并经历 4 个阶段，包括休克、复苏、高分解代谢状态和器官衰竭阶段。每个阶段都有典型的临床特征且发展速度极快，患者可能死于 MODS 的任一阶段。MODS 的临床分期和特征见表 13－10。

表 13-10　MODS 的临床分期和特征

器官/系统	第 1 阶段	第 2 阶段	第 3 阶段	第 4 阶段
一般情况	正常或轻度烦躁	急性病容,烦躁	一般情况差	濒死感
呼吸系统	轻度呼吸性碱中毒	呼吸急促,呼吸性碱中毒,低氧血症	严重低氧血症,ARDS	高碳酸血症,气压伤
循环系统	容量需要增加	高动力状态,容量依赖	休克,心输出量下降,水肿	血管活性药物维持血压,水肿,SvO_2 下降
血液系统	正常或轻度异常	血小板降低,白细胞增多或减少	凝血功能异常	不能纠正的凝血障碍
中枢系统	意识模糊	嗜睡	昏迷	昏迷
肾脏	少尿	肌酐清除率下降,轻度氮质血症	氮质血症,有血液透析指征	少尿,血透时循环不稳定
肝脏	正常或轻度胆汁淤积	高胆红素血症,PT 延长	临床黄疸	转氨酶升高,严重黄疸
胃肠道	胀气	不能耐受食物	肠梗阻,应激性溃疡	腹泻,缺血性肠炎
代谢	高血糖,胰岛素需要量增加	高分解代谢	代谢性酸中毒,高血糖	骨骼肌萎缩,乳酸酸中毒

2.辅助检查　除 ICU 常规的血液动力学、呼吸功能、肝功能、肾功能、凝血功能等功能监测外,还应该注意氧代谢和组织氧合、动脉乳酸。胃肠黏膜内 pH 值等的监测,对发现 MODS 很重要,尤其是临床表现早期不明显的病症更为重要。

3.社会心理状况　因起病急,病情复杂且危重,会使患者产生对于死亡的恐惧,昂贵的医疗费用又会进一步加重患者及家属的心理负担,产生抑郁和悲观,甚至绝望的心理。

（五）护理问题

1.气体交换受损　与微血管通透性增加、肺水肿、肺淤血有关。

2.组织灌注不足　与心排血量减少、有效循环血量不足有关。

3.营养失调:低于机体需要量　与摄入不足及机体持续高代谢状态等有关。

4.生活自理缺陷　与病情重、意识障碍有关。

5.恐惧　与病情危重、担心预后与医疗费用有关。

6.潜在并发症　感染、肺水肿、心律失常等。

（六）护理目标

1.患者呼吸困难减轻或消失。

2.有效循环量增加,组织灌注情况良好。

3.患者食欲改善,有足够的营养物质摄入,营养状况好转。

4.生活自理能力逐渐提高。

5.患者情绪稳定,恐惧心理得到有效缓解。

6.不发生或及时发现、处理并发症。

（七）护理措施

1.一般护理　加强病房管理,保持室内适宜的温湿度及空气流通;严格进行无菌操作,预防交叉感染;定时翻身、拍背、引流,加强口腔护理,防止压疮和肺部感染;注意保护好各种管道,防止管道的堵塞、滑脱或自行拔出;合理调配膳食,保证患者营养摄入,提高机体的免疫力。

2.治疗配合

(1)各系统、器官功能的护理：①对心功能不全的患者控制好输液的量、速度，熟练掌握各种心律失常的抢救；②加强气道湿化和吸痰，正确使用呼吸机，保持呼吸道通畅；③少用或慎用经肾排出的药物，少尿期严格控制输液量，做好透析的护理；④加强颅内压的监护，及时纠正休克，维持血压的稳定；⑤监测肝脏、凝血功能的变化；⑥观察患者呕吐物或胃肠引流物的性状，保证每日排便，必要时清洁灌肠。

(2)用药护理：遵医嘱用药，使用血管活性药物如多巴胺时，其不良反应有胸痛、呼吸困难、心律失常、手足疼痛、局部坏死或坏疽等，应加强监护；使用蛋白抑制剂主要有恶心、呕吐、腹泻及注射部位疼痛、发红、皮疹等，偶有过敏。过敏时应立即停药并通知医生；皮质激素类的不良反应有厌食、头痛、嗜睡，长期使用还可出现胃溃疡、骨质疏松、肌肉萎缩及诱发感染等，因此应密切观察。

3.病情观察

(1)密切观察患者心率、心律、心电图，做好心电监护；

(2)注意观察患者意识状况及昏迷程度，昏迷患者给予格拉斯哥评分；

(3)注意尿量、尿比重、酸碱度和血尿素氮、肌酐及血电解质的变化，警惕非少尿性肾功能衰竭；

(4)密切观察患者的生命体征、中心静脉压及周围血管充盈度等，动态监测心脏、肺和肾等重要脏器功能的变化，发现异常，及时报告医师。

4.心理护理　MODS的患者大多数病情严重，抢救措施多，加上各种仪器的使用，患者及家属会产生焦虑、恐惧和烦躁不安的情绪，因此护士应加强与患者的沟通，及时了解他们的想法和需求，争取患者能积极配合治疗，帮助患者树立战胜疾病的信心。

5.健康教育

(1)积极预防和治疗MODS；

(2)尽量减少或避免诱发因素，指导患者学会自我控制，保持情绪稳定；

(3)严格遵守饮食计划，加强营养，避免发生负氮平衡；注意个人清洁卫生，避免感冒；

(4)叮嘱患者按时服药，定期复查，发现异常及时就医。

(八)护理评价

1.患者是否有足够的营养物质摄入，营养是否均衡，营养状况是否得到改善。

2.心、脑、肾、肝、肺功能的各项指标是否恢复正常。

3.有无感染发生。

（张芹芹）

第五节　急性中毒

一、有机磷杀虫药中毒

有机磷杀虫药(organophosphorous insecticide,OPI)属有机磷酸酯或硫代磷酸酯类化合物。有机磷杀虫药多呈油状或结晶状，呈淡黄色或棕色，有大蒜样臭味，稍有挥发性。

(一)病因及中毒机制

1.病因 有机磷杀虫药中毒的常见原因是生产性中毒、使用中毒及生活性中毒。在生产、包装、保管、运输、销售、配置、喷洒有机磷杀虫药的过程中防护不严,均可通过皮肤和呼吸道吸收中毒;生活性中毒主要由于误服或误食被有机磷杀虫药污染的水源或食物所引起。

2.中毒机制 有机磷杀虫药的中毒机制主要是抑制体内胆碱酯酶的活性。乙酰胆碱过量蓄积,引起胆碱能神经出现先兴奋后抑制的一系列中毒症状。

(二)病情评估

1.病史 询问患者有无有机磷杀虫药的接触史、食用或误服史,应了解有机磷杀虫药的种类、中毒时间、中毒的量、中毒的途径,有无呕吐物气味,患者近来的生活及工作状况、精神状态等。

2.临床表现 急性中毒发病时间与毒物种类、剂量和侵入途径密切相关。经皮肤吸收中毒,一般在接触后 2～6 小时后发病,经呼吸道吸入或口服后多在 10 分钟～2 小时内出现症状。中毒后的主要表现为以下几个方面症状。

(1)毒蕈碱样症状:该症状出现最早,主要表现为平滑肌痉挛和腺体分泌增加。如恶心、呕吐、腹痛、多汗、流涎、瞳孔缩小、呼吸困难、呼吸道分泌物增加,肺水肿等。

(2)烟碱样症状:主要表现为瞳孔明显缩小、肌束颤动、牙关紧闭、抽搐、肌力减退、呼吸肌麻痹等症状。

(3)中枢神经系统症状:主要表现为头晕、头痛、倦怠、乏力、烦躁不安、谵妄、昏迷等症状。

(4)其他症状:①迟发性神经病:重度中毒者症状消失后 2～3 周,可发生迟发性神经损害,初为感觉神经受累,后累及运动神经。②中间综合征:中毒者中毒后 1～4 天突然发生死亡,死亡前可先有颈、上肢和呼吸机麻痹,也可累及脑神经,出现眼睑下垂、眼外展障碍和面瘫。

3.实验室检查

(1)全血胆碱酯酶活力(CHE)测定,是诊断中毒程度、疗效和预后的重要指标。

(2)尿中有机磷杀虫药分解产物测定。

4.中毒程度

(1)轻度中毒:以毒蕈碱样症状为主,血胆碱酯酶活力为 70%～50%。

(2)中度中毒:除轻度中毒症状外,尚有大汗淋漓、瞳孔明显缩小、呼吸困难等烟碱样中毒症状,血胆碱酯酶活力为 49%～30%。

(3)重度中毒:除上述症状外,出现中枢神经系统受累和呼吸衰竭表现,少数患者有脑水肿,血胆碱酯酶活力<30%。

(三)救治与护理

1.救治要点

(1)迅速清除毒物:立即将患者脱离现场,脱去污染衣物,用肥皂水清洗污染的皮肤、毛发及指甲。眼部污染时,可用 2% 碳酸氢钠清洗或生理盐水冲洗。口服中毒时,用 2% 碳酸氢钠冲洗(敌百虫禁用)或用 1：5000 高锰酸钾溶液冲洗(硫磷、乐果禁用),直到洗清为止,最后用 50% 硫酸镁导泻。

(2)尽早给予解毒剂:应用原则为早期、足量、联合和重复应用解毒药。

1)抗胆碱药:阿托品为抗胆碱药,对缓解毒蕈碱样症状、对抗呼吸中枢抑制有效,改善呼吸中枢抑制,但是对烟碱样症状和恢复胆碱酯酶活性没有作用。阿托品剂量可根据病情每 10～30 分钟或每 1～2 小时给药一次,直至达到阿托品化为止。阿托品化的表现包括:①瞳孔较前散大;②颜面潮红;③口干及皮肤干燥;④心率加快;⑤肺内湿啰音消失。此时,应减少阿托品剂量或停用。在用药的过程中应密切观察阿托品化指标,并随时调整加量,防止阿托品中毒。

2)胆碱酯酶复能剂:常用的有解磷定和氯解磷定。胆碱酯酶复能剂对解除烟碱样作用明显,但对毒蕈碱样症状作用较差。有机磷杀虫药和血胆碱酯酶结合,在 72 小时内已老化,胆碱酯酶复能剂已老化的胆碱酯酶没有复能作用,因此应早期使用,足量使用,持续时间不超过 72 小时。胆碱酯酶复能剂和阿托品合用,可取得协同效果。两种药物合用时,阿托品量应减少,以防发生阿托品中毒。

3)解磷注射液:是一种含有抗胆碱剂和复能剂的复方注射液,它即对毒蕈样碱、烟碱样和中枢神经系统症状有较好的对抗作用,又对失活的胆碱酯酶有较强的复活作用。起效快,作用时间长。

(3)对症治疗:有机磷杀虫药中毒导致死亡的主要原因是呼吸衰竭和急性肺水肿,因此,应早期识别,及时纠正呼吸衰竭、循环衰竭,加强对重要脏器的监护,保持呼吸通畅,吸氧、应用人工呼吸器等。

2.护理要点

(1)病情观察

1)加强生命体征的监测:如体温、血压、心率、呼吸的测量。

2)严密观察患者的神志、瞳孔的变化。

3)了解全血胆碱酯酶活力测定的结果,以便于掌握治疗和护理的效果。

4)注意观察药物的使用情况:①阿托品的观察:轻度中毒可用复能剂,中度以上中毒必须复能剂与阿托品并用。②胆碱酯酶复能剂的观察:在使用时应首次足量给药,且复能剂在碱性溶液中不稳定,易水解成有剧毒的氰化物,在使用时应禁止与碱性药物配伍使用。③解磷注射液的观察:在应用的过程中,需注意观察患者是否发生不良反应,如:面红、口干、心率增快等症状,在注射该药物时,应确定针头在血管内方可注射给药,不宜使用肌注用药。

(2)一般护理

1)迅速将患者远离中毒环境。

2)洗胃护理:口服中毒者,应立即洗胃,一般选用 1%～2% 碳酸氢钠溶液、1：5000 高锰酸钾、0.45% 盐水进行洗胃。洗胃时,一次的灌入量不宜过多,出入量应相等。在洗胃的过程中还应密切观察患者的意识状态、生命体征等情况。

3)维持有效通气功能:及时有效地清除呼吸道分泌物,保持呼吸通畅,充分给氧,必要时建立人工气道或呼吸机辅助呼吸。

4)饮食护理:患者应 24 小时内应绝对禁食,以后可根据患者的病情给予流质、半流质或普通饮食。饮食应以清淡、温冷食物为主,不宜食高蛋白、高脂肪、高糖饮食。

(3)心理护理:根据不同的心理特点予以心理指导,关心、体贴患者,不歧视患者,与家属共同安慰患者,为患者提供情感上的支持。

二、急性一氧化碳中毒

一氧化碳(carbon monoxide,CO),为无色、无味、无刺激性气体,是最常见的窒息性气体,故在中毒的早期不易察觉,当人体吸入空气中CO含量超过0.01%时,即可发生一氧化碳中毒。

(一)病因及中毒机制

1.病因

(1)生产性中毒:在炼钢、化肥生产制造、炼焦等工业生产中都可产生大量的一氧化碳,当工作人员不注意进行防护时均可引起中毒。

(2)生活性中毒:在日常生活中,如室内门窗紧闭,火炉无烟囱或有堵塞,通风不良的浴室等情况下,都可发生中毒。当失火现场空气中的CO浓度高于10%时,也可发生中毒。

2.中毒机制　CO中毒主要引起组织缺氧。CO经呼吸道进入人体血液内后,85%与血液中红细胞的血红蛋白(Hb)结合,形成稳定的COHb。CO与Hb的亲和力比氧与Hb的亲和力大240倍。吸入较低浓度CO即可产生大量COHb。COHb不能携带氧,且不易解离,是氧合血红蛋白解离速度的1/3600,严重影响了红细胞的血红蛋白结合氧并随血液循环起到输送氧的作用,使机体组织、器官发生急性缺氧。同时,COHb的存在还能使血红蛋白氧解离曲线左移。血氧不易释放给组织而造成细胞缺氧。此外,CO还可与肌球蛋白结合,抑制细胞色素氧化酶,但氧与细胞色素氧化酶的亲和力大于CO。

(二)病情评估

1.病史　注意了解中毒时患者所处的环境、停留时间、突发昏迷情况。

2.临床表现　急性中毒的表现随着中毒的程度而有所不同,故将急性一氧化碳中毒分为轻、中、重三度。

(1)轻度中毒:患者可感头痛、头晕、四肢无力、恶心、呕吐、耳鸣、心悸,少数患者可出现短暂的昏厥,此时如能及时脱离中毒环境,吸入新鲜空气,上述症状数小时即可消失。血液中COHb的含量约在10%~20%。

(2)中度中毒:除上述症状外,可出现昏迷,面色潮红,呼吸困难,口唇呈樱桃红色,脉快,多汗,如抢救及时,可迅速清醒,数天内完全恢复,一般无后遗症状。血液中COHb的含量约在30%~40%。

(3)重度中毒:患者出现深昏迷,各种条件反射消失,抽搐,呼吸抑制,脉搏微弱,血压下降,最后可因脑水肿,呼吸循环衰竭而危及生命。严重中毒患者在抢救苏醒后2~60天可出现迟发性脑病的症状,表现为痴呆、谵妄、偏瘫、大小便失禁、癫痫等。血液中COHb的含量高于50%。

3.实验室检查

(1)血液COHb测定:①加碱法:取患者血液1~2滴,用蒸馏水稀释,再加10%氢氧化钠溶液1~2滴后混匀,混液保持淡红色不变,正常血液则呈绿色。②分光镜检查法:为定量测量的方法,取血数滴,加入蒸馏水10ml,用分光镜检查可见特殊吸收带。

(2)脑电图检查:可见弥漫性低波幅慢波,与缺氧性脑病进展相平行。

(3)头部CT检查:脑水肿时可见脑部有病理性密度减低区。

(三)救治与护理

1.救治要点

(1)现场急救:进入中毒现场迅速打开门窗进行通风、换气,断绝煤气来源,迅速将患者移至空气清新地方,卧床休息,保持呼吸通畅,注意保暖。如患者呼吸、心跳已停止应立刻进行心肺脑复苏术,成功后送医院继续行高压氧综合治疗。

(2)纠正缺氧:氧疗是治疗 CO 中毒最有效的方法。应迅速纠正缺氧状态,明确诊断后应立即进行高压氧治疗。高压氧舱的效果是最好的,能迅速纠正组织缺氧,并且还能引起血管收缩,减轻组织水肿,对防治肺水肿很有利。危重患者可考虑血浆置换。

(3)防治脑水肿:严重中毒后,脑水肿在 24～48 小时达到高峰,并可持续多天,应给予脱水治疗,目前最常用的是 20%甘露醇,静脉快速滴注。待颅内压增高现象好转后可减量。也可注射呋塞米脱水。

(4)促进脑细胞代谢:可以给予三磷酸腺苷、细胞色素 C、胞磷胆碱、辅酶 A、维生素 C 等药物进行治疗。

(5)对症治疗:高热抽搐者,选用人工冬眠疗法,配合冰帽、冰袋使用,进行降温。注意观察患者有无出现休克、代谢性酸中毒、水电解质失衡的症状,如出现应及时给予治疗。

2.护理要点

(1)病情观察

①密切观察患者的体温、脉搏、呼吸、血压、尿量、神志、瞳孔的变化,且应随时注意患者的病情变化,作好相应的护理记录。

②昏迷患者,应注意安全和保持呼吸道的畅通,防止坠床、窒息和吸入性肺炎。昏迷患者清醒后仍需要注意观察,以便及时发现再度出现昏迷的早期症状,予以及早防治。

③准确记录出入量,注意尿量及颜色变化。严密观察患者有无呕吐等症状,以防患者出现脑水肿现象。

(2)一般护理

①将患者放到空气流通处,高流量吸氧或者行高压氧治疗。昏迷或者烦躁患者要加强保护措施,以防发生坠床、骨折等。

②昏迷患者取侧卧位或者平卧头偏向一侧,预防窒息和吸入性肺炎。及时去除口腔内分泌物,保持呼吸道畅通。

③昏迷者暂禁食,通过静脉补充营养,必要的时候鼻饲。神志清醒后鼓励患者进食,多喝水。

④对于昏迷患者应加强皮肤护理,定时翻身、按摩,防止褥疮的发生。

(3)心理护理:对意识清醒者要做好心理护理,关心、体贴、爱护患者,增强康复的信心;对于心理状态出现严重偏差者、严重行为失常者应加强陪护,进行专业的心理护理,防止患者出现过激行为。

(4)健康教育:加强预防 CO 中毒的宣传;避免在密闭的室内用炭火取暖;在生产、工作时,若出现头晕、恶心等症状时应立即离开中毒环境,移到空气流通处;学会自救及互救的方法。

三、镇静催眠药中毒

镇静催眠药是中枢神经系统抑制药,具有镇静和催眠作用,小剂量可使人处于安静或嗜睡状态,过多剂量可麻醉全身,包括延脑中枢。一次服用大剂量可引起急性镇静催眠药中毒。

(一)病因及中毒机制

1.病因　误服、有意自杀或服入过量镇静催眠药均可引起中毒。

2.中毒机制

(1)苯二氮䓬类:目前研究认为苯二氮䓬类的中枢神经抑制作用与增强 γ－氨基丁酸(GABA)能神经的功能有关。在神经突触后膜表面有由苯二氮䓬受体、GABA 受体及氯离子通道组成的大分子复合物。苯二氮䓬类与苯二氮䓬受体结合后,可增强 GABA 与其受体结合的亲和力,使氯离子通道开放,从而增强 GABA 对突触后的抑制功能。

(2)巴比妥类:对 GABA 能神经有与苯二氮䓬类大致相似的作用,但苯二氮䓬类主要选择性作用于边缘系统和间脑,影响情绪和记忆力。巴比妥类的分布较广泛,但主要作用于网状结构上行激活系统,使整个大脑皮层产生弥漫性的抑制,中毒量引起意识障碍,以至延髓的呼吸中枢麻痹。非巴比妥非苯二氮䓬类:镇静催眠药物对中枢神经系统有与巴比妥类相似的作用。

(3)吩噻嗪类:主要作用于网状结构,能减轻焦虑、紧张、幻觉、妄想和病理性思维等精神症状,大剂量可导致延髓的呼吸和血管运动中枢麻痹。该类药物还具有抑制脑干血管运动和呕吐反射,阻断 α 肾上腺素能受体、抗组胺及抗胆碱等作用。

(二)病情评估

1.病史 有镇静催眠药的服药史,了解药名、剂量、服用时间,是否经常服用该药、服药前后是否有饮酒史,病前是否有情绪激动等情况。

2.临床表现 镇静催眠药的急性中毒症状因药物的种类、剂量、作用时间的长短、是否空腹以及个体体质差异而轻重各异。

(1)神经系统症状:表现为头晕、记忆力消失、嗜睡、神志恍惚甚至昏迷、言语不清、瞳孔缩小、共济失调、腱反射减弱或消失。

(2)呼吸与循环系统:表现为呼吸减慢或不规则,严重时呼吸浅慢甚至停止;皮肤湿冷、脉搏细速、发绀、尿少、血压下降、休克。

(3)其他:表现为恶心、呕吐、便秘,肝功能异常,白细胞和血小板计数减少,部分发生溶血或全血细胞减少等。

3.实验室检查 取患者血液、尿液或胃内容物送检进行定量或定性分析;也可进行动脉血气分析、肝、肾功能等检查。

(三)救治与护理

1.救治要点

(1)迅速清除毒物:意识清醒者立即催吐。尽快用 1：5000 高锰酸钾溶液或清水洗胃。洗胃后胃内灌入药用活性炭,吸附残存药物,30～60 分钟后给予硫酸钠 250mg/kg 导泻。一般不使用硫酸镁导泻,因为硫酸镁可加重中枢神经系统的抑制作用。此外,还应注意昏迷患者不能进行催吐。

(2)维持呼吸功能:清除呼吸道异物,给予氧气吸入;酌情使用呼吸兴奋剂,维持呼吸功能;必要时作气管插管,进行人工呼吸或呼吸机辅助呼吸。

(3)静脉输液:保障供给中毒者能量、维生素及维持水、电解质平衡,并促进毒物的排泄。也可同时给予利尿剂,加强尿路排泄毒物。

(4)应用中枢神经系统兴奋剂:对深昏迷或呼吸抑制的重症患者可适量应用。将 50～150mg 加于 5%～10% 葡萄糖 100～200ml 静脉滴注,每分钟 3～4ml 滴速,亦可每隔 3～5 分钟静脉注射 50mg,至呼吸、肌张力或反射恢复正常时减量。

(5)对症支持治疗:肝功能损害出现黄疸者,予以保肝和皮质激素治疗;昏迷、抽搐时可用脱水剂和利尿药,以减轻脑水肿。

2.护理要点

(1)病情观察:定时测量生命体征,观察意识状态、瞳孔大小、对光反射、角膜反射。若瞳孔散大、血压下降、呼吸变浅或不规则,常提示病情恶化,应及时向医生报告,以便采取紧急处理措施。计算液体出入量。观察有无呼吸衰竭。用药时注意观察药物的作用及患者的反应,使用后有无抽搐、心律失常等情况发生。

(2)一般护理

①保持呼吸道通畅:采取仰卧位,头偏向一侧,防止呕吐物或痰液阻塞气道。及时吸出痰液,给予持续氧气吸入,预防脑水肿发生。若呼吸道不畅,必要时可行气管插管、气管切开或使用呼吸机。

②饮食:一般给予高热量、高蛋白易消化的流质食物。昏迷时间超过3～5天,营养不易维持,可用鼻饲补充营养及水分。

(3)心理护理:若是自杀的患者,待其清醒后,应作好其心理护理,尽可能解除患者的思想问题,且不宜将其单独留在病房内,密切观察患者,防止再度自杀。

(4)健康教育:镇静药、催眠药处方的使用、保管应严加管理,家庭中有情绪不稳定或精神不正常者,家属对该类药物一定要妥善保管,以免发生意外。有服用催眠药史的患者不宜长期服用,在服用催眠药的过程中如要撤药,应逐渐减量,防止突然停药。

四、乙醇中毒

乙醇(ethanol)别名酒精,是无色、易燃、易挥发的液体,具有醇香气味,能与水和大多数有机溶剂混溶一次饮入过量乙醇或酒类饮料引起的中枢神经系统由兴奋转为抑制的状态,严重者可引起呼吸衰竭及循环衰竭,称为急性乙醇中毒(acute alcohol poisoning)。

(一)病因及中毒机制

1.病因 中毒多是由过量饮酒引起。误服其他含乙醇的制剂也可引起中毒。长期大量饮酒还可导致大脑皮层、小脑、桥脑和胼胝体变性,肝脏、心脏、内分泌腺损害,营养不良,酶和维生素缺乏等。

2.中毒机制 大多数成人引起中毒症状的乙醇饮用量约为75～80g,而致死量则为250～500g。饮入的乙醇80%由小肠上段吸收,饮酒后2小时可全部吸收入血液。90%乙醇在肝脏内代谢、分解,大部分氧化成二氧化碳和水,其余一小部分可经尿液、汗液、唾液以及呼吸道排出。除引起中枢神经抑制外,还可影响糖代谢,抑制糖原异生,糖异生受阻后可出现低血糖。

(二)病情评估

1.病史 有无过量饮酒史。注意观察患者的意识状态、呼吸等有无强烈酒味。

2.临床表现 急性中毒一般可分三期:兴奋期、共济失调期、昏迷期。

(1)兴奋期:主要表现为头昏、乏力、自控力丧失,自感欣快、言语增多,有时粗鲁无礼,易感情用事,喜怒无常,有时说话滔滔不绝,有时则寂静入睡,颜面潮红或苍白,呼气带酒味。

(2)共济失调期:兴奋后出现动作不协调,步态不稳,精神错乱,动作笨拙,语无伦次,眼球震颤、躁动、复视。

（3）昏迷期：患者沉睡，颜面苍白、体温降低、皮肤湿冷、口唇微绀，瞳孔正常或散大，严重者昏迷、心动过速、二便失禁，因呼吸衰竭死亡。也有因咽部反射减弱，饱餐后呕吐，导致吸入性肺炎或窒息而死亡。

3. 实验室检查　可进行血清乙醇浓度测定，动脉血气分析，血清电解质浓度测定等检查。

（三）救治与护理

1. 救治要点

（1）迅速清除毒物：对于神志清醒者可立即探咽催吐，继用温开水或盐水或 2％碳酸氢钠反复洗胃。对于昏迷、休克等症状严重患者，应立即进行透析治疗。

（2）促进乙醇氧化，使患者清醒：静脉滴注葡萄糖溶液、维生素、胰岛素，同时肌注维生素C、烟酸。

（3）应用纳洛酮：该药是一种中枢吗啡受体拮抗剂，具有兴奋呼吸和催醒作用。对抗急性酒精中毒引起的中枢神经系统的抑制，常用量为 0.4～0.8mg，稀释后静注。

（4）对症处理：对于兴奋期烦躁不安者，可用地西泮或水合氯醛；脑水肿者应限制入水量，注射利尿剂如呋塞米或静滴 20％甘露醇；低血压、休克者，给予扩容，应用血管活性药物，纠正酸中毒等。

2. 护理要点

（1）病情观察：密切观察患者的生命体征、意识状态、瞳孔变化。对于有外伤史患者，必要时进行颅脑 CT 检查。

（2）一般护理

①保持呼吸通畅：使患者处于头低左侧卧位，以防呕吐物吸入气道。呼吸抑制者，给予呼吸兴奋剂，必要时气管插管，呼吸机辅助呼吸。

②饮食：饮食以清淡新鲜、富含营养、易消化吸收、维生素含量丰富为原则。

③注意保暖以及安全：对乙醇中毒患者，应及时进行保暖。患者如出现烦躁不安、意识不清、兴奋等状态时，应做好患者的安全防护工作，防止患者发生意外。

（3）心理护理：住院期间亲属的陪伴及安慰很重要，有利于疾病恢复。

（4）健康教育

①要充分认识酒的危害，饮用酒时，应掌握好量，切勿酗酒。

②不要空腹饮酒。空腹饮酒，乙醇吸收快，易引起中毒。

③饮酒过量时，用探咽催吐的办法尽快排出胃内乙醇，减少乙醇的吸收，减轻中毒。

④大量饮酒或长期饮酒者，应定期检查肝功能。

（张芹芹）

第六节　意外伤害

在日常生活中最常发生的意外伤害主要包括淹溺、中暑、触电、蛇咬伤，其发病的特点是致病因子均为外界环境的因素，既往健康的人遭遇此类损失也会很快出现危及生命的病理生理变化。本节主要阐述意外伤害患者的护理。

一、淹溺

淹溺(drowning),俗称溺水,是指人淹没与水或其他液体中,呼吸道被水、污泥、杂草等堵塞,引起喉痉挛发生窒息和缺氧。严重者可导致呼吸、心跳停止而发生死亡。

(一)发病原因

长时间游泳,气力不足或受刺激导致抽搐,或是被水草缠绕;无溺水自救能力的落水者,或不熟悉水流和地形的河流池塘而误入险区,以及投水自杀或意外事故均可致淹溺。

(二)发病机制

人淹没于水中,因为紧张、恐惧而本能地引起反应性屏气,避免水进入呼吸道,由于缺氧,不能坚持屏气而被迫深呼吸,从而使大量水进入呼吸道和肺泡,阻滞气体交换,引起全身缺氧和二氧化碳潴留,呼吸道内的水迅速经肺泡吸收到血液循环。

根据发生机制,可将淹溺分为干性淹溺和湿性淹溺。

1. 干性淹溺　约占淹溺者的10%,此时呼吸道和肺泡几乎无水或杂物吸入,因受到强烈刺激,引起喉头痉挛,造成窒息死亡

2. 湿性淹溺　约占淹溺者的90%,此时呼吸道和肺泡充满大量水分,水分充塞呼吸道和肺泡,使得气体交换受损,发生窒息出现心跳、呼吸骤停。

根据溺水后吸入的液体,可将淹溺分为淡水淹溺和海水淹溺。

1. 淡水淹溺　淡水因低渗而由肺泡进入血液循环造成血容量增多可致肺水肿,造成红细胞破坏,溶血,高钾血症和脏器的组织细胞水肿、功能不全,此外,高血钾可致心律失常,室颤,以及溶血所致的血红蛋白在肾小管栓塞引起急性肾衰同时,使得肺泡表面活性物质减少,产生严重缺氧。

2. 海水淹溺　海水因高渗(约含3.5%的氯化钠和大量的钙盐和镁盐)吸入后水分自血管渗入肺泡致急性肺水肿和血液水分减少,而致血液浓缩,高渗血症导致血容量不足,组织灌注不良,同时海水中含有的钙盐,镁盐所致的高钙血症有心动过缓,传导阻滞,甚至心脏骤停,高镁血症则对中枢神经抑制及扩张血管,降低血压等作用。

(三)病情评估

1. 病史

应向患者的家属及亲友或陪同人员了解淹溺的时间、地点及吸入水的性质。同时还应了解淹溺的原因,利于指导治疗与护理

2. 临床表现

(1)呼吸停止或呼吸不规则、浅快,剧烈咳嗽淡水淹溺者多见粉红色泡沫痰,两肺有湿啰音。

(2)心跳微弱,心律不齐,血压不稳定,脉搏细速,心音低钝,严重者出现房颤。

(3)神志不清,面部肿胀、青紫,口腔、鼻腔、支气管内充满血性泡沫。

(4)肢体冰冷烦躁不安或昏迷,严重者呼吸停止,上腹部膨胀。

3. 实验室检查

(1)动脉血气分析:查看患者血钾、细胞数是否有所异常。

(2)尿液检查:查看患者尿液中是否出现游离血红蛋白。

(3)血常规检查:查看患者的白细胞是否有所异常。

（4）胸部 X 线检查：常显示斑片状浸润，有时出现典型肺水肿征象。

（四）救治要点

1. 现场急救

（1）迅速将淹溺者救出水面，以改善溺水者的呼吸功能及尽量减少缺氧时间。

（2）保持呼吸道通畅，立即撬开口腔清除口、鼻中的污泥、杂草、呕吐物，有义齿者取下，以防坠入气道。松解领口和紧裹的内衣、腰带等，确保呼吸通畅。

（3）迅速排出肺和胃内的积水，可选用下列方法迅速倒出淹溺者呼吸道和胃内的积水：①膝顶法：急救者取半蹲位，一腿跪地，另一腿屈膝，将淹溺者腹部置于救护者去洗的大腿上，头部下垂，并用手按压其背部，使呼吸道及胃内积水倒出。②肩顶法：急救者抱住淹溺者的双腿，将其腹部放在救护者的肩部，使淹溺者头胸下垂，急救者快步奔跑，以利于倒水。③抱腹法：急救者从背后双手抱住淹溺者腰腹部，使淹溺者背部在上，头胸部下垂，使积水倒出。要注意的是倒水的时间不宜过长，淹溺者头胸部应保持下垂，以利积水倒出。

（4）如淹溺者出现呼吸、心跳停止的情况，应立即进行心肺复苏。

（5）迅速将淹溺者送往医院进行治疗。

2. 医院急救

（1）保持呼吸道通畅，清除口鼻内分泌物，给予高流量吸氧，必要时行气管插管或气管切开。

（2）为呼吸、心跳骤停的患者立即进行心肺复苏。患者心跳恢复后，注意有无低血容量，掌握输液的速度和量，行中心静脉压监测，指导输液治疗。

（3）对症治疗：①纠正患者低血容量，对于淡水淹溺者，可使用 2％～3％氯化钠溶液 500ml 静脉滴注；对于海水淹溺者，可用 5％葡萄糖溶液或右旋糖酐静脉滴注。②防止肺部感染，应给予抗生素预防或治疗。③防止脑水肿，可使用大剂量皮质激素和脱水剂。④肺水肿的处理，在给患者吸氧的时，将 20％～30％乙醇置于氧气湿化瓶内，以降低肺泡泡沫的表面张力，使泡沫破裂改善换气功能。⑤防治和及时治疗肾衰竭。

（五）护理要点

1. 密切观察病情变化，严密监测生命体征。随时注意观察患者的神志、意识状态、瞳孔变化及对光反射。查看有无咳痰，痰的颜色、性质。如有任何变化应及时告知医生。

2. 注意监测尿的颜色、量性质，作好出入量记录，如出入量相差过大则应立即通知医生进行处理。

3. 昏迷患者应注意保持呼吸通畅，避免吸入性和坠积性肺炎等并发症。

4. 低温是淹溺者死亡的常见原因，因此及时复温对患者的预后非常重要。当患者恢复呼吸、心跳后，脱去原有的湿冷衣物，用毛毯包裹全身予以复温。应注意复温时速度不能过快，当患者体温恢复至 30～32℃时立即送往医院进行进一步治疗。

5. 心理护理　淹溺患者清醒后，精神可能会受到极大的刺激和创伤，甚至会留下后遗症，因此，护理人员应加强巡视和床旁护理，解释治疗的措施和目的，消除患者焦虑、紧张、恐惧的心理，使其能积极配合治疗。对于自杀的患者应协同其家属，做好耐心细致的心理疏导，使其树立正确的人生观、价值观，消除轻生念头。

二、中暑

中暑是由于高温环境中发生的一组急性疾病,是指长时间在高温或烈日暴晒下引起的体温调节中枢发生障碍,突发高热、皮肤干燥、无汗、意识丧失、惊厥等症状。

(一)发病原因

1. 环境因素　为必备因素,包括高温、高湿度、通风不良、穿不透气的衣服等,导致人体产热增多而出现散热障碍。

2. 热适应障碍　慢性疾病、肥胖、营养不良、年老体弱、孕产妇、衣着过多、过度疲劳、缺少体育锻炼、睡眠不足、饮酒、脱水等均可干扰机体热适应。

3. 机体产热增多　在高温环境或通风不良的环境中劳动、工作、训练等地逗留。

4. 机体散热障碍　主要见于汗腺功能障碍,如先天性汗腺缺乏、汗腺损伤、皮肤广泛受损(大面积烧伤、硬皮病等)、过敏性疾病等;在湿度较高和通风不良的环境,亦容易发生散热障碍。

(二)发病机制

当外界环境温度增高时,机体大量出汗,引起失水、失盐。在正常生理状态下,机体的产热、散热两个过程一直维持着动态平衡,使体温得以保持相对稳定。在高温或日晒下劳动,一方面使产热量增多,另一方面由于环境温度高于体表温度,使机体产生的热不能通过传导、对流或辐射方式散出,引起体温调节中枢功能障碍,导致体温急骤升高,则发生中暑。

(三)病情评估

1. 病史　询问患者有无引起机体产热增加、散热减少或热适应不良的原因存在,如有无高温或露天作业史、未及时补充水分等。

2. 临床表现　根据临床表现,可将中暑分为先兆中暑、轻度中暑、重度中暑。

(1)先兆中暑:在高温、通风不良的环境下劳动工作一定时间后,大量出汗、口渴、头晕头昏、胸闷、眼花、耳鸣、全身疲乏,体温正常或略有升高,一般不超过 38℃。如能及时转移到通风处安静休息,适当补充水盐,短时间可恢复正常。

(2)轻度中暑:除上述表现加重外,体温升高到 38℃以上,出现面色潮红、胸闷、心悸、皮肤灼热或面色苍白、全身皮肤湿冷、血压下降、脉率增快等周围循环衰竭的早期表现,如能及时有效治疗,可在数小时内恢复。

(3)重度中暑:除具有轻度中暑症状外,还伴有高热、痉挛、晕厥和昏迷。在临床上还将重度中暑分为以下几种类型。

1)热衰竭(heat exhaustion):又称中暑衰竭,多见于老年人、儿童、体弱、慢性疾病患者,为最常见的一种。多由于大量出汗导致失水、失钠,血容量不足而引起周围循环衰竭。主要表现为疲乏、无力、头痛、头晕、口渴、皮肤苍白、出冷汗、脉搏细数、血压下降、昏厥或意识模糊,体温正常或轻度升高,无明显中枢神经系统损害表现。

2)热痉挛(heat cramp):又称中暑痉挛,多见于健康青壮年。大量出汗后口渴而饮水过多,盐分补充不足,使血液中钠、氯浓度降低而引起肌肉痉挛。以腓肠肌痉挛最为多见,患者神志清楚,无明显体温升高。

3)热射病(heal stroke):又称中暑高热,多见于高温环境中老年、体弱患者。典型表现为:高热、无汗、昏迷,直肠温度可超过 41℃,甚至高达 43℃。早期表现头痛、头昏、全身乏力、多汗,继而体温迅速升高,出现皮肤干热,无汗、谵妄和昏迷,可有抽搐,脉搏加快,血压下降等表现。严重者可出现休克、脑水肿、肺水肿、弥散性血管内凝血及肝、肾功能损害等严重并发症。

3.实验室检查

(1)血液生化检查:可检查白细胞数是否有所增加等。

(2)动脉血气分析检查。

(3)血清电解质检查:检查是否有高钾、低氯、低钠血症。

(4)尿常规检查:可检查是否有不同程度的蛋白尿、血尿等改变。

(四)救治要点

1.现场急救　迅速脱离高温环境,将患者转移至阴凉、干爽、通风处,解开或脱去外衣,让患者取平卧位,饮用含盐冰水或饮料。尽快送往医院进行救治。

2.医院急救

(1)先兆轻症中暑的护理

①使患者迅速脱离高温环境,转移至阴凉通风处休息,解除或脱去衣服静卧,口服凉盐水或清凉含盐溶液有条件者可安置在 $20\sim25℃$ 的房间内。

②补充液体及维生素:有虚脱者应静卧,静脉补给冰生理盐水,葡萄糖盐水和氯化钾,以及大剂量的维生素 C。

③体温持续在 $38.5℃$ 以上者,可服用解暑药。

(2)重症中暑高热的护理

1)物理降温

①患者置于通风环境里,有条件者可安置在 $20\sim25℃$ 的空调室内。

②在患者头颈部,双侧腋下和腹股沟等大动脉处放置冰袋或湿冷毛巾。

③将患者置于 $25℃$ 的水流中浸泡或冲洗(除头部外),注意水温不可过低,忌用水冲洗心前区避免诱发心脏骤停。

④可用 95% 乙醇加等量冰水做全身皮肤擦浴。

⑤对体质较好的患者,亦可用生理盐水降温。

2)药物降温:可使用地塞米松 $10\sim20mg$ 静脉注射,能有助于降温,改善机体反应性。还可使用氯丙嗪 $25\sim50mg$ 加入 $500ml$ 的冰葡萄糖盐水中静脉滴注 $1\sim2$ 小时。在用药过程中要注意输液速度慢而均匀,密切观察血压的变化,如收缩压 $<90mmHg$ 时,应减慢滴速或停药。

(五)护理要点

1.密切观察病情,注意当肛温到 $38.5℃$ 时应停止降温,避免出现体温过低。重症患者密切观察神志、生命体征、瞳孔大小、尿量及对光反射。

2.对于有意识障碍者应将患者头偏向一侧,保持其呼吸道的通畅。

3.保持有效降温,确保室内温度在 $20\sim25℃$,通风良好,有利于患者体温尽快恢复正常。应用冰帽、冰槽行头部降温时,应及时放水和添加冰块,还应每 $5\sim10$ 分钟,测量体温一次。

4.皮肤护理　高热患者应及时更换衣裤及被褥,清除衣物呕吐物和排泄物,保持皮肤清洁干燥,定时进行翻身防止褥疮。

5.患者饮食多以半流质为主,加强营养,保证生理需求。

6.加强口腔护理,每日行口腔护理 2 次,保持口腔清洁。

三、电击伤

电击伤又称触电(electric injury),是指一定强度的电流或电能量通过人体时,引起全身或局部不同程度的损失及器官功能障碍,甚至导致呼吸和心跳停止而死亡。

(一)发病原因

电击伤常见的原因很多,多数是由于人们不重视安全用电,自行检修电线、电器,用湿手接触电器、在大树下躲避雷雨等或是由于电器漏电,电线破损,高湿、化学腐蚀剂使电器的绝缘性能降低以及意外灾害事故所导致。

(二)发病机制

电流对人体的伤害,可概括为电流本身及电流转换为热和光效应所引起的作用。一般认为电压 24V 以下是安全的,高于 40V 则有危险。由于人体组织是可以导电的导体,触电时即可成为电路的一部分,电流通过人体就会对机体造成影响和损害,强大的电流通过人体对组织破坏和功能障碍称为电损伤。电流击伤人对人的致命作用有:一是造成心室颤动,导致心脏停搏,此常为低电压触电的原因;二是对延髓呼吸中枢的损害,引起呼吸中枢抑制、麻痹,导致呼吸停止,此常为高压触电死亡的原因。

(三)病情评估

1.病史 向触电者或陪护人员询问有无接触电史,了解触电时间、地点、电源情况等,以利于指导治疗及护理。

2.临床表现

(1)局部表现:低压电引起的损伤伤面小,一般不损伤内脏,烧伤皮肤呈焦黄或褐黑色,有时可见水泡,边缘规则整齐,与健康皮肤分界清楚。高压电引起的损伤常见于电流进出部位。损伤面积不大,伤口深,但可达肌肉、血管、神经和骨骼。电流可造成血管壁变性坏死或血管栓塞,可引起组织变性坏死、出血。

(2)全身表现

1)轻型:患者表现为精神紧张、四肢软弱、全身乏力、表情呆滞、面色苍白,对周围事物失去反应,一般很快能恢复。

2)中型:呼吸浅快,心跳加速,可有短暂昏迷,意识不清,血压无明显改变。

3)重型:神志清醒者有极度恐慌、心悸、呼吸加快,可立即昏迷,严重者甚至发生呼吸、心跳停止,瞳孔散大。

(3)并发症:可引起短期精神异常、心律失常、肢体瘫痪、永久性失明或耳聋、高血钾、酸中毒、急性肾功能衰竭等。

3.实验室检查

(1)心电图:查看患者有无心室颤动。

(2)X 线检查:查看患者有无骨折。

(3)肝、肾功能检查:查看患者肝肾功能是否有所损伤。

(4)血、尿常规检查:查看患者有无出现血红蛋白或肌红蛋白尿。

(5)血清肌酸磷酸激酶(CPK)检查:检查患者 CPK 可有增高。

(四)救治要点

1.现场急救

(1)迅速脱离电源,如关闭电闸、切断电源、用绝缘体挑开电线和拉开电机者、用有绝缘柄的斧子砍断电线等方法。要注意在整个过程中勿用手直接接触带电的人体及物体,注意自身安全,严格保持自己与触电者绝缘。

(2)轻型患者应使触电者安静休息,不要走动严密观察有恐惧者可给予小剂量镇静剂。

(3)重型患者在脱离电源后立即进行心肺复苏,以减少并发症和后遗症。并迅速转入医院进行进一步治疗。

2.医院急救

(1)注意清除气道内的分泌物,保持呼吸道通畅,维持有效呼吸,必要时行气管插管或使用呼吸机辅助呼吸。

(2)维持有效循环,防治各种并发症,建立静脉通道。

(3)保持水电解质平衡,纠正酸中毒,补充碱性溶液。

(4)对患者进行心电监护,及时监测患者有无出现心律失常的情况,如发现应立即进行电除颤,常用的有电除颤和药物除颤药物除颤首选是盐酸肾上腺素。

(5)注意包扎、保护患者的创面,必要时应用抗生素或破伤风抗毒素预防感染。如若皮肤的缺损较大时可给予植皮,对肢体发生坏死无法挽救者,可进行截肢。

(五)护理要点

1.严密观察病情,定时监测生命体征,注意患者呼吸频率,判断有误呼吸抑制及窒息的发生,如发现异常应及时通知医生:观察患者的神志变化,尤其是电击后的精神兴奋症状。

2.注意有无合并伤,因患者触电后弹离电源或高空跌下,常伴有颅脑损失、脊髓损伤、内脏破裂、骨折等,应注意观察患者全身的情况,及时发现和处理,配合医生做好抢救工作。

3.保证患者充足的睡眠和休息。

4.清醒患者给予高热量、高蛋白、高维生素饮食,昏迷患者给予鼻饲流质饮食。

5.加强基础护理。注意患者的皮肤及创面,定时更换创面敷料,保持创面干燥、清洁。病情严重者注意口腔护理、皮肤护理,预防口腔炎和压疮的发生。

6.对于触电患者应做好其心理护理。给予患者体贴、关心、爱护,增加患者的安全感,消除其恐惧的心理。鼓励患者保持乐观心态,积极面对,战胜疾病。

四、蛇咬伤

(一)概述

1.疾病概述　蛇咬伤(snakebite)指被蛇牙咬伤机体,特别是指被通过蛇牙或在蛇牙附近分泌毒液的蛇咬入后所造成的一个伤口。被无毒的蛇咬了以后,大小就像针眼,而被毒蛇咬伤,可能很严重,这要由受伤者咬伤的部位、蛇毒注入的量、蛇毒吸收到患者血循环的速度以及被咬和应用特异的抗蛇毒血清间隔时间的长短而定。

2.蛇的种类　全世界共有蛇类 2500 种,其中毒蛇约 650 余种估计每年被毒蛇咬伤的人数在 30 万以上,死亡率约为 10%。我国两广地区蛇害严重,每年蛇咬伤的发病率约为万分之二十五,以夏季和秋季多见。我国蛇类有 160 余种,其中毒蛇约有 50 余种,有剧毒、危害巨大的有 10 种。毒蛇的头多呈三角形,颈部较细,尾部短粗,色斑较艳,咬人时嘴张得很大,牙齿较毒蛇咬伤部常留两排深而粗的牙痕。无法判定是否毒蛇咬伤时,按毒蛇咬伤急救。

蛇咬伤可分无毒蛇咬伤和毒蛇咬伤。前者危害不大,可按一般外伤处理。毒蛇咬伤在伤处可留一对较深的齿痕,故有蛇毒进入组织、并进入淋巴和血流,可引起严重的中毒,必须急救治疗。

(二)病情评估

1.病史 询问患者或是陪同人员具体的咬伤情况,未看见蛇时,要注意排除是否无黄蜂、蝎子等咬伤。有明确看见蛇,局部还具有牙痕时,可立即诊断为蛇咬伤。

2.临床表现

(1)普通蛇咬伤:一般无毒蛇伤口可见到多个细而浅的齿痕,排列成椭圆形,无明显局部肿痛和淋巴系统炎症反应,亦无全身症状。

(2)毒蛇咬伤的表现

1)血液循环毒素:主要由蝰蛇、五步蛇、竹叶青蛇等咬伤引起。局部表现:伤口可见齿痕,局部红肿剧痛且可迅速向四肢近心端扩展,常累及躯干部,并可出现水疱及组织坏死,伤口出血不止、发烧、恶心、呕吐等。全身多处出血,表现为便血、咯血、血尿甚至心肌出血,可出现中毒性心肌病、心律失常、心力衰竭及休克,甚至呼吸及肾功能衰竭而致死。

2)神经性毒素表现:主要由金环蛇、眼镜蛇、海蛇等咬伤引起。伤口疼痛、肿胀、运动失调、恶心、呕吐、呼吸困难,局部症状较轻,有时仅有麻木感,伤口局部无炎症表现。全身症状主要表现为横纹肌弛缓性瘫痪如眼肌麻痹,肌体软瘫,呼吸肌麻痹而出现呼吸困难,严重时可造成呼吸衰竭。

3)混合毒素表现:主要由眼镜蛇、眼镜王蛇和蝮蛇咬伤引起,可出现神经及血液系统综合症状。

3.实验室检查

(1)血常规检查:红细胞及血红蛋白是否有所减少,严重者会出现血小板减少。

(2)出凝血时间检查:查看患者凝血时间是否有所减少。

(3)血红蛋白尿检查:蝮蛇及蝰蛇伤时,尿血红蛋白定性反应阳性。

(4)尿常规检查:混合毒类及血循毒类蛇伤时,尿中可有蛋白、管型及红细胞。

(三)救治要点

1.局部治疗 立即在被咬伤的肢体肿胀处上方近心端5～10cm处,用弹性绷带或止血带捆扎肢体,延缓毒素向心性扩散,绑扎10～15分钟放松1分钟以免影响血液循环造成组织坏死。

2.伤口处理 用1：5000高锰酸钾肥皂水、冷开水、生理盐水冲洗,以牙痕为中心,用消过毒的小刀将伤口的皮肤切成十字型,逆行推挤部分毒液排出,边挤压边清洗,时间约为20～30分钟在紧急情况下可用口吸吮(口腔内应无损伤或龋病),最好口含酒精吸吮,边吸边吐,再以清水漱口。然后用0.25%～0.5%普鲁卡因在伤口四周作环形封闭,同时可加用地塞米松5mg以减轻局部疼痛及组织坏死。

3.药物治疗

(1)抗毒血清:使用血清前先做皮试,阴性时才可应用,注射抗毒血清前宜先注射地塞米松5mg。如皮试阳性又必须应用时,可按常规脱敏。抗蛇毒素以注射一次足量为宜,重症可重复应用。抗毒血清应尽早使用,在20～30分钟内效果最好。

(2)蛇药:季得胜蛇药,每次内服2～4片,每日3次,同时外敷,距咬伤处四周约半厘米;上海蛇药:对各种毒蛇咬伤均有作用,首次20ml,以后每6小时服10ml,至全身中毒症状消失为止重症口服30分钟,以后每4小时口服20ml,好转后改为维持量,肌内注射,首次1支,以后每4～6小时注射1支,至中毒症状好转,口服与肌注并用。此外还有一部分中草药,如半边莲、七叶一枝花、白花蛇舌草水等。

（3）蛇咬伤:伤口易感染,因此应给予抗生素和破伤风治疗。

（四）护理要点

1. 在滴注抗毒血清时,护士应密切观察有无呼吸道阻塞、呼吸停止等反应,如发现不良反应则立即告知医生并配合抢救。

2. 密切观察患肢肿胀,渗血、皮温及颜色,将患肢包扎固定置于功能位,制动抬高防止水肿及碰撞,以减轻肿胀和疼痛。

3. 严密监测患者的呼吸、体温、脉搏以及血压,有无窒息或呼吸衰竭。注意观察患者的神志,瞳孔大小,有无肌肉弛缓性麻痹,尿液颜色、性质。

4. 做好患者的皮肤护理。定时为其翻身拍背,防止坠积性肺炎。

5. 给予患者清淡易消化的食物,还应多喝水、多吃水果,忌食辛辣刺激食物。

6. 由于蛇咬伤患者使其产生恐惧、紧张、焦虑等情绪,因此应做好患者的心理护理。注意关心、体贴、照顾患者,详细讲解配合治疗的重要性,减轻其心理压力,使患者能增强信心,战胜疾病。

（高锐）

第七节　常见急危重症

一、昏迷

昏迷(coma)是最严重的意识障碍,患者意识完全丧失,不能被刺激唤醒。

1. 颅内疾病　脑血管疾病、脑脓肿、肿瘤、脑膜炎、颅内高压等。

2. 全身疾病　严重感染、内分泌及代谢障碍疾病,电解质紊乱等。

3. 急性中毒　有气体中毒,农药中毒,药物中毒,植物类中毒、动物类中毒。

4. 理化因素　中暑、溺水、触电等。

（一）健康史

1. 了解患者昏迷起病的缓急及发病过程。了解昏迷是否为首发症状,若是病程中出现,则应了解昏迷前有何病症。

2. 了解患者发病前有无异常接触史等。

（二）身心状况

1. 症状体征

（1）浅昏迷:意识大部分丧失,对强烈刺激有痛苦表情及躲避反应,无语言应答,不能执行简单的命令。可有无意识的自发动作。生命体征可无明显变化,咳嗽反射、瞳孔对光反射、吞咽反射、腱反射、角膜反射无明显变化。

（2）中度昏迷:对各种刺激无反应,对强烈刺激可出现防御反应,瞳孔对光反射迟钝,角膜反射迟钝。

（3）深昏迷:自发性动作完全消失,对任何刺激无反应。生命体征有改变,反射消失,巴彬斯基征阳性。

2.**意识水平评估方法** 格拉斯哥昏迷评估量表(Glasgow coma scale,GCS)是快速评定意识水平的评估工具,用于评估清醒程度,监测意识情况的转变(表13−11)。

表13−11 Glasgow 昏迷评分

睁眼反应	计分	运动反应	计分	语言反应	计分
自动睁眼	4	遵命动作	6	正确回答	5
呼唤睁眼	3	刺痛定位	5	回答错误	4
刺痛睁眼	2	刺痛躲避	4	语无伦次	3
无反应	1	异常屈曲	3	有音无语	2
		异常伸直	2	无反应	1
		无反应	1		

计三项总分,共15分15分清醒;12~14分为轻度昏迷;9~11分为中度昏迷,8分以下重度昏迷;3分以下罕有生存。

3.**辅助检查** 主要用于查找昏迷原因。

(1)腰穿检查:查脑脊液细胞学、脑脊液生化,查找病毒细胞。

(2)头颅 CT 及磁共振检查:对中枢神经系统疾病诊断具有重要价值。

(3)血液检查:血常规、生化、电解质有助于糖尿病酸中毒、低血糖昏迷及尿毒症昏迷诊断。

(4)心电图:可鉴别心肌梗死、心律失常所致昏迷。

(三)护理问题

1.**窒息的危险** 与患者咳嗽能力下降有关。

2.**受伤的危险** 与患者不能识别危险及无法自我控制有关。

3.**自理能力缺陷** 与意识障碍有关。

(四)护理目标

1.患者没有发生窒息。

2.患者没有发生坠床等受伤。

3.患者基本生理需要得以满足。

(五)护理措施

1.**一般护理** 卧床,抬高床头,取半卧位,头偏向一侧,预防返流误吸。

2.**治疗配合** 本病的治疗原则是:维持生命体征,避免脏器功能进一步损害,积极查找病因和治疗原发病。

3.**加强护理**

(1)病情观察:严密观察生命体征,瞳孔大小、对光反射,使用意识评估工具评定患者意识情况,发现变化立即报告医生。

(2)保持呼吸道通畅,随时清除气道内分泌物。

(3)安全护理:做好基础护理,口腔护理时不漱口,禁喂水。注意床单元整洁,避免放置质硬、尖锐、带电物品在床上。慎用热敷,须使用时应床旁守护,勤观察,避免烫伤。烦躁患者用床档保护,适当约束。

(4)记录出入量,予管饲或静脉营养支持。

4.**早期进行康复锻炼** 保持肢体功能位,定期给予肢体被动活动和按摩。

(六)护理评价

1.患者气道分泌物得到及时清除,未发生返流误吸。

2. 患者未发生坠床、烫伤等意外。

3. 患者清洁舒适,体重无明显下降。

二、烧伤

由热力、电流、化学、激光、放射性物质引起的组织损伤统称烧伤(burn)。

(一)病因

1. 热力烧伤　最常见,如沸水、火焰、蒸汽、热金属等。生活上最多见烫伤和火焰烧伤。

2. 化学烧伤　强酸、强碱、镁、磷等。

3. 其他　电烧伤、放射性烧伤。

(二)病理生理

1. 面积估计　以烧伤区域占全身体表面积的百分率计算。常用中国九分法(表 13-12)、手掌法计算。

(1)中国九分法将全身面积划分为若干 9% 的倍数来计算。

表 13-12　烧伤面积中国九分法

部位		面积(%)	
头部	发部	3	9×1
	面部	3	
	颈部	3	
双上肢	上臂	7	9×2
	前臂	6	
	手	5	
躯干	前面	13	9×4
	后面	13	
	会阴	1	
双下肢	臀部	5	9×5+1
	大腿	21	
	小腿	13	
	足	7	

(2)手掌法:不论年龄和性别,患者自己的手掌,五指并拢的手掌面积按体表面积的 1% 计算。

2. 烧伤深度的识别　普遍采用三度四分法。

(1)Ⅰ度烧伤:仅伤及浅层表皮。局部出现红肿,无水泡,皮温稍高,有微痛或烧灼感。3～7 日脱屑痊愈,无瘢痕,短期内可有色素沉着。

(2)浅Ⅱ度烧伤:伤及整个表皮,甚至真皮乳头层。局部红肿明显,大小不一水疱形成,疱底创面红润,疼痛明显。无感染 7～14 天可愈合,不留瘢痕,较长时间色素沉着。

(3)深Ⅱ度烧伤:伤及真皮深层,部分真皮残留。局部苍白或褐色坏死,或间有较小水疱,疱底创面质韧,感觉迟钝、温度降低。愈合时间常超过 21 天,严重时需要植皮。常留瘢痕。

(4)Ⅲ度烧伤:伤及皮肤全层,甚至深达皮下组织、肌肉、骨骼及内脏器官。皮肤坏死,脱水后形成焦痂,创面蜡白或焦黄,甚至碳化,触之如革,感觉消失,皮温低。愈合时间长,常需要植皮。

3.烧伤严重程度分类

(1)轻度烧伤:Ⅱ度烧伤总面积10%以下。

(2)中度烧伤:Ⅱ度烧伤总面积10%～30%,或Ⅲ度烧伤总面积10%以下。

(3)重度烧伤:烧伤总面积31%～50%,或Ⅲ度烧伤总面积10%～20%;或虽烧伤面积不达比例,但全身情况较重或发生休克、高电压烧伤、复合伤、中重度吸入损伤。

(4)特重烧伤:烧伤总面积>50%,或Ⅲ度烧伤总面积20%以上。

4.临床分期　一般分为三期,各期可相互重叠。

(1)体液渗出期:烧伤区及周围毛细血管扩张及通透性增加,大量体液渗入组织或自创面渗出,一般伤后立即发生,2～3小时最剧烈,8小时达高峰,持续36～48小时,48小时后,渗出于组织间的水肿液开始回收烧伤面积大者可影响有效循环血量。

(2)感染期:早期表现为局部蜂窝织炎、急性淋巴管炎等局部感染,继续发展,细菌入血可致败血症或局部形成烧伤创面脓毒症。感染在水肿回收时为高峰,2～3周溶痂时达另一高峰,3～4周健康肉芽形成保护屏障后,感染机会才逐渐减少。

(3)修复期:在创面出现炎症改变不久开始。

(三)护理评估

1.健康史

(1)询问受伤史,包括烧伤的原因、受伤时间、现场环境,有无合并伤,有无吸入性损伤。

(2)受伤后已采取的处理措施、转运途中情况。

2.身心状况

(1)症状体征:烧伤的临床表现取决于受伤的面积、深度及是否合并其他伤。

1)局部情况:身体暴露部位和手、四肢等功能部位烧伤居多,局部皮肤根据烧伤面积和烧伤深度可有不同表现,呼吸道烧伤者口鼻可有黑色分泌物。发生局部感染者红肿、热、痛明显。

2)全身情况:休克者有意识改变,面色苍白、湿冷、口渴、尿少、心率快、血压改变等低血容量表现;感染者有寒战、高热等;吸入性损伤者有呼吸道刺激症状、咳黑色痰、声音嘶哑、呼吸困难等表现;发生脑水肿、应激性溃疡时可出现意识改变、头痛、喷射状呕吐、腹痛、呕血便血等表现。

(2)辅助检查

1)血液检查:血常规可反映早期血液浓缩,感染时白细胞升高;血气分析可反映电解质异常和酸碱失衡;血尿素氮、肌酐可监测肾功能。

2)X线检查:呼吸道损伤或并发肺部感染时可有异常。

(3)社会心理状况:突然被烧伤可能出现紧张、恐惧;对烧伤可能造成的外形变化会出现焦虑不安、不能接受。

(四)护理问题

1.体液不足　与血液大量渗出有关。

2.感染的危险　与皮肤屏障破坏,身体防御功能降低有关。

3.舒适的改变　疼痛与局部组织损伤有关。

4.知识缺乏　缺乏烧伤预防、处理相关知识。

5.潜在并发症 脑水肿、应激性溃疡等。

（五）护理目标

1.患者循环血量得到及时补充，未发生休克。

2.患者感染得到及早发现、有效控制。

3.患者疼痛得以控制，安静合作。

4.患者了解烧伤相关知识。

5.患者并发症得以早期识别、早期处理。

（六）护理措施

1.一般护理 迅速脱离热源，评估患者伤情并及时处理危及生命的情况如窒息、出血、中毒等，完整创面与保护创面。

2.治疗配合 本病的治疗要点包括：防治休克、处理创面、防治感染。

（1）患者若有剧痛、烦躁不安者可予止痛镇静，颅脑损伤、呼吸困难者无人工气道者慎用。

（2）补液轻度烧伤者可口服含盐液或烧伤饮料，不宜大量饮用，更不可喝白开水，以免发生水中毒。大面积烧伤者尽早建立1～2条大静脉通道补液。

烧伤早期主要输血浆等胶体液，等渗盐水、碱性溶液等电解质溶液，再加生理需要量的葡萄糖溶液。

补液量的确定：烧伤后第1个24小时，每1%烧伤面积（Ⅱ～Ⅲ度）每千克体重补胶体液或电解质溶液1.5ml（小儿2ml），再加生理需要量，成人为2000ml/d，小儿100ml/（kg·d）。胶体与电解质比0.5：1，严重者1：1。伤后第二个24小时胶体液及电解质溶液为第一个24小时的一半。

补液速度：伤后6～8小时输入第一个24小时输液量的一半，另一半在后16小时匀速输入。补液方案应严格执行，不得延迟。

（3）处理创面：Ⅰ度烧伤早期冷敷，后可涂薄层油脂。Ⅱ度烧伤创面较小水疱皮肤完整的予保留，水疱较大者可用注射器抽液后包扎。大面积烧伤不便包扎的采用暴露疗法，局部涂以磺胺嘧啶银等抗感染，积极去痂，及早植皮。

（4）防治感染：以预防为主。积极处理创面，及时纠正休克，合理应用抗生素，营养支持等。接触创面的物品均应进行灭菌。

3.病情监测 早期监测精神状态、心率、血压、尿量、末梢循环、中心静脉压等循环指标，准确记录出入量，指导补液速度和补液量。监测血气分析及电解质情况，及时纠正酸碱失衡、水电解质紊乱。呼吸困难者保持呼吸道通畅、氧疗，出现呼吸道梗阻者早期气管切开。观察有无腹痛、呕血便血等应激性溃疡表现有无烦躁、意识改变等脑水肿表现。

4.心理护理 尽量减少患者的疼痛，向病员解释治疗情况及后期可以使用的治疗手段，增强患者治疗的信心。

5.健康教育

（1）安全教育：加强安全保护意识，学习安全消防知识。

（2）学会自救、互救：烧伤后尽快脱离火源，学会正确灭火、用冷水保护创面、不污染创面、切忌乱跑、用手拍打。

（3）康复指导：鼓励自我照顾，避免搔抓及摩擦创面；进行关节和肢体的活动锻炼，以逐步恢复正常功能

（七）护理评价

1.患者的休克、感染得到有效预防和控制。

2.患者的疼痛得到控制，不影响休息，并发症得以早期发现、早期处理。

3.患者能说出烧伤后的自救方法，能在医护人员指导下正确进行康复锻炼。

三、咯血

咯血（hemoptysis）是指喉部以下的呼吸器官（即气管、支气管或肺组织）出血，并经咳嗽动作从口腔排出的过程。大咯血是指一次咯血量多100ml，或24小时≥500ml，或伴有心悸、面色苍白、脉搏细速等症状体征为大咯血。

（一）病因

咯血不仅可由呼吸系统疾病引起，也可由循环系统疾病、外伤以及其他系统疾病或全身性因素引起。

1.呼吸系统　最常见肺结核、支气管扩张、肺部肿瘤。另有其他肺部感染、肺包虫病、肺阿米巴病、肺囊虫病、肺梗死等。

2.循环系统　常见的有二尖瓣狭窄、急性左心衰、左房黏液瘤，也见于高血压性心脏病、肺动脉高压、主动脉瘤、肺血管病如支气管动静脉瘘等。

3.其他　外伤，出血性疾病如血液性疾病、DIC等。

（二）病理

各种导致肺部毛细血管通透性增高，或黏膜下血管壁破溃等因素均可引起出血。

（三）护理评估

1.健康史

（1）询问患者所患疾病，已接受的治疗。

（2）了解患者本次咯血次数、咯血量，之前接受治疗的情况。

2.身心状况

（1）症状：血液咳后经口鼻排出，也可被吞咽而从消化道排出。病因不同，可伴发热、呛咳、胸痛、黄疸、皮肤黏膜出血等不同表现。大出血患者可能导致窒息，原因有：

1）体质衰弱，咳嗽无力、痰液积聚。

2）有支气管狭窄、扭曲、支气管引流不畅。

3）应用镇静剂或沉睡中突然咯血。

4）反复大量咯血不止。

5）咯血过程中患者精神高度紧张或血块刺激引起支气管和喉部痉挛。

（2）体征：不同原发病可出现不同体征。

（3）辅助检查

1）胸片、CT：帮助确定病灶位置，查看肺部病变情况。

2）纤支镜：可查找出血灶，在局部喷洒止血药止血，取活检等。

3）痰液检查：查找微生物、寄生虫、癌细胞、心衰细胞等。

4）血液检查：凝血功能检查判断是否为出血性疾病，血常规有助于推断出血量。

（4）社会心理状况：大量咯血的患者表现为紧张、恐惧，长时间少量咯血常因担心疾病预后而焦虑。

（四）护理问题

1. 窒息的危险 与血液或凝血块堵塞气道有关。

2. 组织灌注不足 与短期内大量的咯血有关。

3. 知识缺乏 缺乏预防再出血相关知识。

4. 焦虑 与反复咯血、担心预后有关。

（五）护理目标

1. 患者窒息可能性降到最低。

2. 患者循环保持稳定。

3. 患者了解再出血相关知识。

4. 患者焦虑减轻。

（六）护理措施

1. 一般护理 卧床休息，保持安静，及时去除血污物品，保持床单位整洁。

2. 治疗配合 本病的治疗原则包括：防窒息、止血、抗休克，查找并治疗原发病。

（1）防窒息：少量咯血可让患者轻轻咳出。大量咯血时，鼓励患者咳出气道内积血。病灶位置不明者平卧位，头偏向一侧；明确病灶者患侧卧位，头偏向一侧，避免血液流入健侧肺内。窒息时取患侧位头低足高位体位引流，立即清除口腔内血块，粗吸痰管清理气道，必要时紧急气管插管，最好使用双腔气管插管，保持健侧肺有效通气。

（2）止血：可用镇静、止咳、垂体后叶素、止血酶等止血。高血压、冠状动脉粥样硬化性心脏病患者及孕妇禁用垂体后叶素。

（3）抗休克：建立静脉通路，根据患者出血量及生命体征补液，必要时可酌情输血。

3. 病情观察 观察生命体征、神智、尿量、皮肤和肢端循环，及时发现休克。观察有无窒息先兆：咯血突然停止或减少、紫绀、自感胸闷、心慌、大汗淋漓、喉痒有血腥味及精神高度紧张等情况。

4. 心理护理 向患者解释病情，使其放松，配合治疗，鼓励患者将血轻轻咳出。

5. 健康教育

（1）注意保暖，预防上呼吸道感染。

（2）避免过度劳累、剧烈咳嗽。保持大便通畅，防屏气用力。

（3）加强营养，增强体质。适当锻炼身体，增强抗病能力。

（七）护理评价

1. 患者呼吸道通畅，或窒息先兆得到及时处理。

2. 患者生命体征维持稳定。

3. 患者能说出预防再出血的措施

四、抽搐与惊厥

抽搐是不随意运动的现象，表现为肌肉的不自觉运动现象，临床上常见惊厥，强直性痉挛，肌阵挛，震颤，舞蹈样动作等：

惊厥是小儿常见急症，是多种原因致大脑神经元异常放电从而引起四肢、面部肌肉强直性或阵挛性的不随意收缩的一种表现多发生在 6 岁以下，3 岁以下居多。

（一）病因

1. 新生儿惊厥　新生儿缺氧缺血性脑病最常见，其次是代谢异常（低血糖、低钙、低钠、低镁），颅内出血，感染性疾病如化脓性脑膜炎、脓毒血症，遗传性因素等。多数患儿有多种因素同时存在。

2. 小儿惊厥　小儿惊厥最常见的是颅内感染性疾病、癫痫、热性惊厥及各种中毒，其他有婴幼儿良性惊厥、颅内出血等。

3. 抽搐　成人常见原因有颅内感染、脑血管疾病、电解质失衡、糖尿病、肺性脑病、酒精性脑病、电解质紊乱等。

（二）病理

各种原因引起的大脑神经元的异常放电导致肌肉的不随意收缩。

（三）护理评估

1. 健康史

（1）询问患者发病前原发病情况，为初次发作还是多次发作，以往发作时处理措施及效果。

（2）了解患者本次发作持续时间，发作时意识是否清楚，肌张力是否增高、涉及部位。

2. 身心状况

（1）症状：全身或局部性阵发性或间歇性肌肉强制性或阵挛性不随意收缩，伴昏迷或意识不清。发作时间20秒到30分钟不等

（2）体征：发作时神志不清，肌张力增高。

（3）辅助检查：根据需要做脑电图、CT或MRI、血生化等检查查找原发病。

（4）社会心理状况：惊厥发作时患者家属十分焦虑，惊恐不安。患儿家属常关心惊厥是否会对患儿智力、行为、学习能力、学业进步等影响。

（四）护理问题

1. 受伤的危险　与患者意识丧失、行为不能自控有关。

2. 窒息的危险　与分泌物、呕吐物阻塞气道有关。

3. 焦虑　与担心疾病预后有关。

（五）护理目标

1. 患者没有受到意外伤害。

2. 患者气道通畅。

3. 患者及家属焦虑减轻。

（六）护理措施

1. 一般护理　就地抢救、平卧位，吸氧。

2. 治疗配合　本病的治疗原则包括：止惊，查找并积极治疗原发病。

（1）镇静：静脉注射地西泮 0.3～0.5mg/kg，肌内注射苯巴比妥钠 3～5mg/kg，10％水合氯醛 0.5ml/kg 保留灌肠。静脉注射咪达唑仑 0.1～0.2mg/kg 后持续泵入根据患者镇静水平调整对小儿惊厥持续状态有较好的镇静效果。在使用镇静药时注意观察药物使用效果，记录发作范围和持续时间、患者意识状态。缓解后应继续观察，以防再次发作。

（2）查找并治疗原发病。

3. 安全护理

（1）保持气道通畅：平卧位，头偏向一侧，解开衣领，畅通气道，随时清除患者口腔内分泌

物。托下颌或将舌头轻轻向外牵拉,以防舌后坠堵塞呼吸道。

(2)安全护理:在患者清醒前专人守护,以防患者坠床或碰伤,勿用力阻止患者不自主动作,以免造成骨折或脱位。用牙垫或纱布包裹压舌板放入口腔一侧的臼牙咬合面以防患者咬伤舌头。

4.心理护理　向家属解释治疗方案取得家属的配合。

5.健康教育

(1)清醒后指导患者及家属积极治疗原发病,预防再次发作。

(2)指导家属如再次发生抽搐、惊厥现象的应急处理。

(3)指导家属注意观察小儿在智力、行为方面的异常,早期干预。

(七)护理评价

1.患者未因抽搐与惊厥受伤。

2.患者未发生窒息。

3.患者或家属焦虑减轻。

(高锐)

第十四章　消毒供应中心护理

第一节　消毒、灭菌

医疗器械、器具和其他物品根据其危险性分为高度危险性物品、中度危险性物品和低度危险性物品。消毒时需要根据其危险性分别采取消毒措施。

高度危险性物品是指进入人体无菌组织、器官、脉管系统，或有无菌体液从中流过的物品或接触破损皮肤、破损黏膜的物品，一旦被微生物污染，具有极高感染风险，如手术器械、穿刺针、腹腔镜、活检钳、心脏导管、植入物等，对高度危险性物品使用前必须经过灭菌处理。中度危险性物品是指与完整黏膜相接触，而不进入人体无菌组织、器官和血流，也不接触破损皮肤、破损黏膜的物品，如胃肠道内镜、气管镜、喉镜、肛表、口表、呼吸机管道、麻醉机管道、压舌板、肛门直肠压力测量导管等，需达到消毒水平。低度危险性物品是指与完整皮肤接触而不与黏膜接触的器材，如听诊器、血压计袖带等；病床围栏、床面以及床头柜、被褥等；墙面、地面、痰盂（杯）和便器等。其可以不消毒或者达到低水平消毒。

一、消毒

消毒是通过物理或化学的方法清除或杀灭传播媒介上病原微生物，使其达到无害化的程度。

接触皮肤、黏膜的医疗器械、器具和物品必须达到消毒水平，消毒水平可分为高水平、中水平和低水平。

1. 高水平消毒　是指杀灭一切细菌繁殖体，包括分枝杆菌、病毒、真菌及其孢子和绝大多数细菌芽胞。达到高水平消毒常用的方法包括采用含氯制剂、二氧化氯、邻苯二甲醛、过氧乙酸、过氧化氢、臭氧、碘酊等，以及能达到灭菌效果的化学消毒剂，在规定的条件下，以合适的浓度和有效的作用时间进行消毒的方法。

2. 中水平消毒　指杀灭除细菌芽胞以外的各种病原微生物，包括分枝杆菌。达到中水平消毒常用的方法包括采用碘类消毒剂（碘伏、氯己定碘等）、醇类和氯己定的复方、醇类和季铵盐类化合物的复方、酚类等消毒剂，在规定条件下，以合适的浓度和有效的作用时间进行消毒的方法。

3. 低水平消毒　指能杀灭细菌繁殖体（分枝杆菌除外）和亲脂病毒的化学消毒方法，以及通风换气、冲洗等机械除菌法，如采用季铵盐类消毒剂（苯扎溴铵等）、双胍类消毒剂（氯己定）等，在规定的条件下，以合适的浓度和有效的作用时间进行消毒的方法。

对中度危险性物品应当采用高水平或中水平消毒法。直接进入人体体腔道接触黏膜的中危器械如胃镜、肠镜、阴道镜等，使用后常附着大量的、不易清洗干净的黏液，消毒难度大，引起感染的机会较多。间接接触黏膜或皮肤的医疗用品，如呼吸机管道、吸氧管等物品，其结构特殊，不易清洗干净，且主要用于免疫功能低下，易发生感染的患者。对这些中度危险性物品的清洗、消毒处理应特别注意每一个环节。

对低度危险性物品由于其只直接或间接与患者健康无损的皮肤相接触，一般只需清洁处理。需要消毒时常用消毒剂喷雾、浸泡或擦拭消毒。

二、灭菌

灭菌是用化学或物理的方法杀灭或清除传播媒介上所有微生物，使其达到无菌水平。

进入人体组织、无菌器官的医疗器械、器具和物品为高度危险性物品,必须进行严格的灭菌处理。灭菌前应当彻底清洗干净。

此类物品的灭菌方法包括热力灭菌、辐射灭菌、环氧乙烷灭菌、低温甲醛蒸气灭菌和过氧化氢等离子体灭菌等方法,以及用各种灭菌剂如戊二醛、二氧化氯、过氧乙酸和过氧化氢等进行灭菌处理的方法。

使用的灭菌器械和消毒剂应为卫生部批准的产品,使用时应按厂家说明书进行操作。

三、选择消毒、灭菌方法的原则

1. 使用经卫生行政部门批准的消毒药、械,并按照批准使用范围和方法使用。

2. 根据物品污染后的危害程度选择消毒、灭菌的方法:

(1)对高度危险性物品,必须选用灭菌方法处理;

(2)对中度危险性物品,进行中水平或高水平消毒处理;

(3)对低度危险性物品,一般可用低水平消毒或只作一般的清洁处理。

3. 根据物品上污染微生物的种类、数量和危害性选择消毒灭菌方法:

(1)对受到细菌芽胞、真菌孢子、分枝杆菌和经血传播病原体(乙型肝炎病毒、丙型肝炎病毒、艾滋病病毒等)污染的物品,选用高水平消毒法或灭菌法。

(2)对受到真菌、亲水病毒、螺旋体、支原体、衣原体和病原微生物污染的物品,选用中水平以上的消毒方法。

(3)对受到一般细菌和亲脂病毒等污染的物品,可选用中水平或低水平消毒法。

(4)对存在较多有机物的物品消毒时,应加大消毒药剂的使用剂量和(或)延长消毒作用时间。

(5)消毒物品上微生物污染特别严重时,应加大消毒药剂的使用剂量和(或)延长消毒作用时间。

4. 根据消毒物品的性质选择消毒方法

(1)耐高温、耐湿度的物品和器材,应首选压力蒸汽灭菌;耐高温的玻璃器材、油剂类和干粉类等可选用干热灭菌。

(2)不耐热、不耐湿,以及贵重物品,可选择环氧乙烷或低温蒸汽甲醛气体消毒、灭菌。

(3)对器械浸泡灭菌时,应选择对金属基本无腐蚀性的消毒剂。

四、医疗机构使用消毒药械的管理

《传染病防治法》第二十九条规定,用于传染病防治的消毒产品应当符合国家卫生标准和卫生规范。根据《消毒管理办法》的规定,消毒产品包括消毒剂、消毒器械(含生物指示物、化学指示物和灭菌物品包装物)、卫生用品和一次性使用医疗用品。

卫生部对消毒剂、消毒器械实行市场准入制度,只有取得卫生部卫生许可批件的产品才可以上市销售,医疗机构只能使用经过卫生部批准的消毒剂和消毒器械。一次性医疗用品在我国由食品药品监督管理局管理,只有取得了医疗器械许可证后才可上市。医疗机构也只能使用经过食品药品监督管理局批准的产品。卫生用品由卫生部门管理,但目前没有实行许可制度,医疗机构应根据检测结果和以往的使用情况选择合格的供应商和安全有效并符合国家卫生标准和卫生规范的产品。

各种注射、穿刺、采血器具应当一人一用,不得重复使用。使用过的一次性医疗器械应按照《医疗废物管理条例》及时进行无害化处理。

消毒药械和一次性使用医疗器械、器具的品质及其合法性是否符合《传染病防治法》和

《消毒管理办法》的规定,由医院感染管理部门进行审核并接受卫生行政部门的监督检查。

(郭凯)

第二节　清洁类医疗物品的清洗消毒

　　医院用清洁类医疗物品是指经终末处理或清洗消毒后可再次使用的物品,一般包括床单位、呼吸机外置管路、压脉带、氧气湿化瓶等。长期以来,临床科室采取化学消毒剂自行浸泡消毒的方法,处理程序不规范,无专人把关,消毒质量难以保障,且化学消毒剂易造成病区环境污染,存在着一定的安全隐患。为保证医院清洁类医疗用品的有效、安全使用,我院自 2007年起逐步探索该类物品的集中式供应模式,先后开展了床单位、呼吸机外置管路、压脉带、氧气湿化瓶的集中式清洗消毒,建立了适合各类清洁类物品的标准化清洗消毒方法及供应流程,制定了清洁类物品的管理规范,收到了良好的效果。

一、病床单位的清洗消毒

　　病床消毒供应中心是将患者常规使用、出院或病故患者使用的病床进行集中的清洗消毒、配送的场所。对病床及床上用品使用后进行彻底清洗消毒的问题,而且有效的控制在病房内铺床、套被所产生的尘埃对空气的污染,达到有效预防医院内感染的目的,为每位患者提供洁净、安全、舒适的床单位。

　　1. 目的　明确病床使用后的消毒管理过程,为患者提供清洁、舒适的床单位,防止医院交叉感染。

　　2. 适用范围　适用于病区护士、病床消毒中心、洗衣房、器械修理所、电梯班等相关工作人员。

　　3. 人员　病区护士、消毒工、洗衣工、维修工、电梯工。

　　4. 工作程序与要求

　　(1)病床消毒供应中心负责对使用后的病床及床上用品进行集中清洗、消毒处理,为病区提供清洁的床单位。

　　(2)病床消毒供应中心应配备所负责处理病床总数 10％基数的周转床及床上用品。

　　(3)死亡患者、传染患者及特殊感染患者使用后的病床做到一用一消毒;一般患者使用的病床每 3 个月清洗消毒 1 次,由病床消毒中心提供消毒标识,使用病区按时通知病床消毒供应中心。

　　(4)病区护士在网上申请换床,注明申请病区、床号、申请时间、更换方式,并用呼叫系统明示。病床消毒供应中心接到信息后,在计算机上注明下送时间,并立即指派下送人员将备用床经清洁电梯送到所申请病区,经护士验收,床及床上用品齐全完好后签名。下送人员检查回收病床及床上用品齐全后将病床送至消毒供应中心污染区。

　　(5)污染区的操作人员验收后进行分类处理,将被套、床单、枕套放置污物袋中由洗衣房回收处理,将床垫、棉絮、褥子、枕头装入压力蒸汽消毒柜中经 105℃持续 5min 消毒处理后进入清洁区;病床推入消毒清洗器内,经 12min 清洗消毒处理后进入清洁区;被套、床单、枕套经洗衣房清洗消毒后送清洁区,清洁区人员进行验收并签名。合格后铺好备用床存放在清洁区内备用。

　　(6)验收不合格的被服及时返回洗衣房进行修补,修补后送回清洁区。不能修补的被服及污染严重的棉絮、褥子、枕头由被服中心负责更换。验收不合格的病床及时申报器械修理所进行维修,合格后投入使用。

(7)病床消毒供应中心按操作规程进行操作,在操作中出现的问题及时与有关部门联系,确保病床消毒供应工作正常运行,病床消毒中心提供24h服务,双休日、节假日照常工作。

(8)电梯班对下送的专用电梯进行日常维护与维修,保证病床的运送。器械修理所对病床消毒柜、病床清洗机进行日常维护与维修,保证病床处理系统正常运行。

5. 工作标准

(1)清洗消毒后床架的外观干净,无污渍,无血迹,无异物。

(2)消毒后的床垫及床上用品应干净,无污渍,无血渍。

(3)每季度对床架、床垫、床上用品做微生物学监测,每次分别做3~5个部件,细菌数≤20cfu/m² 为合格。

(4)清洗消毒后的床单位按规定进行整理,在下送病房前注明失效时间,失效期为3个月。

6. 工作流程见图14—1。

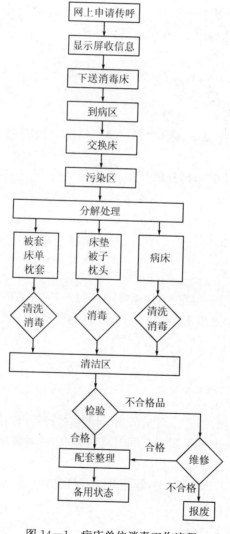

图14—1　病床单位消毒工作流程

二、清洗机操作程序

1. 操作程序

(1)合上总电源,开软化水、纯水。

(2)开排汽阀,开蒸汽总阀,等待 5～10min(目的是排掉管道内的冷凝水),关闭排汽阀。

(3)开分汽阀,缓慢开,同时看压力表达到要求压力,开压缩空气阀。

(4)开电源,屏幕显示操作界面。

(5)将床推入清洗机。

(6)床的要求:杂物必须去掉。

(7)清洗机显示屏开始选择关门。

(8)开始灯亮起。

(9)按(SETUP)键选择程序(P1、P2、P3、P4、P5、P6),第 2 个"↑"数字键,即"selectcycle"。选择程序(上下方向键选择程序)→确认→OK→启动程序(绿色开关)→输入密码(111AAA)→OK→(自动启动程序)→开始清洗。

(10)出锅。

(11)下班关电源,总电源、分汽、总汽,关压缩空气阀。

2. 故障的排除

(1)故障消除键:按红色"×"消除报警。

(2)启动键:出现输入密码提示,输入"111AA"→OK→按开门→红灯熄灭→屏幕正常→开启新程序。

(3)"P1、P2、P3、P4、P5、P6"等待故障处理。

3. 设备没运行出现故障时处理

(1)灯亮起,并伴有声音。

(2)看故障信息,并记下信息。

(3)按消除键消除报警。

(4)电话通知工程师。

4. 清洗机常用英文翻译　DETAILS:明细;PLOT GRAPH:曲线图;SETUP BARGRAPH:柱形图、(设置);SYSTEM:系统;ABOUT:调试屏幕的光亮度。

三、消毒柜操作程序

1. 操作程序

(1)合上总电源,开软化水。

(2)开排汽阀,开蒸汽总阀,等待 5～10min 后(目的是排掉管道内的冷凝水),关闭排汽阀。

(3)开分汽阀,顺序是从上至下缓慢开同时看压力表,达到要求压力,开压缩空气阀。

(4)开消毒柜上电源:1 开,0 关。

(5)选择程序 P1、P2、P3、P4、P5、P6,等待开始键灯亮。

(6)按开门键"open door"打开前门。

(7)将待消毒的物品装进柜内。

(8)持续按关门键"close door"关门。等待关门指示灯 door(s)close 亮后方可放手,等待升温。

(9)等开始键"start"灯亮后按此键即程序运行。

(10)程序运行。

(11)结束时后门自动打开,出锅。

(12)关柜门,持续按关门键"dose door"等关门指示灯亮后方可放手。

(13)工作完毕后依次关消毒器电源、总电源、分汽、总汽、压缩空气。

2.注意事项

(1)不用时前后门都应关闭。

(2)门锁钥匙只用于后门,把钥匙插在锁上,正常情况下钥匙在0方向。

(3)只要报警,必须开前门(前门直接按显示屏开门)。

(4)当屏幕出现"EMERG SHUT DOWN(紧急关闭)"即是急停锁的问题,应拧锁复位,按复位键"△"处理。

(5)关门时门锁的灯不亮,要看是否是压力的问题。门封压力:2.5~3Bar。

(6)压力要求:冷凝水3~6Bar;压缩空气6~8Bar;蒸汽总压力0.4kg;夹层压力0.5Bar;柜内压力0.5Bar;门封压力2.5~3Bar。

(7)每日消毒开门前检查各种压力表是否达到要求,再装锅。

四、呼吸机外置回路的清洗消毒

医院使用的呼吸机外置回路属于中度危险性物品,用后可用中水平或高水平消毒法清洗消毒,处理后干燥避污包装保存供临床科室使用。

1.制度与要求

(1)病区工作人员应与消毒供应中心的人员进行交接,交接时应当面清点,如有特殊感染的管路应注明。

(2)呼吸机外置回路应一人一用一清洗消毒,常规使用者应每周更换1次。

(3)特殊感染患者使用过的呼吸机外置回路(包括结核分枝杆菌、AIDS病毒、梅毒、乙肝病毒、丙肝病毒、MRSA、MRSE等耐药菌群感染者)应单独采用重度污染程序进行清洗消毒。

(4)如临床怀疑使用呼吸机患者的感染与呼吸机管路相关,应及时更换呼吸机外置回路,并进行清洗消毒。

(5)清洗前应将呼吸机外置回路连接部件拆卸到最小单位,拆卸后立即清洗消毒。

(6)清洗消毒前,应将呼吸机外置回路按正确的方法放置在清洗架上,选择正确的程序(如一般患者用过的管路选择一般污染清洗消毒程序即P4,特殊感染患者用过的管路选择重度污染清洗消毒程序即P6进行清洗消毒)。

(7)清洗消毒后的呼吸机外置回路应干燥保存用塑封袋塑封,失效期为7d,并在包装上注明清洗消毒时间及失效时间。

(8)呼吸机外置回路的配置由临床各科室自行向器械处申请,消毒供应室不配备周转基数。

(9)清洗消毒后的呼吸机外置回路应下送回各科室,并签字交接。

(10)呼吸机外置回路清洗消毒效果的监测由医院感染科每季度监测1次,并将报告存档备查。

2.工作流程

(1)下收人员推装有周转箱的回收车到各监护室及病房进行回收,回收时与病区人员查对后在回收单上记录数量及相关配置零件,并签名确认。

(2)将回收的呼吸机外置管路按操作规程进行分解,清洗前应将连接部件拆卸至最小单位,呼吸机外置回路包括呼吸机呼吸管路、螺纹管、湿化器、集水杯、雾化器等,拆卸后立即清洗,并在清洗前仔细检查管路内有无痰痂、血痂、油污及其他污迹,如有上述情况应预先放入清洗剂内浸泡10min,再放入清洗消毒机内进行清洗消毒。

(3)清洗消毒前,应将呼吸机外置回路正确装放在清洗架上,选择适宜的程序进行清洗消毒。清洗消毒机消毒的最低温度应达到90℃,维持消毒时间一般污染为5min,重度污染为10min。

(4)呼吸机外置管路清洗消毒后应在清洗消毒机内或专用烘干机内进行烘干。将清洗消毒干燥后的呼吸机管路进行检查,是否清洗干净、干燥、有无破损等。如有破损单独进行包装,并与病区人员交接。无破损按要求进行组装,装入纸塑袋内封闭,并注明一周有效期。干燥后的外置回路应在清洁区内组装,组装后应装入清洁袋内,干燥保存备用。过期后应重新消毒、干燥、包装存放,在包装上注明新的消毒时间及失效时间。呼吸机外置回路的消毒效果由医院感染与疾病控制科定期进行细菌学监测。

(5)由于呼吸机型号不同,外置回路也不同,所以消毒供应中心回收哪个科室的呼吸机外置回路,经清洗消毒后,应送还该科室,回收几套,送还科室几套,不在消毒供应中心存放。

(6)呼吸机外置回路的配置由使用科室根据呼吸机类型及要求向器械处申请采购,消毒供应中心不配备周转基数。

3.消毒工作流程见图14-2。

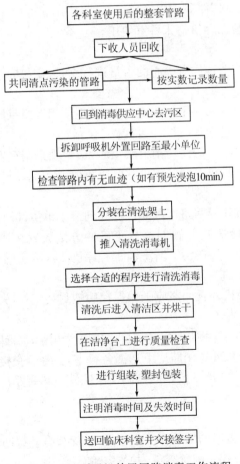

图14-2 呼吸机外置回路消毒工作流程

五、压脉带、氧气湿化瓶的清洗消毒

压脉带及氧气湿化瓶可重复使用,应用后应进行清洗去污,低水平的消毒干燥处理、避污包装保存采取集中消毒,定时交换的管理方式,按照基数周转,由消毒供应中心工作人员到各病区下收下送,供应诊疗科室方便使用。

1. 管理与要求

(1)病区工作人员应与消毒供应中心的人员进行交接、清点。消毒供应中心人员根据病区现有周转基数的数量,发放消毒后的压脉带(氧气湿化瓶),并在交换单上签名确认。

(2)病区应对确认的基数实施管理,除有感染性疾病污染的压脉带(氧气湿化瓶)病区可作处理外,一般情况下报废的物品由消毒供应中心处理。在使用过程中基数丢失、不够用时,病房护士长可申请补齐基数,下送人员可增补基数。

(3)清洗消毒:消毒供应中心对回收的压脉带(氧气湿化瓶)及时按压脉带(氧气湿化瓶)清洗消毒程序进行清洗消毒。清洗消毒后的压脉带(氧气湿化瓶)放入干燥柜,氧气湿化瓶需选择70℃,10min 的干燥程序,压脉带需选择60℃,20min 的干燥程序进行充分干燥。对清洗消毒后的压脉带(氧气湿化瓶)进行质量检查,对合格的压脉带(氧气湿化瓶)使用纸塑包装袋进行包装。不合格者重新处理,无法处理时应做报废。

(4)按照病房用量及病员安排,每周五消毒供应中心发给病区 3d 用量,下周一再将使用后的压脉带(氧气湿化瓶)回收,节日期间 3d 发放 1 次。消毒供应中心根据周转使用量及不合格报废的量,及时向器械库申请新的压脉带(氧气湿化瓶),增补周转使用量,满足临床科室的使用。

(5)消毒供应中心应及时如实的统计各病区使用的压脉带(氧气湿化瓶)数量,纳入成本核算管理,月底上报经济核算科。

2. 工作标准

(1)清洗消毒后的压脉带外观干净、无污渍、无血迹、无异物。清洗消毒后的压脉带应在60℃干燥柜内烘干 20min,完全干燥后挑选整理,10 根 1 捆,将压脉带 30 根装入 15cm×40cm或 120 根装入 30cm×30cm 的纸塑袋中密封备用,并标明包装时间。对弹性不好、两头发黏、颜色发黑、长度不够的进行报废。

(2)清洗消毒后的氧气湿化瓶外观清洁、透明、无污渍、无水渍、无裂缝,滤芯无锈渍,清洗消毒后的氧气湿化瓶应选择 70℃、10min 烘干程序,完全干燥后进行整理,每一套氧气湿化瓶装置包括一个氧气湿化瓶,一个滤芯,用纸塑包装袋封装,注明日期。不合格者进行处理。

3. 工作流程见图 14-3。

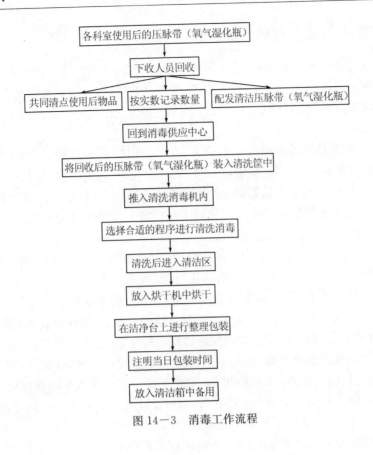

图 14－3　消毒工作流程

（郭 凯）

第三节　高压蒸汽灭菌技术

压力蒸汽灭菌法是将蒸汽输入到专用灭菌器内处于很高的压力之下,使蒸汽穿透力增强、温度提高达到快速杀菌效果。到目前为止,尚无任何一种灭菌方法能完全代替压力蒸汽灭菌法。

一、灭菌原理

压力蒸汽杀菌的基本要素是作用时间、作用温度及饱和蒸汽等三大要素。饱和蒸汽必须满足干燥(含湿气<10％)和纯净(含冷空气<5％)。压力蒸汽之所以有强大的杀菌作用,主要是蒸汽处于一定压力之下,升高蒸汽温度和冷凝水体积缩小 1870 倍,迅速穿透物品内部;另外蒸汽冷凝成水时能释放潜伏热,常压下把 1g 水从零度加热到 100℃需消耗 418.4J 热能,而再把 1g100℃水继续加热成蒸汽则需要消耗 2259.4J 热能,这种温度计测不出的热能称作潜伏热。这种潜伏热在蒸汽接触冷的物体时冷凝成水时就释放热量给物体,使物体温度迅速增高。

二、特点

压力蒸汽灭菌主要特点是杀菌谱广、杀菌作用强、灭菌效果可靠、热穿透力强、温度高、作用迅速、处理后随即进行干燥、无任何残余毒性,适用于包括液体在内的各种不怕热物品的灭菌,但只能处理不畏湿热物品,需要专门设备,不易穿透油剂、粉剂。

三、设备分类

压力蒸汽灭菌设备根据其冷空气排除方法不同分为下排气式压力蒸汽灭菌器和预真空(含脉动真空)式蒸汽灭菌器及正压排气灭菌器等不同类型。预真空(含脉动真空)式包括普通型和快速型。

四、操作前准备

1. 物品清洗与干燥 凡需压力蒸汽灭菌的医疗用品必须进行清洗处理。目的是除污染、除脏物、除热源。污染严重的物品应先消毒达到安全无害再进行清洗,清洗后的物品应进行充分干燥。

2. 物品分类与包装 清洗后的物品先进行检查、分类,然后按要求进行包装、常用的包装材料有棉布、无纺布、皱纹纸、纸塑包装袋、硬质容器等,根据物品选择合适的包装材料。

3. 物品的摆放与装量 同类物品摆放在一起,灭菌包竖放。包的上下左右应留有空间,容器通风孔打开并置上下方向;布类物品放上层,金属及其他物品放下层;大包在上,小包在下;物品勿接触灭菌器内壁;物品装量应控制在灭菌器容积的90%,不宜装载过满。

4. 夹层预热 蒸汽进入夹层达到规定压力,冷空气自动排出,同时将柜室四壁预热,防止蒸汽进入内层形成冷凝水。

5. 排除冷凝水 蒸汽进入灭菌柜室内,逐渐可将柜内冷空气和冷凝水排出。

五、操作方法

1. 检查水、电是否通畅。

2. 打开阀门进行排气,排除残留的冷凝水。

3. 检查密封圈及前封板和门板有无杂质和损坏,清洁空气过滤器。

4. 做 B—D 试验,合格后准备消毒灭菌。

5. 设备提示"启动"时,打开密封门,按装载要求摆放好待灭菌的包。

6. 关闭密封门,选择程序,启动运行程序(go)。

7. 灭菌过程中,操作人员应随时监测,如有异常,应及时处理。

8. 灭菌结束后,待室内压力回零后方可开门。戴防护手套,取出物品。有孔器皿灭菌结束后要关闭气孔。

9. 做好灭菌过程监测、记录、存档。

10. 灭菌工作完成后,关闭电源,清洁环境。

六、灭菌参数

压力蒸汽灭菌器灭菌参数,见表14-1。

表14-1 压力蒸汽灭菌器灭菌参数

设备类别	物品类别	温度(℃)	时间(min)	压力(kg/cm²)
下排气式	敷料	121	30	1.05
	器械	121	20	1.05
预真空式	器械、敷料	132～134	4	2.1

七、效果监测

压力蒸汽灭菌效果受诸多因素的影响,如设备的质量和故障、蒸汽质量、残留冷空气、物品包装或摆放不当等都会造成灭菌失败。加强对消毒效果监测是确保灭菌质量的可靠手段。压力蒸汽灭菌柜的监测现在已有了一套科学有效的方法。

1. 工艺监测 压力蒸汽灭菌工艺监测包括消毒设备故障检查,确保灭菌温度、灭菌时间和蒸汽质量不出问题,灭菌物品处理必须正确。工艺监测可显示灭菌器是否正常运转,可直观灭菌运行情况,及时发现问题,但是不能监测每个灭菌物品是否真正达到灭菌,故不能代替其他监测方法。

2. 化学监测 化学监测法用于日常灭菌效果监测,是利用某些热敏化学物质与其他辅料配制成印墨,经过特殊工艺印制在特定的纸上而成。在规定的饱和蒸汽温度下,作用到预定时间,将印迹颜色变化与标准色比较,判定是否达到灭菌基本要求,间接指示灭菌效果。使用过程中应专卡专用,防止受潮,正确判定结果。

3. 生物监测 利用热抗力强的细菌芽胞制成生物指示剂,经压力灭菌处理后,再检验芽胞存活情况以判断灭菌效果,用作蒸汽灭菌效果的监测。生物指示剂所用细菌芽胞为嗜热脂肪杆菌(ATCC7953或SSIK31)芽胞,每个菌片含细菌芽胞数为 $5 \times (10^5 \sim 10^6)$ cfu/片,D_{121}值为1.3～1.9min。按国家标准和消毒技术规范的规定进行监测,做到按期、按规定的样本量进行,并设阳性对照,正确进行结果判定,每次监测结果都应记录在案备查,所有监测器材应具有国家级有效的批准文号,以保证其质量符合相关标准。

4. 高压蒸汽灭菌效果监测 每个月随机抽取3个气管切开包,送至医院感染管理与疾病控制科进行微生物学监测,并出具检测报告,备案保存。

八、注意事项

1. 冷空气的排除要彻底 压力蒸汽灭菌器内存在冷空气不仅影响蒸汽的穿透性,亦影响升温,即使蒸汽压力达到要求,温度也升不到预定值。

2. 物品包装要正确 压力蒸汽灭菌包大小合适,一般以 30cm×30cm×40cm 为宜,预真空压力蒸汽灭菌器内灭菌包最大为 30cm×30cm×50cm。灭菌物品的包装材料基本要求是具有良好的透气性,并可防止各种微生物的进入。

3. 灭菌包摆放合理 灭菌器内冷空气能否顺利排出和蒸汽顺利穿透与灭菌包的摆放密切相关。灭菌包应分层放置,一律竖放,包与包之间留有一点空隙,最好将灭菌包放在铁丝框内,金属类物品包应放在下层,金属盆、盘、碗等应处于竖立的位置,玻璃瓶、管等应将开口向下或侧放,储槽、带孔的金属盒应将侧孔打开,使侧孔处于上下位置。

4. 防止敷料包引起超热蒸汽 压力蒸汽在一定压力下,其温度比较恒定。若温度超过相应压力下的温度值的2℃即为超热蒸汽。超热空气同干热空气一样不能冷凝、不能释放潜伏热、穿透力差、灭菌效果也差。为防止超热蒸汽,在敷料包放入灭菌柜内后,通蒸汽预热夹层时棉织品不能过于干燥,应关好柜门。

5.防止蒸汽不饱和 正常的饱和蒸汽含湿量不超过10%,含空气不超过5%。若蒸汽中含水雾过高或掺入冷空气使蒸汽达不到饱和从而影响灭菌效果。

6.严格执行操作规范 关好柜门,检查安全阀后再通蒸汽;开或关蒸汽控制阀动作要轻,防止损坏;要经常清洗排气口,防止排气不畅;定期检修设备,按规定进行效果监测;操作人员要进行岗前培训,持证上岗。

(郭凯)

第四节 低温等离子灭菌技术

一、物理性质

随着温度的升高,物质由固态变成液态,进而变成气态,当继续向气体施加能量时,分子中原子获得足够的能量,开始分离成自由电子,形成一种新的物态体系,即等离子体。等离子体(电浆)是低密度的电离子体云,是根据物质固态、液态、气态基础上,提出的物质第四态。等离子体是近年出现的一种新的物理灭菌技术。

二、灭菌原理

1.电子云成分的作用 氧化性气体等离子成分中含有大量活性氧、自由基团等活性物质,这些自由基团极易与微生物体内蛋白质和核酸物质发生反应至微生物死亡。

2.紫外线的作用 等离子体激发形成过程中,由于辉光放电,可放出大量紫外线,低温等离子体也能产生紫外线。这种高能紫外光子(3.3～3.6V)可被微生物的核酸所吸收引起核酸破坏从而导致微生物死亡。

三、适用范围

低温等离子灭菌主要用于怕热医疗器材的消毒灭菌。

1.内镜灭菌 低温等离子灭菌技术在45～75min范围内,实现对怕热的内镜达到灭菌要求。

2.不耐热器材灭菌 某些直接进入人体内的高分子材料对消毒方法要求极高,不能耐受高温灭菌。如心脏外科材料、一些人工器官以及某些需置入到体内的医疗用品。

3.其他 各种金属器械、玻璃器械和陶瓷制品等的灭菌。

四、灭菌周期

灭菌周期由两个阶段组成,第一灭菌期和第二灭菌期。

1.第一灭菌期

1次注射:过氧化氢从汽化器传送到药盒。

1次汽化降压:舱室内和汽化器/冷凝器内压力降低。

1次舱室降压:从过氧化氢溶液中除去水分,将浓过氧化氢溶液留在冷凝器中。

1次传送:浓过氧化氢溶液传送到舱室,在舱室里渗入器械。

1次扩散:过氧化氢通过装载物的包装传至器械表面并进入器械管腔。

1次等离子降压/第1次等离子:等离子功率施加至电极屏和等离子发生。

1次通风:舱室通风卸压至大气压。

2.第二次灭菌期 重复第一灭菌期各步骤。

五、操作方法

设备开始使用后请勿随便关闭电源。若重新开机,应提早打开,设备会有 90min 预热时间。具体操作,见图 14-4。

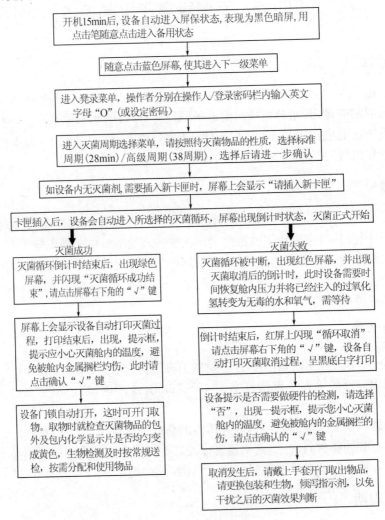

图 14-4 低温灭菌操作方法

六、效果监测

低温等离子体消毒效果监测目前尚未列入《消毒技术规范》,相关标准尚未出台,其监测内容和方法主要依据生产企业提出的企业标准。

1. 工艺监测

(1)设备检查:按照使用说明书提出的注意事项认真检查消毒设备各部件是否处在正常状态,检查设备运行程序设置,保持其正常运行。

(2)灭菌物品检查:低温等离子体灭菌包装目前是由生产企业提供的硅树脂包装盒,有专用包装材料,不得使用替代品。检查灭菌器械干燥情况,特别是器械管腔及缝隙内不得存留任何水分。灭菌物品必须平放在架子上,灭菌物品要同时有混合材质,不能只放金属类器械,灭菌袋的透明面在同一方向,物品之间留适当空隙。

2. 化学监测

(1)指示器材:过氧化氢低温等离子体灭菌专用化学指示剂为指示胶带和指示卡,其色带和色块印墨能与过氧化氢气体反映变色,指示过氧化氢气体浓度,并不能直接反映消毒效果。

(2)监测方法:化学指示卡放入灭菌包内,指示胶带贴于包外,灭菌处理后,指示色块由紫红色变为黄色即指示过氧化氢气体浓度合格。

3. 生物监测

(1)生物指示剂:生物监测指示剂为嗜热脂肪杆菌(ATCC7953)芽胞菌片。

(2)监测方法:灭菌前,将生物指示剂放入灭菌包内中心位置,经过正常灭菌周期后,马上从灭菌器中取出生物指示剂,检查化学显示物的变色情况,由紫红色变成金黄色或者青铜色,顶盖完全下压,直到紧扣内瓶,用碎管夹用力挤压生物指示剂,直到培养基内瓶破碎,将生物指示剂放入 $55\sim60℃$ 的生物培养箱中培养。同时使用一支生物指示剂作为阳性对照,记录 24h 和 48h 的观察结果。

(3)结果判定:经培养后,若灭菌后的生物指示剂保持紫色不变,且阳性对照由紫色变为黄色,则判定灭菌合格;都变为黄色则表示灭菌不合格;若阳性对照仍为紫色,则为监测失败。最后一次观察后,马上丢弃所有的生物指示剂。在丢弃生物指示剂之前,为去除污染,所有阳性结果和阳性对照生物指示剂应经灭菌后方可丢弃,以达到无害化处理。

七、影响因素

影响低温等离子灭菌效果的因素主要如下。

1. 温度　保持 $50\sim55℃$ 的温度,有助于等离子体活性。

2. 负压值　负压值控制在 $0.5\sim0.7torr$,有利于等离子体气体穿透性,确保灭菌包内物品的灭菌效果。

3. 有机物　各种有机物都有可能阻挡等离子体与物品的接触,所有灭菌器械必须保持清洁。

4. 干燥　灭菌环境必须干燥,否则会中断灭菌过程。

5. 包装　采用专用低温灭菌包装材料,目前尚不能用普通包装材料。

八、注意事项

使用等离子体灭菌技术必须注意以下几点。

1. 灭菌物品必须清洁干燥,带有水分湿气的物品易造成灭菌失败。

2. 能吸收水分和气体的物品不可用等离子体进行灭菌,因其可吸收灭菌腔内的气体或药物,影响等离子体质量,如纸类、海绵、棉布、油类、粉剂等。

3.带有<1mm 细孔的长管道或死角器械消毒效果难以保证,主要是等离子体穿透不到管腔内从而影响消毒效果,器械长度>400mm 亦不能用 Sterrad 系列灭菌器处理,因为灭菌器腔内容积有限。

4.灭菌物品必须用专门包装材料和容器包装。

(郭凯)

第五节　环氧乙烷灭菌

一、物理性质

环氧乙烷又称为氧化乙烯或氧丙烷,属于杂环类化合物,其分子式为 C_2H_4O,低温下为无色透明液体,4℃时密度为 0.89,沸点为 10.8℃,常温下为无色带有醚刺激性气味的气体,气体的蒸汽压高,30℃时可达 141kPa,这种高蒸汽压决定了环氧乙烷熏蒸消毒时穿透力较强。由于环氧乙烷穿透力强、扩散性好,可穿透牛皮纸、聚酯薄膜、聚乙烯和聚氯乙烯薄膜等包装材料,有利于灭菌和物品的保存。

二、灭菌原理

环氧乙烷气体通过对蛋白质上的羧基($-OOH$)、氨基($-NH_3$)、羟基($-OH$)等发生反应,使微生物(包括细菌芽胞)失去新陈代谢所需的基本反应基,致使微生物死亡。环氧乙烷对微生物的杀灭能力强,杀菌谱广,可以有效杀灭各种微生物并且是良好的杀虫剂。微生物对环氧乙烷的抗力由强到弱依次为细菌芽胞、结核杆菌、细菌繁殖体、病毒、真菌,但抗力悬殊不像其他消毒剂那么大,细菌芽胞与细菌繁殖体之间只差 2～5 倍。

三、灭菌周期

环氧乙烷灭菌器的特定周期大多是由以下阶段组成,准备阶段(预热、预真空、预湿)、灭菌阶段(刺破气罐、灭菌、排气)、通气阶段及灭菌过程完成、通气。

四、操作方法

(一)准备

1.检查下水箱是否已充满水。

2.检查电源选择是否已置于手动位置。

3.检查电源或蒸汽阀、循环泵、真空泵、加药阀、放空阀是否置于关的位置。

(二)装箱

1.开总电源。

2.开气泵,气泵压力确认是否设置为 $-0\sim50$kPa,并在此后灭菌过程中始终维持在此范围内。

3.开门。

4. 检查门封条是否完好,并给门封条上机油。

5. 装箱(注意:灭菌物品与柜体之间应保留 10～25cm 间隔)。

6. 关门后再打开开门封充气阀。

(三)加热

1. 开电热,再开循环泵。

2. 当灭菌室温度达到灭菌规定温度时(胶柄、木柄 40～45℃),先把电热开关关掉,再把循环泵关掉。

(四)灭菌室抽真空

1. 检查灭菌柜内温度是否确实达到灭菌的温度。

2. 确认压力值设定范围(－60～＋55kPa)。

3. 开真空泵和真空阀。

4. 监视压力表,当灭菌室压力达到预真空压力时,关真空阀再关真空泵。

(五)加湿

当箱体内湿度低于 30％时,就先加湿。

(六)加消毒气(每次 20～30min)

1. 确定加药量。

2. 抽真空后,温度达到指定范围内,再打开气体钢瓶阀。

3. 开加药阀(加药时应缓慢加入,以每次 20～30mm 为准,确保灭菌气体完全汽化)。

4. 当消毒气加入压力会逐渐增加到 50～55kPa 时,先关闭加药阀再关闭钢瓶阀。

(七)保温(灭菌)

1. 确认水箱温度、箱体温度、压力、湿度等显示值都在规定范围内,再开始设定灭菌时间,再打开记录仪开定时钟。

2. 将控制盘上的手动档位开到自动档位,确保当灭菌室温度低于灭菌温度时,系统自动打开循环泵直到达到灭菌温度。

(八)换气(清洗)

1. 当灭菌完毕报警时,说明灭菌时间到。

2. 先开真空泵再开真空阀。

3. 监视压力表,当灭菌室压力达到规定真空度时,先关真空阀再关真空泵。

4. 开放空阀,确认压力表数值回到 0。

5. 关闭放空阀。

6. 换气每次 10～15min　按照上述 1～5 的步骤循环抽空,共循环 3 次。

7. 监视压力表,当压力表为 0 时,开真空泵和真空阀,经 10～15min 后,关真空阀、真空泵和放空阀。

(九)出箱

1. 检查灭菌压力是否确实为 0。

2. 先检查关闭门封充气阀和真空阀再打开门封的放气阀,再开真空泵。

3. 真空泵工作 5s 后,将门封吸入阀开、关 1 次。

4. 关真空泵和吸入阀。

5. 开门。

6. 出箱。

五、效果监测

1. 工艺监测　一是检查消毒设备各个硬件部分是否正常,二是检查灭菌物品包装是否合格,三是监测各项灭菌参数(用药量、温度、湿度和作用时间)是否达标。

2. 化学监测　常用环氧乙烷灭菌化学指示卡作为日常消毒效果监测。在每个灭菌包内放置化学指示卡,待灭菌后使用时打开包装查看化学指示卡变色是否达标,以间接判断灭菌是否合格。

3. 生物监测　使用国际标准菌株,即枯草杆菌黑色变种(ATCC 9372)芽胞制作环氧乙烷灭菌生物指示菌片,配以特殊恢复培养液.用以监测环氧乙烷消毒效果。使用时将菌片一式两份,布放在代表性部位,灭菌后在无菌条件下将菌片放于恢复培养液内,培养48h观察结果。若所有菌片全部无菌生长且阳性对照生长正常则可判定灭菌合格。

六、适用范围

环氧乙烷不损害灭菌的物品且穿透力很强,故多数不宜用一般方法灭菌的物品均可用环氧乙烷消毒和灭菌,如电子仪器、光学仪器、医疗器械、书籍、文件、皮毛、棉、化纤、塑料制品、木制品、陶瓷及金属制品、内镜、透析器和一次性使用的诊疗用品等。环氧乙烷是目前最主要的低温灭菌方法之一。

七、影响因素

环氧乙烷消毒效果主要受浓度、作用温度、相对湿度和作用时间等四大因素的影响。除此之外,有机物保护和物品性质对环氧乙烷消毒效果亦有影响。

1. 温度　环氧乙烷用量在440mg/L,相对湿度恒定不变的条件下,作用温度为5℃,对布片上枯草杆菌黑色变种芽胞杀灭90%需要5h,温度增加到37℃则只需要12min;如果将温度由40℃增加到55℃,杀菌效果几乎没有增加。

2. 相对湿度　主要指灭菌室内相对湿度、微生物本身干燥度和灭菌物品的含湿量。一般情况下,相对湿度在60%~80%范围比较常用。

3. 浓度　用药量增效规律亦局限在一定范围内并且受温度制约,如在10~40℃范围内,当温度恒定在某一温度点,浓度增加1倍,杀菌作用时间缩短1倍,但当温度在4℃以上时则增效不明显。

4. 作用时间　消毒剂作用时间影响规律是其他作用因子不变的情况下,随着作用时间的延长杀菌效果增加。

5. 其他影响因素　大量脓血会影响环氧乙烷的穿透,所以环氧乙烷灭菌的物品必须是清洁干燥。

八、注意事项

1. 禁止烟火　使用和存放环氧乙烷的环境应远离火源,不可有明火,禁止吸烟,阴凉通风。

2. 投药速度合适　使用安瓿瓶给药时应用布包好轻轻敲碎，不要猛敲，均匀投入，不要过猛。

3. 防止泄露　环氧乙烷灭菌柜或塑料袋切记要关闭扎紧，不能有漏气。检查漏气可用1‰酚酞的饱和硫代硫酸钠溶液浸湿试纸贴于可能漏气处，若有漏气则试纸条变红色。

4. 安全区排放残气　灭菌结束时打开灭菌器门之前应先关闭电灯、打开窗户，塑料袋打开时应残气顺风排到户外。

（郭凯）

第六节　常用包装材料

包装技术是无菌物品处理流程中不可缺少的重要环节，包装材料的选择是影响包装灭菌质量的因素之一，作为无菌包装材料必须满足包装工艺、消毒工艺以及手术室使用等多方面的要求。随着科学技术的不断进步，包装材料由单一性演变为多样性。医院消毒供应中心不能只选择单一的包装材料，需根据不同产品的特点，找到实效性与经济性的完美结合点产品，正确地选择包装材料，在保证灭菌质量的同时，节约医疗成本，减轻工作负担，提高工作效率。

一、基本要求

常用包装材料的基本要求主要包括以下两个方面：①阻菌性能，即阻止细菌通过的能力，防止灭菌包被重新污染；②灭菌的适应性，需要能够达到灭菌的要求；安全性、包装材质柔软度等。

二、分类

目前使用的包装材料大致分为 5 类，即纯棉包布、医用皱纹纸、纸塑包装袋、一次性无纺布和通气型硬质容器等。

1. 纯棉包布　纯棉包布指每平方英尺 140 支的天然棉布，是最传统、最简单的医用包装材料，具有柔韧性好、利于穿透等特点。纯棉包布除了符合 GB/T19633 外，还应符合以下要求：为非漂白织物；包布除了四边不应有缝线，不应缝补；初次使用前应高温洗涤，脱脂去浆、去色；应有使用次数的记录。

全棉布结构疏松，不属于有效的阻菌屏障。存在微生物屏障作用差、无防水性，无论在湿性条件下还是干性条件下均能渗透微生物，小的孔洞难以被肉眼发现。棉布长期使用过程中，易形成棉絮微粒，若悬浮于空气中，对室内环境造成污染；若吸入肺内，会影响工作人员健康；若黏附于器械上，易对患者造成危害等缺陷。

卫生部最新行业标准（2009）规定：环境的温度、湿度达到 WS310.1 的规定时，使用纺织品材料包装的无菌物品有效期 14d；未达到环境标准时，有效期 7d。

2. 医用皱纹纸　医用皱纹纸是一种具有特殊多孔排列结构，可以使蒸汽等介质弯曲地渗透到包内，将细菌等微生物有效隔绝的新型包装材料。皱纹纸基本可分为 3 个级别，一是

100%木浆纤维,通常手感比较硬;二是100%木浆纤维加合成黏合剂,皱化工艺较好,手感柔软;三是100%木浆纤维加合成黏合剂,再加特殊合成纤维,手感与棉布相似,具有抗乙醇功能。各级别的医用皱纹纸均可以用于手术器械、一般物品的包装。

其性能按照生物标准必须具有一定的重量、孔径、抗张强度、湿抗张强度、伸长率、撕裂度、耐破度、湿耐破度、挺度、透气度及 pH 等。医用皱纹纸具有良好的生物屏障作用,阻燃、无静电、无毒、穿透力好,保存时间长,包装过程中不会像棉布一样造成环境的污染,且经济实用。据文献报道,根据储存环境及温湿度的不同,使用医用皱纹纸包装的灭菌物品其储存期基本在30~210d。

皱纹纸与其他类的包装材料相比,其物理耐受力较差,容易撕裂和刺穿,不适用于较大材料的包装。此外,它只适用于预真空蒸汽灭菌法、环氧乙烷灭菌法,而不适用于下排气式蒸汽灭菌。

3.无纺布 无纺布又称不织布,非织造布。一次性无纺布类包括普通医疗用途的无纺布和医用无纺包装材料两大类。普通医疗用途的无纺布品种比较多见,如纺粘布、水刺布、熔喷无纺布、浸渍布以及 SMS、SMMSS、浸渍布覆膜等一些复合材料。医用无纺包装材料可用于院内中大型手术包的包装,是由定向的或随机的纺织纤维和(或)无纺纤维联结而构成。医用无纺布由聚丙烯制造,应用了 SMS 分层设计,通过纺粘/熔喷/纺粘(S/M/S)的复合过程而形成。"纺粘"形成强度,"熔喷"形成高效微生物过滤屏障,通过摩擦、抱合和粘合等方式相互结合而制成的。无纺布具有阻燃、无静电、无毒性、无刺激性等特点,且不会产生棉尘引起空气污染;疏水性好,不易引起湿包,适合很多灭菌过程,如压力蒸汽灭菌、过氧化氢等离子灭菌、环氧乙烷灭菌。

无纺布通过微生物屏障层(M 层)的无数条细纤维无规律纵横交错,形成等效孔径<50μm 的小孔,成为多孔排列的独特屏障,使蒸汽等介质弯曲地渗透到包内,从而达到阻菌、透气的性能,既可以屏障微生物和粉尘,由便于灭菌介质的穿透,阻菌效果可靠。有研究表明,高压灭菌有效期可长达 6 个月。

4.纸塑包装袋 医用纸塑包装袋是由聚酯-聚丙烯透明塑料薄膜与特制纸张经热合处理形成,包括透析纸-塑包装袋、皱纹纸-塑包装袋、特卫强-塑包装袋以及透析纸-透析纸包装袋 4 种。透析纸-塑包装袋是目前临床使用量最大、应用面最广的一类产品,适用于环氧乙烷、压力蒸汽、甲醛以及电离辐射灭菌。其在空气正常压力下不易穿透,只有在足够的正压或负压下空气及蒸汽才可穿过,不吸潮,易干燥。背面有蒸汽灭菌变色标识,可进行化学监测。按照生物标准,纸面必须具有一定的孔径、耐湿度、爆破强度、湿爆破强度、撕裂度等,不应受封合影响。

纸塑包装袋适用于各种器械和敷料的包装,包装方法简单,热封口机封口即可。其优点是灭菌介质穿透性能好、阻隔性能好、掉屑率低、包内容物可视性好以及无菌保证期长;缺点是开启后不能直接形成无菌平面。

研究表明,经高压蒸汽和环氧乙烷灭菌,国产纸塑包装有效期是 3~6 个月,进口纸塑包装是 6~12 个月不等,而经环氧乙烷灭菌,国产纸塑包装的物品可存放 12 个月。

纸塑包装也存在与皱纹纸类似的缺点,除此之外,还有封口失败及湿包的问题。因此应用时要注意:①封口温度应为 220~260℃,塑封条宽度约为 2cm,封口端留 1~2cm 空间,方便临床开包。②对纸塑包装袋进行封口时应先驱除包内空气,减少包内张力,并且做到塑封处无折、无空泡、不易撕开,否则封口失败。③对纸塑包装物品应轻拿轻放,尤其对较重的器械包或大包,切忌拖、拉、挤、拎、扔等动作,防止包装袋受损。④对锐利器械,如针、剪等应用硅胶管或橡胶管套上锐利面,防止刺破包装袋。⑤纸塑包装袋上锅时应用不锈钢篮盛装,竖放,两包间不可过挤(相隔约 2.5cm),塑面不能与塑面接触,防止水分滞留在塑面上,导致湿包。⑥灭菌后或发放前以及临床使用前要严格检查包装袋有无破损、封口有无裂开等,一旦发生,应视为污染,需重新处理。⑦无菌物品存放间应保持在<25℃,湿度约 50%,无菌的纸塑包装袋应置于距地 20cm、距墙 5cm、距天花板 50cm 的无菌橱柜内,防止包装受潮或因温度高导致纸面脆性增加而破损。

5. 硬质容器　硬质容器是最新设计的包装材料。最初的硬质灭菌容器有金属与塑料两种材质,在随后的不断发展中,塑料因易碎而逐步被淘汰,现在所指的硬质容器即为金属材质。标准的硬质容器是:容器的底部和盖子应布满小孔,便于灭菌剂的进入和冷凝水、毒性灭菌剂如 EO 等的排出,可用无纺布或阀门(自动关闭)作为无菌屏障;容器内悬空的网架放置灭菌物品。硬质容器应设置安全闭锁装置,无菌屏障完整性破坏时应可识别。其使用与操作,应遵循生产厂家的使用说明或指导手册,清洗消毒应符合本标准。

按照国家标准规范的硬质灭菌器械盒包装物品,灭菌有效期为 6 个月。但是有研究表明,硬质灭菌器械盒在 12 个月内存放阻菌效果可靠。使用硬质灭菌盒包装手术器械也存在一定的问题,即当大量采用硬质灭菌盒装放手术器械灭菌时,会增加去污区清洗工作量,不利于灭菌盒的周转使用。在国外,硬质灭菌容器已经广泛应用于包装各类手术器械。虽然此类灭菌容器在初始购置成本高,但其在软成本节约方面,其减少了医院在人力和物力的消耗,减少了医疗间接成本,提高了工作效率。

消毒供应中心为避免造成医源性的感染,除考虑灭菌物品的用途,储存时间长短,需正确选择包装材料,还应考虑环境因素,避免各种原因造成的湿包,保证无菌包的干燥,既能节约人力、物力、财力,减少资源的浪费,又能预防医院感染的发生,实现消毒供应中心灭菌物品质量的安全、低耗、高效。

(郭凯)

第七节　医疗废物的处理

医院在诊疗活动及日常生活过程会产生各种废弃物,其中不仅有携带各种致病微生物的废物,还有会对人体造成伤害的多种利器,对人体有毒的化学物质等等。这些医院废弃物不仅对医院内人员有造成感染、损伤的可能,同样可因为处理不当而造成对社会的危害,如被污染的医疗器械流入社会,被不法厂商用来做原料制造生活用品,会造成大量接触者的感染。因此对医院废弃物的正确处理是一项非常重要的工作。我国政府非常重视对医疗废物的管理,国务院于 2003 年 6 月 16 日颁布实施了《医疗废物管理条例》,卫生部于 2003 年 8 月 14 日颁布实施了《医疗卫生机构医疗废物管理办法》,为医疗废物的界定、分类、收集、运送、贮存、处置以及监督管理等活动提供了法律依据。为了更好落实国务院、卫生部对医疗废物的管理要求,结合北京市的具体情况,北京市卫生局又于 2009 年 11 月 1 日颁布了《北京市〈医疗废物管理条例〉实施细则》,在细则中对医疗废物产生单位的管理责任、专用包装容器设备设施的技术指标、收集运送暂时贮存管理、处置要求、危害事故应急处理和报告及对员工培训、职业安全防护等提出了详细的要求,为医疗机构落实国务院和卫生部的条例和办法,开展实际医疗废物的处理工作做出了明确的规定和具体的指引。

一、基本概念

(一)医疗废物定义

《医疗废物管理条例》将医疗废物定义为:"指医疗卫生机构在医疗、预防、保健以及其他相关活动中产生的具有直接或者间接感染性、毒性以及其他危害性的废物"。因其性质不同,对人体造成损害的方式不同,所以对医疗废物的处理方式也不同。

(二)医疗废物的分类

根据《医疗废物管理条例》中的要求,2003 年 10 月 10 日,卫生部和国家环境保护总局制定了《医疗废物分类目录》。在目录中,将医疗废物分为 5 类:

1.**感染性废物** 携带病原微生物、具有引发感染性疾病传播危险的医疗废物。主要为以下内容:

(1)被患者血液、组织液、其他细胞外液及排泄物污染的物品:①棉球、棉签、引流棉条、纱布及其他各种敷料;②一次性卫生用品、一次性使用医疗用品及一次性医疗器械;③废弃的被服;④其他被患者污染的物品。

(2)医疗机构收治的隔离传染病患者或者疑似传染病患者产生的生活垃圾。

(3)病原体的培养基、标本和菌种、毒种保存液。

(4)各种废弃的医学标本。

(5)废弃的血液、血清。

(6)使用后的一次性使用医疗用品及一次性医疗器械视为感染性废物。

2.**损伤性废物** 能够刺伤或者割伤人体的医用锐器。主要有:医用针头、缝合针。各类医用锐器,包括解剖刀、手术刀、备皮刀、手术锯、载玻片、玻璃试管、玻璃安瓿等。

3.**病理性废物** 诊疗过程中产生的人体废弃物和医学实验动物尸体等。主要有:手术及其他诊疗过程中产生的废弃的人体组织、器官;医学实验动物的组织、尸体;病理切片后废弃的人体组织、病理蜡块等。

4.**药物性废物** 过期、淘汰、变质或者被污染的废弃的药品。主要有:

(1)废弃的一般性药品:如:抗生素、非处方类药品。

(2)废弃的细胞毒性药物:包括:①致癌性药物,如硫唑嘌呤、苯丁酸氮芥、萘氮芥、环孢霉素、环磷酰胺、苯丙氨酸氮芥、司莫司汀、三苯氧胺、硫替派等;②可疑致癌性药物,如:顺铂、丝裂霉素、阿霉素、苯巴比妥等;③免疫抑制剂。

(3)废弃的疫苗、血液制品等。

5.**化学性废物** 具有毒性、腐蚀性、易燃易爆性的废弃的化学品。主要有:医学影像室、实验室废弃的化学试剂;废弃的过氧乙酸、戊二醛等化学消毒剂;废弃的汞血压计、汞温度计。

《医疗废物分类目录》中对上述所提的一次性物品及药物性废物做了说明：一次性使用卫生用品是指使用一次后即丢弃的，与人体直接或者间接接触的，并为达到人体生理卫生或者卫生保健目的而使用的各种日常生活用品。

一次性使用医疗用品是指临床用于患者检查、诊断、治疗、护理的指套、手套、吸痰管、阴道镜、肛镜、印模托盘、治疗巾、皮肤清洁巾、擦手巾、压舌板、臀垫等接触完整黏膜、皮肤的各类一次性使用医疗、护理用品。

一次性医疗器械指《医疗器械管理条例》及相关配套文件所规定的用于人体的一次性仪器、设备、器具、材料等物品。

医疗卫生机构废弃的麻醉、精神、放射性、毒性等药品及其相关的废物的管理，依照有关法律、行政法规和国家有关规定、标准执行。

二、医疗废物的收集暂存管理

（一）管理要求

1. 医疗机构要成立本单位医疗废物管理组织，建立、健全管理责任机制，单位法人为第一责任人。医院感染管理办公室为专门的监管部门，负责监督、检查、指导、咨询和培训工作。

2. 编写明确的岗位职责，清晰的工作流程，明确的奖惩制度；有效的员工培训计划、措施及记录；有医疗废物发生意外事故的应急预案并定期组织演练。

3. 包装上应贴有清晰的医疗废物产生科室、种类、重量及时间的标识，有不同部门责任人的交接记录，且记录保存 3 年。

4. 医院应按要求设立医疗废物分类收集点、医疗废物暂存处，配备合格的运输车辆，达标的收集容器及有效的职工防护用品。

（二）收集暂存方法

1. 医疗废物收集原则　收集原则为及时、分类收集，设置不同颜色的污物袋、专用设备予以分类收集。

黄色垃圾袋为感染性废物专用袋，白色垃圾袋为非医疗废物垃圾专用袋，损伤性废物应用后立即放入专用利器盒内，严禁混放。

在《北京市〈医疗废物管理条例〉实施细则》中，对各种收集容器、转运工具有非常具体的技术要求，应严格落实到位，确保垃圾分类收集安全无污染。

医疗废物中病原体的培养基、标本和菌种、毒种保存液等高危险废物，在交医疗废物暂存处前应当就地灭菌。

2. 设置医疗废物分类收集点原则

（1）医疗废物产生较多的门、急诊，应当在各自的门、急诊单独设置分类收集点；医疗废物产生较少的门、急诊，可按照距离最近原则，同层楼面合并设置分类收集点；传染病门诊应单独设置分类收集点。

（2）检验科、放射科、病理科、手术室等医技部门应当单独设置分类收集点，医疗废物产生较少的其他科室的分类收集点可参照前款医疗废物产生较少的门、急诊要求设置。

（3）普通病房按同层楼面以病区为单位设置分类收集点；传染病病房应当按同种传染病

病区为单位设置分类收集点。

3.医疗废物收集流程及管理要求(图 14—5)　产生科室负责分类收集,要求垃圾袋、利器盒达到 3/4 即封口,贴好标识,每日固定时间由护理人员与专职运送人员交接,填写交接记录,科里存档。转运车辆必须不渗漏、不遗洒,沿专有路线转运至暂存处,与暂存处人员签字交接,交接记录由暂存处存档。交接记录要求保存 3 年。

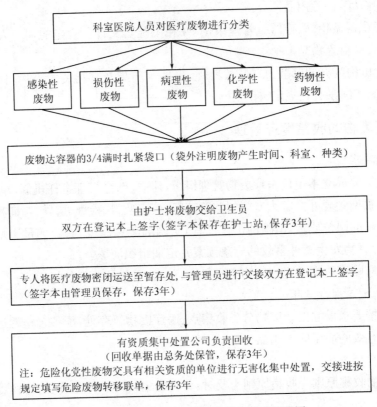

图 14—5　医疗废物的分类收集与处理流程图

4.医疗废物转运工作流程及管理要求(图 14—6)　医疗卫生机构要有负责运送医疗废物的专职人员,配备职业防护用品,按照本单位规定的时间和路线将各部门分类收集的医疗废物转运到本单位指定的医疗废物暂时贮存场所,交接给本单位负责医疗废物暂时贮存管理的人员。使用后的车辆、电梯及时消毒。

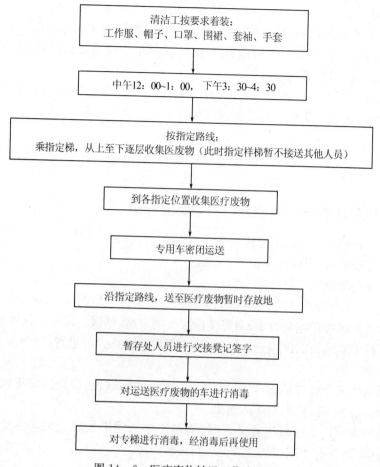

图14-6　医疗废物转运工作流程图

5. 暂存处管理

（1）医疗废物暂存处选址：应当远离医疗区、食品加工区和人员活动区以及生活垃圾存放场所，方便医疗废物运送人员及运送工具、车辆出入；因条件限制选址靠近生活垃圾存放场所、人员活动区和医疗区的，应当采取相应的隔离措施，设有各自的通道。

（2）暂时贮存设施、设备要求：应当上锁，墙面、地面平整，不应存在洞穴或缝隙，可开启的窗应安装铁栅栏和纱窗，出入门安装自动关闭纱门；有防鼠、防蚊蝇、防蟑螂的安全措施；防止渗漏和雨水冲刷；易于清洁和消毒；避免阳光直射；设有明显的医疗废物警示标识和"禁止吸烟、饮食"的警示标识。

（3）管理要求：暂存处将医疗废物交与集中处置单位工作人员时，应对医疗废物进行登记，登记内容应当包括医疗废物的来源、种类、重量或者数量、交接时间、处置方法、最终去向以及经办人签名等项目。登记资料至少保存3年。

要有专人看管，设施、设备应当定期消毒和清洁。医疗废物应及时交付集中处置单位处理，暂存不得超过48h。贮存时间超过48h，集中处置单位仍未前来收集的，医疗卫生机构应当及时向所在地环保和卫生行政部门报告。

6. 需特殊管理的医疗废物　以下医疗废物应按要求进行特殊管理：

（1）废弃的麻醉、精神、放射性、毒性等药品及其相关的废物的管理，依照法律法规和国家有关规定、标准执行。

（2）废弃的含有汞的体温计、血压计等，应交由专门机构处置。

（3）传染病患者或者疑似传染病患者产生的，包括生活垃圾在内的所有感染性废物和病理性废物应当使用双层包装物包装。

（4）医疗废物中含有病原体的培养基、标本和菌种、毒种保存液等高危险废物，应当由医疗卫生机构指定专人在产生地点经压力蒸气灭菌或用化学消毒剂处理后，再按感染性废物收集处理。

（5）病理性医疗废物应置于专用冷藏设备中低温贮存，专用冷藏设备置于医疗废物暂时贮存处并保证不间断工作。

三、发生医疗废物意外事故处理预案及流程图

医院发生因管理不当导致医疗废物流失、泄漏、扩散、传染病传播或者环境污染事故时，应当采取应急控制措施，以防污染扩散。

（一）应急处理原则

1. 确定流失、泄漏、扩散的医疗废物的类别、数量，事故发生时间、影响范围及严重程度。

2. 组织有关人员按照应急方案，对发生医疗废物泄漏、扩散的现场进行处理。

3. 对被医疗废物污染的区域进行处理时，应当尽可能减少对患者、医务人员、其他现场人员及环境的影响。

4. 采取适当的安全处置措施，对泄漏物及受污染的区域、物品进行消毒或者其他无害化处置，必要时封锁污染区域，以防扩大污染。

5. 对感染性废物污染区域进行消毒时，消毒工作从污染最轻区域向污染最严重区域进行，对可能被污染的所有使用过的工具也应当进行消毒。

6. 工作人员应当做好卫生安全防护后进行工作。

处理工作结束后，医疗卫生机构应当对事件的起因进行调查，并采取有效的防范措施预防类似事件的发生。

应当在48h内向所在区县卫生行政部门和环保部门报告；导致1人以上死亡或者3人以上健康损害，需要对致患者员提供医疗救护和现场救援的重大事故，应当在12h内向所在区县卫生行政部门和环保部门报告。报告内容包括：①事故发生的时间、地点及简要经过；②流失、泄漏、扩散的医疗废物类型、数量，意外事故发生的可能原因；③事故造成的危害和影响；④已采取的应急处理措施和处理结果。

（二）发生医疗废物意外事故处理预案

1. 立即组织相关人员对污染现场封锁，做好防护，尽可能减少污染扩散，保护好周围人群，根据污染情况，采取有效安全的处理方法进行消毒，消毒工作应从污染较轻的区域向污染严重的区域进行彻底的清洁与消毒并对清扫的工具进行消毒，处理程序如图14-7。

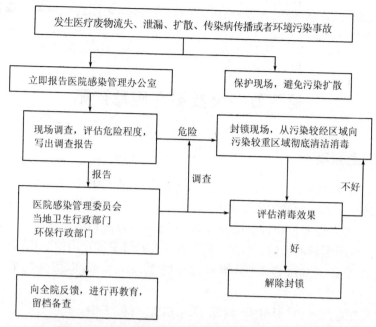

图14-7 医疗废物流失、泄漏事故紧急处理流程图

2.配合有关部门的检查、监测、调查取证,不拒绝和阻碍,不提供虚假材料。

3.医院内发生医疗废物流失、泄漏、扩散时,应当在48h内向当地人民政府卫生行政主管部门、环境保护行政主管部门报告,调查处理工作结束后,将调查处理结果向当地人民政府卫生行政主管部门、环境保护行政主管部门报告。

4.医院内发生因医疗废物管理不当导致1人以上死亡或者3人以上健康损害,需要对致患者员提供医疗救护和现场救援的重大事故时,应当在12h内向当地人民政府卫生行政主管部门、环境保护行政主管部门报告,并根据《医疗废物管理条例》的规定,采取相应紧急处理措施。发生医疗废物导致传染病传播或者有证据证明传染病传播的事故有可能发生时,应当按照《传染病防治法》及有关规定报告,并采取相应措施。

5.处理结束后应及时总结经验教训,采取有效的防范措施,预防再次发生,并写出总结报告。

四、医疗废物的处理

(一)集中处置

医疗废物的处理由具有卫生行政部门和环保部门颁发的卫生许可证、经营许可证的集中处置单位统一收集处理。

医疗卫生机构将暂时贮存的医疗废物转移给集中处置单位时,应当执行医疗废物转移联单交接制度。医疗废物转移联单由集中处置单位提供,交接时双方签名确认,保存时间3年以上。

医疗卫生机构应将医疗废物处置情况,于每季度结束后15日内在北京市卫生规划建设管理信息网站上填报。

(二)自行处置

对于不具备集中处置医疗废物条件的农村医疗卫生机构自行处置医疗废物。医疗废物自行焚烧处置设施、设备,焚烧处置设施、设备的技术要求,由区县卫生局协商环境保护局确定,报市卫生局备案。

(郭凯)

第八节 突发事件应急预案

一、停水应急预案

1.由各种原因引起的停水,导致无法正常清洗、灭菌等工作,应立即汇报给有关管理人员和部门,及时查找停水原因,尽快恢复供水。

2.接到停水通知,立即告知科室相关人员,优先处理急需物品及重要物品,同时做好储水准备,保证急诊,重要器械的清洗,立即与手术室等重要科室进行沟通,以协调工作的进行。

3.突然停水,立即通知维修部门,使水龙头处于关闭状态,以防突然来水,造成泛水和浪费。

4.启用常规储存用水,立即组织、调整、联系水源,保障供给。

二、停电应急预案

1.突然停电,立即通知电力维修部门。协助查找原因,尽快恢复供电。

2.接到停电通知,立即告知科内相关人员,优先处理科室重要物品、急需物品,并通知相关科室调整手术和治疗时间。

3.汇报相关部门,立即联系、调整、组织可供电源,保障供给。

4.关闭仪器设备,防止突然来电,损坏仪器。

5.常备应急灯、手电等照明用品,启用常规储存,保证正常供应。

三、停汽应急预案

1.突然停汽,立即通知供汽中心。协助查找停汽原因,尽快恢复供汽。

2.接到停汽通知,立即告知科内相关人员,并通知相关科室调整手术和治疗时间。

3.向相关部门汇报,联系、调整、组织可供汽货源,保证供给。

4.影响较大时,需向上级部门汇报。

5.根据灭菌物品情况调整高压灭菌方式为低温灭菌。

四、火灾应急预案

1.一旦发生火警,立即报告医院保卫处及上级领导:根据火势拨打119,准确报告着火地点、部位、目前情况。

2.初步判断着火原因,进行紧急处理。关好邻近房间的门窗,以减慢火势扩散速度。如为电起火,应马上关闭总电源,然后使用干粉灭火器,忌用水扑火,以免触电;如为易燃物资着火,立即用灭火器或用水扑灭。

3.如火势较小,组织本中心工作人员使用灭火器及其他方式灭火;火势较大时,尽快组织疏散人员,撤出易燃易爆物品和抢救贵重仪器设备及重要资料,不要乘坐电梯,可走安全通道,并用湿毛巾捂住口鼻,尽可能以最低的姿势或匍匐快速前进,离开现场。

4.协助维护秩序,为灭火救援人员、救援设备进入现场创造条件。

5.加强消防安全的培训,易燃易爆物品应有醒目警示标识,保持安全通道畅通。

6.设立兼职消防安全员,每日对重点设备、重点部位巡检记录。

7.火灾应急程序,见图14—8。

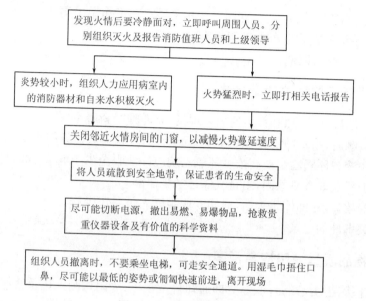

图14—8　火灾应急程序

五、泛水应急预案

1.发现泛水时,马上关闭总水阀门,通知医院相关部门。

2.及时查找原因,尽快找到疏通下水管道出口,通知相关部门进行维修。

3.组织科室人员在最短的时间内转移物资,使损失降低到最低程度。

4.泛水停止后,应对环境设备设施进行清洁和相应消毒处理。

5.对设备、供水系统定期检修,发现问题及时处理,避免后患。

六、全自动清洗机故障处理预案

1.查找清洗失败的原因,考虑蒸汽压力、水压、清洗剂是否足够,尽快找到原因解决问题。

2.全自动清洗机无法正常运行时,立即改用其他清洗机替代或手工清洗,并适当增加去污区的人员。

3.为保证临床供应,根据实际工作情况并及时作出物资、工作调整。

4.如为机器故障,立即通知专业维修人员。

5.做好相关事件记录。

七、低温等离子灭菌故障处理预案

1.查找灭菌失败是否与下列原因有关,明确原因,做相应调整,及时处理故障。

(1)是否有不适合进行低温等离子灭菌的物品。

(2)确保灭菌物品的干燥度,失败是否由湿气所致。

(3)查看舱内物品摆放的位置和密度,有无物品贴壁及摆放过多过紧现象。

(4)检查卡匣是否失效或是否插入位置到位。

2. 由于机器故障,物品无法灭菌,应与临床科室沟通,如为急用,可考虑选用其他灭菌方式代替。

(1)在替代法不能解决问题时,立即通知相关科室对工作做出调整。

(2)通知机器维修专业人员尽快维修。

(3)做好相关事件的记录。

八、发生环氧乙烷气体泄漏预案

1. 发现环氧乙烷气体泄漏后,迅速离开现场,立即呼吸新鲜空气。

2. 如皮肤接触后,用水冲洗接触处至少 15min,同时脱去被污染的衣物。

3. 如眼接触液态环氧乙烷或高浓度环氧乙烷应冲洗眼至少 10min,同时尽快就诊。

4. 专业防护后立即查找原因,阻止气体进一步泄漏。

5. 如为机器故障,立即停止灭菌,通知专业维修人员尽快维修。

6. 做好相关事件的记录。

九、灭菌物品质量缺陷应急预案

1. 一旦发生灭菌物品质量问题,立即通知科室领导、灭菌检测人员及其他相关人员。

2. 立即停用现场灭菌物品,并妥善封存、登记。

3. 立即查找缺陷原因。如果是批量灭菌、包装或清洗问题,应立即停发已灭菌物品并全部召回自上次监测合格以来的已发放物品。

4. 及时配送相应替代物资到涉及的使用部门。

5. 及时进行灭菌设备的检修、监测;强化各级人员的岗位职责和操作流程。

6. 若是人为原因,追究相关人员的责任,完善事件记录。

(郭凯)

第十五章　腔镜中心护理

第一节　腔镜手术室清洗、灭菌环境和技术要求

腔镜手术目镜和器械的清洗、灭菌环境和技术要求极高，需要熟练的专业人员操作，如操作不当直接会导致器械耗损、消毒、灭菌耗材的浪费、院感爆发等潜在危险的发生。故在建立腔镜手术室时，不可忽视清洗灭菌环境、物品的投资和专业技术人员的培养。

一、清洗灭菌环境要求

有条件的医院，腔镜器械清洗灭菌应交由消毒供应中心，由专业人员负责完成。如医院未做到集中供应，则腔镜手术室应设置单独的腔镜器械清洗消毒室，并保证良好的通风。工作人员清洗消毒内镜时，应当穿戴必要的防护用品，做好职业防护。

根据不同规模腔镜手术需要，配备相应内镜及清洗消毒设备。

1. 内镜及附件　其数量应当与医院规模和接诊患者数相适应，以保证所用器械在使用前能达到相应的消毒、灭菌合格的要求，保障患者安全。

2. 清洗、灭菌设备　包括配备压力蒸汽灭菌柜、等离子体灭菌器或水洗型灭菌器、环氧乙烷灭菌器、专用腔镜器械清洗平台（四槽或五槽腔镜消洗中心）、负压吸引器、超声清洗器、高压水枪、干燥设备、计时器、通风设施、50ml注射器、各类清洗剂、消毒剂、灭菌剂、各类专用腔镜器械清洗工具、护目镜、防渗透围裙、专用手套等。

二、清洗灭菌技术要求

内镜及附件的清洗、消毒或者灭菌必须遵照以下原则。

1. 首选物理方法，对不耐湿热的内镜可选用化学方法消毒、灭菌。

2. 凡进入人体无菌组织、器官或者经外科切口进入人体无菌腔室的内镜及附件，如腹腔镜、关节镜、脑室镜、膀胱镜、宫腔镜等，必须灭菌。

3. 凡穿破黏膜的内镜附件，如活检钳、高频电刀等，必须灭菌。

4. 凡进入人体消化道、呼吸道等与黏膜接触的内镜，如喉镜、气管镜、支气管镜、胃镜、肠镜、乙状结肠镜、直肠镜等，应当按照《消毒技术规范》的要求进行高水平消毒。

5. 内镜及附件用后应当立即清洗、消毒或者灭菌。

6. 医疗机构使用的消毒剂、消毒器械或者其他消毒设备，必须符合《消毒管理办法》的规定。

7. 内镜及附件的清洗、消毒或者灭菌时间应当使用计时器控制。

8. 禁止使用非流动水对内镜进行清洗。

（查晶）

第二节 硬式内镜器械的使用、清洗和保养

腔镜手术中会大量使用硬式内镜及腔镜器械,由于其价格昂贵,清洗保养要求很高,再加之结构复杂、构造精密、管腔和关节较多所以清洗难度也很大。不仅如此,术者对腔镜器械的了解和使用也决定了大部分腔镜器械的使用寿命。所以,一名合格的腔镜护士不仅要熟练掌握器械清洗和保养,在术中也要监督术者正确使用各类器械,才可延长腔镜器械的使用寿命。

一、目镜的清洗和保养

1. 在气体空腔操作时,使用电刀或超声刀等器械时,目镜镜面容易被烧灼产生的烟雾污染,造成镜面模糊,需立即使用热水泡镜,清洗镜面;或用较干的1‰络活碘纱布擦拭镜面。

2. 使用保温杯装热水预热镜头时,水温不宜过高,并在杯底加垫一块小纱布,防止镜面和金属杯底的直接碰撞。

3. 在使用各种类型的电切镜时,应选择合适功率和电灼模式,提醒术者在操作电切环时,即将靠近镜面时应立即停止,防止电切环对镜面的损伤。

4. 使用激光光纤进行手术时,要注意光纤烧灼的安全距离,与镜面保持 1～2mm 的距离。

5. 输尿管镜和肾镜使用注意要点 输尿管镜和肾镜是直接参与操作打击碎石的内窥镜,由于其使用特性,必然会有在使用上的自然损耗,其使用寿命与操作者关系甚大,在使用过程中注意以下要点,会大大提高其使用寿命。

(1)避免弯曲镜打石:使用时必须保持镜身伸直,不能令镜子出现弯曲状态下打击,如果弯曲状态下打击会令碎石杆紧贴工作通道壁和前端壁,加快管壁磨损,造成管道渗漏,产生模糊或者将导光的光纤振断,引起视野不清。

(2)不可用镜压住打石:通常有医生用碎石挤压住石头打石,这样石头不会走,便于打石。但此方法是通过镜压住碎石杆,碎石杆再压住石头来操作的。这种方法的结果一会导致碎石杆除了产生向前冲击力外,还有向上、向下震动的冲击力,易将镜头与光纤结合部震松,产生镜头模糊;二会导致紧贴通道的传递光的光纤震断,导致传递光的强度减弱,令视野变暗或不清。

(3)防止近距离打石:碎石杆或激光光纤必须伸出镜子通道口外 8～10mm 才能开始工作。碎石杆不伸出镜通道口外就击石,杆头在运动时除产生向前冲击力外,还会产生横向抖动敲击,会在通道口上腭形成横向打击痕迹,令镜头与光纤接口松脱造成镜子模糊。激光光纤在未伸出通道口时激发,会令前端镜头损毁,以及通道口被打击破损,造成渗漏引起视野模糊。

(4)正确操作并减少无效冲击:输尿管镜、肾镜在冲击杆击石时,会产生振动,令镜子自然损耗。增加有效打击,降低无效冲击是令镜子延长寿命的关键之一。冲击杆冲击后程仅有1mm,所以冲击杆必须能接触到结石时击发是最有效率的,否则离接触石头超过 1mm 远的击发是无效击发,根本碰不到石头。

(5)使用导丝时须注意,在拔出导丝时要放慢速度,当导丝与镜子前端呈弯接状态,抽出速度太快,等于切割镜通道口令其起齿状。

6. 禁用超声波机来清洗内窥镜,易导致镜子内部结构松散,造成渗漏。

7. 目镜清洗时可使用棉球蘸中件清洁剂清洗镜面,流动水冲净。如经清洗后镜面仍有污

物或模糊,可使用厂家提供的专业研磨膏对镜面进行深度清洗。

8.所有镜子的浸泡消毒时间不能超过 60min。

9.尽量不要经常变换消毒方法,这样对保证镜子的密封性有好处。

二、腔镜手术器械

1.手柄与功能端的连接部细、长所以容易折损,所以在手术和清洗、保养中轻拿轻放,防止坠落。

2.手术出血量大,手术时间相对较长时,器械护士及时擦拭器械上的污血,血迹干燥后,器械的清洗难度会加大。

3.腔镜器械厂家繁多,器械设计也大不相同。有两拆型的,可将器械分解为手架和内芯的;有三拆型,可将器械分解为手柄、外鞘、内鞘的。为了保证每个腔隙被有效的清洁,器械清洗时要根据不同器械,将其分解成最小单位。

4.腔镜剪刀严禁带电操作,带电操作后会导致剪刀刀口变钝,剪刀的锐利程度下降。

5.有管腔的器械一定要使用各种型号的毛刷刷洗并使用高压气枪和水枪进行冲洗。

6.术后清水清洗,尽量不要浸泡在生理盐水中,否则会出现腐蚀斑点。

7.器械的轴节和金属部位定期上油,保持器械的良好状态。

作为一名合格的腔镜护士,只有真正懂得使用各类腔镜手术器械操作原理,及时提醒术者对手术器械的正确使用,才能更好的协助医生一起顺利完成手术。要医护共同合作才能共同减少对目镜和腔镜手术器械的损坏,再加上正确的清洗和精心的保养,才能为医院节约医疗器械成本,提高经济收益。

(查晶)

第三节　软镜的清洗、消毒和灭菌程序

1.内镜拔出。

2.床侧清洗　各病例后,应立即进行床侧清洗,分泌物干燥后,难以清除。

(1)内镜(图 15-1)拔出后,立即用纱布蘸上洗涤液擦拭插入部。

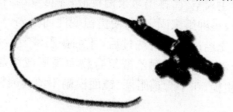

图 15-1　奥林巴斯软镜

1)对于没设吸引口阀的内镜,用注射器把洗涤液入管道内冲洗。

2)对于设有吸引口阀的内镜,来回吸引空气和洗涤液 3 次。

(2)卸下活动配件:床侧清洗结束后关闭吸引泵,拔下吸引胶管和电子内镜电缆后,随即盖上防水盖。必须经常确认防水盖存放在干燥的地方;切勿把防水盖单独浸泡在水中。

3.漏水测试　漏水的内镜有以下的问题产生。

(1)镜头积聚雾气,影像模糊。

(2)光纤发霉,损坏导光性能。

(3)浸湿过的电子零件,引致零件本身及连接的电子产品损坏有触电危险。所以一定要进行漏水测试。

1)连接光源装置或保养装置。

2)按入内里的金属棒,测试送气正常。

3)连接通气口阀。

4)确认弯曲部的膨胀转变。

5)把整支内镜放入水中,仍然连接光源装置或保养装置,保持内镜在膨胀状态。

6)在水中打弯,并仔细观察约30s,做打弯的动作,把弯曲部,橡皮外套部位所隐藏着的微小漏水孔曝露出来。发现有连续的气泡冒出,说明内镜漏水。请马上将内镜从水中取出,与厂家联系。

注意:内镜仍在水中时,切勿连接或拔下测漏器与防水盖,切勿关掉光源装置或保养装置,避免产生反压力,使水倒涌入内镜,造成损坏。

7)将整支内镜从水中取出。

8)依序首先关掉光源,拔出测漏器。

9)待内镜的空气溢出后,才从内镜拔下测漏器。

注意:内镜内残留过高气压可造成损坏。

4.手工清洗 内镜用后,管腔粘附著大量分泌物、血块及组织等等,应用洗涤液和管道刷从不同方向擦拭。

(1)把整支内镜浸入洗涤液中擦拭外表面。

(2)用管道刷擦洗全管道。

(3)用注射器注入洗涤液冲洗所有管道。

(4)把整支内镜移入清水中,擦拭内镜。擦拭外表面,用注射器注入清水去掉残留洗涤液。

5.消毒液浸洗

(1)把整支内镜放入消毒液中。

(2)用注射器把消毒液注入所有管道,直至没有气泡冒出。

1)将内镜、附件和清洗工具留在消毒液中,直到指定合适时间。

2)结束后,先用注射器注入空气,排出多余消毒液,才可取出内镜。

消毒液的使用:戊二醛,一种组织固定剂,使蛋白变性而凝固。

注意:病例后的内镜必先经过完全清洗过后,才可在乙醛复合物中浸泡消毒。未经擦洗的内镜,黏附着的组织和分泌物会因接触乙醛复合物而凝固成结晶,集结在内镜表面和管腔内导致内镜的内外硬化和粗糙、钳子管道阻塞、镜面模糊不清。凝固的结晶不能除去,严重影响内镜的使用寿命。

6.无菌水洗净

(1)使用无菌水冲洗外表面,并用注射器注入所有管道冲去残留消毒液。

(2)用注射器注入70%酒精到所有管道,并用纱布蘸上酒精擦拭内镜外表面。

(3)用干净的吸引泵与送气方法吹干内镜所有管道。

7.妥善保管 在保存内镜之前,请确认内镜外表面和全管道完全干燥。残留水份可助空气中的细菌在内内镜内外繁殖增生,造成污染。但是手提箱内的环境不宜用作保存清洗和消毒后的内镜。干净的内镜应该垂直挂放在干燥,温度适中的地方,严禁高热、潮湿、高压、撞击。

8. 清洗工具的检查准备

(1)确认清洗工具没有藏污,防水盖内侧没有水滴。

(2)确认清洗工具没有磨损的划痕、裂缝、扭曲;金属与毛刷毛脱落等。

(3)劣质清洗工具不但未能有效清洗内镜,更能造成内镜破损。

（查晶）

第四节　腔镜清洗中心的使用

在很多腔镜中心都采用一体化的腔镜清洗中心对腔镜器械进行集中清洗,因为它的清洗槽和台面设计主要依据腔镜器械的清洗流程设计,并将高压水枪和高压气枪合理配置于各个操作台面,极大方便了腔镜护士的清洗工作。它全部采用塑料材质,最大程度减少了器械在清洗时与台面发生碰撞造成的损坏。

1. 腔镜清洗中心四槽法、五槽法的使用

腔镜清洁中心(图15—2)分为四槽法和五槽法两种基本型号,适用于腹腔镜、宫腔镜、膀胱镜等各种内窥镜的清洗消毒。

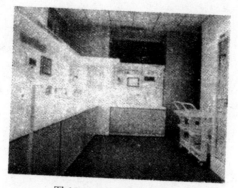

图 15—2　腔镜消洗中心

四槽法:初洗—酶洗—消毒(2%戊二醛)—清洗。

五槽法:初洗—酶洗—清洗—消毒(2%戊二醛)—清洗。

(1)按结构与功能进行分类:镜面类,如镜头、光导纤维等;禁水皮线类,如电凝线、超声刀手线、结扎速血管闭合系统线、等离子消融器线等;管腔类及配件,如气腹管、冲洗吸引器、穿刺针、套管、腔镜钳类。

(2)初洗:器械手术完毕后立即卸开可卸部分,在清洗槽内用流动水彻底清洗,除去血液、粘液等残留物质并擦干,各类手术钳、剪类器械关节部位用软毛刷刷洗,高压水枪冲洗各腔道、导管、管腔。

(3)酶洗:将擦干后的内镜及器械置于超声清洗槽中,槽中加入 1:270 全效酶洗液,利用超声清洗机振动 5~10min。

(4)清洗:全效酶洗液浸泡后的内镜及器械放入清洗槽中用流动水彻底清洗,有管腔器械在清洗过程中应用高压水枪喷射冲洗以去除管道内的全效酶洗液及松脱的污物。清洗拆卸部分的器械时不但冲洗器械的表面,器械的轴节部、弯曲部管腔内也用软刷子彻底刷洗,刷洗内镜时避免划伤镜面。

(5)消毒:凡是 HBV、HIV 感染术者安排在最后做手术,用后器械浸泡在消毒槽内 1h,再清洗。此槽下接一个储存罐,罐内装有2%戊二醛,要用时按操作版上输出按钮,戊二醛就从罐内输送到槽内,用完可按回收键将戊二醛回收到罐内。

(6)清洗:戊二醛浸泡后的器械放入清洗槽中清洗,步骤同(3)。

(7)保养:清洗干净的内镜及器械用棉纱布擦干表面水迹,用气枪吹干管腔、管道。再喷洒润滑油。收纳好以备下次使用。

2.腔镜消洗中心操作台的保养

(1)及时清理台面的血迹、污质,不要将电刀清洁片等带粘性物品粘在台面上。不要拿吸头等器械敲打台面或槽壁,易使台面破损。

(2)水槽漏水、气枪气压不足及时维修。

(3)使用水枪、气枪时操作者戴好防护面罩。

(4)2%戊二醛的浓度每日监测,浓度低于2%,及时更换。最长使用期限依据产品说明书。

(5)每日手术器械清洗完毕,使用1:500的含氯消毒剂擦洗各个清洗槽和操作台。

(查晶)

第五节　腔镜器械清洗流程

内镜使用后

↓

各关节打开拆卸至最小单位

↓

流动水下彻底清洗

↓

毛刷刷洗管腔内表面

↓

高压水腔清洗管腔

↓

多酶洗液浸泡

↓

超声清洗机清洗5～10min

↓

流动水彻底清洗

↓

高压气枪吹干镜腔并擦干镜身

↓

置器械盒

↓

灭菌

↓

储存(按无菌物品储存要求)

(查晶)

第六节 腔镜器械清洗、灭菌监测

为保证器械清洗灭菌质量,保障患者安全,腔镜手术室应有专人负责器械清洗灭菌质量监测工作。具体监测要求及方法应符合 WS310.3 的要求。

一、清洗质量的监测

器械、器具和物品清洗质量的监测如下。

1. 日常监测 在检查包装时进行,应目测和/或借助带光源放大镜检查。清洗后的器械表面及其关节、齿牙应光洁,无血渍、污渍、水垢等残留物质和锈斑。

2. 定期抽查 每月应至少随机抽查 3～5 个待灭菌包内全部物品的清洗质量,检查的内容同日常监测,并记录监测结果。

二、灭菌质量监测

灭菌监测的通用要求:新安装、移位、大修、灭菌失败或被灭菌物品改变,应对灭菌效果进行重新评价,包括采用物理监测法、化学监测法和生物监测法进行监测(重复 3 次),监测合格后,灭菌器方可使用。

1. 环氧乙烷灭菌器灭菌效果监测 每锅次均应进行物理监测、化学监测及生物监测。

(1)物理监测:根据操作规程和灭菌的各种必要条件,逐项检查所用环氧乙烷的浓度、剂量、温度、相对湿度、持续时间、灭菌物品的性质及记录锅号、有效期、操作者姓名或代号等是否符合标准要求,这些指标能说明设备本身的机械性能状况,达到真空的程度和速度,加入环氧乙烷气体时升高的数值与速度,排出环氧乙烷时达到的真空度,通入空气时压力升高的程度和速度等。

(2)化学监测:包内放置化学指示卡,变色均匀达到指示变色要求为合格。

(3)生物监测:

1)用枯草杆菌黑色变种芽孢置于常规生物测试包内,以灭菌器的灭菌质量进行监测。常规生物测试包放在灭菌器最难灭菌的部位(整个装载灭菌包的中心部位)。灭菌周期完成后应立即将生物指示物从被灭菌物品中取出,(36±1)℃培养 7d(自含式生物指示物应遵循产品说明),观察培养基颜色变化。同时设阳性对照和阴性对照。

2)常规生物测试包的制备:取一个 20ml 无菌注射器,去掉针头,拨出针栓,将生物指示剂放入针筒内,带孔的塑料帽应朝向针头处,再将注射器的针栓插回针筒(注意不要碰及生物指示物),之后用一条全棉小毛巾两层包裹,置于纸塑包装袋中,封装。

3)结果判定:阳性对照组培养阳性,阴性对照组培养阴性,试验组培养阴性,判定为灭菌合格。阳性对照组培养阳性,阴性对照组培养阴性,试验组培养阳性,则灭菌不合格;同时应进一步鉴定试验组阳性的细菌是否为指示菌或是污染所致。

由于化学气体低温灭菌的不稳定性,在每一个灭菌周期均做生物监测,灭菌物品应在灭菌参数确认时经过验证的物理化学监测合格后放行。有条件时,等生物监测结果合格后放行。

2. 过氧化氢等离子灭菌的监测

(1)物理监测法:每次灭菌应连续监测并记录每个灭菌周期的临界参数如舱内压、温度、过氧化氢的浓度、电源输入和灭菌时间等灭菌参数。灭菌参数符合灭菌器的使用说明或操作手册的要求。

(2)化学监测法:每个灭菌物品包外应使用包外化学指示物,作为灭菌过程的标志;每包内最难灭菌位置放置包内化学指示物,通过观察其颜色变化,判定其是否达到灭菌合格要求。

(3)生物监测法:应每天至少进行一次灭菌循环的生物监测,监测方法应符合国家的有关规定。

3.水洗型灭菌器灭菌监测

(1)生物监测:将嗜热芽孢杆菌生物指示卡固定于一专用塑料夹上,将夹子放在灭菌器的中心部位,灭菌完后将嗜热芽孢杆菌生物指示卡取出放入含肉汤的试管内,送化验室监测。同时设对照管一个。

(2)结果判定:试验管培养阴性,对照管阳性,判定为灭菌器合格。试验管、对照管均为阳性,判定为灭菌器不合格。

对水洗型灭菌器应每星期监测一次,嗜热杆菌生物指示卡放置冰箱内冷藏。

4.高压蒸汽灭菌器灭菌监测

(1)物理监测法:每次灭菌应连续监测并记录灭菌时的温度、压力和时间等灭菌参数。温度波动范围在+3℃以内,时间满足最低灭菌时间的要求,同时应记录所有临界点的时间、温度与压力值,结果应符合灭菌的要求。

(2)化学监测法:应进行包外、包内化学指示物监测。具体要求为灭菌包包外应有化学指示物,高度危险性物品包内应旋转包内化学指示物,置于最难灭菌的部位。如果透过包装材料可直接观察包内化学指示物的颜色变化,则不必放置包外化学指示物。通过观察化学指示物颜色的变化,判定是否达到灭菌合格要求。

(3)采用快速压力蒸汽灭菌程序灭菌时,应直接将一片包内化学指示物置于待灭菌物品旁边进行化学监测。

(4)生物监测法

1)应每周监测1次。

2)检测方法:将嗜热脂肪杆菌芽胞菌片制成标准生物测试包或生物 PCD,或一次性标准生物测试包,对灭菌器的灭菌质量进行生物监测。标准生物监测包置于灭菌器排气口的上方或生产厂家建议的灭菌器内最难灭菌的部位,并设阳性和阴性对照。如果一天内进行多次生物监测,且生物指示物为同一批号,则只设一次阳性对照即可。

3)具体监测方法:将生物指示物置于标准试验包的中心部位。标准试验包由 16 条 41cm×66cm 的全棉手术巾制成。制作方法是将每条手术巾的长边先折成 3 层,短边折成 2 层,然后叠放,制成 23cm×23cm×15cm 大小的测试包。经一个灭菌周期后,在无菌条件下取出标准试验包的指示菌片,投入溴甲酚紫葡萄糖蛋白胨水培养基中,经过(56±1)℃培养 7d(自含式生物指示物按产品说明书执行),观察培养结果。

4)结果判定:阳性对照组培养阳性,阴性对照组培养阴性,试验组培养阴性,判定为灭菌合格。阳性对照组培养阳性,阴性对照组培养阴性,试验组培养阳性,则灭菌不合格;同时应进一步鉴定试验组阳性的细菌是否为指示菌或是污染菌所致。

5)B—D 试验:预真空和脉动真空压力蒸汽灭菌器,每日进行一次 B—D 试验。

6)注意事项:监测所用菌片须经卫生部认可,并在有效期内使用。

三、腔镜器械的消毒灭菌效果监测

1. 基本要求　消毒后的物品(含内镜)应当每季度进行生物学监测并做好监测记录。灭菌后的物品(含内镜)应当每月进行生物学监测并做好监测记录。

2. 合格标准　依据医院消毒卫生标准(GB15982－1995)及内镜清洗消毒技术规范(2004版)规定,进入人体无菌组织、器官或接触破损皮肤、黏膜的医疗用品必须无菌;接触黏膜的医疗用品细菌菌落总数应≤20cfu/g 或 100cm^2(消毒后内镜细菌总数＜20cfu/件),致病性微生物不得检出;接触皮肤的医疗用品,细菌菌落总数应≤200cfu/g 或 100cm^2;致病性微生物不得检出。

3. 内镜消毒灭菌效果监测

(1)采样时间:消毒或灭菌后,使用前。

(2)采样方法:监测采样部位为内镜的内腔面,用无菌注射器抽取 10ml 含相应中和剂的缓冲液从待检内镜活检口注入,用无菌试管从活检出口收集,及时送检,2h 内检测。

4. 器械消毒灭菌效果监测

(1)采样时间:消毒或灭菌后,使用前。

(2)采样方法:①涂擦法。按照中华人民共和国《消毒技术规范·医院消毒技术规范》中规定的医疗器械灭菌效果的监测采样要求进行。将蘸有无菌肉汤的棉拭子在无菌操作下反复涂擦器械、关节或内腔 4 遍,然后将棉拭子折断放入肉汤试管内送检。②冲洗法。将医用灭菌器灭菌好的腹腔镜器械如镜鞘、金属吸引器、硅胶吸引管、10mm 穿刺针、5mm 穿刺针等,用无菌的一次性注射器将 10ml 肉汤抽吸后注入内腔让肉汤流出并接回试管内送检。

四、建立、健全腔镜器械消毒、灭菌可溯查院感质控记录制度

1. 患者使用诊疗内镜的清洗消毒过程质控应该具有可追查记录、内窥镜清洗消毒登记记录日期、就诊患者姓名、使用内镜的编号、清洗时间、消毒、灭菌的方法、时间以及操作人员姓名。

2. 消毒灭菌的效果监测记录,每周 2 次 2％戊二醛浓度测试,每季度戊二醛生物测试。

3. 科内建立灭菌器定期灭菌效果监测本,专人操作和管理。

4. 建立腔镜手术室院感特殊事件登记本,内容包括:特殊感染、职业暴露及处理、监测结果不合格原因分析、药械维修报废、手术后患者感染追踪情况等。

(查晶)

参考文献

[1]赵爱平.手术室护理[M].北京:人民卫生出版社,2012.

[2]王欣然,杨莘,韩斌如.急危重症护理手册[M].北京:北京科学技术出版社,2012.

[3]邓秀珍.经椎间孔腰椎椎体间融合术治疗腰椎滑脱19例围术期护理[J].齐鲁护理杂志,2013(07):91-92.

[4]鄢淑清,毕红颖.内科护理[M].北京:人民卫生出版社,2013.

[5]徐茂凤.内科护理[M].北京:人民卫生出版社,2010.

[6]王立新,姜梅.实用产科护理及技术[M].北京:科学出版社,2008.

[7]郝云霞,朱俊,于丽天,王曼,杨艳敏,谭慧琼,刘庚,杨志敏,张炜,张艳娟,章晏.心脏性猝死高危患者家庭成员心肺复苏培训方法的研究[J].护理研究,2013(07):659-661.

[8]章泾萍.临床护理技能标准操作规程[M].北京:军事医学科学出版社,2012.

[9]许蕊凤.实用骨科护理技术[M].北京:人民军医出版社,2009.

[10]刘桂华.胰腺癌17例围术期完全胃肠外营养护理[J].齐鲁护理杂志,2012(18):53-54.

[11]张波,桂莉.急危重症护理学[M].北京:人民卫生出版社,2012.

[12]耿爱芹.羊水栓塞5例急救护理[J].齐鲁护理杂志,2012(06):61-62.

[13]王晓军,许翠萍.临床急危重症护理[M].北京:中国医药科技出版社,2011.

[14]温贤秀.实用临床护理操作规范[M].成都:西南交通大学出版社,2012.

[15]付平,林国礼.新生儿及小儿护理技术改进[J].中国民族民间医药,2011(01):100.

[16]孙燕,易祖玲.骨科护理[M].北京:人民军医出版社,2010.

[17]吴荷玉,王萍.急性冠状动脉综合征早期冠状动脉血运重建术的手术配合[J].中华护理杂志,2011(12):1220-1221.

[18]李俊华,程忠义,郝金霞.外科护理[M].武汉:华中科技大学出版社,2013.

[19]王瑛,季艳玲,吴鹏.老年骨折患者危险因素分析与综合护理干预[J].齐鲁护理杂志,2013(16):49-50.

[20]袁丽,武仁华.内分泌科护理手册[M].北京:科学出版社,2011.

[21]赵东红,王健.羊水栓塞5例急救护理[J].中华护理杂志,2012(06):557-558.

[22]刘杰,吕云玲.内科护理[M].北京:人民卫生出版社,2010.

[23]岳晓红,闫翠云,张玢玢.妊娠期糖代谢异常筛查的临床研究[J].护理研究,2012(24):2271-2272.

[24]卢根娣,席淑华,叶志霞.急危重症护理学[M].上海:第二军医大学出版社,2013.

[25]王晓红,王国标,邱平.儿科护理[M].武汉:华中科技大学出版社,2013.

[26]王兴民.消化病诊疗护理手册[M].济南:山东大学出版社,2013.

[27]任辉,余珊.内科护理技术[M].北京:人民卫生出版社,2012.

[28]王丽娟,孙苗芳.非酒精性脂肪肝病运动疗法的研究进展[J].中华护理杂志,2014

(05):588—592.

[29]石兰萍.临床内科护理基础与实践[M].北京:军事医学科学出版社,2013.

[30]王青尔,周婷婷,吕桂兰,孙慧敏,谌璐,钱凯,李涛彧,俞雨生.关键监测指标在腹膜透析患者容量管理中的应用效果[J].中华护理杂志,2014(06):661—666.

[31]邱丽清,蔡文智.内科护理学实验指导[M].北京:科学出版社,2013.

[32]李静.48例肝性脑病的护理体会[J].中国伤残医学,2013(04):314—315.

[33]黄行芝,刘庆,彭树兰.临床护理实用手册[M].北京:人民军医出版社,2011.

[34]李一杰,张孟,何敏.急救护理[M].武汉:华中科技大学出版社,2013.

[35]邓秀珍.经椎间孔腰椎椎体间融合术治疗腰椎滑脱19例围术期护理[J].齐鲁护理杂志,2013(07):91—92.